頭頸部のCT・MRI

編集
尾尻 博也 東京慈恵会医科大学放射線医学講座 教授
酒井　修　ボストン大学医学部放射線科 教授

第3版

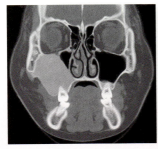
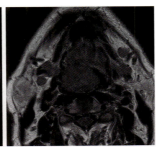

CT and MRI of the Head and Neck

メディカル・サイエンス・インターナショナル

CT and MRI of the Head and Neck
Third Edition
Edited by Hiroya Ojiri and Osamu Sakai

©2019 by Medical Sciences International, Ltd., Tokyo
All rights reserved.
ISBN 978-4-8157-0157-4

Printed and Bound in Japan

執筆者一覧 （執筆順）

浮洲龍太郎	Ryutarou Ukisu	北里大学医学部放射線科学画像診断学 准教授
藤田　晃史	Akifumi Fujita	自治医科大学放射線医学講座 准教授
酒井　　修	Osamu Sakai	ボストン大学医学部放射線科 教授
小玉　隆男	Takao Kodama	宮崎県立宮崎病院放射線科 部長
長縄　慎二	Shinji Naganawa	名古屋大学医学部放射線医学教室 教授
加藤　博基	Hiroki Kato	岐阜大学医学部放射線科 准教授
金田　　隆	Takashi Kaneda	日本大学松戸歯学部放射線学講座 教授
久野　博文	Hirofumi Kuno	国立がん研究センター東病院放射線診断科 医長
荻野　展広	Nobuhiro Ogino	東京慈恵会医科大学附属第三病院放射線部 助教
木村　幸紀	Yukinori Kimura	昭和大学歯学部口腔病態診断科学講座 歯科放射線医学部門 講師
田中　宏子	Hiroko Tanaka	がん研究会有明病院画像診断部 副部長
檜山　貴志	Takashi Hiyama	国立がん研究センター東病院放射線診断科
齋藤　尚子	Naoko Saito	埼玉医科大学国際医療センター画像診断科 准教授
池田　耕士	Koshi Ikeda	東京慈恵会医科大学放射線医学講座 准教授
柏木　伸夫	Nobuo Kashiwagi	近畿大学医学部放射線医学講座 講師
佐竹　弘子	Hiroko Satake	名古屋大学医学部附属病院放射線部 准教授
中里　龍彦	Tatsuhiko Nakasato	脳神経疾患研究所附属総合南東北病院 頭頸部画像診断センター センター長
加藤　健一	Kenichi Kato	岩手医科大学放射線医学講座 特任准教授
田村　明生	Akio Tamura	岩手医科大学放射線医学講座 助教

第3版　序

　今般，『頭頸部のCT・MRI』第3版を上梓することとなり，第2版に続き，酒井，尾尻で編集を担当させていただいた．初版は2002年に多田信平先生，黒崎喜久先生ご編集のもと本邦における頭頸部画像診断に関する最初の本格的な教科書として発刊された．第2版は2012年であったが，この10年の経過のなかで，多列検出器型CTや3T MRI普及などの診断機器の発達，TNM分類の改訂（2010年のAJCC第7版），化学放射線療法，放射線治療の進歩などにより改訂の必要性が生じた．今般，第2版から7年とより短い期間で改訂に迫られた．おもな理由はTNM分類（2018年のAJCC第8版），頭頸部腫瘍のWHO分類（2017年の第4版）の改訂によるものが大きく，HPV陽性中咽頭癌，口腔癌での深達度評価など，頭頸部画像診断医が求められる知識，役割にも大きな変化が生じたことによる．

　第3版より2色刷りとして本全体で視認性を向上させた．構成はおおむね第2版に準じたが，第2版の約740頁を大きく超えて約860頁もの内容となった．ひとえに執筆陣の熱意のなせる業であるが，小玉先生，長縄先生，藤田先生，金田先生には初版から通じてのご執筆で，実に17年の長きにわたり頭頸部画像診断を先導してこられたことに心から敬服する．一方で，加藤先生（鼻副鼻腔），檜山先生（頸部リンパ節），柏木先生（唾液腺），佐竹先生（甲状腺・副甲状腺），田村先生（IVR）を新たな執筆者としてお迎えした．頭頸部は決して大きな領域ではないが，多くの構造が密に関連した組織集合体であり，解剖の複雑さ，疾患の種類の多さもあり，高度の専門性が求められる．若く熱意にも溢れた先生方にご参加いただけたことは大きな喜びである．思えば洋書の教科書として，初版発刊当時はSom，Curtin編集の"Head and Neck Imaging（当時は第3版）"がどこの読影室にも置かれていたが，2011年の第5版を最後に改訂されていない．現在は2016年に第3版が出されたHarnsbergerの"Diagnostic Imaging：Head and Neck"が広く受け入れられているようである．この変遷のなか，本書が17年にもわたり本邦を代表する教科書として広く受け入れられてきたことに，多田先生，黒崎先生から受け継がれてきた歴史の重みを感じる次第である．第3版も引き続き本邦での画像診断医，耳鼻科・頭頸部外科医，歯科・口腔外科医，放射線治療医，眼科医，放射線技師など，頭頸部診療にかかわるすべての医療関係者の助けとなり，日常診療に大きく貢献することを信じている．

　最後に熱意をもって執筆いただいた先生方，大変丁寧な編集作業を行っていただいたメディカル・サイエンス・インターナショナルの後藤亮弘氏，菅野明氏に深謝する．

　　2019年3月

編　者

第1版 序

　頭頸部は頭部と体部との隘路にあり，全身のなかで特殊な，かつ重要な位置を占めている．まず挙げられることは，頭蓋底・側頭骨から胸郭入口部までのこの部位が，従来から解剖学的な研究対象とされてきたほどに十分に微細で複雑なことである．主要な神経，血管が収束し，気道と食道を通し，これらの支持組織がせまい領域に入り組んでいて解剖学的興味が尽きない．次いで，頭頸部はその部位から発生する疾患の多様性に加えて，あるときは頭部から top-down，あるときは下部から bottom-up の疾患の波及があり，さらには頭部と胸部の疾患の回廊となる．近年の CT・MRI の発展普及によって，頭頸部の解剖のみならず，疾患とその進展波及の様式が画像診断手法によって解明されてきた．また，たとえば頭蓋底の外科や喉頭手術など，この領域の治療法の進歩には瞠目すべきものがあり，画像診断も治療法の進歩とともに歩んでいる．

　頭頸部全域の画像診断をまとめたいわゆる教科書としては，すでに 1996 年に出版された Peter Som と Hugh Curtin の編集になる "Head & Neck Imaging, 3rd edition"（Mosby）がある．しかるに，本邦では類書が少なく，この度，本邦における頭頸部画像診断の知見を網羅し，これをまとめて一冊の成書として出版することになった．執筆にあたって留意した点は，正常解剖を実際の画像をもとにシェーマをも用いて読者の理解を容易にすること，実際の読影に役立つように教育的な症例の最新画像を多数供覧すること，診断に主要な事項をまとめて BOX 形式の囲み記事をつくること，などである．これらは，さきにメディカル・サイエンス・インターナショナル社から出版され好評を得ている「脳脊髄の MRI」，「胸部の CT」などに大筋は倣った．

　わが執筆陣の熱情のなせる技ともいえるが，できあがってみると当初の予定をはるかに超えて全 700 頁の大作となった．しかし，本書には軟表紙の使い易さがあり，その内容の斬新さと相まって，格好な教科書になったものと自負している．本書がすぐ傍らに置くべき頭頸部画像診断の参考書として親しまれ，ひいては頭頸部疾患診療の一助になればと願う次第である．

　　　2002 年 3 月

編　者

目　次

第3版　序 ……………………………………………………………………………… v
第1版　序 ……………………………………………………………………………… vii

I. 頭蓋底

浮洲龍太郎　1

はじめに ……………………………………………………………………………… 2
1. 検査法 ……………………………………………………………………………… 4
2. 前頭蓋窩 …………………………………………………………………………… 9
　　a. 正常解剖 …………………………………………………………………… 9
　　b. 前頭蓋窩の疾患 …………………………………………………………… 9
3. 中頭蓋窩 …………………………………………………………………………… 11
　　a. 正常解剖 …………………………………………………………………… 11
　　b. 中頭蓋窩の疾患 …………………………………………………………… 15
4. 後頭蓋窩 …………………………………………………………………………… 21
　　a. 正常解剖 …………………………………………………………………… 21
　　b. 後頭蓋窩の疾患 …………………………………………………………… 22
5. 頭蓋底と頸部組織間隙 …………………………………………………………… 26
　　a. 正常解剖 …………………………………………………………………… 26
　　b. 頭蓋底と頸部組織間隙の疾患 …………………………………………… 26

II. 眼　窩

藤田晃史，酒井　修　31

はじめに ……………………………………………………………………………… 32
1. 眼窩・眼球の解剖 ………………………………………………………………… 32
　　a. 眼窩の骨構造 ……………………………………………………………… 32
　　b. 眼　球 ……………………………………………………………………… 35
　　c. 外眼筋 ……………………………………………………………………… 37
　　d. 視神経および視神経鞘 …………………………………………………… 37
　　e. 眼窩内の血管 ……………………………………………………………… 37
　　f. 涙腺，涙道 ………………………………………………………………… 38
2. 検査法 ……………………………………………………………………………… 38

a．CT ………………………………………………………………… 38

b．MRI ……………………………………………………………… 40

3. 眼球の病変 …………………………………………………… 42

a．腫瘍性病変 ……………………………………………………… 42

b．網膜および脈絡膜剥離 ………………………………………… 47

c．炎症性病変 ……………………………………………………… 49

d．先天性疾患 ……………………………………………………… 52

e．外傷，術後，その他 …………………………………………… 53

4. 眼球外眼窩病変 ………………………………………………… 57

a．感染性疾患 ……………………………………………………… 57

b．炎症性・肉芽腫性疾患など …………………………………… 64

c．腫瘍性病変・腫瘍類似病変 …………………………………… 74

d．血管性病変 ……………………………………………………… 89

e．外　傷 …………………………………………………………… 92

III. 側頭骨

小玉隆男，長縄慎二　99

A. 外耳・中耳

小玉隆男　100

はじめに ………………………………………………………………… 100

1. 正常解剖 …………………………………………………………… 100

a．外　耳 …………………………………………………………… 100

b．鼓室・鼓室壁 …………………………………………………… 105

c．耳小骨 …………………………………………………………… 105

d．鼓室内軟部組織 ………………………………………………… 107

e．卵円窓・正円窓 ………………………………………………… 107

f．顔面神経 ………………………………………………………… 108

g．耳　管 …………………………………………………………… 110

h．その他 …………………………………………………………… 110

2. 画像検査法 ………………………………………………………… 111

a．単純X線撮影および断層撮影 ………………………………… 111

b．CT ……………………………………………………………… 111

c．MRI ……………………………………………………………… 113

3. 代表的疾患における画像所見 ………………………………… 116

a．先天奇形 ………………………………………………………… 116

b．炎症性疾患 ……………………………………………………… 122

c．真珠腫 cholesteatoma …………………………………………… 131

d．腫瘍性病変 ……………………………………………………… 144

e．外　傷 …………………………………………………………… 151

f．その他 …………………………………………………………… 155

B. 内 耳　　　　　　　　　　　　　　　　　　　　　　　　　　　長縄慎二　160

1. 画像読影の基礎と画像解剖 ………………………………………………… 160
a. 内耳の CT ……………………………………………………………… 160
b. 内耳の MRI …………………………………………………………… 161

2. 先天奇形 …………………………………………………………………… 170
a. 内耳の発生 …………………………………………………………… 170
b. 感音系の奇形 ………………………………………………………… 170
c. 血管と顔面神経の異常 ……………………………………………… 177

3. 後天性疾患 ………………………………………………………………… 179
a. 炎症性疾患 …………………………………………………………… 179
b. 骨の病変 ……………………………………………………………… 180
c. 腫瘍性疾患 …………………………………………………………… 184
d. 外　傷 ………………………………………………………………… 192
e. Ménière 病 …………………………………………………………… 196

IV. 鼻副鼻腔
　　　　　　　　　　　　　　　　　　　　　　　　　　　　　加藤博基　203

はじめに …………………………………………………………………………… 204

1. 鼻副鼻腔の解剖，正常変異 ……………………………………………… 204
a. 解　剖 ………………………………………………………………… 204
b. 正常変異 ……………………………………………………………… 216

2. 検査法・撮像プロトコール ……………………………………………… 233
a. CT ……………………………………………………………………… 233
b. MRI …………………………………………………………………… 233

3. 炎症性疾患，先天性疾患 ………………………………………………… 235
a. 炎症性疾患 …………………………………………………………… 235
b. 先天性疾患 …………………………………………………………… 257

4. 腫瘍性疾患 ………………………………………………………………… 261
a. 良性腫瘍 ……………………………………………………………… 261
b. 悪性腫瘍 ……………………………………………………………… 269

5. 外傷性疾患 ………………………………………………………………… 289
a. 顔面中央部中心部骨折 ……………………………………………… 289
b. 顔面中央部外側部骨折 ……………………………………………… 295

V. 顎関節
　　　　　　　　　　　　　　　　　　　　　　　　　　　　　金田　隆　303

はじめに …………………………………………………………………………… 304

1. 顎関節の解剖と機能 ……………………………………………………… 304

xii 目次

2. 検査法と正常像 ⋯⋯⋯⋯⋯⋯⋯⋯⋯⋯⋯⋯⋯⋯⋯⋯⋯⋯⋯⋯⋯⋯⋯⋯⋯ 306
　　a. 単純 X 線検査，パノラマ X 線検査，断層撮影法 ⋯⋯⋯⋯⋯⋯⋯ 306
　　b. 顎関節造影 ⋯⋯⋯⋯⋯⋯⋯⋯⋯⋯⋯⋯⋯⋯⋯⋯⋯⋯⋯⋯⋯⋯⋯⋯⋯ 306
　　c. CT ⋯⋯⋯⋯⋯⋯⋯⋯⋯⋯⋯⋯⋯⋯⋯⋯⋯⋯⋯⋯⋯⋯⋯⋯⋯⋯⋯⋯⋯ 306
　　d. MRI ⋯⋯⋯⋯⋯⋯⋯⋯⋯⋯⋯⋯⋯⋯⋯⋯⋯⋯⋯⋯⋯⋯⋯⋯⋯⋯⋯⋯ 308
3. 顎関節疾患の画像診断 ⋯⋯⋯⋯⋯⋯⋯⋯⋯⋯⋯⋯⋯⋯⋯⋯⋯⋯⋯⋯⋯ 311
　　a. 下顎頭骨折 fracture of condyle ⋯⋯⋯⋯⋯⋯⋯⋯⋯⋯⋯⋯⋯⋯ 313
　　b. 顎関節強直症 ankylosis of temporomandibular joint ⋯⋯⋯⋯ 314
　　c. 顎関節の関節リウマチ rheumatoid arthritis（RA） ⋯⋯⋯⋯ 315
　　d. 滑膜性軟骨腫症 synovial chondromatosis ⋯⋯⋯⋯⋯⋯⋯⋯⋯ 316
　　e. 骨軟骨腫 osteochondroma ⋯⋯⋯⋯⋯⋯⋯⋯⋯⋯⋯⋯⋯⋯⋯⋯⋯ 317
4. 顎関節症 ⋯⋯⋯⋯⋯⋯⋯⋯⋯⋯⋯⋯⋯⋯⋯⋯⋯⋯⋯⋯⋯⋯⋯⋯⋯⋯⋯ 318
　　a. 関節円板の位置，形態および動態 ⋯⋯⋯⋯⋯⋯⋯⋯⋯⋯⋯⋯⋯⋯ 318
　　b. 関節腔内の液体の有無 ⋯⋯⋯⋯⋯⋯⋯⋯⋯⋯⋯⋯⋯⋯⋯⋯⋯⋯⋯ 323
　　c. 骨髄信号の異常と骨変化 ⋯⋯⋯⋯⋯⋯⋯⋯⋯⋯⋯⋯⋯⋯⋯⋯⋯⋯ 324

VI. 顎骨病変

金田　隆　327

はじめに ⋯⋯⋯⋯⋯⋯⋯⋯⋯⋯⋯⋯⋯⋯⋯⋯⋯⋯⋯⋯⋯⋯⋯⋯⋯⋯⋯⋯ 328
1. 顎骨の解剖 ⋯⋯⋯⋯⋯⋯⋯⋯⋯⋯⋯⋯⋯⋯⋯⋯⋯⋯⋯⋯⋯⋯⋯⋯⋯⋯ 328
2. 検査法と正常像 ⋯⋯⋯⋯⋯⋯⋯⋯⋯⋯⋯⋯⋯⋯⋯⋯⋯⋯⋯⋯⋯⋯⋯⋯ 330
　　a. 口内法およびパノラマ X 線検査のポイント ⋯⋯⋯⋯⋯⋯⋯⋯⋯ 330
　　b. 顎骨の CT 検査のポイントと正常像 ⋯⋯⋯⋯⋯⋯⋯⋯⋯⋯⋯⋯ 330
　　c. 顎骨の MRI 検査のポイントと正常像 ⋯⋯⋯⋯⋯⋯⋯⋯⋯⋯⋯ 332
3. 顎骨病変 ⋯⋯⋯⋯⋯⋯⋯⋯⋯⋯⋯⋯⋯⋯⋯⋯⋯⋯⋯⋯⋯⋯⋯⋯⋯⋯⋯ 336
　　a. 顎骨病変の鑑別診断の進め方 ⋯⋯⋯⋯⋯⋯⋯⋯⋯⋯⋯⋯⋯⋯⋯⋯ 336
　　b. X 線透過性病変 radiolucent lesions ⋯⋯⋯⋯⋯⋯⋯⋯⋯⋯⋯ 339
　　c. X 線不透過性病変 radiopaque lesions ⋯⋯⋯⋯⋯⋯⋯⋯⋯⋯ 352
　　d. X 線透過性-不透過性病変 radiolucent-radiopaque lesions ⋯⋯⋯ 356
4. 顎骨疾患の術後所見 ⋯⋯⋯⋯⋯⋯⋯⋯⋯⋯⋯⋯⋯⋯⋯⋯⋯⋯⋯⋯⋯⋯ 358
　　a. 顎骨腫瘍の術後の読影ポイント ⋯⋯⋯⋯⋯⋯⋯⋯⋯⋯⋯⋯⋯⋯⋯ 358
　　b. 顎骨嚢胞の術後の読影ポイント ⋯⋯⋯⋯⋯⋯⋯⋯⋯⋯⋯⋯⋯⋯⋯ 359

VII. 頸筋膜・頸部組織間隙

浮洲龍太郎　361

はじめに ⋯⋯⋯⋯⋯⋯⋯⋯⋯⋯⋯⋯⋯⋯⋯⋯⋯⋯⋯⋯⋯⋯⋯⋯⋯⋯⋯⋯ 362
1. 頭頸部筋膜解剖総論 ⋯⋯⋯⋯⋯⋯⋯⋯⋯⋯⋯⋯⋯⋯⋯⋯⋯⋯⋯⋯⋯⋯ 362
　　a. 筋膜の概念 ⋯⋯⋯⋯⋯⋯⋯⋯⋯⋯⋯⋯⋯⋯⋯⋯⋯⋯⋯⋯⋯⋯⋯⋯ 362

b.	間隙の概念	363
c.	頭頸部の筋膜間隙と画像診断	364

2. 舌骨上頸部 366
- a. 傍咽頭間隙（副咽頭間隙） 366
- b. 咽頭粘膜間隙 372
- c. 咀嚼筋間隙 380
- d. 耳下腺間隙 388
- e. 舌下・顎下間隙・口腔底 390

3. 舌骨上・舌骨下頸部 402
- a. 頸動脈間隙・頸動脈鞘 402
- b. 咽頭後間隙・危険間隙 408
- c. 椎周囲間隙 413
- d. 後頸間隙 417

4. 舌骨下頸部 420
- a. 臓側間隙 420

VIII. 上咽頭

久野博文，荻野展広　425

はじめに 426

1. 上咽頭の解剖 426
- a. 正常解剖 426

2. 検査法・撮像プロトコール 430
- a. CT 431
- b. MRI 431
- c. FDG-PET 431
- d. その他のモダリティ 432

3. 上咽頭癌 432
- a. 一般的事項 432
- b. 上咽頭癌における画像診断の役割 434
- c. 腫瘍進展様式 439
- d. 転　移 446
- e. 治療後評価 449
- f. 経過観察 453

4. その他の悪性腫瘍 454
- a. 悪性リンパ腫 malignant lymphoma 454
- b. 腺様嚢胞癌 adenoid cystic carcinoma（ACC） 457

5. 上咽頭の良性腫瘍およびその他の疾患 459
- a. アデノイド増殖症 459
- b. Tornwaldt 嚢胞 460

xiv 目次

    c. 化膿性咽頭後リンパ節炎・咽後膿瘍 ……………………………………………………………… 460

IX. 口　腔

木村幸紀　465

はじめに ……………………………………………………………………………………………………… 466

1. 正常解剖 …………………………………………………………………………………………………… 466
    a. 口唇と舌 ……………………………………………………………………………………………… 466
    b. 上下歯肉と硬口蓋 …………………………………………………………………………………… 467
    c. 頬粘膜と臼後三角 …………………………………………………………………………………… 468

2. 検査法 ……………………………………………………………………………………………………… 471
    a. CT ……………………………………………………………………………………………………… 471
    b. MRI …………………………………………………………………………………………………… 471
    c. PET/CT ……………………………………………………………………………………………… 472

3. 口腔・口腔底疾患 ………………………………………………………………………………………… 473
    a. 扁平上皮癌 squamous cell carcinoma ………………………………………………………… 473
    b. 扁平上皮癌以外の悪性腫瘍 ………………………………………………………………………… 496
    c. 良性腫瘍および囊胞性疾患 ………………………………………………………………………… 498
    d. 先天性腫瘤性疾患 …………………………………………………………………………………… 501
    e. 炎症性疾患 …………………………………………………………………………………………… 503
    f. その他の病変・病態 ………………………………………………………………………………… 504

X. 中咽頭

藤田晃史　511

はじめに ……………………………………………………………………………………………………… 512

1. 中咽頭の解剖 ……………………………………………………………………………………………… 512
    a. 側　壁 ………………………………………………………………………………………………… 512
    b. 前　壁 ………………………………………………………………………………………………… 514
    c. 上　壁 ………………………………………………………………………………………………… 514
    d. 後　壁 ………………………………………………………………………………………………… 514
    e. Waldeyer 輪 ………………………………………………………………………………………… 514

2. 検査法・撮像プロトコール ……………………………………………………………………………… 515
    a. CT ……………………………………………………………………………………………………… 515
    b. MRI …………………………………………………………………………………………………… 515

3. 中咽頭癌 …………………………………………………………………………………………………… 517
    a. 一般的事項 …………………………………………………………………………………………… 517
    b. 画像所見 ……………………………………………………………………………………………… 518

4. その他の腫瘍性疾患, 腫瘍類似疾患 …………………………………………………………………… 526
    a. 悪性リンパ腫 ………………………………………………………………………………………… 526

b. 小唾液腺腫瘍	526
c. その他の腫瘍・腫瘍類似疾患	528
d. 異所性甲状腺	529

5. 炎症性疾患 532
a. 扁桃周囲膿瘍	532
b. 咽後膿瘍	532
c. 椎前/椎周囲間隙病変	535

6. その他の中咽頭領域で認識される疾患 538
| a. 茎状突起過長症 | 538 |
| b. 咽喉頭異常感症 | 538 |

XI. 下咽頭

久野博文　543

はじめに 544
1. 下咽頭の解剖 544
| a. 正常解剖 | 544 |

2. 検査法・撮像プロトコール・画像解剖 550
a. CT	550
b. MRI	551
c. FDG-PET	552
d. その他のモダリティ	552

3. 下咽頭癌 553
a. 一般的事項	553
b. 下咽頭癌における臨床病期分類	554
c. 亜部位と進展様式	557
d. 治療方針決定において重要な画像診断	560
e. 転　移	570
f. 下咽頭治療後の画像診断	570

4. 癌腫以外の腫瘍性病変・腫瘍類似性病変 575
5. 炎症性疾患 577
| a. 先天性梨状陥凹瘻 | 577 |
| b. 咽頭後間隙の炎症性浮腫，咽後膿瘍 | 577 |

6. 下咽頭頸部食道異物 579
7. 下咽頭・頸部食道憩室 579

XII. 喉　頭

田中宏子　585

はじめに 586

xvi 目次

1. 喉頭の解剖 ··· 586
- a. 喉頭粘膜 ··· 586
- b. 粘膜下間隙 ·· 589
- c. 喉頭骨格 ··· 591
- d. 喉頭筋 ··· 593
- e. 神経支配 ··· 594
- f. 血管支配 ··· 594
- g. リンパ流 ··· 594

2. 検査法 ··· 595
- a. CT ··· 595
- b. MRI ·· 595
- c. その他のモダリティ ··· 595

3. 喉頭癌 ··· 597
- a. 一般的事項 ·· 597
- b. 治療前の画像診断 ·· 604
- c. 喉頭癌の喉頭機能温存治療 ·· 610
- d. 治療後の画像診断 ·· 613

4. その他の疾患 ·· 617
- a. 喉頭瘤 laryngocele, 貯留嚢胞 retention cyst ························ 617
- b. 腫瘤性疾患 ·· 617
- c. 炎症性・感染性疾患 ··· 619
- d. 喉頭の変形 ·· 620

XIII. 頸部リンパ節

檜山貴志　625

はじめに ··· 626

1. 頸部リンパ節の解剖と機能 ··· 626
- a. リンパ系 ··· 626
- b. リンパ節の発生, 構造, 機能 ·· 626

2. 頸部リンパ系の解剖 ·· 628
- a. レベルシステム ·· 628
- b. Rouvière に基づく頸部リンパ節の解剖 ··································· 631
- c. 『頭頸部癌取扱い規約 第6版』によるリンパ節の分類 ····················· 652

3. 検査法・撮像プロトコール ·· 654
- a. CT ··· 654
- b. MRI ·· 654

4. 頸部リンパ節疾患の CT・MRI 所見 ·· 655
- a. 総　論 ··· 655
- b. リンパ節転移 ·· 657

c.　悪性リンパ腫 ·· 670

d.　メトトレキサート関連リンパ腫 ··· 671

e.　Castleman 病 ·· 673

f.　Rosai-Dorfman 病 ··· 675

g.　化膿性リンパ節炎 ··· 675

h.　結核性リンパ節炎 ··· 676

i.　猫ひっかき病 ·· 677

j.　トキソプラズマ症 ··· 678

k.　ウイルス感染症 ·· 678

l.　木村病 ··· 679

m.　菊池病 ··· 679

n.　川崎病(小児急性熱性皮膚粘膜リンパ節症候群) ··································· 680

o.　サルコイドーシス ··· 681

p.　アミロイドーシス ··· 682

XIV. 頸部囊胞性・囊胞様病変

齋藤尚子, 酒井　修　687

はじめに ·· 688

1. 先天性病変 ·· 689

　　a.　甲状舌管囊胞 thyroglossal duct cyst ·· 689

　　b.　鰓裂囊胞 branchial cleft cyst ·· 692

　　c.　血管奇形 vascular malformation ··· 698

　　d.　類皮囊胞(皮様囊腫) dermoid cyst, 類表皮囊胞 epidermoid cyst ········· 701

　　e.　Tornwaldt 囊胞 Tornwaldt's cyst ·· 702

　　f.　顔裂性囊胞 fissural cyst ··· 703

　　g.　副甲状腺囊胞(非機能性) non-functioning parathyroid cyst ················ 706

　　h.　胸腺囊胞 thymic cyst ··· 707

2. 感染性・炎症性病変 ·· 708

　　a.　貯留囊胞 retention cyst ··· 708

　　b.　粘液囊胞 mucocele ··· 709

　　c.　膿瘍 abscess ··· 710

　　d.　節内膿瘍を伴う炎症性リンパ節病変 ·· 713

3. 腫瘍性病変 ·· 714

　　a.　良性腫瘍 ··· 714

　　b.　悪性腫瘍 ··· 721

4. その他の病変 ·· 723

　　a.　がま腫 ranula ··· 723

　　b.　Zenker 憩室(咽頭食道憩室) Zenker's diverticulum ·························· 724

　　c.　喉頭瘤 laryngocele, 咽頭瘤 pharyngocele ······································· 725

xviii 目次

  d. 傍気管嚢胞 paratracheal air cyst ┈┈┈┈┈┈┈┈┈┈ 726

  e. 血管性病変 ┈┈┈┈┈┈┈┈┈┈┈┈┈┈┈┈┈┈┈ 727

XV. 唾液腺

池田耕士，柏木伸夫　731

はじめに ┈┈┈┈┈┈┈┈┈┈┈┈┈┈┈┈┈┈┈┈┈┈┈┈ 732

1. 唾液腺の解剖 ┈┈┈┈┈┈┈┈┈┈┈┈┈┈┈┈┈┈┈┈ 732

  a. 耳下腺 ┈┈┈┈┈┈┈┈┈┈┈┈┈┈┈┈┈┈┈┈ 732

  b. 顎下腺 ┈┈┈┈┈┈┈┈┈┈┈┈┈┈┈┈┈┈┈┈ 734

  c. 舌下腺 ┈┈┈┈┈┈┈┈┈┈┈┈┈┈┈┈┈┈┈┈ 736

2. 検査法・撮像プロトコール ┈┈┈┈┈┈┈┈┈┈┈┈┈ 737

3. 唾液腺腫瘍 ┈┈┈┈┈┈┈┈┈┈┈┈┈┈┈┈┈┈┈┈┈ 738

  a. 多形腺腫 pleomorphic adenoma ┈┈┈┈┈┈┈┈ 741

  b. 多形腺腫由来癌 carcinoma ex pleomorphic adenoma ┈┈ 744

  c. Warthin 腫瘍 Warthin tumor ┈┈┈┈┈┈┈┈ 745

  d. 神経鞘腫 schwannoma ┈┈┈┈┈┈┈┈┈┈┈ 746

  e. 腺様嚢胞癌 adenoid cystic carcinoma ┈┈┈┈ 748

  f. 唾液腺導管癌 salivary duct carcinoma ┈┈┈┈ 748

  g. 粘表皮癌 mucoepidermoid carcinoma ┈┈┈┈ 749

  h. 腺房細胞癌 acinic cell carcinoma ┈┈┈┈┈┈ 750

  i. 分泌癌 secretory carcinoma ┈┈┈┈┈┈┈┈ 752

  j. 転移性腫瘍 metastases to the parotid nodes ┈┈ 752

4. その他の疾患 ┈┈┈┈┈┈┈┈┈┈┈┈┈┈┈┈┈┈┈┈ 754

  a. 木村病 Kimura disease ┈┈┈┈┈┈┈┈┈┈┈ 754

  b. Sjögren 症候群 Sjögren syndrome ┈┈┈┈┈┈ 754

  c. リンパ上皮性嚢胞 lymphepithelial cyst ┈┈┈┈ 754

  d. 耳下腺気腫症 pneumoparotid ┈┈┈┈┈┈┈┈ 756

  e. 唾石症 sialolithiasis ┈┈┈┈┈┈┈┈┈┈┈┈ 757

  f. がま腫 ranula ┈┈┈┈┈┈┈┈┈┈┈┈┈┈┈ 757

  g. IgG4 関連疾患 IgG4 related disease ┈┈┈┈┈ 758

XVI. 甲状腺・副甲状腺

佐竹弘子　763

はじめに ┈┈┈┈┈┈┈┈┈┈┈┈┈┈┈┈┈┈┈┈┈┈┈┈ 764

1. 甲状腺・副甲状腺の解剖 ┈┈┈┈┈┈┈┈┈┈┈┈┈┈ 764

  a. 発　生 ┈┈┈┈┈┈┈┈┈┈┈┈┈┈┈┈┈┈┈ 764

  b. 形　態 ┈┈┈┈┈┈┈┈┈┈┈┈┈┈┈┈┈┈┈ 766

  c. 血管支配 ┈┈┈┈┈┈┈┈┈┈┈┈┈┈┈┈┈┈ 767

d. 甲状腺周囲の神経 ································ 768
2. 検査法・撮像プロトコール ························ 769
a. 超音波検査 ································ 769
b. CT ································ 770
c. MRI ································ 770
d. ¹⁸F-FDG-PET ································ 770
3. 正常画像解剖 ································ 771
a. 甲状腺 ································ 771
b. 副甲状腺 ································ 771
4. 甲状腺疾患 ································ 772
a. 先天性疾患 ································ 772
b. びまん性疾患 ································ 774
c. 結節性病変 ································ 779
d. 甲状腺癌の病期分類と画像診断 ································ 796
5. 副甲状腺疾患 ································ 803
a. 原発性副甲状腺亢進症 ································ 803
b. 続発性副甲状腺機能亢進症 ································ 805
c. 副甲状腺癌 ································ 805
6. 多発性内分泌腫瘍症 ································ 807

XVII. 頭頸部における Interventional Radiology

中里龍彦, 加藤健一, 田村明生　813

はじめに ································ 814
1. 血管内治療に用いる塞栓物質 ································ 814
2. 血管内治療の実際 ································ 816
a. 頭頸部血管腫・血管奇形に対する IVR ································ 816
b. 頸動脈仮性動脈瘤に対する IVR ································ 819
c. 鼻出血の塞栓術 ································ 821
d. 若年性血管線維腫の術前塞栓術 ································ 822
e. 頭頸部傍神経節腫に対する塞栓術 ································ 822
f. 頭頸部悪性腫瘍に対する動注化学療法 ································ 824

和文索引 ································ 841
欧文索引 ································ 852

I

頭蓋底

1. 検査法
2. 前頭蓋窩
3. 中頭蓋窩
4. 後頭蓋窩
5. 頭蓋底と頸部組織間隙

CT and MRI of the Head and Neck

はじめに

頭蓋底は5種7個の骨からなり，内訳は篩骨，蝶形骨，後頭骨，および一対の前頭骨，側頭骨である．頭蓋底は脳と頭頸部領域の境界をなす骨性隔壁で，複雑な起伏と多数の小孔をもつ．これらの小孔を血管，神経などが貫くので，頭蓋底の孔は頭頸部と頭蓋内との交通路となる．病変の広がりを正しく評価するためには，頭蓋底の小孔や裂孔の正常解剖を知ることが不可欠である．特に，脊髄やおもな脳神経が頭蓋底を貫く，トルコ鞍前縁〜大後頭孔周囲の解剖は重要である[1,2]．

頭蓋内側面から頭蓋底をみると，大きな起伏が2か所ある．頭蓋底はこれらを境界とし，前・中・後頭蓋窩の3領域に分かれる．頭蓋底の標本や模型などで3領域の概観を把握し，個々の構成骨と小孔，裂孔，およびそれらを通過する神経や血管を中心に画像と解剖書を対比することは，効率的な勉強法の1つかもしれない（図1-1, 図1-2）．

頭蓋底のおもな病変は骨，脳神経，血管に由来する．上咽頭癌や腺様嚢胞癌などの頭頸部悪性腫瘍の頭蓋内進展には，頭蓋底の解剖学的特徴が大きく関わっている．頭蓋底の病変は，頭蓋内から頭頸部に進展するもの，頭蓋底に発生するもの，頭頸部から頭蓋内に進展するものの3種に大別される（Box 1-1）．上咽頭癌に代表される頭頸部悪性腫瘍の頭蓋内進展は予後に重大な影響を及ぼす[1,4,5]．

Box 1-1　発生部位による頭蓋底病変のおもな鑑別

1) **頭蓋内病変**
   髄膜腫，下垂体腺腫，頭蓋咽頭腫，髄膜瘤，脳瘤，類皮嚢胞，内頸動脈海綿静脈洞瘻，神経鞘腫，神経線維腫など

2) **頭蓋底病変**
   転移性骨腫瘍，軟骨肉腫，脊索腫，線維性骨異形成症，Langerhans 細胞組織球症など

3) **頭頸部病変**
   扁平上皮癌，腺様嚢胞癌，悪性リンパ腫，浸潤性アスペルギルス症，副鼻腔粘液瘤，膿瘍，若年性血管線維腫，嗅神経芽腫，耳下腺悪性腫瘍，頭頸部悪性腫瘍の神経周囲進展（特に腺様嚢胞癌，扁平上皮癌）など

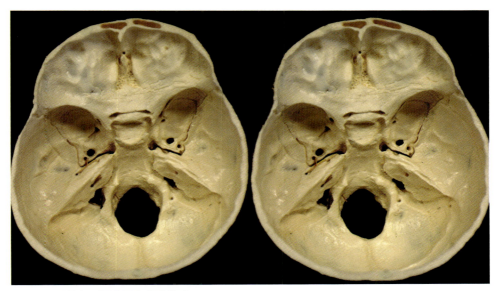

図 1-1 頭蓋底の標本写真(頭側面)
交差法によるステレオ視が可能.

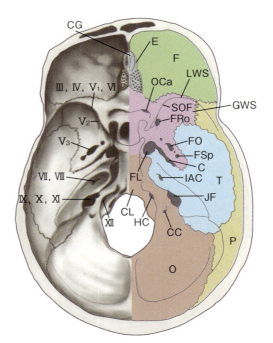

図 1-2 頭蓋底の標本写真(頭側面)のシェーマ
右は頭蓋底を構成する骨,小孔や裂溝を,左は
それらを貫く脳神経を示す.(図中の解剖名の
略号は,p.5 参照.以下同様)(文献 31 より改変)

1. 検査法

　この領域で現在広く診断に用いられているのはCT，特に多列検出器型CT（multidetector-row CT：MDCT，マルチスライスCT）およびMRIである．CTは骨，軟部組織，空気の良好なコントラストが得られ，頭蓋底を構成する骨性部分を詳細に観察できる．小孔，裂孔，管腔の評価にもCTの有用性はきわめて高く，病変の石灰化の有無，骨侵食や骨破壊の評価にも不可欠である．CTのスライス厚は軟部組織条件は3mm以下，骨条件では2mm以下とすべきで，特に詳細な骨構造を観察する際は，high resolution CT（HRCT）による1mm以下の薄い断層面が必要である．腫瘍，炎症，血管病変では造影CTが原則である．造影CTでは300 mgI/mLの非イオン性造影剤を100 mLまたは体重（kg）×2 mL，2～3 mL/secで静脈内注射し，投与開始から50～70秒後に撮像する．単純，造影CTとも，軟部組織条件および骨条件画像が必要である．MDCTやヘリカルCTでは，MPR（multiplanar reconstruction：多断面再構成）画像や3次元再構成画像を簡単に作成できるので，至適断層面や立体的な構築の観察も容易である（図1-3，表1-1）[1～3]．

　MRIはCTと相補的な関係にあり，軟部組織の観察および骨髄病変の検出に適している（図1-4，図1-5）．基本は横断像と冠状断像だが，病変の部位，広がりによって，適宜矢状断像を追加する．MRIのスライス厚は3mm，スライスギャップは1mmで，FOV（field of view）は160～180 mmが基本だが，SNR（signal to noise ratio）の低下に注意し，装置ごとに

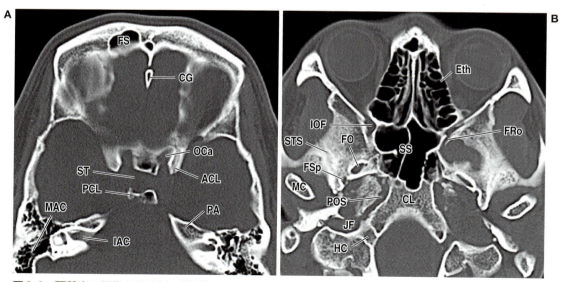

図1-3　頭蓋底の正常CT解剖：横断像
単純CT（骨条件）　A：視神経管レベル，B：下眼窩裂レベル　Aは視神経管からトルコ鞍（ST），内耳道（IAC）が重要．Bでは中から後頭蓋窩のおもな小孔が観察される．

1. 検査法　**5**

正常解剖の図中に示されている解剖名（和英参照）（図 1-2 以降に対応）

ACL	前床突起	anterior clinoid process	PC	翼突管	pterygoid canal, Vidian canal
BA	脳底動脈	basilar artery	PCL	後床突起	posterior clinoid process
C	頸動脈管	carotid canal	PG	下垂体	pituitary gland
CavS	海綿静脈洞	cavernous sinus	PMF	翼上顎裂	pterygomaxillary fissure
CC	顆管	condyloid canal	PMS	咽頭粘膜間隙	pharyngeal mucosal space
CG	鶏冠	crista galli	POS	錐体後頭軟骨結合	petrooccipital synchondrosis
CL	斜台	clivus	PP	翼状突起	pterygoid plate
CP	篩骨篩板	cribrioform plate of ethmoid bone	PPF	翼口蓋窩	pterygopalatine fossa
			PPS	傍咽頭間隙	parapharyngeal space
CS	頸動脈間隙	carotid space	PS	耳下腺間隙	parotid space
DS	危険間隙	danger space	PVS	椎周囲間隙	paravertebral space
E	篩骨	ethmoid bone	RPS	咽頭後間隙	retropharyngeal space
Eth	篩骨蜂巣	ethmoid air cell	S	蝶形骨（体部）	body of sphenoid bone
F	前頭骨	frontal bone	SF	茎乳突孔	stylomastoid foramen
FL	破裂孔	foramen lacerum	SigS	S 状静脈洞	sigmoid sinus
FO	卵円孔	foramen ovale	SOF	上眼窩裂	superior orbital fissure
FRo	正円孔	foramen rotundum	SOS	蝶後頭軟骨結合	sphenooccipital synchondrosis
FS	前頭洞	frontal sinus			
FSp	棘孔	foramen spinosum	SPF	蝶口蓋孔	sphenopalatine foramen
GG	Gasser 神経節	Gasserian ganglion	SS	蝶形骨洞	sphenoid sinus
GWS	蝶形骨（大翼）	greater wing of sphenoid bone	ST	トルコ鞍	sella turcica
			STS	蝶形側頭骨縫合	sphenotemporal suture
HC	舌下神経管	hypoglossal canal	T	側頭骨	temporal bone
IAC	内耳道	internal auditory canal	VA	椎骨動脈	vertebral artery
ICA	内頸動脈	internal carotid artery	Z	頰骨弓	zygomatic arch
ICV	内頸静脈	internal jugular vein	I	嗅神経	olfactory nerve
IOF	下眼窩裂	inferior orbital fissure	II	視神経	optic nerve
JF	頸静脈孔	jugular foramen	III	動眼神経	oculomotor nerve
LPP	外側翼突板	lateral pterygoid plate	IV	滑車神経	trochlear nerve
LWS	蝶形骨（小翼）	lesseror wing of sphenoid bone	V	三叉神経	trigeminal nerve
			V₁	三叉神経第 1 枝（眼神経）	
M	上顎洞	maxillary sinus	V₂	三叉神経第 2 枝（上顎神経）	
MAC	乳突蜂巣	mastoid air cell	V₃	三叉神経第 3 枝（下顎神経）	
MC	下顎頭	mandibular condyle	VI	外転神経	abducent nerve
MeC	Meckel 腔	Meckel's cave	VII	顔面神経	facial nerve
MS	咀嚼筋間隙	masticator space	VIII	蝸牛前庭神経	vestibulocochlear nerve
O	後頭骨	occipital bone	IX	舌咽神経	glossopharyngeal nerve
OC	視交叉	optic chiasm	X	迷走神経	vagus nerve
OCa	視神経管	optic canal	XI	副神経	accessory nerve
P	頭頂骨	parietal bone	XII	舌下神経	hypoglossal nerve
PA	錐体尖	petrous apex			

表1-1 頭蓋底造影CT撮像プロトコール（16列MDCT装置）

撮像法	スライス厚	スライス間隔	FOV	WW/WL	その他
軟部組織条件： 横断像・冠状断像	2.5〜3 mm	1 mm	160〜 180 mm	350/30	必要に応じ 矢状断を追加
骨条件： 横断像・冠状断像	1〜2 mm	1 mm	160〜 180 mm	4000/500	必要に応じ 矢状断を追加

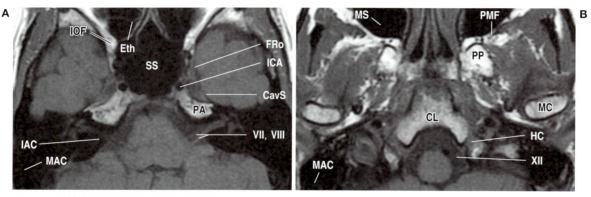

図1-4 頭蓋底の正常MRI解剖：横断像
T1強調像　A：下眼窩裂レベル，B：舌下神経管レベル　軟部組織の詳細な観察が可能だが，斜台（CL），錐体尖（PA）の骨髄脂肪が示す高信号にも注目されたい．

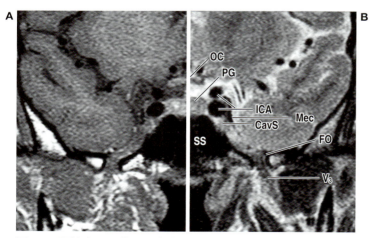

図1-5 頭蓋底の正常MRI解剖：Meckel腔，卵円孔を含む冠状断像
A：T1強調像，B：T2強調像　正常の三叉神経第3枝（V_3：下顎神経）はT1強調像で灰白質と等信号，T2強調像で低信号で，ガドリニウム（Gd）による増強効果はない．

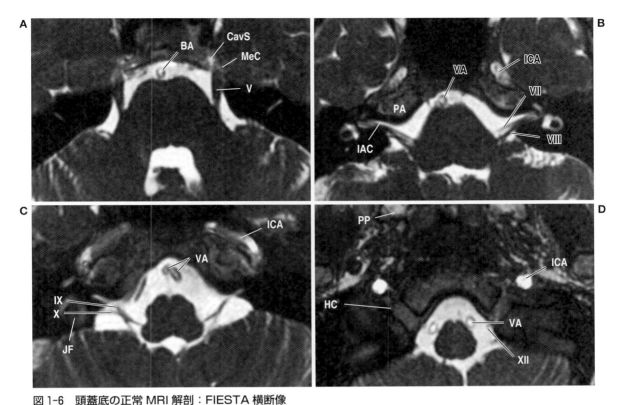

図1-6 頭蓋底の正常MRI解剖：FIESTA横断像
A：三叉神経レベル，B：内耳道レベル，C：頸静脈孔レベル，D：舌下神経管レベル　頭蓋底の小孔と脳神経の詳細な観察が可能である．(FIESTAはGE社のTrue FISP類似のシーケンス)

最適な撮像条件を決めるべきである．造影剤の適応はCTに準じる．造影MRIではガドリニウム造影剤を体重(kg)×0.2 mL，静脈内投与し撮像する．骨髄や組織間の脂肪による高信号が観察の妨げとなる場合は，脂肪抑制法の併用が役立つ．脂肪抑制法は通常の撮像に比べ，副鼻腔，乳突蜂巣など含気腔に由来する磁化率アーチファクトが生じやすい．このため，必ず通常の造影T1強調像も撮像しておく．気管支喘息，腎機能不全などで造影剤が使えないときは，脂肪抑制T2強調像やSTIR (short TI inversion recovery) 像が有効である．steady-state free precession (SSFP) は頭蓋底部の脳神経，実質外腫瘍などの評価に有用である (図1-6, BOX 1-2, 表1-2)[1,3,6]．近年，PET/CT (positron emission tomography/computed tomography) や拡散強調画像の有用性についての報告がみられるが，いまだ議論の多いところである[2,7,8]．

Box 1-2　頭蓋底病変と steady-state free precession(SSFP)

- 水と軟部組織のコントラスト分解能，空間分解能がいずれも非常に高い．
- 頭蓋底部腫瘍の診断に有用
- FIESTA，CISS など，メーカー間でさまざまな呼称がある．
- 頭蓋底腫瘍の局在，辺縁性状の評価において，SSFP は通常の MRI に優る．

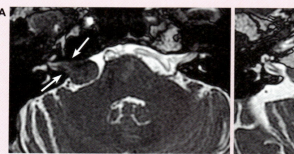
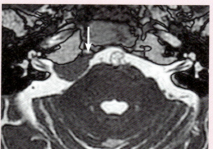

症例はいずれも FIESTA 像による小脳橋角部腫瘍
A：聴神経鞘腫，B：小脳橋角部髄膜腫　A は内耳道を含むオタマジャクシ様の腫瘤である(→)．B は髄膜に広く接し，硬膜尾徴候("dural tail sign")を伴う(→)．造影剤を用いなくとも質的診断が可能．

表 1-2　頭蓋底 MRI 撮像プロトコール(1.5 T 装置，頭部用コイル)

撮像法	シーケンス	TR/TE	スライス厚	その他
T2 強調横断像	FSE 法	4000/85 ms	3 mm	
T1 強調横断像	SE 法	460/10 ms	3 mm	
STIR 冠状断像	STIR 法	5700/85 ms	3 mm	
脂肪抑制 T1 強調冠状断像*	FSE 法	749/8.7 ms	3 mm	海綿静脈洞・V_3** 走行部を含む範囲を撮像
造影 T1 強調横断像	SE 法	460/10 ms	3 mm	適宜冠状断を追加
脂肪抑制造影 T1 強調冠状断像*	FSE 法	749/8.7 ms	3 mm	海綿静脈洞・V_3** 走行部を含む範囲を撮像

*：chemical shift selective(CHESS)法を推奨
**：V_3(三叉神経第 3 枝)

2. 前頭蓋窩

a. 正常解剖

　他の頭蓋窩に比べ構造は単純だが，鼻腔や眼窩などの重要構造と隣接している．前頭蓋窩の中央は鼻副鼻腔の上部に相当する．側方はおもに眼窩の上壁からなり，前方は薄い骨壁を介し前頭洞に隣接する．大部分は前頭骨からなり，中央は篩骨である．後方は蝶形骨体の上前部と小翼である．篩骨中央には鶏冠とよばれる小さな骨性隆起があり，大脳鎌前縁が強固に付着する．鶏冠を挟む対称性の陥凹は篩骨篩板である．篩骨篩板には約20個の小さな孔(篩骨小孔)がある(図1-7)．前頭葉内下面には直回，眼窩回があり，その間を嗅溝とよぶ．嗅溝に沿って嗅神経由来の嗅索が走行する．嗅索の先端部は，篩骨篩板上部でマッチの先端のように太くなり嗅球を形成する．嗅球から下方には多数の嗅神経束が伸び，篩骨小孔を介し鼻腔内の嗅神経上皮に至る[1,2]．

b. 前頭蓋窩の疾患

　鼻副鼻腔の腫瘍や炎症は篩骨篩板を経て容易に前頭蓋窩へ進展することがある．頭蓋底の腫瘍が頭蓋内，副鼻腔に進展すると，治療方針の決定や患者の機能予後，生命予後に大きく影響する(図1-8)．治療にあたっては，多くの施設において頭頸部外科と脳神経外科の連携が不可欠となる．扁平上皮癌，腺様嚢胞癌，嗅神経芽細胞腫の術前において，画像診断が果たす役割はきわめて大きい．顔面外傷も頭蓋内合併症を伴うことがあり，治療方針の決定に画像診断は寄与する(図1-9)．眼窩上壁をなす前頭骨眼窩板は篩板に比べ強度がある．眼窩壁は強固な骨膜にも裏打ちされている．このため眼窩上壁を介した眼窩病変の頭蓋内進展はまれである．眼窩尖部近傍では，骨膜が視神経硬膜や上眼窩裂に付着している．手術による視神経障害は，病変の骨膜浸潤とも関連が深い[1,2,9〜11]．

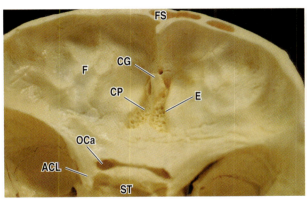
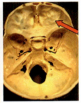

図1-7　前頭蓋窩の標本写真
篩骨篩板(CP)は篩骨(E)陥凹部で，多数の篩骨小孔をもつ．おのおのの篩骨小孔を嗅神経束が貫く．右上：矢印は観察方向を示す．

10　I. 頭蓋底

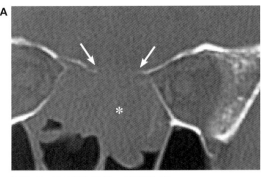 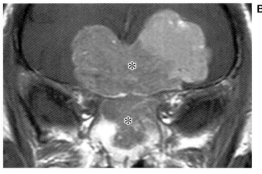

図1-8　30歳台男性　未分化癌
A：CT 冠状断像（骨条件），B：MRI, 造影 T1 強調冠状断像　CT 骨条件（A）では，前頭蓋底の骨壁が破綻し（→），篩骨洞の骨壁は同定できず，軟部組織濃度が占拠している（＊）．造影 T1 強調冠状断像（B）では，前頭蓋底をまたぎ頭蓋内外に分布する八つ頭状の腫瘤がみられる（＊）．やや不均一な強い増強効果を認める．手術が施行され未分化癌と診断された．本例のごとく，CT は骨構造の観察に適し，MRI は軟部組織の詳細な観察に有用である．

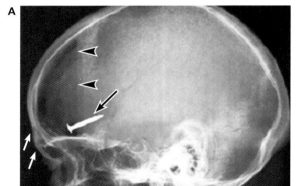

図1-9　40歳台男性　眉間部の皮膚損傷，意識障害，頭蓋内異物（自殺企図）
A：頭部単純 X 線写真側面像，B：単純 CT, C：CT（骨条件）　単純 X 線写真（A）では，前頭蓋底の上部に異物（釘）がみられ（大矢印），前頭部に気脳症による液面形成（▶）がみられる．前頭洞〜額部には骨折線がみられる（小矢印）．単純 CT（B）では，前頭部を中心とした気脳症（→）と前大脳縦裂からの著明な金属アーチファクトがみられる（▶）．骨条件像（C）では，前頭部の骨折が明瞭に観察され（▶），中頭蓋窩前縁にも気脳症が認められる（→）．

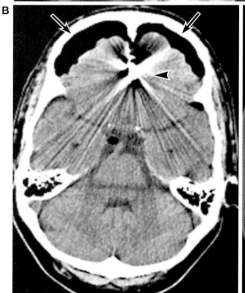 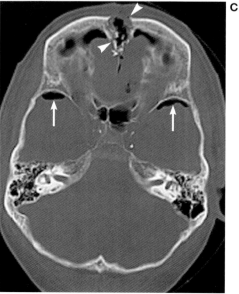

3. 中頭蓋窩

a. 正常解剖

　中頭蓋窩は蝶形骨，側頭骨で構成され，側頭葉下面と広く接している．蝶形骨は前方で前頭骨，篩骨，側方で側頭骨，後方では後頭骨と複雑に結合している．蝶形骨には多数の小孔が開口する．外側に海綿静脈洞，Meckel 腔，前下部に翼口蓋窩があり，頭蓋底解剖を学ぶうえで臨床的にも画像的にも重要な構造が集中している．蝶形骨は前部の小翼，中央の体部，後部の大翼に分かれる．小翼は中頭蓋窩前壁の内側上部とともに前床突起を形成する．大翼は中頭蓋窩床部の内側 2/3 を占め，おもに前壁を形成している[2, 12]．

　中頭蓋窩に開口する重要構造として，視神経管，上眼窩裂，正円孔，翼突管，卵円孔，棘孔，破裂孔があげられる．小翼の内側端は前床突起で，視神経管の外側部，上眼窩裂の上内側縁を形成する．正円孔は上眼窩裂の直下の円形の小孔である．中頭蓋窩前壁から翼口蓋窩に開口し，三叉神経第2枝(V_2：上顎神経)が通る．翼突管は正円孔の内下方を前後に走行し，翼突管動脈と翼突管神経が貫く．卵円孔は蝶形骨大翼の後内側にある．三叉神経第3枝(V_3：下顎神経)，海綿静脈洞から翼突静脈叢への導出静脈，顎動脈の副硬膜枝が通り，咀嚼筋間隙後縁に至る．棘孔は卵円孔の背外側部の小孔で，中硬膜動脈が走行する．破裂孔は前縁が蝶形骨，後方が側頭骨からなる裂孔である．内頸動脈が走行し内部は線維軟骨で満たされている．卵円孔の内腹側に Vesalius 孔を認めることがある．頭蓋底下面では舟状窩，口蓋帆張筋付着部に達し，導出静脈が走行し海綿静脈洞と翼突静脈叢を連絡する．Vesalius 孔が欠損する場合，導出静脈は卵円孔を経由する．卵円孔と棘孔の間に Arnold 管を認めることがあり，小錐体神経が通る．Arnold 管の欠損では小錐体神経は卵円孔を通る(図 1-10 〜図 1-12)．

　海綿静脈洞はトルコ鞍の両側に対をなす静脈洞で，表面は硬膜に覆われる．両側の海綿静脈洞間には前・後海綿静脈洞，脳底静脈叢があり，これらすべての静脈叢は連絡している．海綿静脈洞内を内頸動脈が走行し，この外側に Meckel 腔がある．Meckel 腔の下面は錐体骨硬膜，上面に海綿静脈洞外側壁，他を硬膜で包まれた囊状の構造である．Meckel 腔内には三叉神経節(Gasser 神経節)があり，Meckel 腔内で硬膜に癒着した後，3枝に分岐し第1枝(V_1)が上眼窩裂，第2枝(V_2)は正円孔，第3枝(V_3)は卵円孔に進入し頭蓋外に至る(図 1-11，図 1-13)．翼口蓋窩は前方を上顎洞後壁，後方を中頭蓋窩前縁から蝶形骨の翼状突起，内側を口蓋骨垂直板に囲まれた領域である．内容は顎動脈とその分枝，翼口蓋神経，翼口蓋神経節，脂肪などである(図 1-14〜図 1-17)[1, 2, 12]．

12　I．頭蓋底

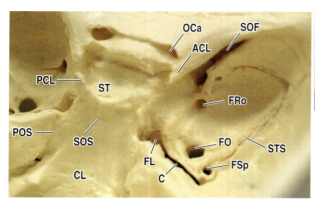
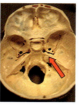

図 1-10　中頭蓋窩の標本
卵円孔(FO)，正円孔(FRo)は，頭頸部悪性腫瘍の頭蓋内進展路として重要である．右上：矢印は観察方向を示す．

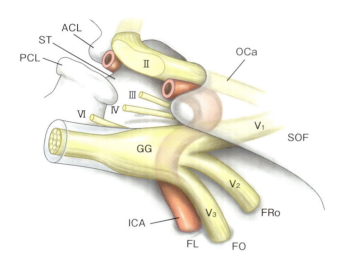

図 1-11　中頭蓋窩のシェーマ(1)
この領域の脳神経(II，III，IV，V$_{1\sim3}$，VI)と小孔，内頸動脈(ICA)の関係を示す．

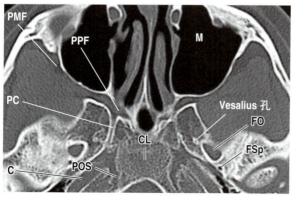

図 1-12　翼突管を含む正常 CT 解剖：横断像
CT（骨条件）　翼突管(PC)内には翼突管動脈・翼突管神経が走行する．

3. 中頭蓋窩　13

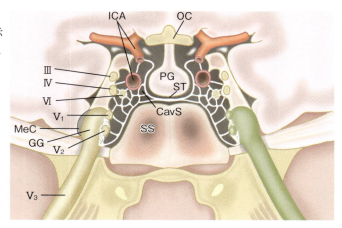

図 1-13　中頭蓋窩のシェーマ(2)
Meckel 腔レベル　左側は概観を示す．右側では $V_{1\sim3}$ のみ緑で表示した．

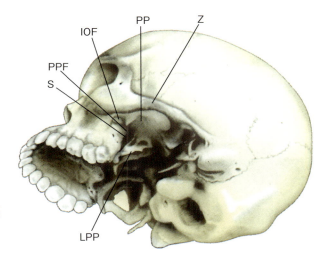

図 1-14　翼口蓋窩のシェーマ
下外側からの概観．頂部は下眼窩裂 (IOF) で，眼窩内に開口する．
(文献2より許可を得て転載)

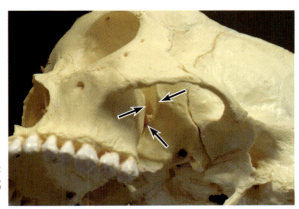

図 1-15　翼口蓋窩の標本写真
翼口蓋窩(→)を下外側より観察．上顎洞後壁と中頭蓋窩前縁，翼状突起間の狭い領域である．

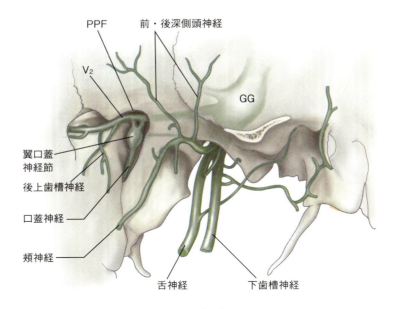

図 1-16　左翼口蓋窩を中心とした神経解剖のシェーマ
この領域は頭頸部悪性腫瘍の神経周囲進展と関わりが深く，神経解剖の知識が重要である．（文献 2 より許可を得て転載）

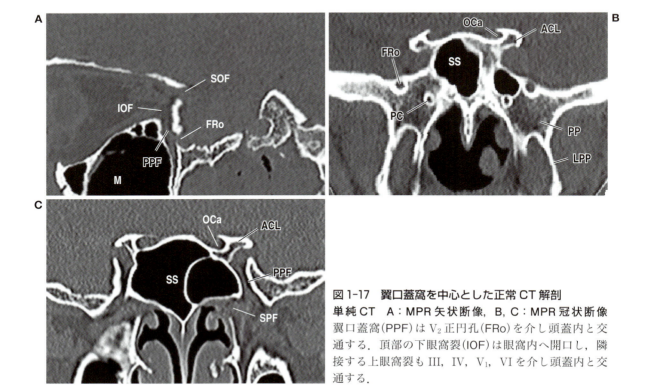

図 1-17　翼口蓋窩を中心とした正常 CT 解剖
単純CT　A：MPR 矢状断像，B, C：MPR 冠状断像
翼口蓋窩（PPF）は V_2 正円孔（FRo）を介し頭蓋内と交通する．頂部の下眼窩裂（IOF）は眼窩内へ開口し，隣接する上眼窩裂も III，IV，V_1，VI を介し頭蓋内と交通する．

図 1-18　40 歳台女性　軟骨肉腫
A：単純 CT（骨条件），B：MRI，T1 強調冠状断像，C：T2 強調冠状断像，D：造影 T1 強調冠状断像　単純 CT（A）では，左傍鞍部から鞍背に不整な多発石灰化像がみられ（→），後床突起左縁は不明瞭になっている．T1 強調冠状断像（B）では，腫瘍は灰白質に比べ低信号の部分と高信号の部分が不均一に混在している（→）．T2 強調冠状断像（C）では，腫瘍の大部分は高信号で，一部にみられる辺縁不整な低信号域は石灰化を反映する（→）．造影 T1 強調冠状断像（D）では，腫瘍が造影剤により不均一に増強されている（→）．

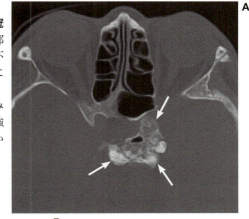

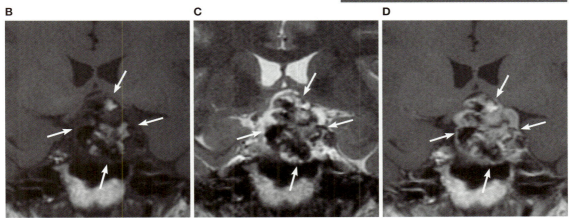

b. 中頭蓋窩の疾患

　軟骨肉腫（図 1-18）と軟骨性脊索腫（図 1-19）は MRI での信号強度，辺縁性状に共通点が多い．いずれも軟骨基質が存在するため T2 強調像で高信号となる．ガドリニウム（Gd）により不規則に造影され，浸潤性に発育するなど，腫瘍の信号強度，性状ともよく似ている．骨性脊索腫はほとんどが正中，軟骨肉腫は正中部以外，特に軟骨結合部に好発することが鑑別に役立つ．ただし，巨大な腫瘍では両者の鑑別はしばしば困難である．軟骨性脊索腫は頭蓋底に好発する．骨性脊索腫の空胞性部分が軟骨性部分からなるもので，骨性脊索腫に比べ予後はよい[13]．この部位では，下垂体腺腫がまれに頭蓋底を主体に浸潤性に発育することがある（図 1-20）[14]．また，線維性骨異形成症は頭蓋底に好発し，顔貌の著しい変容や脳神経障害を起こすことがある．通常，線維性骨異形成症は CT で比較的容易に診断できるが，MRI の T2 強調像で高信号で，強い増強効果を示すことがあり，悪性腫瘍との鑑別に注意が必要なことがある（図 1-21）[15]．

　正円孔や卵円孔に浸潤する腫瘍はしばしば三叉神経症状を示す．このため三叉神経症状のある患者に CT，MRI を施行する際は，頭蓋底を含む領域を十分に撮像する[16]．頭頸部腫瘍

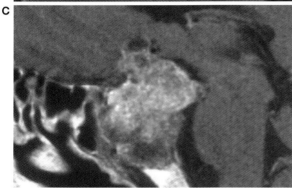
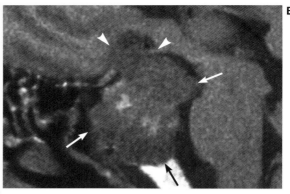
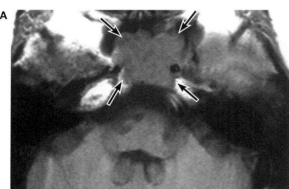

図 1-19　80 歳台男性　軟骨性脊索腫
A：MRI, T2 強調像，B：T1 強調矢状断像，C：造影 T1 強調矢状断像　T2 強調像(A)では，トルコ鞍底から蝶形骨体部を中心とした高信号の腫瘍を認め(→)，内部に不整形の低信号域を伴っている．内頸動脈(▶)はほぼ対称性に外側へ圧排され，正中構造由来の病変が示唆される．T1 強調矢状断像(B)では，蝶形骨体部から斜台を置換するように低信号の八ツ頭状の腫瘍を認め(→)，内部に淡い高信号域を伴っている．腫瘍は頭蓋内に大きく膨隆し，脳実質を下方から圧排している(▶)．造影 T1 強調矢状断像(C)で，腫瘍は不均一に増強される．

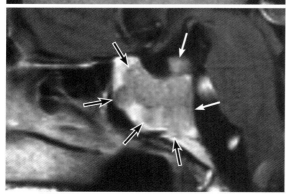
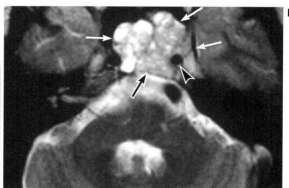

図 1-20　40 歳台女性　浸潤性下垂体腺腫
A：MRI, T1 強調像，B：T2 強調像，C：造影 T1 強調矢状断像　T1 強調像(A)では，下垂体窩に筋肉とほぼ等信号の不整形腫瘍を認める(→)．T2 強調像(B)では病変は不均一な高信号を示し，左内頸動脈(▶)を囲み外側へ進展している(→)．造影 T1 強調矢状断像(C)では，蝶形骨体部から斜台に浸潤性に広がる腫瘍を認める(→)．通常，下垂体腺腫はトルコ鞍内から鞍上部に向かい発育するが，時にトルコ鞍底から骨に浸潤することがある．

3. 中頭蓋窩　17

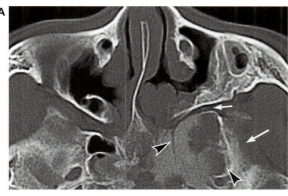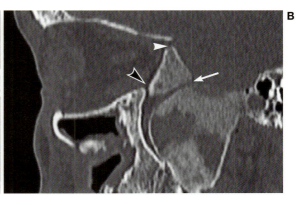

図 1-21　30 歳台男性　線維性骨異形成症
A：CT（骨条件），B：矢状断像　CT骨条件（A）では，左蝶形骨にすりガラス様の硬化像と膨隆性変化（大矢印）を認める．病変の内部には囊胞様構造（黒矢頭）がみられる．膨隆性変化に伴い，左翼口蓋窩（小矢印），左翼突管の狭小化を認める．矢状断像（B）では，正円孔（→），下眼窩裂（黒矢頭），上眼窩裂（白矢頭）の狭小化がみられる．なお左上顎洞の骨欠損，軟部組織濃度は術後変化による．

Box 1-3　神経周囲進展（perineural spread）

- 腫瘍の進展様式の1つ
- 頭頸部では，三叉神経第3枝（V_3）＞第2枝（V_2）＞顔面神経（Ⅶ）で高頻度
- 腺様囊胞癌や扁平上皮癌の頻度が高いが，他の腫瘍でも生じうる．
- 求心性が70％，30％は遠心性でskip lesionを生じることあり．
- 遠心性の病巣は腫瘍の治療後再発と関連が深い．
- MRIの造影T1強調像が診断に最適
- 腫瘍が神経に及んでいるときは，神経走行路をすべてチェックする．

（Ⅳ章「鼻副鼻腔」，p.203も参照）

の頭蓋底を介した頭蓋内浸潤は予後に大きく影響する．上咽頭癌，腺様囊胞癌，悪性リンパ腫などの三叉神経第3枝（V_3）を介した卵円孔からの浸潤がよく知られる〔神経周囲進展（perineural spread），Box 1-3，図 1-22〕[17～19]．

鼻副鼻腔の悪性腫瘍が翼口蓋窩に達し，内部を走行する翼口蓋神経に沿う神経周囲進展により頭蓋内進展をきたすことがある．正円孔より頭側で翼口蓋窩は下眼窩裂に至るので，眼窩内から上眼窩裂を介した頭蓋内進展も生じうる（図 1-23）．神経周囲進展のCT/MRI所見のポイントは，これらの領域における脂肪組織濃度/信号の消失である（Box 1-4）[20, 21]．造影MRIは神経周囲進展の評価においてCTに優り，脂肪抑制法の併用も有効である[22]．中頭蓋窩の病変はしばしば頭蓋底の小孔を介し，頭蓋外へ進展する（図 1-24）．骨破壊を伴う頭蓋内悪性腫瘍は，下行し頭頸部領域に広範に浸潤することもある（図 1-25）．破裂孔は強固で，頭頸部腫瘍の頭蓋内進展路とはなりにくい．特に破裂孔のみを介する頭頸部腫瘍の頭蓋内進展はまれである．また，Vesalius孔やArnold管に限局した異常所見が，診断上問題となることは少ない．

18 I．頭蓋底

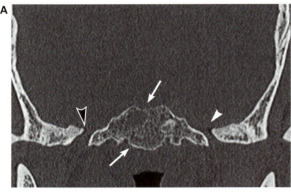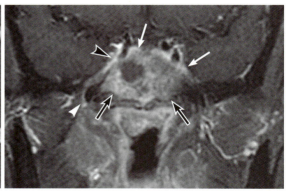

図 1-22　60 歳台男性　副鼻腔悪性リンパ腫
A：CT 冠状断像（骨条件），B：MRI，脂肪抑制造影 T1 強調冠状断像　CT 骨条件（A）では，篩骨洞から蝶形骨洞に浸潤した腫瘍による蝶形骨の侵食がみられる（→）．右卵円孔（黒矢頭）は対側（白矢頭）に比べ拡大している．脂肪抑制造影 T1 強調冠状断像（B）では，蝶形骨洞周囲の骨性部分に強い増強効果を示す腫瘤が形成され（→），一部が右海綿静脈洞に浸潤している（黒矢頭）．尾側では右咀嚼筋間隙に腫瘍が進展し，右三叉神経第 3 枝（V_3）に沿った神経周囲進展の合併が疑われる（白矢頭）．

Box 1-4　翼口蓋窩の脂肪組織の消失，増強効果

- 翼口蓋窩の大部分は脂肪組織で，上顎神経（V_2），翼口蓋神経，神経節，顎動脈末梢枝を含む．
- 正常の翼口蓋窩は CT では低吸収域，MRI では T1，T2 強調像とも高信号域を示す．
- 翼口蓋窩の拡大，脂肪組織の消失では，悪性腫瘍の神経周囲進展も考慮する．
- 上顎神経走行部を中心に腫瘍が隠れていないかチェックする．

　内頸動脈海綿静脈洞瘻や海綿静脈洞血栓症などの血管性病変は，対側の海綿静脈洞を侵すことがある．海綿静脈洞内の血栓は眼静脈の灌流障害から球結膜のうっ血や眼痛，眼球突出をきたす．眼窩，鼻副鼻腔の静脈は静脈弁を介さず海綿静脈洞へ流入する．この解剖学的特徴は鼻副鼻腔領域の炎症に続発する海綿静脈洞血栓症と関連が深い．

3. 中頭蓋窩　19

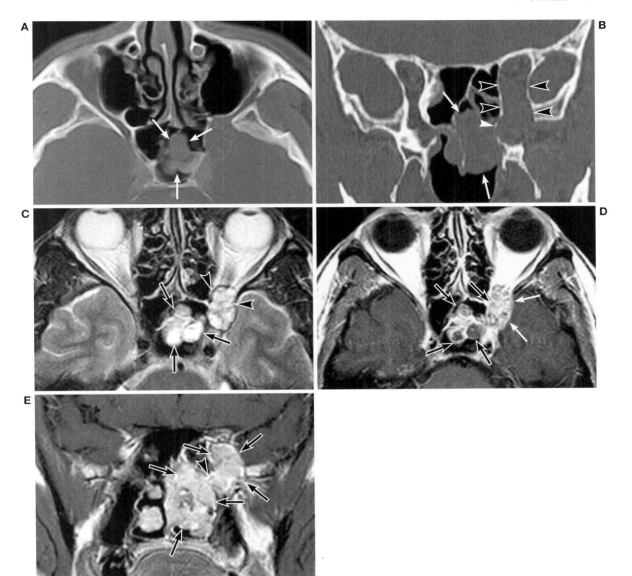

図 1-23　30歳台男性　腺様嚢胞癌
A：CT（骨条件），B：CT冠状断像（骨条件），C：MRI，T2強調像，D：造影T1強調像，E：造影T1強調冠状断像　CT骨条件(A)では，鼻腔内に不整形の腫瘤がみられる(→)．冠状断像(B)では，腫瘤(→)は鼻中隔に骨侵食をきたし，左側では下眼窩裂が拡大している(黒矢頭)．左翼口蓋窩は対側に比べ拡大し骨侵食を伴っている(白矢頭)．T2強調像(C)では，鼻腔内の腫瘤は著明な高信号を示す(→)．眼窩尖部にも類似性状を示す泡沫状の病変がみられる(黒矢頭)．造影T1強調像(D)では，腫瘤の充実性部分は強い増強効果を示し，T2強調像での高信号部分はほとんどが低信号である(→)．冠状断像(E)では，腫瘤の蝶口蓋孔(黒矢頭)を介した翼口蓋窩への進展が明瞭に観察される(→)．眼窩内への腫瘍進展は翼口蓋窩頂部の下眼窩裂からの進入による．

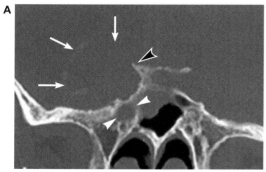
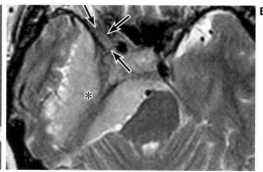
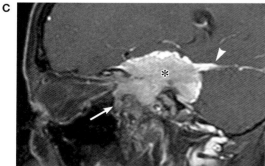

図1-24 70歳台女性　髄膜腫
A：CT 冠状断像（骨条件），B：MRI, T2 強調像，C：造影 T1 強調矢状断像　CT 骨条件（A）では，右傍鞍部に淡い円弧状の高吸収がみられ（→），前床突起に骨侵食（黒矢頭）が生じている．蝶形骨洞内に軟部組織濃度がみられ，隣接する右正円孔の拡大がみられる（白矢頭）．T2 強調像（B）では，右傍鞍部から中・後頭蓋窩に及ぶ巨大な腫瘤がみられる（＊）．拡大した正円孔から翼口蓋窩への腫瘤の突出が認められる（→）．造影 T1 強調矢状断像（C）では，腫瘤（＊）は造影剤によりよく増強され，背側に小脳テントに沿った"dural tail sign"を伴う（▶）．正円孔から頭蓋外に突出した腫瘍は，翼口蓋窩を下方へ進展している（→）．

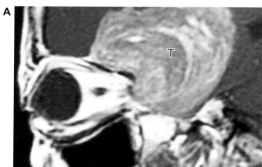
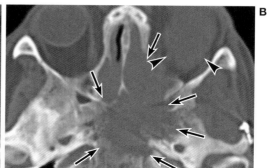
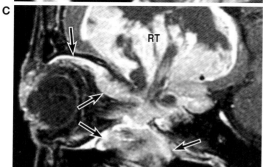

図1-25 40歳台女性　退形成性髄膜腫
A：初発時の MRI, 造影 T1 強調矢状断像，B：術後局所再発を繰り返し，3回目の腫瘍摘除術後3か月でのCT（骨条件），C：Bと同時期の脂肪抑制造影 T1 強調矢状断像　初発時の造影 T1 強調矢状断像（A）では，前・中頭蓋窩に広基性に付着する境界明瞭，不均一に増強される大きな腫瘍（T）を認める．脳実質外性病変で，CT, T2 強調像（非提示）所見から髄膜腫と診断された．再発時の CT 骨条件（B）では，蝶形骨体部から小翼，眼窩尖部から内外側壁に広範な骨破壊を伴う軟部組織腫瘤を認め，背側では斜台に浸潤している（→）．眼窩内にも腫瘤が形成され（▶），広範な腫瘍浸潤を認める．再発時の造影 T1 強調矢状断像（C）では，巨大な再発腫瘍（RT）が頭蓋内に広がり，内部には変性などを示唆する不整形の低信号がみられる．腫瘍は骨破壊を伴い，眼窩内，翼口蓋窩，鼻副鼻腔へ浸潤性に発育している（→）．

4. 後頭蓋窩

a. 正常解剖

　後頭蓋窩の大部分は後頭骨で，外側は側頭骨である．中頭蓋窩との境界は錐体骨稜である．解剖学的に後頭蓋窩は後頭骨底部（斜台と頸静脈結節），顆部（外側部），鱗部（後方部）の3領域に分かれる．斜台は蝶形骨体部と後頭骨底部が癒合し，後頭蓋窩の前縁となるすべり台のような構造物である．後頭蓋窩の下端中央には大後頭孔があり，延髄〜脊髄移行部，両側の椎骨動脈が通過する．頸静脈孔の前外側は側頭骨錐体部，後内側は後頭骨からなり，神経部（前内側）と血管部（後外側）に分かれる．神経部は血管部に比べ小さく，舌咽神経が通る．血管部は内頸静脈とともに迷走神経，副神経が走行する．MRIではしばしば頸静脈球の信号に左右差を生じることがあり，病変と間違えられることがある（Box 1-5）．大後頭孔の前外側，頸静脈孔の下内側部に舌下神経管がある．前下方外側に向かい頭蓋底を貫通し，舌下神経が走行する．舌下神経管の外側後方には顆管とよばれる小孔があり，導出静脈が走行する．錐体骨後内側に内耳道が開口し，顔面神経，聴神経，迷路動静脈が走行する（図1-26，図1-27）．側頭骨の小孔として顔面神経管などが存在するが，詳細については側頭骨の項を参照されたい[1,2,23]．

Box 1-5　MRIでみられる頸静脈球のアーチファクト

- MRIで後頭蓋窩にみられる偽病変の1つ
- T1強調像で中〜高信号で，左側に多い．
- T2強調像では無信号のことが多く，通常は診断可能

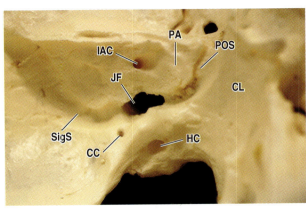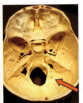

図1-26　後頭蓋窩の標本写真
内耳道(IAC)，頸静脈孔(JF)（神経部，および血管部），舌下神経管(HC)の位置関係に注目されたい．右上：矢印は観察方向を示す．

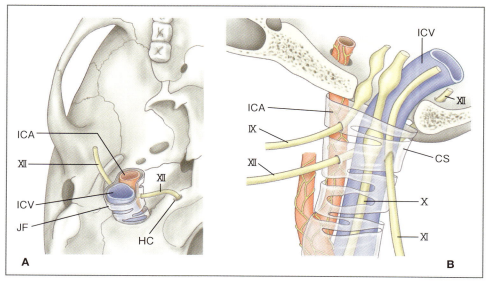

図 1-27 頸静脈孔，舌下神経管と Ⅸ〜Ⅻ 脳神経のシェーマ
A：尾側面，B：矢状断面　頸静脈孔(JF)の神経部を Ⅸ が，血管部を Ⅹ，Ⅺ が走行する．Ⅻ は舌下神経管(HC)を経て頭蓋外へ出ると頸動脈鞘(CS)へ入り，鼻咽頭レベルでは Ⅸ-Ⅻ が CS 内を伴走する．（文献 31 より改変）

b. 後頭蓋窩の疾患

　斜台は鼻咽腔の後上方の骨性構造で，咽頭後間隙の頂部でもある．このため咽頭後間隙を上方進展する腫瘍や炎症は，しばしば斜台の骨侵食をきたす．微細な骨皮質の病変の評価にはCTが優るが，斜台や錐体尖など，骨髄を多く含む部位の評価にはMRIの有用性が高い（図 1-28）．腫瘍に接する骨はしばしば反応性に硬化し，Gdで造影されることがあり，腫瘍浸潤や転移との鑑別が問題となる[24〜27]．

　頸静脈孔を侵す病変は，頭蓋内から頸静脈孔や頸動脈間隙に進展するもの，頸静脈孔に発生するもの，頭蓋底から頸静脈孔へ向かうもの，に大別される．髄膜腫は小脳橋角部に生じ，下方へ進展することがある（図 1-29）．サルコイドーシス，結核も類似の進展を示すことがある．傍神経節腫(glomus 腫瘍)は頸静脈孔に発生し，多発することもある．内耳道に浸潤すると手術法が変わるため，進展範囲の詳細な評価が必要である．神経鞘腫は被膜をもつ良性腫瘍で，しばしば腫瘍内に出血，変性を伴う．CTでは筋肉と等吸収で，軽度〜中等度造影される．MRIではT1強調像で筋肉と等信号，Gdでよく造影され，腫瘍の充実性部分はT2強調像で高信号である．神経線維腫は被膜のない紡錘状の腫瘤として認められるが，充実性部分の信号は神経鞘腫と共通性が高い．いずれも頭蓋底を介し頭蓋内外へ進展することがある[23]．

　上咽頭や聴器の悪性腫瘍が頸静脈孔や舌下神経管へ進展すると，下位脳神経症状を示すことがある（図 1-30）[28]．舌下神経は舌の運動神経で，障害により脱神経性変化をきたす(Box 1-6)．慢性期には患側の舌萎縮がみられ，MRIではT1，T2強調像とも脂肪変性に伴う境界明瞭な高信号を認める．舌下神経は舌骨で翻転し舌へ上行するので，舌の脱神経性萎縮の

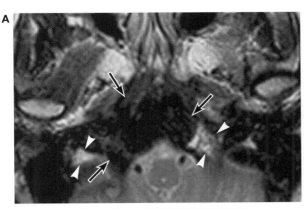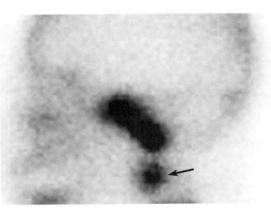

図 1-28　60歳台女性　転移性骨腫瘍(肺腺癌)
A：MRI, T2強調像，B：^{99m}Tc-HMDP シンチグラフィ(頭部左側面スポット像)　T2強調像(A)では，斜台の大部分が低信号を示し(→)，正常の黄色髄による高信号は一部に認められるのみである(▶)．骨シンチグラフィ(B)では，斜台を中心とした高度の異常集積を認める．頸椎にも異常集積がみられ(→)，骨転移である．

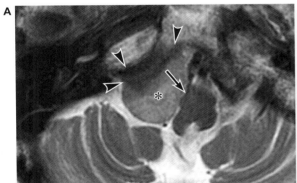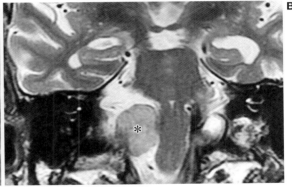

図 1-29　80歳台女性　髄膜腫
A：MRI, T2強調像，B：T2強調冠状断像　T2強調像(A)では，大後頭孔の右前縁に広基性に付着する(▶)境界明瞭なドーム状の腫瘤(＊)を認める．延髄は左側へ圧排されている(→)．腫瘤は筋肉と脂肪の中間程度のほぼ均一な信号を示す．T2強調冠状断像(B)で，腫瘤(＊)は実質外病変である．造影T1強調像(非提示)では均一な強い増強効果を認めた．

　原因検索に画像検査を行う場合は，頭蓋底から舌骨までを十分に含む範囲を撮像する．時にIX～XII脳神経がすべて障害されることがある．この病態はCollet-Sicard(コレ-シカール)症候群とよばれ，外傷，骨転移，頸静脈孔腫瘍，内頸動脈解離などによるものが報告されている[29]．後頭蓋窩領域では頭蓋底を含む感染症はまれだが，重篤化し脳神経症状を示すこともある(図1-31)．重度の乳突洞炎では，静脈血栓症や錐体骨骨髄炎などの合併に注意が必要である[30]．

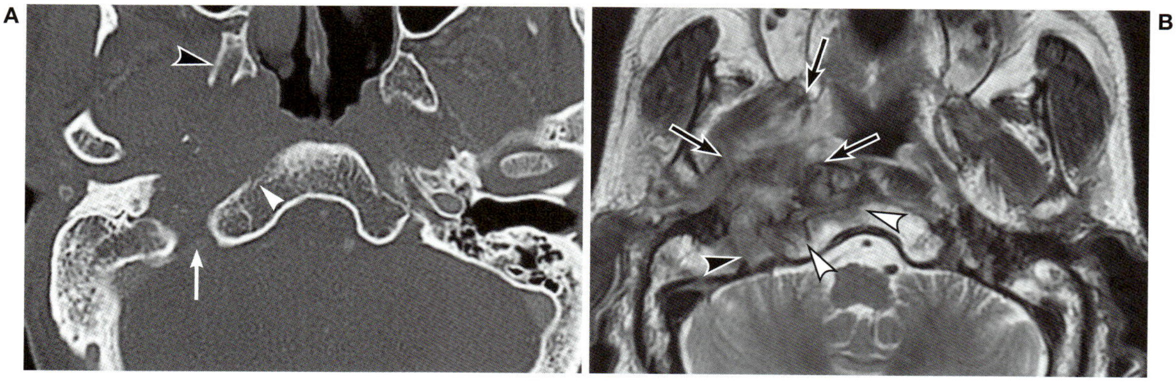

24 I. 頭蓋底

図 1-30　80 歳台男性　中咽頭癌の浸潤および神経周囲進展による頭蓋底浸潤
A：造影 CT（骨条件），B：MRI, T2 強調像　造影 CT 骨条件像（A）では，右外側翼突板に骨侵食がみられる（黒矢頭）．後頭骨の前縁にも骨侵食を認め（白矢頭），右舌下神経管の拡大を伴う（→）．T2 強調像（B）では，外側翼突筋の背側部を中心に筋肉と同等〜高信号の腫瘤形成を認め（→），口蓋帆張筋は不明瞭となっている．傍咽頭間隙にも類似の病変が広がり，背側では頸動脈間隙に及んでいる．舌下神経管（黒矢頭）を介し，同様の信号を示す腫瘤が拡大した舌下神経管から頭蓋内に及び，腫瘍の神経周囲進展が示唆される．後頭骨の右前縁部を中心に骨髄信号の低下がみられ，腫瘍の骨髄浸潤である（白矢頭）．

Box 1-6　脱神経性萎縮

- 三叉神経第 3 枝（V_3）の運動枝，舌下神経などの障害によるものが代表的
- 腫瘍の神経への浸潤，神経原性腫瘍によるものが重要
- 急性期に筋の腫大と浮腫を生じ，その後，筋萎縮と脂肪浸潤をきたす*.
- V_3 運動枝障害では内・外側翼突筋，咬筋の障害がみられる.
- 舌下神経障害では患側舌の麻痺がみられる.
- 原因病変の検索が最も重要

＊健側の筋を腫瘍と見誤らないよう注意

4. 後頭蓋窩　25

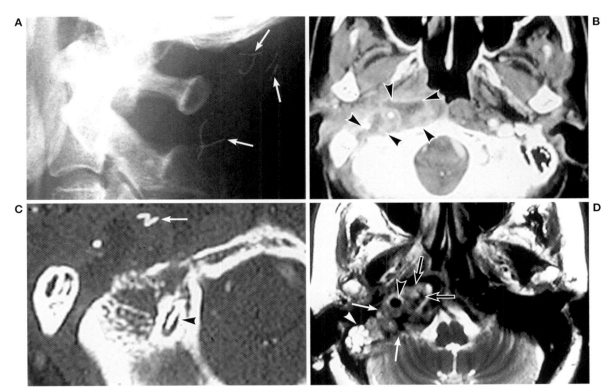

図1-31　70歳台女性　鍼治療（埋没鍼）に伴う頭蓋底部での膿瘍形成
A：頸部単純X線写真側面像（拡大像），B：造影CT，C：CT横断像（骨条件），D：MRI, T2強調像　単純X線写真（A）では，後頭骨下部〜C3棘突起背側部に無数の細い線状の高吸収がみられ（→），典型的な埋没鍼の所見である．造影CT（B）では頭蓋底部において椎周囲間隙椎前部，頸動脈間隙，傍咽頭間隙に及ぶ不整形の低吸収域がみられ，辺縁に層状の濃染域を伴う膿瘍を認める（▶）．CT骨条件像（C）では，膿瘍の中心に屈曲した高吸収がみられ，埋没鍼である（→）．右顆管に進入した埋没鍼もみられる（▶）．T2強調像（D）では，これらの鍼は白金のため，小さな無信号構造として描出される（黒矢頭）．乳突蜂巣の含気不良（白矢頭）がみられ，錐体骨の骨髄には脳実質とほぼ等信号の部位が広がり，骨髄炎の合併である（→）．

5. 頭蓋底と頸部組織間隙

a. 正常解剖

　ここでは概略にとどめる．詳細は VII 章「頸筋膜・頸部組織間隙」（p.361）を参照されたい．

　頭蓋底は傍咽頭間隙，咀嚼筋間隙，頸動脈間隙，咽頭後間隙，危険間隙，椎周囲間隙など，多数の頸部組織間隙と隣接する．鼻咽腔は中頭蓋底から咽頭頭底筋膜とよばれる強固な筋膜を介し咽頭収縮筋群とともに形成される．咽頭頭底筋膜下端近くに対称性の小さな筋膜欠損がある．傍咽頭間隙は頭蓋底にわずかに接するのみで，舌下間隙，顎下間隙との間に明確な筋膜構造はない．主構造は脂肪，血管などで，この部分から生じる病変は少ない．咀嚼筋間隙は側頭部から下顎骨に及び，背側部に三叉神経第3枝（V_3）が走行し，頂部に卵円孔を含む比較的広く頭蓋底と隣接する．頸動脈間隙，咽頭後間隙，危険間隙，椎周囲間隙も比較的狭い範囲ではあるが頭蓋底と接している．頸動脈間隙の腫瘍や炎症などが，頭蓋内へ進展することがある（図 1-32, 図 1-33）．

b. 頭蓋底と頸部組織間隙の疾患

　1）傍咽頭間隙由来の疾患はまれだが，顎下間隙との境界がないため，顎下間隙下端部の炎症や腫瘍が頭蓋底に達することがある．上咽頭癌や耳下腺深部の悪性腫瘍も傍咽頭間隙を介し頭蓋底浸潤をきたすことがある．

　2）咀嚼筋間隙は歯原性膿瘍や咀嚼筋間隙に隣接する咽頭粘膜間隙の悪性腫瘍の頭蓋内進展に関わることがある．三叉神経第3枝（V_3）に沿った神経周囲進展による卵円孔〜Gasser 神経節を介した頭蓋内進展は特に重要である．

　3）頸動脈間隙では，炎症や神経由来の腫瘍が上下方向に進展しうる．他の頭頸部悪性腫瘍の頭蓋底から頭蓋内への進展経路となることもある．

　4）咽頭後間隙，危険間隙，椎周囲間隙の腫瘍や炎症は，画像上，これらの間隙の軟部組織腫脹として描出される．

　最後に，頭蓋底のおもな小孔，裂溝とその内容を表 1-3 に，頭蓋底，および頭蓋内・頭頸部病変のおもな進展経路を図 1-34 にまとめて示す．

5. 頭蓋底と頸部組織間隙　27

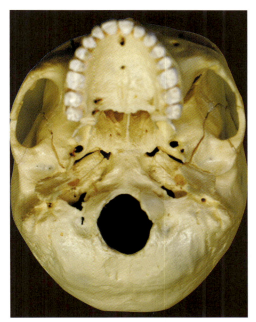

図 1-32　頭蓋底の標本写真（尾側面）
各小孔や裂溝，頭頸部間隙との関係については図 1-33 と対比されたい．

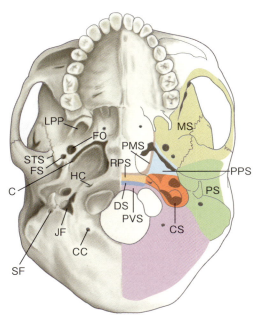

図 1-33　頭蓋底と接す頸部組織間隙のシェーマ
頭蓋底の小孔と間隙の関係を示す．VII 章「頸筋膜・頸部組織間隙」にも関連事項が記載されている．

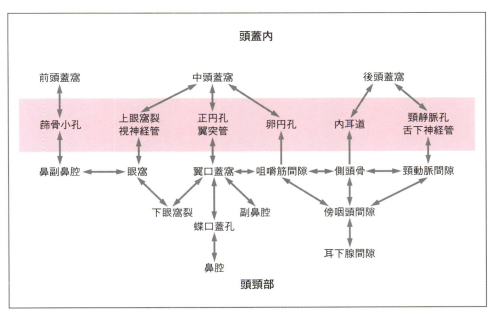

図 1-34　頭蓋底，および頭蓋内・頭頸部病変のおもな進展経路
（文献 32 より改変）

表 1-3　頭蓋底のおもな孔とその内容

名称	部位	通過する構造
篩骨小孔	前頭蓋窩内側部	嗅神経，前・後篩骨動脈
視神経管	蝶形骨小翼	視神経，眼動脈，くも膜下腔，硬膜
上眼窩裂	蝶形骨大翼・小翼の間	動眼神経，滑車神経，三叉神経第1枝（V_1），外転神経，上眼静脈
正円孔	中頭蓋窩前内側	三叉神経第2枝（V_2）
卵円孔	中頭蓋窩のトルコ鞍外側	三叉神経第3枝（V_3），導出静脈，顎動脈の副硬膜枝
棘孔	卵円孔の後外側	中硬膜動脈，下顎神経の硬膜枝
破裂孔	錐体尖，内側翼突板の基部	内頸動脈，上行咽頭動脈の硬膜枝
翼突管	蝶形骨，正円孔の下内側	翼突管動脈，翼突管神経
頸動脈管	側頭骨錐体部	内頸動脈，交感神経
頸静脈孔	頸動脈管の後外側，側頭骨錐体部と後頭骨の間	神経部：下錐体洞，舌咽神経，Jakobson 神経 血管部：内頸静脈，迷走神経，副神経，Arnold 神経，上行咽頭動脈の硬膜枝と後頭動脈
茎乳突孔	茎状突起後方	顔面神経
舌下神経管	後頭顆基部	舌下神経
大孔	後頭蓋窩	延髄，硬膜，副神経脊髄部，椎骨動静脈，前・後脊髄動脈

文献

1) Curtin HD, Ginsberg LE, Hagiwara M, et al：Central skull base. In：Som. PM, Curtin HD（eds）： Head and neck imaging. 5th ed, St. Louis：Mosby, 2011：927-1052.

2) Janfaza P, Nadol JB：Scalp, cranium, and brain. In：Janfaza P, Nadol JB, Galla RJ, et al（eds）： Surgical anatomy of the head and neck. Philadelphia：Lippincott-Williams & Wilkins, 2001：49-147.

3) 頭頸部領域の標準的撮像法．日本医学放射線学会・編：画像診断ガイドライン．金原出版, 2016：108-117.

4) Roh JL, Sung MW, Kim KH, et al：Nasopharyngeal carcinoma with skull base invasion：a necessity of staging subdivision. Am J Otolaryngol 2004；25：26-32.

5) Roth TN, Gengler C, Huber GF, et al：Outcome of sinonasal melanoma：clinical experience and review of the literature. Head Neck 2010；32：1385-1392.

6) Mikami T, Minamida Y, Yamaki T, et al：Cranial nerve assessment in posterior fossa tumors with fast imaging employing steady-state acquisition（FIESTA）. Neurosurg Rev 2005；28：261-266.

7) Thoeny HC：Diffusion-weighted MRI in head and neck radiology：applications in oncology. Cancer Imaging 2011；10：209-214.

8) Ho KC, Lin G, Wang JJ, et al：Correlation of apparent diffusion coefficients measured by 3T diffusion-weighted MRI and SUV from FDG PET/CT in primary cervical cancer. Eur J Nucl Med Mol Imaging 2009；36：200-208.

9) Casselman JW：The skull base：tumoral lesions. Eur Radiol 2005；15：534-542.

10) Borges A：Skull base tumours, part I. Imaging technique, anatomy and anterior skull base tumours. Eur J Radiol 2008；66：338-347.

11) Li C, Yousem DM, Hayden RE, et al：Olfactory neuroblastoma：MR evaluation. AJNR Am J Neuroradiol 1993；14：1167-1171.

12) Chong VF, Fan YF, Tng CH：Pictorial review：radiology of the sphenoid bone. Clin Radiol 1998；53：1167-1171.

13) Korten AG, ter Berg HJ, Spincemaille GH, et al：Intracranial chondrosarcoma：review of the literature and report of 15 cases. J Neurol Neurosurg Psychiatry 1998；65：88-92.

14) Douglas-Akinwande AC, Hattab EM：AJR teaching file：central skull base mass. AJR Am J Roentgenol 2010；195：S22-24.

15) Chong VF, Khoo JB, Fan YF：Fibrous dysplasia involving the base of the skull. AJR Am J Roentgenol 2002；178：717-720.

16) Borges A：Skull base tumours, part II. Central skull base tumours and intrinsic tumours of the bony skull base. Eur Radiol 2008；66：348-362.

17) Williams LS：Advanced concepts in the imaging of perineural spread of tumour to the trigeminal nerve. Top Magn Reson Imaging 1999；10：376-383.

18) Curtin HD：Detection of perineural spread：fat is a friend. AJNR Am J Neuroradiol 1998；19：1358-1386.

19) Majoie CB, Hulsmans FJ, Castelijins JA, et al：Symptoms and signs related to the trigeminal nerve：diagnostic yield of MR imaging. Radiology 1998；209：557-562.

20) Chong VF, Fan YF：Pterygopalatine fossa and maxillary nerve infiltration in nasopharyngeal carcinoma. Head Neck 1997；19：121-125.

21) Daniels DL, Rauschning W, Lovas J, et al：Pterygopalatine fossa：computed tomographic studies. Radiology 1998；149：511-516.

22) Tomura N, Hirano H, Kato K, et al：Comparison of MR imaging with CT in depiction of tumour extension into the peterygopalatine fossa. Clin Radiol 1999；54：361-366.

23) Caldemeyer KS, Mathews VP, Azzarelli B, et al：The jugular foramen：a review of anatomy, masses and imaging characteristics. RadioGraphics 1997；17：1123-1139.

24) Chong VF, Fan YF：Detection of recurrent nasopharyngeal carcinoma：MR imaging versus CT. Radiology 1997；202：463-470.

25) Ng SH, Chang TC, Ko FS, et al：Nasopharyngeal carcinoma：MRI and CT assessment. Neuroradiology 1997；39：741-746.

26) Chong FH, Khoo BK, Fan YF：Imaging of the nasopharynx and skull base. Magn Reson Imag-

ing N Am 2002；10：547-571.

27）Chong VF, Fan YF：Jugular foramen involvement in nasopharyngeal carcinoma. J Laryngol Otol 1996；110：987-990.

28）Mani N, Sudhoff H, Rajagopal S, et al：Cranial nerve involvement in malignant external otitis： implications for clinical outcome. Laryngoscope 2007；117：907-910.

29）Walker S, McCarron MO, Flynn PA, et al：Internal carotid artery dissection presenting with headache：Collet-Sicard syndrome and sustained hypertension. Eur J Neurol 2003；10：731-732.

30）Patmore H, Jebreel A, Uppal S, et al：Skull base infection presenting with multiple lower cranial nerve palsies. Am J Otolaryngol 2010；31：376-380.

31）浮洲龍太郎，児山久美子，櫛橋民生：5. 頭蓋底．尾尻博也・編：頭頸部画像診断に必要不可欠な臨床・画像解剖．画像診断(臨時増刊号) 2011；31：s70-86.

32）浮洲龍太郎，櫛橋民生：Case-Based review―珠玉の症例から学ぶ―頭頸部．画像診断 2007；27：1174-1181.

II

眼　窩

1. 眼窩・眼球の解剖
2. 検査法
3. 眼球の病変
4. 眼球外眼窩病変

CT and MRI of the Head and Neck

はじめに

　眼窩は，構成する骨構造に含まれる眼球，外眼筋，視神経，涙腺，涙嚢，およびこれらの器官の間を埋めるように存在する眼窩内脂肪組織や神経・脈管から成り立っている[1]．眼球疾患の大部分は，眼科的診察および眼底検査をはじめとする眼科的検査や超音波検査などで診断が可能であるため，眼窩領域における CT および MRI の役割は，(1)眼窩・眼球の感染性・炎症性疾患の状態把握，(2)腫瘍性病変の存在診断および進展範囲の把握，(3)眼球突出および眼球運動障害などの原因検索，(4)視力障害および視野障害の原因となる視神経や頭蓋内病変の検索，(5)外傷による骨折および眼球損傷の把握や異物の検索，などがあげられる[2]．眼科的な臨床症状をきたす疾患には，隣接する鼻腔・副鼻腔や頭蓋内由来のものが数多く含まれており，CT および MRI 検査は頭蓋内や顔面領域全体を含めた検索が同時に施行されるのが一般的である．また，眼科疾患には多くの急性期・救急疾患が含まれており，緊急検査や至急読影の対応が求められることもまれではない．本章では，眼窩領域の正常画像解剖と検査法，および代表的疾患の画像所見について述べる．

1. 眼窩・眼球の解剖

a. 眼窩の骨構造

　眼窩は，眼球を電球に例えるとソケット状の骨構造をしており，前頭骨，口蓋骨，上顎骨，頬骨，蝶形骨，篩骨および涙骨の 7 つの顔面骨より構成されている(図 2-1)．前方は眼窩縁で，後方は眼窩先端部の四角錐体を形成しており，上・下・内・外の 4 つの内壁からなる．上壁は前頭骨と蝶形骨小翼からなるが，そのほとんどは前頭骨からなり，内部に前頭洞がある．上壁の前方部は薄く，後方に行くに従って厚さを増す．前外側部には，涙腺窩とよばれる涙腺を有するくぼみを認める．眼窩底部は，上顎骨の眼窩面，口蓋骨の眼窩突起および頬骨の眼窩面からなる．上顎骨の眼窩面は非常に薄く，眼窩底での吹き抜け骨折はここに好発する．眼窩内側壁の前方部は上顎骨の前頭突起からなり，これは涙骨とともに涙嚢窩を形成する[1,3,4]．篩骨の紙様板が眼窩内側の中間部を形成する．同部位は内側壁での吹き抜け骨折の好発部位だが，外傷の既往がなくとも同部位での骨欠損があり，眼窩内脂肪が篩骨洞内に突出していることがある[5]．過去の外傷と先天的骨欠損との区別は厳密には困難だが，いずれであっても鼻内視鏡手術の際に重篤な合併症を生じる可能性があり，術前の CT および MRI 読影の際には言及するのがよい(図 2-1F，図 2-2)．内側壁と上壁との境界は前頭篩骨縫合であり，ここに前篩骨孔と後篩骨孔があり，それぞれ前・後篩骨動静脈・神経の通路となっている．内側壁の後方部の一部は蝶形骨からなる．眼窩外側壁の前方部は頬骨からな

1. 眼窩・眼球の解剖　**33**

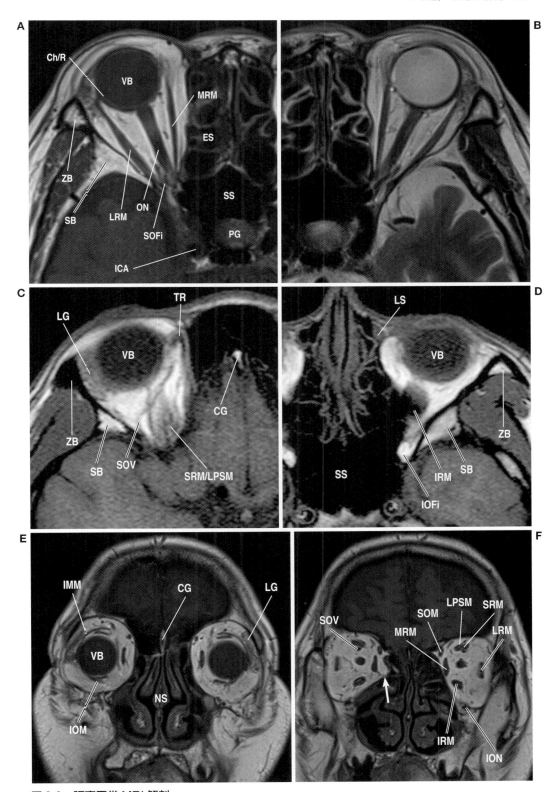

図 2-1　眼窩正常 MRI 解剖
A：T1 強調横断像（視神経を通る断面：右眼窩），B：T2 強調横断像（視神経を通る断面：左眼窩），C：T1 強調横断像（右眼窩上部断面），D：T1 強調横断像（左眼窩下部断面），E：T1 強調冠状断像（両側眼球を通る断面），F：T1 強調冠状断像（右眼球背側を通る断面）　紙様板欠損による脂肪の脱出（F，→）．（次頁に続く）

34　Ⅱ. 眼窩

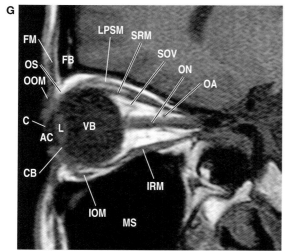

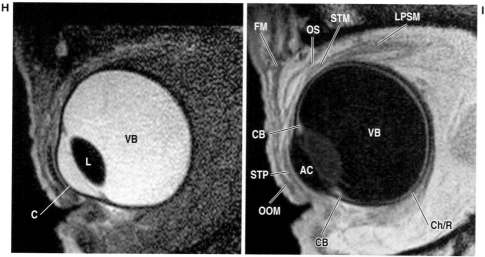

図 2-1（続き）　G：T1 強調斜矢状断像（右視神経を通る断面），H：T2 強調斜矢状断像（眼球正中断面），I：造影 T1 強調斜矢状断像（眼球正中断面：H と同じ）　硝子体は脳脊髄液と同様の信号パターンをとる．外眼筋は他の筋肉と同様，脳実質と同等の低信号を示す．球後脂肪は皮下脂肪とほぼ同様の信号を示すが，内部に脈管や神経，および線維成分を反映した索状信号を伴う．（写真内の解剖名の略号については，p.35 を参照）

り，後方は蝶形骨の大翼からなる．蝶形骨大翼はある程度の骨髄を有するため，眼窩を構成する骨のなかでは転移性骨腫瘍の好発部位である．

　眼窩後方部には上眼窩裂，下眼窩裂および視神経管といった骨裂および孔を有し，頭蓋内へと連続している．視神経管と上眼窩裂で構成される部分は眼窩先端部とよばれる．上眼窩裂は外側壁と上壁の間に位置し，蝶形骨大翼と小翼からなる．上眼静脈，動眼神経，滑車神経，外転神経および三叉神経第 1 枝（V_1：眼神経）が上眼窩裂を通り，眼窩内へと入る．下眼窩裂は眼窩下壁と外側壁との間に位置し，眼窩下神経，頰骨神経，翼口蓋神経節からの神経枝，そして下眼静脈と翼突筋静脈叢からの静脈を有する．下眼窩裂は翼口蓋窩に通じ，同

正常解剖の図中に示されている解剖名（和英対照）（図2-1 に対応）

AC	前房	anterior chamber	LS	涙嚢	lacrimal sac
C	角膜	cornea	MRM	内側直筋	medial rectus muscle
CB	毛様体	ciliary body	MS	上顎洞	maxillary sinus
CG	鶏冠	crista galli	OA	眼動脈	ophthalmic artery
Ch/R	脈絡膜/網膜	choroid/retina	ON	視神経	optic nerve
ES	篩骨洞	ethmoidal sinuses	OOM	眼輪筋	orbicularis oculi muscle
FB	前頭骨	frontal bone	OS	眼窩隔壁	orbital septum
FM	前頭筋	frontal muscle	PG	下垂体	pituitary gland
ICA	内頸動脈	internal carotid artery	SB	蝶形骨	sphenoid bone
IMM	筋間筋膜	intermuscular membrane	SOFi	上眼窩裂	superior orbital fissure
IOFi	下眼窩裂	inferior orbital fissure	SOM	上斜筋	superior oblique muscle
IOM	下斜筋	inferior oblique muscle	SOV	上眼静脈	superior ophthalmic vein
ION	眼窩下神経	infraorbital nerve	SRM	上直筋	superior rectus muscle
IRM	下直筋	inferior rectus muscle	SS	蝶形骨洞	sphenoid sinus
L	水晶体（レンズ）	lens	STM	上眼瞼筋	superior tarsal muscle
LG	涙腺	lacrimal gland	STP	上眼瞼板	superior tarsal plate
LPSM	上眼瞼挙筋	levator palpebrae superioris muscle	TR	滑車	trochlea
			VB	硝子体	vitreous body
LRM	外側直筋	lateral rectus muscle	ZB	頬骨	zygomatic bone

部位の脂肪組織が保たれているかどうかは腫瘍の神経周囲進展（perineural spread）の診断の際にきわめて重要である．視神経管は蝶形骨小翼からなり，内部に視神経と眼動脈を有する．視神経管は頭蓋内から見た場合，下外側方向に走行し，視神経は同部位で眼窩内部へ走行角度を変える．視神経管は頭蓋内部では骨性の上壁を認めない[1, 3, 4, 6]．

b. 眼球

眼球は前後径がおよそ 24 mm の球形で眼窩の 1/3 を占めており，最外層は前方 1/5 の角膜と後方 4/5 の強膜からなる．そのほか，ぶどう膜（脈絡膜，毛様体，虹彩），網膜，硝子体，水晶体などで構成されている（図2-1H，I）．眼球内の 4/5 は透明のゲル組織である硝子体であり，ほぼ脳脊髄液と同様の濃度/信号を呈する．前方部には水晶体（レンズ）と前眼房が存在する．水晶体は凸レンズ状の形態をしており，毛様体から出た毛様小帯によって保持されている．硝子体に比べ水分含有率が低いため，T1 強調像ではやや高信号，T2 強調像では低信号として描出され，線維成分の多い水晶体中心部の核と周囲の皮質も区別される．前眼房は硝子体と同等の信号を示す[1, 7]．

眼球壁は内側から網膜，ぶどう膜（脈絡膜，毛様体，虹彩），強膜の 3 層より構成され，外層の強膜は線維成分が多いことから，T1 強調像，T2 強調像ともに低信号として描出される．強膜の前方は球結膜に，そして後方は Tenon（テノン）嚢（Tenon's capsule）によって覆われている．Tenon 嚢は，視神経から毛様筋のレベルまで眼球を覆う疎な弾性線維性被膜であり，前方では球結膜に融合し，後方では視神経の硬膜/くも膜に融合する．球後部では

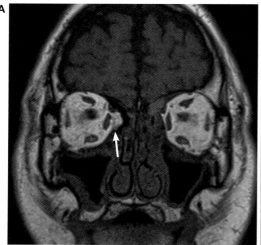
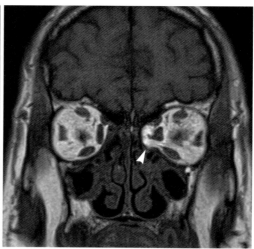

図 2-2 先天的紙様板欠損と陳旧性眼窩吹き抜け骨折
A：MRI, T1 強調冠状断像，B：T1 強調冠状断像　Aでは右眼窩内側に(→)，Bでは左眼窩内側に篩骨洞への脂肪組織の脱出がある(▶)．Bでは内側直筋の変形偏位を伴っており，陳旧性の吹き抜け骨折の既往が示唆される．Aでは外眼筋の変形が目立たず(図 2-1F も参照)，先天性の紙様板欠損と考えられるが，陳旧性吹き抜け骨折との鑑別は厳密には難しい．

眼球後壁の約 4/5 を覆い，眼球と球後脂肪との境界となっている．Tenon 囊の内側面と強膜の外側面との間には潜在腔(Tenon 腔：Tenon's space)があり，炎症や腫瘍性病変が同部に及んだときに拡大し，CT や MRI でも描出される．強膜には，内側直筋と外側直筋の付着部(3 時と 9 時方向)にしばしば石灰化を認める．脈絡膜と網膜は，強膜の内側に沿って，T1 強調像でやや高信号の線状構造として認められるが，正常では脈絡膜と網膜の区別は困難である．網膜は感覚網膜と網膜色素上皮の 2 層から構成されているが，これらも正常では認識できない．造影剤投与により，脈絡膜と網膜のみが増強される．T2 強調像では硝子体と脈絡膜，網膜との境界は不明瞭である．網膜と脈絡膜との間に Bruch(ブルッフ)膜という強固な膜が存在するとされている．Bruch 膜は 2〜4μm の厚さであり，通常，画像ではこの膜を認識することはできないが，脈絡膜腫瘍がこの膜を貫通する際にマッシュルーム型の形態を示すことで，Bruch 膜の存在を認識することができる．眼球壁には上記の Tenon 腔のほかにも 3 つの潜在腔がある．いずれも正常では画像検査で認識できず，認められた際には病的と考えられる．まず 1 つ目は，後硝子体膜と網膜との間に存在する後硝子体腔であり，後硝子体剥離の際に認識できる．2 つ目は，感覚網膜と網膜色素上皮との間に存在する網膜下腔であり，網膜剥離の際に認められる．3 つ目は，脈絡膜と強膜との間に存在する脈絡膜上腔であり，脈絡膜剥離の際に確認できる[1,3,7]．

c. 外眼筋

外眼筋は眼球運動をつかさどる4直筋（上直筋，下直筋，内側直筋，外側直筋），2斜筋（上斜筋，下斜筋）と，上眼瞼の挙上に関与する上眼瞼挙筋の7つからなる（図2-1A〜B，E〜G）．下斜筋を除く6つの筋肉は視神経孔と上眼窩裂の内側縁を囲むZinn（チン）腱輪より起始する．直筋群は，それぞれ眼窩壁に沿うように前方へ走行し，強膜に付着する．それに対し，上斜筋は，前方で眼窩上内側縁に達し，滑車を経て後下方へと進路を変え，上直筋の下方を通り，強膜に付着する．滑車は生理的な石灰化を認めることがある．一方，下斜筋は，下眼窩縁の内側から始まり，後外方に走行し，下直筋の下方を通り，外側直筋付着部より約1 cm後方，やや下方の強膜に付着する[1, 3, 4, 6]．4直筋は筋間筋膜（intermuscular membrane）とよばれる薄い結合組織で連絡し，前方では眼球筋膜と連続する．外側直筋-上直筋バンド（lateral rectus-superior rectus band）は，大部分の正常例でも，MRIでは低信号の索状構造として認識できる[8]．これにより囲まれる外眼筋と，眼球に囲まれた空間を筋円錐内と称して，筋円錐外と区別することで，腫瘍性病変の存在部位により鑑別診断を絞ることができる．上眼瞼挙筋は，上直筋の上方をほぼ平行に走行し，上眼瞼に付着する．神経支配は，上直筋，下直筋，内側直筋，下斜筋および上眼瞼挙筋は動眼神経，上斜筋は滑車神経，外側直筋は外転神経である．外眼筋は他の筋肉と異なり，正常でも増強効果を認める．異常所見の診断は，他の外眼筋との増強効果の違いとともに形態的異常の有無を確認する必要がある．外眼筋の形態的な異常の検出には冠状断像が適しており，筋幅の正常値はおおむね4 mm前後であり（上斜筋は3 mm前後），左右差を評価することも有効である[1, 3, 6]．

d. 視神経および視神経鞘

視神経は頭蓋内，視神経管内および眼窩内の3つに区分される（図2-1A〜B，G）．頭蓋内では脳脊髄液に囲まれており，約5 mmの幅の視神経管を通って眼窩内に入る．視神経の全長は約4.5 cmで，眼窩内部分がそのほとんどを占める．Zinn腱輪を通った後，視神経は緩やかなS字を描き，眼球へと達する．視神経の太さは正常で3〜4 mm程度であり，硬膜の延長である視神経鞘と視神経を覆う軟膜の間は通常0.5〜0.6 mmで，脳脊髄液を有する．横断像あるいは矢状断像で，1スライスのみで視神経全長を描出することは困難であり，視神経の評価には左右が比較できる冠状断像が有用である[1, 3]．

e. 眼窩内の血管

1）動　脈

眼動脈は内頸動脈より分枝し，視神経の下方を走行，視神経管を通り，眼窩内では神経の外側を走行，中心網膜動脈を分枝する．眼動脈は視神経が内側に折れ曲がる部分で神経を乗り越え，その内側を前方に走行し，上斜筋および内直筋を栄養する．一方，中心網膜動脈は視神経の下方を走行し，眼球の約1 cm手前で視神経鞘内に入り，視神経との交差部で後毛様体動脈を分枝する．横断像において，後篩骨動脈尾側あるいは後尾側を通り，眼動脈と吻合する．上斜筋の下方には前篩骨動脈が認められる．一方，滑車の下方で眼動脈は背側鼻動

脈に終わる．そして，上眼動脈が眼窩上壁と上眼瞼挙筋との間を走行し，上眼神経を栄養する[1,6]．

2) 静　脈

　上眼静脈は内眼角で起こり，顔面静脈や滑車の下方部で眼角静脈と吻合する．眼動脈の分布域からの静脈を集めて，海綿静脈洞に注ぐ[1,6]．上眼静脈は眼窩筋円錐内の上方を前内側から後外側に沿って走行する．眼動脈に沿って走行して，上眼窩裂を通って海綿静脈洞に灌流する．上眼静脈は太く，CT，MRIでも常に描出される．正常値は2mm弱である[9,10]．冠状断像では，上眼静脈が上直筋と内側直筋を結ぶわずかな線維組織の下方部を走行していることがわかる．内頸動脈海綿静脈洞瘻，上大静脈症候群や頭蓋内圧亢進などを原因とする静脈灌流障害では，上眼静脈の拡張として認識できる[11]．

f. 涙腺，涙道

　涙腺は眼窩の上外側部に位置する（図2-1C, E）．涙腺窩に認められる眼窩部とその下方に位置する眼瞼部に分けられ，通常，冠状断で観察しやすい．正常では涙管のCT，MRIでの描出は困難である．冠状断では，涙腺は上方部に凸，下方部に凹であり，下縁は上眼瞼挙筋および外側直筋の上方に位置する[1,6]．涙液は結膜と角膜の表面を潤し，鼻側の内眼角付近にたまる．涙嚢窩にある涙嚢から鼻涙管を経て下鼻道に流出する．鼻涙管は正常でも常に含気があるとはかぎらないため，異常の指摘には臨床症状とも併せた評価が必要である．

2. 検査法

　X線検査による被曝の観点からも，緊急を要さない眼窩・眼球疾患の多くはMRIが優先されるが，急激な臨床症状の増悪や急性期疾患においては，CT検査が第一選択である．特に外傷においては，骨折や金属異物の有無の把握のためにもCTが優先される．視神経炎が疑われる場合においては，急性期でも積極的なMRI検査が望まれ，頭蓋内や脊髄の検索が同時に必要な場合がある．

a. CT

　ヘリカルCTおよび多列検出器型CT（multidetector-row CT：MDCT）の普及により，多断面再構成画像（multiplanar reconstruction：MPR）が容易に作成できるようになった現在では，眼窩・眼球病変のCT検査は，2mm以下のスライス厚の横断像と冠状断像での評価が必須であり，矢状断像あるいは斜矢状断像を適宜追加する（表2-1）．また，視神経管の評価では，より細かなボリュームデータの活用も必要な場合がある．腫瘍性病変あるいは炎症

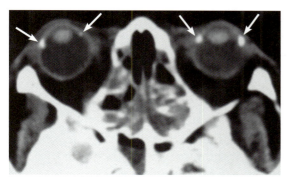

図 2-3　70 歳台男性　強膜石灰化(hyaline plaque)
単純 CT　両側眼球前方部に点状の石灰化を認める
(→)．退行性変化の1つと考えられ，病的意義はない．

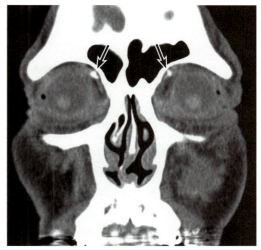

図 2-4　70 歳台女性　滑車の石灰化
単純 CT 冠状断像　両側眼窩内側上方部に結節状の石灰化を認める(→)．退行性変化の1つで，病的意義はない．強膜石灰化(図 2-3)とともに，異物と誤認しないように注意する必要がある．

表 2-1　眼窩 CT 撮像プロトコール

撮像法	断面	スライス厚	FOV	WW/WL	その他
軟部組織条件	横断 冠状断	1〜2 mm	160 mm	350/30	頭蓋内，副鼻腔，下位頸部などに適宜範囲を広げる 適宜，矢状断，斜矢状断，斜冠状断などの再構成を追加する
骨条件	横断 冠状断	1〜2 mm	160 mm	4000/500	適宜，空気条件などを追加する

性病変の精査においては，軟部組織条件だけでなく，骨条件の画像も作成し，石灰化，異物，異常な空気や骨病変の有無を診断することが重要である．また，外傷においても骨条件のみではなく，軟部組織条件による脂肪組織や外眼筋などの異常を検出できることがある．眼窩内にはしばしば生理的な石灰化を認め，異物や腫瘍などと間違えてはならない(図 2-3，図 2-4)．腫瘍性病変や炎症性病変を疑う場合には，可能なかぎり造影を行い，腫瘍の進展範囲やリンパ節転移などの有無，膿瘍形成などの把握に努めることが重要である．眼症状をきたす疾患では眼窩だけでなく，隣接する副鼻腔や頭蓋底，頭蓋内病変が原因となって

いることがあり，眼窩周囲の観察も重要である．CTは簡便に施行できる検査であり，その有用性を認識して特に救急疾患において施行することを躊躇する必要はないが，水晶体は放射線感受性の高い組織であり，特に小児では被曝について十分に考慮して，撮像を必要最小限にとどめる努力が必要である．

b. MRI

　眼球・眼窩疾患のMRIでは，両側眼窩を撮像するのが一般的である．また，副鼻腔や頭蓋底，頭蓋内病変などの診断のためにも，汎用の頭部用コイルを用いて撮像することが望ましい．表面コイルを用いた高分解能画像の撮像は，目的を絞った撮像にかぎられる．眼球の動きによるアーチファクトを避けるため，安静閉眼を保つことを検査前に被検者に十分説明することが重要で，PROPELLER法（BLADE法）などの動きに強い撮像法も一定の効果がある[12]．刺青や化粧品の一部には金属が含まれ，強いアーチファクトを生じることがあり（図2-5），検査前には患者にアイメイクアップを落とすように指示する必要がある．また，コンタクトレンズの装着の有無なども確認する．

　眼窩・眼球病変を検索するためのプロトコールは，まずT2強調像あるいはFLAIR像での全脳撮像を行い，頭蓋内の粗大な病変を否定するのが一般的である（表2-2）．その後にFOV（field of view：撮像野）15 cm程度，スライス厚3 mmで，眼窩領域に絞った撮像を行う．解剖学的な構造の把握には，T1強調像とT2強調像の横断像および冠状断像が基本であり，脂肪抑制T2強調像あるいはSTIR像は視神経，外眼筋や眼窩内脂肪内の異常の検出に有用である．病変の位置により，斜矢状断像などを追加する．近年は高分解能の3D撮像法も短時間で行えるようになってきており，再構成画像での多断面の評価も可能となってきている．炎症性疾患の活動性の評価や腫瘍性病変の進展範囲の把握には造影検査が有用であり，造影後の脂肪抑制併用が一般的である．金属アーチファクトなどにより十分な脂肪抑制が得られない場合には（図2-6），脂肪抑制を併用しない撮像を追加し，サブトラクション画像などで増強効果を判断することもできる．またDIXON法による脂肪抑制画像は比較的安定している[13]．拡散強調画像やダイナミック造影MRIは腫瘍の質的診断に寄与できる可能性がある．

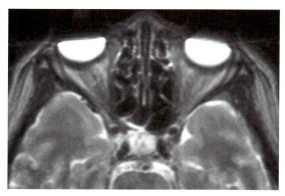

図2-5　30歳台女性　アイメイクアップによるアーチファクト
MRI, T2強調像　眼球前方部の信号は消失している．化粧品に含まれる金属によるアーチファクトである．

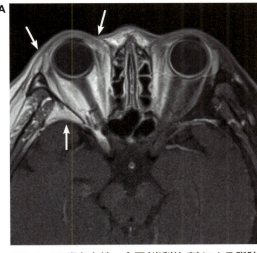

図 2-6　50 歳台女性　金属（歯科治療）による脂肪抑制不良
A：MRI，脂肪抑制造影 T1 強調像（CHESS 法），B：造影 T1 強調冠状断像（DIXON 法による水画像）
右上顎の歯科治療による金属の影響で，CHESS 法（A）による脂肪抑制画像では，右眼窩の脂肪抑制が不良である（→）．DIXON 法（B）では金属アーチファクトによる影響はあるが（円内），右眼窩の脂肪抑制は得られている（▶）．

表 2-2　眼窩 MRI 撮像プロトコール

撮像法	断面	シーケンス	スライス厚	FOV	その他
T2 強調像（FLAIR 像）	横断	FSE 法	5 mm	200 mm	頭蓋内病変のスクリーニング
STIR 像	冠状断	FIR 法（fast IR 法）	3 mm	150 mm	海綿静脈洞部を含む
T2 強調像	横断	FSE 法	3 mm	150 mm	眼窩中心
T1 強調像	横断	SE 法	3 mm	150 mm	眼窩中心
T1 強調像	冠状断	SE 法	3 mm	150 mm	海綿静脈洞部を含む
造影 T1 強調像	横断	SE 法	3 mm	150 mm	脂肪抑制併用
造影 T1 強調像	冠状断	SE 法	3 mm	150 mm	脂肪抑制併用

＊1　モーションアーチファクトが強いときには PROPELLER（BLADE）法での撮像を考慮する．
＊2　適宜，（斜）矢状断像の撮像を追加する．3D 撮像も考慮する．
＊3　腫瘍性病変では，拡散強調画像やダイナミック造影 MRI（特に涙腺腫瘍）の追加撮像を考慮する．
＊4　脂肪抑制法には DIXON 法も有用

3. 眼球の病変

　眼球疾患の大部分は画像診断を必要とせず，臨床所見および眼科的診察から鑑別診断が絞り込まれるが，中間透光体の混濁や疼痛などにより眼科的診察が困難な場合には，画像検査を先行することも少なくない（Box 2-1）．外傷において骨折や金属異物などの有無を評価する場合や石灰化病変の検出には CT を施行するが，腫瘍性病変や炎症性疾患の進展範囲の把握など，大部分の患者では MRI が第 1 選択となる．

a. 腫瘍性病変

　眼球の腫瘍性病変の発生はまれであり，疾患もかぎられる．成人では悪性黒色腫と脈絡膜転移，小児では網膜芽細胞腫がおもに画像診断の対象となる．組織コントラストのよい MRI が有用であり，腫瘍実質と続発性網膜剥離との区別が容易で，腫瘍の存在診断，進展範囲の診断の双方に優れる．また，眼球外および視神経への浸潤の評価にも有用である．網膜芽細胞腫に特徴的な石灰化の有無，および骨腫の診断には CT が必須である．

1）ぶどう膜悪性黒色腫　uveal malignant melanoma

　ぶどう膜悪性黒色腫は，成人に発生する最も頻度の高い眼球内の原発性悪性腫瘍である．ぶどう膜のどの部位からも発生しうるが，後 1/3 から発生することが多い．形態的に他の腫瘍との鑑別は困難なことも多いが，ある程度の大きさになると，特徴的とされるキノコ状の形態を示す[2, 7, 14, 15]．これは腫瘍が Bruch 膜を貫通し，発育していることを意味し，同部位にくびれを生ずる（図 2-7）．腫瘍の増大により眼球内での充満，さらには強膜を越えた周囲への浸潤や視神経に沿った後方への浸潤をきたす（図 2-8）．悪性黒色腫は，CT では硝子体に比べ高吸収で，造影剤投与により強い増強効果を示す．周囲の網膜剥離，脈絡膜剥離に伴った液体貯留も，CT では高吸収を示すことが多く，腫瘍と貯留液体との鑑別には MRI が優れている．MRI では，メラニンの常磁性により T1 強調像で高信号，T2 強調像で低信号を示すことが特徴的である（図 2-9）．しかし，実際には腫瘍のメラニン含有量の程度や出血などの修飾が加わっていることにより，さまざまな信号変化を取りうる[7, 14, 15]．

2）転移性脈絡膜腫瘍　choroidal metastasis

　悪性腫瘍の治療の進歩により予後が向上した近年では，眼球への転移を経験することもまれではない．転移性脈絡膜腫瘍は最も多い眼球内の悪性腫瘍である[7, 16]．肺癌，乳癌，胃癌からの転移が多いとされる[2, 7]．脈絡膜は血流に富み，血行性転移をきたしやすい部位の 1 つである．しかし，多くは眼症状をきたさないことから，脈絡膜転移のために画像診断が行われることは必ずしも多くはない．脳転移検索の MRI で，偶然に眼球内や眼窩内転移を指摘されることもある（図 2-10）．視野狭窄をはじめとする眼症状が初発症状で発見される悪性腫瘍もあり，転移性脈絡膜腫瘍の診断は，早期に原発巣の検索を進めるうえでも重要であ

3. 眼球の病変　43

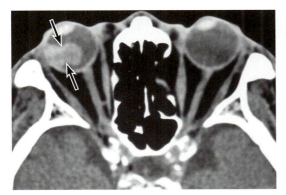

図 2-7　70 歳台男性　ぶどう膜悪性黒色腫
造影 CT　右眼球外側部から硝子体側へとキノコ状に突出する高吸収腫瘤を認める．Bruch 膜を貫通したときに認める特徴的なくびれを示している(→)．

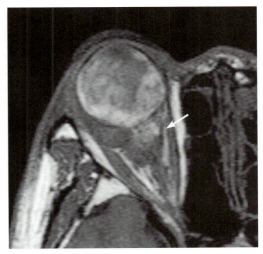

図 2-8　50 歳台男性　悪性黒色腫
MRI, T1 強調像　硝子体出血を伴い，眼球背側の眼球外に著明に浸潤した腫瘍性病変を認める(→)．

Box 2-1　眼球内病変の鑑別診断（＊：石灰化を認めるもの）

1) 腫瘍性病変
 ・悪性黒色腫
 ・転移性腫瘍（脈絡膜転移）
 ・網膜芽細胞腫（＊）
 ・脈絡膜血管腫
 ・脈絡膜骨腫（＊）

2) 炎症性病変
 ・上強膜炎 / 強膜炎
 ・ぶどう膜炎（サルコイドーシス，フォークト・小柳・原田病，Behçet 病）
 ・眼内炎，全眼球炎，硝子体膿瘍
 ・眼球癆（＊）

3) その他，非腫瘍性病変
 ・網膜・脈絡膜剝離
 ・ドルーゼ（drusen）（＊）
 ・強膜石灰化（hyaline plaque）（＊）
 ・一次硝子体過形成遺残
 ・Coats 病

4) 外傷
 ・眼球異物（＊：石灰化濃度異物）
 ・眼球破裂

るが，原発巣が確認できない例も少なくない．網膜剝離を合併することが多く，貯留液と腫瘍の鑑別は単純 CT では困難なことが多い．診断には造影が必要で，特に MRI は有用である（図 2-11）．ムチン産生性腺癌をはじめとして，MRI の T1 強調像で高信号を示すことも少なくなく，信号強度のみでは悪性黒色腫との鑑別は困難である．しかし，転移性腫瘍は両側性のことが多い，後極付近に多い，びまん性に進展しやすい，表面が不整なことが多い，などが鑑別点としてあげられる[2, 17, 18]．

44　II．眼窩

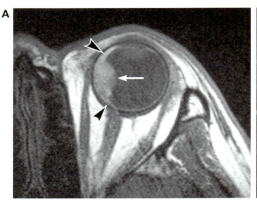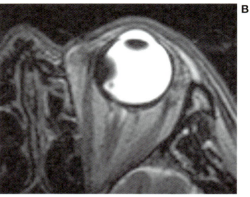

図2-9　60歳台女性　ぶどう膜悪性黒色腫
A：MRI, T1強調像, B：T2強調像　MRI, T1強調像(A)では，腫瘍はやや不均一な高信号として描出されている(→)．腫瘍の前方および後方には三日月状高信号(►)があり，蛋白濃度の高い網膜下液と考えられる．T2強調像(B)で，腫瘍は悪性黒色腫に特徴的な著明な低信号として描出されている．

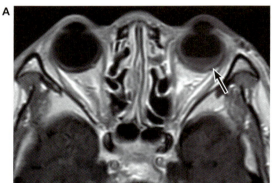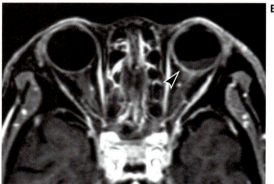

図2-10　70歳台男性　転移性腫瘍(肺癌)
A：MRI, 造影T1強調像, B：脂肪抑制造影T1強調像　脳転移検索で施行された造影頭部MRI(A)で，左眼球に網膜剥離を認める(→)．脂肪抑制造影T1強調像(B)では，眼球後部に増強効果が認められ，脈絡膜への転移と考えられる(►)．後の経過観察画像(未提示)で脈絡膜腫瘍の増大を認め，病変が明瞭になった．

3) 網膜芽細胞腫　retinoblastoma

　小児において最も頻度の高い眼球内腫瘍で，きわめて悪性である．乳幼児期に発生することがほとんどであり，初期は自覚症状に乏しく，病変が進行してから発見されることも少なくない．予後は腫瘍の進展度により大きく異なり，早期発見および適切な治療方針の決定が重要である．本邦では白色瞳孔にて発見され，眼球内にとどまっている非進行例が比較的多いが，眼球外進展をきたした進行例では，予後は不良である．また近年は，放射線治療による二次発癌のリスクのために，凍結凝固や光凝固といった眼球温存療法が施行される傾向にあり，術前のCTおよびMRIでの進展範囲の評価はきわめて重要である．両側性腫瘍，あ

3. 眼球の病変　45

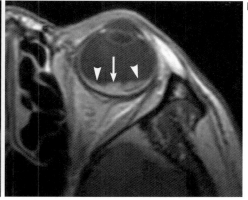

図2-11　40歳台女性　転移性腫瘍(肺癌)
A：造影 CT，B：MRI, 造影 T1 強調像　造影 CT (**A**) で，左眼球後壁に三日月状の高吸収を認める(→)．CT のみでは腫瘍の有無の診断は困難である．造影 MRI (**B**) により増強効果を示す腫瘍(→)と続発性網膜剝離(►)が造影前 T1 強調像(未提示)との比較により区別可能となる．

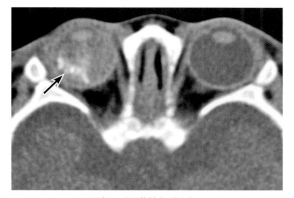

図2-12　3か月男児　網膜芽細胞腫
単純 CT　右硝子体は濃度が上昇しており，外側部には石灰化を認める(→)．石灰化の描出は網膜芽細胞腫の診断においてきわめて重要で，CT の有用性は高い．

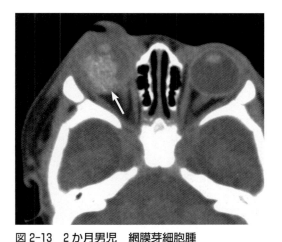

図2-13　2か月男児　網膜芽細胞腫
単純 CT　結膜炎および蜂窩織炎の臨床診断であったが，CT で右硝子体に石灰化濃度を伴った高吸収が認められ，網膜芽細胞腫の存在が示唆される(→)．前眼部に腫脹があり，二次的な蜂窩織炎の所見としても矛盾しない．

るいは松果体部，さらにはトルコ鞍上部腫瘍の合併(bilateral/trilateral/quadrilateral retinoblastoma)もよく知られており，頭蓋内の検索も同時に必要である．CT で石灰化を伴うことが特徴的で，白色瞳孔を呈する良性病変との鑑別に重要である[2,7,19]．石灰化のパターンはさまざまだが，90％以上の症例で石灰化を認める(図2-12, 図2-13)．MRI は石灰化自体の描出には劣るが，腫瘍の大きさ，進展範囲の把握に有用である(図2-14)．腫瘍径や腫瘍体積が視神経浸潤や脈絡膜浸潤とよく相関しており，全身転移のリスクを予測できるとの報告があり，治療方針の決定に影響する[20]．

46　Ⅱ．眼窩

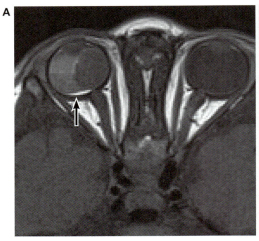
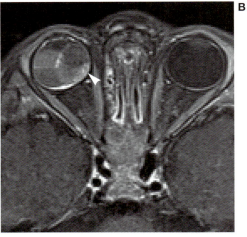

図 2-14　1 歳 4 か月男児　網膜芽細胞腫
A：MRI, T1 強調像，B：脂肪抑制造影 T1 強調像　MRI, T1 強調像（A）で，腫瘍に伴った網膜剥離を認める（→）．網膜下液は高信号を示しており，腫瘍との区別は困難である．脂肪抑制造影 T1 強調像（B）で，増強効果を示す部分が明瞭となり腫瘍性病変の存在を指摘できる（▶）．

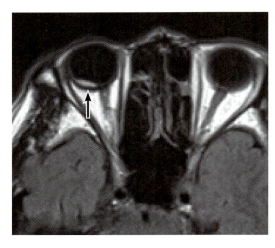

図 2-15　70 歳台女性　脈絡膜血管腫
MRI, FLAIR 像　右眼球後部に凸レンズ状の隆起性病変を認める（→）．

4）脈絡膜血管腫　choroidal hemangioma

　Sturge-Weber（スタージ-ウェーバー）症候群に伴って認められることが知られているが，単独でも存在する．眼球後極部付近に，比較的境界明瞭な楕円形腫瘤として認められることが多い．典型的には T1 強調像で低信号，T2 強調像で著明な高信号であるが，T2 強調像では硝子体の高信号のため病変の認識が難しく，脂肪抑制併用画像や FLAIR 像で描出可能である．造影後は増強効果を認める（図 2-15）[2, 7, 21]．

3. 眼球の病変　47

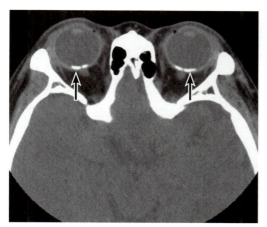

図 2-16　40 歳台女性　脈絡膜骨腫
単純 CT　両側眼球後壁に板状の石灰化を認める (→).

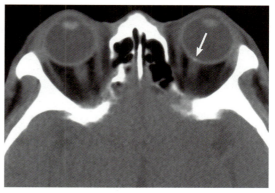

図 2-17　50 歳台男性　ドルーゼ
単純 CT　左眼球後壁乳頭部に一致した点状の石灰化を認める (→).

5) 脈絡膜骨腫　choroidal osteoma

　眼球後極部付近に好発し，色素上皮の骨化とされている（図 2-16）．CT が有用である．視神経乳頭の表在での，ヒアリン様物質を含む細胞の増殖であり，CT で乳頭部に一致した点状あるいはやや扁平な石灰化が特徴的なドルーゼ (drusen) が鑑別にあげられるが，通常，無症状で，頭部 CT 施行の際に偶然指摘されることが多い．ドルーゼは約 3/4 は両側性だが，片側性のこともある（図 2-17）．眼球には加齢による強膜の石灰化（図 2-3）や眼球癆に伴う石灰化を認めることがあり，眼球外では滑車（図 2-4）にも石灰化を認めることがあるが，典型的な部位および形態から鑑別できる．このような石灰化を，外傷症例で異物と誤認しないことも重要である．

b. 網膜および脈絡膜剥離

　網膜色素上皮と感覚網膜との間に液体が貯留した状態が網膜剥離である．外傷などによる裂孔原性網膜剥離と，ぶどう膜炎や眼内腫瘍などによる非裂孔原性網膜剥離に分類されるが，画像診断では網膜剥離自体の診断のために CT や MRI が施行されることはほとんどない．検査の目的は腫瘍性病変の存在・除外診断である．網膜剥離は軽度のものでは扁平な限局性の壁肥厚を認めるのみで，貯留液体の蛋白濃度が低いものでは CT では描出しにくいが，MRI では描出可能で，腫瘍性病変の否定にも役立つ[2,7]．剥離が高度のものでは，後極を中心とした V 字型として認められ（図 2-18，図 2-19）．貯留した液体の多くは，T1 強調像で硝子体に比較してさまざまな程度の高信号を，T2 強調像では同等もしくはわずかに低い信号を示すが，貯留液体の蛋白濃度や出血の有無などにより信号強度は異なる[2,7]．出血を伴うものでは，その時期によってさまざまな信号強度を示し，臨床所見との比較が重要である（図 2-20）．脈絡膜剥離は上脈絡膜腔で強膜から分離する状態であるが，眼球後部 1/3 は後毛様体動静脈などによる支持効果により後極付近は保たれることから，網膜剥離のよう

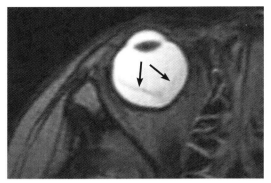

図 2-18　20 歳台男性　網膜剥離
MRI, T2 強調像　右眼球後壁に V 字状の網膜剥離の信号を認める(→). 貯留液体は硝子体とほぼ同等の信号強度で, 水に近い成分であることが推測される.

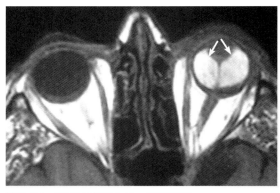

図 2-19　10 歳台後半女性　網膜剥離
MRI, T1 強調像　左眼球で後極を中心とする V 字状の網膜剥離を認める(→). 網膜下液は著明な高信号を示しており, 高蛋白濃度, あるいは血液成分を反映していることが推測される.

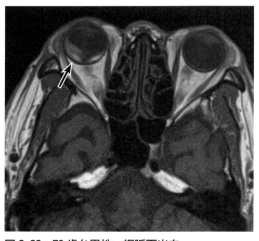

図 2-20　70 歳台男性　網脈下出血
MRI, T1 強調像　右眼球後極を中心とする V 字状の網膜剥離を認め, 網膜下液は高信号で出血が示唆される(→). 脳転移検索の MRI で偶発的に指摘された所見であり, 転移性病変の存在も考慮する必要がある.

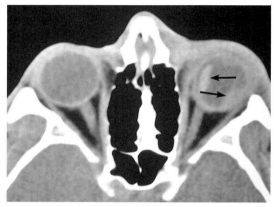

図 2-21　10 歳台後半男性　外傷性脈絡膜剥離
単純 CT　左眼球内側部および外側部には三日月状の高吸収を認め(→), 出血が疑われる. 後極付近は保たれており, 脈絡膜剥離に特徴的な所見である. 外傷に伴い左眼瞼の著明な肥厚を認める.

に V 字状にはならない点が両者の鑑別点となりうる(図 2-21). これはドレナージの適応を決めるうえで役立つ. また, MRI は治療後の評価, あるいは合併症の有無の診断にも有用である.

C. 炎症性病変

　眼球に限局する炎症性疾患の診断自体に画像診断が施行されることも一般的にはないが，眼球外病変の有無の確認が必要な場合に依頼される．MRI は硝子体のわずかなびまん性の信号変化の描出に優れ，CT では描出しえない病変の診断も可能である．眼球壁の変化の描出にも優れる．

1) 上強膜炎および強膜炎　episcleritis/scleritis

　強膜の表層は，血管に富む疎な結合組織線維に覆われているが，この層の炎症を上強膜炎とよび，より深部の強膜固有層の炎症を強膜炎とよぶ．両者とも眼球結膜の充血および発赤を示し，強膜炎でより疼痛が強い．関節リウマチ，帯状ヘルペスや梅毒などに合併してみられることがあるが，特発性眼窩炎症 (idiopathic orbital inflammation) の一型として認められることもある．大部分は眼所見で診断されるが，まれに後方の強膜に限局する後部強膜炎の場合があり，腫瘍性病変との鑑別に画像診断が依頼される．CT，MRI では非特異的な強膜の肥厚と増強効果を認める (図 2-22)．脈絡膜剥離や強膜周囲炎を伴い，Tenon 嚢に液体貯留を認めることもある (図 2-23)[2,7]．

2) ぶどう膜炎　uveitis

　ぶどう膜炎は，さまざまな原因で生じる炎症性疾患の総称であり，感染性と非感染性に大きく分類されるが，50〜60% では疾患の特定ができず原因不明である．ぶどう膜炎の診断に画像診断が依頼されることはなく，サルコイドーシス，Vogt-Koyanagi Harada (フォークト・小柳・原田) 病，Behçet (ベーチェット) 病などの全身性疾患に伴うもので，ステロイド

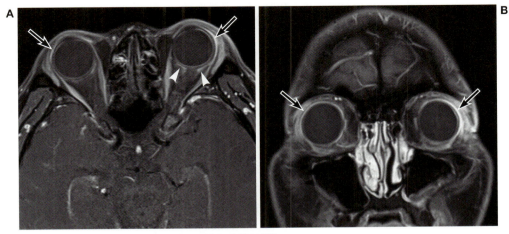

図 2-22　20 歳台男性　強膜炎 (再発性多発軟骨炎)
A：MRI，脂肪抑制造影 T1 強調像，B：脂肪抑制造影 T1 強調冠状断像　両側眼球の強膜を縁取るような増強効果を認める (→)．左眼球優位であり，横断像 (A) では左眼球後部に視神経乳頭部が保たれているような増強効果があり，Tenon に沿った炎症の波及が示唆される (▶)．

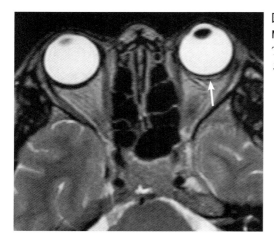

図 2-23 50歳台女性 眼球後部強膜炎
MRI, T2強調像 左眼球後部の強膜の肥厚があり，Tenon腔と思われる部分に高信号の液体貯留を認める(→).

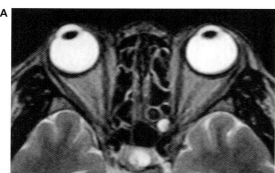
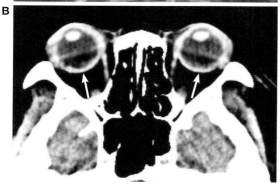
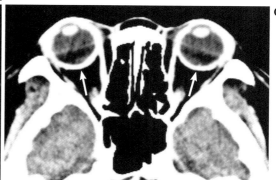

図 2-24 50歳台女性 フォークト・小柳・原田病
A：MRI, T2強調像，B：単純CT，C：造影CT
進行する視力低下を認め，近位眼科で網膜剥離を伴う脈絡膜腫瘍が疑われた．T2強調像(A)の横断像では網膜，脈絡膜の肥厚を指摘することは難しい．数日後の単純・造影CT(B, C)で眼球の全周性の壁肥厚および強い増強効果を認める(→).

治療前の全身検索目的のCTが依頼されることが大部分と思われる．また，サルコイドーシスのぶどう膜炎は有名であるが，涙腺炎，耳下腺腫大および顔面神経麻痺を合併するHeerfordt(ヘールフォルト)症候群の際には他疾患の除外目的に画像検査が行われることもある[2,7]．眼球の画像所見は非特異的で，網膜・脈絡膜の肥厚および増強効果を認める(図2-24)．

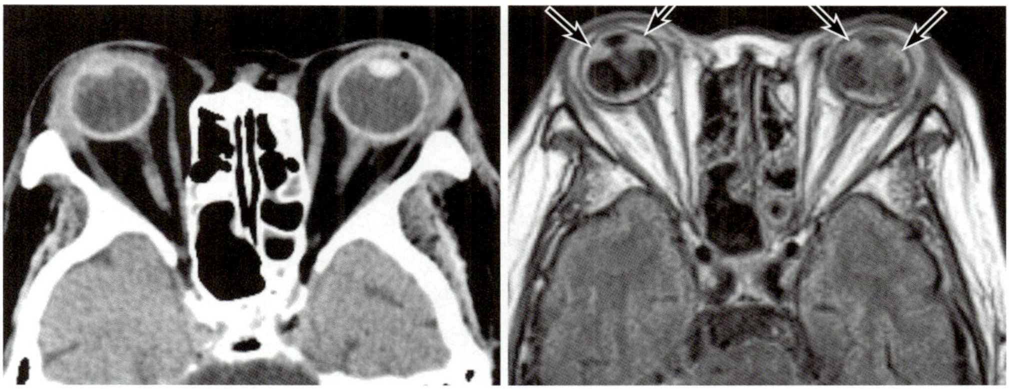

図 2-25　60 歳台女性　敗血症による両側転移性眼内炎
A：単純 CT，B：MRI，FLAIR 像　CT（A）では，眼球壁の肥厚および前眼部の液体貯留を認めるが，眼球内の異常を指摘することは難しい．FLAIR 像（B）では硝子体の高信号（→）および網脈・脈絡膜剥離による液体貯留による低信号が認められる．

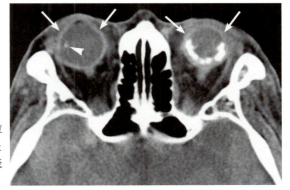

図 2-26　70 歳台男性　眼球癆
単純 CT　両側眼球の変形および強膜の肥厚（→）を認める．左眼球の後方には壁に沿った粗大な石灰化を伴っている．右眼球内にも淡い石灰化がある（▶）．

3) 眼内炎　endophthalmitis，全眼球炎　panophthalmitis，硝子体膿瘍　vitreous abscess

　ぶどう膜，網膜，硝子体，水晶体などの眼内組織に炎症を起こしたものを眼内炎とよび，眼内の炎症が強膜や眼窩に及んだ状態を全眼球炎とよぶ．菌血症に伴い血行性に眼内に炎症が波及した場合は，転移性細菌性眼内炎とよばれる．この場合，感染巣の特定のために眼所見から全身検索の CT が依頼されることがある．MRI は硝子体のびまん性の信号変化の描出に優れ，CT では描出しえない病変の診断も可能である（図 2-25）[2, 7]．

4) 眼球癆　phthisis bulbi

　過去の外傷，陳旧性炎症による眼球疾患の終末像である．眼球の変形，壁の不整な肥厚，石灰化を伴う．硝子体内部の状態により，さまざまな信号，吸収値を示す．中間透光体の混濁により眼科的観察が不可能な場合でも，眼球内の情報が容易に得られる（図 2-26）[2, 7]．

d. 先天性疾患

白色瞳孔を呈し，前述した網膜芽細胞腫との鑑別が重要な疾患を中心に述べる．不必要な眼球摘出術を避けるためにも，これらの疾患には精通していなければならない(Box 2-1)．

1) 一次硝子体過形成遺残　persistent hyperplastic primary vitreous(PHPV)

通常は発生過程で吸収されるはずの胎生期の第一次硝子体が残存し，結合組織が過形成を生じる病態である[2,7,22]．これにより生じた結節を線維血管組織塊という．患側は小眼球を呈し，単純CTでは正常に比べて硝子体内は高吸収を示す．MRIではすべての撮像法で，正常硝子体に比べ高信号を示す(図2-27，図2-28)．これは水晶体後部の線維血管組織塊が出血を繰り返すためとされており，組織塊の部分は造影後に増強効果を示す．これらの点から網膜芽細胞腫との鑑別が可能なことが多い[22]．レンズ後方に剥離した網膜あるいはCloquet(クロケット)管と思われる線状構造物が同定されることもある．一次硝子体過形成遺残が診断された場合，特に両側性に認められた場合は，Norrie(ノリエ)病，Warburg(ワールブルグ)症候群などの先天性疾患の合併の可能性があり，中枢神経系の検索が必要である[23]．

2) Coats病　Coats disease

網膜毛細血管拡張，およびそれに伴う血管網膜関門の破綻による滲出性網膜剥離をきたす疾患である．ほとんど片側性で，男児に多く，白色瞳孔を示すことから網膜芽細胞腫との鑑別を要することがあるが，通常，網膜芽細胞腫の好発年齢よりやや高い[2,7,23]．Coats(コー

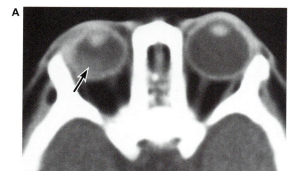
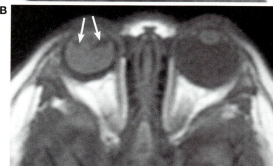
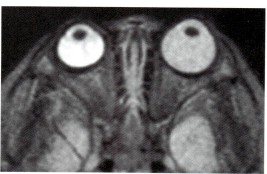

図2-27　5か月男児　一次硝子体過形成遺残
A：単純CT，B：MRI, T1強調像，C：T2強調像
単純CT(A)では，右眼球は対側に比し小さく，眼球後方部にやや高吸収な部分を認める(→)．明らかな石灰化はない．MRI, T1強調像(B)では，右小眼球症に加え，網膜剥離が明瞭に描出されている(→)．網膜下液は高信号で，蛋白濃度が高いことを示唆している．T2強調像(C)でも網膜下液は硝子体と比較し，高い信号を示している．

3. 眼球の病変　53

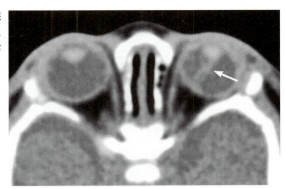

図2-28　1か月男児　一次硝子体過形成遺残
単純CT　左眼球は右と比較して小さく，水晶体の背側に硝子体管と思われる索状構造が認められる(→).

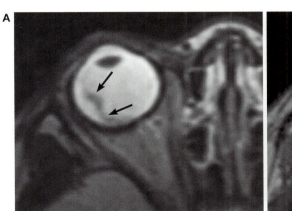
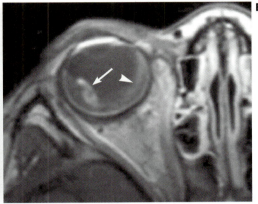

図2-29　5歳男児　Coats病
A：MRI, T2強調像，B：造影T1強調像　MRI, T2強調像(A)では，右眼球外側部での網膜剥離を認める．剥離した網膜の一部は肥厚し，低信号として描出されており(→)，過去の出血を反映していると考えられる．網膜下液は硝子体とほぼ同等の信号である．造影T1強調像(B)では，剥離した網膜に増強効果が認められる(→)．また，眼球内側部でも帯状の高信号を認め，剥離の所見である(▶)．

ツ)病はその病期によってさまざまなMR像を示すが，進行したものでは全眼性の網膜剥離となる．Coats病でみられる網膜下液は，ほとんどの撮像法で高信号である(図2-29)．この点から，多くの場合，T2強調像でやや低信号となる網膜芽細胞腫とは鑑別可能である．

e. 外傷，術後，その他

　眼球外傷は手術適応になる可能性があるため，術前の画像診断は重要である．異物の有無の確認のためにも，CTが第一選択となる．特に金属異物の存在が否定できない際にはMRIは禁忌となる[2,7,24]．

1) 眼球異物　ocular foreign body

　異物は後々感染症の原因となるため，確実な指摘による除去が必要である．大部分の異物

54　Ⅱ. 眼窩

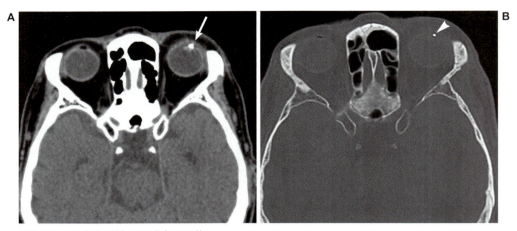

図 2-30　60歳台男性　眼球金属異物
A：単純CT，B：単純CT（骨条件）　左眼球前方に高吸収結節を認め（→），金属異物として矛盾しない．骨条件（B）では，水晶体の前方に位置していることがわかる（▶）．

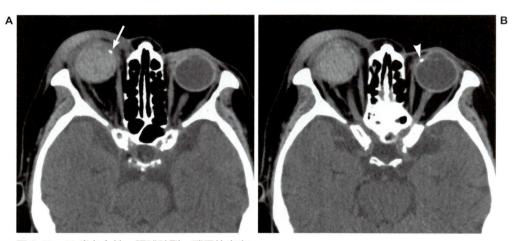

図 2-31　80歳台女性　眼球破裂，硝子体出血
A, B：単純CT　転倒にて右前眼部を強打した．右眼球は硝子体部が高吸収になっており，眼瞼部の腫脹も著明である．眼球輪郭も不整で周囲脂肪組織の濃度上昇がある．眼球破裂および硝子体出血の所見である．右眼球の左前方に高吸収結節があり（→），異物の可能性が疑われたが，左側にも同様の位置に高吸収域があり，強膜の石灰化と考えられる（▶）．

は金属片やガラス片などであり，単純CTで指摘が可能であるが，木片の場合には急性期には空気濃度として認められることが多く，眼窩内気腫との鑑別が必要である．眼球には強膜の生理的な石灰化などがあり，異物と誤認しないことも重要である（図2-30）[24]．

2）眼球破裂　ocular rupture

　穿通性外傷や高度な眼球外傷では，眼球破裂をきたすことがあり，緊急手術の適応となる．高度な場合には眼球の変形が著明であり，出血（図2-31）や空気（図2-32）を検出できるため診断は容易であるが，軽微なものは眼科的診察でも診断が難しく，注意深い眼球形態の

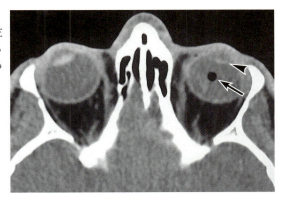

図 2-32　20 歳台男性　眼球外傷
単純 CT　左眼球内に空気を認める(→)．左水晶体の濃度は低下し，扁平化している(▶)．水晶体穿通性外傷を示唆する所見である．

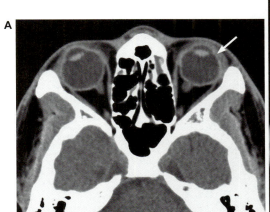
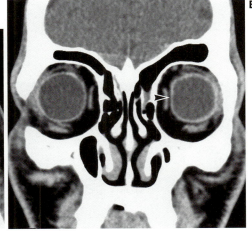

図 2-33　20 歳台男性　眼球破裂
A：単純 CT，B：単純 CT 冠状断像　左眼窩部を殴打されて来院．単純 CT (A) では，一見異常がないようにみえるが，左眼球は右と比較して小さくなっており(→)，単純 CT 冠状断像(B)では内側が扁平化しているのがわかる(▶)．眼球内圧の減少を反映した所見で，いわゆる "flat tire sign" である．

観察が必要である(図 2-33)．水晶体脱臼(図 2-34)や網膜剥離などを合併することもある[24]．

3) 術後変化　postoperative change

　CT や MRI で偶発的に術後変化を検出することも少なくない．網膜剥離に対する強膜内陥術(バックリング)では，用いる素材により CT では低〜高吸収域を示すが，MRI ではすべての撮像法でおおむね低信号である[24]．マイラゲルは，水分を吸収することによる膨張，変性，脆弱化による破裂などの合併症をきたすことがあり，膨張すると T2 強調像では内部高信号を示す(図 2-35)[25]．現在では使用されていないが，これまでに使用されたものを今後も経験する可能性がある．

56 Ⅱ．眼窩

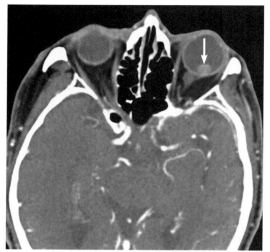

図 2-34 70 歳台男性　水晶体脱臼
造影 CT　左水晶体脱臼を認める(→)．頭頸部癌の経過観察 CT で偶発的に指摘された．

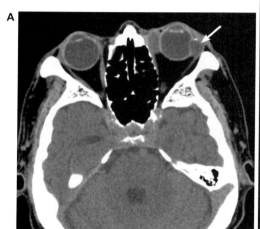 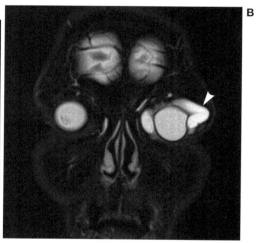

図 2-35 70 歳台男性　網膜剥離術後
A：単純 CT，B：MRI，STIR 冠状断像　徐々に進行する眼球突出で来院．単純 CT (A)で，左眼球周囲に水濃度の構造が認められるが，網膜剥離の術後変化としては大きく，眼球の変形も認められる(→)．MRI，STIR 冠状断像(B)では，眼球周囲の構造は水濃度であることが確認でき，膨化および変形が著明である(▶)．マイラゲルを使用した網膜剥離術後の合併症である．

4. 眼球外眼窩病変

　眼球外の眼窩は，解剖学的に筋円錐内と筋円錐外に分けられる．筋円錐内には，外眼筋，脂肪組織，視神経および視神経鞘が含まれる．一方，筋円錐外では，涙腺と脂肪組織が大部分を占める[1,3]．筋円錐内（Box 2-2）と筋円錐外（Box 2-3）に分けて鑑別診断を進めることも可能だが，実際には筋円錐内・外にまたがって認められる疾患も多い（Box 2-4）．特に炎症性偽腫瘍やリンパ増殖性疾患などは眼球，外眼筋，視神経，涙腺や眼瞼などに多彩な病変を生じる[2]．本項では筋円錐内，筋円錐外とは分類せずに，個々の疾患について，疾患群別に沿って代表的な病変に関して述べる（Box 2-5～Box 2-7）．

a. 感染性疾患

　眼窩領域の感染症で画像診断が依頼される場合には，臨床所見および眼科的診察ですでに診断されていることがほとんどであるが，炎症の進展範囲の把握，原因の同定および腫瘍性病変との鑑別などが求められる．

1）眼窩部蜂窩織炎
　眼窩部の炎症は副鼻腔炎からの二次的な波及が多く，次いで眼窩内異物による感染が多い．眼窩部蜂窩織炎は大きく5つに分類される[26]．眼窩周囲（前部）および眼窩蜂窩織炎は小児に多い．

① 眼窩周囲蜂窩織炎　periorbital（preseptal）cellulitis
　原則として眼瞼皮膚と皮下組織に限局した炎症で，副鼻腔炎以外が原因であることが多い

Box 2-2　筋円錐内に主体をおく病変の鑑別診断

1）**腫瘍**
- 海綿状血管腫
- 毛細血管性血管腫
- 孤立性線維性腫瘍
- 神経原性腫瘍
- 視神経鞘髄膜腫
- 視神経膠腫
- 悪性リンパ腫
- 転移性腫瘍

2）**炎症性**
- 球後視神経炎
- 炎症性偽腫瘍
- 膿瘍

3）**血管性**
- 静脈瘤
- 上眼静脈血栓症
- 血管奇形（動脈性，静脈性，リンパ性（リンパ管腫））

4）**その他**
- 甲状腺眼症

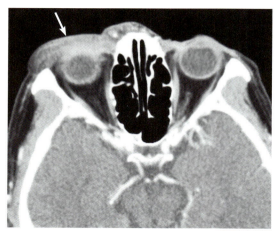

図 2-36　70 歳台女性　眼窩周囲蜂窩織炎
造影 CT　右眼瞼部に腫脹および増強効果を認める（→）．前眼部のみの炎症で，眼窩内への波及は認められない．右上顎歯を原因とする歯性感染症であることが尾側のスライスで確認された．

Box 2-3　筋円錐外に主体をおく病変の鑑別診断

1) 腫瘍
- 類皮嚢胞/類表皮嚢胞/奇形腫
- 神経原性腫瘍
- 横紋筋肉腫
- 鼻副鼻腔腫瘍の進展
- 転移性腫瘍
- 涙腺腫瘍
    良性混合腫瘍
    腺様嚢胞癌
    悪性リンパ腫
- Langerhans 細胞組織球症

2) 炎症性
- 蜂窩織炎
- 骨膜下膿瘍
- 粘液瘤
- 涙腺病変
    涙腺炎
    炎症性偽腫瘍
    サルコイドーシス
    Sjögren 症候群
    Mikulicz 病（IgG4 関連硬化性疾患）
- 鼻副鼻腔病変の進展

3) その他，外傷
- 眼窩吹き抜け骨折
- 骨膜下血腫

（図 2-36）．歯原性であることもあり，撮像範囲に注意する必要がある．眼窩静脈の還流不全により眼瞼浮腫を生じる．眼窩内浮腫を伴うこともある．眼窩縁の骨膜から眼瞼眼窩中隔（orbital septum）の存在により，眼窩外蜂窩織炎が眼窩内に波及することはまれである（図 2-37）．

② **眼窩蜂窩織炎**　orbital（postseptal）cellulitis

多くは副鼻腔炎が原因で，副鼻腔炎近傍の筋円錐外脂肪に炎症性浮腫が生じる．眼窩静脈の還流不全により，眼瞼浮腫を伴うことが多い．その後，肉芽組織が骨膜下や眼窩円錐外に増生する．T1 強調像で中等度，T2 強調像で高信号の不均一な信号を示し，増強効果を伴う（図 2-38）．CT では軟部組織の増生と骨の不明瞭化として観察される．

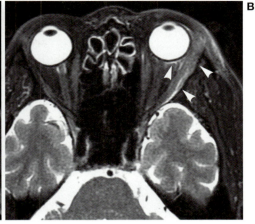

図 2-37　60 歳台男性　眼窩蜂窩織炎
A：単純 CT，B：MRI, STIR 像　単純 CT（A）では，左眼瞼から外側部の筋膜に沿った腫脹が主体であるが（→），MRI（B）の撮像時には眼球後部の強膜に沿った液体貯留，左外側直筋に沿った腫脹および浮腫も認められ，眼窩内への波及を認める（▶）．

Box 2-4　筋円錐内・外にまたがる病変の鑑別診断

1) 腫瘍	2) 炎症性	3) 血管性
・悪性リンパ腫 ・白血病 ・孤立性線維性腫瘍 ・横紋筋肉腫 ・転移性腫瘍	・蜂窩織炎 ・炎症性偽腫瘍 ・サルコイドーシス ・Wegener 肉芽腫症	・頸動脈海綿静脈洞瘻

③ 骨膜下膿瘍　subperiosteal abscess

骨壁と骨膜との間の膿瘍形成で，眼球突出，視力障害を生じることがある．CT，MRI では骨に沿った，辺縁部に強い増強効果を認める．篩骨洞や前頭洞からの炎症の波及が多いため，眼窩内側部に好発する（図 2-39，図 2-40）[27, 28]．上記の眼窩蜂窩織炎と同様に眼窩内に炎症が波及した場合には通常，入院管理での治療が必要で，ドレナージなどの侵襲的な介入も必要になる．

④ 眼窩膿瘍　orbital abscess

外傷や術後に多く，副鼻腔炎が原因であることはまれである．辺縁に増強効果を伴う液体貯留を示し，他の領域と同様に MRI の拡散強調画像では内部の拡散低下を示す．

⑤ 海綿静脈洞血栓症　cavernous sinus thrombosis

眼窩蜂窩織炎の最も重篤な合併症の 1 つで，眼静脈，海綿静脈洞の血栓化をきたす（図 2-41）．その他の合併症として，まれに感染性の動脈瘤を生じることもある．

60　Ⅱ．眼窩

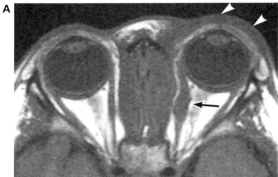

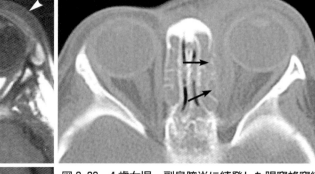

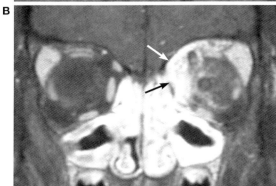

図2-38　4歳女児　副鼻腔炎に続発した眼窩蜂窩織炎
A：MRI, T1強調像，B：脂肪抑制造影T1強調冠状断像，C：単純CT（骨条件）　MRI, T1強調像（A）では，左内側直筋の肥厚があり（→），その周囲の脂肪組織には不均一な低信号が広がっている．軽度の眼球突出を認める．左眼瞼の腫脹を認め（▶），炎症性浮腫をきたしていると考えられる．脂肪抑制造影T1強調冠状断像（B）では，篩骨洞粘膜の増強効果に連続して，左眼窩内側部から上方部にかけて強い増強効果を認める（→）．球後脂肪組織にもびまん性の信号上昇を認める．単純CT（骨条件）（C）では，左眼窩内側壁，紙様板の骨の不明瞭化があり（→），篩骨洞から眼窩内へと連続する炎症性変化を認める．

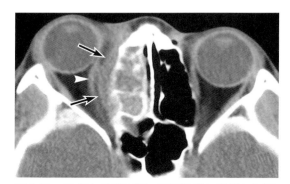

図2-39　10歳台前半男児　副鼻腔炎に続発した眼窩骨膜下膿瘍
単純CT　右篩骨洞の炎症性変化に加え，眼窩内側壁に沿うような軟部組織濃度を認める（→）．内側直筋は圧排されている（▶）．

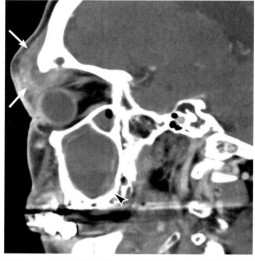

図2-40　60歳台女性　前頭洞炎からの眼窩骨膜下膿瘍
造影CT矢状断像　右前頭洞の眼窩側に骨欠損があり，骨周囲に沿った増強効果および内部の液体貯留がある（→）．前頭洞炎からの眼窩への炎症の波及で膿瘍形成を伴っている．左上顎洞にも液体貯留がある（▶）．

4. 眼球外眼窩病変 61

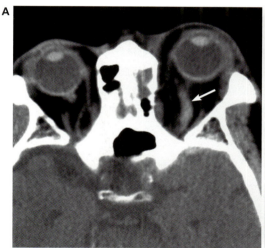
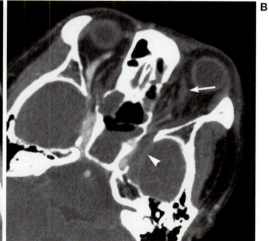
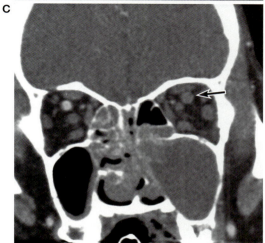

図 2-41　70歳台男性　副鼻腔炎の眼窩への波及による静脈血栓症
A：単純CT，B：造影CT，C：造影CT冠状断像　単純CT（A）では，左眼球突出があり上眼静脈の拡張および右側と比較して高吸収に認められる（→）．造影CT（B，C）では，上眼静脈の増強効果が認められず血栓症の所見である（→）．海綿静脈洞の増強効果も認めず血栓の存在が示唆される（▶）．

Box 2-5　眼球突出をきたす病変

1) すべての筋円錐内/外腫瘍

2) 炎症性
 - 炎症性偽腫瘍
 - 蜂窩織炎
 - 膿瘍

3) 甲状腺眼症

4) 副鼻腔病変
 - 悪性腫瘍
 - 粘液瘤
 - 術後性上顎嚢胞

5) 外傷
 - 血腫
 - blow-in 骨折

Box 2-6　非腫瘍性病変の鑑別診断（眼窩感染症，炎症性疾患，血管性病変）

1）感染症
- 眼窩部蜂窩織炎
  - 眼窩周囲蜂窩織炎
  - 眼窩蜂窩織炎
  - 骨膜下膿瘍
  - 眼窩膿瘍
  - 綿静脈洞血栓症
- 粘液瘤
- 涙腺炎
- 涙炎

2）炎症性・肉芽腫性疾患
- 甲状腺眼症
- 特発性眼窩炎症症候群（眼窩炎症性偽腫瘍）
- IgG4 関連疾患（Mikulicz 病）
- サルコイドーシス
- 多発性血管炎性肉芽腫症
- 視神経炎
- 視神経周囲炎

3）血管性病変
- 海綿状血管腫
- 毛細血管性血管腫
- 静脈血管奇形，静脈リンパ管奇形（リンパ管腫）
- 静脈瘤
- 内頚動脈海綿静脈洞瘻

Box 2-7　腫瘍性・腫瘍類似病変の鑑別診断

1）筋円錐内に主体をおく病変
- 海綿状血管腫
- 神経原性腫瘍
- 転移性腫瘍

2）筋円錐外に主体をおく病変
- 類皮嚢胞/類表皮嚢胞/奇形腫
- Langerhans 細胞組織球症
- 横紋筋肉腫
- 涙腺腫瘍（多形腺腫，腺様胞癌など）
- 鼻副鼻腔腫瘍の進展
- 転移性骨腫瘍

3）筋円錐内/外両方に発生する病変
- 視神経膠腫
- 神経原性腫瘍
- 視神経鞘髄膜腫
- 孤立性線維性腫瘍
- 悪性リンパ腫
- 白血病
- 横紋筋肉腫
- 転移性腫瘍

2）粘液瘤　mucocele

　副鼻腔の長期の閉塞および圧の上昇により，副鼻腔の膨隆性変化をきたす病態で，前頭洞に最も多く，篩骨洞がこれに続く[29]．骨壁の膨隆を認めるが，骨膜は保たれる．前頭篩骨洞の病変が眼窩内側を圧排することが最も多い．感染を合併すると前述の眼窩周囲/眼窩蜂窩織炎と同様の臨床所見を呈するため（図 2-42），副鼻腔疾患の有無を確認する必要がある．後篩骨洞や蝶形骨洞では視神経を直接圧排することがあり，二次的な視神経炎の原因となりうる（図 2-43）．CT では，骨の膨隆性変化を伴う嚢胞性腫瘤を認める．内部の濃度は水よりも高吸収である．MRI では，蛋白濃度を反映したさまざまな信号パターンを示し，しばしば T1 強調像で高信号を示す．

図 2-42 60 歳台女性　左前頭洞粘液瘤，眼窩蜂窩織炎
造影 CT 冠状断像　左前頭洞に増強効果を認めない液体貯留があり，眼窩側の骨壁が欠損している(→)．眼球上部には増強効果を伴う軟部腫脹があり(▶)，副鼻腔炎からの炎症の波及が示唆される．

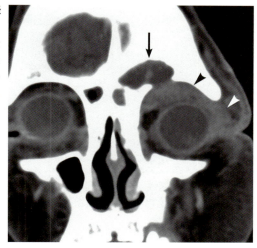

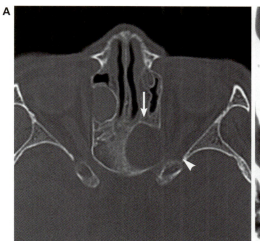
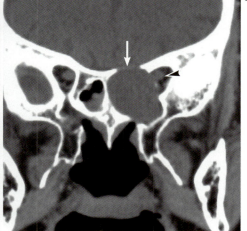

図 2-43　90 歳台女性　粘液瘤
A：単純 CT（骨条件），B：単純 CT 冠状断像　左後篩骨洞に膨隆性変化を示し，骨侵食を伴う類円形腫瘤を認める(→)．眼窩尖部において視神経を圧迫している(▶)．視力障害を訴えており，粘液瘤による視神経症と診断された．右篩骨洞にも粘液貯留を認める．

3）涙腺炎　lacrimal adenitis

　急性涙腺炎は細菌やウイルスが原因で，小児や若年者に多い．局所の圧痛，紅斑，眼瞼腫脹などが認められる．通常は片側性で，治療によく反応する(図 2-44)．特発性眼窩炎症の一型であることがある．慢性涙腺炎は急性涙腺炎に引き続いて起こるもののほかに，サルコイドーシス，甲状腺眼症，IgG4 関連疾患（Mikulicz 病），多発血管炎性肉芽腫症（Wegener 肉芽腫症）などで認められる[2, 30]．CT，MRI で非特異的な涙腺の腫大と増強効果を認め，外側直筋への炎症の波及を認めることが多い．また，ぶどう膜炎や強膜炎および Tenon 腔での液体貯留を伴うこともある．慢性涙腺炎では涙腺の腫大が著しいが，通常，強膜には異常は認めない．

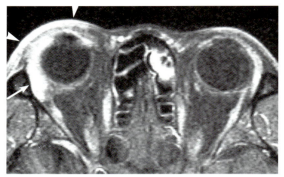

図 2-44　30歳台男性　ヘルペス涙腺炎
MRI, 脂肪抑制造影 T1 強調像　右涙腺の腫大と異常増強効果を認める(→). 右眼瞼にも腫脹と増強効果を認める(▶).

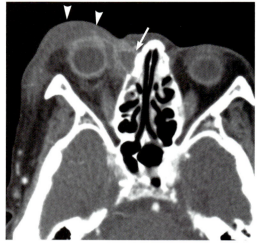

図 2-45　80歳台女性　涙囊炎, 眼窩蜂窩織炎
造影 CT　右涙部に周囲に増強効果を伴った液体貯留があり(→), 周囲脂肪組織の濃度上昇および眼瞼腫脹が認められる(▶). 涙囊炎から炎症の波及と考えられる.

4）涙囊炎　dacryocystitis

　鼻涙管の閉塞に伴って, 涙囊の拡張および炎症を生じる病態で, 囊胞状に認められるため, 他の囊胞性腫瘤との鑑別を要する[2]. 鼻腔の開口部までの腫瘍性病変などの否定が必要であるが, 鼻涙管は正常でも含気の左右差があるため, 異常の検出には注意が必要である（図 2-45）.

b. 炎症性・肉芽腫性疾患など

　眼窩領域には, さまざまな非感染性の炎症性・肉芽腫性疾患が起こることがある. 眼科的診察では把握しきれない病変の進展範囲の検索に, 画像診断は重要な役割を担う. 全身性疾患が眼窩領域の病変によって発症することもしばしばであり, 画像診断による鑑別が重要となる.

1）甲状腺眼症　thyroid orbitopathy

　甲状腺眼症を炎症性疾患の項目に含めるのは異論もあると思われるが, 後述する特発性眼窩炎症との鑑別が問題となることがあるためここで述べる. 甲状腺眼症は, 甲状腺刺激ホルモン（TSH）レセプターに関連して発症する眼疾患の総称であり, 甲状腺機能亢進症に合併するものが大部分であるが, 甲状腺機能亢進の有無とは無関係に眼症を認めることがあり, まれに他の甲状腺疾患でも認められる. 眼窩内の線維芽細胞が, 甲状腺細胞と同様に TSH に対するレセプターを有しているために発症するとされている. 中年女性に発症することが多い. 眼球突出が最も多い臨床症状で, また眼球突出をきたす疾患で最も頻度が高い. 通

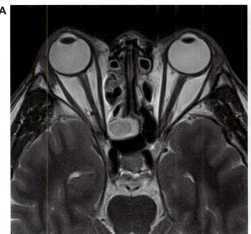 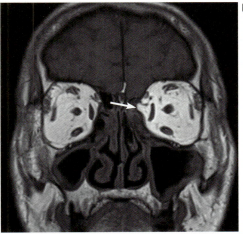

図 2-46　30 歳台男性　甲状腺眼症
A：MRI, T2 強調像，B：T1 強調冠状断像　両側眼窩内脂肪の増生があり，眼球突出を認める．左眼窩内側から篩骨洞に脂肪組織が突出しており，先天的な紙様板欠損があると思われる（→）．

常，両側性だが，片側性のこともまれではない．臨床的に片側性でも画像上は両側性に所見を指摘できることが多い．急性期には眼窩内脂肪の増生（図 2-46），外眼筋の腫大（図 2-47），涙腺の腫大などを認める．これはリンパ球やムコ多糖の浸潤と考えられている[26,31]．外眼筋は下直筋が最も侵されやすく，内側直筋，上直筋がそれに続く．腫大はおもに筋腹に起こり，眼球付着部の腱は保たれる．これは炎症性偽腫瘍との鑑別点となりうる．脂肪抑制造影 T1 強調像は，病変の範囲を明瞭に描出でき，腫大がない外眼筋でも異常増強効果を認めることがある．慢性期では線維化とともに脂肪の沈着が起こり，CT で筋肉内の低吸収，MRI の T1 強調像では高信号として認められる（図 2-48）[32,33]．

2）特発性眼窩炎症症候群　idiopathic orbital inflammatory syndrome，眼窩炎症性偽腫瘍　orbital inflammatory pseudotumor，IgG4 関連疾患　IgG4-related disease，Tolosa-Hunt 症候群　Tolosa-Hunt syndrome

眼窩に発生する原因不明の非肉芽腫性病変であり，臨床症状，検査所見やステロイドに対する反応などから除外診断される．眼窩病変のなかで，甲状腺眼症，リンパ増殖性疾患とともに頻度が高く，眼球突出の原因としては甲状腺眼症に次ぐ．急性期には疼痛，眼瞼腫脹，眼球突出をきたし，複視や視力低下を伴うことがある．病変部位は涙腺，外眼筋，眼窩内脂肪，視神経，眼瞼，強膜と多様である（図 2-49～図 2-51）[34]．近年，IgG4 関連疾患という疾患概念が提唱されており，眼窩は好発部位である（図 2-52，図 2-53）．これまで特発性眼窩炎症症候群とされてきた病変の一部が，IgG4 関連疾患ではないかと考えられている．確定診断には生検による免疫染色が必要であるが，血清 IgG4 高値を確認することも有用である．片側性あるいは両側性の涙腺病変は IgG4 関連疾患に多く，Mikulicz（ミクリッツ）病とよばれてきた病態が含まれる（図 2-52）．Mikulicz 病はかつて Sjögren 症候群の一亜型であるとの考え方もあったが，臨床症状が異なるため，近年では IgG4 関連疾患の一亜型と考え

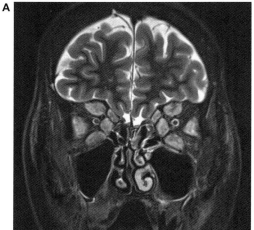
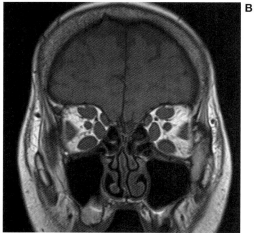
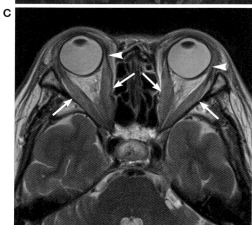

図 2-47　50 歳台女性　甲状腺眼症
A：MRI, STIR 冠状断像，B：T1 強調冠状断像，C：T2 強調像　両側外眼筋の腫大が認められ，MRI, STIR 像(A)および T2 強調像(C)では高信号となっている．活動性の甲状腺眼症の所見である．腫大は筋腹が主体であり(→)，眼球付着部は保たれているのが特徴的である(▶)．

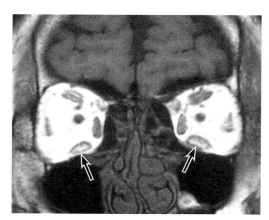

図 2-48　50 歳台男性　甲状腺機能亢進症
MRI, T1 強調冠状断像　両側下直筋の腫大があり，筋肉内には脂肪沈着による高信号を認める(→)．

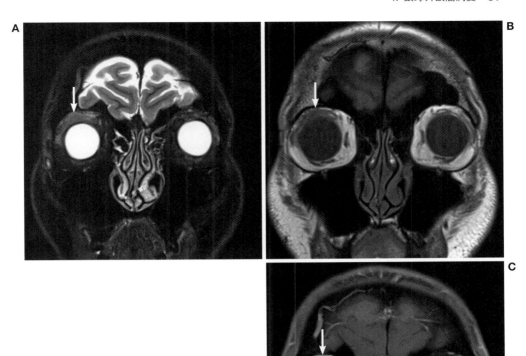

図2-49　40歳台男性　特発性眼窩炎症
A：MRI, STIR 冠状断像，B：T1 強調冠状断像，C：脂肪抑制造影 T1 強調冠状断像　右眼球上部の上直筋群の眼球付着部領域に腫大があり，周囲脂肪組織にも信号異常を伴っている．造影後(C)は強い増強効果を示す(→)．上直筋群単独の病変であることと，眼球付着部に病変がある点が甲状腺眼症との鑑別点である．

られている[35]．IgG4 関連疾患は同時性あるいは異時性に他領域に所見を認めることがあり，全身検索が必要である．頭頸部では，眼窩以外に唾液腺，鼻副鼻腔，甲状腺やリンパ節病変が知られている．また，三叉神経の第1枝および第2枝に沿った神経周囲進展を認めることも多い[36]．強い眼痛を伴う眼窩尖から海綿静脈洞に至る病態はTolosa-Hunt（トローザ-ハント）症候群とよばれる(図2-54)．眼球病変ではTenon腔に限局した炎症を認めることがあり，後部強膜炎の所見を示す．疾患概念の変遷は今後も注視する必要がある．

　CT，MRIでの特異的な画像所見はなく，特発性眼窩炎症とIgG4関連疾患の画像所見は同様である[35,36]．外眼筋異常の頻度も高く，単発性あるいは多発性である．眼球付着部の腱への浸潤を認め，管状に腫大することは甲状腺眼症との鑑別点となる．甲状腺眼症と異なり，外側直筋，上直筋群が侵される頻度が高い(図2-49)．眼窩内腫瘤として認められることも多く，他の腫瘤性病変との鑑別を要する．また，びまん性に眼窩内脂肪に浸潤することもある(図2-51)．骨侵食像を認めることがある．視神経への浸潤は視神経周囲炎の形態をとり，造影T1強調像で視神経周囲の異常増強効果として描出され，中心部に視神経の低信号は保たれることが多い．局所の画像所見のみからは多発血管炎性肉芽腫症や悪性リンパ腫

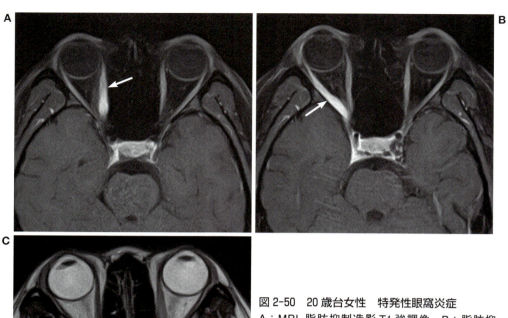

図 2-50　20 歳台女性　特発性眼窩炎症
A：MRI，脂肪抑制造影 T1 強調像，B：脂肪抑制造影 T1 強調像（再燃時），C：T2 強調像（再々燃時）　初診時の MRI（A）では，右内側直筋にびまん性の腫大および増強効果を認めている（→）．再燃時（B）には，右外側直筋の腫大および増強効果を認める（→）．再々燃時（C）には，対側の左内側直筋の腫大および高信号を示している（→）．再発を繰り返すことや病変が移動する点も特発性眼窩炎症の特徴である．

などとの鑑別は困難である．MRI では T1 強調像で低信号，T2 強調像では低から高信号のさまざまな信号を示し，造影後は中等度から高度の増強効果を示す．これらの信号強度の違いは，病変の細胞密度や線維化の程度を反映している[34]．治療にはステロイドが有効だが，放射線治療が考慮されることもある．T2 強調像，STIR（short TI inversion recovery）像で高信号を示し，強い増強効果を認めるものは治療に対する反応がよいという報告もあるが[37]，自然消退を示したり，ステロイド治療に反応がよいとされる IgG4 関連疾患は，病理組織の線維化を反映した T2 強調像での低信号が特徴的とされており，信号変化と予後との関係に関し一定の見解は得られていない[35,38,39]．

3）サルコイドーシス　sarcoidosis

サルコイドーシスは原因不明の非乾酪性肉芽腫を生じる全身性疾患である．ほとんどの症例で肺病変を認める．眼病変は全体の 25％ に認められ，ぶどう膜炎を認めることが多いが，眼瞼，視神経，外眼筋および涙腺などに病変が起こりうる（図 2-55，図 2-56）．ぶどう膜炎に発熱，耳下腺病変を伴った病態は Heerfordt 症候群といわれる．画像上は非特異的な炎症所見で，他の疾患との鑑別が難しい[30,40]．視神経病変は視神経自体と視神経周囲双方の炎症の形態をとり，診断には脂肪抑制造影 T1 強調像が有用である．

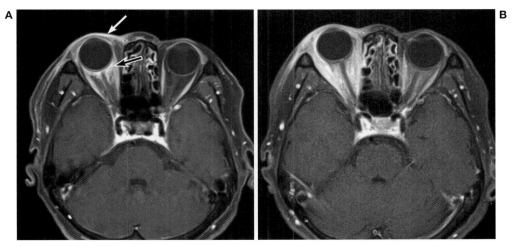

図2-51 60歳台女性 特発性眼窩炎症
A：MRI, 脂肪抑制造影 T1 強調像, B：脂肪抑制造影 T1 強調像（再燃時） 初診時の MRI（A）では, 右眼瞼および眼球後部に浸潤性の増強効果を認める（→）. 再燃時（B）は右眼瞼部および眼窩の筋円錐内外にびまん性の増強効果を認め, 眼球突出を伴っている.

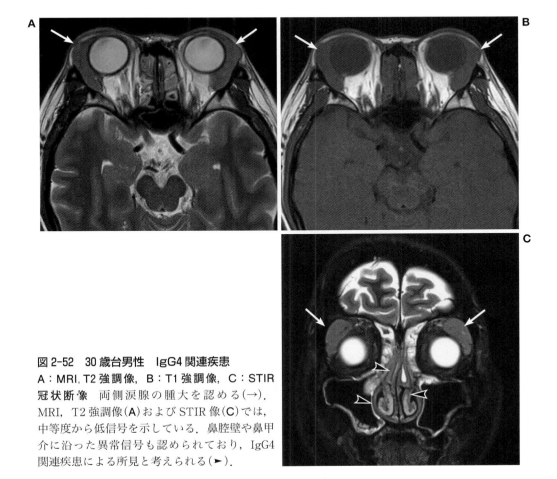

図2-52 30歳台男性 IgG4関連疾患
A：MRI, T2 強調像, B：T1 強調像, C：STIR 冠状断像 両側涙腺の腫大を認める（→）. MRI, T2 強調像（A）および STIR 像（C）では, 中等度から低信号を示している. 鼻腔壁や鼻甲介に沿った異常信号も認められており, IgG4 関連疾患による所見と考えられる（▶）.

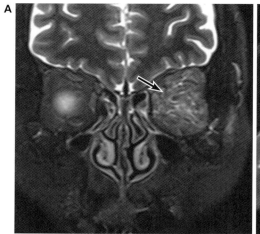
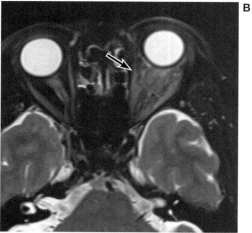
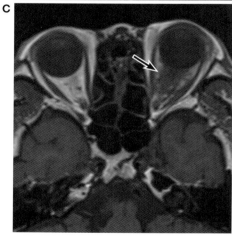

図 2-53　60 歳台男性　IgG4 関連疾患
A：MRI, STIR 冠状断像，B：脂肪抑制 T2 強調像，C：T1 強調像　左眼窩筋円錐内を中心とした浸潤性の異常信号を認める(→)．MRI, STIR 像(A)および T2 強調像(B)では，中等度から低信号を示している．軽度の左眼球突出を認める．

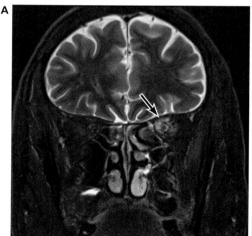
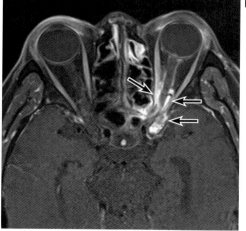

図 2-54　70 歳台男性　特発性眼窩炎症，Tolosa-Hunt 症候群
A：MRI, STIR 冠状断像，B：脂肪抑制造影 T1 強調像　左眼窩尖部の視神経周囲を中心とした増強効果を認める(→)．STIR 像(A)では，高信号を示しており，腫瘍性病変の信号とは異なる．

4. 眼球外眼窩病変　71

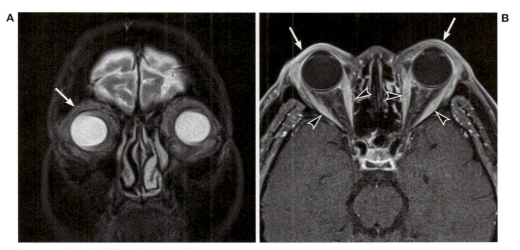

図 2-55　60 歳台男性　サルコイドーシス
A：MRI, STIR 冠状断像，B：脂肪抑制造影 T1 強調像　両側眼瞼（→）および外眼筋（►）の腫脹および増強効果を認める．強膜，視神経鞘や眼窩内脂肪組織にも，びまん性の異常信号および増強効果を認める．

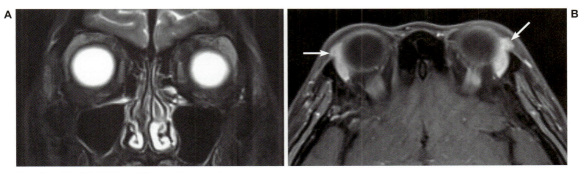

図 2-56　30 歳台女性　サルコイドーシス
A：MRI, STIR 冠状断像，B：脂肪抑制造影 T1 強調像　両側涙腺は腫大しており，MRI, STIR 像（A）で軽度高信号を示し，造影後（B）は強い均一な増強効果を認める（→）．ぶどう膜炎，皮膚および肺病変からサルコイドーシスと診断された．

4）多発血管炎性肉芽腫症　granulomatosis with polyangiitis

　全身性の肉芽腫性血管炎で，Wegener 肉芽腫症（Wegener granulomatosis）とよばれていた疾患である．気道および腎臓に病変を認めることが多い．50 歳台の男性に多い．眼窩内病変の頻度は高く，眼球病変は全体の約 50％，球後病変は約 20％に認める．通常は両側性で，球後病変は副鼻腔および鼻咽頭からの直接浸潤が多い．CT では非特異的な辺縁不明瞭な腫瘤性あるいは浸潤性病変として認められる．MRI, T2 強調像では豊富な線維膠原組織を反映する低信号を示し[40,41]，特異的とはいえないが，他の疾患との鑑別の一助となる可能性がある．造影後は強い増強効果を示す（図 2-57）．

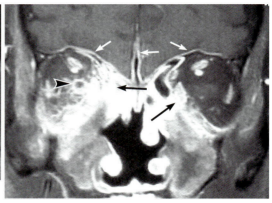

図 2-57　50 歳台男性　多発血管炎性肉芽腫症
A：MRI，脂肪抑制造影 T1 強調像，B：冠状断像　MRI，脂肪抑制造影 T1 強調像(A)では，篩骨洞から連続する右眼窩内側部の異常増強効果を認める(大矢印)．右内側直筋にも肥厚と強い増強効果を認める(▶)．さらに，視神経周囲にも異常増強効果を認める(小矢印)．冠状断像(B)では，篩骨洞から連続する両側眼窩内側部の異常増強効果を認める(大矢印)．特に右側で強い変化を認め，肥厚した右内側直筋および視神経周囲に著明な増強効果を認める(▶)．右眼窩内脂肪はびまん性に増強されている．さらに，髄膜の異常増強効果を認める(小矢印)．典型的な鼻中隔欠損を認める．

5) 視神経炎　optic neuritis

多発性硬化症(multiple sclerosis：MS)および視神経脊髄炎(neuromyelitis optica：NMO)の初発病変，あるいは二次的な病変として認められることが多いとされているが[42]，原因不明で特発性に発生することもまれではない．ただし，視神経炎後に MS や NMO と診断されることもあるため，注意が必要である．MS は若年女性に多いが，NMO はやや発症年齢層が高い．また，副鼻腔炎の視神経管領域での炎症の波及や，眼窩蜂窩織炎による二次的な視神経への波及の可能性を除外する必要がある．臨床症状は視力低下および視野欠損である．視神経炎は視神経のすべての部位で認められるが，視神経管領域が侵されることが多い．STIR 像は病変の検出に有効で，炎症，脱髄巣は脳白質あるいは外眼筋と比較し，高信号として描出される[43]．慢性期でも異常高信号として描出され，活動性の診断には造影後の脂肪抑制 T1 強調像が有用である(図 2-58)[44]．視神経炎では全脳の撮像を行い，多発性硬化症病変の有無を検索する必要がある．眼科的診察では，虚血性視神経症や腫瘍性病変および血管による圧迫による視神経症なども鑑別となるため，画像診断はそれらを除外する役割も担っている(図 2-59〜図 2-61)．

6) 視神経周囲炎　optic perineuritis

視神経周囲炎の臨床症状は球後視神経炎と類似している．CT，MRI で視神経鞘の腫脹を認め，T2 強調像あるいは STIR 像で高信号，造影後の視神経周囲の増強効果を認める(図 2-62)．視神経自体は保たれる．特発性眼窩炎症の一病態であることが多く(図 2-54)[45]，多発血管炎性肉芽腫症，悪性リンパ腫などとの鑑別が問題となる．視神経鞘髄膜腫や髄膜播種でも類似した所見を示すことがあり[46]，基礎疾患の有無を含め，病歴を十分に確認する必要がある．

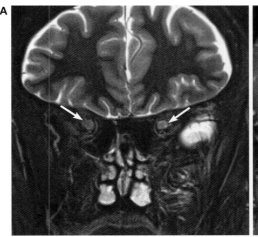
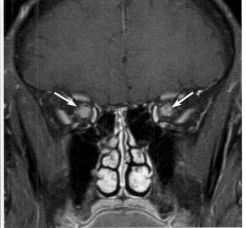
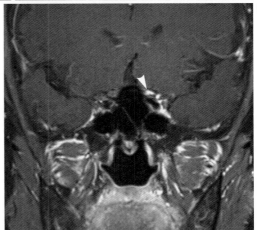

図2-58 50歳台女性　両側視神経炎，再発あり
A：MRI, STIR冠状断像，B：脂肪抑制造影T1強調冠状断像，C：脂肪抑制造影T1強調冠状断像（再発時）　初診時のMRIで両側視神経は腫大しており，STIR像（A）で高信号を示し，造影後（B）は著明な増強効果を示している（→）．再発時（C）には，左側の頭蓋内領域にも増強効果が認められる（►）．

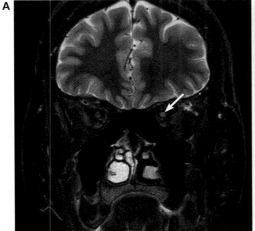
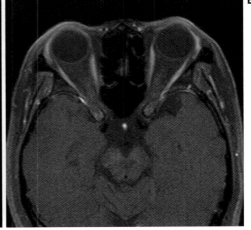

図2-59 50歳台女性　左視神経炎後の萎縮
A：MRI, STIR冠状断像，B：脂肪抑制造影T1強調像　左視神経に高信号を認めるようにみえるが，中心部に点状の低信号があり，萎縮した神経周囲の脳脊髄液腔が拡大している所見である（→）．造影後でも増強効果は認めない．

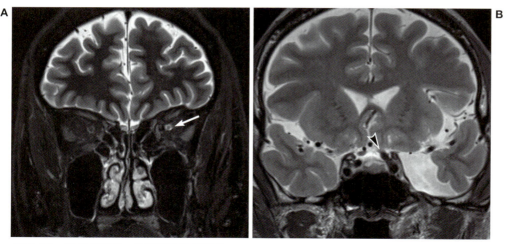

図 2-60　40 歳台男性　血管圧迫性神経症
A：MRI, STIR 冠状断像，B：T2 強調冠状断像　左視神経の萎縮により，視神経周囲の脳脊髄液腔の拡大を認める（→）．海綿静脈洞レベルの T2 強調像（B）では，内頸動脈が下方より視神経を圧迫している様子が確認できる（▶）．

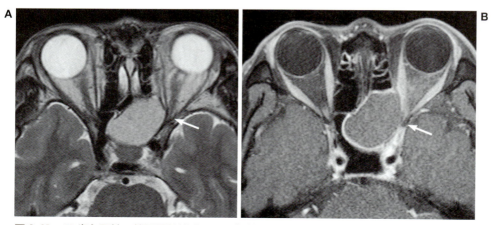

図 2-61　40 歳台男性　篩骨洞粘液瘤による視神経炎
A：MRI, T2 強調像，B：脂肪抑制造影 T1 強調像　左後篩骨洞に膨隆性変化を示す液体貯留があり，眼窩尖部で視神経を圧迫している（→）．

C. 腫瘍性病変・腫瘍類似病変

　眼窩領域に発生する腫瘍性病変はまれであるが，良性および悪性のさまざまな腫瘍性病変が発生しうる．病理組織学的な分類では，血管原性病変が 17% と最も多く，次いでリンパ増殖性疾患，涙腺腫瘍，視神経/鞘病変，転移性病変，末梢神経原性腫瘍および悪性黒色腫などが発生する[47]．発生する部位によって鑑別疾患がある程度絞られるため，ここでは眼窩筋円錐内，筋円錐外，筋円錐内外にまたがるもの，視神経周囲病変に分けて頻度の高い疾患について記載する．なお，眼球の腫瘍性病変については前述している．

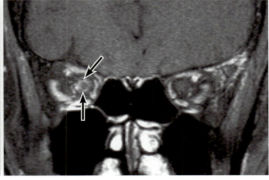

図 2-62　50 歳台男性　視神経周囲炎
A：MRI，脂肪抑制造影 T1 強調像，B：冠状断像　MRI，脂肪抑制造影 T1 強調像（A）では，右視神経周囲の増強効果を認める（→）．視神経自体の信号は保たれている．冠状断像（B）では，右視神経を取り囲む異常増強効果を認める（→）．視神経自体の信号は保たれている．

1）眼窩筋円錐内病変
① 海綿状血管奇形（血管腫）　cavernous malformation（hemangioma）

　以前は海綿状血管腫とよばれ，近年では後述する血管性病変の静脈奇形に含めるべきであるとの考え方が一般的になっているが[47]，眼窩筋円錐内の腫瘤として認められることが多いためここで述べる．成人の眼窩内腫瘤で最も多く，中年女性に好発する．妊娠で増大するといわれている．大部分は筋円錐内に発生する．線維性の偽被膜を有し，境界明瞭な類円形腫瘤を呈する．CT ではやや高吸収で，T1 強調像で筋肉と同等の低信号，T2 強調像では著明な高信号を示し，強い増強効果を認める（図 2-63）．造影後早期では均一に増強効果を示さない場合もあるが，後期相では均一に増強されるため，ダイナミック造影検査が診断に有用である（図 2-64）[48]．画像上は神経鞘腫，孤立性線維性腫瘍などとの鑑別が難しいこともある[49]．

② 神経原性腫瘍　neurogenic tumor，神経鞘腫　schwannoma，神経線維腫　neurofibroma

　眼窩腫瘍としての神経原性腫瘍は，神経鞘腫と神経線維腫がある．悪性の神経原性腫瘍も存在するが，眼窩ではきわめてまれである．腫瘍は緩徐に発育し，眼球突出を主訴とすることが多い．三叉神経の知覚枝に発生することが多いが，動眼神経，滑車神経，外転神経および交感神経からも発生する．視神経では Schwann 細胞がないため，神経鞘腫は発生せず，他の脳神経から生じる．疼痛を訴えても，運動機能が比較的保たれ，視力障害の頻度は低い．眼窩上方部に発生することが多いが，これは同部に知覚枝が多いためと考えられている[47]．神経鞘腫は被膜をもち，境界明瞭な卵円形あるいは嚢状の形態を示すが，眼窩尖部から上眼窩裂に進展すると，円錐あるいはダンベル型を呈する[49,50]．神経線維腫はいくつかの型に分類される．蔓状神経線維腫は小児期に発生し，眼瞼外側 1/3 に最も多く認められ，思春期に前頭部や眼窩上部に進展する．神経線維腫症 1 型に特異的とされている．組織学的には被膜をもたず，多様な細胞が認められる．限局性神経線維腫は 30〜40 歳台に発生し，眼窩上方部に発生することが多く，偽被膜を有する．神経鞘腫および限局性神経線維腫は境界

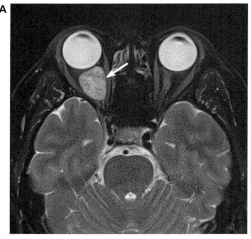
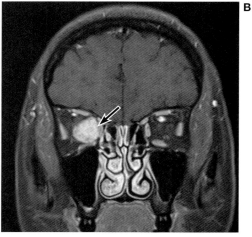

図 2-63　40 歳台女性　海綿状血管奇形(血管腫)
A：MRI，脂肪抑制 T2 強調像，B：脂肪抑制造影 T1 強調冠状断像　右眼窩筋円錐内に辺縁境界明瞭な腫瘤性病変を認める(→)．MRI，T2 強調像(A)では著明な高信号で，造影後(B)では均一な増強効果を示している．海綿状血管奇形(血管腫)の所見として矛盾しない．

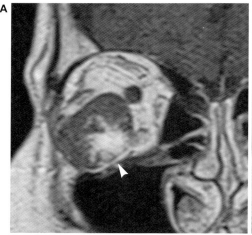
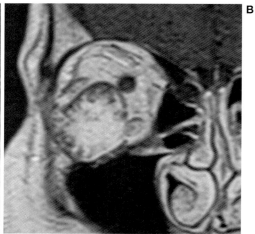

図 2-64　70 歳台女性　海綿状血管奇形(血管腫)
A，B：ダイナミック MRI 冠状断像(A：造影早期相，B：後期相)　右眼窩筋円錐内の視神経外尾側に辺縁境界明瞭な類円形腫瘤を認め，ダイナミック造影では，早期相(A)で内下側から造影されて(▶)，後期相(B)で全体に広がっている様子が観察される．海綿状血管奇形に特徴的な造影パターンである．

明瞭で，両者とも MRI の T1 強調像で筋肉と同等の低信号を示す．T2 強調像では，神経鞘腫は組織学的に Antoni A 型は高信号を示すが，Antoni B 型は低信号を示す(図 2-65)．神経線維腫では，比較的低信号を示すことが特徴である．造影後は両者とも増強効果を示す．蔓状神経線維腫は境界不明瞭な腫瘍として認められる[47〜51]．

③ 転移性腫瘍　metastasis

4. 眼球外眼窩病変 77

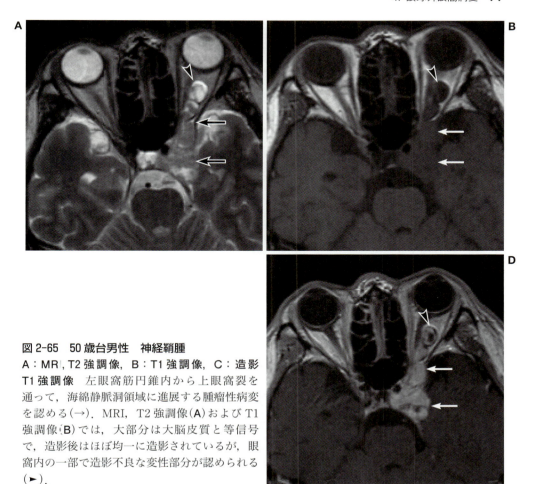

図 2-65　50 歳台男性　神経鞘腫
A：MRI, T2 強調像, B：T1 強調像, C：造影 T1 強調像　左眼窩筋円錐内から上眼窩裂を通って, 海綿静脈洞領域に進展する腫瘤性病変を認める(→). MRI, T2 強調像(A)および T1 強調像(B)では, 大部分は大脳皮質と等信号で, 造影後はほぼ均一に造影されているが, 眼窩内の一部で造影不良な変性部分が認められる(▶).

　眼球内転移と比較し, 眼球外眼窩での転移性腫瘍の頻度は少ないが, 近年の医療の発達による癌の生存率の上昇とともに頻度は増している. 女性の乳癌からの転移が多く, 小児では神経芽腫, 男性で前立腺癌や肺癌が多い[47]. 筋円錐内ではびまん性, 浸潤性の病変で, 眼球突出が最も多い臨床症状だが, 硬性乳癌では眼球陥凹をきたす[47,52]. 外眼筋への転移は腫瘤を形成する(図 2-66). まれではあるが, 骨や筋肉以外の部位にも転移性腫瘍を形成することがある(図 2-67).

2) 筋円錐外病変
① 類皮嚢胞, 類表皮嚢胞　dermoid/epidermoid cyst, 奇形腫　teratoma

　類皮嚢胞, 類表皮嚢胞は分離腫(choristoma)として総称される異所性原基から発生する先天的な嚢胞である[53]. いずれも, 胎生期に外胚葉成分が迷入することにより発生し, 類表皮嚢胞が表皮成分のみからなるのに対して, 類皮嚢胞は毛髪や皮脂腺を含む. 頬骨前頭縫合や前頭篩骨縫合近傍に発生することが多いが, 眼窩の上外側部により多く認められる[53]. 小児期に発見されることが大部分だが, 深部に発生し, 緩徐に発育して, 成人になってから眼球突出で発見されることもある. CT では辺縁明瞭な低吸収腫瘤で, 壁のみに増強効果を認め

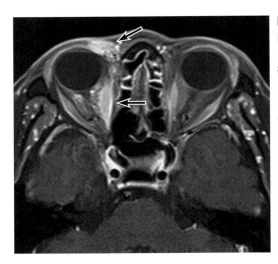

図 2-66　60 歳台女性　転移性腫瘍(乳癌)
MRI, 脂肪抑制造影 T1 強調像　右眼窩の内眼角部および内側直筋に増強効果を示す腫瘤形成が認められる(→). PET/CT による精査で FDG の集積亢進があり，生検にて乳癌の転移と診断された．(済生会宇都宮病院放射線科 柴山千秋先生のご厚意による)

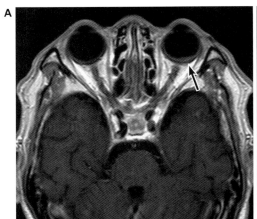
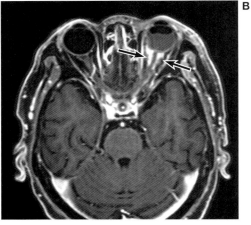

図 2-67　70 歳台男性　転移性腫瘍(肺癌)
A：MRI, 造影 T1 強調像，B：脂肪抑制造影 T1 強調像(7 か月後)　肺癌の脳転移検索で施行された造影 MRI (A)で，左眼球の後極に増強効果を伴う肥厚が認められる(→). 7 か月後の MRI (B)では，球後部の視神経に沿った増強効果を伴う浸潤性の腫瘤形成が認められており(→)，転移性腫瘍と考えられる．

る．外側部に発生した腫瘍では周囲の骨侵食をきたすことが多い．MRI では T1 強調像で低信号，T2 強調像では高信号で，水と同等の信号を示すが(図 2-68)，FLAIR 像や拡散強調画像では，水信号とは異なることを容易に示すことができる[53]．類皮嚢胞で脂肪を含むときには，CT でより低吸収の脂肪濃度領域を認め，T1 強調像では高信号として認められ，診断が容易となる．また，類皮嚢胞では石灰化を認めることがある．時に，外傷などにより破裂することがあり，周囲に炎症性変化を伴う．奇形腫は複数の胚葉からなり，類皮嚢胞や類表皮嚢胞とは異なり腫瘍性病変であるが，眼窩領域ではまれである．類皮嚢胞，類表皮嚢胞が単房性であるのに対し，奇形腫は多房性なことが多く，さまざまな濃度あるいは信号を示す[53]．

4. 眼球外眼窩病変　79

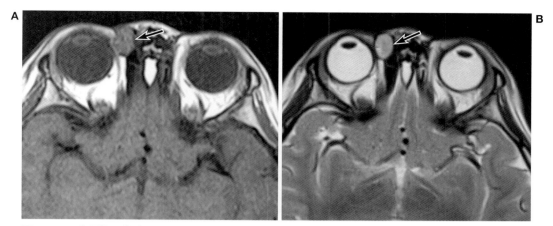

図 2-68　6 歳男児　類表皮嚢胞
A：MRI，T1 強調像，B：T2 強調像　右内眼角部に類円形の腫瘤を認める(→). MRI，T1 強調像(A)では，脳脊髄液よりもやや高い信号を示しており，T2 強調像(B)では，脳脊髄液よりも低信号を示している(→).

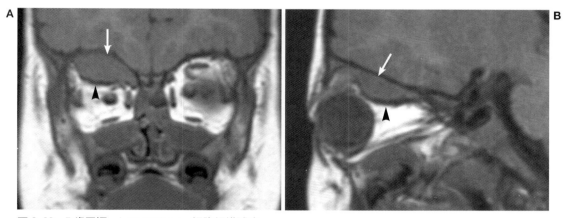

図 2-69　5 歳男児　Langerhans 細胞組織球症
A：MRI，T1 強調冠状断像，B：矢状断像　MRI，T1 強調冠状断像(A)では，右眼窩上壁骨に沿う腫瘤を認める(→). 上直筋群は下方へと圧排されている(▶). 矢状断像(B)では，眼窩上壁に沿って前後に伸びる腫瘤を認める(→). 上直筋群の圧排があるが(▶)，浸潤性変化は認めない.

② Langerhans 細胞組織球症　Langerhans' cell histiocytosis

　好酸球性肉芽腫，Hand-Schuller-Christian (ハンド-シューラー-クリスチャン) 病，Letterer-Siwe (レテラー-ジーベ) 病を含む，かつて組織球症 X といわれた疾患の総称で，近年は Langerhans (ランゲルハンス) 細胞の浸潤が主体であることから Langerhans 細胞組織球症とよばれている[53]. 疾患自体はまれだが，眼窩病変は比較的多い. 眼窩では好酸球性肉芽腫の形態を示すのが一般的である. 小児に多く，前頭骨の上部および上部外側に発生することが多い. CT，MRI で眼窩上部および上部外側の溶骨性病変として認められる. 涙腺，外側直筋や眼球への浸潤，硬膜外腔への進展(図 2-69)，また側頭筋への浸潤を認めることもある. MRI の信号は非特異的で，造影後は中等度の増強効果が認められる[53]. Langerhans

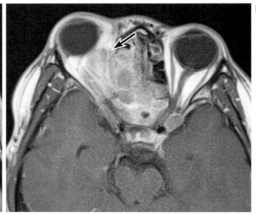

図2-70　10歳台後半男性　横紋筋肉腫
A：MRI, T2強調像，B：脂肪抑制造影T1強調像　右眼窩(→)から篩骨洞に広がる腫瘍を認め，著明な眼球突出をきたしている．

細胞組織球症は，生検で確定すると自然消退することがあることから通常は経過観察であるが，急速な増大や多発病変を認める際には化学療法が施行される[53]．

③ 横紋筋肉腫　rhabdomyosarcoma

横紋筋肉腫は小児に最も多い間葉系腫瘍であり，小児の眼窩で最も多い原発性悪性腫瘍である．急速に進行する眼球突出を主訴とすることが多い．眼窩上方部に発生することが多く，境界明瞭で内部は不均一である．3つの組織型があるが，胎児型(embryonal type)が最も多い[54]．骨破壊が著明である．MRIでは脳実質と比較し，T1強調像で等信号，T2強調像でやや高信号を示す(図2-70)．造影後は強い増強効果を示す．眼窩脂肪および骨髄浸潤の評価には，脂肪抑制造影T1強調像が有用である．腫瘍の進展範囲の評価とともに，転移性腫瘍の有無の診断が重要である．

④ 涙腺腫瘍　lacrimal gland tumor

最も頻度が高いのは多形腺腫(pleomorphic adenoma)であるが，悪性腫瘍の発生頻度は他の唾液腺と比較して高い[47]．40～50歳台に発生し，緩徐に増大する腫瘍である．涙腺の眼窩部に発生することが多く，眼瞼部ではまれである．腫瘍が後方へ進展すると，眼球突出および眼球運動制限を生じる．疼痛は通常認めない．治療は完全切除が望ましく，良性だが浸潤性に発育することも多く，再発率が高い．CT，MRIでは円形あるいは楕円形の境界明瞭な腫瘍として認められる．T1強調像で低信号，T2強調像で高信号を示す．T2強調像で結節状の構造を内部に認め，造影後は耳下腺や顎下腺に発生する腫瘍と同様にダイナミック造影で漸増性のパターンを示す．遅延相では均一な増強効果を示す(図2-71)．疼痛，複視および急速な増大，内部の不均一な信号や周囲への浸潤を認めた場合には悪性転化が疑われる(図2-72)[47]．腺様嚢胞癌(adenoid cystic carcinoma)はまれではあるが，涙腺の上皮性腫瘍のなかでは2番目に多く，悪性の涙腺腫瘍では最も多い．多形腺腫よりも発症年齢が低く，40歳台に多い．腫瘍は急速な浸潤性増大を示すことが多く，神経周囲進展や血管浸潤しやすい[47]．画像上は多形腺腫との鑑別が重要で，周囲組織との関係に注意する．骨破壊や周囲組織への浸潤が認められ，腫瘍辺縁は境界不明瞭である(図2-73)．

4. 眼球外眼窩病変　81

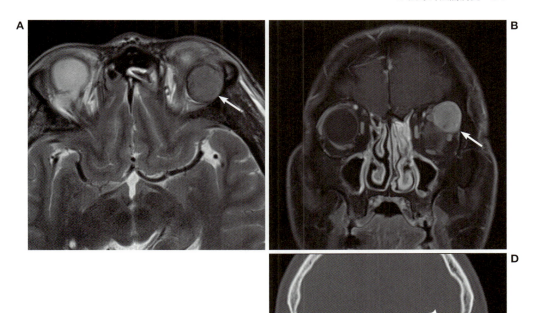

図 2-71　30 歳台男性　涙腺多形腺腫
A：MRI, T2 強調像，B：脂肪抑制造影 T1 強調冠状断像，C：CT 冠状断像（骨条件）　左涙腺に一致した辺縁境界明瞭な類円形腫瘤を認める．MRI, T2 強調像（A）では中等度信号で，造影後（B）は均一な増強効果を示している（→）．CT（C）では圧排性の骨侵食があり（▶），緩徐な増大を示す病変として矛盾しない．

⑤ 転移性骨腫瘍　metastatic bone tumor

　眼窩筋円錐外の転移は大部分が骨転移であり，眼窩外側部の蝶形骨大翼には骨髄が比較的多く認められることから好発部位である[47,53]．初期には骨髄濃度あるいは信号異常として検出されるが，進行すると腫瘍形成を伴って骨破壊を認める（図 2-74）．

3) 筋円錐内・外両方に発生する病変
① 視神経膠腫　optic nerve glioma

　神経膠腫は，視神経の原発腫瘍としては最も多く，視神経のどの部位にも発生しうる．大部分は小児に発生する毛様細胞性星細胞腫〔pilocytic astrocytoma（WHO grade 1）〕で，8 歳以下に好発する．神経線維腫症 1 型の 20％に合併するとされており，両側性の視神経膠腫は神経線維腫症 1 型に特異的である[47]．腫瘍は前後方向に進展し，視交叉病変が多い．成人発症の視神経膠腫は悪性度が高く，予後が悪い．画像所見は特徴的であり，生検が行われることはほとんどない．CT では視神経の腫大，屈曲，蛇行を認める（図 2-75）．石灰化はまれで，囊胞変性は比較的多い．MRI, T1 強調像では正常視神経と同等の信号を示し，CT と同様に視神経の腫大，屈曲，蛇行を認める．T2 強調像では大脳皮質と比較して高信号を示

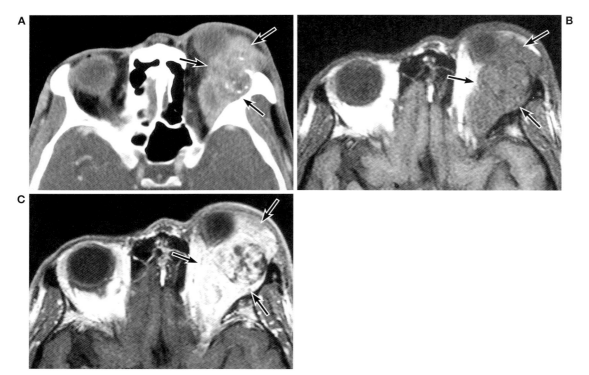

図 2-72 50 歳台男性　涙腺腺癌(多形腺腫の悪性転化)
A：造影 CT, B：MRI, T1 強調像, C：脂肪抑制造影 T1 強調像　造影 CT (A) では，左眼窩外側上方部に不均一な増強効果を示す腫瘍を認める(→)．内部に不整な石灰化を伴っている．眼窩外側壁の侵食および眼球突出を認める．MRI, T1 強調像(B) では，腫瘍はやや不均一な筋肉と同程度の低信号を示している(→)．脂肪抑制造影 T1 強調像(C) では，腫瘍に不均一な強い増強効果を認める(→)．腫瘍内の胞形成，壊死，出血などを反映していると思われる．本例は 20 年前より眼窩腫瘤で経過観察をされていたが，急激な増大のため手術となった．病理学的には腺癌で，経過から多形腺腫の悪性転化と考えられた．

し，囊胞変性に伴い不均一な信号を示す(図 2-76)．造影後の増強効果はさまざまである[47]．

② 視神経鞘髄膜腫　optic nerve sheath meningioma

眼窩内髄膜腫は，頭蓋内病変の眼窩内進展によるものが多いが，視神経鞘のくも膜のどの部位からも発生する．比較的長い区間での視神経鞘の管状の腫大をきたす場合と，眼窩尖部の限局性腫瘤を示す場合がある．石灰化を認めることが多い．造影後は均一な増強効果を認めるが，視神経自体は保たれ，いわゆる "tram-track sign" を示す(図 2-77)[47]．しかし，この所見は視神経周囲炎などでもみられ，髄膜腫に特異的ではない．腫瘍の多くは，MRI の T1 強調像および T2 強調像で，ともに脳実質と等信号を示すが，T1 強調像で低信号，T2 強調像で低〜高信号のこともある．強い増強効果を認め，造影後脂肪抑制を併用することで腫瘍の進展範囲が正確に診断できる．

③ 孤立性線維性腫瘍　solitary fibrous tumor (SFT)

間葉系の線維芽様細胞由来の紡錘形細胞腫瘍で，免疫学的に CD34 陽性が特徴的とされている．筋円錐外の眼窩前上部や外側の涙腺窩に発生することが多い．境界明瞭な病変として認められ，骨侵食を伴う．辺縁に不明瞭な部分があり，浸潤性変化がある場合は悪性度が高

4. 眼球外眼窩病変　83

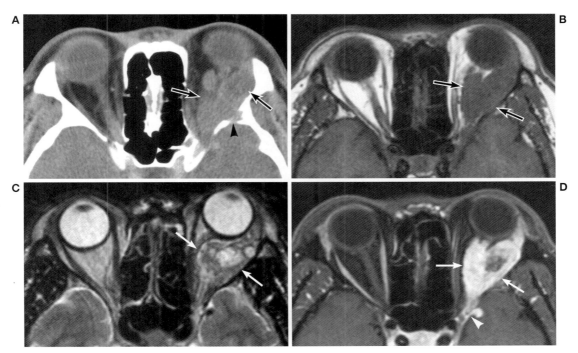

図 2-73　40 歳台男性　腺様嚢胞癌
A：造影 CT, B：MRI, T1 強調像, C：T2 強調像, D：脂肪抑制造影 T1 強調像　造影 CT（A）では，左眼窩外側上方部に辺縁やや不整な腫瘤を認める（→）．内部はやや不均一である．眼窩外側壁の侵食像を認める（▶）．MRI, T1 強調像（B）では，腫瘍は筋肉と同程度の低信号を示している（→）．T2 強調像（C）では腫瘍は不均一な高信号を示している（→）．脂肪抑制造影 T1 強調像（D）では，腫瘍の中心部に非増強領域を認めるが，ほとんどの部分には強い増強効果を認める（→）．腫瘍が海綿静脈洞部まで進展しているのが明瞭に描出されている（▶）．

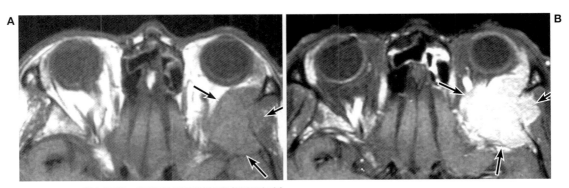

図 2-74　50 歳台男性　転移性眼窩骨腫瘍（肝細胞癌）
A：MRI, T1 強調像, B：脂肪抑制造影 T1 強調像　MRI, T1 強調像（A）では，左蝶形骨大翼（三角部）に膨隆性腫瘤を認める（→）．三角部の正常骨髄は消失し，骨皮質の破壊を認める．脂肪抑制造影 T1 強調像（B）では，腫瘍は強い増強効果を認める（→）．

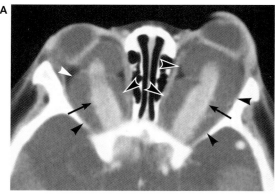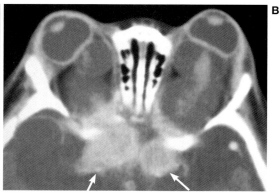

図 2-75　10 歳台前半男児　視神経膠腫
A：造影 CT，B：A の 3 mm 上方　A では両側視神経の腫大と強い増強効果を認める(→)．その周囲には軟部腫瘤を認め(▶)，視神経膠腫に特徴的な pseudocystic lesion である．B では視神経の腫大と強い増強効果は視交叉まで達している(→)．

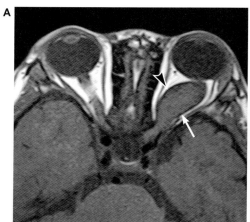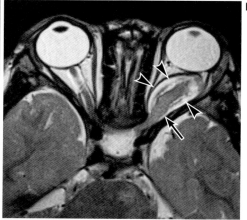

図 2-76　3 歳男児　視神経膠腫
A：MRI，T1 強調像，B：T2 強調像　MRI，T1 強調像(A)では，左視神経の腫大があり(→)，その周囲にも脳脊髄液腔の拡大様の変化を認める(▶)．T2 強調像(B)では，腫大した左視神経の信号はやや高いが(→)，その周囲を取り囲む構造物の信号はさらに高い(▶)．視神経膠腫に特徴的なローリーポップ様のパターンを示している．

い[55]．MRI では，T1 強調像で灰白質と等信号，T2 強調像ではさまざまな信号で，強い増強効果を認める(図 2-78)．ダイナミック造影では早期より強く濃染を示し，すぐに washout するパターンをとるとされており，漸増性のパターンを示す海綿状血管腫や神経鞘腫との鑑別点となる可能性がある[56]．

④ 悪性リンパ腫　malignant lymphoma

　悪性リンパ腫は，高齢者において最も頻度の高い原発性眼窩腫瘍である．全身性疾患であるが，眼窩領域から発症した際には単独病変であることが多い．大部分が B 細胞系の非 Hodgkin リンパ腫であり，眼窩では mucosa-associated lymphoid tissue (MALT) タイプの

4. 眼球外眼窩病変　85

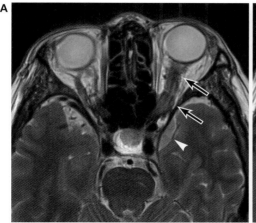
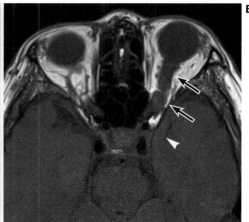
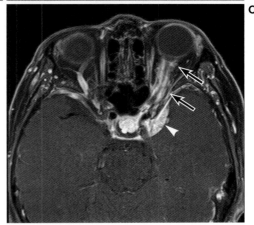

図 2-77　70 歳台女性　視神経鞘髄膜腫
A：MRI, T2 強調像，B：T1 強調像，C：脂肪抑制造影 T1 強調像　左視神経に沿った腫大を認め，造影後(C)では視神経周囲に沿った増強効果を示しており，いわゆる "tram-track sign" を呈している(→)．左中頭蓋窩にも脳実質外腫瘤を形成しており(▶)，眼窩から頭蓋内まで認められる病変である．

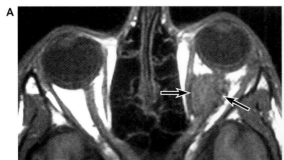
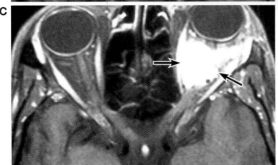
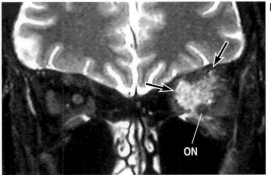

図 2-78　50 歳台女性　孤立性線維性腫瘍
A：MRI, T1 強調像，B：STIR 冠状断像，C：脂肪抑制造影 T1 強調像　MRI, T1 強調像(A)では，左眼窩球後部，視神経鞘を取り囲むように辺縁やや不整な腫瘤を認める(→)．STIR 冠状断像(B)では，視神経鞘(ON)を取り囲み眼窩内側から上方部に進展する境界不明瞭な腫瘤を認める(→)．腫瘤は不均一な高信号を示している．脂肪抑制造影 T1 強調像(C)では，腫瘤に著しい増強効果を認める(→)．

86　Ⅱ．眼窩

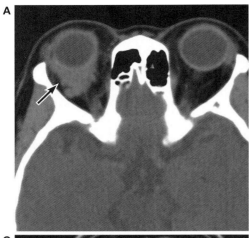
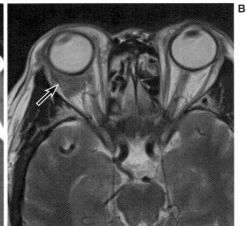
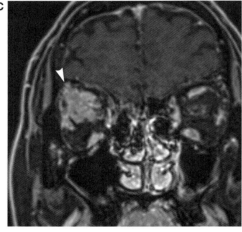

図 2-79　60 歳台女性　悪性リンパ腫（MALToma）
A：単純 CT，B：MRI, T2 強調像，C：脂肪抑制造影 T1 強調冠状断像　右眼窩の球後部に辺縁不整な形態の腫瘤形成を認める（→）．筋円錐外にも進展している（▶）．単純 CT（A）では，脳実質と比較して高吸収であり，MRI，T2 強調像（B）では，中等度信号を示している．細胞密度が高い腫瘍を反映していると思われる．造影後は均一な増強効果を示しており，壊死などの変性はない．

頻度が高い．眼球内病変は少なく，眼瞼および結膜下，涙腺，球後に病変が存在することが多い．悪性リンパ腫は腫瘤状病変（図 2-79），限局性病変，およびびまん性浸潤性病変（図 2-80，図 2-81）など，さまざまな形態をとる[47]．CT では，筋肉と同程度の均一な濃度を示す．MRI では，T1 強調像で筋肉と等信号，T2 強調像では脂肪より高信号で，脳実質と等信号である．造影後は増強効果を示す[47]．画像上は炎症性偽腫瘍との鑑別が難しいが，筋肉に限局した病変は悪性リンパ腫ではまれである．悪性リンパ腫では，T2 強調像の信号が T1 強調像の信号と比較して高いことが多く，それに対して炎症性偽腫瘍では低いことが多い[57]．また，拡散強調画像が鑑別に有用であるとの報告がある[58]．

⑤　白血病　leukemia

　白血病の眼窩病変はまれだが，全身性の病変が眼窩に浸潤することがある．眼窩ではリンパ球性よりも骨髄球性のものが多いが，小児では急性骨髄性白血病（acute myelogenous leukemia：AML），成人では慢性リンパ性白血病（chronic lymphatic leukemia：CLL）が多い．AML は顆粒球肉腫（granulocytic sarcoma）とよばれる腫瘍を形成することがある．白血病の眼窩病変には 4 つの病態がある[53,59]．

ⅰ）眼球内・眼窩内出血：最も多い白血病の眼病変の臨床症状は網膜出血である．

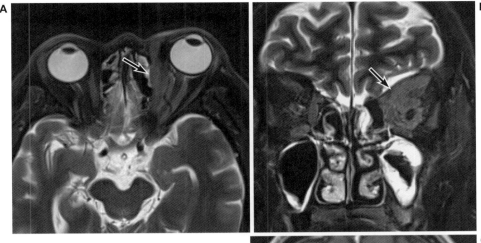
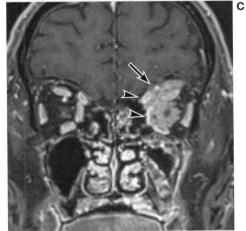

図 2-80　60 歳台男性　悪性リンパ腫(びまん性大細胞型 B 細胞リンパ腫：DLBCL)
A：MRI, 脂肪抑制 T2 強調像，B：STIR 冠状断像，C：脂肪抑制造影 T1 強調冠状断像
左眼窩の筋円錐内外に，MRI, T2 強調像(A)および STIR 像(B)で中等度信号を示す腫瘍性病変があり，造影後(C)は均一な増強効果を示している(→)．外眼筋などの既存の構造は保たれており(►)，脂肪組織を置き換えるように進展している．

ⅱ) **ぶどう膜，網膜や視神経への浸潤**：脈絡膜が最も高頻度に侵される．CT，MRI でびまん性の肥厚像として描出される．

ⅲ) **眼窩軟部組織への浸潤**：眼窩内脂肪への浸潤が多いが，しばしば涙腺への浸潤を認める．CLL では外眼筋への浸潤も認める(図 2-82)．T1 強調像で筋肉と等信号，T2 強調像では筋肉と比較して軽度高信号を示す．

ⅳ) **骨破壊を伴う顆粒球肉腫**：AML に多く，腫瘍を眼窩の骨膜下に形成する．骨を侵食し，前中頭蓋窩へ進展することがある．大部分は 10 歳までに発症し，この腫瘍により白血病が発見されることもある．MRI では T1 強調像で筋肉と同等の低信号，T2 強調像でやや高信号を示す．

88　Ⅱ. 眼窩

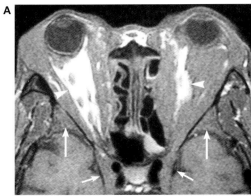
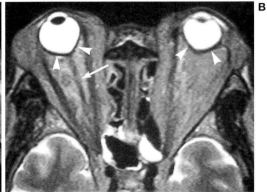
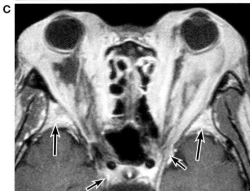

図 2-81　50 歳台男性　悪性リンパ腫
A：MRI, T1 強調像，B：T2 強調像，C：脂肪抑制造影 T1 強調像　MRI, T1 強調像(A)では，高度の両側性眼球突出を認める．眼窩内筋円錐内外にびまん性の低信号を認め，眼窩内脂肪は一部でのみ保たれている(▶)．眼瞼および涙腺の腫大を認める．骨髄でも正常の高信号は消失している(大矢印)．眼窩内から海綿静脈洞周囲に連続する低信号を認め，腫瘍の進展を示す(小矢印)．病変は T2 強調像(B)でも筋肉と同等の信号を示している．外眼筋は比較的保たれている．視神経は直線化し(大矢印)，眼球後壁は平坦化して(▶)，眼窩内圧が高いことを示す．脂肪抑制造影 T1 強調像(C)では，眼瞼，涙腺および眼窩内の病変に均一な強い増強効果を認める．また，骨髄(大矢印)および海綿静脈洞周囲(小矢印)でも同様の増強効果を認め，腫瘍浸潤の所見である．

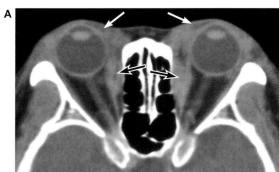
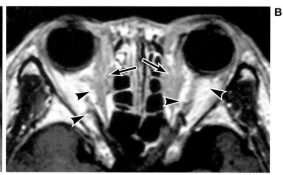

図 2-82　60 歳台女性　白血病(CLL)
A：造影 CT，B：MRI, 造影 T1 強調像　造影 CT (A)では，両側眼窩内筋円錐外および前眼部に不均一な浸潤性軟部組織濃度を認める(→)．筋円錐内の脂肪は保たれている．造影 T1 強調像(B)では，両側眼窩内筋円錐外，内側直筋周囲および前眼部を中心に軽度の増強効果を伴う浸潤性病変を認める(→)．筋円錐内脂肪にも不均一な索状信号を認める(▶)．

d. 血管性病変

1) 毛細血管性血管腫　capillary hemangioma

乳児期に発生する腫瘍で，1歳までは増大し，その後多くは自然退縮する．大部分は上内側に発生する辺縁不整な腫瘍で，筋円錐内外に存在する．組織学的には血管腔が小さい．T1強調像で低信号，T2強調像で高信号として認められる．血管に富み，造影後に強い増強効果を示す．造影後の脂肪抑制T1強調像が腫瘍の進展範囲の把握に有用である[60]．

2) 静脈血管奇形　venous malformation，静脈リンパ管奇形　venolymphatic malformation，リンパ管奇形　lymphatic malformation，リンパ管腫　lymphangioma

静脈血管奇形はこれまで血管腫とよばれていたものや，広義には静脈瘤も含まれる．静脈石を伴うことが特徴的とされる(図2-83)[61]．一方，かつてリンパ管腫といわれたものの多くは，さまざまな程度の静脈奇形を伴っており，近年では先天性静脈奇形でリンパ管奇形を伴っているものを静脈リンパ管奇形とよんでいる[61,62]．被膜をもたない境界不明瞭な病変で，複数の解剖学的構造を越えて存在することが特徴的である(図2-84)．CT，MRIでは多房性病変として認められ，T1強調像で等〜軽度高信号，T2強調像で不均一な高信号を示し，これは蛋白濃度を反映している．出血をきたすことも少なくなく，その際にはT1強調像およびT2強調像ともに高信号を示す．臨床的にはValsalva法や頭位変換で病変の大きさに変化はないが，造影CT，MRIではValsalva法により静脈成分の拡張を同定できる可能性がある[60]．

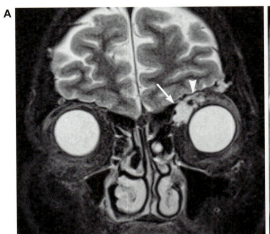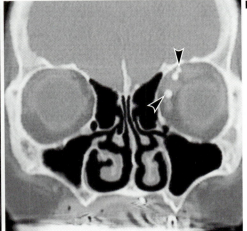

図2-83　60歳台女性　静脈血管奇形
A：MRI, STIR冠状断像，B：単純CT冠状断像(骨条件)　左眼窩内側上部の筋円錐外にMRI，STIR像(A)で高信号の腫瘤性病変を認め(→)，内部に低信号の結節が多発している(▶)．低信号の部分はCTでは石灰化として認められ，静脈石である(▶)．

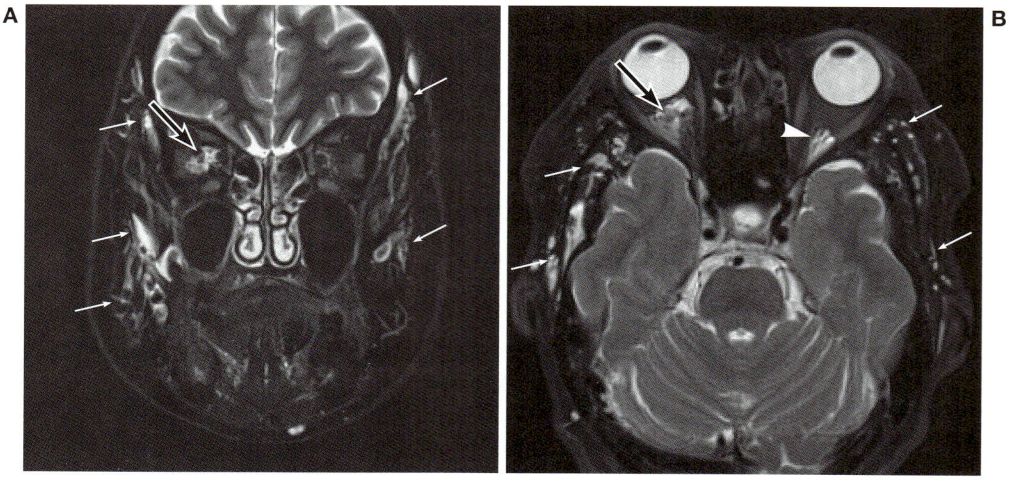

図 2-84　70 歳台女性　静脈リンパ管奇形
A：MRI, STIR 冠状断像，B：脂肪抑制 T2 強調像　右眼窩筋円錐内の脂肪を置換するような高信号の腫瘤性病変を認める（大矢印）．左眼窩尖部にも同様の病変があり（▶），両側咀嚼筋間隙にも多発する高信号病変が認められる（小矢印）．多発静脈リンパ管奇形の所見である．

3）眼窩静脈瘤　orbital varix

　静脈瘤は，眼窩で最も多い血管奇形で，局所的な上眼静脈あるいは下眼静脈の拡張である．先天的な静脈壁の脆弱性が原因とされている．静脈圧により描出のされ方が大きく変化するため，経過観察の画像検査のたびに形態が変化する可能性があり[63]，縮小や消失したようにみえることもある．安静時仰臥位では描出されなくとも，体位変換や Valsalva 法により増大し，描出可能となるため，CT，MRI 撮像時には試みる必要がある（図 2-85）．境界明瞭な腫瘤として認められ，遅い血流を反映して T1 強調像で低〜高信号，T2 強調像で高信号として認められる．造影後は増強効果を認める[60]．

4）内頸動脈海綿静脈洞瘻　carotid cavernous fistula

　内頸動脈と海綿静脈洞との間に短絡を生じる病態で，直接型と間接型に分類される[64]．直接型は，内頸動脈と海綿静脈洞との間に短絡が生じるもので，間接型は，髄膜枝を介した硬膜動静脈瘻である．直接型は外傷や動脈瘤破裂に起因する．間接型は特発性であることが多く，臨床症状は直接型と比較して軽度である．内頸動脈の髄膜枝，外頸動脈の髄膜枝，内外頸動脈両方の髄膜枝のそれぞれが海綿静脈洞と交通をもつ 3 型に分類され，内外頸動脈両方から血流が供給される型が最も多い．CT，MRI で海綿静脈洞部と上眼静脈の拡張を認める（図 2-86）．MRI では，海綿静脈洞での T2 強調像での flow void により短絡の存在を確認できる．眼窩内所見としては，上眼静脈の拡張に加え，外眼筋の腫大を認める（図 2-87）[35]．内頸動脈造影では，動脈相早期から海綿静脈洞が直接造影され，上眼静脈への逆流を認める[60]．

4. 眼球外眼窩病変　91

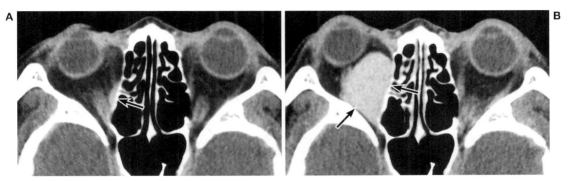

図 2-85　60 歳台女性　眼窩静脈瘤
A：造影 CT（駆血前），B：造影 CT（両側内頸静脈駆血後）　造影 CT（駆血前，A）では右眼窩内側後方部にわずかな増強効果を認める（→）．造影 CT（駆血後，B）では，右眼球を前方へ圧排する均一に増強される腫瘤が出現している（→）．

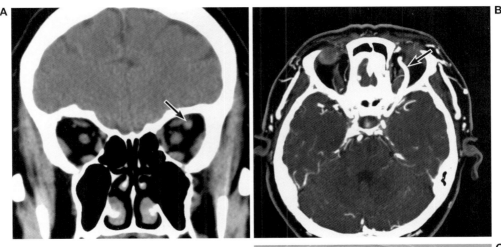

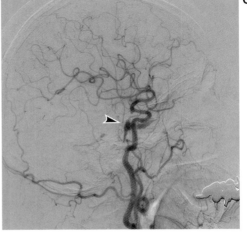

図 2-86　60 歳台女性　内頸動脈海綿静脈洞瘻
A：CT 冠状断像，B：造影 CT angiography（部分 MIP 像），C：左総頸動脈造影（側面像）　左上眼静脈の拡張が認められる（→）．血管造影（C）では動脈相早期より海綿静脈洞の描出が認められ（▶），瘻孔の存在を示唆する．

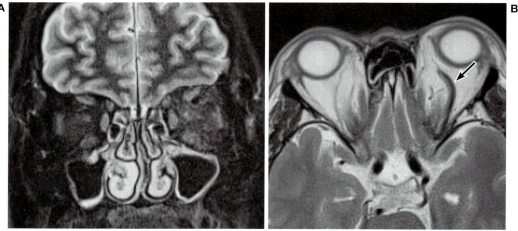
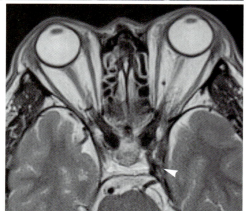

図 2-87　50 歳台男性　内頸動脈海綿静脈洞瘻
A：MRI, STIR 冠状断像，B：T2 強調像（眼窩上部レベル），C：T2 強調像（海綿静脈洞レベル）
MRI, STIR 像(**A**)では，左眼窩の腫脹および高信号を認め，外眼筋も全体に腫大している．T2 強調像(**B**, **C**)では，左上眼静脈は拡張しており（→），海綿静脈洞も速い血流による flow void を認める（▶）．

e. 外　傷

1) 眼窩骨折　orbital fracture

　眼窩骨折で最も多いのは，吹き抜け骨折(blowout fracture)である．吹き抜け骨折は眼窩内の圧の上昇により，眼窩壁が破綻し，骨片が眼窩外に偏位する骨折である．眼窩縁が保たれる骨折を pure blow-out fracture，眼窩縁に骨折を認めるものを impure blow-out fracture とよぶ．まれに眼窩内に向かう骨折を認めることがあり，blow-in fracture とよぶ[65]．眼窩下壁内側部および内側壁（紙様板）に多く，眼窩内脂肪や外眼筋が骨折部より脱出する．内側壁骨折では，眼窩内気腫をしばしば合併する．症状は複視，眼瞼腫脹，眼窩下神経障害，眼球陥凹，視力障害などがある．吹き抜け骨折に伴う眼球運動障害は，外眼筋あるいはその支配神経の損傷，外眼筋の骨折部への嵌頓が原因である．眼窩上壁の骨折は眼窩骨折の 5% に生じ，blow-in 骨折の頻度がほかの部位に比較して多い．眼窩上壁の前頭骨に対する鈍的な外傷で生じる．合併症として脳気腫および髄液漏が起こりうる．上眼瞼挙筋および上直筋の嵌頓をきたすと眼瞼下垂を生じる．外側壁は最も厚く，単独で骨折することはまれ

4. 眼球外眼窩病変　93

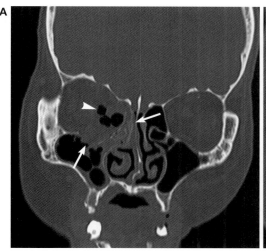
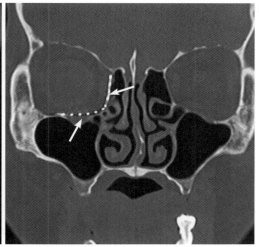

図 2-88　60 歳台女性　眼窩吹き抜け骨折
A：CT 冠状断像（骨条件），B：CT 冠状断像（術後）　右眼窩内側壁および下壁の骨折があり，眼窩内容が偏位している（→）．眼窩内には気腫を認める（▶）．術後 CT（B）では内側壁から下壁の再建が施行されている（→）．

図 2-89　20 歳台男性　眼窩底吹き抜け骨折
MRI, T1 強調冠状断像　左眼窩底部で眼窩内脂肪が上顎洞内に脱出している様子が認められる（→）．脂肪組織とともに下直筋も内側下方に変位している（▶）．

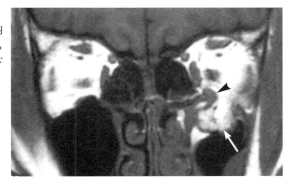

で，頬骨上顎骨複合（zygomaticomaxillary complex：ZMC）骨折や Le Fort III 型骨折に伴って生じる[65]．

　CT は骨折線および脱出した脂肪や筋肉の描出に有用で，特に冠状断像が病態の把握に適している（図 2-88）．外傷に伴って軟部組織での浮腫，出血を認め，特に外眼筋の浮腫，出血のため腫大，血腫形成を認めることが多い．骨折の診断には CT で十分だが，頭蓋内の合併症や軟部組織の評価には MRI が有用である（図 2-89）．

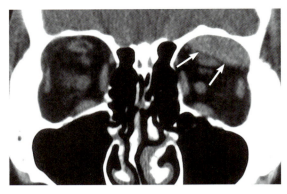

図 2-90　20 歳台女性　外傷後骨膜下血腫
単純 CT 冠状断像　左眼窩上壁に沿って三日月状の軟部濃度腫瘤を認める(→)．その後の CT で消失が確認された．

2) 眼窩骨膜下血腫　subperiosteal hematoma

　急性骨膜下血腫はまれであるが，外傷の重篤な合併症として重要である[26]．眼窩上壁に発生することが多い．骨膜下血管の破綻で生じるが，帽状腱膜下血腫が進展することもある．外傷から発症までの期間はさまざまである．また，白血病や血小板減少症などの出血傾向をきたす疾患に続発することがある．CT で嚢状あるいはレンズ状の境界明瞭な高吸収域を示し，眼窩骨に広く接している(図 2-90)．冠状断像および矢状断像が描出に有用である．MRI では，他部位での血腫と同様に，時間の経過に伴ってさまざまな信号変化を示す[26]．

3) 眼窩内異物　orbital foreign body

　眼窩内異物は重篤な炎症の原因となるため，画像による存在診断の意義は大きい．単純 X 線写真は，ガラスや金属の描出には有効だが，木片やプラスチックの描出は困難である[66]．MRI はコントラスト分解能に優れ有用だが，金属異物が疑われる場合には禁忌で，多くの場合，金属異物の否定と骨の評価が同時に可能な CT が第一選択となる．異物がプラスチック製やガラスの場合にはウィンドウ幅を狭めることで検出がよくなり，木片の場合には逆にウィンドウ幅を広げて空気と区別するなど，画像参照モニターや撮像装置上でウィンドウを調整して読影する必要がある．軟部組織条件と空気/骨条件画像の両方で注意深く観察する必要がある(図 2-91)．CT で異物の存在が指摘できなくても，なお木片などの異物が疑われる際には MRI が検出に有用なことがある．特に小木片は時間が経過すると周囲の炎症などにより水分を含むようになり，CT で検出が困難になることがあるので，注意が必要である[67]．

4. 眼球外眼窩病変　95

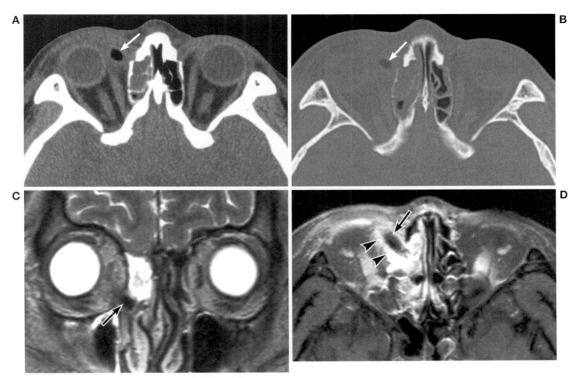

図2-91　40歳台女性　眼窩内異物(枯れ木)
A：単純CT(軟部組織条件)，B：単純CT(骨条件)，C：MRI, T2強調冠状断像，D：脂肪抑制造影T1強調像　軟部組織条件の単純CT(A)では，右眼瞼の肥厚，内眼角部での軟部腫瘤様変化と空気に近い低吸収を認める(→)．骨条件(B)では，右内眼角部の低吸収は篩骨洞の空気と比べ，やや高い吸収値を示している(→)．T2強調冠状断像(C)では，右眼窩内下方部に異物による帯状の無信号を認める(→)．脂肪抑制造影T1強調像(D)では，右内眼角部に異物による帯状の無信号(→)の周囲に強い増強効果を認める(▶)．炎症性変化を反映した所見である．

文 献

1) Mafee MF, Som PM：Embryology, anatomy, and imaging of the eye and orbit. In：Som PM, Curtin HD(eds)：Head and Neck Imaging, 5th ed. St Louis：Mosby, 2011：527-589.

2) Cunnane ME, Sepahadari AR, Gardiner M, et al：Pathology of the eye and orbit. In：Som PM, Curtin HD(eds)：Head and Neck Imaging, 5th ed. St Louis：Mosby, 2011：591-756.

3) 藤田晃史，酒井 修，杉本英治：眼窩．尾尻博也・編：頭頸部画像診断に必要不可欠な臨床・画像解剖．画像診断 2011；31：S8-S20.

4) 藤田晃史，酒井 修，杉本英治：眼窩の画像．骨と神経・筋の画像．神経内科 2007；67：313-319.

5) Han MH, Chang KH, Min YG, et al：Nontraumatic prolapse of the orbital contents into the ethmoid sinus：evaluation with screening sinus CT. Am J Otolaryngol 1996；17：184-189.

6) Ettl A, Salomonowitz E, Koornneef L, et al：High-resolution MR imaging anatomy of the orbit. Correlation with comparative cryosectional anatomy. Radiol Clin North Am 1998；36：1021-1045.

7) 藤田晃史，酒井 修，金川公夫，杉本英治：眼窩眼球．黒崎喜久，山下 孝・編：頭頸部の診断と治療 update．臨床放射線 2008；53：1342-1354.

8) Patel SH, Cunnane ME, Juliano AF, et al：Imaging appearance of the lateral rectus-superior rectus band in 100 consecutive patients without strabismus. AJNR Am J Neuroradiol 2014；35：1830-1835.

9) Ozgen A, Ariyurek M：Normative measurement of orbital structures using CT. AJR Am J Roentgenol 1998；170：1093-1096.

10) Ozgen A, Aydingöz U：Normative measurements of orbital structures using MRI. J Comput Assist Tomogr 2000；24：493-496.

11) Lirng JF, Fuh JL, Wu ZA, et al：Diameter of the superior ophthalmic vein in relation to intracranial pressure. AJNR Am J Neuroradiol 2003；24：700-703.

12) Ohgiya Y, Suyama J, Seino N, et al：MRI of the neck at 3 Tesla using the periodically rotated overlapping parallel lines with enhanced reconstruction (PROPELLER)(BLADE) sequence compared with T2-weighted fast spin-echo sequence. J Magn Reson Imaging 2010；32：1061-1067.

13) Gaddikeri S, Mossa-Basha M, Andre JB, et al：Optimal fat suppression in head and neck MRI：comparison of multipoint Dixon with 2 different fat-suppression techniques, spectral presaturation and inversion recovery, and STIR. AJNR Am J Neuroradiol 2018；39：362-368.

14) 酒井 修，田村和哉，田中 修ほか：ぶどう膜悪性黒色腫の MRI—US, CT および病理標本との比較を中心に．臨床放射線 1992；37：207-212.

15) Houle V, Bélair M, Allaire GS.：AIRP best cases in radiologic-pathologic correlation：choroidal melanoma. RadioGraphics 2011；31：1231-1236.

16) Jardel P, Sauerwein W, Olivier T, et al：Management of choroidal metastases. Cancer Treat Rev 2014；40：1119-1128.

17) Peyman GA, Mafee MF：Uveal melanoma and similar lesions：the role of magnetic resonance imaging and computed tomography. Radiol Clin North Am 1987；25：471-486.

18) Lemke AJ, Hosten N, Wiegel T, et al：Intraocular metastases：differential diagnosis from uveal melanomas with high-resolution MRI using a surface coil. Eur Radiol 2001；11：2593-2601.

19) Kaufman LM, Mafee MF, Song CD：Retinoblastoma and simulating lesions. Role of CT, MR imaging and use of Gd-DTPA contrast enhancement. Radiol Clin North Am 1998；36：1101-1117.

20) De Jong MC, van der Meer FJ, Göricke SL, et al：Diagnostic accuracy of intraocular tumor size measured with MR imaging in the prediction of postlaminar optic nerve invasion and massive choroidal invasion of retinoblastoma. Radiology 2016；279：817-826.

21) Mafee MF：Uveal melanoma, choroidal hemangioma, and simulating lesions. Role of MR imaging. Radiol Clin North Am 1998；36：1083-1099.

22) Mafee MF, Goldberg MF：Persistent hyperplastic primary vitreous(PHPV)：role of computed tomography and magnetic resonance. Radiol Clin North Am 1987；25：683-692.

23) Edward DP, Mafee MF, Garcia-Valenzuela E, et al：Coats' disease and persistent hyperplastic primary vitreous. Role of MR imaging and CT. Radiol Clin North Am 1998；36：1119-1131.

24) Sung EK, Nadgir RN, Fujita A, et al：Injuries of the globe：what can the radiologist offer? RadioGraphics 2014；34：764-776.

25) Lane JI, Watson RE Jr, Witte RJ, McCannel CA：Retinal detachment：imaging of surgical treat-

ments and complications. RadioGraphics 2003 ; 23 : 983-994.

26) Dobben GD, Philip B, Mafee MF, et al : Orbital subperiosteal hematoma, cholesterol granuloma, and infection. Radiol Clin North Am 1998 ; 36 : 1185-1200.

27) LeBedis CA, Sakai O : Nontraumatic orbital conditions : diagnosis with CT and MR imaging in the emergent setting. RadioGraphics 2008 ; 28 : 1741-1753.

28) Ludwig BJ, Foster BR, Saito N, et al : Diagnostic imaging in nontraumatic pediatric head and neck emergencies. RadioGraphics 2010 ; 30 : 781-799.

29) Curtin HD, Rabinov JD : Extension to the orbit from paraorbital disease. The sinuses. Radiol Clin North Am 1998 ; 36 : 1201-1213.

30) Chapman MN, Fujita A, Sung EK, et al : Sarcoidosis in the head and neck : an illustrative review of clinical presentations and imaging findings. AJR Am J Roentgenol 2017 ; 208 : 66-75.

31) Parmar H, Ibrahim M : Extrathyroidal manifestations of thyroid disease : thyroid ophthalmopathy. Neuroimaging Clin N Am 2008 ; 18 : 527-536.

32) Müller-Forell W, Pitz S, Mann W, Kahaly GJ : Neuroradiological diagnosis in thyroid-associated orbitopathy. Exp Clin Endocrinol Diabetes 1999 ; 107(Suppl 5) : S177-S183.

33) Thatcher J, Chang YM, Chapman MN, et al : Clinical-radiologic correlation of extraocular eye movement disorders : seeing beneath the surface. RadioGraphics 2016 ; 36 : 2123-2139.

34) Weber AL, Romo LV, Sabates NR : Pseudotumor of the orbit. Clinical, pathologic, and radiologic evaluation. Radiol Clin North Am 1999 ; 37 : 151-168.

35) Fujita A, Sakai O, Chapman MN, Sugimoto H : IgG4-related disease of the head and neck : CT and MR imaging manifestations. RadioGraphics 2012 ; 32 : 1945-1958.

36) Tiegs-Heiden CA, Eckel LJ, Hunt CH, et al : Immunoglobulin G4-related disease of the orbit : imaging features in 27 patients. AJNR Am J Neuroradiol 2014 ; 35 : 1393-1397.

37) Asao C, Korogi Y, Hotta A, et al : Orbital pseudotumors : value of short inversion time inversion-recovery MR imaging. Radiology 1997 ; 202 : 55-59.

38) Katsura M, Mori H, Kunimatsu A, et al : Radiological features of IgG4-related disease in the head, neck, and brain. Neuroradiology 2012 ; 54 : 873-882.

39) Toyoda K, Oba H, Kutomi K, et al : MR imaging of IgG4-related disease in the head and neck and brain. AJNR Am J Neuroradiol 2012 ; 33 : 2136-2139.

40) Nwawka OK, Nadgir R, Fujita A, Sakai O : Granulomatous disease in the head and neck : developing a differential diagnosis. Radiographics 2014 ; 34 : 1240-1256.

41) Courcoutsakis NA, Langford CA, Sneller MC, et al : Orbital involvement in Wegener granulomatosis : MR findings in 12 patients. J Comput Assist Tomogr 1997 ; 21 : 452-458.

42) Kim HJ, Paul F, Lana-Peixoto MA, et al : MRI characteristics of neuromyelitis optica spectrum disorder : an international update. Neurology 2015 ; 84 : 1165-1173.

43) Onodera M, Yama N, Hashimoto M, et al : The signal intensity ratio of the optic nerve to ipsilateral frontal white matter is of value in the diagnosis of acute optic neuritis. Eur Radiol 2016 ; 26 : 2640-2645.

44) Simon JH, McDonald WI : Assessment of optic nerve damage in multiple sclerosis using magnetic resonance imaging. J Neural Sci 2000 ; 172(Suppl 1) : S23-S26.

45) Hickman SJ : Optic Perineuritis. Curr Neurol Neurosci Rep 2016 ; 16 : 16.

46) Shen TT, Sakai O, Curtin HD, et al : Magnetic resonance imaging of primary anterior visual pathway tumors. Int Ophthalmol Clin 2001 ; 41 : 171-180.

47) Tailor TD, Gupta D, Dalley RW, et al : Orbital neoplasms in adults : clinical, radiologic, and pathologic review. RadioGraphics 2013 ; 33 : 1739-1758.

48) Ansari SA, Mafee MF : Orbital cavernous hemangioma : role of imaging. Neuroimaging Clin N Am 2005 ; 15 : 137-158.

49) Xian J, Zhang Z, Wang Z, et al : Evaluation of MR imaging findings differentiating cavernous haemangiomas from schwannomas in the orbit. Eur Radiol 2010 ; 20 : 2221-2228.

50) Pointdujour-Lim R, Lally SE, Shields JA, et al : Orbital schwannoma : RadioGraphic and histopathologic correlation in 15 cases. Ophthal Plast Reconstr Surg 2018 ; 34 : 162-167.

51) Carroll GS, Haik BG, Fleming JC, et al : Peripheral nerve tumors of the orbit. Radiol Clin North Am 1999 ; 37 : 195-202.

52) Günalp I, Gündüz K : Metastatic orbital tumors. Jpn J Ophthalmol 1995 ; 39 : 65-70.

53) Chung EM, Murphey MD, Specht CS, et al：From the archives of the AFIP. Pediatric orbit tumors and tumorlike lesions：osseous lesions of the orbit. RadioGraphics 2008；28：1193-1214.

54) Mafee MF, Pai E, Philip B：Rhabdomyosarcoma of the orbit. Evaluation with MR imaging and CT. Radiol Clin North Am 1998；36：1215-1227.

55) Kim HJ, Kim HJ, Kim YD, et al：Solitary fibrous tumor of the orbit：CT and MR imaging findings. AJNR Am J Neuroradiol 2008；29：857-862.

56) Zhang Z, Shi J, Guo J, et al：Value of MR imaging in differentiation between solitary fibrous tumor and schwannoma in the orbit. AJNR Am J Neuroradiol 2013；34：1067-1071.

57) Cytryn AS, Putterman AM, Schneck GL, et al：Predictability of magnetic resonance imaging in differentiation of orbital lymphoma from orbital inflammatory syndrome. Ophthal Plast Reconstr Surg 1997；13：129-134.

58) Sepahdari AR, Aakalu VK, Setabutr P, et al：Indeterminate orbital masses：restricted diffusion at MR imaging with echo-planar diffusion-weighted imaging predicts malignancy. Radiology 2010；256：554-564.

59) Valvassori GE, Sabnis SS, Mafee RF, et al：Imaging of orbital lymphoproliferative disorders. Radiol Clin North Am 1999；37：135-150.

60) Bilaniuk LT：Orbital vascular lesions. Role of imaging. Radiol Clin North Am 1999；37：169-183.

61) 難治性血管腫・血管奇形・リンパ管腫・リンパ管腫症および関連疾患についての調査研究班：血管腫・血管奇形・リンパ管奇形診療ガイドライン 2017, 第 2 版．≪http://www.marianna-u.ac.jp/va/index.html≫

62) Flors L, Leiva-Salinas C, Norton PT, et al：Ten frequently asked questions about MRI evaluation of soft-tissue vascular anomalies. AJR Am J Roentgenol 2013；201：W554-W562.

63) Wright JE, Sullivan TJ, Garner A, et al：Orbital venous anomalies. Ophthalmology 1997；104：905-913.

64) Barrow DL, Spector RH, Braun IF, et al：Classification and treatment of spontaneous carotid-cavernous sinus fistulas. J Neurosurg 1985；62：248-256.

65) Mehta N, Butala P, Bernstein MP：The imaging of maxillofacial trauma and its pertinence to surgical intervention. Radiol Clin North Am 2012；50：43-57.

66) Lagalla R, Manfre L, Caronia A, et al：Plain film, CT and MRI sensibility in the evaluation of intraorbital foreign bodies in an in vitro model of the orbit and in pig eyes. Eur Radiol 2000；10：1338-1341.

67) Ho TJ, McGuckin JF, Smergel EM：Intraorbital wooden foreign body：CT and MR appearance. AJNR Am J Neuroradiol 1996；17：134-136.

III

側頭骨

A. 外耳・中耳
1. 正常解剖
2. 画像検査法
3. 代表的疾患における画像所見

B. 内　耳
1. 画像読影の基礎と画像解剖
2. 先天奇形
3. 後天性疾患

CT and MRI of the Head and Neck

A. 外耳・中耳

はじめに

　耳小骨など微小構造の詳細な評価が要求される領域であり，外耳および中耳の画像診断において中核的役割を果たすのは高分解能 CT (high resolution CT：HRCT) である．多列検出器型 CT (multidetector-row CT：MDCT, multislice CT：MSCT) の普及に伴い，この領域における画像診断は飛躍的に向上したといえる[1~6]．なお，造影 CT を除き本稿における "CT" は，基本的に HRCT を意味している．

1. 正常解剖 (図 3-1〜図 3-7)

　まず，MDCT の画像を元に，側頭骨の正常解剖について述べる．なお，図中の解剖名はすべて同一の番号とし，英文表記とともに一覧にして示した (p. 103)．

a. 外 耳

　外耳道は，外側の線維軟骨部と内側の骨部よりなる．鼓膜上縁の付着部，つまり外耳道上壁から鼓室外側壁へ移行する部位は骨性の棘状突出を示し，scutum (鼓膜被蓋) とよばれる．弛緩部型真珠腫では scutum の鈍化が認められることが多く，その診断に重要である．鼓膜の下縁は鼓膜輪に付着する．外耳道およびその周囲皮膚の所属リンパ節は耳下腺，浅頸および後耳介リンパ節である．

　鼓膜は，大部分を占める下方の緊張部 (pars tensa) と，ツチ骨外側突起によるツチ骨隆起よりも上方の弛緩部 (pars flaccida) に分けられる．正常鼓膜は，CT で細い線状に認められるが，ウィンドウの設定などによっては観察困難な場合もある．

A. 外耳・中耳／1. 正常解剖　101

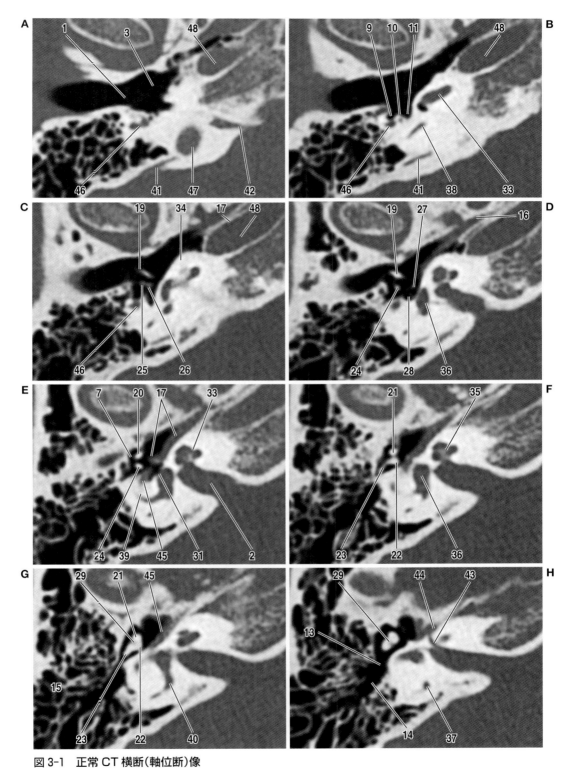

図 3-1　正常 CT 横断(軸位断)像
Aより順に頭側の断面を示す．(写真内の番号に対応する解剖名は，p.103 参照．以下同様)

102　Ⅲ. 側頭骨

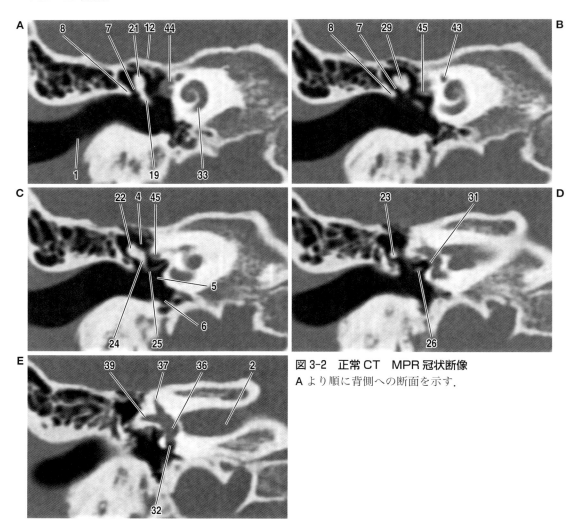

図 3-2　正常 CT　MPR 冠状断像
A より順に背側への断面を示す．

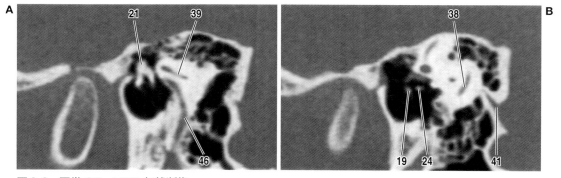

図 3-3　正常 CT　MPR 矢状断像
A より順に内側への断面を示す．

A. 外耳・中耳／1. 正常解剖

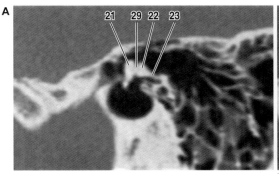
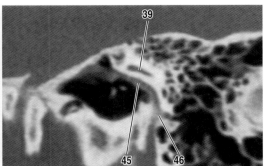
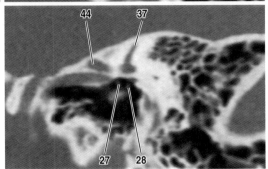

図 3-4　正常 CT　ツチ・キヌタ関節の長軸方向に平行な面での MPR 画像
A より順に内側への断面を示す．

正常解剖の図中に示された解剖名（和英対照）：図 3-1～図 3-10 に対応

1：外耳道	external auditory canal	26～28：アブミ骨 stapes（26：頭部 head，27：前脚 anterior crus，28：後脚 posterior crus）	
2：内耳道	internal auditory canal		
3：鼓膜	tympanic membrane	29：キヌタ・ツチ関節	incudomalleolar joint
4：上鼓室	epitympanum, attic	30：キヌタ・アブミ関節	incudostapedial joint
5：中鼓室	mesotympanum	31：卵円窓	oval window
6：下鼓室	hypotympanum	32：正円窓	round window
7：Prussak 腔	Prussak's space	33：蝸牛	cochlea
8：鼓膜被蓋	scutum	34：蝸牛岬角	cochlear promontory
9：顔面神経陥凹	facial recess	35：蝸牛軸	modiolus
10：錐体隆起	pyramidal eminence	36：前庭	vestibule
11：鼓室洞	sinus tympani	37：上半規管	superior semicircular canal
12：鼓室（天）蓋	tegmen tympani	38：後半規管	posterior semicircular canal
13：乳突洞口	additus ad antrum	39：外側半規管	lateral semicircular canal
14：乳突洞	mastoid antrum	40：総脚	common crus
15：乳突蜂巣	mastoid air cell	41：前庭水管	vestibular aqueduct
16：耳管	eustachian (auditory) tube	42：蝸牛水管	cochlear aqueduct
17：鼓膜張筋	tensor tympani muscle	43～46：顔面神経 facial nerve（43：迷路部 labyrinthine segment，44：膝神経節 geniculate ganglion，45：鼓室部 tympanic segment，46：乳突あるいは垂直部 mastoid or vertical segment）	
18：アブミ骨筋	stapedius muscle		
19～21：ツチ骨 malleus（19：柄 manubrium or handle，20：頸 neck，21：頭 head）			
		47：頸静脈孔	jugular foramen
22～25：キヌタ骨 incus（22：体 body，23：短脚 short crus，24：長脚 long crus，25：豆状突起 lenticular process）		48：頸動脈管	carotid canal

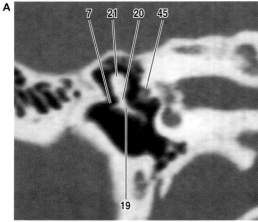
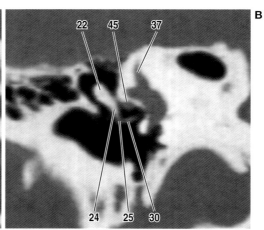
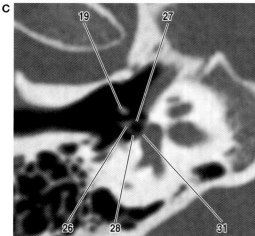

図 3-5　正常 CT　耳小骨評価のための MPR 画像
A：ツチ骨柄〜頭部に合わせた断面，B：キヌタ骨長脚に合わせた断面，C：アブミ骨の頭部・前脚・後脚および卵円窓を含む断面

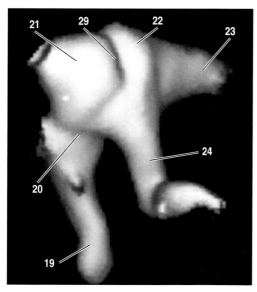

図 3-6　耳小骨の 3 次元表示
MDCT より作成した耳小骨の volume rendering 像
腹側内側より観察した画像．

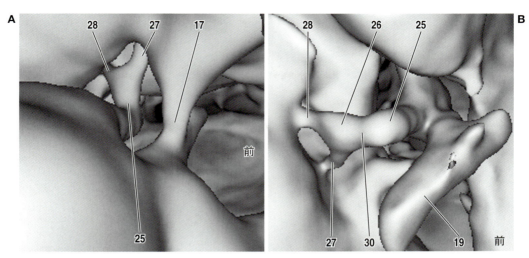

図 3-7　virtual endoscopy による鼓室内の観察
A：上鼓室より下方を視野にした像，B：下鼓室より見上げる視野での像　アブミ骨(26〜28)をはじめとする耳小骨や鼓膜張筋腱(17)が明瞭に観察できる．

b. 鼓室・鼓室壁

　鼓室は，外耳道(鼓膜の付着部)を基準として，上鼓室(epitympanum, attic)，中鼓室(mesotympanum)，下鼓室(hypotympanum)に分けられる．また，前後方向で前・中・後鼓室に分けられることもある．

　上鼓室には，ツチ骨頭，キヌタ骨体部および短脚が含まれている．鼓膜弛緩部，ツチ骨短突起，ツチ骨頸部，外側ツチ骨靱帯に囲まれた領域は Prussak (プルサック) 腔とよばれ，弛緩部型真珠腫の初発部位として重要である(Box 3-1)．ツチ骨頭の前内側には前鼓室上陥凹が認められ，その背側には骨性あるいは線維性の隔壁が認められる．上鼓室は鼓室天蓋によって中頭蓋窩と境界され，上鼓室背側は乳突洞口を介して乳突洞に連続している．鼓室天蓋の厚さには個人差があり，非常に薄い例もみられる．

　後鼓室には，鼓室洞，錘体隆起(アブミ骨筋と腱が存在)，顔面神経陥凹という凹凸がある(図3-8，Box 3-2)．顔面神経陥凹や鼓室洞は術中の死角になりやすく，まれに鼓室洞が非常に深い場合がある(図3-9)．鼓室内側壁には，蝸牛基底回転による突出部(岬角，promontory)があり，その上部に卵円窓，下部に正円窓が認められる．

　鼓室腹側には耳管鼓室口と鼓膜張筋半管の開口部があり，その内側には頸動脈管が存在する．鼓室底部には，通常薄い骨壁を介して頸静脈球がある．

c. 耳小骨

　耳小骨連鎖は，ツチ・キヌタ・アブミ骨で構成されており，これらの位置関係を立体的に把握しておくことが必要である(図3-6，Box 3-3)．鼓膜にツチ骨柄が付着し，ツチ骨頭部が上鼓室でキヌタ骨体部と関節(キヌタ・ツチ関節)を作る．この関節部は，CT軸位断で

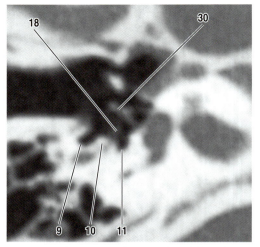

図 3-8 正常 CT　アブミ骨と錐体隆起を含む軸位に近い断面
後鼓室には，鼓室洞(11)，錐体隆起(10)，顔面神経陥凹(9)がみられる．錐体隆起からは，アブミ骨に連続するアブミ骨筋(18)が認められる．

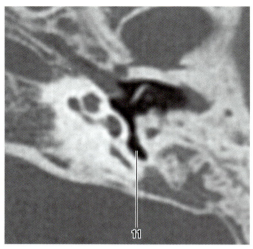

図 3-9　deep sinus tympani
CT 横断（軸位断）像　耳小骨奇形を有する例にみられた深い鼓室洞．

Box 3-1　scutum（鼓膜被蓋）と Prussak 腔

- 弛緩部型真珠腫の診断に重要な構造
- scutum：外耳道上壁から鼓室蓋側壁移行部の棘状突出
- Prussak 腔：上鼓室外側の鼓膜弛緩部，ツチ骨短突起，ツチ骨頸部，外側ツチ骨靱帯に囲まれた領域

Box 3-2　後鼓室の凹凸

- 鼓室洞
- 錐体隆起
- 顔面神経陥凹

Box 3-3　耳小骨のチェックポイント

- 上鼓室の "ice cream cone"
- 中鼓室の "parallel line"
- 冠状断における "right angle"：キヌタ骨長脚〜豆状突起〜アブミ骨
- アブミ骨と卵円窓

"ice cream cone" として認められる（ツチ骨頭部が ice cream でキヌタ骨が cone）. キヌタ骨短脚は背外側に走行し，キヌタ骨窩に存在する. キヌタ骨長脚はツチ骨柄の背側を下行し，卵円窓よりやや下方の高さで約 90° 内側に屈曲しやや上方内側に走行した後，豆状突起がアブミ骨頭と関節を作る（キヌタ・アブミ関節）. CT 軸位断ではツチ骨柄の背側に平行に走行するキヌタ骨長脚から豆状突起がみられる（"parallel line"）. キヌタ骨長脚に沿った MPR 像ではキヌタ骨長脚からアブミ骨が L 字を形成する[4,5]. アブミ骨は頭部，前後脚および卵円窓に付着する底板からなる. アブミ骨は体軸に対して斜めに走行しており，アブミ骨頭に対して底板が頭側に位置している. このため，通常の軸位断ではアブミ骨全体を 1 スライスで観察することは困難なことが多いが，斜位の MPR が有用である[4,5].

d. 鼓室内軟部組織

鼓室内の筋肉としては，鼓膜張筋とアブミ骨筋が存在する（表 3-1）. 鼓膜張筋は耳管骨部の上方より後方へ走行し，匙状突起で 90° 方向を変え，ツチ骨柄に付着する. アブミ骨筋は錐体隆起内にあり，その腱が錐体隆起尖端からアブミ骨頸部後面に付着している（図 3-8）. 耳小骨を支持する靱帯としては，上ツチ骨靱帯，前ツチ骨靱帯，外側ツチ骨靱帯，上キヌタ骨靱帯，後キヌタ骨靱帯が認められる. 鼓室内の異常軟部組織がなければ，鼓膜張筋はほぼ恒常的に観察可能である（図 3-10）. MDCT を用いることでアブミ骨筋や耳小骨の支持靱帯も高率に描出可能と報告されている[7,8].

鼓室内の正常血管や神経は，通常の CT では殆ど描出不能である. 後述のような血管変異（内頸動脈部分欠損やアブミ骨動脈）は，通常認められない軟部組織として同定可能な場合が多い.

e. 卵円窓・正円窓

卵円窓は顔面神経鼓室部の直下にあり，アブミ骨底板が付着し，蝸牛の基底回転に音の振動を伝える. 正常のアブミ骨底板は非常に薄く，CT では卵円窓部の骨構造として線状に認められる. 卵円窓腹側には前庭窓前小裂（fissula ante fenestram）[†] が存在し，耳硬化症の初発部位として重要である（Box 3-4）. 正円窓は岬角の背側下部に認められ，冠状断での評価が有用である. 耳硬化症で，まれに正円窓部の病変を伴う場合がある.

Box 3-4 　前庭窓前小裂（fissula ante fenestram）

- 耳嚢骨中央の内軟骨層
- 卵円窓腹側にあり，耳硬化症の初発部位として重要
- 小児期には透亮像が残存

[†] 前庭窓前小裂：耳嚢（otic capsule）の骨形成は，内側および外側の骨膜層と中央の内軟骨層の 3 層に分かれている. 中央の内軟骨層の一部が線維組織や軟骨組織として分化し卵円窓腹側に認められる構造が前庭窓前小裂である. 小児期には，同構造に相当する透亮像が CT で認められることがある（cochlear cleft）（図 3-11）[9].

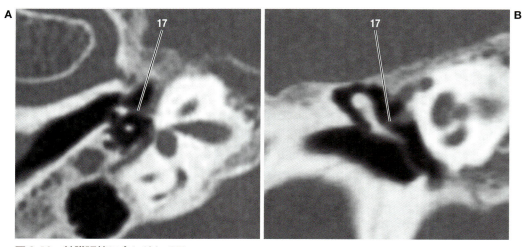

図 3-10　鼓膜張筋に合わせた CT
MPR 像　A：横断(軸位断)，B：斜位冠状断　ツチ骨柄に付着する鼓膜張筋(17)が明瞭に描出されている．

表 3-1　耳小骨に付着する靱帯と筋肉

耳小骨	靱帯・筋肉
ツチ骨	上ツチ骨靱帯，前ツチ骨靱帯，外側ツチ骨靱帯 (superior, anterior, and lateral malleal ligaments) 鼓膜張筋腱
キヌタ骨	上キヌタ骨靱帯，後キヌタ骨靱帯 (superior and posterior incudal ligaments)
アブミ骨	アブミ骨筋腱

f. 顔面神経

　顔面神経は内耳道の腹側上部から側頭骨内に入り，腹側外側に走行する(迷路部)．膝神経節(膝部)に達した後に方向を変え，鼓室内側壁の顔面神経管内を背外側へ走行し(鼓室部)，鼓室陥凹の外側で下方へ向きを変える(第2膝部)．その後，後鼓室の顔面神経陥凹の背側を下方へ走行し(乳突部あるいは垂直部)，茎乳突孔を通り側頭骨から出る(Box 3-5)．膝神経節からは大錐体神経が腹側へ分枝し，乳突部からはアブミ骨筋神経および鼓索神経が分枝する．CT などでアブミ骨筋神経や鼓索神経を同定するのは困難な場合が多い．

　側頭骨内の顔面神経の評価には CT が有用で，鼓室部の評価には冠状断が優れている．正常でも顔面神経管の一部が欠損(裂開)していることがある[10,11]．鼓室部に最も多いが，膝神経節や垂直部でも認められる(図 3-12)[11]．まれに，顔面神経が複数に分かれて走行している場合がある(図 3-13)[12]．造影 MRI では，鼓室部や乳突部を中心とした顔面神経の増強効果がみられ，神経周囲の豊富な動静脈叢によるものと考えられている[13]．

A. 外耳・中耳／1. 正常解剖　109

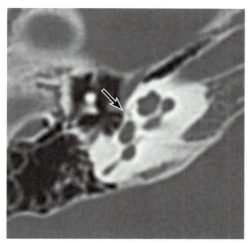

図 3-11　10歳未満児　前庭窓前小裂
CT 横断像　卵円窓腹側の耳嚢に，線状の透亮像が認められる（→）．

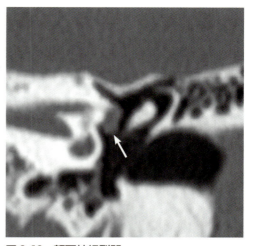

図 3-12　顔面神経裂開
CT 横断像　迷路部の顔面神経管は骨壁が不明瞭で，鼓室内に突出するように顔面神経が走行している（→）．

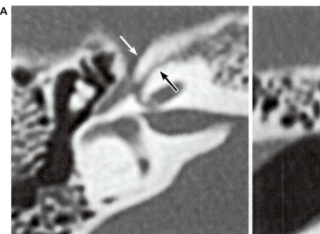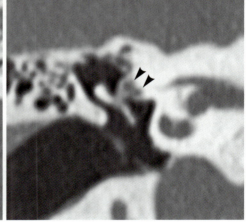

図 3-13　顔面神経の走行変異
A：CT 横断像，B：MPR 冠状断像　CT 横断像（A）では，迷路部および膝部それぞれから腹側へ走行する大錐体神経と思われる構造が認められる（→）．MPR 冠状断像（B）では，顔面神経鼓室部が2本の分枝として認められる（▶）．

Box 3-5　顔面神経

- 側頭骨内での走行：迷路部，膝部，鼓室部，乳突部（垂直部）
- 正常変異：裂開，branching
- 正常顔面神経の造影 MRI における増強効果：特に鼓室部，垂直部

g. 耳管

　耳管(eustachian tube)は，鼓室と上咽頭を結ぶ全長約3.5 cmの管構造で，鼓室から前方，内側(約45°)，下方(約30〜40°)へ向かい，上咽頭のRosenmüller窩の外側に開口している．後部1/3は骨性で(protympanum)，前部2/3は線維・軟骨組織からなり可動性を有する．両者の境界部がもっとも狭く，狭部(isthmus)とよばれる．線維軟骨部の耳管径は，口蓋帆張筋(tensor velipalatini muscle)および口蓋帆挙筋(levator velipalatini muscle)によって調整される．骨性耳管の内側部には鼓膜張筋が認められる．耳管の機能として，1)中耳の圧調整，2)中耳内分泌物の排泄，3)上咽頭分泌物などからの防御，があげられる．

h. その他

　側頭骨乳突部には乳突洞と乳突蜂巣が含まれ，生後に発達してくる．乳突洞は乳突洞口を介して上鼓室と連続している．真珠腫をはじめとする鼓室内病変が乳突洞に進展する際には乳突洞口を介することが多く，同部の開大は重要な指標である．乳突蜂巣では鱗状縫合が後外側に横切っており，乳突蜂巣内の感染波及の障壁として機能している(Koerner隔壁)．

　錐体尖部は通常骨髄であるが，30〜35%で含気蜂巣が認められ，約5%でその含気化に左右非対称が認められる(図3-14)．錐体尖部の蜂巣に限局した液体貯留を認めることがあり，MRIのT2強調像で高信号を示す(図3-15)[14]．通常は特別な処置を必要としないが("leave me alone" lesion)，真珠腫などと鑑別を要する場合がある(Box 3-6)．蜂巣隔壁の有無がCTなどにおける鑑別診断のポイントとなる．

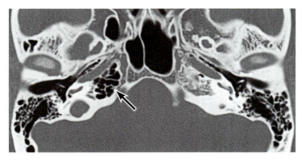

図3-14　錐体尖蜂巣の非対称
CT　右側の錐体尖部には良好な含気を示す乳突蜂巣がみられる(→)が，左側は骨髄である．

Box 3-6　錐体尖部の "leave me alone" lesion

- 錐体尖部の含気蜂巣に限局した液体貯留
- 鑑別診断：真珠腫，コレステリン肉芽腫，各種腫瘍性病変
- 正常な蜂巣隔壁の有無に注意

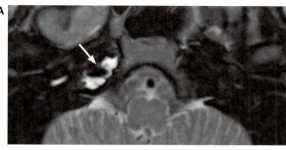 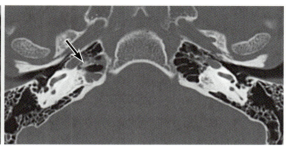

図3-15　10歳台前半男児　錐体尖乳突蜂巣の液体貯留
A：MRI, T2強調像，B：CT　他院のMRIで右錐体尖の腫瘍が疑われた．T2強調像(A)にて，右錐体尖の一部に強い高信号が認められる(→)．CT(B)では両側錐体尖に蜂巣形成がみられ，その隔壁は保たれている(→)．

2. 画像検査法

a. 単純X線撮影および断層撮影

　以前は，側頭骨に対する代表的な単純X線撮影としてSchüller法，Stenvers法および経眼窩法などが用いられてきたが，CTあるいは後述するcone-beam CTの普及に伴いこれらの役割はきわめてかぎられたものとなっている．単純あるいは断層撮影が有用な状況としては，人工内耳や人工中耳の術中・術後評価があげられる[15, 16]．実効スライス厚を薄くできるMDCTの普及によってかなり改善されたとはいえ，CTにおける金属アーチファクトが問題となることは少なくない．

b. CT

　中耳の画像診断においては，耳小骨など微小構造の詳細な評価が必要とされ，骨条件の再構成アルゴリズムを用いたHRCTが画像診断の中心である(Box 3-7)．近年急速に普及したMDCTでは0.3～0.6 mm程度の薄い実効スライス厚で等方性に近いボクセルデータを収集することが可能であり，任意の断面における多断面再構成(multiplanar reconstruction：MPR)像でも十分な空間分解能が得られる．撮像断面は，水晶体被曝を考慮して設定する．外側半規管の観察などにはOM lineでの撮像が好ましいとの報告もあるが，この撮像面では水晶体被曝が避けられないことが多く，外耳道-鼻翼下線などを基準とすることが好ましい．MDCTでは，水晶体被曝を避けるように撮像断面を設定しても，OM lineに合わせたMPR像で観察することが可能である．鼓室天蓋・Prussak腔およびscutum・耳小骨・顔面神経・三半規管などの評価には冠状断が有用であり，MPRを含む冠状断像は必須である．なお，撮像条件によっては撮像断面に平行な薄い骨構造の描出が不良な場合があり，鼓室天

112　Ⅲ. 側頭骨

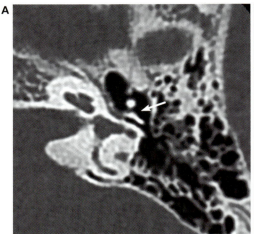
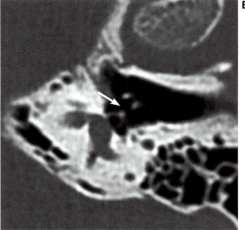
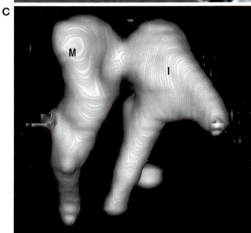

図 3-16　9 歳女児　耳小骨離断
A：CT 横断像，B：アブミ骨に合わせた MPR 像，C：3D volume rendering 像　CT 横断像 (A) ではキヌタ・ツチ関節の脱臼が (A, →)，MPR 像 (B) ではキヌタ・アブミ関節の離断が認められる (B, →)．3 次元画像 (C) では，耳小骨脱臼の立体的把握が容易である．I：incus, M：malleus

---

Box 3-7　側頭骨 CT の撮像

- MDCT での検査が好ましく，可能な限り薄い実効スライス厚を用いる．
- 水晶体被曝を極力低減する断面を選択する．
- 冠状断は必須：MDCT では MPR で対応可能
- MDCT では，キーとなる断面での MPR 像を追加することで診断能向上

蓋が薄い場合などの評価には注意を要する．耳小骨の評価に際しては，ツチ骨柄～頭部，ツチ・キヌタ関節，キヌタ骨長脚，アブミ骨などいくつかのキーとなる断面に合わせた MPR を追加することで診断能の向上が期待される (図 3-5, p. 104)[4~6]．耳小骨の評価などには volume rendering (図 3-6, p. 104) や virtual endoscopy (図 3-7, p. 105) も用いられ位置的関係の把握などに有用である (図 3-16)．しかし，アブミ骨をはじめとした微小構造の評価は困難な場合も多い．腫瘍性病変などで造影後 CT が適応と考えられる場合もあるが，造影検査を含む MRI の適応を考慮すべきである．

A. 外耳・中耳／2. 画像検査法　**113**

Box 3-8　cone-beam CT(CBCT)

- flat panel detector と円錐状 X 線を用いる.
- 比較的低線量で空間分解能の高い画像を得られる.
- MDCT と比べて安価で必要な設置スペースも狭い.
- 骨組織の描出に優れるが, 軟部組織コントラストは低い.
- 坐位での撮像にかぎられ, 撮像範囲が限られている.

　近年普及しつつある flat panel detector を用いた cone beam CT は, 被曝線量を低減しつつ高分解の画像が得られ, 側頭骨領域でもその有用性が報告されている(Box 3-8)[17, 18]. cone beam CT の問題点として, その撮像範囲がかぎられていることや軟部組織コントラストが乏しいことなどがあげられる.

C. MRI

　MRI は軟部組織コントラストに優れ, 中耳疾患の画像診断において CT の補助的役割を果たすことが多い. 側頭骨領域では, 1) 主として骨や含気腔から構成されているために磁化率アーチファクトの影響を受けやすい, 2) 耳小骨などの骨構造の詳細な評価が困難である, 3) 血管構造がさまざまな信号強度・増強効果を示す, などを認識しておく必要がある(Box 3-9). 近年急速に普及した 3T 装置は, 信号/ノイズ比(signal-to-noise ratio：SNR)が高く, より空間分解能の高い画像を得ることが可能である. 一方, 磁化率の影響はより強くなるため, 撮像法の選択には注意を要する.

　基本的撮像法は T1 および T2 強調像であり, 使用装置の性能によるが, できるだけ高分解能で薄いスライスの撮影が必要である. 高分解能の T1 強調像として 3D gradient echo (GRE)法が用いられてきたが, 高磁場装置では磁化率アーチファクトが問題となる. 近年, refocusing pulse の flip angle を可変とすることにより, 許容範囲内の SAR (specific absorption rate) で 3D fast spin echo (FSE)を撮像することが可能となった(SPACE, CUBE, VISTA など). これにより, 磁化率アーチファクトの少ない高分解能画像を十分な SNR で得ることができる.

　内耳迷路や前庭蝸牛神経・顔面神経の評価には高分解能 3D heavily T2 強調像(MR hydrography)が有用である. さまざまな撮像法が用いられているが, true SSFP (steady state free precession)や CISS(constructive interference in the steady state)などの 3D GRE 系の撮像法をベースにしたものと, 前述の 3D FSE 系の撮像法に大別される. 高磁場装置では, 磁化率アーチファクトの影響を受けにくい FSE 系が望ましい[19]. MR hydrography では水の信号が強調されており, 通常の T2 強調像と比べて軟部組織のコントラストは不良な場合が多い. 一方, 通常の T2 強調像で高信号を示す病変の内部構造をより明瞭に描出できる場合もある(真珠腫など). また, 撮像法が異なると組織コントラストも異なるので, 注意を要する(図 3-17). 例えば true SSFP 系の画像コントラストは T2/T1 で規定されるため, 造影剤による増強効果が反映される. また, 血管のコントラストも異なり, FSE 系の撮像

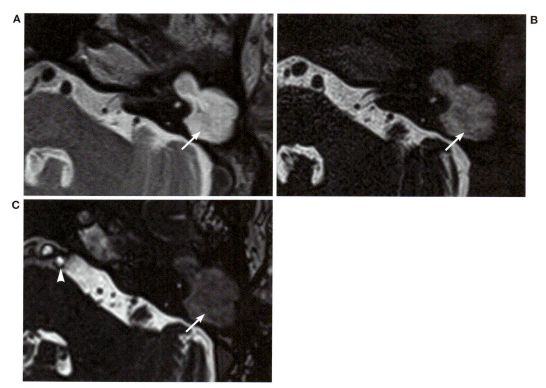

図 3-17　MRI, T2 強調像による画像コントラストの違い：真珠腫症例
A：MRI, 2D FSE T2 強調像，B：3D FSE，C：3D SSFP　2D FSE の T2 強調像(**A**)では，真珠腫は比較的均一な強い高信号を示す(→)．3D FSE(**B**)では真珠腫内部の信号がやや不均一で(→)，相対的信号も 2D FSE(**A**)と比べて低い．3D SSFP(**C**)では，真珠腫の信号はさらに低く，両側椎骨動脈が高信号を示す(▶)．

Box 3-9　側頭骨 MRI の留意点

- 磁化率アーチファクトの影響を受けやすい：高磁場ほど顕著
- 耳小骨などの骨構造の詳細な評価が困難
- 血管構造がさまざまな信号強度・増強効果を示す．

法では flow void を，GRE 系の撮像法では高信号を呈することが多い．

　なお，3D の高分解能画像は十分な SNR を得るために撮像時間が長くなるという問題点がある．parallel imaging や近年臨床応用が進みつつある圧縮センシングなどの応用により，撮像時間を短縮することが可能となっている[20, 21]．

　後述するように，真珠腫の診断には拡散強調画像(diffusion-weighted imaging：DWI)が有用である[22, 23]．頭部領域などで広く用いられている single shot echo planar imaging (EPI)を用いた DWI では磁化率アーチファクトが強く，側頭骨領域への適応が困難であった．parallel imaging の応用によって EPI における磁化率アーチファクトの軽減が可能とな

A. 外耳・中耳／2. 画像検査法　115

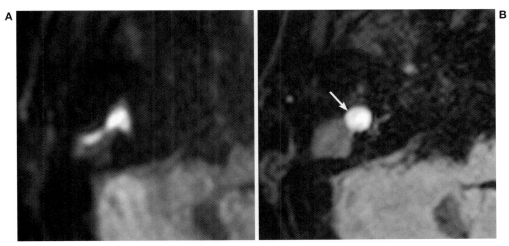

図3-18　3T MRIにおける拡散強調画像（DWI）：再発真珠腫症例
A：EPI，B：non-EPI（PSIF）　EPI DWI（A）では，高信号を認めるものの磁化率アーチファクトに伴う画像の歪みなどが強く，詳細な評価困難である．non-EPIのDWI（B）では，強い高信号を示す真珠腫が的確に描出されている（→）．

り，側頭骨領域でもEPIを用いたDWIが応用されているが，依然として磁化率の影響は無視できない状況である[24]．特に，3T装置では磁化率アーチファクトの影響をより強く受けるため（図3-18），single shot FSE，PROPELLER（periodically rotated overlapping parallel lines with enhanced reconstruction）をはじめとしたnon-EPIの撮像法[25〜29]やread-out segmented EPI（RESOLVE）[30]など，磁化率アーチファクトの影響が少ない撮像法の応用が望まれる．

血管・血流の評価には，2Dあるいは3D time-of-flight（TOF）MR angiography（MRA），phase contrast（PC）MRA，time-resolved 3D contrast-enhanced（CE）MRAなど，さまざまな手法が応用可能であり，対象とする病態に応じて適切な撮像法を選択する．例えば，静脈洞血栓の評価には2D TOFあるいはPC MRA，CE MRAなどが，腫瘍性病変の血行動態の評価としてはCE MRAに加えて灌流画像やdynamic studyが有用である（図3-19）．近年普及しつつあるASL（arterial spin labeling）では，造影剤を用いることなく血流の評価が可能である．腫瘍性病変の血流評価や硬膜動静脈瘻・動静脈奇形の診断などへの応用が期待される[31]．

なお，外耳や中耳疾患ではMRIのみで解剖学的な詳細を把握することが困難な場合もあり，CTとの対比が必要である．近年，スライス厚の薄いnon-EPI DWIとCTや高分解能のMR cisternographyとの融合画像の有用性も報告されている[32]．

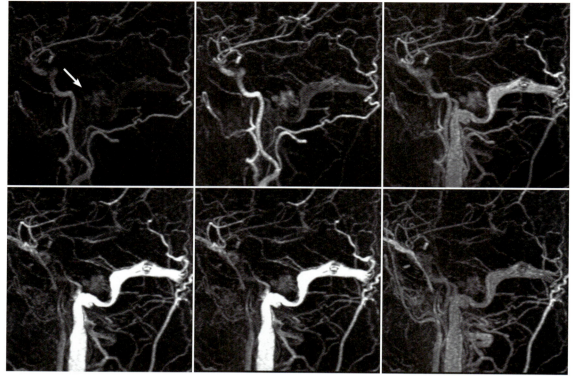

図 3-19 time-resolved 3D contrast-enhanced MRA：錐体骨の endolymphatic sac tumor
造影早期から強く増強され，後期に wash-out される腫瘤が認められる(→)．

3. 代表的疾患における画像所見

a. 先天奇形

　外耳および中耳，耳小骨の大部分は，中胚葉の第 1 および第 2 鰓弓より胎生 4〜30 週頃に発生する．胎生 6 週に第 1 鰓溝が深くなって，一次外耳道(外側 1/3 の外耳道軟骨部)が形成される．12 週には一次外耳道底から鼓室側壁に続く外耳道上皮板(外耳道栓)が形成され，18 週に骨性鼓膜ができ，28 週に外耳道上皮板が融解して二次性外耳道(内側 3/2 の骨性外耳道)となる．

　鼓室は，胎生 4 週頃から咽頭窩が陥凹した第 1 内鰓溝によって形成される．耳小骨は，第 1 鰓弓からツチ骨およびキヌタ骨の上部構造が，第 2 鰓弓からアブミ骨底板の一部を除くその他の部分が発生する．アブミ骨底板は，第 2 鰓弓より発生する鼓室部と神経外胚葉から発生する前底部よりなる．耳小骨の骨化は，ツチ骨 16 週，キヌタ骨 16.5 週，アブミ骨 18 週頃に現れる．

A. 外耳・中耳／3. 代表的疾患における画像所見　**117**

表3-2　外耳および中耳奇形を伴う代表的症候群

症候群	外耳奇形	中耳奇形
BOR症候群	耳瘻孔，小耳症，耳介低位	ツチ・キヌタ骨奇形，アブミ骨欠損，耳小骨固着，鼓室の狭小化，卵円窓や正円窓の異常
CHARGE症候群	耳介奇形	アブミ骨上部構造の欠損，キヌタ骨長脚の欠損，卵円窓や正円窓の欠損
Crouzon病	外耳道狭窄・閉鎖，小耳症，耳介低位	鼓膜欠損，鼓室の変形や狭小化，正円窓の狭小化，耳小骨固着
Goldenhar症候群	外耳道狭窄・閉鎖，副耳，耳介奇形	鼓室の狭小化，耳小骨欠損，卵円窓低形成，顔面神経低形成
Klippel-Feil症候群	小耳症，耳介低位，外耳道閉鎖	耳小骨欠損，アブミ骨固着，鼓室の骨性閉鎖
Moebius症候群	小耳症，耳介奇形	顔面神経管欠損，耳小骨奇形，卵円窓・正円窓形成異常
Treacher-Collins症候群	耳介低位，耳介奇形，外耳道狭窄・閉鎖	耳小骨奇形・欠損，鼓室の狭小化，顔面神経走行異常
Wildervanck症候群	副耳，小耳症，耳介奇形，外耳道狭窄・閉鎖	瘢痕的耳小骨，ツチ・キヌタ骨癒合，アブミ骨・卵円窓欠損，アブミ骨固着

　前述の発生学的な関連から，外耳奇形にはしばしば耳小骨奇形を合併し，外耳奇形の98％で耳小骨奇形が認められるとの報告もある[33]．外耳奇形に，顔面神経，卵円窓，正円窓などの異常を伴うこともあるが，内耳や内耳道奇形の合併は比較的まれである．Branchio-Oto-Renal（BOR）症候群，CHARGE症候群，Goldenhar症候群（oculo-auriculo-vertebral dysplasia），Crouzon病（craniofacial dysostosis），Klippel-Feil症候群，Wildervanck症候群（cervico-occular-acoustic dysplasia）など，外耳や中耳の奇形を伴うさまざまな症候群が知られている（表3-2）[34]．また，13トリソミー（Paetau症候群），18トリソミー（Edward症候群），21トリソミー（Down症候群）などの染色体異常に伴うことも多い．

1）外　耳

　外耳奇形としては，耳介の形成異常（小耳症）や外耳道狭窄・閉塞があげられ，耳介奇形には外耳道の形成異常を高率に伴う．顕著な小耳症では，外耳道閉鎖の頻度が高い[33]．外耳道狭窄・閉塞は骨性と膜性に分類される．外耳道狭窄・閉鎖には先天性あるいは後天性真珠腫を合併することもある．

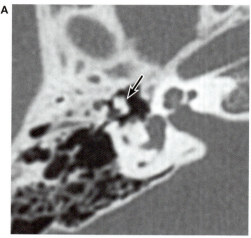
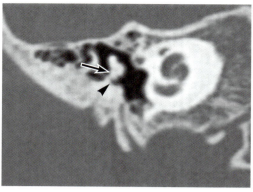

図 3-20　6 歳女児　外耳道閉鎖に伴う耳小骨奇形
A：CT 横断像，B：MPR 冠状断像　外耳道は骨性の閉鎖を示す．変形したツチ骨およびキヌタ骨が癒合し（→），鼓室壁とも連続している（▶）．

　外耳奇形や先天性伝音難聴がみられる場合，CT が第一選択となる．CT の評価に際しては，1) 外耳道狭窄・閉塞が膜性か骨性か，2) 耳小骨連鎖の状態，3) 中耳腔や乳突蜂巣の発達および含気，4) 顔面神経の走行，5) 卵円窓および正円窓の状況，6) 内耳奇形の有無などに留意する必要がある．

2) 中耳（耳小骨奇形）

　中耳奇形は外耳・外耳道奇形に合併することが多いが，外耳が正常な場合もある（Box 3-10）．外耳奇形に伴う耳小骨奇形はツチ骨，キヌタ骨に多く，両者の変形・癒合がしばしば認められる（図 3-20）．外耳奇形を伴わない場合には，キヌタ骨長脚の欠損や変形，後方偏位などに伴うキヌタ・アブミ関節離断が最も多い（図 3-21）．次いで，ツチ・キヌタ骨の癒合，上鼓室壁への固着，アブミ骨固着などが認められる．最近の報告では，アブミ骨固着が最も高頻度で両側性のことが多いとされている．キヌタ骨長脚の異常にアブミ骨奇形を伴うこともあり，その欠損や単脚（monopod stapes）などが知られている（図 3-22）．

　耳小骨奇形の診断には MDCT が有用で[8]，立体的構造の把握には MPR や 3 次元再構成が適している（図 3-22）．外耳および中耳奇形の評価に際しては，卵円窓および正円窓，顔面神経，内耳迷路などにも留意する必要がある（図 3-23）．

　卵円窓閉鎖症は先天性難聴をきたすまれな疾患であり，アブミ骨の欠損や形成異常を高率に伴う[35]．顔面神経の異常を伴うことも多い．内耳奇形の合併はまれである．

3) 顔面神経

　顔面神経は第 2 鰓弓より形成されるため，外耳奇形や耳小骨奇形に顔面神経の走行異常や裂開を伴うことがある．卵円窓近傍の顔面神経裂開では，卵円窓の欠損を伴う場合がある．まれではあるが顔面神経の形成異常による先天性顔面神経麻痺を呈することがあり（図 3-24）[36]，Moebius 症候群，CHARGE 症候群，Poland 症候群などの先天性疾患に合併する

A. 外耳・中耳／3. 代表的疾患における画像所見　119

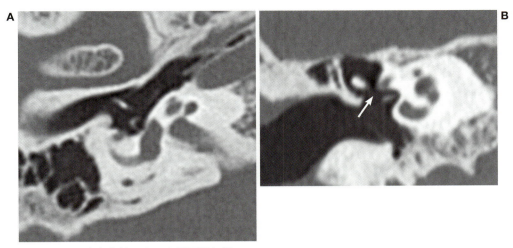

図3-21　50歳台女性　キヌタ骨長脚欠損
A：CT横断像，B：MPR斜位冠状断像　横断像（A）では，ツチ骨柄の背側のキヌタ骨長脚が認められない（"parallel line"の不明瞭化）．図3-5 Bと同様の断面で再構成したMPR像（B）にて，キヌタ骨長脚の欠損が明らかである（→）．

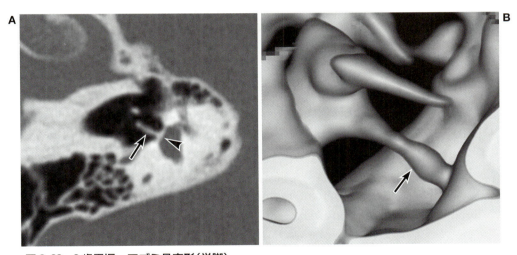

図3-22　6歳男児　アブミ骨奇形（単脚）
A：アブミ骨に合わせたCT MPR像，B：鼓室下部より観察したvolume rendering像　アブミ骨は単脚を示す（→）．卵円窓のアブミ骨底板は肥厚している（►）．

Box 3-10　耳小骨奇形

- 外耳および耳小骨は，中胚葉の第1および第2鰓弓より発生する．
- 外耳奇形にしばしば合併
- 外耳奇形を伴う場合：ツチ・キヌタ骨の癒合が最多
- 外耳奇形を伴わない場合：キヌタ・アブミ関節離断が最多

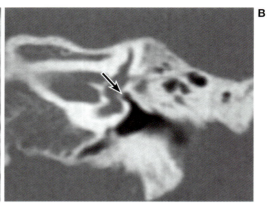

図 3-23　8 歳女児　耳小骨奇形
A：CT 横断像，B：MPR 冠状断像　横断像(A)ではツチ骨およびキヌタ骨が変形して認められ (→)，顔面神経の迷路部から鼓室部の走行異常を伴っている(▶)．膝神経節の特定は困難である．卵円窓を通る MPR 冠状断像(B)では，キヌタ骨の長脚〜豆状突起およびアブミ骨が認められない．卵円窓は狭く，厚い骨構造で覆われている(→)．

こともも知られている．Moebius 症候群は先天性の両側顔面神経麻痺，外転神経麻痺を主徴とし，四肢，胸壁，脊椎などの異常を伴う疾患である[37]．MRI の heavily T2 強調画像では顔面神経や他の脳神経の異常が評価できる．CT では，迷路部から垂直部の顔面神経管の形成異常が認められる．

4）血管異常・変異

以下のような鼓室内異常血管は，拍動性耳鳴や赤色あるいは青色鼓膜を呈し，臨床的に傍神経節腫(glomus 腫瘍)や硬膜動静脈瘻との鑑別が問題となる(Box 3-11)．MRI 検査では，これらの血管変異・異常を指摘できない場合も多く，臨床的に"retrotympanic vascular mass"が認められる場合の画像診断としては CT が第一選択である．

① 内頸動脈異所性走行（aberrant internal carotid artery），内頸動脈部分欠損（partial absence of internal carotid artery）

頸動脈管の外側壁が欠損し，内頸動脈が鼓室内に突出して走行する場合がある．また，内頸動脈近位部が欠損した場合，側副血行路として外頸動脈枝である下鼓室動脈(inferior tympanic artery)が拡張し，頸動脈鼓室動脈(caroticotympanic artery) = 舌骨動脈(hyoid artery)を介して頸動脈管水平部の内頸動脈遠位部に達する[38]．CT では，1) 頸動脈管垂直部の欠損，2) 下鼓室神経小管(inferior tympanic canaliculus)の拡張，3) 蝸牛の後外側から蝸牛岬角に沿って中鼓室を腹側へ走行し頸動脈管水平部に連続する異常軟部組織，が認められる(図 3-25)．その診断には MRA や CT angiography (CTA)も有用であるが，上記の所見があれば必ずしも必要ない．なお，この異所性内頸動脈と細い本来の内頸動脈がともに認められる場合があり，重複内頸動脈あるいは内頸動脈窓形成とよばれる．

② アブミ骨動脈　stapedial artery

胎生期に第 2 大動脈弓より形成されアブミ骨輪を貫通する動脈で，通常は外頸動脈形成に伴い次第に退縮する．その遺残が知られているが非常にまれであり，画像診断に関する報告

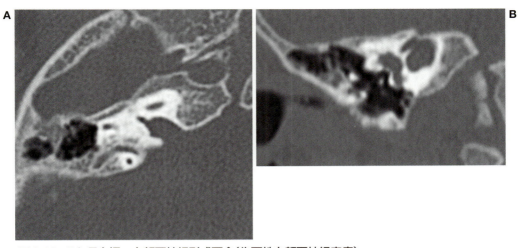

図 3-24　5か月女児　右顔面神経形成不全（先天性右顔面神経麻痺）
A：CT 横断像，B：MPR 冠状断像　顔面神経の迷路部，膝部，鼓室部などが認められない．

Box 3-11　retrotympanic vascular mass

- 血管異常
    - 異所性内頸動脈（内頸動脈部分欠損），内頸動脈窓形成
    - 頸静脈球裂開
- 傍神経節腫（glomus 腫瘍）
- コレステリン肉芽腫

は少ない．1）頸動脈管から連続する小管構造，2）岬角を走行する線状構造，3）アブミ骨と近接する軟部組織（典型的には前脚と後脚の間），4）鼓室部顔面神経管の拡大あるいは同管と平行に走行する管状構造，5）棘孔の欠損，などが CT 所見として報告されている[39]．異所性内頸動脈に合併することも多い．

③ 高位頸静脈球（high jugular bulb），頸静脈球裂開（dehiscent jugular bulb），頸静脈憩室（jugular diverticulum）

頸静脈球部には高位頸静脈球をはじめとするさまざまな変異が知られている[40]．頸静脈球が外耳道床よりも高位に位置する場合に高位静脈球とされ，約 6% と報告されている[41]．右側により高頻度である．頸静脈球を中耳腔から隔てる骨板が欠損している状況が裂開とよばれ，耳鏡で異常な血管性腫瘤として認められることがある．高位頸静脈球や頸静脈球裂開は，伝音性難聴や拍動性耳鳴の原因となる．CT では，頸静脈球の骨板欠損が容易に診断できる（図 3-26）．2D TOF MRA や PC MRA によって頸静脈球の状況を把握することは可能であるが，頸静脈球裂開を MRI で診断するのは困難な場合が多い．

頸静脈球部が，上方，内側，後方へ憩室様に突出することもある．鼓室内への突出は伴わないため，耳鏡所見では捉えられない．

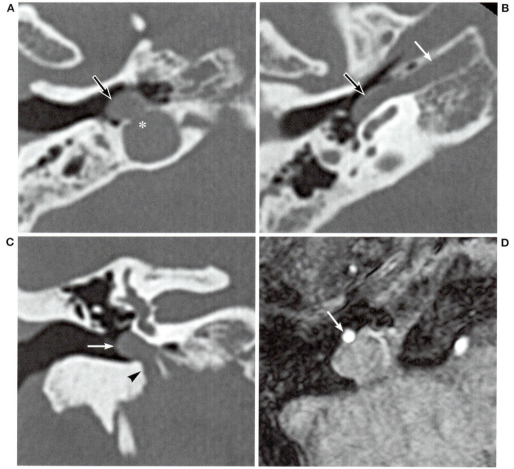

図 3-25　50 歳台女性　右内頸動脈の部分欠損
A, B：CT 横断像，C：MPR 冠状断像，D：TOF MRA の元画像　拍動性耳鳴があり，耳鏡で鼓室内の"vascular mass"を指摘された．横断像(A, B)では蝸牛岬角に接するような軟部組織を認め，腹側内側へ走行し頸動脈管の水平部に連続している(→)．正常の頸動脈管垂直部は認められない．なお，頸静脈孔前外壁の欠損も認められる(＊)．冠状断像(C)では，異常軟部組織(→)は拡大した下鼓室神経小管(▶)から連続している．MRA の元画像(D)では，CT で認められた軟部組織が高信号を示す(→)．

b. 炎症性疾患

「中耳炎」という用語は中耳の感染(通常は細菌性)に伴う急性中耳炎を指すことが多いが，滲出性中耳炎，慢性中耳炎，好酸球性中耳炎，真珠腫性中耳炎，なども含まれる(真珠腫については次項を参照)．通常の急性中耳炎や小児の滲出性中耳炎などでは画像診断が必要とされることは少ないが，合併症が疑われる場合や成人例で上咽頭や鼓室内の腫瘍性病変を除外する必要がある場合には，画像診断が重要となる．

中耳炎や後述する中耳真珠腫における画像診断の第一選択は CT である．画像診断のポイ

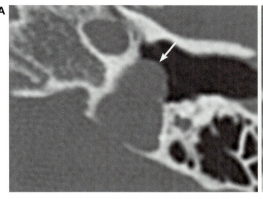 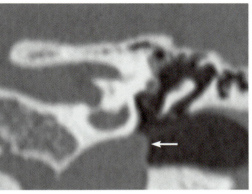

図 3-26 10歳台前半男児　左頸静脈球裂開
A：CT 横断像，B：MPR 冠状断像　左難聴があり，耳鏡で青色鼓膜が認められた．頸静脈球の骨壁が欠損し，頸静脈球の一部が鼓室内に突出している（→）．

Box 3-12　急性中耳炎・乳突洞炎の合併症

- coalescent otomastoiditis
- 膿瘍形成，Bezold 膿瘍
- Gradenigo 症候群
- 頭蓋内合併症：髄膜炎，脳炎，脳膿瘍，静脈洞血栓症など

ントとしては，1) 鼓室や乳突洞などの異常軟部組織の広がりと性状（石灰化の有無など），2) 耳小骨の脱灰・破壊の有無，3) 鼓室壁および錐体骨の破壊の有無，4) 迷路瘻孔や迷路炎など内耳病変の有無，5) 頭蓋内合併症，6) S 状静脈洞～頸静脈球の評価，などがあげられる．

1) 急性中耳炎・乳突洞炎　acute otitis media, mastoiditis

　急性中耳炎における画像診断の主たる目的は以下に示すような合併症の評価である（Box 3-12）．

① coalescent otomastoiditis

　乳突蜂巣の骨隔壁の吸収や脱灰に蓄膿を伴った病態で，頭蓋内合併症や周囲への炎症波及などの合併症を伴うことがある．CT では，乳突蜂巣の隔壁に不明瞭化がみられ，骨皮質の破壊にも注意を要する（図 3-27，図 3-28）[42]．

② 膿瘍形成

　まず骨膜下膿瘍が形成され，乳様突起部周囲に波及した病態が Bezold 膿瘍である[43]．頸部に炎症が波及する場合もある（図 3-27，図 3-28）．

③ Gradenigo（グラデニーゴ）症候群

　錐体尖端部蜂巣への中耳炎の波及により，外転神経麻痺および三叉神経領域の疼痛をきたす病態である[44]．蜂巣が形成されていない状態で炎症が波及すると骨髄炎となる．

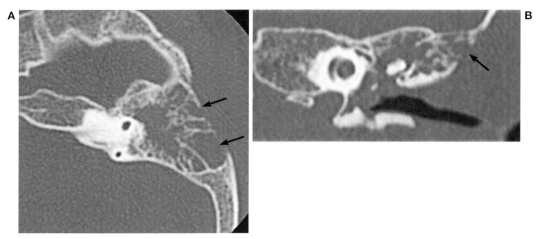

図 3-27　1 歳女児　両側急性中耳炎，左 coalescent otomastoiditis，Bezold 膿瘍
A：CT 横断像，B：MPR 冠状断像　急性中耳炎で鼓膜切開後，左耳介周囲の腫脹が出現．鼓室，乳突洞，乳突蜂巣は軟部組織で占拠され，蜂巣隔壁の一部や外側壁の不明瞭化がみられる（→）．また，皮下軟部組織の腫脹を伴い，膿瘍形成が示唆される．

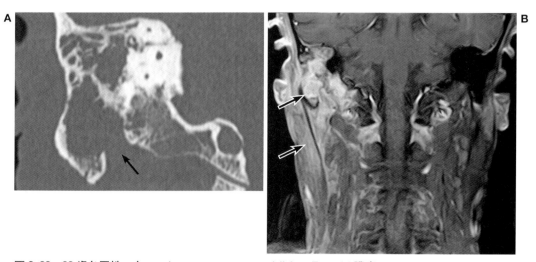

図 3-28　60 歳台男性　右 coalescent otomastoiditis，Bezold 膿瘍
A：CT，MPR 冠状断像，B：MRI，脂肪抑制造影 T1 強調冠状断像　頸部の腫脹，熱感などを認めた．CT（A）では，乳突蜂巣の隔壁が一部で不明瞭化し，乳様突起内側の骨欠損がみられる（→）．造影 MRI（B）では，右側頭骨から頸部に及ぶ異常な増強効果がみられる（→）．

④ 頭蓋内合併症

髄膜炎，脳炎，脳膿瘍や静脈洞血栓症があげられ（図 3-29），鼓室天蓋や S 状静脈洞壁（sigmoid sinus plate）の破壊に伴って起こることが多い．これらの評価には MRI が有用である．静脈洞血栓の評価には flow void の消失など静脈洞内信号に留意する必要があるが，正常な静脈洞も流速や撮像法によってさまざまな信号強度・増強効果を示すので留意を要する．PC MRA などを用いた MR venography，CE MRA などが有用である[45]．

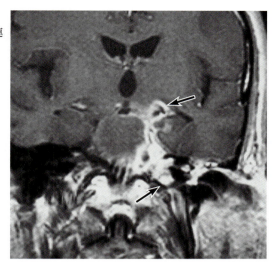

図 3-29　50 歳台男性　耳性髄膜炎
MRI，造影 T1 強調冠状断像　左側頭骨から連続する異常な脳表の増強効果が認められる(→)．

2）滲出性中耳炎　serous otitis media

　耳管の機能不全に伴い鼓室内が陰圧となって滲出液が貯留した病態である．小児期にはアデノイドの腫大に伴ってしばしばみられ，画像診断の対象となることはまれである．成人においては，上咽頭や鼓室内の腫瘍性病変が原因となっている場合があり，注意を要する(図 3-30)．

3）慢性中耳炎　chronic otitis media

　中耳炎の症状が 3 か月以上継続する場合に慢性化が示唆される．画像診断の主たる目的は，耳小骨連鎖や耳管などの評価と合併症の診断である．慢性中耳炎に伴う耳小骨の脱灰は，キヌタ骨長脚に多い(図 3-31)．進行した慢性炎症に伴って耳小骨固着をきたした病態が鼓室硬化症(tympanosclerosis)であり，強い伝音性難聴がみられる(Box 3-13)[46]．狭義には軟部組織の硝子化を伴うものを指し，CT における軟部組織の骨化や石灰化がみられる(図 3-32)．鼓室内の異常軟部組織がみられず耳小骨の固着のみがみられる例(図 3-33)や耳小骨を支持する靱帯や筋腱のみに硬化がみられる場合(図 3-34，図 3-35)もあり[47]，臨床的に鼓室硬化症が疑われる場合には MDCT の MPR 像を詳細に検討する必要がある．卵円窓近傍の鼓室硬化に伴ってアブミ骨固着をきたす場合には耳硬化症との鑑別が問題となるが[48]，慢性中耳炎や耳囊の骨変化の有無などが鑑別点となる．

4）好酸球性中耳炎　eosinophilic otitis media

　好酸球浸潤を伴った慢性中耳炎で，膠状の粘稠な分泌物がみられる．両側性で気管支喘息や鼻茸を伴うことが多い．CT 所見は必ずしも特異的ではないが，1) 鼓室や耳管の軟部組織が主体で上鼓室や乳突洞の含気は比較的保たれる，2) 鼓室壁や耳小骨の破壊性変化は乏しい，などの特徴が報告されている[49]．

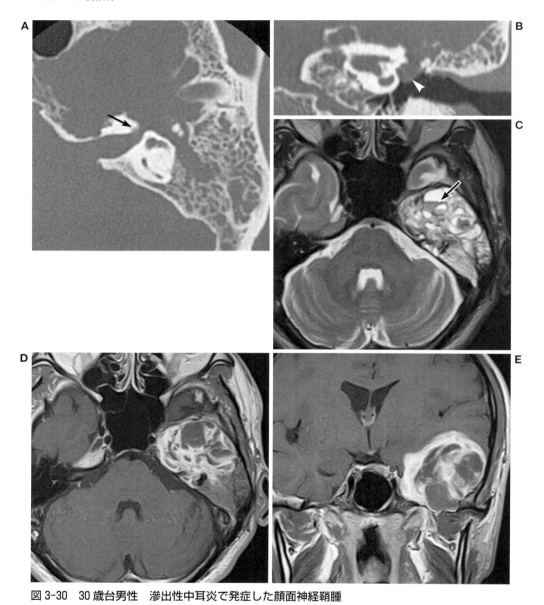

図 3-30　30歳台男性　滲出性中耳炎で発症した顔面神経鞘腫
A：CT 横断像，B：MPR 冠状断像，C：MRI, T2 強調像，D：造影 T1 強調像，E：脂肪抑制造影 T1 強調冠状断像　伝音性難聴で発症．CT (A) では，左鼓室，乳突洞および乳突蜂巣が軟部組織で占拠されている．鼓室腹側の骨壁は不明瞭化し，顔面神経迷路部の拡大（→）と膝部の不明瞭化がみられる．冠状断 CT (B) では，鼓室内の腫瘤様軟部組織がみられ（▶），顔面神経鼓室部が同定困難である．T2 強調像（C）では，左中頭蓋窩に内部不均一な腫瘤性病変が認められ，一部には出血性変化を示唆する液面形成を伴っている（→）．造影 T1 強調像（D, E）では，腫瘍に不均一な増強効果がみられる．

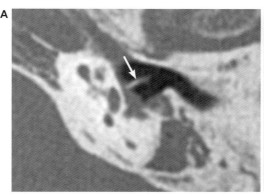
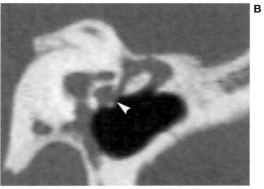

図 3-31　30 歳台男性　慢性中耳炎
A：CT 横断像，B：キヌタ骨長脚に沿う MPR 像　横断像(A)にて，ツチ骨柄(→)の背側にキヌタ骨が認められず，MPR 像(B)でキヌタ骨長脚の脱灰が明らかである(▶)．

図 3-32　30 歳台男性　鼓室硬化症
CT 横断像　強い伝音性難聴で，聴力検査では stiffness curve を示した．上鼓室の耳小骨周囲に，石灰化を伴った軟部組織が認められる(→)．

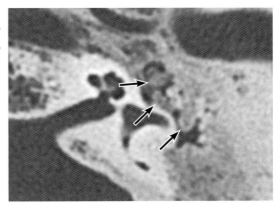

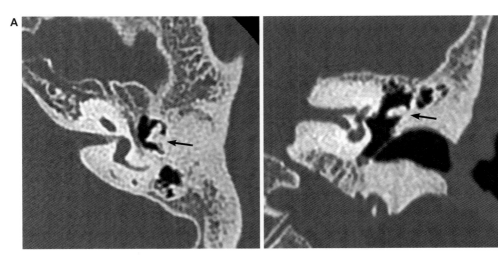

図 3-33　60 歳台女性　鼓室硬化症
A：CT 横断像，B：MPR 冠状断像　中耳炎の既往があり，左難聴が進行．鼓室内の異常軟部組織はみられないが，キヌタ骨体部が鼓室壁に固着している(AB，→)．

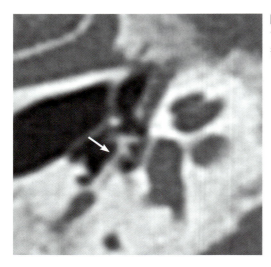

図 3-34　70 歳台女性　鼓室硬化症
アブミ骨に合わせた CT MPR 像　鼓室内の軟部組織はほとんど認められないが，アブミ骨筋と思われる索状の石灰化が認められる(→).

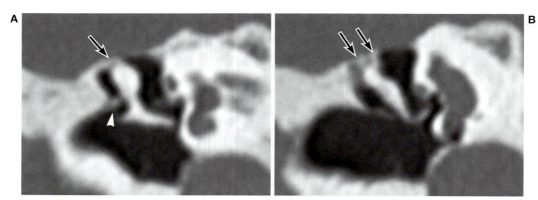

図 3-35　8 歳男児　鼓室硬化症
A：ツチ骨長軸に合わせた CT MPR 像，B：キヌタ骨長脚に沿う MPR 像　滲出性中耳炎の既往があり，右伝音性難聴がみられたが，鼓膜所見は正常であった．手術では，ツチ骨およびキヌタ骨の固着が認められた．ツチ骨に合わせた MPR 像（A）では，ツチ骨頭と鼓室壁の間に石灰化がみられ，上ツチ骨靱帯の硬化が示唆される(→)．また，外側ツチ骨靱帯の硬化も疑われる(▶)．キヌタ骨レベルの MPR（B）では，上キヌタ骨靱帯の硬化を示唆する石灰化が認められる(→).

Box 3-13　鼓室硬化症

- 耳小骨固着に伴う強い伝音性難聴
- 軟部組織の硝子化
- CT で石灰化がみられる．
- 筋肉や靱帯のみの硬化を示す場合もある．

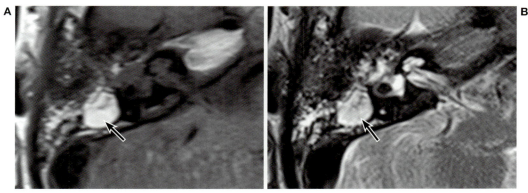

図 3-36　7歳男児　先天性真珠腫に伴った乳突洞内コレステリン肉芽腫
A：MRI, T1 強調像，B：T2 強調像　T1 強調像(A)および T2 強調像(B)にて，乳突洞内にやや不均一な高信号が認められる(→)．

Box 3-14　コレステリン肉芽腫

- 粘膜を有する含気腔に発生
- 血液成分を反映した MR 信号
    T1，T2 強調像で高信号
- retrotympanic vascular mass の鑑別疾患

---

5) コレステリン肉芽腫　cholesterol granuloma

　コレステリン結晶を中心とした異物肉芽腫であり，側頭骨領域では鼓室内，乳突洞，乳突蜂巣，錐体骨尖端部のいずれの部位にも発生しうる．その発生機序は確定していないが，側頭骨領域や副鼻腔などの粘膜を有する含気腔に好発することから，その換気不全に伴う陰圧化によって粘膜からの出血をきたし，血液成分の分解産物としてコレステリン結晶が形成され，これに対する異物反応として肉芽腫が形成され，さらに出血を繰り返し増大していくとする説が有力である[50]．しかし，錐体尖部のコレステリン肉芽腫に関して，骨形成過程での異常により骨髄が骨皮質に覆われず骨髄と粘膜が直接連続するために出血をきたすという仮説も提唱されている[51]．

　内腔に血液成分が含まれているため，発生部位によっては耳鏡で"retrotympanic vascular mass"として認められ，鼓室内の傍神経節腫(glomus 腫瘍)や異常血管(頸静脈球裂開，内頸動脈異所性走行など)との鑑別が問題となる(Box 3-11，Box 3-14)．慢性中耳炎や真珠腫などの換気障害をもたらす病態に合併する場合が多いが(図 3-36)，中耳炎などを伴わず含気良好な側頭骨に認められる場合にはコレステリン囊胞(cholesterol cyst)ともよばれ，錐体尖部に多い(図 3-37)．

　CT では非特異的軟部組織として認められ，増大すると周囲骨の菲薄化や不明瞭化を伴う膨張性の病変となる．通常骨破壊は目立たないが，迷路瘻孔や内耳道への進展を伴う場合が

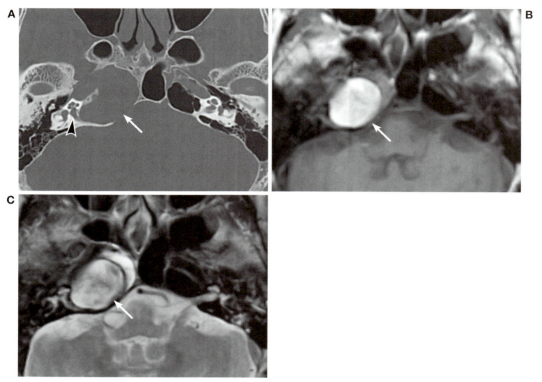

図 3-37　50 歳台男性　錐体尖のコレステリン肉芽腫
A：CT，B：MRI, T1 強調像，C：T2 強調像　頭部 MRI で異常を指摘されたが，無症状であった．CT（A）では，右錐体尖部に膨張性の腫瘤性病変がみられ，骨皮質の一部が菲薄化・不明瞭化している（→）．内耳道の変形もみられる（▶）．病変は，T1 強調像（B）および T2 強調像（C）でやや不均一な高信号を示し，辺縁に低信号を伴っている（→）．

ある．CT のみでは他疾患との鑑別は困難な場合も少なくないが，MRI では，内部の血液成分（特に細胞外メトヘモグロビン）を反映して T1 および T2 強調画像で高信号を示し，比較的容易に診断できる（図 3-36，図 3-37）[14,52〜54]．内部信号は均一なことが多いが，不均一なことや血液成分（ヘモグロビン）の変化に伴い経時的に変化することもある．

6）悪性（壊死性）外耳道炎　malignant（necrotizing）external otitis

　周囲組織の壊死性変化を伴った重篤な外耳道炎で，基礎疾患として糖尿病や免疫不全を有することが多く，起炎菌としては緑膿菌が最多とされている．CT では，周囲骨の脱灰を伴う外耳道内の軟部組織としてみられ（図 3-38），周囲の蜂窩織炎や膿瘍を伴うこともある[55]．進行すると頭蓋底の骨髄炎を合併し，脳神経障害を伴うこともある．特に，顔面神経や下位脳神経の障害をきたしやすい．S 状静脈洞血栓症，髄膜炎，硬膜下膿瘍，脳膿瘍などの頭蓋内合併症をきたす場合がある．頭蓋底骨髄炎，脳神経障害，頭蓋内合併症の評価には MRI が優れている．また，骨髄炎の活動性評価や治療効果判定には骨シンチグラフィや FDG-PET が有用である[56]．

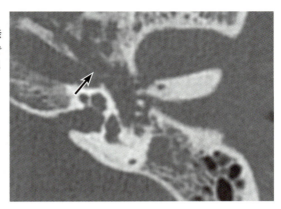

図 3-38　70 歳台男性　悪性外耳道炎
CT 横断像　糖尿病の加療中で，左耳痛で発症．外耳道，鼓室および乳突洞は軟部組織で占拠され，鼓室腹側の骨に脱灰が認められる（→）．

C. 真珠腫　cholesteatoma

1) 真珠腫とは

　角化重層扁平上皮の落屑（ケラチン）が蓄積した病態であり，組織学的には類表皮嚢胞（epidermoid）と同一のものである．真性の腫瘍ではないが，次第に増大し鼓室壁や耳小骨の脱灰をきたすなど腫瘍類似の病態を示し，肉眼所見が"真珠"様であるためこの名称がある（Box 3-15）．中耳真珠腫は発生起源の違いから，先天性（真性）真珠腫と後天性（仮性）真珠腫に分類され，後者が約 98％を占める（Box 3-16）．

　後天性真珠腫は鼓膜陥凹に伴う pocket formation によって発生するとされ，慢性中耳炎をしばしば伴う．その発生部位によって弛緩部（上鼓室）型と緊張部（癒着）型に分類され，前者の頻度が高い．弛緩部型は，鼓膜弛緩部の内陥に伴い，上鼓室外側の Prussak 腔に初発する（図 3-39）．一方，緊張部型は鼓膜緊張部が鼓室の岬角に癒着し，後鼓室の顔面神経陥凹近傍にまず形成されることが多い（図 3-40）．進展形式の相違から，緊張部型において顔面神経麻痺や迷路瘻孔合併の頻度が高い．その他，鼓膜穿孔や手術に続発する真珠腫も知られている．

　先天性真珠腫の発生機序に関しては諸説あるが，遺残した異所性上皮より発生すると考えられており[57]，鼓膜陥凹や中耳炎を伴わないことが多い．側頭骨部では，鼓室−乳突洞，錐体骨尖端部，顔面神経膝神経節，小脳橋角部などに好発する（図 3-41，図 3-42）．

Box 3-15　真珠腫

- 角化重層扁平上皮の落屑（ケラチン）が蓄積した病態
- 組織学的に類表皮嚢胞と同一
- 増大に伴い鼓室壁や耳小骨の脱灰をきたす．

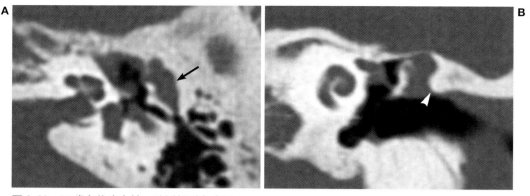

図 3-39　10歳台後半女性　弛緩部型真珠腫
A：CT 横断像，B：MPR 冠状断像　拡大した Prussak 腔を中心とした軟部組織が認められ（A，→），scutum は鈍化している（B，▶）．ツチ骨およびキヌタ骨上部構造の外側に軽度の脱灰がみられる．

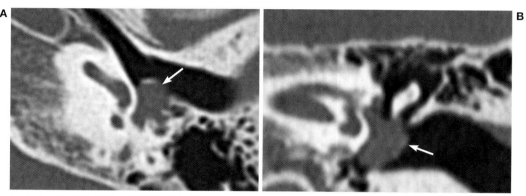

図 3-40　20歳台男性　緊張部型真珠腫
A：CT 横断像，B：MPR 冠状断像　後鼓室を中心とした腫瘤様の軟部組織が認められ（→），キヌタ骨長脚下端が不明瞭化している．

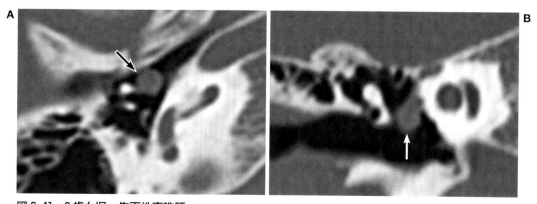

図 3-41　3歳女児　先天性真珠腫
A：CT 横断像，B：MPR 冠状断像　ツチ骨柄の近傍に，類球形の小腫瘤が認められる（→）．

A. 外耳・中耳／3. 代表的疾患における画像所見　133

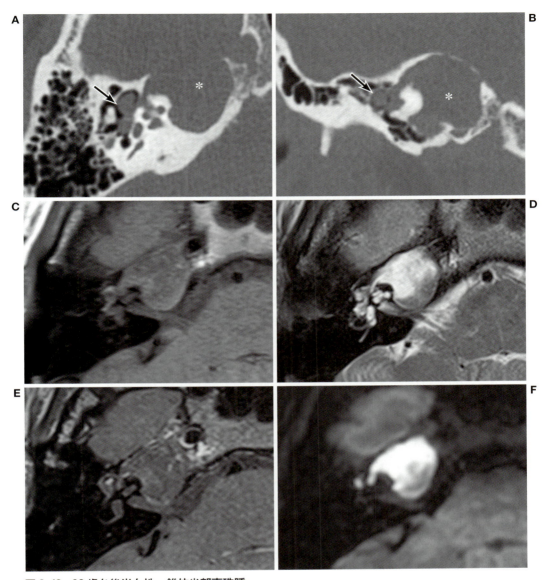

図 3-42　10歳台後半女性　錐体尖部真珠腫
A：CT 横断像，B：MPR 冠状断像，C：MRI, T1 強調像，D：T2 強調像，E：造影 T1 強調像，F：拡散強調画像（PSIF）　CT 横断像（A）および冠状断像（B）にて，錐体尖に膨張性の腫瘤性病変がみられ（＊），骨の菲薄化がみられる．連続するように，上鼓室にも腫瘤様の軟部組織が認められる（→）．病変は，T1 強調像（C）で脳実質とほぼ等信号，T2 強調像（D）で不均一な高信号を呈し，造影検査（E）では辺縁を除いて増強効果を示さない．拡散強調画像（F）では強い高信号を示す．

Box 3-16　真珠腫の分類と発生部位

- 先天性真珠腫：小脳橋角部，錐体骨尖端部，顔面神経膝神経節，鼓室-乳突洞など
- 後天性真珠腫
　弛緩部型：Prussak 腔
　緊張部型：後鼓室の顔面神経陥凹付近

2）画像診断

　後天性の真珠腫は耳鏡による診断が可能であり，存在診断のみであれば画像診断は必ずしも必要ではない．画像診断に主として求められるのは，1) 病変の広がり，2) 肉芽組織をはじめとする他病態の有無やそれらとの分離，3) 耳小骨連鎖の確認，および 4) 合併症の有無である[58,59]．術後耳に関しては，臨床的に遺残・再発真珠腫の診断が困難な場合もあり，画像診断が必要とされる場合が多い[60]．画像診断においては耳小骨や鼓室壁の変化を評価することが重要であり，CT が中心的役割を果たす(Box 3-17)[61]．鼓室天蓋，scutum，耳小骨，半規管の評価などには冠状断も必須であるが，MDCT では MPR 像で代用可能である．軟部組織の鑑別などには組織分解能の優れた MRI が有用である[53,57,59,62,63]．術後例を除いて真珠腫の術前評価として MRI を必要とするか否かについては異論があるが，内耳および頭蓋内の合併症が疑われる場合などには MRI まで必要となることが多い．

① CT

　中耳真珠腫は鼓室から乳突洞の異常軟部組織として認められ，弛緩部型と緊張部型では初発部位が異なる．早期にはその局在を除いて非特異的であるが，その増大に伴い鼓室壁や耳小骨などの骨構造の変化(脱灰・破壊)をきたす．弛緩部型では，Prussak 腔の拡大，scutum の脱灰/鈍化，前鼓室棘の脱灰などが特徴的である(図 3-39)．また，真珠腫の進展方向として乳突洞口を介して乳突洞へ進展する後方進展型が多く，その場合には乳突洞口の拡大が認められる(図 3-43)．内側・腹側の錐体部への進展は比較的まれであるが，骨迷路や内耳道などの重篤な合併症を来しやすい[64]．S 状静脈洞壁や鼓室天蓋の破壊は，頭蓋内合併症の原因となるので重要である．

　真珠腫では耳小骨の脱灰・破壊が高率にみられ，伝音性難聴の原因となる(弛緩部型真珠腫の約 75％，緊張部型真珠腫の約 90％)(Box 3-18)．弛緩部型ではツチおよびキヌタ骨上部構造が(図 3-43)，緊張部型ではキヌタ骨長脚や豆状突起がまず障害されることが多い(図 3-40)．真珠腫を伴わない慢性中耳炎でも，緊張部型真珠腫と同様にキヌタ骨の長脚，豆状突起をはじめとする耳小骨の脱灰を伴うことがある(図 3-31)．また，弛緩部型真珠腫では，ツチ骨頭・キヌタ骨体の内側への偏位が認められ，緊張部型真珠腫ではそれらの外側への偏位が認められる．

　なお，真珠腫の内容が自然に排出され，鼓室壁や耳小骨の変化のみが残る場合があり，automastoidectomy (auto-atticotomy)とよばれている(図 3-44)．CT では，Prussak 腔の拡大や scutum の鈍化，耳小骨の脱灰などが認められる[65]．MRI では，真珠腫周囲の母膜が増強される構造として認められる．なお，耳鏡的に確認可能な真珠腫は画像診断前に処置されている場合もあり，"真珠腫"の臨床診断にもかかわらず Prussak 腔をはじめとする中耳腔に軟部組織が認められないことがある．

② MRI

　CT における真珠腫の吸収値は非特異的であり，肉芽組織やコレステリン肉芽腫など他病態との鑑別・分離には MRI が有用である(Box 3-19)[53,59,60,62,63]．特に，CT 所見のみでは診断困難な術後再発・遺残の診断における有用性が高い．また，耳鏡所見でブラインドとなる部位の真珠腫同定にも有用である(図 3-45)．ただ，CT と比べて空間分解能が不良なことや耳小骨などの骨構造が同定困難なことなどから，中耳疾患を MRI 単独で評価することは困難なことも多く，CT 所見との対比が重要である．

A．外耳・中耳／3．代表的疾患における画像所見　135

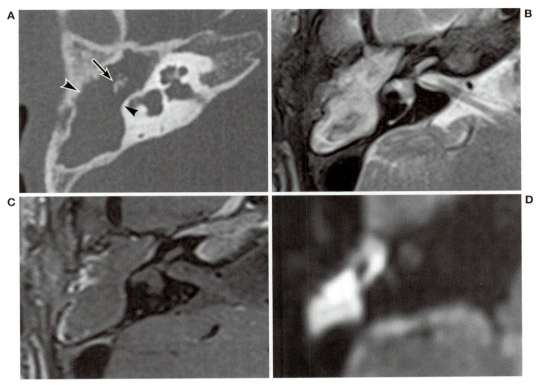

図 3-43　4 歳男児　弛緩部型真珠腫
A：CT 横断像，B：MRI, T2 強調像，C：造影 T1 強調像，D：拡散強調画像（EPI）　CT（A）にて，上鼓室から乳突洞を占拠する軟部組織がみられ，ツチ骨およびキヌタ骨上部構造の脱灰を伴っている（→）．乳突洞口の拡大がみられ（▶），真珠腫の後方進展が示唆されるが，軟部組織の性状を特定できない．軟部組織は T2 強調像（B）でやや不均一な高信号を示し，造影検査（C）では辺縁を除いて増強効果を認めない．拡散強調画像（D）では著明な高信号を呈し，ADC は小脳と同程度であった．乳突洞内を含めて，軟部組織の大部分が真珠腫塊であると判断できる．

Box 3-17　真珠腫の診断では骨変化の評価が重要

- 耳小骨
- scutum
- Prussak 腔をはじめとする鼓室壁
- 乳突洞口
- 鼓室天蓋
- 骨迷路
- 顔面神経管
- 内耳道

Box 3-18　真珠腫における耳小骨変化

- 破壊・脱灰
    弛緩部型の約 75%，緊張部型の約 90%
- 偏位
    弛緩部型では内側へ，緊張部型では外側へ

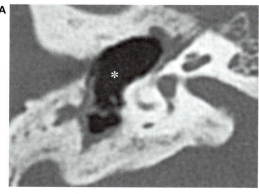 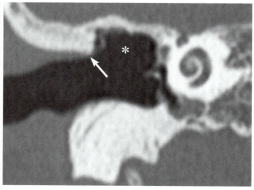

図 3-44 50 歳台女性　automastoidectomy
A：CT 横断像，B：MPR 冠状断像　Prussak 腔を含む上鼓室～乳突洞口は拡大し（＊），scutum は鈍化している（→）．また，耳小骨もほとんど同定困難である．骨の変化からは弛緩部型真珠腫が示唆されるが，軟部組織は乳突洞内にわずかにみられるのみである．

Box 3-19　真珠腫における MRI 検査

- 肉芽組織やコレステリン肉芽腫との鑑別・分離に有用
- 信号変化は非特異的なことが多い．
  まれに T2 強調像で著明な低信号を呈することや T1 強調像で高信号を示す場合がある．
- 辺縁を除いて増強効果は認められない．
- 拡散強調画像で高信号を呈する．

　真珠腫の MRI における信号強度は非特異的で，T1 強調像で脳実質とほぼ等信号，T2 強調像で高信号を呈することが多い．このため，信号強度のみで真珠腫の診断をすることは困難な場合が多いが，T2 強調像で低信号を示す場合は真珠腫の可能性が高いとされている．なお，時にすべての撮像法において無信号に近い場合があり，MRI のみでは真珠腫塊を過小評価あるいは見落とす危険性がある（図 3-46）．まれに，T1 強調像で高信号を呈する例がある（white epidermoid）．高分解能 heavily T2 強調像では，通常の T2 強調像と比べてやや低信号で内部不均一な場合が多く，steady state free precession（SSFP）を用いた画像では，信号が T2/T1 を反映するため T2 強調像とは異なる信号を示す（図 3-17）．
　真珠腫は DWI で高信号を示すことが多く，その有用性が広く知られてきた[22～24]．特に，高分解能の non-EPI DWI の普及に伴い，真珠腫の評価において重要な撮像法となっている（図 3-42，図 3-43，図 3-45）[25～30,32]．鼓膜 retraction pocket の時期においても有用とされている[66]．見かけの拡散係数（apparent diffusion coefficient：ADC）は脳実質と同程度のことが多く，T2 shine-through effect[†] の影響が大きいとされているが，真珠腫の ADC は病

[†] T2 shine-through effect：拡散強調画像では，拡散が抑制された組織が高信号を示す．しかし，この撮像法は T2 強調系の画像をベースとしているため，その信号強度には T2 の影響が加味されている．拡散が抑制されていない（ADC が低値を示さない）にもかかわらず T2 の影響で高信号を呈する場合，T2 shine-through と表現される．

A. 外耳・中耳／3. 代表的疾患における画像所見　**137**

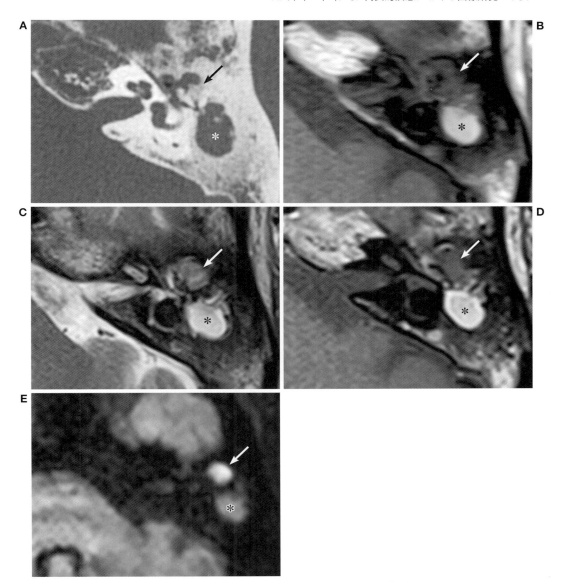

図 3-45　50 歳台女性　鼓室硬化症，弛緩部型真珠腫，コレステリン肉芽腫
A：CT 横断像，B：MRI，T1 強調像，C：T2 強調像，D：造影 T1 強調像，E：拡散強調画像（PSIF）
耳鏡では，鼓膜の肥厚，石灰化および内陥がみられたが，明らかな真珠腫塊は指摘されなかった．鼓室硬化症の診断で CT および MRI が施行された．CT（A）では，上鼓室に石灰化を有する軟部組織がみられ（→），Prussak 腔が拡大している．この軟部組織は，T1 強調像（B）で脳実質と等信号，T2 強調像（C）で軽度高信号を示し，造影検査（D）では増強効果を認めない．拡散強調画像（E）では高信号を示し，真珠腫が示唆される所見である．乳突洞の軟部組織（＊）は T1 強調および T2 強調像で高信号を示し，コレステリン肉芽腫が示唆される．いずれの所見も手術で確認された．

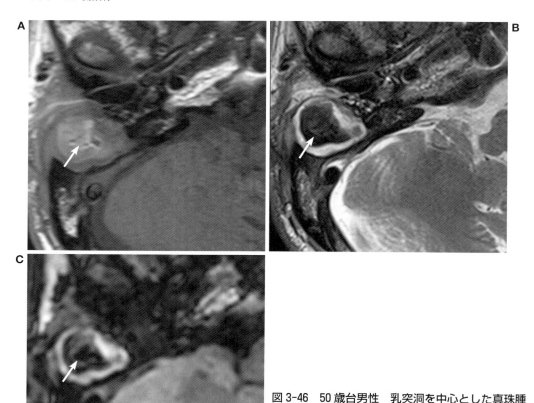

図3-46 50歳台男性 乳突洞を中心とした真珠腫
A：MRI, T1強調像, B：T2強調像, C：拡散強調画像(PSIF) 真珠腫の主体(→)はT1強調像(A)で淡い高信号を示し，T2強調像(B)で著しい低信号を示す．拡散強調画像(C)でも，辺縁を除いて低信号を呈する．

変ごとのばらつきが大きいことも報告されている[24]．ADCが小脳よりも明らかに低値を示す病変もあり，病変によってはケラチンの層構造などによる拡散制限を伴っているものと思われる．DWIでの高信号が感度，特異度とも高いとされているが，空間分解能や磁化率アーチファクトの影響により，小病変では偽陰性の可能性がある．T2の影響による偽陰性や偽陽性の可能性もあるため(図3-46)，ADCによる評価を推奨している論文もみられる[67]．DWIで高信号を示し真珠腫と鑑別を要する病態としては，高蛋白濃度の液体，膿瘍，高細胞密度の腫瘍などがあげられる．

造影MRIでは，真珠腫内容は落屑した上皮であるため，その辺縁を除いて増強効果を示さない．良好な増強効果を示す肉芽組織や腫瘍性病変との鑑別・分離に有用である(図3-42，図3-43，図3-47)[68]．ただ，肉芽や瘢痕組織の良好な増強効果を得るには造影剤投与30～45分後の遅延像が必要とされており[69]，その評価には注意を要する．また，non-EPIのDWIと造影検査遅延像を比較した最近の検討では，造影検査を追加することによる診断能の向上は得られなかったと報告されており[70]，真珠腫における造影検査の必要性に関しては今後の検討が必要と思われる．

A. 外耳・中耳／3. 代表的疾患における画像所見　139

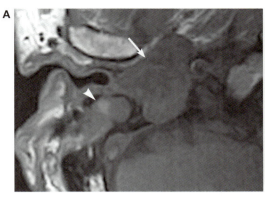
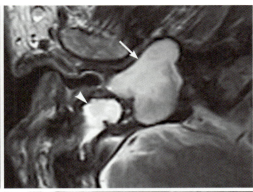
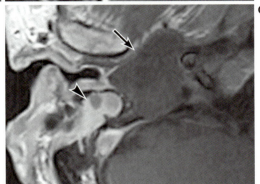

図 3-47　50 歳台男性
下方進展の強い中耳真珠腫
A：MRI, T1 強調像，B：T2 強調像，C：造影 T1 強調像　真珠腫塊（→）の内部信号は不均一で，T1 強調像（A）で低信号，T2 強調像（B）で高信号を示す．造影検査（C）では辺縁の薄い増強効果が認められるのみで，内部の増強効果は認められない．乳突洞には同様の信号強度を示す軟部組織が認められるが，良好な増強効果を示し肉芽組織が示唆される所見である（C，▶）．

3）鑑別診断

　真珠腫と鑑別を要する軟部組織としては，肉芽腫，コレステリン肉芽腫，液体貯留，腫瘍性病変などがあげられ，これらとの鑑別に MRI が必要とされることが多い．肉芽腫は増強効果を示すことが多く，増強効果を示さない真珠腫との鑑別になる（図 3-47）．前述のように，コレステリン肉芽腫は T1 および T2 強調像で高信号を示すという特徴がある（図 3-36，図 3-37，図 3-45）[53, 54]．真珠腫にコレステリン肉芽腫を伴うこともある（図 3-36，図 3-45）．液体貯留に周囲の炎症性粘膜肥厚を伴う場合には，造影 MRI で真珠腫と類似した所見を示すことがあるが，T2 強調像や heavily T2 強調像で均一な高信号を示す場合が多い．これらの病態では DWI での高信号を示すことはまれであり，鑑別診断に有用である．

　真珠腫が側頭骨を広範に破壊する場合，巨細胞腫や軟骨肉腫などの骨原発腫瘍や転移性腫瘍などとの鑑別が問題となる．通常の腫瘍性病変とは異なり腫瘤内部が増強されないので，造影 MRI が鑑別に有用である（図 3-48）．

　先天性真珠腫では，真珠腫塊を示唆する軟部組織がほとんど認められずキヌタ骨長脚〜豆状突起の不明瞭化などの耳小骨変化のみを認めることがあり，その際には耳小骨奇形との鑑別が問題となる（図 3-49）．

4）合併症（慢性中耳炎も含む）

　真珠腫と慢性中耳炎はしばしば合併し，両病態は同様の合併症を起こしうる（Box 3-20）．鼓室壁などの骨破壊を伴うことが多く，CT では冠状断を含む評価が重要である．迷路の異常や頭蓋内合併症の評価には MRI が有用である．

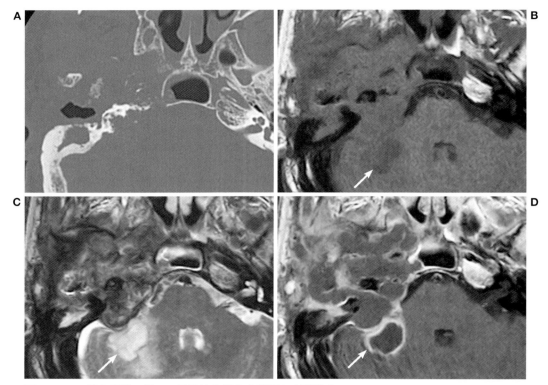

図3-48 70歳台男性 著しい骨破壊を伴う真珠腫と小脳膿瘍
A：CT，B：MRI，T1強調像，C：T2強調像，D：造影T1強調像　CT（A）では，右側頭骨の著しい骨破壊が認められる．T1強調像（B）およびT2強調像（C）では，側頭骨部の信号強度は非特異的であるが，造影検査（D）にて病変の大部分が増強効果を示さず，辺縁のみが増強効果を示す．右小脳半球には，膿瘍を示唆する異常信号とリング状の増強効果が認められる（→）．

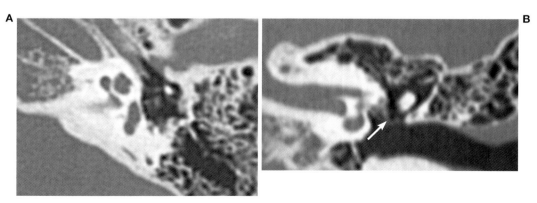

図3-49 9歳男児 先天性真珠腫
A：CT横断像，B：MPR冠状断像　左伝音性難聴で，耳小骨筋反射が消失．キヌタ骨長脚～豆状突起が確認できない．わずかな索状の軟部組織が認められる（→）が，真珠腫を示唆する塊状の軟部組織は認められない．

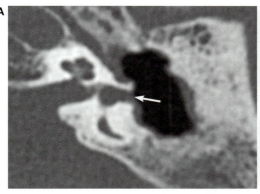 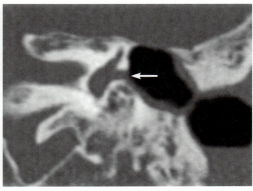

図3-50 70歳台男性 真珠腫に伴う外側半規管瘻孔
A：CT 横断像，B：MPR 冠状断像　真珠腫で経過観察中に眩暈を伴うようになった．外側半規管の鼓室壁が欠損し（→），同部での瘻孔が示唆される．拡大した鼓室内の軟部組織は乏しく，spontaneous mastoidectomy の状況である．

Box 3-20　真珠腫の主たる合併症

- 耳小骨の脱灰・破壊
- 迷路瘻孔および迷路炎
- 顔面神経麻痺
- 頭蓋内合併症（髄膜炎，脳炎，脳膿瘍，静脈洞血栓症）

① **迷路瘻孔（labyrinthine fistula），迷路炎（labyrinthitis）**

　迷路瘻孔は真珠腫（特に緊張部型）に伴うことが多く，眩暈（めまい）の原因となる．鼓室との位置関係から外側半規管に最も高頻度で（図3-50）[71]，次いで上半規管に多い．外側半規管瘻孔の診断には冠状断 HRCT が有用であるが[11]，冠状断のみでは外側半規管瘻孔を過剰評価すると報告されており[58]，横断（軸位断）も併せて総合的に診断する必要がある．まれではあるが，蝸牛瘻孔を形成することもある（図3-51）[72]．

　真珠腫や慢性中耳炎による迷路炎は迷路瘻孔を伴う場合と伴わない場合があり，後者では卵円窓や正円窓を介して炎症が波及することが多いとされている．迷路炎の診断には MRI が有用で，急性・亜急性期には迷路の異常増強効果が認められる（図3-51）[73,74]．慢性期には，迷路部の線維化や骨新生をきたし，迷路異常の診断には高分解能の 3D heavily T2 強調画像が有用である[73〜75]．骨新生を伴う場合には骨化性迷路炎（labyrinthitis ossificans）とよばれ，CT で迷路部の吸収値上昇・骨迷路の不明瞭化が認められる（図3-52）[76]．

② **顔面神経麻痺**

　真珠腫の合併症としては，近年まれになっている．鼓室部が障害されることが多く，顔面神経管の破壊が認められる（図3-53）．しかし，同部の顔面神経管骨壁は正常でも薄く，欠損している場合も少なくないため[8]，その評価には慎重を要する．

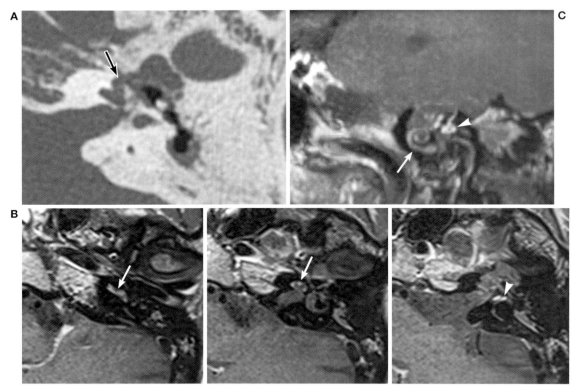

図 3-51　40 歳台女性　真珠腫に伴う蝸牛瘻孔
A：CT 横断像，B：MRI, 造影 T1 強調像，C：造影 T1 強調像（蝸牛基底回転に沿った MPR 像）　眩暈と混合性難聴を伴う．CT（A）にて，蝸牛腹側の骨構造に不明瞭化がみられ，鼓室上部の軟部組織と連続している（→）．造影 MRI（B, C）では，蝸牛（→）および前庭（▶）の異常増強効果が認められる．

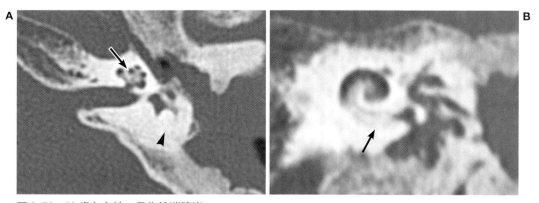

図 3-52　80 歳台女性　骨化性迷路炎
A：CT 横断像，B：蝸牛基底回転に沿った MPR 像　左鼓室形成術後，高度難聴．蝸牛の高吸収（骨化）がみられ（→），外側半規管の描出も不良である（A, ▶）．

A．外耳・中耳／3．代表的疾患における画像所見　**143**

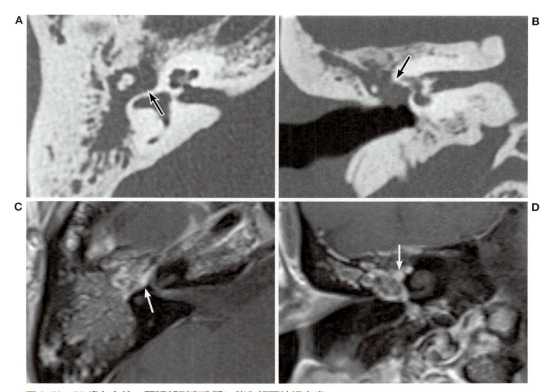

図 3-53　50 歳台女性　緊張部型真珠腫に伴う顔面神経麻痺
A：CT 横断像，B：MPR 冠状断像，C：MRI,造影 T1 強調像，D：造影 T1 強調冠状断像　CT（A, B）にて，上鼓室内は軟部組織で占拠され，鼓室部の顔面神経管骨壁は不明瞭化している（→）．造影 MRI（C, D）では，顔面神経鼓室部の強い増強効果が認められる（→）．

③ 頭蓋内合併症

髄膜炎（図 3-29），脳炎，脳膿瘍（図 3-48）や静脈洞血栓症があげられる．鼓室天蓋やS状静脈洞壁の破壊に伴って起こることが多い．鼓室天蓋の欠損によって脳実質が鼓室内にヘルニア（髄膜脳瘤）を起こすことも，まれではあるが報告されている[77]．これら頭蓋内合併症の評価には MRI が有用であるが，静脈内信号は流速や撮像条件によって変化しうるので，静脈洞血栓が疑われる場合には 2D TOF 法や PC 法を用いた MR venography が必要である．

5）術後評価

真珠腫術後の経過観察としては，CT が第一選択である．再発・遺残真珠腫は，耳鏡で観察できない領域に生じることも多く，画像診断の果たす役割は大きい．CT では，異常軟部組織の形状，増大傾向の有無，周囲骨の変化などに留意する必要がある．特に，球形に近い腫瘤様病変を認めるときは，真珠腫の可能性が高い（図 3-54）．CT のみでは軟部組織の性状を特定できないことも多く，その際には MRI が適応となる（図 3-55）[22, 25, 60, 68, 69]．

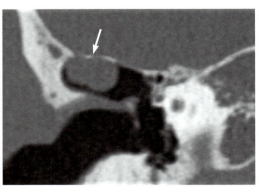

図 3-54 30 歳台男性　遺残真珠腫
A：CT 横断像，B：MPR 冠状断像　再発真珠腫の術後で，臨床的には真珠腫を認めなかった．削開腔の腹側および背側に，腫瘤様の形態を示す軟部組織が認められる（→）．形状から真珠腫が疑われ，手術で確認された．

6）外耳道真珠腫

外耳道に生じる真珠腫の原因としては，外耳道上皮の迷入によるものが多く，手術や外傷後の二次的変化として生じることもある．外耳道の後壁や下壁に好発し，外耳道壁の脱灰を伴う軟部組織腫瘤として認められる（図 3-56）[78]．内部の石灰化を伴うこともある．MRI における所見は中耳真珠腫と同様である．

鑑別としては，閉塞性角化症（keratosis obturans），悪性外耳道炎，扁平上皮癌などがあげられる．閉塞性角化症は，真珠腫と同様の落屑したケラチンが外耳道に蓄積し外耳道閉塞をきたす疾患であるが，骨の変化を伴わない[79]．副鼻腔炎や気管支拡張を伴うことが多い．

d. 腫瘍性病変

1）外耳腫瘍

外耳に好発する代表的な良性腫瘍としては，外骨腫（exostosis）および骨腫（osteoma）があげられる．その他，ポリープ，腺腫，多形腺腫などの外耳道腺由来の腫瘍，リンパ管腫，血管腫などがあるが，非常にまれである．

外骨腫は外耳道深部から発生する骨性増殖で，サーフィンや水泳など長時間にわたり冷水にさらされる温度刺激に伴う反応性の変化であり，surfer's ear ともよばれる[80]．男性に多く，両側性で，無症状の場合もある．臨床症状としては，伝音性難聴が多く，外耳道炎，耳鳴，耳痛などを伴うことがある．両側性病変であるが，発症時には片側性の症状を示すことが多い．硬膜輪近傍の骨性外耳道に発生し，CT で広基性の骨増生として認められる（図 3-57）[55]．軟部組織の異常は認められない．

外耳道骨腫は外骨腫と異なり真性の骨増殖性腫瘍である．通常，片側性，孤発性で，外側

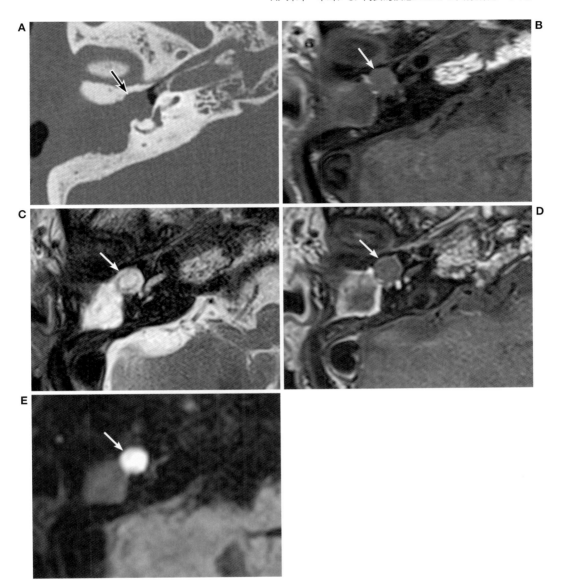

図3-55 60歳台男性 遺残真珠腫
A：CT横断像，B：MRI，T1強調像，C：T2強調像，D：造影T1強調像，E：拡散強調画像（PSIF）
外耳道閉鎖後であり，理学的に再発・遺残真珠腫の有無を診断できない．CT（A）では，鼓室内，乳突洞，削開腔内に非特異的軟部組織が認められる．周囲骨の変化がみられるが，術後でもあり，軟部組織の性状を特定できない．鼓室内の軟部組織（→）は，T1強調像（B）で脳実質と比べて軽度低信号を示し，造影検査（D）では明らかな増強効果を認めない．T2強調像（C）では高信号を示し，内部にリング状の低信号を伴っている．拡散強調画像（E）では著明な高信号を示し，真珠腫と診断できる．

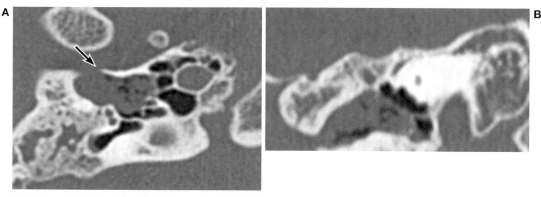

図 3-56　9 歳男児　外耳道真珠腫
A：CT 横断像，B：MPR 冠状断像　小耳症および外耳道狭窄があり，耳鏡による観察は困難であった．外耳道から鼓室に及ぶような軟部組織腫瘤がみられ，内部には空気像を伴っている．周囲骨には脱灰がみられ，外耳道前壁は一部欠損している（→）．

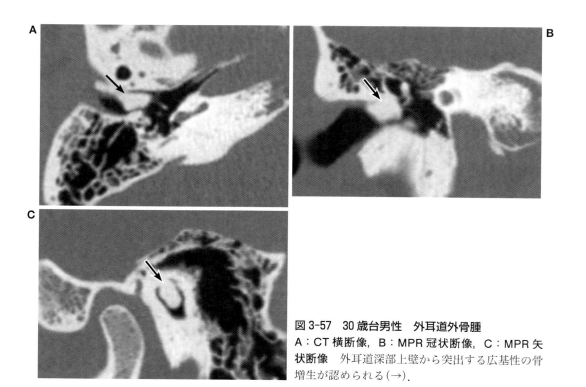

図 3-57　30 歳台男性　外耳道外骨腫
A：CT 横断像，B：MPR 冠状断像，C：MPR 矢状断像　外耳道深部上壁から突出する広基性の骨増生が認められる（→）．

外耳道内に突出する有茎性の骨性腫瘍として認められる[81]．外耳道壁との連続性を認めることが多いが，まれに連続していない場合がある．

　外耳道の悪性腫瘍としては扁平上皮癌が最多であり（図 3-58），そのほかに基底細胞癌，腺様嚢胞癌，悪性黒色腫などが生じる．CT では骨破壊を伴う軟部組織腫瘤としてみられ，外耳道真珠腫などとの鑑別が問題となる．性状の評価には MRI が有用である．

A. 外耳・中耳／3. 代表的疾患における画像所見　147

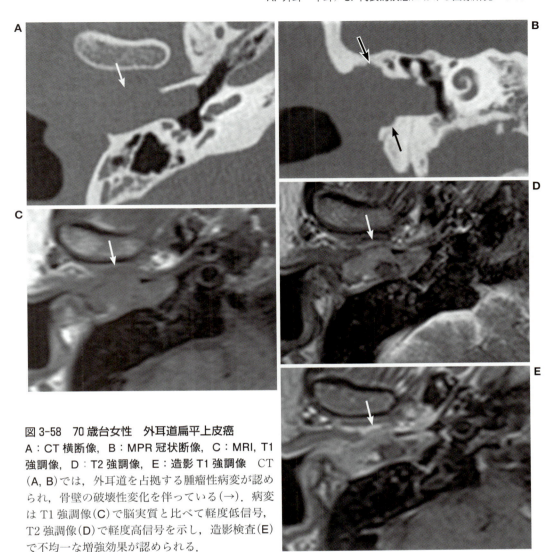

図 3-58　70歳台女性　外耳道扁平上皮癌
A：CT 横断像，B：MPR 冠状断像，C：MRI, T1 強調像，D：T2 強調像，E：造影 T1 強調像　CT (A, B)では，外耳道を占拠する腫瘤性病変が認められ，骨壁の破壊性変化を伴っている(→)．病変は T1 強調像(C)で脳実質と比べて軽度低信号，T2 強調像(D)で軽度高信号を示し，造影検査(E)で不均一な増強効果が認められる．

2) 中耳腫瘍

中耳原発の代表的な腫瘍としては，顔面神経鞘腫，顔面神経血管腫，傍神経節腫(glomus 腫瘍)，腺腫様腫瘍などがあげられる．その他，側頭骨にはさまざまな原発性骨腫瘍あるいは腫瘍類似疾患(巨細胞肉芽腫，炎症性偽腫瘍など)および転移性腫瘍が生じ，鼓室内腫瘍として発見されることもある．

① 顔面神経鞘腫　facial nerve schwannoma

顔面神経のどの部位にも発生しうるが，膝部近傍や第二膝部から乳突蜂巣部にかけての頻度が高い[82]．発生部によって臨床症状は異なるが，顔面神経麻痺を伴わない症例が約半数あり，二次的な滲出性中耳炎や難聴を主訴とすることも多いので注意を要する(p.126 の図 3-30，図 3-59，Box 3-21)．小脳橋角部や内耳道内に発生した場合は MRI による診断が必要で，増強効果を有する腫瘍として認められる．内部性状は他の神経鞘腫と同様であり，迷

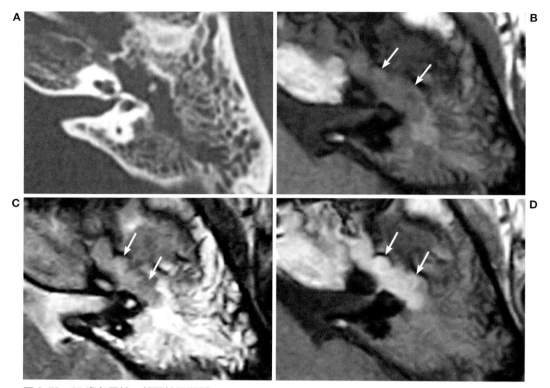

図 3-59 20 歳台男性　顔面神経鞘腫
A：CT 横断像，B：MRI，T1 強調像，C：T2 強調像，D：造影 T1 強調像　滲出性中耳炎で発症．CT (A) では，鼓室内，乳突洞，乳突蜂巣が軟部組織で占拠され，鼓室部の顔面神経管が認められない．MRI では，顔面神経鼓室部に沿ったソーセージ状の腫瘤性病変が認められる (→)．病変は，T1 強調像 (B) で脳実質とほぼ等信号，T2 強調像 (C) で周囲の液体に比べて低信号を示し，造影検査 (D) にて良好に増強される．

路部への進展が認められない場合には聴神経腫瘍との鑑別が困難な場合が少なくない．側頭骨内では顔面神経管内に発生するため，神経の走行に沿った"ソーセージ状"の形態を示すことが多い (図 3-59)．CT では，顔面神経管の拡大や破壊が認められるが，鼓室部の顔面神経管は正常でもその壁が一部欠損していることがある．中耳炎を合併している場合には，MRI が有用である．膝部や大錐体神経に発生した場合には中頭蓋窩腫瘍として認められることがある (図 3-30, 図 3-60)[83]．

② 顔面神経血管腫　facial nerve hemangioma

顔面神経周囲の毛細血管から発生するまれな良性腫瘍で，膝神経節部に最も多く，次いで内耳道内に多い[84]．顔面神経麻痺，拍動性耳鳴，感音性難聴などを主症状とし，顔面神経鞘腫と異なり小さい段階で症状が出現することが多い．画像所見は非特異的であるが，"骨化性"血管腫 ("ossifying" hemangioma) では，無構造，蜂巣状，放射状の骨変化を伴うことが知られている[85]．

③ 傍神経節腫 (paraganglioma), glomus 腫瘍 (glomus tumor)

傍神経節腫は化学受容体細胞から発生する腫瘍で，glomus (グロムス) 腫瘍あるいは che-

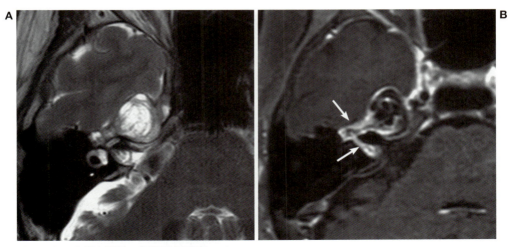

図 3-60　60 歳台男性　顔面神経鞘腫
A：MRI, T2 強調像, B：造影 T1 強調像　他疾患の検査中に中頭蓋窩腫瘍を指摘された．右 Meckel 腔外側に，T2 強調像(A)で不均一な高信号を示し，造影検査(B)で不均一に増強される腫瘍性病変が認められる．顔面神経鼓室部や内耳道内に連続する病変がみられ(B，→)，顔面神経由来の腫瘍が示唆される．

Box 3-21　顔面神経鞘腫

- 顔面神経麻痺を認めるのは半数以下
- 難聴や中耳炎を契機として発見されることも多い．
- 顔面神経の走行に一致
- 顔面神経管の拡大や破壊
- 中頭蓋窩腫瘍として認められる場合がある．
  膝部や大腿錐体神経由来

modectoma ともよばれる．側頭骨領域では，鼓室内に発生する glomus tympanicum 腫瘍と頸静脈孔に発生する glomus jugulare 腫瘍が知られている[86,87]が，両者の鑑別が困難な場合には glomus jugulotympanicum 腫瘍とよばれる(Box 3-22)．glomus tympanicum は，舌咽神経の鼓室枝(Jacobson 神経)から発生し蝸牛岬角近傍に好発するが，その部位にはばらつきがある[88]．glomus jugulare の発生には，迷走神経の耳介枝(Arnold 神経)が関与している．非常に血流豊富な腫瘍であり，臨床的には拍動性耳鳴や難聴を主訴とすることが多い．耳鏡で赤色鼓膜が認められるため，鼓室内異常血管，コレステリン肉芽腫などとの鑑別が問題となる．

　glomus tympanicum は蝸牛岬角近傍の比較的限局した腫瘍性病変として認められることが多く(図 3-61)，glomus jugulare は虫食い状の頸静脈孔壁破壊を伴う辺縁不整な腫瘍性病変として認められることが多い．高血流を反映した画像所見を示し[89]，大きな病変では MRI で異常な flow-void を伴うことがある．MR-DSA や dynamic study での血流評価も有用である[90]．

150　Ⅲ. 側頭骨

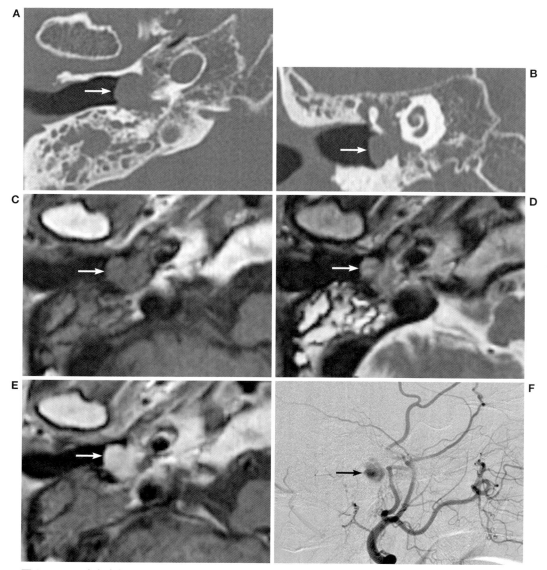

図3-61　70歳台女性　鼓室内 glomus 腫瘍
A：CT 横断像，B：MPR 冠状断像，C：MRI, T1 強調像，D：T2 強調像，E：造影 T1 強調像，F：右外頸動脈造影動脈相　難聴があり，耳鏡検査で赤色鼓膜が認められた．CT (A, B)では，蝸牛岬角近傍に軟部組織腫瘤が認められる(→)．病変は T1 強調像(C)および T2 強調像(D)で脳実質とほぼ等信号を示し，造影検査(E)で強い増強効果が認められる．外頸動脈造影(F)では，強い腫瘍濃染が認められる(→)．

④ 腺腫様腫瘍　adenomatous tumor

　中耳に生じるまれな腫瘍で，上皮系と神経内分泌系の成分を有する[91]．腺腫とカルチノイドを含む概念であるが，これらは独立した腫瘍であるとする考えもある．組織学的には多様で，良性の経過を示すことが多いが，局所的浸潤傾向を示す場合もある．CT では鼓室内の非特異的軟部組織としてみられ，内部に脱灰や破壊を呈さない耳小骨が埋没している[92]．

A. 外耳・中耳／3. 代表的疾患における画像所見　**151**

Box 3-22　傍神経節腫（glomus 腫瘍）

- 化学受容体細胞から発生
- 側頭骨領域では glomus tympanicum と glomus jugulare
    glomus tympanicum：舌咽神経の鼓室枝（Jacobson 神経）
    glomus jugulare：迷走神経の耳介枝（Arnold 神経）
- 非常に血流豊富

MRI では，T1 および T2 強調像では脳実質に近い信号で，造影検査で良好な増強効果を示す．鑑別で問題となるのは前述の傍神経節腫であるが，局在や Jacobson 神経との関連が異なる．また，良好な増強効果を示すが，傍神経節腫ほど高血流ではないとされている．

⑤ その他

中耳のまれな腫瘍性病変として，分離腫（choristoma）が知られている．胎生期に細胞群あるいは組織の一部が正常組織から離断して異常な部位に出現し腫瘤状を呈するもので，中耳では唾液腺組織が最も多い[93]．ほかには，神経組織，脂肪組織，骨組織などが知られている．

中耳の悪性腫瘍はまれで，扁平上皮癌が最も多い．小児では横紋筋肉腫が最多とされる．

e. 外　傷

中耳をはじめとした側頭骨領域の外傷における画像診断としては CT が重要であり，任意の断面で観察可能な MDCT の有用性が高い[94]．内耳および顔面神経への影響や耳小骨離断・脱臼の評価などには，MPR や 3 次元再構成が有用である．また，外傷で頭部 CT が施行される例では，側頭骨領域の大まかな評価をしておくことも必要である．骨折に伴う内耳迷路の異常などを評価するために MRI が適応となる場合もある．

1）側頭骨骨折

側頭骨の骨折は，錐体骨の長軸方向の縦骨折とそれに直交する横骨折に大別される（Box 3-23）．縦骨折が多いが（図 3-62），実際には複数の骨折線がみられることも多い．耳小骨の離断は縦骨折に，顔面神経や内耳迷路の障害および外リンパ瘻は横骨折に多い．縦骨折が頸動脈管に及ぶと，内頸動脈の閉塞，解離，偽動脈瘤形成などの原因となる．また，sigmoid sinus plate に及ぶ骨折では S 状静脈洞血栓症や閉塞をきたすことがある（図 3-63）．側頭骨骨折に伴う顔面神経損傷は，縦骨折では膝神経節に，横骨折では迷路部に好発する（図 3-62）．顔面神経麻痺が遅発性の場合もあり，注意を要する．

なお，側頭骨には骨折線と紛らわしい縫合，裂溝，水管・小管などが多数存在する（表 3-3，図 3-64）[95]．

152　Ⅲ. 側頭骨

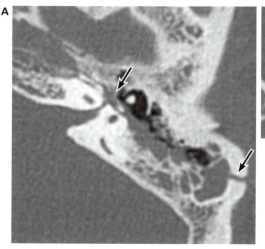
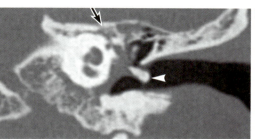

図 3-62　20 歳台男性　側頭骨骨折, 耳小骨脱臼
A：CT 横断像, B：MPR 冠状断像　外傷後, 顔面神経麻痺と難聴がみられた. 錐体骨に縦方向の骨折線がみられ (A, →), その一部が顔面神経膝部に及んでいる (B, →). 上鼓室にキヌタ骨がみられず, 鼓膜近傍に脱臼したキヌタ骨と思われる骨構造が認められる (▶).

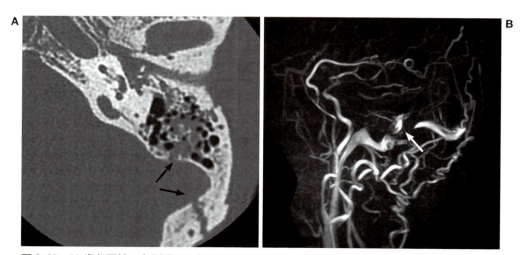

図 3-63　70 歳台男性　左側頭骨骨折に伴う S 状静脈洞血栓症
A：CT 横断像, B：phase contrast MR venography (MRV)　CT (A) では, 錐体骨に縦方向の骨折線がみられ, sigmoid sins plate に及んでいる (→). MRV (B) では, S 状静脈洞に血栓を示唆する欠損像が認められる (→).

Box 3-23　側頭骨骨折

- 耳小骨離断：縦骨折に多い.
- 顔面神経障害, 内耳迷路障害, 外リンパ瘻：横骨折に多い.

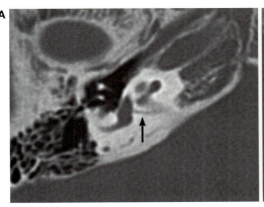 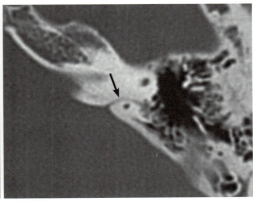

図 3-64 骨折と紛らわしい正常構造
CT 横断像　singular canal(**A**, →)と petromastoid(subarcuate)canal(**B**, →).

表 3-3 骨折線と紛らわしい正常構造

extrinsic sutures/fissures
　　temporoparietal, occipitomastoid suture
　　petrooccipital, phenopetrosal fissure
intrinsic fissures
　　petrosquamosal, petrotympanic, tympanosquamous, tympanomastoid fissure
intrinsic channels
　　cochlear, vestibular aqueduct
　　petromastoid (subarcuate), singular canal
　　mastoid, inferior tympanic canaliculus

2) 耳小骨離断・脱臼

　外傷後の伝音性難聴でまず考慮するべき病態であり，側頭骨骨折を伴う場合(図 3-62)と伴わない場合がある(Box 3-24)．骨折を伴わない場合としては，殴打などの強い外力による場合と耳かきなどによる直接損傷がある(図 3-65, 図 3-66)．キヌタ骨が他に比して重く靭帯でのみ固定されていることから，ツチ・キヌタ関節，次いでキヌタ・アブミ関節の離断が多い．キヌタ骨が完全に脱臼する場合もある．アブミ骨の損傷では，アブミ骨が前庭内に落ち込み外リンパ瘻をきたすことがあり，CT ではアブミ骨周囲の軟部組織や前庭などの空気像がみられる(図 3-66, 図 3-67)[96]．

154　Ⅲ．側頭骨

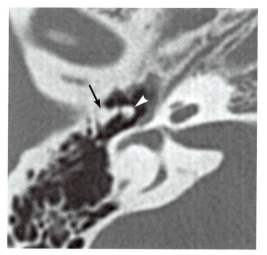

図 3-65　40 歳台女性　ツチ・キヌタ関節脱臼
CT 横断像　伝音性難聴，交通外傷の既往がある．ツチ・キヌタ関節が脱臼し，キヌタ骨（→）はツチ骨頭（▶）の外側に転位している．

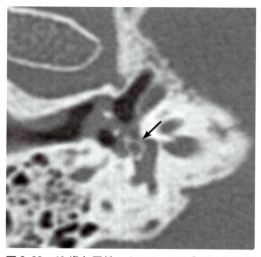

図 3-66　40 歳台男性　キヌタ・アブミ関節離断と外リンパ瘻
アブミ骨に沿った CT MPR 像　耳かきでの損傷後，難聴と眩暈がみられた．アブミ骨が卵円窓から前庭内に陥没した状態で（→），鼓室内には外リンパ瘻を示唆する軟部組織が認められる．

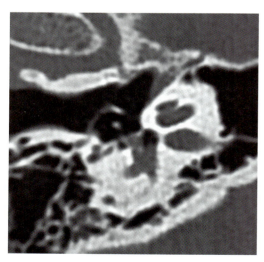

図 3-67　40 歳台男性　キヌタ・アブミ関節離断と外リンパ瘻
アブミ骨に沿った CT MPR 像　耳かきでの損傷後，難聴と眩暈がみられた．アブミ骨が卵円窓から前庭内に陥没した状態で（→），前庭内に空気像が認められる．鼓室内軟部組織はアブミ骨周囲にわずかに認められる状況である．

Box 3-24　耳小骨離断・脱臼

- 側頭骨骨折を伴う場合
- 側頭骨骨折を伴わない場合：殴打などの強い外力，耳かきなどによる直接損傷
- ツチ・キヌタ関節，キヌタ・アブミ関節に多い．
- アブミ骨損傷では外リンパ瘻を伴う場合がある．

f. その他

1) 耳硬化症　otosclerosis

耳嚢の海綿状骨新生をきたす原因不明の疾患で，otospongiosis ともよばれる(Box 3-25)[97]．中耳の疾患とは言えないが，伝音性難聴を主訴とすることが多いのでここで概説する．

耳嚢の骨には内軟骨層が残存しており，この部位が血流豊富な海綿状新生骨によって置換される．両側性のことが多く(80～85％)，女性に好発し，20～30歳台に発症することが多い．病初期には耳鳴を主訴とすることが多いが，次第に進行性の難聴をきたす．病変は，卵円窓腹側の前庭窓前小裂を初発とし(窓型：fenestral type)，進行すると蝸牛などの内耳迷路周囲に病変が及ぶ(蝸牛型：cochlear or retrofenestral type)．本邦では前者が圧倒的に多く，アブミ骨底部の固着による伝音性難聴をきたす(図 3-68)．蝸牛岬角や顔面神経管が侵される場合もあり，正円窓が障害された場合のアブミ骨手術による治療成績(聴力改善)は不良とされている(図 3-69)．蝸牛型では感音性あるいは混合性難聴をきたし(純粋な感音性難聴はまれ)，迷路症状を伴う場合もある．感音性難聴の原因は特定されていないが，細胞毒性酵素の関与が推測されている．蝸牛型耳硬化症と同様の病態は，骨形成不全症(osteogenesis imperfecta)に伴うことが知られている(van der Hoeve-de Kleyn 症候群)[98]．

窓型耳硬化症は特徴的な臨床所見を呈し，画像診断は必ずしも必要ではない．ただ，錠半規管裂開が類似の臨床像を呈する場合があり，その鑑別には CT が有用である[99]．また，感音性難聴を伴う場合には蝸牛型病変の評価に画像診断が必要となる．

耳硬化症の画像診断は CT が中心であり，MRI のみでの診断は困難なことも多い．海綿状骨新生をきたした病変はまず脱灰様所見を示すが，その後再石灰化し骨斑を形成する(図

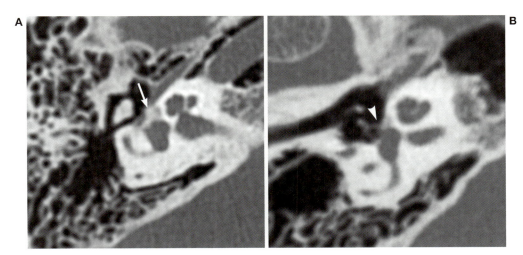

図 3-68　40 歳台男性　窓型耳硬化症
A：CT 横断像，B：アブミ骨に沿った MPR 像　卵円窓腹側に緻密骨と比べてやや低吸収の硬化性病変がみられ(→)，アブミ骨前脚(►)に及んでいる．

156　Ⅲ. 側頭骨

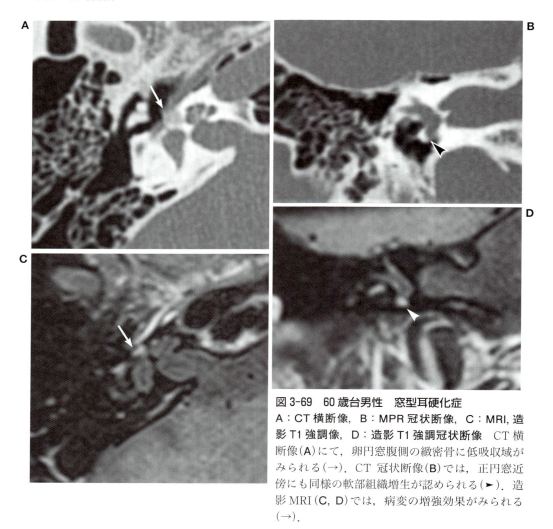

図3-69　60歳台男性　窓型耳硬化症
A：CT横断像，B：MPR冠状断像，C：MRI, 造影T1強調像，D：造影T1強調冠状断像　CT横断像(A)にて，卵円窓腹側の緻密骨に低吸収域がみられる(→)．CT冠状断像(B)では，正円窓近傍にも同様の軟部組織増生が認められる(▶)．造影MRI(C, D)では，病変の増強効果がみられる(→)．

> **Box 3-25**　耳硬化症
>
> ・耳嚢の海綿状骨新生＝"otospongiosis"
> ・緻密骨のdensity低下
> ・卵円窓腹側に初発(窓型)
> ・蝸牛などの迷路周囲に及ぶ場合もある(蝸牛型)．

3-68，図3-69)[100,101]．窓型ではまず卵円窓腹側に病変がみられ，アブミ骨全体が描出可能なMPR像が有用である(図3-68)．小児期には前庭窓前小裂に相当する透亮像が残存していることも多く注意を要するが(cochlear cleft)(図3-11)[9]，小児期の耳硬化症はまれである．病変の進行に伴って，卵円窓の狭小化，アブミ骨底板の肥厚などがみられる．まれに，卵円窓が完全に閉鎖する場合もある(obliterative fenestral otosclerosis)．蝸牛型では，蝸牛周囲

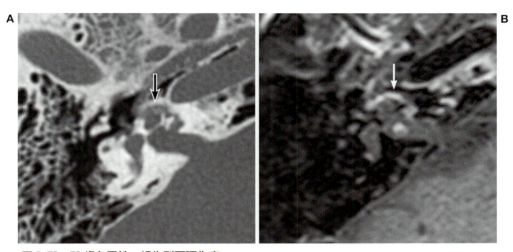

図 3-70　50 歳台男性　蝸牛型耳硬化症
A：CT 横断像，B：MRI，造影 T1 強調像　CT（A）にて，蝸牛周囲の透亮像がみられ（→），造影 MRI（B）で増強効果を示す（→）．

Box 3-26　耳硬化症の CT チェックポイント

- 病変の局在とサイズ
- 卵円窓および正円窓の状態
- 顔面神経管
- 中耳疾患合併の有無
- 耳小骨連鎖
- S 状静脈洞壁〜頸静脈球
- 内耳迷路
- 対側の病変

の透亮像が認められるが（図 3-70），疾患の進行によって石灰化が起こってくるとその画像診断はむしろ困難になるとされている．耳硬化症の CT では，病変の局在とその大きさ，卵円窓および正円窓の状態，顔面神経管，中耳疾患合併の有無，耳小骨連鎖，S 状静脈洞壁〜頸静脈球，内耳異常の有無，対側の病変（両側性が高率）などを評価する必要がある（Box 3-26）[102]．

MRI では，病変部は T1 強調像で脳実質と同程度の信号を示し，T2 強調像では淡い高信号を示すことがある．新生海綿状骨は血流豊富であり，増強効果が認められることが多い（図 3-69，図 3-70）[103]．蝸牛型耳硬化症では，MRI で内耳迷路の異常を認めることがある．

2）顔面神経麻痺 facial nerve palsy

末梢性顔面神経麻痺は，原因不明とされてきた Bell 麻痺や Ramsay Hunt 症候群（帯状疱疹ヘルペスウイルス）などの炎症性変化によるものが多い．近年，Bell 麻痺の多くは単純ヘ

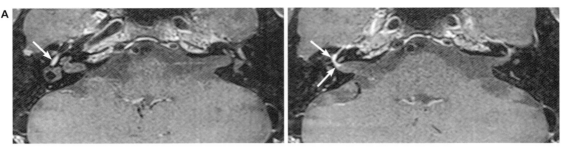

図 3-71　40 歳台男性　右顔面神経麻痺
MRI, 造影 T1 強調像　A：内耳道中央レベル，B：内耳道上部レベル　顔面神経は，内耳道底部，迷路部，膝部，鼓室部で強く増強されている(→).

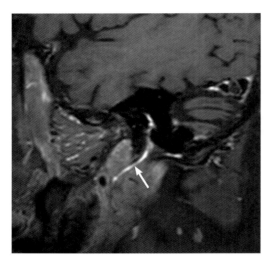

図 3-72　60 歳台男性　左顔面神経麻痺
MRI, 脂肪抑制造影 T1 強調矢状断像　左顔面神経は，垂直部から耳下腺内にかけて明瞭な増強効果を示す(→).

ルペス 1 型の再活性化によって起こるとされている[104]．他の原因としては，腫瘍性疾患，真珠腫，外傷などがあげられる．

　典型的な Bell 麻痺の急性期においては，画像診断は必ずしも必要ではない．非典型的あるいは回復が遷延する症例では，他疾患の除外などを目的として画像診断が施行される．画像診断としては造影 MRI が必須であり，麻痺側の顔面神経に強い増強効果がみられる[105]．しかし，前述のように正常者においても膝神経節より末梢では増強効果がみられることが多いため[13]，内耳道内から迷路部に増強効果がみられる場合，神経腫大を伴う場合，対側と比べて明らかに強い増強効果を示す場合などに有意な所見と捉える(図 3-71)．頭蓋外の顔面神経に増強効果を伴う場合もある(図 3-72)．顔面神経の増強効果と臨床経過には相関がないとの報告もあるが[106]，増強効果の範囲および強さと予後の相関や[107]，慢性期における膝神経節や鼓室部の T2 強調像高信号と予後の関連を指摘した報告もみられる[108]．MRI 所見における Bell 麻痺と Ramsay Hunt 症候群の鑑別は困難な場合が多いが，3D 高分解能画像(造影前後の FLAIR，造影後 T1 強調像，CISS)を用いた検討において，前庭蝸牛神経や内耳道壁に沿った増強効果および 3D CISS での顔面神経肥厚は Ramsay Hunt 症候群でより高頻度にみられると報告されている(図 3-73)[109]．

A. 外耳・中耳／3. 代表的疾患における画像所見　159

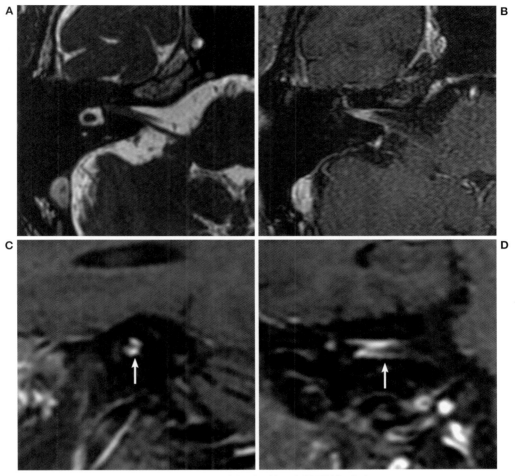

図 3-73　60 歳台男性　Ramsay Hunt 症候群に伴う右顔面神経麻痺
A：MRI,3D heavily T2 強調像，B：造影 T1 強調像，C：脂肪抑制造影 T1 強調矢状断像，D：脂肪抑制造影 T1 強調 MPR 冠状断像　3D heavily T2 強調像(A)では，内耳道底部の脳脊髄液信号が不明瞭で，顔面神経と前庭蝸牛神経の分離が困難である．造影検査(B〜D)では，顔面神経に加えて前庭蝸牛神経の増強効果も認められる(CD，→)．

B. 内 耳

　内耳は構造が微細なうえに複雑で，画像解釈には解剖に精通することがまずは重要である．また，十分な画質の高分解能画像を取得することも重要である．つまりこの領域の画像診断で重要なことは，まずは画像そのものが診断に値するような適切な撮像がなされているかどうかを判定することである．不十分な条件で撮像された画像は，この領域を専門とする画像診断医にとっても読影が難しく，ましてこの領域の画像を見慣れない諸家にとっては評価がきわめて困難である．次に，適切に撮像された画像で，代表的疾患の典型像を知っておくことが肝要である．

　内耳においても CT が有用である場合と，MRI が有用である場合があり，相補的な関係である．CT は 1 mm 以下（できれば 0.5 mm）のスライス厚で骨構造に焦点をおいた拡大高分解能再構成画像が必要で，MRI は 1 mm 以下のスライス厚の画像を 3 次元（3D）データ収集で取得するとよい．単純では T1 強調像，T2 強調像（水強調画像，MR hydrography, MR cisternography），造影後では T1 強調像を撮像するが，造影後の CISS 像が腫瘍と脳神経の関係を描出するのに有効なこともある．また，精密検査として，迷路リンパ液の組成変化やごく淡い増強効果を観察対象とする場合は，単純および造影の FLAIR（fluid attenuated inversion recovery）法が有用である．

1. 画像読影の基礎と画像解剖

a. 内耳の CT

　CT については，側頭骨領域では，beam hardening artifact の影響もあり，軟部組織条件の観察の有用性が限定的であるため，骨条件画像による骨迷路構造の観察が中心となる．外傷後の骨折の認識については MRI よりも CT のほうが容易であり，また迷路気腫の診断には CT が必要である．ただ CT の軟部組織条件についても MDCT（マルチスライス CT）で薄い多層スライスから合成された小脳橋角部レベルのスライスでは，beam hardening artifact の影響が減少し，ある程度は小脳橋角槽についての評価が可能であるので，聴神経腫瘍の有無について CT の軟部組織条件もよく観察する必要がある（図 3-74）．

　正常内耳レベルの骨条件 CT 像を解剖構造のラベルとともに示す（図 3-75）．若年者においては卵円窓前方，蝸牛外側に健常でも線状の低吸収域がみられる．これは，cochlear cleft

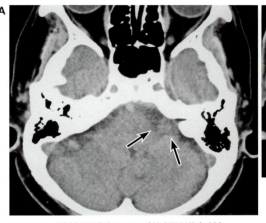
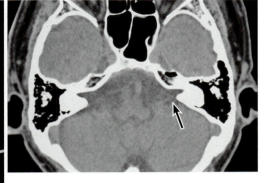

図 3-74　聴神経腫瘍の CT（軟部組織条件）
A：成人，左前庭神経鞘腫例　0.5 mm スライスを 4 枚重ねて 2 mm スライスとした CT（軟部組織条件）．beam hardening artifact の影響も少なく，また S/N 比（信号雑音比）がよく，左小脳橋角部の前庭神経鞘腫が CT においても，認識可能である（→）．B：A とは別の正常成人例　同様に 0.5 mm スライスを 4 枚重ねて 2 mm スライスとした内耳道レベルの CT（軟部組織条件）．本例では腫瘍はみられない（→）．

といって正常所見である（図 3-76）[110]．耳硬化症の病変と間違えないことが重要である．

b. 内耳の MRI

　内耳領域では，MRI はさまざまなコントラストの画像が得られること，厚い骨も障害とならないこと，動きが少ないことなどによりその利点を生かしやすい．本邦においても普及の進む 3T（テスラ）MRI の優位性を最も発揮しやすい領域でもある．T1 強調像では，健常状態の迷路リンパ液は脳実質や脳神経よりも低信号を呈す．血管は 3D グラジエントエコー（gradient echo：GRE）法の場合は原則として高信号を示すが，スラブ（slab）の厚さ，フリップ角（flip angle），血流の速度，向きなどによって信号が変化するのは 3D-time of flight（TOF）MR angiography における場合と同様である．造影後は，3D GRE 法では血流信号は上昇する．2 次元（2D）フーリエ変換を用いたスピンエコー（SE）系の T1 強調像では，原則，血管は無信号（flow void）となるが，マルチスライスの中での端のスライスでは血流信号が高信号を示すこともある．今後，用いられる機会が増えると予想される variable flip angle を用いた 3D 高速スピンエコー（fast spin echo：FSE）系 T1 強調像の場合には，血流信号は flow void を示しやすい．造影後でも，血管信号の上昇はあまりみられないのが特徴で，小さな転移性脳腫瘍や播種巣の認識がしやすい．T1 強調像に脂肪抑制を併用するかどうかは，装置の特性にもよるが，併用したほうが観察がしやすい場合が多い．もちろん，顔面神経脂肪腫など脂肪を含んだ腫瘍の診断の際には，脂肪抑制のあり，なしの両方が必要となる．

　T2 強調系の画像は，内耳領域では水強調画像として撮像することが多い（MR cisternography）．この画像は自由水のみ強調して，微妙な T2 コントラストを犠牲にすることにより

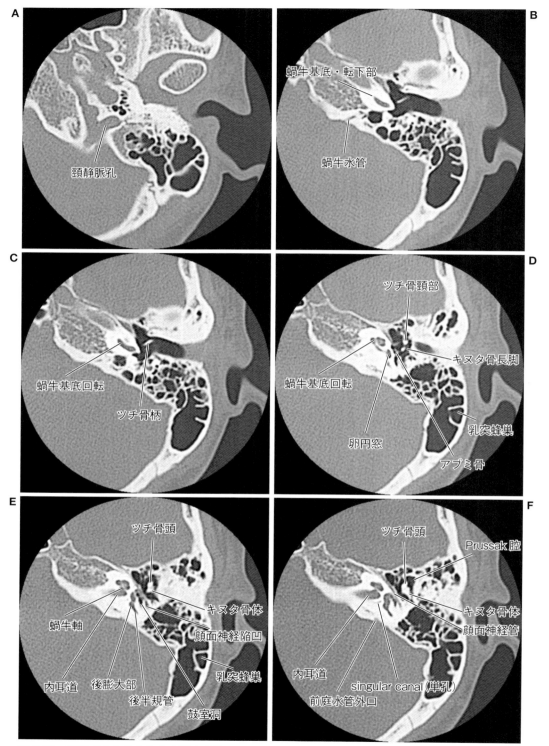

図 3-75 健常成人女性の左中内耳の CT (次頁に続く)
図の説明文は次頁参照.

B. 内耳／1. 画像読影の基礎と画像解剖　163

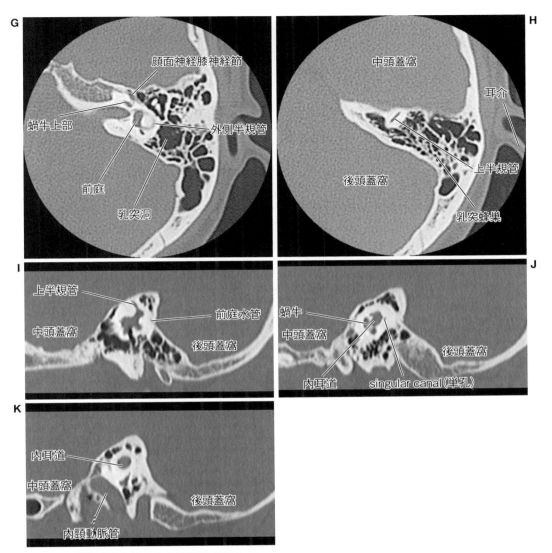

図 3-75　健常成人女性の左中内耳の CT(続き)

A～H：横断像(骨条件，左側を拡大)　MDCT による 0.5 mm スライス．尾側から頭側の順で表示．**A：頸静脈孔レベル**，**B：蝸牛水管，蝸牛基底回転下部レベル**，**C：ツチ骨柄レベル**，**D：卵円窓レベル**　卵円窓，アブミ骨，ツチ骨，キヌタ骨長脚，蝸牛などがみられる．乳突蜂巣の発達が良好にみられる．**E：蝸牛軸レベル**　内耳道，蝸牛軸，後膨大部，後半規管，顔面神経，顔面神経陥凹，鼓室洞，ツチ骨頭，キヌタ骨体などがみられる．**F：内耳道背側から後膨大部へ向かう singular canal のレベル**　singular canal，顔面神経管，ツチ骨頭，キヌタ骨体などがみられる．弛緩部型真珠腫ができやすい Prussak (プルサック) 腔もみられる．後方には前庭水管外口もみられる．**G：顔面神経膝神経節レベル**　蝸牛上部，顔面神経膝神経節，外側半規管，前庭，乳突洞などがみられる．**H：上半規管レベル**　上半規管，錐体骨の前方が中頭蓋窩，後方が後頭蓋窩，空気の濃度は乳突蜂巣である．耳介もみられる．

I～K：矢状断像　I：上半規管，前庭水管などが観察される．前庭水管は矢状断で見ると観察しやすい．**J：Iよりも内側のレベル**　singular canal や内耳道がみられる．**K：Jよりもさらに内側のレベル**　内耳道，内頸動脈管などの重要構造がみえる．(図中の解剖名の英語表記については，「A. 外耳，中耳」の p.103 を参照)

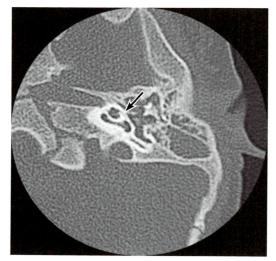

図 3-76　1 歳女児　左滲出性中耳炎
CT 横断像　蝸牛頂回転外側に線状の低吸収域がみられる(→).これは cochlear cleft といわれる未骨化部分で加齢とともにみられなくなる.正常所見であり,耳硬化症などと間違えてはならない.

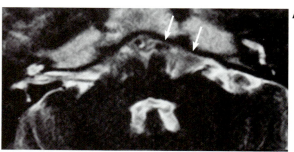
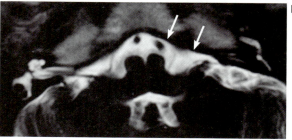

図 3-77　MR cisternography における橋前槽脳脊髄液信号の撮像法による違い
A:2D FSE 横断像,B:3D FSE　2D FSE 法(A)では,小脳橋角槽の脳脊髄液には流れによる信号低下があり(→),3D FSE 法(B)のような良好な cisternography 効果は得られていない.(Iwayama E, Naganawa S, Ito T, et al:High-resolution MR cisternography of the cerebellopontine angle:2D versus 3D fast spin-echo sequences. AJNR Am J Neuroradiol 1999;20:889-895 より許可を得て転載)

高い空間分解能を達成している.この MR cisternography は内耳領域では必須で,これを読影時には解剖的なオリエンテーションとして用いる.MR cisternography では液体成分の中の充実成分が液体部分の欠損として描出される.つまり,白く写る脳脊髄液腔や迷路リンパ液の中に存在する微細な脳神経や血管といった解剖構造や充実性腫瘍などの占拠病変を黒く描出する.ただし,施設によっては白黒反転した画像として提供されている.反転した画像は,多くの場合,脳槽の流れのアーチファクトが認識しづらく,読影には細心の注意が必要である.MR cisternography の撮像法には大きく分けて 3D FSE 系と 3D-True FISP 系の 2 種類があり,それぞれ一長一短がある.2D FSE 法は脳槽の信号が安定せず flow void となることもあるので通常は用いない(図 3-77).

1)True FISP 系

True FISP(fast imaging with steady-state precession)系は,高速で撮像が可能であるが,磁場不均一による干渉縞が高磁場 MRI では特に目立ち,CISS(constructive interference in the steady state)[111]や FIESTA-C(fast imaging employing steady-state acquisition-C)といった励起パルスの phase cycling を伴った方法でも干渉縞を完全に消去するこ

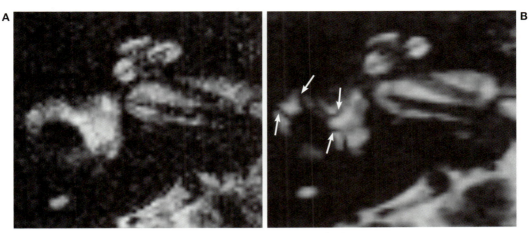

図 3-78 成人健常者の MR cisternography の右内耳部分の拡大図
A：3D FSE 横断像，B：CISS 法　3D FSE 法（A）に比べて，CISS 法（B）は S/N 比はよいが，前庭や半規管に低信号の干渉縞が多数みられる（→）．

とはできない（図 3-78）．phase cycling を併用しない方法では，内耳領域の読影は一般には困難である．またスラブに流入する血流が高信号を示すこともあり，血管信号が一定しないため，時に画像解釈が難しいことがある．画像コントラストが T2/T1 であるため，ガドリニウム（Gd）造影剤による T1 時間の短縮も信号上昇として認識される．

海綿静脈洞では，造影後に撮像することによって海綿静脈洞内血液が増強され，内部の脳神経が低信号な組織として明瞭に描出される．また，髄膜腫とそれに接する脳神経の区別が造影後は容易となる（図 3-79）．しかし，迷路内に存在する神経鞘腫が高信号となって周囲のリンパ液と同等の信号となり見えなくなるといった不都合な場合もある（図 3-80）．

前述のように，高磁場 MRI においては干渉縞がより目立ち，人工内耳の適応決定といったような蝸牛リンパ液腔開存の詳細な状態を見るには True FISP 系は適していない．また 3T では，フリップ角を SAR（specific absorption rate）の制限のため，1.5 T の半分程度にまで落とす必要があるため True FISP 系の 3 T MRI での信号収集効率は 1.5 T ほどはよくはない．

2）3D 高速スピンエコー（FSE）系

3D 高速スピンエコー（FSE）法は True FISP にみられるような干渉縞アーチファクトがみられず，血管も基本的には flow void となるので画像解釈も容易であるが，True FISP 系よりは単位時間あたりの S/N 比（信号雑音比）が低く，また水以外の組織のぼけも目立つ．しかし，3D FSE 系は，SPACE（sampling perfection with application optimized contrasts using different flip angle evolutions）法[112]や fast recovery 法の導入といった改良も加えられており，より高磁場において有用性が高い．シーケンスの名前は装置メーカー各社でまちまちで多数のものがあるが，最近は fast recovery 3D-FSE，restore 3D-TSE，restore SPACE，3D-HASTE，DRIVE，VISTA，3D-FASE with T2 plus などが用いられる．3D FSE 法による健常者の MR cisternogaraphy 横断像とこれから迷路部分を最大値投影

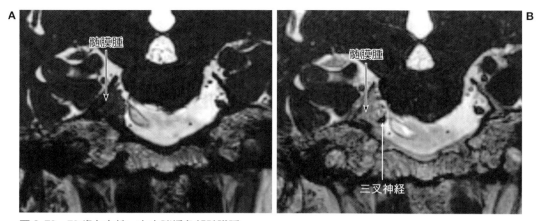

図 3-79　70 歳台女性　右小脳橋角部髄膜腫
MRI 冠状断像　　A：CISS 法，B：Gd 造影後　単純 CISS 像（A）に比べ，Gd 造影後の CISS 像（B）では腫瘍の増強によって，腫瘍と三叉神経の関係が明瞭となっている．このように CISS 法では増強効果が画像に現れる．

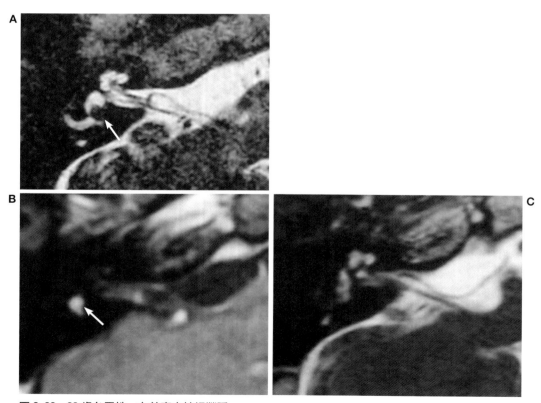

図 3-80　20 歳台男性　右前庭内神経鞘腫
A：3D FSE 法による MR cisternography 横断像，B：造影 T1 強調像，C：造影 CISS 像　　3D FSE 法による MR cisternography（A）では，前庭内神経鞘腫は低信号である（→）．造影 T1 強調像（B）では，腫瘤は著明に増強されている（→）．造影後の CISS 像（C）では増強効果を反映するため右前庭内神経鞘腫の信号が上昇し，周囲のリンパ液と等信号となって，病変の認識が困難である．

B. 内耳／1. 画像読影の基礎と画像解剖　167

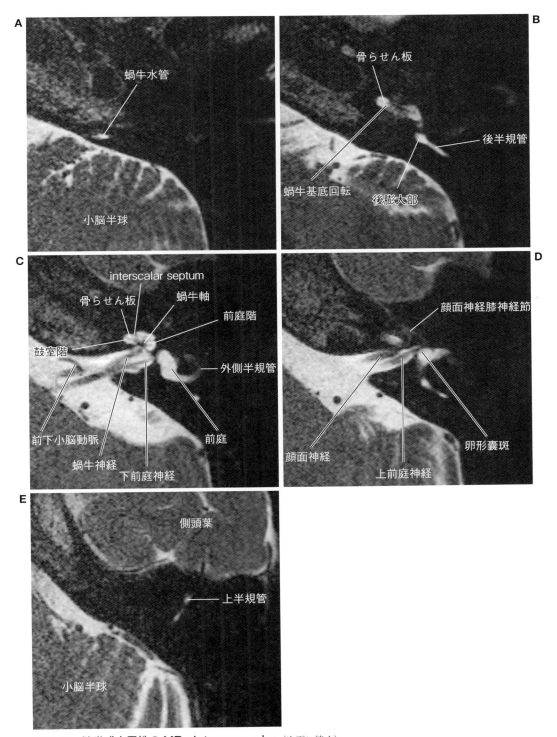

図3-81　健常成人男性のMR cisternography（次頁に続く）
A〜E：3D FSEによるMR脳槽撮像（MR cisternography）横断像（左側を拡大）．尾側から頭側の順に表示　A：蝸牛水管レベル，B：後膨大部レベル，C：蝸牛軸レベル，D：内耳道上部レベル，E：上半規管レベル
図の説明文は次頁参照．

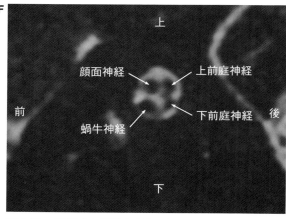 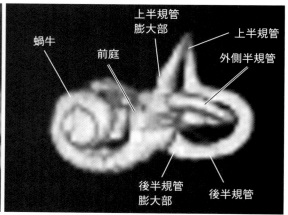

図 3-81　健常成人男性の MR cisternography(続き)
A～E：3D FSE による MR 脳槽撮像(MR cisternography)横断像(左側を拡大). 尾側から頭側の順に表示　A：蝸牛水管レベル　蝸牛水管がほぼ外側へ向かって伸びている. 成人では蝸牛まで達せず閉塞している例が多いとされている. 小脳半球がみられる. B：後膨大部レベル　後膨大部，後半規管，蝸牛基底回転下部などがみられる. C：蝸牛軸レベル　蝸牛軸，骨らせん板，interscalar septum，前庭階，鼓室階，蝸牛神経，下前庭神経，前庭，外側半規管などがみられる. 内リンパ腔と外リンパ腔を隔てる Reissner(ライスネル)膜は人体用 MRI ではまだ描出には至っていない. 小脳橋角槽内に前下小脳動脈のループがみられる. D：内耳道上部レベル　内耳道内に顔面神経と上前庭神経がみられる. 卵形嚢斑も認識可能である. 顔面神経膝神経節部もごく淡く描出されている. E：上半規管レベル　上半規管，側頭葉，小脳半球などがみられる.
F：内耳道矢状断像　内耳道内の4本の神経束は前上が顔面神経，前下が蝸牛神経，後上が上前庭神経，後下が下前庭神経.
G：MR cisternography から作成した内耳の 3D volume rendering(VR)像　蝸牛，前庭，三半規管などの立体的関係が明瞭に描出されている.

(MIP：maximum intensity projection)した迷路リンパ腔の立体表示，内耳道部の矢状断再構成を解剖構造のラベルとともに提示する(図 3-81)[113].

　MR cisternography とは逆に，脳脊髄液や正常迷路リンパ液の信号を抑制しつつ，かつ高空間分解能で撮像できる 3D FLAIR 法も 3D FSE 法を利用する. 3D FLAIR は迷路リンパ液の組成変化や造影後の血液迷路関門透過性評価に使用できるため，近年，内耳疾患に関する有用性の報告が増えてきた.

　健常者の 3D FLAIR(fluid-attenuated inversion recovery)像の代表的なスライス(横断)を提示する(図 3-82).

　内耳 MRI の技術進歩により，後述のように迷路内リンパ水腫の診断が可能となってきたため[114]，今後は迷路内外リンパ腔の画像解剖知識も必要となってくると思われるので，鼓室内 Gd 造影剤注入後の 3D-real IR 像[115]を解剖ラベルとともに提示する. なお，小さな内リンパ腔が認識しやすい例を選択したため，本例は，Ménière 病による内リンパ水腫が存在する(図 3-83).

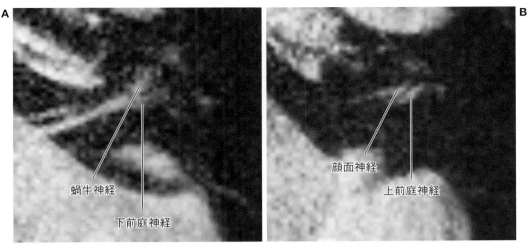

図 3-82 健常成人男性 左内耳拡大像
MRI, 3D FLAIR 横断像（0.8 mm スライス） A：蝸牛軸レベル（図 3-81 C とほぼ同じレベル），B：A よりも頭側の内耳道上部レベル 蝸牛軸レベル（A）では蝸牛神経，下前庭神経がみられる．FLAIR パルスにより脳脊髄液や正常内耳リンパ液の信号は抑制されている．そのため，病的状態で起こるわずかなリンパ液の組成変化も検出しやすい．A よりも頭側の内耳道上部レベル（B）では，顔面神経や上前庭神経そのものの信号がみられる．MR cisternography では液体の欠損部としてしか神経が認識されないが，3D FLAIR では神経そのものの信号の評価が可能である．

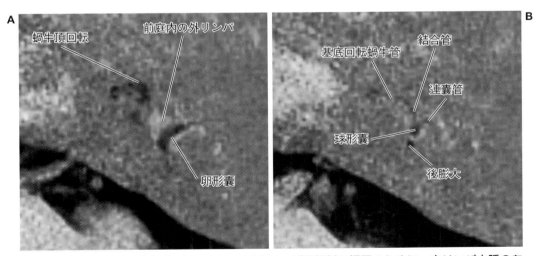

図 3-83 50 歳台男性 左蝸牛型 Ménière 病（内リンパ腔解剖の提示のために，内リンパ水腫のある例）
A：MRI, 左鼓室内 Gd 造影剤投与 24 時間後の 3D-real IR 横断像（0.8 mm スライス像），B：A よりも下方のスライス A で，淡く高信号なのが外リンパ，低信号（負の信号値）が Gd が分布していない内リンパや脳脊髄液腔．中間の灰色の信号を呈するのが骨である．A よりも下方のスライス（B）では球形嚢，連嚢管，結合管領域の内リンパ腔が認識可能である．今後，迷路内の内リンパ腔解剖を知っておくことも必要になってくると思われる．本例は内リンパ水腫があるため，認識がしやすいが，健常者では一部の構造は小さすぎて認識が困難である．

2. 先天奇形

a. 内耳の発生

内耳の発生は胎生2〜3週頃，神経外胚葉から耳板(otic placode)が形成される．次いで耳板が陥凹し，耳窩(otic pit)となり，入り口が閉じて耳胞(otocyst, otic vesicle)という嚢をつくる．耳胞は内リンパ液を入れている．耳胞は球形嚢と蝸牛管を形成する腹側要素と，卵形嚢，半規管，内リンパ管を形成する背側要素に分かれる．7〜8週で三半規管の原基はほぼ完成する．各半規管の成長は5〜6か月まで続くが，上半規管が最も早く，外側半規管が最も遅い．蝸牛管は8〜9週では1.5回転，10〜11週で2.5回転となる．この頃，膜迷路の上皮から感覚上皮が分化しはじめ，卵形嚢斑，球形嚢斑などの耳石器，膨大部稜，らせん器ができていく．蓋膜，内外有毛細胞などらせん器の分化は基底回転から12週頃始まり，16週までに頂回転に達する．膜迷路を含む結合組織は外リンパ膠様組織に変化し，半規管外リンパ腔，前庭階，鼓室階など外リンパ腔が8〜11週に形成され，胎生15週で膜迷路周囲の軟骨が化骨をはじめる．外リンパ組織周囲の軟骨は21週頃化骨し，骨迷路(迷路骨胞)となる．内耳は外胚葉と中胚葉の混成組織である．内耳は21週には成人と同じ大きさになる．

b. 感音系の奇形

感音系の奇形の評価では人工内耳適応決定が必要なときは，MRIが第一選択となる．さらに骨の詳細な検討を必要とする場合は加えてCTも取得する必要もある．

蝸牛の画像診断での形態上の正常性を評価するには，蝸牛の回転数(正常は2.5から2.75回転)(図3-81 G)，大きさ，蝸牛軸〔蝸牛底部に存在し蝸牛の中心となる骨性構造で，これから骨らせん板やinterscalar septumが外側へ伸びている(図3-81 C)．内部には蝸牛神経から連続するらせん神経節を入れる〕の形態に注目する．画像が不十分な場合はinterscalar septumに注目するのがよい．これが十分みられれば，ほぼ正常といってよい．

感音系の異常としては，次のようなものがよく知られている[116]．

Schiebe型：球形嚢と蝸牛が分化していない膜迷路異常．卵形嚢，半規管はほぼ正常である．画像診断では骨迷路の形成は正常のため異常は認めない．先天性感音難聴では最も多いとされる．

Michel型：蝸牛，前庭ともに形成なし．耳胞の形成がない．外耳，中耳は正常である．非常にまれである．

Mondini型(図3-84)：蝸牛が基底回転から分化形成されていくが，途中で止まると基底回転のみ形成され，上方の回転が発育不全となる．前庭の嚢状の拡張や三半規管(特に外側三半規管)の低形成を伴うこともある．また，内リンパ管拡張症(前庭水管拡張症)を伴うこともある(Box 3-27)．

B．内耳／2．先天奇形　171

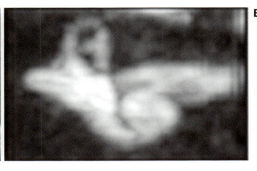

図 3-84　10 歳台前半男児　右 Mondini 奇形
A：3D FSE 法による MR cisternography 横断像，B：MIP 像　MR cisternography（A）では，左は蝸牛が正常に形成されているが，右は蝸牛回転が不足し，蝸牛が小さく単房状である（→）．MIP 像（B）では右蝸牛構造が立体的に理解しやすい．

Box 3-27　内耳先天奇形

1) Schiebe 型：最も多いが，画像診断で異常なし．
2) Michel 型：蝸牛，前庭ともに形成なし．外耳，中耳は正常．非常にまれ．
3) Mondini 型：蝸牛の回転が発育不全．前庭の嚢状の拡張や三半規管（特に外側三半規管）の低形成を伴うこともある．
4) 内リンパ管拡張症（前庭水管拡張症）：両側進行性感音性難聴の画像診断で最もよく遭遇する．

1）前庭水管拡張症　large vestibular aqueduct syndrome, enlarged endolymphatic duct and sac syndrome（内リンパ管・嚢拡張症）

　前庭水管は側頭骨内の管であり，内リンパ管は前庭水管内の内リンパ腔である膜迷路の管である．よって前庭水管の評価は CT，内リンパ管・嚢の評価は MRI で行う（図 3-85）．前庭水管は卵形嚢と球形嚢の間の連嚢管より出て後方上方へ走行し，峡部で屈曲して後下外方へ向きを変え，錐体骨後面に開口する．内リンパ管はその中を走行し，錐体骨後面付近で内リンパ嚢という拡張した盲端をつくる．内リンパ嚢は内リンパの吸収を司っている．そのため，内リンパの圧力調整の役割を果たしているとされ，内リンパ管が閉塞すると内リンパ水腫をきたし，Ménière（メニエール）病を発症するといわれる．前庭水管（内リンパ管）が拡張するこの奇形では，若年より進行する感音性難聴をきたす．内耳奇形のなかでは比較的多くみられるが，従来，あまり一般に認識されていなかったため，画像で異常所見が写っていても，よく見逃されてきた．この奇形は，外傷を契機に難聴が悪化するという特徴がある．進行性感音性難聴の原因は不明であるが，蝸牛軸の低形成や内リンパ管の拡張によって脳脊髄液の圧が内耳器官に伝播する，もしくは内リンパ嚢の高蛋白の高張な液体が内耳有毛細胞に障害を与えるのが原因といわれている．ただ，蝸牛軸の低形成の程度は患者により異なり，ほぼ正常蝸牛軸を呈するものもある．内リンパ管・嚢の拡張程度，内リンパ嚢での信号強度と難聴の程度は相関はないとされる．甲状腺腫との合併は Pendred（ペンドレッド）症候群

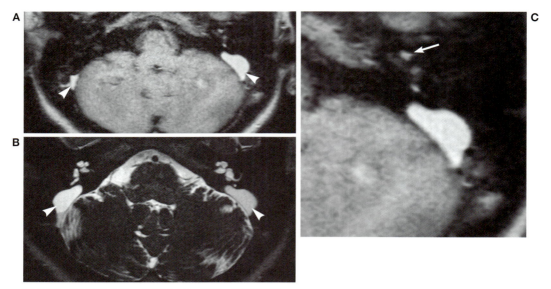

図 3-85 20 歳台女性 両側内リンパ管・嚢拡張症
A：3D FLAIR 横断像，B：3D FSE 法による MR cisternography，C：A の左内耳拡大像　両側進行性感音性難聴を呈している．この画像の取得直前に，軽微な外傷後，左難聴が悪化するというエピソードあり．3D FLAIR 像(A)，3D FSE 法による MR cisternography (B) では，両側の内リンパ管と嚢の拡張が著明である(▶)．3D FLAIR では両側，特に左側の内リンパ管と嚢の信号が上昇し，出血や高蛋白濃度液の存在を示唆する．3D FLAIR 像の左内耳拡大図(C)では，蝸牛への内リンパ嚢内の液体が逆流していることが示唆される(→)．高張な液体の蝸牛への逆流により難聴が悪化していると推定される．

といわれ，*SLC26A4*(*PDS*) 遺伝子に変異があるとされる．

　保存的治療としては，頭部外傷を伴いやすい激しいスポーツを避けるように指導することが重要である．また外科的な治療としては，内リンパ嚢を後頭蓋窩へ開放する内リンパ嚢解放術はよい結果はもたらさず，内リンパ嚢閉鎖術は聴力の安定をもたらすという報告もあるが，最近では人工内耳の適応となることが多い．その際は正円窓からリンパ液が噴出することもあるとされるので手術時に注意が必要である．先天性感音難聴では画像上，異常をきたさない Schiebe 型の膜迷路奇形に次いで多いものである．Mondini 奇形や三半規管の低形成を合併することも多いが，単独でも存在する．CT でも MRI でも適切に撮像されていれば，診断は容易であるので，見逃してはならない．前庭水管の前後径が後半規管と前庭水管外口の中間の位置で 1.5 mm を超えるものを拡張症とする．CT では骨外の内リンパ嚢の拡張が観察できず，蝸牛神経の太さも評価できないので，高分解能 MRI が撮像可能であるなら，やはり MRI がこの奇形を評価する第一選択である．

2) 三半規管と前庭の異常

　早期に完成する上半規管に異常がある場合は，通常，外側半規管にも異常がある．逆に，外側半規管の単独異常はみられる．そのため，外側半規管の低形成が最も多いタイプである．外側半規管と前庭の分離が不良で，前庭が囊状の拡張を示すタイプも比較的よくみられる(図 3-86)．蝸牛の Mondini 型奇形もよく合併する．

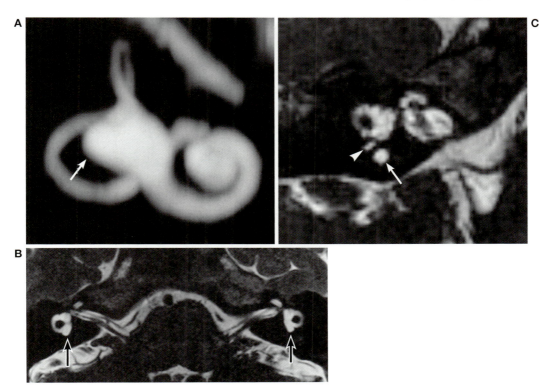

図3-86 半規管の低形成
MR cisternography 横断像　A：20歳台女性　MIP像　B：20歳台女性（Aとは別症例），C：7歳女児（A，Bとは別症例）　Aでは，外側半規管の低形成がみられる（→）．Bは，比較的まれな両側後半規管の単独低形成例．両側の後半規管が低形成である（→）．半規管低形成は，突発性難聴や眩暈で見つかることもあるが，無症状で偶然発見される例も多い．Cは，眩暈発作にて来院．内リンパ管の拡張（→），後半規管低形成（▶），蝸牛回転不足，内耳道拡張といった複合奇形が認められる．

3）上半規管裂隙症候群　superior canal dehiscence syndrome[117]

　大きな音で惹起される目まい（Tullio現象）を特徴とする．これは上半規管の骨壁（中頭蓋窩天蓋）が先天的に欠損し，音響波動による迷路リンパ液の動きが頭蓋内に抜けてしまうために，耳石器や半規管膨大部が刺激されて起こるとされる．CTでは上半規管の骨壁を多方向から詳細に観察することが必要となる（図3-87）．またこの病態を知っておくことがまず診断の第一歩である．

4）蝸牛水管の異常

　蝸牛水管は外リンパ管ともよばれ，蝸牛の基底回転の外リンパ腔と後頭蓋窩の脳脊髄液腔を結ぶ管で，成人では多くの場合，閉鎖しているといわれる．まれに蝸牛水管の拡大（図3-88），もしくは開存症例においては，アブミ骨手術において外リンパ液が吹き出す lymph gusher をきたしやすいとされる．また，開存例では髄膜炎が迷路に波及して迷路炎をきたしやすいともいわれている．

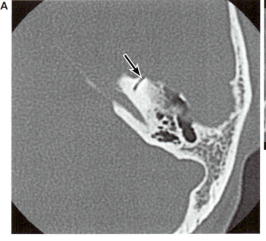
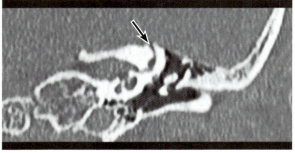

図3-87 40歳台女性　上半規管裂隙症候群
A：CT横断像，B：冠状断像　左難聴，ふらつき，大きな音で眩暈．CTで左上半規管の骨壁が離開している（→）のが，横断像（A），冠状断像（B）を観察するとわかる．強大音で眩暈が起こるのはTullio現象といわれ，本症候群を疑うきっかけになる．MRIでの診断は難しく，適切に撮像されたCTを丁寧に観察することが必要である．

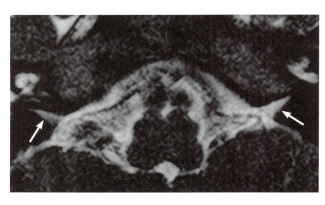

図3-88 6歳女児　蝸牛水管の拡大
MR cisternography 横断像（0.8 mmスライス）　両側蝸牛水管の拡張が認められる（→）．

5）内耳道の異常

　内耳道の狭窄（図3-89）と拡張（図3-90）のそれぞれの異常が報告されている．狭窄例は蝸牛神経の低形成と合併しやすいが，蝸牛神経の低形成は内耳道の形成が正常でもみられることがある．拡張例では内耳道底の骨壁欠損があり，脳脊髄液と内耳リンパ腔の異常交通があると伴性混合性進行性難聴（X-linked mixed progressive hearing loss）を合併する．これは混合難聴で，感音成分は内耳リンパ腔の圧力上昇に伴う内耳障害により，伝音成分は内耳圧上昇によるアブミ骨底の可動性低下によるとされる．この場合も，アブミ骨底を手術で操作するときにリンパ液が吹き出すとされる．また，内耳道の拡張のみで何の症状もない例も多くみられる．

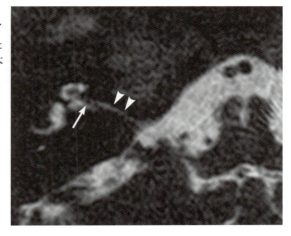

図 3-89 50 歳台女性　内耳道狭窄
MR cisternography 横断像(0.8 mm スライス)　両側の内耳道の狭窄(▶)がみられたが，突発性難聴との関係は不明である．本例では蝸牛神経(→)の形成は良好である．

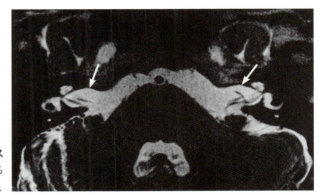

図 3-90 20 歳台男性　内耳道の拡張
MR cisternography 横断像(0.8 mm スライス)　両側内耳道が拡張している(→)が，腫瘍もなく，特に症状もない．

6) 外リンパ瘻

蝸牛水管の拡大症例や蝸牛軸の低形成，さらには卵円窓で，アブミ骨が逸脱していたり，アブミ骨底板に穿孔があったりする(図 3-91)．正円窓に異常のある症例では，脳脊髄液の圧力が迷路を介して中耳に及び，リンパ液が噴出することになる．外リンパ瘻は先天異常としてのみではなく，成人後，特発性，外傷性，医原性などさまざまな原因でも起こる．

7) 人工内耳挿入適応

人工内耳の適応決定には MRI で蝸牛がリンパ液で満たされていて，電極が挿入可能であること，蝸牛神経が形成されていることが必要条件となる(図 3-92)．また，CT で蝸牛内腔の骨化の有無はもちろん，乳様突起の発達程度，正円窓の位置と状態，顔面神経の走行，中耳炎症の有無，次項に述べる血管の位置異常などを検討する必要がある．先天聾の場合は言語習得年齢以前に施行したほうが当然，成績はよい．奇形以外の疾患でも適応はある．

先天性感音難聴をきたす症候群としては，以下のものが比較的よく知られている．Apert 症候群，Crouzon 病，Hurler 症候群，Waardenburg 症候群，Klippel-Feil 症候群，cervico-oculo-acoustic dysplasia など．

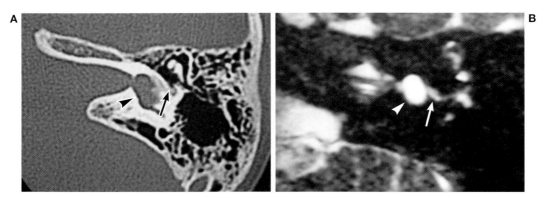

図 3-91 6歳男児 左内耳奇形(common cavity)に合併した外リンパ瘻
A：CT 横断像，B：MR cisternography 髄膜炎と耳漏を繰り返す男児．CT (A) では蝸牛と前庭が一塊となった common cavity (►) がみられ，線状の軟部組織濃度が外方へ伸びている (→)．MR cisternography (B) では，漏れ出しているリンパ液そのものであることがわかる (→)．手術にてアブミ骨底板に穿孔がみられ，そこからリンパ液が漏出していた．

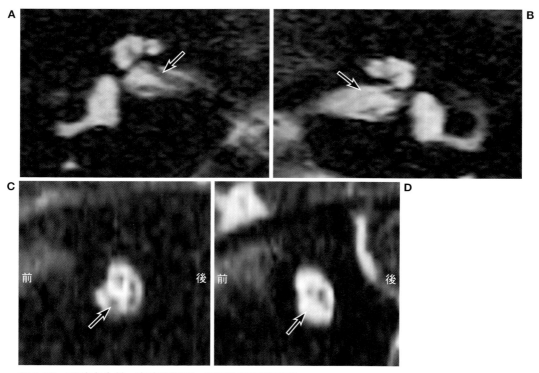

図 3-92 20歳台女性 左高度難聴．左蝸牛神経低形成
A，B：MR cisternography 横断像，C，D：矢状断像 右内耳道にみられる蝸牛神経の形成 (→) が左側 (B) にはほとんどみられない．それぞれの矢状断像 (C，D) では，蝸牛神経の頭側に存在するのが顔面神経で，背側に存在するのが上下の前庭神経である (図 3-81 F 参照)．左側 (D) の蝸牛神経のみ形成がみられない (→)．

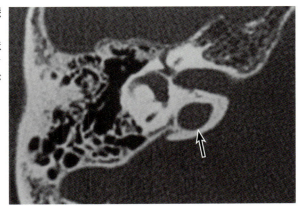

図3-93 10歳台後半男性 高位頸静脈球
CT横断像 高位頸静脈球(→)は、静脈球の上縁が内耳道下部より上方へ突出する場合をいう。耳鳴の原因となることがある。

C. 血管と顔面神経の異常

1) 頸静脈球の異常

　内頸静脈球はしばしば左右非対称で，右が大きいことが多い。頸静脈球は，その最上部が内耳道底よりも上方へ達している場合，高位と定義される(図3-93)。頸静脈球が高位であると，内耳道への外科的なアプローチの支障となるのみでなく，鼓室との間の骨壁が裂開(dehiscent)していると中耳の手術操作時に危険であり，かつ拍動性耳鳴を呈したり，鼓膜から青く透けてみえる血管性腫瘤(retrotympanic mass)を呈する(図3-94)。頸静脈球憩室(diverticulum)は，高位静脈球から内側上方へ憩室状に突出がみられ，まれに内耳道後壁との間が裂開することがある(図3-94)。耳鳴を呈することもある。これら頸静脈球の正常変異は，腫瘍と間違えないことが重要である。5mm厚程度のスライスのルーチンMRIで，小脳橋角部腫瘍と誤診されている例が多くみられる。もう少し下方のスライスでは頸静脈孔の腫瘍である傍神経節腫(glomus腫瘍)や舌咽神経，迷走神経，副神経由来の神経鞘腫と誤診される場合もある。CTにおいては，静脈球であれば辺縁がスムーズであること，MRIでは流れが確認できることなど，基本に忠実に診断すれば間違えることはない(Box 3-28)。

2) 内頸動脈の異常

　内頸動脈異所性走行(aberrant internal carotid artery)は通常より内頸動脈が外側を走行し，鼓室腔との骨壁が欠損しているものである。内頸動脈異所性走行も鼓膜を透けて赤く腫瘤としてみえる。これも拍動性耳鳴の原因となる。臨床的には傍神経節腫(glomus腫瘍)との鑑別が重要であるが，画像ではCTを丁寧に観察して，管状の連続性を証明したり，MR血管撮像(MRA)で流れを確認して鑑別する。生検は致命的結果となるため，画像診断が重要である。

3) 顔面神経の異常

　顔面神経鼓室部が下方に存在する正常変異があり，中耳術前(特にアブミ骨や卵円窓操作時)のCTではこの変異を確実に耳鼻科医に伝える必要がある。

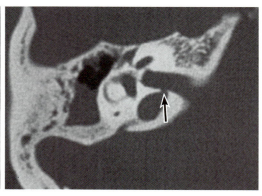

図 3-94 頸静脈球離開，憩室
A：10歳台前半男児　頸静脈球裂開　CT横断像　頸静脈球と鼓室との間の骨壁が裂開（dehiscent）していると拍動性耳鳴を呈したり，鼓膜から青く透けてみえる vascular mass（retrotympanic mass）を呈する（→）．中耳の術前に耳鼻科医に存在を知らせておくことも重要である．本例は中耳炎を伴っている．B：40歳台女性　頸静脈球憩室（diverticulum）　CT横断像　静脈球から内側上方へ憩室状に突出がみられ，内耳道後壁との間が裂開している（→）．

Box 3-28　血管走行異常

1) 高位頸静脈球：最上部が内耳道底よりも上方へ達している場合
2) 頸静脈球裂開（dehiscence）：鼓室との間の骨壁が欠損．血管性腫瘤（retrotympanic mass）を呈する．
3) 頸静脈球憩室（diverticulum）：高位静脈球から内側上方へ憩室状に突出がみられ，まれに内耳道後壁との間が裂開する．
4) 内頸動脈異所性走行（aberrant internal carotid artery）：傍神経節腫（glomus 腫瘍）との画像での鑑別が重要

3. 後天性疾患

各論に入る前に内耳の画像診断はまず聴覚伝導路(図3-95)を理解することが重要である.

蝸牛を出た蝸牛神経は, 顔面神経の下方, 内耳道の前下方を走行し, 内耳孔付近で上下前庭神経と合流して内耳神経となり, 顔面神経の後方を走行して, 橋-延髄移行部で脳幹へ入る. 下小脳脚外側辺縁で腹側・背側蝸牛神経核の2つの神経束に分かれ, 上オリーブ核へ上行する. 橋のレベルの台形体(trapezoid body)で多くの線維が交差して, 対側の外側毛帯を上行する. そのため, 迷路からこの交差以下の障害では, 同側の感音性難聴をきたすが, 交差より中枢側の障害では対側優位の両側性感音難聴を呈する. 病変が中枢側になるほど, 病変の局在診断が困難となる.

感音性難聴を評価するのに, 病変部位を解剖学的に3つの領域に区分すると理解しやすい.
1) 内耳病変(骨迷路, 膜迷路)
2) 脳槽病変(小脳橋角部から内耳道)
3) 脳内病変(橋から延髄上部)

1)が迷路性病変, 2), 3)が後迷路性病変となる.

前庭覚路についてはやや複雑で, 前庭神経からの線維は延髄で前庭神経核に入り内側縦束を上行して眼筋の諸核に入る部分と, 前庭脊髄路を下行する部分がある. 内耳MRIの読影の際には, まずは撮像範囲に入ることの多い前庭神経核の位置が, 第4脳室腹側外側であることを認識しておくことが重要である. 前庭神経核部の脳梗塞で前庭神経炎のような症状を呈することがあるためである[118].

a. 炎症性疾患

1) 内耳炎(骨化性迷路炎, 非骨化性迷路炎)

中耳炎由来, 髄膜炎由来, 血行性, 外傷性に, 病因によって分類される. 画像的に内耳の所見にはそれらの間に差異はない. 早期には造影T1強調像で迷路に比較的淡く, 境界が不明瞭な増強効果がみられる. FLAIRでは, 造影T1強調像でごく淡い増強効果でも明瞭に認識される. 肉芽組織の形成が起これば, MR cisternographyで迷路のリンパ液の欠損として認識できる(図3-96). 石灰化をきたせばCTでも描出される.

中耳炎由来：片側性, 多くは卵円窓, 正円窓経由, もしくは外リンパ漏に続発. また真珠腫による外側三半規管瘻によることもある.

髄膜炎由来：通常, 両側性で, 細菌性が多い. 内耳道底や蝸牛水管経由とされる. 小児に起こりやすく, 後天的聾の最も多い原因である. 慢性期には石灰化(骨化性迷路炎)する.

血行性：麻疹, 流行性耳下腺炎に続発するものが多い.

外傷性：側頭骨骨折や外リンパ瘻に続く感染による.

その他：内耳炎がCogan症候群(間質性角膜炎, 強膜炎, 前庭神経障害, 感音性難聴,

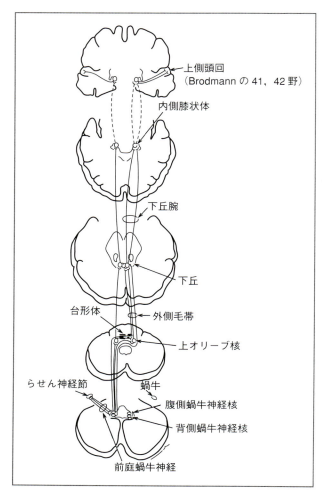

図3-95 聴覚伝導路
蝸牛から上側頭回への聴覚伝導路のシェーマ 聴覚伝導路は台形体(橋レベル)で大部分交差するため，より末梢の病変では片側性，より中枢の病変では対側主体の両側性難聴をきたす．
(Armington WG, Harnsberger HR, Smoker WRK, et al：Normal and diseased acoustic pathway：evaluation of MR imaging. Radiology 1988；167：509-515 より許可を得て転載)

大動脈炎)，炎症性腸疾患，全身性エリテマトーデスなど自己免疫疾患に発生することも多い．さらに，HIV 陽性例ではクリプトコッカスやサイトメガロウイルスによる内耳障害が報告されている．梅毒も迷路炎を起こすが，梅毒の場合は骨迷路周囲の虫食い状の骨破壊が特徴的である．

b. 骨の病変

1) Paget 病

中年以降に多い，骨吸収と骨形成のミスマッチによる骨変形をきたす疾患で，難聴は通常，混合性である．びまん性の脱灰像が上述の梅毒や耳硬化症とは異なる．

2) 耳硬化症　otosclerosis

骨形成不全症(osteogenesis imperfecta)は常染色体優性の遺伝性結合組織異常で全身疾患であるが，側頭骨のみに出現したものが耳硬化症であろうといわれている．耳硬化症も常染

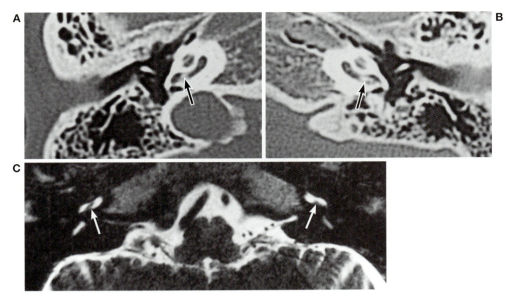

図 3-96　30 歳台男性　骨化性迷路炎
A，B：CT 横断像，C：3D FSE による MR cisternography　CT（A，B）で両側蝸牛基底回転に線状の石灰化がみられ（→），MR cisternography（C）ではリンパ液の欠損として認識される（→）．CISS 法では干渉縞がこのようにみえることがあるので注意が必要である．

色体優性の遺伝をすることもあるが，孤立発生のもののほうが多い．白人に多く，日本人には比較的少ない．骨のプラーク様の脱灰と再石灰化を示す．蝸牛型（cochlear type）は蝸牛周囲の骨の変化が主体で，混合性難聴または感音性難聴をきたす（図 3-97）．窓型（fenestral type）はアブミ骨底の動きを阻害し，伝音性難聴をきたす（図 3-98）．病態の評価には高分解能 CT（HRCT）が第一選択であるが，急性期は Gd で造影されるため MRI が施行されることもある．

妊娠で難聴が悪化することもある．

3）線維性異形成　fibrous dysplasia[119]

原因不明の緩徐に進行する骨系統疾患で，骨が線維組織や嚢胞に置き換わる病態である．単骨性（75％）と多骨性（25％）がある．伝音性難聴が多いが，感音性難聴をきたすこともある．外耳道狭窄やそれに続く真珠腫を惹起することもある．線維性骨異形成の病変は CT では膨張性のすりガラス状を呈することが多い（図 3-99）が，嚢胞状や硬化状の所見を呈することもある．MRI では T1 強調像，T2 強調像で低信号を示す場合が多いが，嚢胞状部分は高信号を呈することもある．

4）骨迷路を侵食する転移性側頭骨腫瘍や真珠腫

骨迷路を破壊する腫瘍性病変としては，真珠腫による迷路瘻孔が多い[120]．外側半規管瘻孔が最も多いが（図 3-100），蝸牛への進展例もある（図 3-101）．CT による骨迷路の破壊の直接描出で診断するが，迷うときは，造影 FLAIR も参考になる．転移性腫瘍の場合は，初発で迷路進展として発症することはまれで，通常，診断に困ることは少ない．

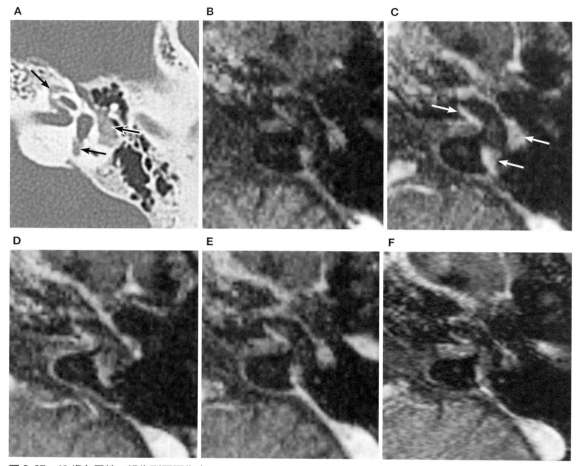

図 3-97　40 歳台男性　蝸牛型耳硬化症
A：CT 横断像，B〜F：ダイナミック MRI（造影 T1 強調像　B：造影前，C：造影後 3 分，D：10 分後，E：20 分後，F：30 分後）　画像からは混合性難聴が予想されるが、感音性難聴が主体．CT（A）で蝸牛周囲，前庭背側，鼓室に海綿状骨変化病変がみられ（→），ダイナミック MRI（B〜F）では早期より病変に増強効果がみられる（→）．活動性の強い病変と思われる．

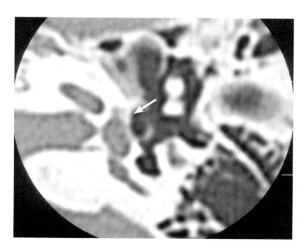

図 3-98　30 歳台男性　左窓型耳硬化症（成人伝音性難聴患者）
CT 横断像　卵円窓前縁に脱灰巣がみられる（→）．窓型耳硬化症の典型例である．

図 3-99　20 歳台男性　線維性骨異形成
CT 横断像　左側頭骨のすりガラス状を呈する腫瘤がみられ(→)，外耳道が狭窄している．

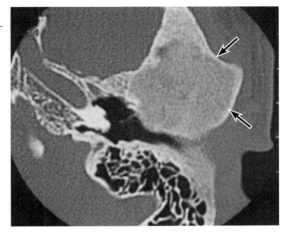

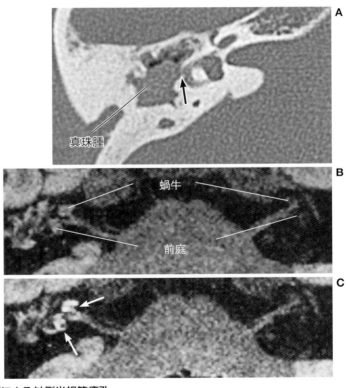

図 3-100　50 歳台男性　右真珠腫による外側半規管瘻孔
A：CT 横断像，B：MRI, 3D FLAIR 像 (0.8 mm スライス)，C：造影 FLAIR 像　眩暈を呈する．CT (A) で，真珠腫が外側半規管壁を菲薄化している (→)．3D FLAIR 像 (B) では，左に比べて右の蝸牛と前庭の信号が上昇しているのがわかる．Gd 造影後 (C)，右の蝸牛と前庭の信号がさらに著明に上昇しており (→)，血液-外リンパ関門の透過性亢進が疑われ，外側半規管瘻孔による内耳環境の変化を示唆している．

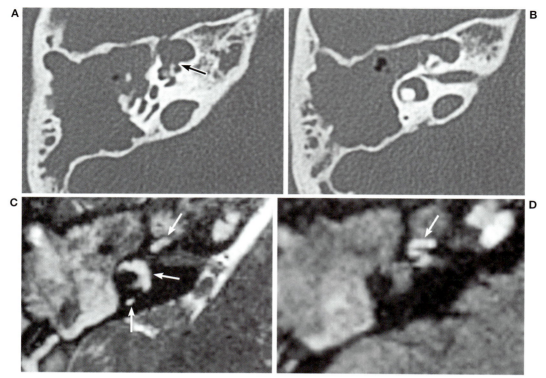

図 3-101　10 歳台前半男児　右真珠腫による蝸牛瘻孔
A：CT 横断像，B：A より頭側のレベル，C：MRI，CISS 像，D：造影 FLAIR 像　CT（A）で蝸牛瘻孔がみられる（→）．A より頭側のレベル（B）では外側半規管は保たれているのがわかる．CISS 像（C）では蝸牛，前庭，半規管のリンパ液腔の高信号は保たれている（→）．造影 FLAIR 像（D）で蝸牛リンパ液の信号上昇は著明である（→）．T1 強調像ではリンパ液の増強ははっきりしなかった（非提示）．造影 FLAIR で真珠腫の迷路進展による血液迷路関門透過性亢進が画像化されるようになった．

C. 腫瘍性疾患

1）聴神経腫瘍　acoustic neuroma

　前庭神経由来が多いので，前庭神経鞘腫とよばれることも多いが，ここでは聴神経腫瘍と表記する．聴神経腫瘍は小脳橋角部病変で最も多い（Box 3-29）．多くは難聴で発症するが，眩暈，ふらつき，耳鳴りなどを訴えることもある．早期に発見されればガンマナイフなどの定位放射線治療や聴力温存手術などのより侵襲性の少ない治療を行うことができる．MR cisternography の高精度化により検出には必ずしも造影を必要としなくなった（図 3-102）[121]．ただ内耳道が狭い例や，MR cisternography が 3D 撮像による十分な高分解能撮像ができない場合は，造影後の 3D 撮像を行うべきである．造影後も 2D 撮像の場合は，横断と冠状断，矢状断を診断に用いるべきである．また，迷路内に限局した小さな病変も詳細に観察すれば MRI で検出可能である（迷路内神経鞘腫：まれだが，高分解能 MRI の進歩と普及で発見が増加している）．迷路炎の増強効果に比べ境界が明瞭で，増強効果自体も強い（図 3-103，図 3-104）．

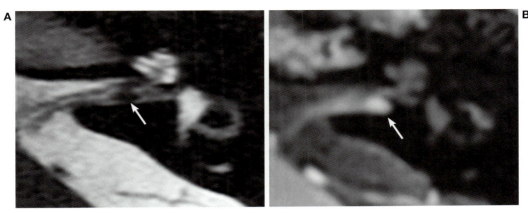

図3-102 30歳台女性　左聴神経腫瘍（前庭神経鞘腫）
A：MR cisternography 横断像，B：造影 T1 強調像　大変小さな腫瘍であるが，MR cisternography（A）で造影剤なしに描出されている（→）．造影 T1 強調像（B）では前庭神経にできた腫瘍がよく造影されている（→）．

Box 3-29　小脳橋角部の病変の鑑別

1) 聴神経腫瘍（前庭神経鞘腫）
   - T1 強調像：等信号から低信号，T2 強調像：等信号からやや高信号
   - 内耳道への進展は髄膜腫より目立ち，囊胞形成がみられることがある．
   - 定位放射線治療への反応が髄膜腫よりもよく，中心部に非造影領域の出現をみる．
   - 高分解能 MR cisternography で小さなものも検出可能であるが，一般に検出には造影をしたほうが無難

2) 髄膜腫
   - T1 強調像：等信号，T2 強調像：等信号からやや高信号，造影後 "dural tail sign"

3) 類表皮囊胞
   - T1 強調像でも T2 強調像でも脳脊髄液と等信号
   - MR hydrography で被膜がみえることがある．
   - 拡散強調画像で高信号を示す．apparent diffusion coefficient (ADC) 画像では，脳実質と等信号
   - 手術後の再発も拡散強調画像で確認しやすい．

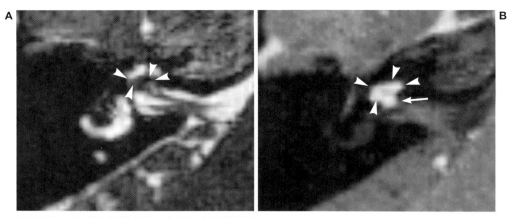

図 3-103　10 歳台後半女性　右蝸牛内神経鞘腫
A：MR cisternography（CISS 法）横断像，B：造影 T1 強調像　MR cisternography（A）にて，蝸牛の基底回転から中回転にリンパ液腔の欠損像があり，造影 T1 強調像（B）にて著明な増強を見る（►）．内耳道底部まで増強効果が波及している（→）

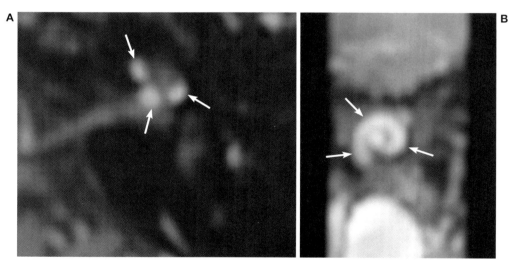

図 3-104　20 歳台男性（図 3-30 とは別症例）　左蝸牛内神経鞘腫
A：造影 T1 強調横断像，B：MIP 像　造影 T1 強調像（A）で蝸牛回転内に増強される腫瘤がみられる（→）．MIP 像（B）で蝸牛内に鋳型に入った腫瘍が明瞭に認識できる（→）．

　聴神経鞘腫の多くは，T1 強調像で灰白質と比べ等信号から低信号，MR cisternography で低信号（嚢胞部分は高信号）を示す．内耳道内である程度の大きさに達した例では，単純 FLAIR 像で迷路リンパ液の信号上昇がみられる．内耳道内の神経や血管の圧迫による影響や，腫瘍そのものの作用などによる迷路内の蛋白濃度上昇をみているとされる（図 3-105，図 3-106）．内耳道への進展は髄膜腫より目立つが，髄膜腫も内耳道内へ進展することはある．定位放射線治療への反応は髄膜腫よりもよく，中心部の非造影領域の出現をみる．しかし，

図 3-105 70 歳台男性　小脳橋角槽へ突出する聴神経腫瘍
A：MR cisternography（CISS 法）横断像，B：3D FLAIR 像　MR cisternography（A）では，腫瘍（→）が低信号として描出されている．左内耳道を占拠し，内耳道を拡張している．この画像では蝸牛の信号も対側に比べて低下し，患側のリンパ液組成変化を示唆する．3D FLAIR 像（B）では，CISS よりもさらに蝸牛信号の左右差が目立つ．左蝸牛の信号上昇がみられ（→），リンパ液の組成変化を疑う．内耳道を占拠する程度の聴神経腫瘍では，迷路リンパ液組成変化が多くの例で認められる．

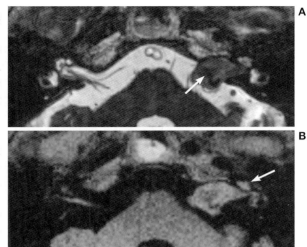

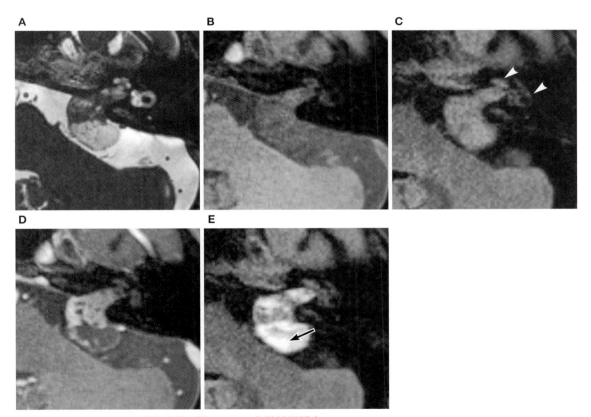

図 3-106　70 歳台男性　囊胞変性を伴っている左聴神経腫瘍
A：MRI，CISS 横断像，B：T1 強調像，C：FLAIR 像，D：造影 T1 強調像，E：造影 FLAIR 像　CISS（A）や造影 T1 強調像（D）の所見から，囊胞状と思われる部分に造影 FLAIR（E）で強い濃染がみられ，Gd 造影剤が囊胞内へしみ出してきているのをみていると思われる（→）．本例でも，単純の FLAIR 像（C）で迷路リンパ液の信号上昇がみられる（▶）．

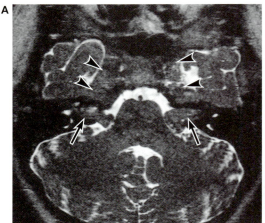
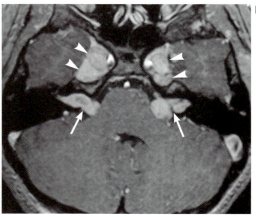
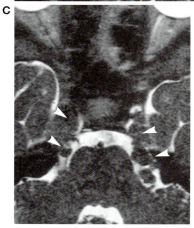

図3-107 10歳台前半女性 神経線維腫症2型
A：MR cisternography（内耳道レベル），B：造影T1強調像（内耳道レベル），C：MR cisternography（三叉神経レベル） 両側小脳橋角部から内耳道に聴神経腫瘍がみられ（→），さらには両側三叉神経に沿っても腫瘍が多発している（▶）．

造影後のタイミングによっては，定位放射線治療後に出現する内部の非造影域の広さは造影剤注射後の時間経過とともに徐々に縮小してみえるので，経過観察の場合は，造影後の撮像タイミングを統一しておく必要がある．神経線維腫症2型では両側に聴神経腫瘍がみられる（図3-107）．

2）髄膜腫　meningioma

小脳橋角部病変では聴神経腫瘍に次いで多い．T1強調像で灰白質と比べ等信号，T2強調像で等信号からやや高信号（MR hydrographyのようなheavily T2強調像では脳実質と同様の低信号）を示す（図3-108）．硬膜に広基の"dural tail sign"を示すと診断が容易であるが，内耳道に進展したりして，時に聴神経腫瘍と非常に鑑別が難しいこともある．その場合，ダイナミックMRIが鑑別に役立つとされる．

3）類表皮嚢胞　epidermoid cyst

髄膜腫に次いで小脳橋角部病変では三番目に多いとされる．T1強調像でもT2強調像でも脳脊髄液と比べ等信号，高分解能MR hydrographyで被膜がみえることがある．拡散強調画像で高信号を示す（図3-109）．ADC（apparent diffusion coefficient）mapでは，脳実質

B. 内耳／3. 後天性疾患　189

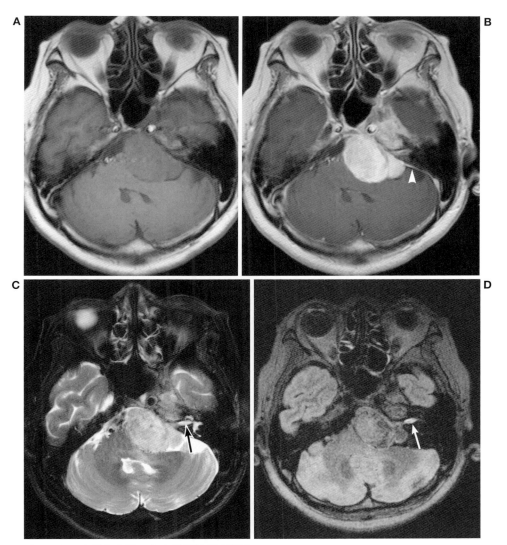

図 3-108　40 歳台女性　左小脳橋角部髄膜腫
A：MRI, T1 強調像，B：造影 T1 強調像，C：T2 強調像，D：造影 3D FLAIR 像　腫瘍は T1 強調像(A)で灰白質とほぼ等信号，造影 T1 強調像(B)で強く増強され，付着部の硬膜肥厚がみられる(▶)．左内耳道への進展もみられる．T2 強調像(C)では，やや不均一な等信号から軽度高信号を示す．左内耳道内の脳脊髄液は内耳道中心部から末梢では保たれている(→)が，造影 3D FLAIR 像(D)では同部に強い濃染を認め，Gd 造影剤の脳脊髄液への漏出が疑われる(→)．

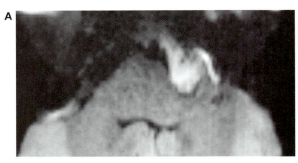
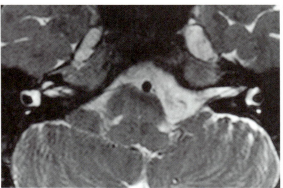
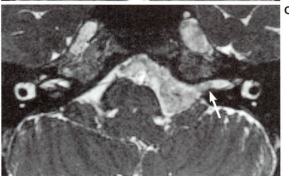

図 3-109　30 歳台女性　左小脳橋角部から内耳道の類表皮囊胞
A：MRI, 拡散強調画像，B：FSE による MR cisternography，C：CISS 像　拡散強調画像 (A) で高信号を示すが，左内耳道内への進展の有無については拡散強調画像の歪みのため評価が困難である．FSE による MR cisternography (B) の場合，類表皮囊胞は脳脊髄液とほぼ等信号となるため，病変の範囲が特定しにくいが，CISS (C) では腫瘤がやや低信号を示すので，左内耳道内に進展した範囲も明瞭に把握できる (→).

と同程度の値である．手術後の再発も拡散強調画像で確認しやすい．また，類表皮囊胞は破裂すると内容液の刺激による chemical meningitis をきたす．拡散強調画像がない場合，もしくは歪みなどで判断に困る場合は，FLAIR 像や CISS 像では類表皮囊胞は脳脊髄液と若干異なった信号を呈することを利用して診断する．脳神経や血管を巻き込むように脳槽内に存在するので，術後の残存も多い．

4）顔面神経鞘腫

比較的まれな腫瘍である．橋から，内耳道内，膝神経節部，茎乳突孔，耳下腺内まで顔面神経の走行のあらゆるところに発生する可能性がある．顔面神経麻痺で発症することもあるが，麻痺が前面に出ないこともある．難聴は発生部位によって感音性にも伝音性にもなる．ほかの症状としては，眩暈，片側顔面痙攣，顔痛，耳痛，味覚異常などを呈することもある．小脳橋角部に腫瘤がある際には MRI 上の信号パターン，造影パターンに差がないため（図 3-110），聴神経腫瘍との鑑別が画像上難しいこともあるが，術前に区別できれば顔面神経への術中の障害を予測可能かもしれない．顔面神経迷路部への進展や膝神経節部での骨管の拡大，内耳道前縁の erosion などがあれば顔面神経鞘腫が示唆される．

5）顔面神経血管腫[119]

まれな良性腫瘍であるが，顔面神経鞘腫と同程度の頻度ともいわれる．膝神経節部に最も多く，次いで内耳道内に多い．大きさのわりに顔面神経麻痺をきたしやすく，多くの場合，

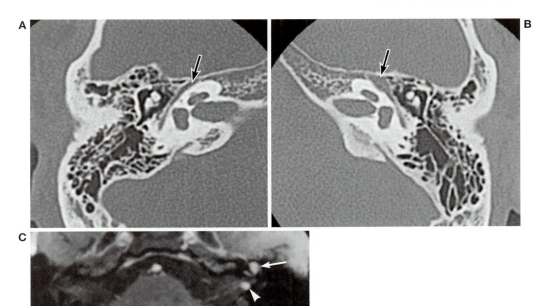

図 3-110　40 歳台男性　顔面神経鞘腫と推定される例
A, B：CT 横断像, C：MRI, 造影 T1 強調像　CT にて左膝神経節部の顔面神経管の対側（A, →）に比べての拡張がみられる（B, →）. ふらつき, 左顔面神経麻痺, 左難聴が主訴. 造影 T1 強調像（C）では, CT でみられた顔面神経管部の造影される腫瘤（→）に加えて左前庭神経鞘腫と思われる腫瘤もみられる（▶）.

1 cm 程度までで発見される. CT では石灰化や蜂巣状の骨形成がみられ, 造影 MRI では腫瘍本体の濃染がみられる.

6）内リンパ嚢腫瘍　endolymphatic sac tumor[122]

　内リンパ嚢腫瘍は感音性難聴や顔面神経麻痺, 眩暈, 拍動性耳鳴で発症する. 腫瘍は側頭骨後面を破壊する. また, 内リンパ嚢部や迷路内に出血や高蛋白を思わせる高信号を T1 強調像で見ることがある. 腫瘍は多血性で flow void がみられることもある. 比較的ゆっくりと成長する腫瘍で, 骨破壊部の辺縁に硬化がみられたり, 腫瘤内部に破壊された骨が残存して, 石灰化のようにみえることもある. 病理的には, 乳頭状嚢胞腺腫もしくは低悪性の腺癌である. von Hipple-Lindau 病との関連も指摘されており, その場合, 両側性に発生することもある. きわめてまれな腫瘍である.

7）髄膜播種

　内耳道病変で忘れてならないのは悪性腫瘍の髄膜播種である. 壁に付着する結節状構造など非典型的な形態の内耳道腫瘍性病変を見た場合には, 頭蓋内全体の精査とともに全身の悪性腫瘍のスクリーニングが必要となる. 悪性腫瘍の末期には内耳道播種はしばしばみられ

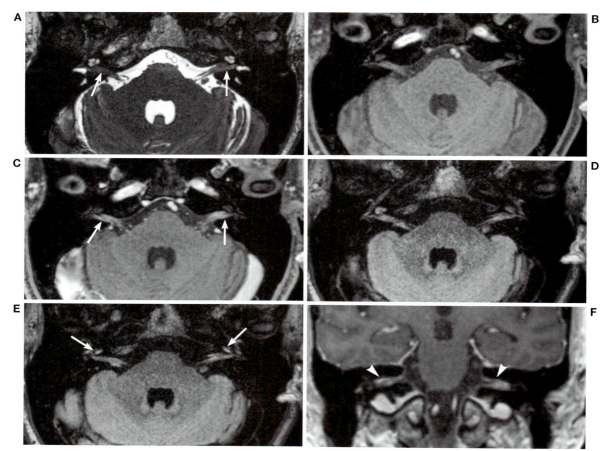

図3-111　60歳台男性　両側内耳道への肺癌の播種
A：MRI, CISS 横断像，B：T1 強調像，C：造影 T1 強調像，D：FLAIR 像，E：造影 FLAIR 像，F：造影 T1 強調冠状断像　CISS（A）にて両側内耳道内に占拠性病変がみられる（→）．T1 強調像（B）では内耳道内の脳神経に不整があるようにはみえるが，はっきりしない．造影 T1 強調像（C）では，内耳道内に増強される不整型の占拠性病変がみられる（→）．FLAIR 像では造影前（D）から両側迷路リンパ液の信号上昇がみられ，造影後（E）に蝸牛リンパ液の信号上昇が目立つ（→）．この所見は聴神経腫瘍でもありうる．冠状断の造影 T1 強調像（F）で見ると，病変は聴神経鞘腫にしては辺縁が不整で，内耳道壁に沿った増強（▶）もあることが不自然である．

る．その場合，内耳道の結節よりも FLAIR で迷路リンパ液の信号変化が認識しやすい場合もある（図3-111）．もちろんさらに重症化すると迷路内へも播種が進展する．

このほか小脳橋角部の病変と間違えられやすい偽性病変について，Box 3-30 にまとめる（図3-112）．

d. 外　傷

1）側頭骨骨折

従来から錐体骨の長軸に沿った骨折を縦骨折，長軸と交わるような骨折を横骨折と分類してきた．外側からの外力で縦骨折が生じ，前方または後方からの外力で横骨折が生じるとさ

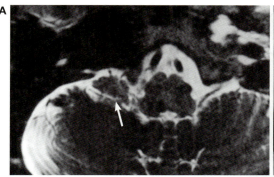
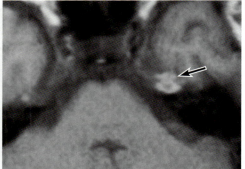
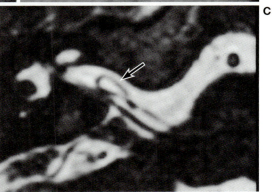

図 3-112　しばしばみられる偽性病変
A：MR cisternography 横断像，B：T1 強調像，C：MR cisternography　MR cisternography（A）で小脳片葉(→)が小脳橋角部の病変のようにみえることがある．薄いスライス厚で撮像されたデータの各スライスを丁寧にみていけば，間違えることはない．T1 強調像(B)では，錐体骨尖部の正常脂肪髄(→)も小脳橋角部の病変のようにみえることがある．脂肪抑制法を併用したり，CT で正常の骨梁を確認することが重要である．MR cisternography（C）で，右内耳道に入り込んだ前下小脳動脈のループが認められる(→)．しばしばみられる正常所見である．

Box 3-30　小脳橋角部の病変と間違えられやすい偽性病変（pseudolesion）

1) 小脳片葉（図 3-112 A）
2) 脈絡叢
3) 頸静脈結節
   骨の石灰化の高吸収が造影 CT において増強される腫瘍と混同される．
4) 脳脊髄液の拍動による小脳橋角槽の信号低下
   （MR cisternography において）
5) 高位静脈球
   これが最も病変と間違えられることが多い．
6) 錐体骨尖部の正常脂肪髄（図 3-112 B）
   造影 MRI において増強される腫瘍と混同される．単純 MRI を観察するか，造影剤を入れてしまった後なら，脂肪抑制にて鑑別可能
7) 前下小脳動脈の血管ループ（図 3-112 C）

   いずれも薄いスライス厚の画像を丁寧に読影すれば，正常構造であることが容易に認識される．

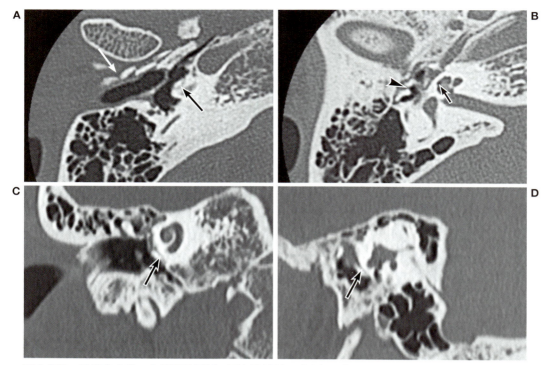

図 3-113　40 歳台女性　右側頭骨骨折，耳小骨離断，迷路気腫(蝸牛頂部)
A：CT 横断像(右蝸牛基底回転下部レベル)，B：横断像(右蝸牛軸レベル)，C：冠状断像(蝸牛レベル)，D：矢状断像(蝸牛外側レベル)　外耳道前壁と蝸牛外側下方に骨折がみられる(大矢印)．骨折は蝸牛近傍に達しわずかな迷路気腫(蝸牛頂部，小矢印)もみられる．耳小骨連鎖の離断もみられる(▶)．

れる．横骨折は比較的まれで数％といわれるが，横骨折は迷路骨折を合併しやすく，難聴や外リンパ瘻をきたしやすい．迷路への空気の進入も CT で検出できることがあるのでよく観察する必要がある(図 3-113)．骨折線は 3 次元的に複雑に走行するので，上記の分類以外にも分類法があるが，迷路，アブミ骨底板，顔面神経管，内頸動脈管などの重要構造に骨折があるかという観点で観察すればよい．もちろん内耳以外の頭蓋内の観察も怠ってはならない．

2) 迷路出血

造影前の T1 強調像で高信号に描出される(図 3-114)．外傷以外でも，腫瘍や白血病，凝固異常や抗凝固療法，迷路炎などの時にみられる．軽微な出血は T1 強調像よりも FLAIR のほうが検出感度に優れる[123]．

3) 顔面神経麻痺(Bell 麻痺，Hunt 症候群)[124]

顔面神経麻痺はさまざまな原因で生じる．外傷以外では急性発症の顔面神経麻痺の多くは Bell 麻痺や Hunt 症候群であるが，上述の真珠腫による顔面神経管の破壊や顔面神経鞘腫なども原因の可能性がある．Bell 麻痺は特発性の急性顔面神経麻痺であるが，原因は寒冷曝露，ウイルス性，アレルギー，局所浮腫などと推定されている．

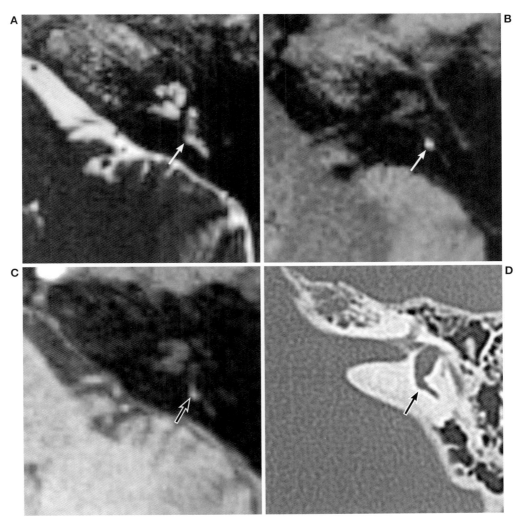

図 3-114　60 歳台女性　抗凝固療法中の眩暈発作
A：MRI, CISS 横断像, B：3D FLAIR 像, C：T1 強調像, D：CT　CISS（A）では明らかな異常はない. 矢印（→）は後膨大部を示す. 3D FLAIR 像（B）では後膨大部に著明な高信号がみられる（→）. T1 強調像（C）でもごく淡い高信号が後膨大部にみられる（→）. CT（D）では明らかな異常はない（→）. 抗凝固療法中に発生した後膨大部に限局した出血と推定される.

　顔面神経そのものの評価は MRI による観察が重要である. Bell 麻痺の場合は顔面神経膝神経節部分から内耳道部での腫大と濃染がみられ（図 3-115）, Hunt 症候群ではこれらの所見に加えて迷路リンパ液の性状変化や第 Ⅷ 脳神経の腫大もみられることがある（図 3-116）. また耳介や外耳道の水疱, 痂皮などを確認することも Hunt 症候群では重要である. Hunt 症候群は顔面神経麻痺に加えて, 難聴, 眩暈, 耳鳴りなどの症状が起こり, 水痘や帯状疱疹ウイルスが原因とされている. 顔面神経鞘腫大の検出には MR cisternography も有用であるが, 顔面神経のわずかな腫大の検出には造影 3D T1 強調像のほうが, 特にこの領域の画像診断に慣れていない人にはより確実であろう.

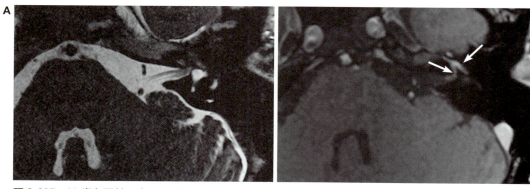

図 3-115　20 歳台男性　左 Bell 麻痺
A：MR cisternography 横断像，B：造影 T1 強調像　MR cisternography(A)では左顔面神経の状況はわかりにくいが，造影 T1 強調像(B)にて膝神経節部から内耳道部の腫大と濃染が著明である(→)．しかし，顔面神経鞘腫のときのように腫瘤状の形態を示す構造はみられない．

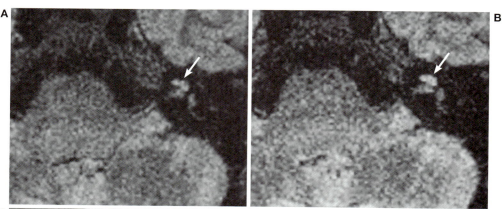

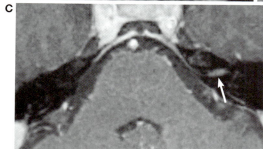

図 3-116　50 歳台女性　左 Hunt 症候群
A：3D FLAIR 横断像，B：造影 3D FLAIR 像，C：造影 T1 強調像　顔面神経麻痺に加えて難聴，眩暈も加わる．3D FLAIR 像(A)で左蝸牛(→)，前庭，半規管の信号上昇がみられる．造影 3D FLAIR 像(B)で左蝸牛(→)の信号がさらに上昇する．造影 T1 強調像(C)で顔面神経，前庭神経が一体となって腫大し，造影されている(→)．迷路リンパ液の信号変化は造影 T1 強調像では不明瞭である．

e. Ménière 病

　繰り返す眩暈や変動する感音性難聴をきたす疾患で，内リンパ水腫が原因とされる．内リンパ水腫の原因として，内リンパ管の狭窄や閉塞があげられ，これらの画像診断も試みられ

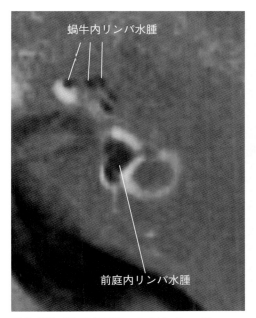
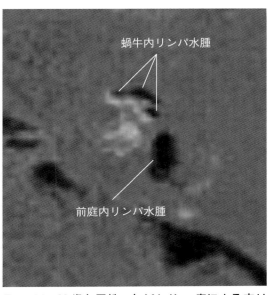

図3-117 70歳台男性 左Ménière病
MRI, 鼓室内に8倍希釈Gd造影剤を少量注入した24時間後の3次元反転回復法リアル再構成像(3D-real IR) 拡張した内リンパ腔が黒く，Gd造影剤が分布した外リンパ腔が白く，周囲の骨が灰色に描出されている．

図3-118 30歳台男性 左Ménière病による内リンパ水腫
MRI, 通常量Gd造影剤静注4時間後の画像(外リンパ陽性像から内リンパ陽性像の差分画像) 拡張した内リンパ腔が黒く描出されている．図3-117の鼓室内Gd造影剤注入後の像とほぼ遜色ない．現在では日常診療でこのような画像が安定して得られるようになっている．

ている．Ménière病のときは内リンパ管の描出率が有意に低いとされるが，例外もあり，決定的な所見ではない．Ménière病は確実に診断するのは耳鼻咽喉科医でも困難であるが，最近はMRIでMénière病の内リンパ水腫を証明することができるようになった[111]．しかし，当初は鼓膜を穿刺して鼓室内にGd造影剤希釈液を注入し，24時間待って撮像するというようなかなり特殊な手技を必要とする研究段階であった．ただ内リンパ水腫そのものを画像化することが可能となって，蝸牛と前庭を別々に客観的に評価することができるようになり，今後のMénière病診療の進歩に寄与すると期待される(図3-117)．現在でも海外では，内リンパ水腫評価のため鼓室内Gd造影剤注入24時間後に3D-real IRを使用する施設がまだ多い．しかし最近では，通常量Gd造影剤静脈注射4時間後の撮像で安定して内リンパ水腫の評価が可能となり(図3-118)[125]，多数の国内外の施設で日常診療として行われている．

文　献

1) Jager L, Bonell H, Liebl M, et al：CT of the normal temporal bone：comparison of multi- and single-detector row CT. Radiology 2005；235：133-141.
2) Lane JI, Lindell EL, Witte RJ, et al：Middle and inner ear：improved depiction with multiplanar reconstruction of volumetric CT data. RadioGraphics 2006；26：115-124.
3) Chuang MT, Chiang IC, Liu GC, Lin WC：Multidetector row CT demonstration of inner and middle ear structures. Clin Anat 2006；19：337-344.

4) 藤井直子，片田和廣，吉岡哲志ほか：マルチスライス CT による CT 基準面に対する耳小骨の角度計測と高分解能多断面再構成を用いた耳小骨最適断面の作成法．Otol Japan 2005；15：625-632.

5) Fujii N, Inui Y, Katada K：Temporal bone anatomy：correlation of multiplanar reconstruction sections and three-dimensional computed tomography images. Jpn J Radiol 2010；28：637-648.

6) Fujiwara S, Toyama Y, Miyashita T, et al：Usefulness of multislice-CT using multiplanar reconstruction in the preoperative assessment of the ossicular lesions in the middle ear diseases. Auris Nasus Larynx 2016；43：247-253.

7) Lemmerling MM, Stambuk HE, Mancuso AA, et al：CT of the normal suspensory ligaments of the ossicles in the middle ear. AJNR Am J Neuroradiol 1997；18：471-477.

8) 松本 滋，戸崎光宏，宮崎日出海：耳小骨と耳小骨靱帯の Multislice CT，正常解剖の描出と耳小骨奇形の診断．日本画像医学雑誌 2001；20：133-144.

9) Chadwell JB, Halsted MJ, Choo DI, et al：The cochlear cleft. AJNR Am J Neuroradiol 2004；25：21-24.

10) Takahashi H, Sando I：Facial canal dehiscence：histologic study and computer reconstruction. Ann Otol Rhinol Laryngol 1992；101：925-930.

11) Fuse T, Tada Y, Aoyagi M, Sugai Y：CT detection of facial canal dehiscence and semicircular canal fistula：comparison with surgical findings. J Comput Assist Tomogr 1996；20：221-224.

12) Glastonbury CM, Fischbein NJ, Harnsberger HR, et al：Congenital bifurcation of the intratemporal facial nerve. AJNR Am J Neuroradiol 2003；24：1334-1337.

13) Gebarski SS, Telian SA, Niparko JK：Enhancement along the normal facial nerve in the facial canal：MR imaging and anatomic correlation. Radiology 1992；183：391-394.

14) Connor SE, Leung R, Natas S：Imaging of the petrous apex：a pictorial review. Br J Radiol 2008；81：427-435.

15) 小玉隆男：CT・MRI 時代における単純 X 線写真の意義．側頭骨．medicina 2004；41：26-32.

16) Todd NW, Ball TI：Interobserver agreement of coiling of Med-El cochlear implant：plain x-ray studies. Otol Neurotol 2004；25：271-274.

17) Kashiba K, Komori M, Yanagihara N, et al：Lateral orifice of Prussak's space assessed with a high-resolution cone beam 3-dimensional computed tomography. Otol Neurotol 2011；32：71-76.

18) Piergallini L, Scola e, Tuscano B, et al：Flat-panel CT versus 128-slice CT in temporal bone imaging：assessment of image quality and radiation dose. Eur J Radiol 2018；106：106-113.

19) Jung NA, Moon WJ, Lee MH, et al：Magnetic resonance cisternography：comparison between 3-dimensional driven equilibrium with sensitivity encoding and 3-dimensional balanced fast-field echo sequences with sensitivity encoding. J Comput Assist Tomogr 2007；31：588-591.

20) Lusting M, Donoho D, Pauly JM：Sparse MRI：The application of compressed sensing for rapid MR imaging. Magn Reson Med 2007；58：1182-1195.

21) Jaspan ON, Freysher R, Lipton ML. Compressed sensing MRI：a review of the clinical literature. Br J Radiol 2015；88：20150187.

22) Aikele P, Kittner T, Offergeld C, et al：Diffusion-weighted MR imaging of cholesteatoma in pediatric and adult patients who have undergone middle ear surgery. AJR Am J Roentgenol 2003；181：261-265.

23) De Foer B, Vercruysse JP, Spaepen M, et al：Diffusion-weighted magnetic resonance imaging of the temporal bone. Neuroradiology 2010；52：785-807.

24) 小玉隆男，矢野貴徳，田村正三ほか：真珠腫の診断における single-shot EPI 拡散強調画像の検討．臨床放射線 2007；52：647-655.

25) Lehmann P, Saliou G, Brochart C, et al：3T MR imaging of postoperative recurrent middle ear cholesteatomas：value of periodically rotated overlapping parallel lines with enhanced reconstruction diffusion-weighted MR imaging. AJNR Am J Neuroradiol 2009；30：423-427.

26) van Egmond SL, Stegeman I, Grolman W, et al：A systematic review of non-echo planar diffusion-weighted magnetic resonance imaging for detection of primary and postoperative cholesteatoma. Otolaryngol Head Neck Surg 2016；154：233-240.

27) Más-Estellés F, Mateos-Fernández M, Carrascosa-Bisquert B, et al：Contemporary non-echoplanar diffusion-weighted imaging of middle ear cholesteatomas. RadioGraphics 2012；32：1197-1213.

28) Li PM, Linos E, Gurgel RK, et al：Evaluating the utility of non echo-planar diffusion-weighted imaging in the preoperative evaluation of cholesteatoma：a meta-analysis. Laryngoscope 2013；123：1247-1250.

29) Lingam RK, Nash R, Najithia A, et al：Non-echoplanar diffusion weighted imaging in the detection of post-operative middle ear cholesteatoma：navigating beyond the pitfalls to find the pearl. Insight Imaging 2016；7：669-678.

30) Azuma T, Kodama T, Yano T, et al：Optimal Imaging Parameters for Readout-segmented EPI of the Temporal Bone. Magn Reson Med Sci 2015；14：145-152.

31) Le TT, Fischbein NJ, Andre JB, et al. Identification of venous signal on arterial spin labeling improves diagnosis of dural arteriovenous fistulas and small arteriovenous malformations. AJNR Am J Neuroradiol 2012；33：61-68.

32) Watanabe T, Ito T, Furukawa T, et al：The Efficacy of color-mapped diffusion-weighted images combined with CT in the diagnosis and treatment of cholesteatoma using transcanal endoscopic ear surgery. Otol Neurotol 2015；36：1663-1668.

33) Mayer TE, Brueckmann H, Siegert R, et al：High-resolution CT of the temporal bone in dysplasia of the auricle and external auditory canal. AJNR Am J Neuroradiol 1997；18：53-65.

34) Romo LV, Casselman JW, Robson CD：Congenital anomamalies of the temporal bone. In：Som PM, Curtin HG (eds). Head and neck imaging, 5th ed, St Louis：Mosby, 2011；1097-1165.

35) Zeifer B, Sabini P, Sonne J：Congenital absence of the oval window：radiologic diagnosis and associated anomalies. AJNR Am J Neuroradiol 2000；21：322-327.

36) Al-Mazrou KA, Alorainy IA, Al-Dousary SH, et al：Facial nerve anomalies in association with congenital hearing loss. Int J Pediatr Otorhinolaryngol 2003；67：1347-1353.

37) Ouanounou S, Saigal G, Birchansky S：Moebius syndrome. AJNR Am J Neuroradiol 2005；26：430-432.

38) Lo WM, Solti-Bohman LG, McElveen JT：Aberrant carotid artery：radiologic diagnosis with emphasis on high-resolution CT. RadioGraphics 1987；5：985-994.

39) Yilmaz T, Bilgen C, Savas R, et al：Persistent stapedial artery：MR angiographic and CT findings. AJNR Am J Neuroradiol 2003；24：1133-1135.

40) Caldemeyer KS, Mathews VP, Azzarelli B, et al：The jugular foramen：a review of anatomy, masses, and imaging characteristics. RadioGraphics 1997；17：1123-1139.

41) Overton SB, Ritter FN：A high placed jugular bulb in the middle ear：a clinical and temporal bone study. Laryngoscope 1973；83：1986-1991.

42) Antonelli PJ, Garside JA, Mancuso-AA, et al：Computed tomography and the diagnosis of coalescent mastoiditis. Otolaryngol Head Neck Surg 1999；120：350-354.

43) Castillo M, Albernaz VS, Mukherji SK, et al：Imaging of Bezold's abscess. AJR Am J Roentgenol 1998；171：1491-1495.

44) Murakami T, Tsubaki J, Tahara Y, et al：Gradenigo's syndrome：CT and MRI findings. Pediatr Radiol 1996；26：684-685.

45) Bonneville F：Imaging of cerebral venous thrombosis. Diagn Interv Imaging 2014；95：1145-1150.

46) Swartz JD, Wolfson RJ, Marlowe FI, et al：Postinflammatory ossicular fixation：CT analysis with surgical correlation. Radiology 1985；154：697-700.

47) Martin C, Timoshenko AP, Dumollard JM, et al：Malleus head fixation：histopathology revisited. Acta Oto-Laryngologica 2006；126：353-357.

48) Vincent R, Oates J, Sperling NM：Stapedotomy for tympanosclerotic stapes fixation：is it safe and efficient? A review of 68 cases. Otol Neurotol 2002；23：866-872.

49) Nagamine H, Iino Y, Kojima C, et al：Clinical characteristics of so called eosinophilic otitis media. Auris Nasus Larynx 2002；29：19-28.

50) Martin N, Sterkers O, Mompoint D, et al：Cholesterol granuloma of the middle ear cavities：MR imaging. Radiology 1989；172：521-525.

51) Jackler RK, Cho Ml：A new theory to explain the genesis of petrous apex cholesterol granuloma. Otol Neurotol 2003；24：96-106.

52) Martin N, Sterkers O, Mompoint D, et al：Cholesterol granuloma of the middle ear cavities：MR imaging. Radiology 1989；172：521-525.

53) Pisaneschi MJ, Langer B：Congenital cholesteatoma and cholesterol granuloma of the temporal bone：role of magnetic resonance imaging. Top Magn Reson Imaging 2000；11：87-97.

54) 小玉隆男：耳科画像診断マニュアル，コレステリン肉芽腫．ENTONI 2006；61：54-59.

55) Grandis JR, Curtin HD, Yu VL：Necrotizing (malignant) external otitis：prospective comparison of CT and MR imaging in diagnosis and follow-up. Radiology 1995；196：499-504.

56) van Kroonenburgh AMJL, van der Meer WL, Bothof RJP, et al：Advanced imaging techniques in skull base osteomyelitis due to malignant otitis externa. Curr Radiol Rep 2018；6：3.

57) Robert Y, Carcasset S, Rocourt N, et al：Congenital cholesteatoma of the temporal bone：MR findings and comparison with CT. AJNR Am J Neuroradiol 1995；16：755-761.

58) Blevins NH, Carter BL：Routine preoperative imaging in chronic ear surgery. Am J Otol 1998；19：527-535.

59) 小玉隆男：中耳真珠腫の治療－私はこうしている－画像診断(CT, MRI)．ENTONI 2006；66：4-12.

60) Kosling S, Bootz F：CT and MR imaging after middle ear surgery. Eur J Radiol 2001；40：113-118.

61) Ng JH, Zhang EZ, Soon SR, et al：Pre-operative high resolution computed tomography scans for cholesteatoma：has anything changed? Am J Otolaryngol 2014；35：508-513.

62) Mafee MF：MRI and CT in the evaluation of acquired and congenital cholesteatomas of the temporal bone. J Otolaryngol 1993；22：239-248.

63) Akkari M, Gabrillargues J, Saroul N, et al：Contribution of magnetic resonance imaging to the diagnosis of middle ear cholesteatoma：Analysis of a series of 97 cases. Eur Ann Otorhinolaryngol Head Neck Dis 2014；131：153-158.

64) Ishii K, Takahashi S, Matsumoto K, et al：Middle ear cholesteatoma extending into the petrous apex：evaluation by CT and MR imaging. 1991；AJNR Am J Neuroradiol 12：719-724.

65) Manasawala M, Cunnane ME, Curtin HD, et al：Imaging findings in auto-atticotomy. AJNR Am J Neuroradiol 2014；35：182-185.

66) Alvo A, Garrido C, Salas Á. et al：Use of non-echo-planar diffusion-weighted MR imaging for the detection of cholesteatomas in high-risk tympanic retraction pockets. AJNR Am J Neuroradiol 2014；35：1820-1824.

67) Lingam RK, Khatri P, Hughes J, et al：Apparent diffusion coefficients for detection of postoperative middle ear cholesteatoma on non-echo-planar diffusion-weighted images. Radiology 2013；269：504-510.

68) Yang D, Kodama T, Tong X, et al：Usefulness of contrast-enhanced magnetic resonance imaging in the evaluation of recurrent and residual cholesteatoma. Int J neuroradiol 1998；4：190-198.

69) Ayache D, Williams MT, Lejeune D, et al：Usefulness of delayed postcontrast magnetic resonance imaging in the detection of residual cholesteatoma after canal wall-up tympanoplasty. Laryngoscope 2005；115：607-610.

70) De Foer B, Vercruysse JP, Bernaerts A, et al：Middle Ear Cholesteatoma：non-echo-planar diffusion-weighted MR imaging versus delayed gadolinium-enhanced T1-weighted MR imaging—value in detection. Radiology 2010；255：866-872.

71) Magliulo G, Terranova G, Varacalli S, et al：Labyrinthine fistula as a complication of cholesteatoma. Am J Otol 1997；18：697-701.

72) Chao YH, Hun SH, Shin JO, et al：Cochlear fistula in chronic otitis media with cholesteatoma. . Am J Otol 1996；17：15-18.

73) Mafee MF：MR imaging of intralabyrinthine schwannoma, labyrinthitis, and other labyrinthine pathology. Otolaryngol Clin North Am 1995；28：407-430.

74) Lemmerling MM1, De Foer B, Verbist BM, et al：Imaging of inflammatory and infectious diseases in the temporal bone. Neuroimaging Clin N Am 2009；19：321-337.

75) Casselman JW：Temporal bone imaging. Neuroimaging Clin N Am 1996；6：265-289.

76) Swartz JD, Mandell DM, Faerber EN, et al：Labyrinthine ossification：etiologies and CT findings. Radiology 1985；157：395-398.

77) Jackson CG, Pappas DG Jr, Manolidis S, et al：Brain herniation into the middle ear and mastoid：concepts in diagnosis and surgical management. Am J Otol 1997；18：198-205.

78) Heilbrun ME, Salzman KL, Glastonbury CM, et al：External auditory canal cholesteatoma：clinical and imaging spectrum. AJNR Am J Neuroradiol 2003；24：751-756.

79) Shire JR, Donegan JO：Cholesteatoma of the external auditory canal and keratosis obturans. Am J Otol 1986；7：361-364.

80) Wong BJ, Cervantes W, Doyle KJ, et al：Prevalence of external auditory canal exostoses in surfers. Arch Otolaryngol Head Neck Surg 1999；125：969-972.

81) Kemink JL, Graham MD：Osteomas and exostoses of the external auditory canal - medical and surgical management. J Otolaryngol 1982；11：101-106.

82) Wiggins RH 3rd, Harnsberger HR, Salzman KL, et al：The many faces of facial nerve schwannoma. AJNR Am J Neuroradiol 2006；27：694-699.

83) Paulis DD, Cola FD, Marzi S, et al：A rare case of greater petrosal nerve schwannoma. Surg Neurol Int 2011；2：60.

84) Isaacson B, Telian SA, McKeever PE, et al：Hemangiomas of the geniculate ganglion. Otol Neurotol 2005；26：796-802.

85) Curtin HD, Jensen JE, Barnes L Jr, et al："Ossifying" hemangiomas of the temporal bone：evaluation with CT. Radiology 1987；164：831-835

86) Sweeney AD, Carlson ML, Wanna GB, et al：Glomus tympanic tumors. Otolaryngol Clin N Am 2015；48：293-304.

87) Wanna GB, Sweeney AD, Haynes DS, et al：Contemporary management of jugular paragangliomas. Otolaryngol Clin N Am 2015；48：331-341.

88) Weissman JL, Hirsch BE：Beyond the promontory：the multifocal origin of glomus tympanicum tumors. AJNR Am J Neuroradiol 1998；19：119-122.

89) Noujaim SE, Pattekar MA, Cacciarelli A, et al：Paraganglioma of the temporal bone：role of magnetic resonance imaging versus computed tomography. Top Magn Reson Imaging 2000；11：108-122.

90) Arnold SM, Strecker R, Scheffler K, et al：Dynamic contrast enhancement of paragangliomas of the head and neck：evaluation with time-resolved 2D MR projection angiography. Eur Radiol 2003；13：1608-1611.

91) Pelsoi S, Koss S：Adenomatous tumors of the middle ear. Otolaryngol Clin N Am 2015；48：305-315.

92) Maintz D, Stupp C, Krueger K, et al：MRI and CT of adenomatous tumours of the middle ear. Neuroradiology 2001；43：58-61.

93) Alessandra R, Alfio F, Kenneth O：Salivary gland choristoma of the middle ear a review. ORL J Otorhinolaryngol Relat Spec 2004；66：141-147.

94) Schuknecht B, Graetz K：Radiologic assessment of maxillofacial, mandibular, and skull base trauma. Eur Radiol 2005；15：560-568.

95) Swartz JD, Kang MD：Trauma to the temporal bone. In：Som PM, Curtin HG（eds）. Head and neck imaging, 5th ed. St Louis：Mosby, 2011；1097-1165.

96) Prisman E, Ramsden JD, Blaser S, Papsin B：Traumatic perilymphatic fistula with pneumolabyrinth：diagnosis and management. Laryngoscope. 2011；121：856-859.

97) Sakai O, Curtin HD, Hasso AN, et al：Otosclerosis and dysplasias of temporal bone. In：Som PM, Curtin HD（eds）. Head and neck imaging, 5th ed. St Louis：Mosby, 2011：1231-1261.

98) Alkadhi H, Rissmann D, Kollias SS：Osteogenesis imperfecta of the temporal bone：CT and MR imaging in Van der Hoeve-de Kleyn syndrome. Am J Neuroradiol 2004；25：106-1109.

99) Merchant SN, Rosowski JJ, McKenna MJ：Superior semicircular canal dehiscence mimicking otosclerotic hearing loss. Adv Otorhinolaryngol 2007；65：137-145.

100) Vicente Ade O, Yamashita HK, Albernaz PL, et al：Computed tomography in the diagnosis of otosclerosis. Otolaryngol Head Neck Surg 2006；134：685-692.

101) Naumann IC, Porcellini B, Fisch U：Otosclerosis：incidence of positive findings on high-resolution computed tomography and their correlation to audiological test data. Ann Otol Rhinol Laryngol 2005；114：709-716.

102) Purohit B, Hermans R, Op de Beeck K：Imaging in otosclerosis：A pictorial review. Insights Imaging 2014；5：245-252.

103) Goh JP, Chan LL, Tan TY：MRI of cochlear otosclerosis. Br J Radiol 2002；75：502-505.

104) Murakami S, Muzobuchi M, Nakashiro Y, et al : Bell palsy and herpes simplex virus : identification of viral DNA in endoneurial fluid and muscle. Ann Intern Med 1996 ; 124 : 27-30.

105) Sartoretti-Schefer S, Wichmann W, Valavanis A : Idiopathic, herpetic, and HIV-associated facial nerve palsies : abnormal MR enhancement patterns. Am J Neuroradiol 1994 ; 15 : 479-485.

106) Sartoretti-Schefer S, Brandle P, Wichmann W, et al : Intensity of MR contrast enhancement does not correspond to clinical and electroneurographic findings in acute inflammatory facial nerve palsy. AJNR Am J Neuroradiol 1996 ; 17 : 1229-1236.

107) Kress B, Griesbeck F, Stippich C, et al : Bell palsy : quantitative analysis of MR imaging data as a method of predicting outcome. Radiology 2004 ; 230 : 504-509.

108) Kinoshita T, Ishii K, Okitsu T, et al : High-intensity facial nerve lesions on T2-weighted images in chronic persistent facial nerve palsy. Neuroradiology 2001 ; 43 : 388-392.

109) Kuya J, Kuya K, Shinohara Y, et al : Usefulness of High-Resolution 3D Multi-Sequences for Peripheral Facial Palsy : Differentiation Between Bell's Palsy and Ramsay Hunt Syndrome. Otol Neurotol 2017 ; 38 : 1523-1527.

110) Chadwell JB, Halsted MJ, Choo DI, et al : The cochlear cleft. AJNR Am J Neuroradiol 2004 ; 25 : 21-24.

111) Casselman JW, Kuhweide R, Deimling M, et al : Constructive interference in steady state-3DFT MR imaging of the inner ear and cerebellopontine angle. AJNR Am J Neuroradiol 1993 ; 14 : 47-57.

112) Naganawa S, Kawai H, Fukatsu H, et al : High-speed imaging at 3 tesla : a technical and clinical review with an emphasis on whole-brain 3D imaging. Magn Reson Med Sci 2004 ; 3 : 177-187.

113) Lane JI, Witte RJ, Bolster B, et al : State of the art : 3T imaging of the membranous labyrinth. AJNR Am J Neuroradiol 2008 ; 29 : 1436-1440.

114) Nakashima T, Naganawa S, Sugiura M, et al : Visualization of endolymphatic hydrops in patients with Meniere's disease. Laryngoscope 2007 ; 117 : 415-420.

115) Naganawa S, Satake H, Kawamura M, et al : Separate visualization of endolymphatic space, perilymphatic space and bone by a single pulse sequence : 3D-inversion recovery imaging utilizing real reconstruction after intratympanic Gd-DTPA administration at 3 tesla. Eur Radiol 2008 ; 18 : 920-924.

116) 野村恭也，原田勇彦，平出文久：耳科学アトラス 形態と測定値．シュプリンガージャパン，2008.

117) Hoeffner E, Mukherji S : Temporal bone imaging. New York : Thieme, 2007.

118) Kim HA, Lee H : Isolated vestibular nucleus infarction mimicking acute peripheral vestibulopathy. Stroke 2010 ; 41 : 1558-1560.

119) Phillips C, Hashisaki G, Veillon F : Anatomy and development of the facial nerve. In : Swartz J, Loevner L(eds) : Imaging of the temporal bone, 4th edition. New York : Thieme, 2008 : 444-479.

120) Sone M, Mizuno T, Sugiura M, et al : Three-dimensional fluid-attenuated inversion recovery magnetic resonance imaging investigation of inner ear disturbances in cases of middle ear cholesteatoma with labyrinthine fistula. Otol Neurotol 2007 ; 28 : 1029-1033.

121) Naganawa S, Ito T, Fukatsu H, et al : MR imaging of the inner ear : comparison of a three-dimensional fast spin-echo sequence with use of a dedicated quadrature-surface coil with a gadolinium-enhanced spoiled gradient-recalled sequence. Radiology 1998 ; 208 : 679-685.

122) Moonis G, Kim A, Bigelow D, Loevner LA : Temporal bone vascular anatomy, anomalies, and diseases, with an emphasis on pulsatile tinnitus. In : Swartz J, Loevner L (eds) : Imaging of the temporal bone, 4th edition. New York : Thieme, 2008 : 247-297.

123) Naganawa S, Ishihara S, Iwano S, et al : Detection of presumed hemorrhage in the ampullar endolymph of the semicircular canal : a case report. Magn Reson Med Sci 2009 ; 8 : 187-191.

124) Sugiura M, Naganawa S, Nakata S, et al : 3D-FLAIR MRI findings in a patient with Ramsay Hunt syndrome. Acta Oto-laryngologica 2007 ; 127 : 547-549.

125) Naganawa S, Nakashima T : Visualization of endolymphatic hydrops with MR imaging in patients with Ménière's disease and related pathologies : current status of its methods and clinical significance. Jpn J Radiol 2014 ; 32 : 191-204.

IV 鼻副鼻腔

1. 鼻副鼻腔の解剖，正常変異
2. 検査法・撮像プロトコール
3. 炎症性疾患，先天性疾患
4. 腫瘍性疾患
5. 外傷性疾患

CT and MRI of the Head and Neck

はじめに

　鼻副鼻腔領域には大きく分類すると炎症性疾患，腫瘍性疾患，腫瘍類似疾患，外傷性疾患が発生する．日常臨床で遭遇する頻度が高い炎症性疾患は，原因や病態によって細分化されているため，臨床分類に即した画像診断が要求される．腫瘍性疾患や腫瘍類似疾患は生検などによる病理組織診断が比較的容易であり，放射線画像に質的診断を迫られる場面はそれほど多くないが，病変の進展範囲によって治療戦略が変わるため，治療選択の観点からは広がり診断が重要となる．代表的な外傷性疾患である顔面骨骨折は，高エネルギー外傷の際に複雑な骨折や変形を生じることが多く，形態面および機能面に配慮して精密に治療されるため，整復術・再建術に先立って骨折の形態や転位の状態を正確に評価する必要がある．いずれの疾患においても鼻副鼻腔の複雑な解剖を十分に理解したうえで画像診断することが必要不可欠である．

1. 鼻副鼻腔の解剖，正常変異

　鼻副鼻腔は複雑な解剖と多彩な正常変異を特徴とする領域である．個人差が大きいことも解剖学的特徴の1つであり，それぞれの構造が複雑に入り組んでいるため，1つの解剖名の範囲を特定することが必ずしも容易でない．しかも正常変異は単なる形態変化だけにとどまらず，鼻副鼻腔炎の原因や内視鏡手術(endoscopic sinus surgery：ESS)における合併症のリスク因子となる．近年，内視鏡手術の技術が革新的に進歩しており，鼻副鼻腔炎の標準術式として確立され，多くの疾患が適応となっている．耳鼻咽喉科医にとって鼻副鼻腔の解剖を理解することは，合併症を回避して内視鏡手術を安全に施行するための基礎となる．CTは内視鏡手術の術前検査として施行されることが多く，鼻副鼻腔領域の画像診断を担当する放射線科診断医には詳細な解剖情報が求められるため，画像診断報告書には診断名を記載するだけでなく，臨床的に重要な解剖情報も提供できるように心掛けたい．

a. 解　剖

1) 鼻腔　nasal cavity

① 解　剖

　頭蓋顔面骨の観点では，鼻腔の前方開口部である西洋梨状の梨状口は大部分が上顎骨で構成され，梨状口の上縁は左右一対の鼻骨で構成される．鼻腔は外鼻孔から後鼻孔にかけて存在する腔であり，前方の皮膚で覆われている鼻前庭と後方の粘膜で覆われている固有鼻腔に分類される．鼻前庭は外鼻孔から梨状口縁までの鼻腔最前部であり，皮脂腺や鼻毛が存在す

る．固有鼻腔は4壁〔①上壁（鼻骨・前頭骨・篩板・蝶形骨体），②下壁（上顎骨口蓋突起・口蓋骨水平板），③内側壁（鼻中隔），④外側壁（上顎骨・篩骨・口蓋骨垂直板・蝶形骨翼状突起内側板・下鼻甲介・涙骨）〕で囲まれる．鼻腔を左右に分ける鼻中隔は鼻中隔軟骨，篩骨垂直板，鋤骨，鼻稜（上顎骨・口蓋骨）で構成される．鼻腔外側壁には上鼻甲介，中鼻甲介，下鼻甲介が内下方に向かって垂れ下がるように突出し，加湿・加温・除塵の役割を果たしている（図4-1）．下鼻甲介が最大，上鼻甲介が最小の鼻甲介である．各鼻甲介の下方を上鼻道，中鼻道，下鼻道が前後に通過し，鼻腔の外側部を階段状に分ける．鼻中隔に近い鼻腔内側部は階段状に分かれず，総鼻道とよばれる（図4-2）．

　鼻腔外側壁には副鼻腔および鼻涙管の開口部が存在する．副鼻腔は臨床解剖的に鼻腔への排泄路によって前部副鼻腔群（上顎洞・前頭洞・前篩骨洞）と後部副鼻腔群（後篩骨洞・蝶形骨洞）に分類され，前部副鼻腔群は中鼻道に開口し，後部副鼻腔群の後篩骨洞は上鼻道・蝶形骨洞は蝶篩陥凹にそれぞれ開口する（表4-1）．前部副鼻腔群と後部副鼻腔群との境界は篩骨の中にある第3基板（中鼻甲介基板）であり，臨床的には第3基板を境界として鼻副鼻腔炎などの病態が大別される．鼻涙管は下鼻道の前上部に開口する．

② 動　脈

　鼻腔ににおもに内頸動脈由来の眼動脈の分枝と外頸動脈由来の顎動脈・顔面動脈の分枝が関与するが，外頸動脈からの血流が多い．眼動脈からは鼻腔に分布する前篩骨動脈・後篩骨動脈が分岐する．前篩骨動脈は前篩骨孔を経由して眼窩から前頭蓋窩に入り，前硬膜動脈を分岐した後に鼻腔へ向かって下行し，鼻腔外側壁・鼻中隔などに分布する．後篩骨動脈は後篩骨孔を通過して鼻腔外側壁や鼻中隔の後上部などに分布する．顎動脈からは鼻腔に分布する蝶口蓋動脈・大口蓋動脈が分岐する．蝶口蓋動脈は翼口蓋窩から蝶口蓋孔を通過して鼻腔に入り，後鼻枝（外側後鼻枝・中隔後鼻枝）を分岐して鼻腔外側壁や鼻中隔などに分布する．大口蓋動脈はおもに硬口蓋部の歯肉・粘膜・口蓋腺に分布するが，下鼻道にも枝を送る．顔面動脈からは鼻腔に分布する上唇動脈が分岐し，鼻中隔枝を分岐して鼻中隔前部に分布する．

　鼻出血は前方鼻出血と後方鼻出血に分類される．鼻出血の多くは前方鼻出血であり，鼻中隔の前下部に存在する Kiesselbach 部位から出血することが多い．Kiesselbach 部位は鼻中隔の皮膚と粘膜移行部のすぐ後方に相当し，前篩骨動脈・大口蓋動脈・上唇動脈からの枝が吻合することによって形成される（図4-3）[1]．Kiesselbach 部位での血管は筋層が薄く，上皮層直下を蛇行するため，外的刺激によって容易に損傷しやすい．一方，後方鼻出血はおもに

表4-1　副鼻腔の排泄路

前部副鼻腔群	前頭洞→ frontal sinus drainage pathway（FSDP）→（篩骨漏斗→）中鼻道
	上顎洞→篩骨漏斗→半月裂孔→中鼻道
	前篩骨洞→半月裂孔→中鼻道
後部副鼻腔群	後篩骨洞→上鼻道→蝶篩陥凹
	蝶形骨洞→蝶篩陥凹

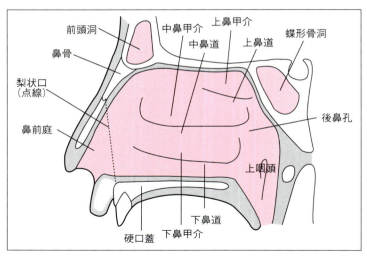

図 4-1 鼻腔外側壁
鼻腔外側壁には上鼻甲介，中鼻甲介，下鼻甲介が内下方に向かって垂れ下がるように突出し，各鼻甲介の下方を上鼻道，中鼻道，下鼻道が前後に通過している．

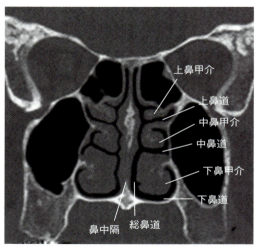

図 4-2 鼻腔
CT 冠状断像（骨条件） 鼻中隔は鼻腔を左右に分け，鼻中隔に近い鼻腔内側部を総鼻道とよぶ．

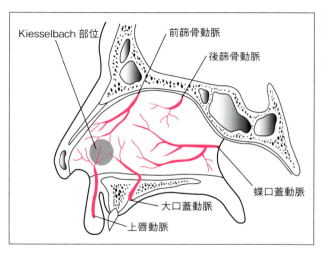

図 4-3 鼻中隔の血管分布
Kiesselbach 部位は鼻中隔の皮膚と粘膜移行部のすぐ後方に相当し，前篩骨動脈・大口蓋動脈・上唇動脈からの枝が吻合して形成される．（文献1より許可を得て転載）

図 4-4 鼻腔外側壁の血管分布
Woodruff静脈叢は下鼻甲介の後方外側壁から軟口蓋後面に広がり，蝶口蓋動脈の外側後鼻枝や大口蓋動脈の下後鼻枝などが流入している．（文献1より許可を得て転載）

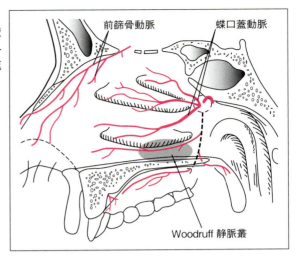

蝶口蓋動脈の枝が出血源となることが多い．後方鼻出血の出血部位として下鼻甲介の後方外側壁から軟口蓋後面に広がるWoodruff静脈叢が重要であり，蝶口蓋動脈の外側後鼻枝や大口蓋動脈の下後鼻枝などが流入している（図4-4)[1]．

③ 静　脈

　鼻腔の粘膜下深層には発達した海綿静脈叢が存在する．海綿静脈叢は導出静脈・蝶口蓋静脈・篩骨静脈に流入する．

④ 神　経

　鼻腔にはおもに嗅神経と三叉神経の分枝が関与する．鼻腔外側壁および鼻中隔上部には嗅上皮が存在し，嗅上皮の嗅覚受容器(嗅細胞)から出る左右約20本の神経線維束(嗅糸)が篩板の篩骨孔を通過して前頭蓋窩で嗅球に入る．眼神経(V_1)の分枝である前篩骨神経は前篩骨動脈に伴走して鼻腔内に入り，内鼻枝と外鼻枝に分岐して鼻腔前部に分布する．上顎神経(V_2)は翼口蓋窩で眼窩下神経・後上歯槽神経・頬骨神経・翼口蓋神経節の神経節枝に分岐する．眼窩下神経の分枝である前上歯槽神経は鼻中隔下部と下鼻道に分布する．翼口蓋神経節の分枝である後鼻枝は鼻腔後部の粘膜に分布する．

⑤ リンパ流路

　鼻腔前部のリンパ液は顎下リンパ節またはオトガイ下リンパ節に，鼻腔後部のリンパ液は咽頭後リンパ節に排出されるが，最終的にはいずれも上内深頸リンパ節に到達する．

2) 上顎洞　maxillary sinus
① 解　剖

　上顎骨は上顎骨体と前頭突起・頬骨突起・歯槽突起・口蓋突起の4突起で構成される．上顎洞は上顎洞体の中に発達した副鼻腔であり，上顎洞の骨壁はいずれも薄いため，上顎洞の形態はおおよそ上顎洞体に一致する．上顎洞は上面・前面・後面・内側面の4面で構成され，内側面を底面として頬骨突起を頂点とする三角錐に例えられる．上顎洞の骨壁は前壁が最も厚く，後壁，上壁が続き，内側壁が最も薄い．上顎洞内部には眼窩下陥凹・頬骨陥凹・口蓋陥凹・歯槽陥凹とよばれる4つの陥凹が存在する．眼窩下陥凹は眼窩下管の内側で上壁

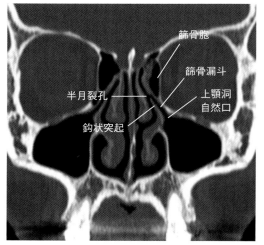

図 4-5 洞口鼻道系
CT 冠状断像(骨条件)　洞口鼻道系は中鼻甲介・上顎洞自然口・篩骨漏斗・鉤状突起・篩骨胞・半月裂孔などで構成され，上顎洞自然口は篩骨漏斗を経由して半月裂孔に開口する．

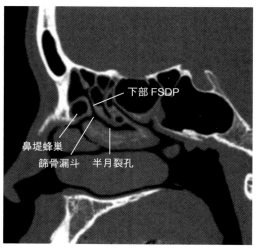

図 4-6 半月裂孔
CT 矢状断像(骨条件)　半月裂孔は鉤状突起と篩骨胞の間を前上方から後下方に斜走する前後に長い半月状の溝である．FSDP：frontal sinus drainage pathway

に向かい，頰骨陥凹は頰骨突起に向かい，口蓋陥凹は内下方で硬口蓋に向かって伸びる．上顎洞底は鼻腔底より低位に位置しており，歯槽陥凹は上顎歯槽骨へ進展するため，第1・2大臼歯の根尖部が上顎洞内に突出することがある．上顎洞の上面には同名の血管・神経が通過する眼窩下管が前後に走行し，前方では眼窩下孔として骨表面に開口する．出生時の上顎洞にはすでに小豆大の含気腔を認め，出生後の2年間と7〜12歳に急速に発達し，その後は緩やかに成長を続け，15歳頃で最大の容積に到達する[2]．

② 排泄路

1965年にNaumannにより初めて洞口鼻道系(ostiomeatal unit：OMU)という用語が用いられた[3]．洞口鼻道系は前部副鼻腔群(上顎洞・前篩骨洞・前頭洞)が開口する中鼻道を中心とし，中鼻甲介・上顎洞自然口・篩骨漏斗・鉤状突起・篩骨胞・半月裂孔などで構成される排泄路であり，機能的単位を示す用語である(図4-5)．上顎洞自然口は篩骨漏斗を経由して半月裂孔に開口する．篩骨漏斗は鉤状突起と篩骨胞の間を前上方から後下方に斜走する溝であり，CT冠状断像では漏斗状にみえる(図4-5)．篩骨漏斗には上顎洞自然口，鼻堤蜂巣，前頭蜂巣などが開口する．半月裂孔も鉤状突起と篩骨胞の間を前上方から後下方に斜走する前後に長い半月状の溝であり，CT矢状断像で明瞭に描出される(図4-6)．半月裂孔には上顎洞，前頭洞，前篩骨洞が開口する．半月裂孔の後方から下方の上顎洞内側壁には骨性の壁が欠損している部位が存在し，この部位は膜様部(鼻泉門)とよばれ，上顎洞粘膜と鼻腔粘膜が骨を介さずに背中合わせで接している．内視鏡手術では洞口鼻道系の通過障害を解除する目的で膜様部や鉤状突起を切除する．

③ 動　脈

上顎洞にはおもに外頸動脈由来の顎動脈の分枝が関与する．顎動脈の分枝である眼窩下動脈が下眼窩裂から眼窩下管に入った後に分岐する前上歯槽動脈・中上歯槽動脈，翼口蓋窩に

入る前の顎動脈から直接分岐する後上歯槽動脈が上顎洞に分布する.

④ 神 経

　上顎洞には主に上顎神経(V_2)の分枝が関与する．上顎神経の分枝である眼窩下神経から分岐する前上歯槽神経・中上歯槽神経，上顎神経から直接分岐する後上歯槽神経が上歯槽神経叢を形成して，一部が上顎洞に分布する．

⑤ リンパ流路

　上顎洞のリンパ液の多くは顎下リンパ節に排出される.

3) 前頭洞　frontal sinus

① 解 剖

　前頭洞は前頭骨の中に発達した副鼻腔であり，前頭洞中隔によって左右に分かれ，三角形状に広がる．形や広さには個人差が大きく，左右非対称のことが多いため，前頭洞中隔はしばしば正中に位置しない．前頭洞の無形成や低形成は約5%に認められる．前頭洞は出生時に含気腔を認めないが，2歳頃から発達を開始し，3〜6歳頃に認識できるようになり，6〜19歳にかけて発達を続ける[2].

② 排泄路

　前頭洞の排泄路は複雑であり，前頭陥凹や鼻前頭管という用語を使って解説されてきたが，最近では frontal sinus drainage pathway(FSDP)とよばれることが多く，この場合は上部 FSDP と下部 FSDP に大別される[4].　上部 FSDP の上端は前頭洞底部に位置する前頭洞の開口部(前頭洞口)であり，frontal beak とよばれる上顎骨前頭突起と同じ高さに存在する(図4-7).　上部 FSDP は前頭骨の前下部と篩骨の前上部の接合部であり，周囲蜂巣の発達の程度により多様な形や広さを示す．上部 FSDP から連続する下部 FSDP は狭い領域であり，篩骨漏斗または中鼻道に開口する(図4-7).　また鈎状突起前方部分の外側における付着部位の違いによって前頭洞の排泄路が異なり，鈎状突起前方部が紙様板に付着する場合は前頭洞が直接中鼻道に開口するが，鈎状突起前方部が頭蓋底や中鼻甲介に付着する場合は前頭洞が篩骨漏斗に開口する(図4-8).　鈎状突起が紙様板に付着する場合は鈎状突起切除時に眼窩内容損傷をきたす可能性がある．前頭洞の排泄路周囲にはさまざまな名称の蜂巣が発達するため，前頭陥凹変異として正常変異の項目で後述する.

③ 動 脈

　前頭洞にはおもに内頸動脈由来の眼動脈の分枝が関与する．眼動脈からは前頭洞に分布する前篩骨動脈・眼窩上動脈・滑車上動脈が分岐する．前篩骨動脈は前篩骨孔を通過して前篩骨蜂巣と前頭洞に分布する．眼窩上動脈は眼窩上壁(眼窩骨膜)と眼瞼挙筋の間を眼窩上孔に向かって前進し，前頭洞に分布する．滑車上動脈は眼動脈の終枝の1つであり，滑車に向かって前進する途中で前頭洞に分布する.

④ 神 経

　前頭洞にはおもに眼神経(V_1)の分枝が関与する．眼神経からは前頭洞に分布する眼窩上神経・滑車上神経が分岐し，眼窩上動脈・滑車上動脈にそれぞれ伴走して前頭洞に分布する.

⑤ リンパ流路

　前頭洞のリンパ液の多くは顎下リンパ節に排出される.

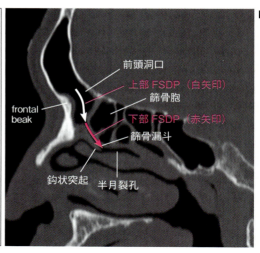

図 4-7 前頭洞の排泄路
A：シェーマ　前頭洞の排泄路は前頭洞口に始まり，広い上部 FSDP から狭い下部 FSDP を経由して篩骨漏斗または中鼻道に開口する．
B：CT 矢状断像（骨条件）　前頭洞の排泄路を示す．前頭洞口〜上部 FSDP（白矢印）〜下部 FSDP（赤矢印）〜篩骨漏斗または中鼻道
FSDP：frontal sinus drainage pathway

4) 篩骨洞　ethmoid sinus
① 解　剖
　篩骨洞は篩骨迷路の中に発達した副鼻腔であり，3〜18個の篩骨蜂巣によって構成され，篩骨垂直板によって左右に分けられる．篩骨蜂巣は外側の紙様板と内側の中鼻甲介の間に存在する前後に長い蜂巣群で，篩骨蜂巣を前後に区分するいくつかの基板とよばれる隔壁が存在する．第1基板は鉤状突起に連なる基板，第2基板は篩骨胞から出る基板，第3基板（中鼻甲介基板）は中鼻甲介を吊り下げる基板，第4基板は上鼻甲介を支える基板，第5基板は最上鼻甲介を起点とする基板である（図 4-9）．この中で中鼻甲介基板ともよばれる第3基板が最も大きく，第3基板が前篩骨洞と後篩骨洞の境界となる．基板は鼻腔側から出て紙様板に届くが，しばしば第3基板以外の基板は形が複雑で紙様板に届かない不完全基板である．篩骨洞と眼窩の境界は紙様板とよばれ，眼窩内側壁を形成する紙のように薄い骨板であり，内側型の眼窩吹き抜け骨折や内視鏡手術の合併症で損傷する頻度が高い．紙様板と前頭骨眼窩部の間には，前方に前篩骨孔，後方に後篩骨孔が存在し，同名の血管・神経が通過する．前頭蓋底の内側部には嗅裂天蓋である篩板が存在し，前頭蓋底の外側部には篩骨洞天蓋である篩骨窩が存在する．非常に薄い篩板には嗅神経が通過する多くの篩骨孔が存在する．前頭蓋底において特に裂隙が多い場所は，①篩板側壁，②前篩骨動脈付近，③後篩骨動脈付近であり，これらの部位の手術操作は特別に注意を払う必要がある．出生時の篩骨洞にはすでに含気腔を認め，前篩骨洞のほうが後篩骨洞より早期に発達する．篩骨洞は7歳頃まで急速に発達し，15〜16歳で最大の容積に到達する[2]．

② 排泄路
　前篩骨洞には半月裂孔に開く複数の開口部が存在し，中鼻道へ排泄される．後篩骨洞には

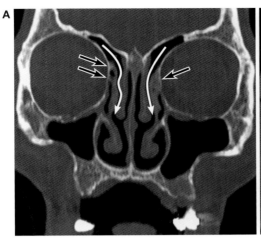
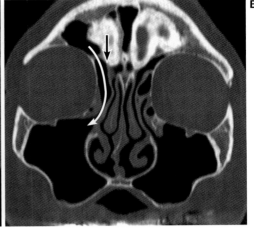

図 4-8　鈎状突起の付着部
A：CT 冠状断像（骨条件）　紙様板付着　鈎状突起が紙様板に付着する場合（黒矢印）は，前頭洞が直接中鼻道に開口する（白矢印）．
B：CT 冠状断像（骨条件）　頭蓋底付着　鈎状突起が頭蓋底に付着する場合（黒矢印）は，前頭洞が篩骨漏斗に開口する（白矢印）．

図 4-9　基板
CT 矢状断像（骨条件）　5つの基板が前から順に並んでいる．第3基板（中鼻甲介基板）は中鼻甲介を吊り下げる基板であり，前篩骨洞と後篩骨洞の境界となる．

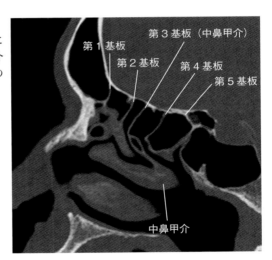

上鼻道に開く複数の開口部が存在し，上鼻道から上鼻道後部の蝶篩陥凹に排泄される（図4-10）．

③ 動　脈

　篩骨洞にはおもに内頸動脈由来の眼動脈の分枝と外頸動脈由来の顎動脈の分枝が関与する．眼動脈からは篩骨洞に分布する前篩骨動脈・後篩骨動脈が分岐する．前篩骨動脈は前篩骨孔を通過して前篩骨蜂巣と前頭洞に分布し，後篩骨動脈は後篩骨孔を通過して後篩骨蜂巣と蝶形骨洞に分布する．蝶口蓋動脈は翼口蓋窩で顎動脈から分岐し，蝶口蓋動脈から分岐した外側後鼻枝が篩骨動脈と吻合して後篩骨蜂巣や蝶形骨洞に分布する．

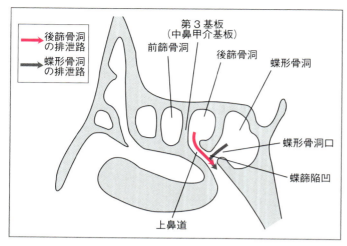

図 4-10 後篩骨洞・蝶形骨洞の排泄路
後篩骨洞には上鼻道に開く複数の開口部が存在し，上鼻道から上鼻道後部の蝶篩陥凹に排泄される(赤矢印)．蝶形骨洞は蝶形骨洞口を介して上鼻道後部の蝶篩陥凹に直接開口する(黒矢印)．

④ 神　経

篩骨洞にはおもに眼神経(V_1)・上顎神経(V_2)の分枝が関与する．眼神経からは篩骨洞に分布する前篩骨神経・後篩骨神経が分岐する．前篩骨神経は前篩骨孔を通過して前篩骨蜂巣と前頭洞に分布し，後篩骨神経は後篩骨孔を通過して後篩骨蜂巣と蝶形骨洞に分布する．翼口蓋神経節の後鼻枝は翼口蓋神経節の内側から分岐し，後鼻枝から分岐した外側上後鼻枝が後篩骨蜂巣に分布する．

⑤ リンパ流路

前篩骨洞のリンパ液の多くは顎下リンパ節に，後篩骨洞のリンパ液の多くは咽頭後リンパ節に排出される．

5) 蝶形骨洞　sphenoid sinus

① 解　剖

蝶形骨洞は蝶形骨体の中に発達した副鼻腔であり，蝶形骨洞中隔によって左右に分けられる．形や広さには個人差が大きく，良好に発達すると蝶形骨の大翼や小翼にまで進展するが，その一方で低形成・無形成を示す場合がある．左右非対称のことが多いため，蝶形骨洞中隔はしばしば正中に位置しない．蝶形骨洞の上外側に視神経管，外側に正円孔，下方に翼突管，後外側に頸動脈管が位置する(図 4-11)．蝶形骨洞の頭側にはトルコ鞍，後方に斜台，外側に海綿静脈洞，下方には上咽頭が存在し，これらの部位に発生した腫瘍は蝶形骨洞内に進展することがある．蝶形骨洞は出生時に含気腔を認めないが，1 歳頃から発達を開始し，6～10 歳にかけて急速に発達し，15 歳頃で最大の容積に到達する[2]．別の報告では 20 歳台まで発育が進み，60 歳台では最大時の約 70％に容積が減少する[5]．

② 排泄路

蝶篩陥凹は上鼻甲介の後上方に位置し，後篩骨洞と蝶形骨洞の排泄路となる．蝶形骨洞は開口部である蝶形骨洞口を介して上鼻道後部の蝶篩陥凹に直接開口するが，後篩骨洞は複数の開口部を介して上鼻道に開口してから蝶篩陥凹に合流する(図 4-10)．蝶篩陥凹は CT 冠状断像より CT 横断像で明瞭に描出されることが多い(図 4-12)．

図 4-11 蝶形骨洞
CT 冠状断像（骨条件） 蝶形骨洞の上外側に視神経管，外側に正円孔，下方に翼突管が位置する．

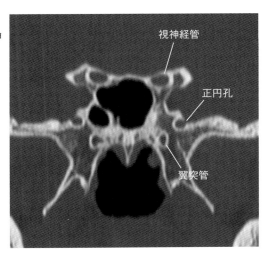

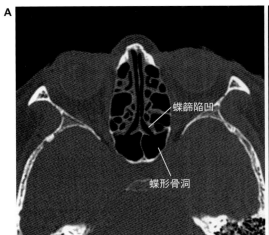

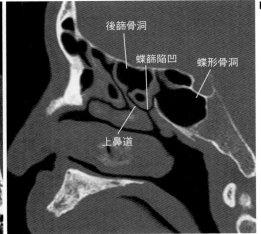

図 4-12 蝶篩陥凹
A：CT（骨条件），B：CT 矢状断像（骨条件） CT（骨条件）(A) で蝶篩陥凹は明瞭に描出される．CT 矢状断像（骨条件）(B) では，蝶篩陥凹は上鼻甲介の後上方に位置し，後篩骨洞と蝶形骨洞の排泄路となる．

③ 動 脈

蝶形骨洞にはおもに内頸動脈由来の眼動脈の分枝と外頸動脈由来の顎動脈の分枝が関与する．眼動脈から分岐する後篩骨動脈は後篩骨孔を通過して後篩骨蜂巣と蝶形骨洞に分布する．蝶口蓋動脈は翼口蓋窩で顎動脈から分岐し，蝶口蓋動脈から分岐した外側後鼻枝が篩骨動脈と吻合して後篩骨蜂巣や蝶形骨洞に分布する．

④ 神 経

蝶形骨洞にはおもに眼神経（V_1）・上顎神経（V_2）の分枝が関与する．眼神経から分岐した後篩骨神経は後篩骨孔を通過して後篩骨蜂巣と蝶形骨洞に分布する．翼口蓋神経節の眼窩枝は下眼窩裂を通過して眼窩に入り，蝶形骨洞に分布する．

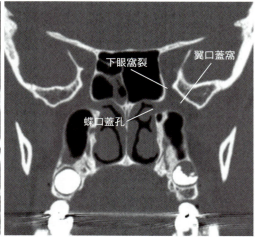

図 4-13　蝶口蓋孔
A：CT（骨条件），B：CT 冠状断像（骨条件）　CT（骨条件）（A）で，蝶口蓋孔は上鼻道の後端で口蓋骨と蝶形骨の間に位置し，鼻腔と翼口蓋窩を連絡している．CT 冠状断像（骨条件）（B）では，蝶口蓋孔は鼻腔外側壁の後部に発生する腫瘍の進展経路となり，鼻腔から蝶口蓋孔を経由して翼口蓋窩に到達し，鼻腔外へ進展する．

⑤　リンパ流路
　蝶形骨洞のリンパ液の多くは咽頭後リンパ節に排出される．

6）鼻副鼻腔周囲
①　蝶口蓋孔　sphenopalatine foramen
　鼻腔外側壁の後部は口蓋骨垂直板で構成され，口蓋骨垂直板の上端に蝶口蓋孔が存在する．蝶口蓋孔は上鼻道の後端で口蓋骨と蝶形骨の間に位置し，鼻腔と翼口蓋窩を連絡している（図4-13）．蝶口蓋孔は鼻腔後部に分布する血管・神経の通路として重要であり，蝶口蓋動静脈・翼口蓋神経節の後鼻枝が蝶口蓋孔を通過する．蝶口蓋動脈は翼口蓋窩で顎動脈から分岐し，蝶口蓋孔を通過して鼻腔の後上部に至り，最上咽頭動脈・後鼻枝（外側後鼻枝・中隔後鼻枝）に分岐して咽頭上部・鼻甲介・鼻中隔などに分布する．蝶口蓋動脈は動脈性鼻出血の原因となることがあり，蝶口蓋動脈からの出血は多量で止血に難渋するため，内視鏡的治療および血管内治療の適応になる場合がある．翼口蓋神経節の後鼻枝は翼口蓋神経節の内側から分岐し，蝶口蓋孔を通過して鼻腔後部の粘膜に分布する．蝶口蓋孔は鼻腔外側壁の後部に発生する腫瘍の進展経路となり，蝶口蓋孔を経由して翼口蓋窩に到達し，鼻腔外へ進展する．また蝶口蓋孔は若年性血管線維腫の好発部位としても重要である．

②　翼口蓋窩　pterygopalatine fossa
　翼口蓋窩は側頭下窩の内側で前方の上顎骨体と後方の蝶形骨翼状突起の間に存在し，翼上顎裂から内側に連なる裂隙である（図4-14）．前壁は上顎骨体の後縁および口蓋骨眼窩突起，後壁は蝶形骨翼状突起，内側壁が口蓋骨垂直板，上壁は蝶形骨体で構成される．上方は広く，下方は上顎骨体と蝶形骨翼状突起が接するために狭い．外方では翼上顎裂により側頭下窩（咀嚼筋間隙）と連絡し，顎動脈や翼突静脈叢が存在する．内方では前述の蝶口蓋孔によ

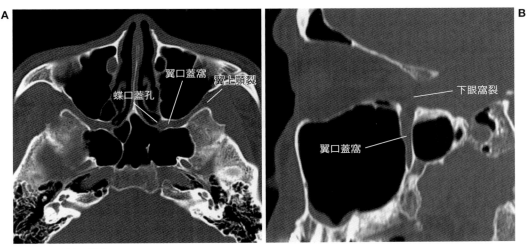

図 4-14 翼口蓋窩
A：CT（骨条件），B：CT 矢状断像（骨条件） CT（骨条件）(A)で，翼口蓋窩は側頭下窩の内側で前方の上顎骨体と後方の蝶形骨翼状突起の間に存在し，翼上顎裂から内側に連なる裂隙である．CT矢状断像（骨条件）(B)では，翼口蓋窩の上方は広く，下方は上顎骨体と蝶形骨翼状突起が接するために狭い．

り鼻腔と連絡している．前上方では下眼窩裂により眼窩と連絡し，眼窩下動静脈・眼窩下神経・頬骨神経などが通過する．後上方では正円孔により中頭蓋窩と連絡し，上顎神経(V_2)が通過する．後方では翼突管により外頭蓋底と連絡し，翼突管動静脈・翼突管神経が通過する．下方では下行口蓋動脈（途中で大口蓋動脈と小口蓋動脈に分岐）・大口蓋神経・小口蓋神経が通過する大口蓋管を経由し，大口蓋孔として硬口蓋に開口する．大口蓋管の途中から小口蓋動脈・小口蓋神経が通過する小口蓋管が分岐し，小口蓋孔として大口蓋孔の後方に開口する．翼口蓋窩には上顎神経(V_2)に付属する副交感神経節である翼口蓋神経節が存在し，後鼻枝・口蓋神経・眼窩枝・咽頭枝・涙腺の分泌神経が分岐して，おもに鼻腔後部，口蓋および眼窩の一部などに分布する．

③ 鼻涙管　nasolacrimal duct

　鼻涙管は涙嚢窩に存在する涙嚢の下方から分岐し，骨性鼻涙管を下行して下鼻道の上前部に開口する（図 4-15）．鼻涙管の下鼻道開口部にはハスナー弁とよばれる逆流防止弁が存在しており，鼻腔から鼻涙管内へと向かう液体や空気の侵入を防ぐ．出生時にハスナー弁の閉塞は 35〜73％と高頻度でみられるが，多くが生後まもなく自然に開通する[6]．ハスナー弁が自然に開通せず，流涙や眼脂などの眼症状が持続する場合を先天性鼻涙管閉塞とよぶ．正常の鼻涙管内にはさまざまな程度の含気を認めるが，涙液で充満していることもある．

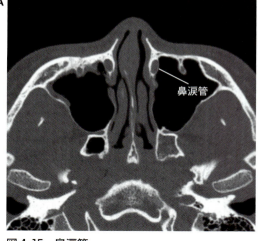

図 4-15　鼻涙管
A：CT（骨条件），B：CT 矢状断像（骨条件）　CT（骨条件）（A）で，鼻涙管は涙囊窩に存在する涙囊の下方から分岐し，骨性鼻涙管を下行する．CT 矢状断像（骨条件）（B）では，鼻涙管は下鼻道の上前部に開口する．

b. 正常変異

　従来より鼻副鼻腔領域には非常に多くの正常変異が存在することが知られているが，その臨床的意義は十分に検討されているとは言い難く，学習の際にどの正常変異を優先的に知っておくべきかが分かりにくい（表 4-2）．一方で耳鼻咽喉科医は CT の画像診断報告書に解剖学的変異や手術の危険部位に関するより詳細な情報を求めており[7]，放射線科診断医は鼻副鼻腔の正常変異に関する基礎的な知識を身につける必要がある．鼻副鼻腔の正常変異は排泄路を狭窄・閉塞させることにより鼻副鼻腔炎を引き起こすことがあるため，正常変異と排泄路の位置関係を評価して，正常変異が鼻副鼻腔炎の原因となっているかを判定する必要がある．2000 年以降の論文に限定しても，正常群と鼻副鼻腔炎群の間で正常変異の頻度を比較した論文が数多く報告されており，両群間で正常変異の頻度に有意差がないとする論文[8〜12]が散見される一方で，鼻副鼻腔炎群で特定の正常変異の頻度が高いとする論文も少なからず存在する[13〜17]．鼻副鼻腔炎群で頻度が高いと報告されている正常変異は，鼻中隔弯曲，中鼻甲介含気，眼窩下蜂巣，鼻堤蜂巣，鉤状突起の内側偏位，篩骨胞の過形成，篩骨漏斗の狭小化などである[13〜17]．これらは鼻副鼻腔炎の一因となっている可能性があるため，排泄路を評価する上で重要な正常変異である．また鼻副鼻腔の正常変異は内視鏡手術の合併症にも関連するため，内視鏡手術の術前に危険部位（特に眼窩下神経，紙様板，篩板，前篩骨動脈，Onodi 蜂巣，視神経，上顎神経，翼突管神経，内頸動脈）を理解しておくことが重要である．術前検査の CT で，内視鏡では直接観察することができない部位の解剖情報を得て，病変の局在・進展範囲を評価しておくことにより，手術成績の向上と合併症の回避が両立できる．内視鏡手術において高頻度かつ重篤な合併症として，①紙様板損傷による眼窩内血腫・眼窩内組織損傷，②蝶口蓋動脈や篩骨動脈の血管損傷，③前頭蓋底（篩板など）損傷による髄液漏，④視神経損傷などがあり，特に眼内合併症や頭蓋内合併症は重篤になることがあ

表 4-2　鼻副鼻腔の正常変異

部位	正常変異
鼻中隔	弯曲，骨棘，含気
中鼻甲介	含気(concha bullosa)，逆曲
鉤状突起	偏位，含気
上顎洞	低形成・無形成，副口，眼窩下神経突出
前頭陥凹	鼻堤蜂巣，前頭胞巣，眼窩上蜂巣，frontal bullar cell，suprabullar cell
前頭洞	低形成・無形成，interfrontal sinus septal cell，鶏冠含気
篩骨洞	眼窩下蜂巣，巨大篩骨胞，Onodi 蜂巣，篩板の低位・非対称，紙様板欠損，前篩骨動脈走行
蝶形骨洞	低形成・無形成，視神経突出・骨壁欠損，上顎神経突出・骨壁欠損，翼突管神経突出・骨壁欠損，内頚動脈突出・骨壁欠損，蝶形骨大翼・小翼含気

る．各正常変異の項目に記載した発生頻度は文献から引用した数字であるが，評価法・定義の違いによって差が大きいため，あくまで参考値としていただきたい．

1)　鼻中隔変異

① 鼻中隔弯曲　nasal septal deviation

　鼻中隔の硬性構造物は鼻中隔軟骨・篩骨垂直板・鋤骨・鼻稜(上顎骨・口蓋骨)で構成される(図 4-16)[18]．鼻中隔軟骨の成長速度は，鼻中隔や鼻腔のフレームを構成する骨の成長速度に比べて速いため，軟骨はフレームの中で余剰となり，骨に比べて弾性があるために曲がる．鼻中隔弯曲はおもに鼻中隔軟骨と鋤骨のずれによって生じる．弯曲により中鼻道が狭小化・閉塞し，鼻副鼻腔炎を生じることがある．弯曲の形態は C 字型(single curve)のほうが S 字状(double curve)より多い(図 4-17)[19]．鼻中隔弯曲の頻度は 20〜98％と報告されている[9, 20]．

② 鼻中隔骨棘　nasal septal spur

　鼻中隔弯曲に関連する骨棘は，篩骨垂直板と鋤骨，鋤骨・鼻中隔軟骨と鼻稜の接合線で生じやすい(図 4-16)[18]．鼻中隔弯曲に加えて鼻中隔骨棘が存在すると，内視鏡検査や内視鏡手術で著明に狭小化した鼻腔を通過することが困難な場合がある(図 4-18)．鼻中隔骨棘の頻度は 32〜78％であり，鼻中隔弯曲の 34〜59％に鼻中隔骨棘を合併すると報告されている[9, 20]．

③ 鼻中隔含気　nasal septal pneumatization

　鼻中隔含気は蝶形骨洞の前方進展によって生じ，鼻道や蝶篩陥凹を狭小化させることがあ

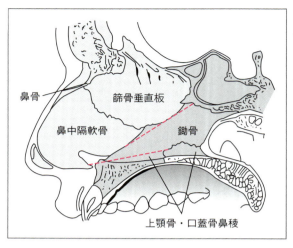

図 4-16　鼻中隔
鼻中隔の硬性構造物は鼻中隔軟骨・篩骨垂直板・鋤骨・鼻稜(上顎骨・口蓋骨)で構成される．図中の点線は骨棘を生じやすい部位である．(文献 18 より改変)

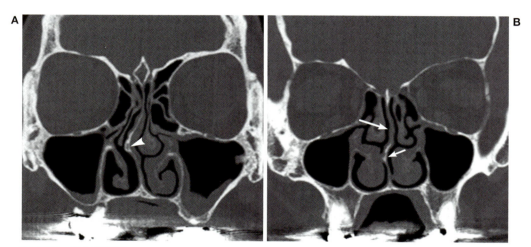

図 4-17　鼻中隔弯曲
A：CT 冠状断像(骨条件)　C 字型(single curve)　鼻中隔は右に凸の弯曲を示している(▶)．
B：CT 冠状断像(骨条件)　S 字型(double curve)　鼻中隔は上部で左に凸(大矢印)，下部で右に凸(小矢印)の弯曲を示している．

る(図 4-19)．鼻中隔内の含気腔に炎症を生じることがある．鼻中隔含気の頻度は約 2％と低い[20]．

2）中鼻甲介変異
① 中鼻甲介含気　concha bullosa

篩骨蜂巣が中鼻道内に進展して含気腔が形成されたものであり，頻度の高い正常変異である(図 4-20)．対側への鼻中隔弯曲を合併する頻度が高い[21]．頻度は 17〜68％と報告され，しばしば両側性に認められる[20]．その形態により，層状型(lamellar type)・球状型(bulbous type)・広範型(extensive type)に分類され，それぞれの占める割合は 42〜47％，13〜27％，31〜40％である[20,22]．特に球状型・広範型は鼻道を狭小化または閉塞し，鼻副鼻腔炎

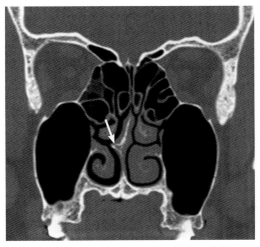

図 4-18　鼻中隔骨棘
CT 冠状断像（骨条件）　右に凸の鼻中隔弯曲を認め，骨棘が右中鼻道に突出している（→）．

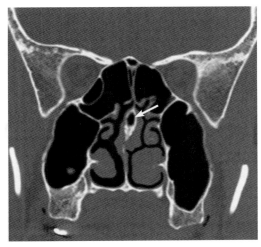

図 4-19　鼻中隔含気
CT 冠状断像（骨条件）　蝶形骨洞の前方進展による鼻中隔含気を認める（→）．

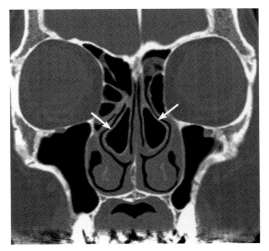

図 4-20　中鼻甲介含気
CT 冠状断像（骨条件）　両側性の中鼻甲介含気を認め，両側中鼻道が狭小化している（→）．

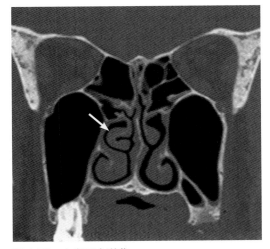

図 4-21　中鼻甲介逆曲
CT 冠状断像（骨条件）　右中鼻甲介の先端は内側に向かい，中鼻甲介逆曲の所見である（→）．

を生じることがある．含気腔にも炎症，ポリープ，貯留嚢胞などを生じることがある．頻度は少ないが，上鼻甲介・下鼻甲介にも含気を認めることがある．

② **中鼻甲介逆曲**　paradoxical middle turbinate

通常の鼻甲介先端は外側に向かうが，中鼻甲介逆曲の鼻甲介先端は内側に向かう（図 4-21）．頻度は 3〜32％ と報告されている[20]．

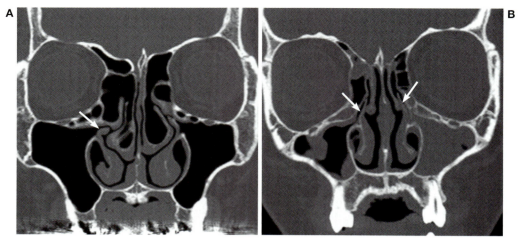

図 4-22　鉤状突起偏位
A：CT 冠状断像（骨条件）　内側偏位　右篩骨胞が発達しており，右鉤状突起が内側に偏位している（→）．
B：CT 冠状断像（骨条件）　外側偏位　両側鉤状突起は垂直に近い角度で直立しており，外側偏位の所見である（→）．

3）鉤状突起変異
① 鉤状突起偏位　uncinate process deviation
　鉤状突起は洞口鼻道系を構成する重要な解剖であり，通常はおよそ 45 度の角度で内側上方に向かう．この鉤状突起が内側に偏位すると中鼻道を閉塞して前篩骨洞・前頭洞・上顎洞からの排泄路を障害し，外側に偏位すると篩骨漏斗を狭小化・閉塞させる（図 4-22）．頻度は慢性鼻副鼻腔炎症例の 16～26％と報告されており，内側偏位が 9～24％・外側偏位が 2～10％と内側偏位のほうが多い[23]．

② 鉤状突起含気　uncinate process pneumatization, uncinate cell, uncinate bulla
　鉤状突起の前上部に生じるため，鼻堤蜂巣の進展によって生じると推測されている（図 4-23）[24]．含気腔が大きいと篩骨漏斗を狭小化・閉塞させる．頻度は 4～14％と報告されている[9, 20, 24]．

4）上顎洞変異
① 上顎洞低形成　maxillary sinus hypoplasia
　上顎洞低形成は慢性上顎洞炎と誤認されることがある（図 4-24）．上顎洞低形成は鉤状突起の低形成や無形成と関連していることがあり，内視鏡手術では鉤状突起を目印にするため，内視鏡手術の際に認識しておくべき正常変異である[20, 25]．鉤状突起の低形成や無形成を認識していないと，内視鏡手術で眼窩内側壁を損傷する可能性がある．頻度は 7～10％と報告されており，そのうち片側性が 47％，両側性が 53％とされている[20, 25]．

② 上顎洞副口　accessory maxillary ostium
　上顎洞膜様部で鼻腔と上顎洞が交通した状態を指す（図 4-25）．通常は片側性だが，両側性のこともある．約半数は半月裂孔の後部 1/3 に開口する[26]．頻度は 0～43％と報告されて

図 4-23 鉤状突起含気
CT 冠状断像（骨条件） 左鉤状突起の内部に含気腔を認める（→）．

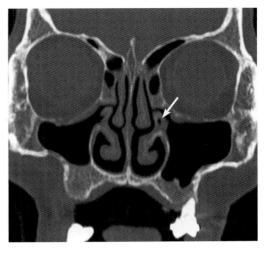

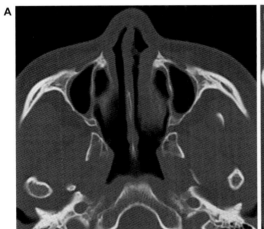
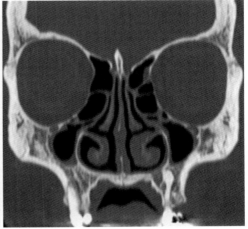

図 4-24 上顎洞低形成
A：CT（骨条件），B：CT 冠状断像（骨条件） CT（骨条件）（A）で，両側上顎洞の容積が明らかに低下している．CT 冠状断像（骨条件）（B）では，篩骨蜂巣の発達は良好である．

いる[26]．
③ 眼窩下神経突出　protrusion of infraorbital nerve
　眼窩下神経は上顎洞上壁（眼窩下壁）に存在する眼窩下管の中を走行する．眼窩下神経（眼窩下管）の上顎洞内突出は上顎洞手術（以前は Caldwell-Luc 手術，最近は内視鏡手術）で神経損傷の危険性が高まる．眼窩下神経が上顎洞上壁に接して突出する頻度は 27％，上顎洞上壁から離れて突出する頻度は 11〜12％ と報告されている（図 4-26）[27,28]．眼窩下神経が上顎洞上壁から離れて突出する場合は，眼窩下神経は前下方に向かって斜走し，眼窩下神経と上顎洞上壁の間に介在する骨性の隔壁の長さは 4 mm（中央値）である[28]．約半数が両側性である[28]．

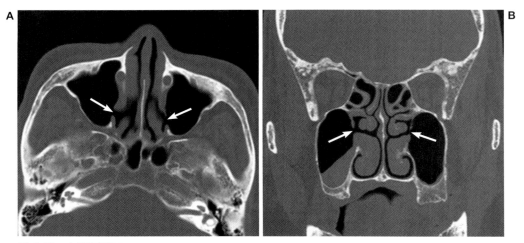

図 4-25 上顎洞副口
A：CT（骨条件），B：CT 冠状断像（骨条件）　CT（骨条件）(A)で，両側上顎洞膜様部で鼻腔と上顎洞が交通している(→)．CT 冠状断像（骨条件）(B)では，両側上顎洞が中鼻道レベルの鼻腔と交通している(→)．

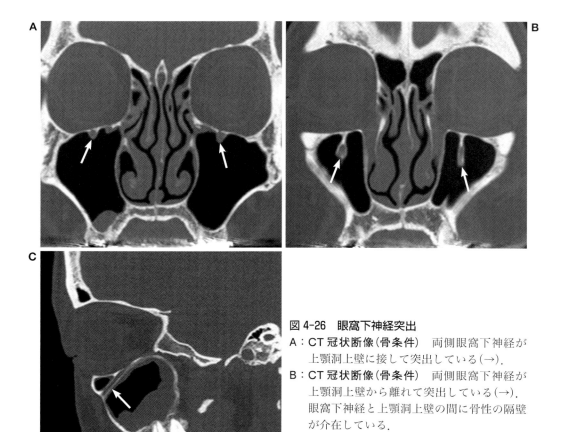

図 4-26 眼窩下神経突出
A：CT 冠状断像（骨条件）　両側眼窩下神経が上顎洞上壁に接して突出している(→)．
B：CT 冠状断像（骨条件）　両側眼窩下神経が上顎洞上壁から離れて突出している(→)．眼窩下神経と上顎洞上壁の間に骨性の隔壁が介在している．
C：CT 矢状断像（骨条件）　眼窩下神経が上顎洞上壁から離れて突出する場合は，前下方に向かって斜走する(→)．

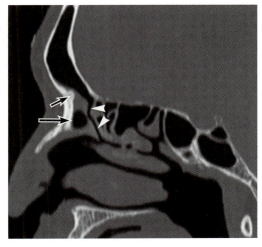

図 4-27　鼻堤蜂巣
CT 矢状断像(骨条件)　frontal sinus drainage pathway(➤)の前方に鼻堤蜂巣(大矢印)を認め，その上方には frontal beak(小矢印)を認める．

5）前頭陥凹変異
① 鼻堤蜂巣　agger nasi cell

鼻堤蜂巣は最前部の前篩骨蜂巣である(図 4-27)．鼻堤蜂巣の上方には frontal beak とよばれる上顎骨前頭突起が存在し，frontal beak の大きさは鼻堤蜂巣の発育の程度に左右される．鼻堤蜂巣が小さいと frontal beak が大きくなって後方の前頭洞口が狭小化する．鼻堤蜂巣が大きいと frontal beak は小さいが，大きい鼻堤囊胞自体が後方の前頭洞の排泄路を狭小化し，前頭洞炎を生じることがある．鼻堤蜂巣の頻度は最大で 98％と報告されており，頻度の高い正常変異の 1 つである[20]．

② 前頭蜂巣　frontal cell, frontoethmoidal cell

鼻堤蜂巣の上部に位置する蜂巣であり，大きいと後方の前頭洞の排泄路を狭小化し，前頭洞炎を生じることがある．Kuhn 分類では 1〜4 型に分類されている(1 型：鼻堤蜂巣上部の単一の蜂巣，2 型：鼻堤蜂巣上部の複数の蜂巣，3 型：鼻堤蜂巣上部から前頭洞内に突出する単一の大きな蜂巣，4 型：前頭洞内に孤立した蜂巣)(図 4-28)[20,30〜32]．1 型が最も多く，4 型が最も少ないとする報告が多い[20,31,32]．前頭蜂巣の頻度は 20〜58％と報告されている[20,31,32]．

③ 眼窩上蜂巣　supraorbital cell, supraorbital ethmoidal cell

眼窩上蜂巣は眼窩上外側に進展した前篩骨蜂巣であり，大きいと前頭洞の排泄路を障害することがある(図 4-29)．眼窩上蜂巣が存在すると，中隔を有する前頭洞または複数個の前頭洞と誤認されやすい[31]．眼窩上蜂巣の頻度は 4〜65％と報告されている[9,20,32]．

④ frontal bullar cell (frontobullar cell)

頭蓋底に沿って前方に進展した前篩骨蜂巣であり，前頭洞内に入り込んでいるものを指す(図 4-30)[30〜32]．頻度は 10〜25％と報告されている[20,32]．

⑤ suprabullar cell

頭蓋底に沿って前方に進展した前篩骨蜂巣であり，前頭洞内に入り込んでいないものを指す(図 4-31)[30〜32]．頻度は 8％と報告されている[32]．

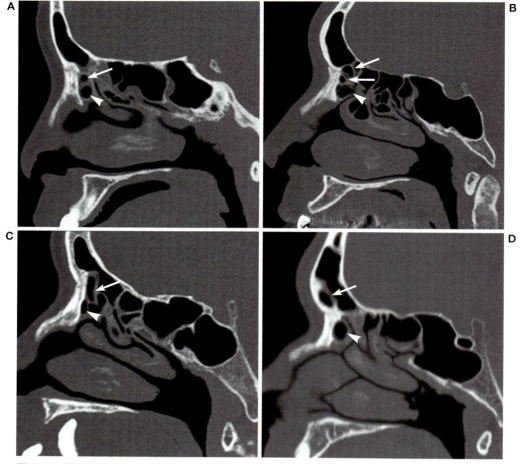

図 4-28　前頭蜂巣　Kuhn 分類　CT 矢状断像（骨条件）
A：1 型　鼻堤蜂巣（▶）の上部に単一の蜂巣（→）を認める．
B：2 型　鼻堤蜂巣（▶）の上部に 2 つの蜂巣（→）を認める．
C：3 型　鼻堤蜂巣（▶）の上部から前頭洞内に突出する単一の蜂巣（→）を認める．
D：4 型　鼻堤蜂巣（▶）から離れて前頭洞内に孤立した蜂巣（→）を認める．

6）前頭洞変異

① 前頭洞無形成　frontal sinus aplasia/agenesis

　前頭洞の形や広さには個人差が大きく，前頭洞無形成の頻度は片側で 15％，両側で 5％と報告されている（図 4-32）[33]．

② interfrontal sinus septal cell

　前頭洞中隔内に生じた蜂巣である（図 4-33）．鶏冠含気と関連しており，鶏冠含気と交通することがある[32]．頻度は 4〜7％と報告されている[20,32]．

③ 鶏冠含気　crista galli pneumatization

　鶏冠含気は前頭洞の進展によって生じ，含気腔にも炎症を生じることがある（図 4-34）．頻度は 3〜10％と報告されている[9,20]．

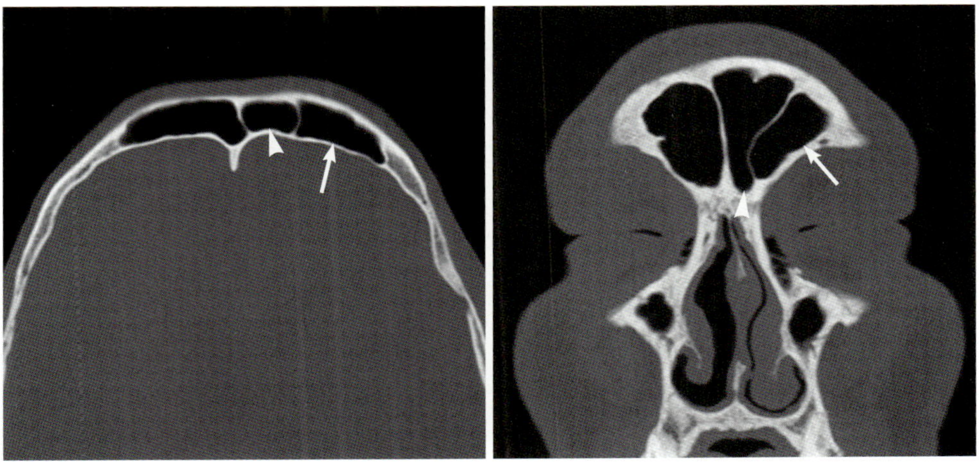

1. 鼻副鼻腔の解剖，正常変異　225

図 4-29　眼窩上蜂巣
A：CT（骨条件），B：CT 冠状断像（骨条件）　CT（骨条件）(A)で，前篩骨蜂巣が眼窩の上外側に進展している．眼窩上蜂巣(→)の内側に左前頭洞(▶)を認める．CT 冠状断像（骨条件）(B)では，眼窩上蜂巣(→)の内側に左前頭洞(▶)を認める．

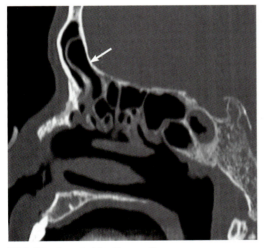

図 4-30　frontal bullar cell
CT 矢状断像（骨条件）　頭蓋底に沿って前篩骨蜂巣が前方に進展しており，前頭洞内に入り込んでいる(→)．

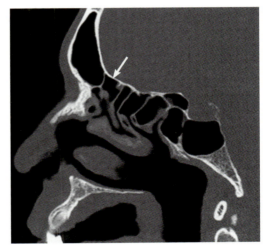

図 4-31　suprabullar cell
CT 矢状断像（骨条件）　頭蓋底に沿って前篩骨蜂巣が前方に進展しているが，前頭洞内に入り込んでいない(→)．

7) 篩骨洞変異
① 眼窩下蜂巣　Haller cell, infraorbital ethmoid cell
　眼窩内側壁や眼窩下壁に沿って進展して上顎洞内に突出した篩骨蜂巣である（図 4-35）．多くは前篩骨蜂巣の進展であるが，後篩骨蜂巣が進展することもある[19]．前篩骨蜂巣由来の眼窩下蜂巣が大きい場合は篩骨漏斗や上顎洞自然口が狭小化・閉塞し，上顎洞の換気不良に

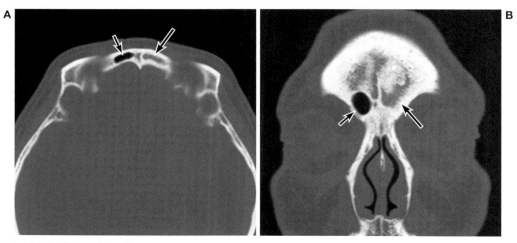

図 4-32 前頭洞無形成
A：CT（骨条件），B：CT 冠状断像（骨条件）　左前頭洞に無形成（大矢印），右前頭洞に低形成（小矢印）を認める．

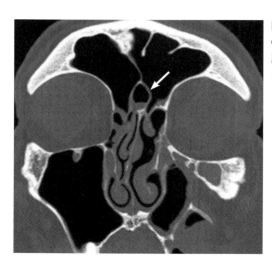

図 4-33　interfrontal sinus septal cell
CT 冠状断像（骨条件）　前頭洞中隔内に含気腔を認める（→）．両側前頭洞の発達は良好である．

よって再発性上顎洞炎を生じることがある[19]．後篩骨洞由来の眼窩下蜂巣は一般的に篩骨漏斗を狭小化・閉塞させない[19]．頻度は 3〜46％ と報告されている[20]．

② **巨大篩骨胞　giant ethmoid bulla**
　篩骨胞は洞口鼻道系を構成する解剖学的構造であり，篩骨胞が巨大化すると隣接する篩骨漏斗や上顎洞自然口が狭小化・閉塞する（図 4-36）．頻度は 6〜45％ と報告されている[9,20]．

③ **Onodi 蜂巣　sphenoethmoidal cell**
　蝶形骨洞の上方や外側に進展した最後部の後篩骨蜂巣である（図 4-37）．Onodi 蜂巣が存在することにより，視神経・内頸動脈が Onodi 蜂巣内に突出し，視神経・内頸動脈の骨壁が欠損する頻度が高くなるため，内視鏡手術の際に視神経や内頸動脈を損傷する危険性が高まる[35]．また Onodi 蜂巣の存在を認識していないと，蝶形骨洞を開放する目的の内視鏡手

1. 鼻副鼻腔の解剖，正常変異　227

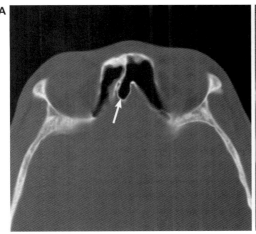
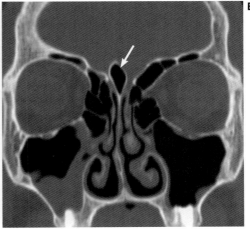

図 4-34　鶏冠含気
A：CT（骨条件），B：CT 冠状断像（骨条件）　CT（骨条件）(A)で，鶏冠内に含気腔を認め，左前頭洞と交通している（→）．CT 冠状断像（骨条件）(B)では，含気腔は鶏冠内全体に広がっている（→）．

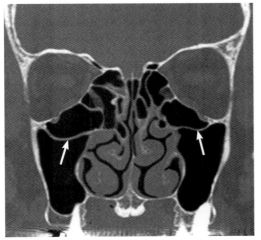
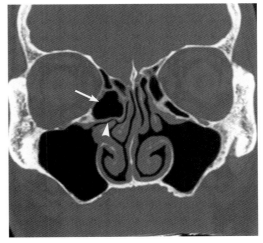

図 4-35　眼窩下蜂巣
CT 冠状断像（骨条件）　両側篩骨蜂巣が眼窩下壁に沿って進展し，上顎洞内に突出している（→）．

図 4-36　巨大篩骨胞
CT 冠状断像（骨条件）　右篩骨胞（→）が発達しており，右篩骨漏斗（▶）が狭小化している．

術で誤って Onodi 蜂巣を開放することがある．Onodi 蜂巣の頻度は 1～96％ と幅広く報告されているが，8～14％ の報告が多い[20,25,35]．

④ **篩板の低位・非対称　low-lying/asymmetric cribriform plate**
　篩板は篩骨中央で前頭蓋底を形成し，嗅神経が通過する多数の小孔（篩孔）を有する．頭蓋底で最も薄く，内視鏡手術において髄液漏を引き起こす前頭蓋底損傷の危険部位であり，篩板に低位・非対称などの正常変異が存在すると髄液漏の危険性が高まる．内側の篩板は外側の篩骨窩より低い位置に存在するが，Keros 分類では篩板側壁の長さ（篩板と篩骨窩の高さ

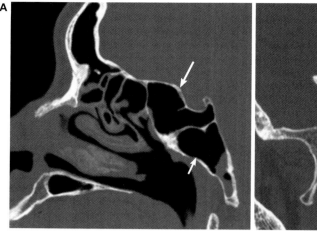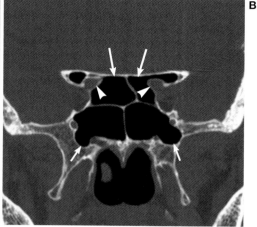

図4-37 Onodi 蜂巣，視神経突出
A：CT 矢状断像（骨条件），B：CT 冠状断像（骨条件） CT 矢状断像（骨条件）(A)で，蝶形骨洞（小矢印）の上方に最後部の後篩骨蜂巣（大矢印）が進展している．CT 冠状断像（骨条件）(B)では，蝶形骨洞（小矢印）の上方に存在する Onodi 蜂巣（大矢印）の中に視神経（▶）が突出している．

の差）によって1型〜3型に分類している．篩板と篩骨窩の高さの差が4 mm 未満が1型，4〜7 mm が2型，7 mm を超えると3型である[30,34,35]．それぞれの頻度は1型が26〜30％，2型が49〜56％，3型が19〜21％と報告されており，2型が最多である（図4-38）[34,35]．篩板が低位となる3型で頭蓋底損傷の危険性が高い．また篩板の高さに2 mm を超える左右差を認める頻度は5％と報告されている[34]．

⑤ 紙様板欠損　lamina papyracea dehiscence

眼窩内側壁の骨壁が欠損した状態を指し，脂肪や内側直筋などの眼窩内容物が篩骨洞へ突出する（図4-39）[30]．紙様板欠損の原因として先天性・外傷性・医原性があげられる．紙様板損傷は内視鏡手術で最も頻度の高い合併症であり，眼窩内血腫や内側直筋損傷などの眼窩内合併症を引き起こすことがあるため，内視鏡手術の術前に認識しておくべき正常変異である．頻度は0.3〜10％と報告されている[9,20,30]．

⑥ 前篩骨動脈　anterior ethmoidal artery

前篩骨動脈は内視鏡手術で損傷しやすい部位の1つであり，損傷すると頭蓋内・眼窩骨膜内外に血腫を形成し，眼窩内圧上昇により視力障害や失明に至ることもある．前篩骨動脈の走行には個人差があるため，術前に前篩骨動脈の走行部位を確認することで合併症を回避できる．一般的に前篩骨動脈は前頭洞の後端から篩骨胞の後端（第3基板）の間に存在し，多くは篩骨窩（篩骨洞天蓋）に接して走行するが，篩骨窩から離れて走行する症例では動脈損傷の危険性が高まる．また前篩骨動脈が篩骨窩を走行する部位で天蓋が菲薄化・欠損することがあり，この場合は髄液漏の危険部位になる[30]．前篩骨動脈を同定する際に重要な解剖となるのが，前篩骨動脈が眼窩から篩骨洞に入る際に通過する前篩骨孔である．CT 冠状断像では，前篩骨孔は紙様板上部で眼窩から篩骨洞へ向かって嘴状に突出する構造として認識できる（図4-40）[30]．また前篩骨動脈の走行部位は造影 CT（CTA）で確認できる[36,37]．

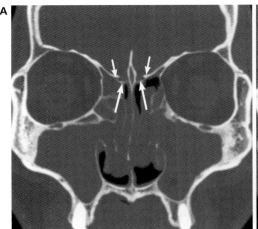
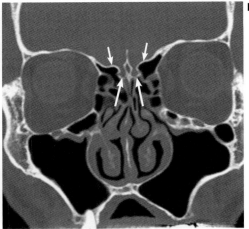
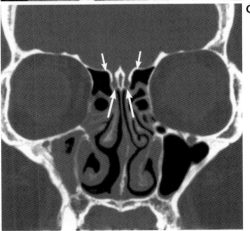

図4-38 前頭蜂巣 Keros分類 CT冠状断像（骨条件）
A：1型 篩板（大矢印）と篩骨窩（小矢印）の高さの差は4mm未満である．
B：2型 篩板（大矢印）と篩骨窩（小矢印）の高さの差は4〜7mmである．
C：3型 篩板（大矢印）と篩骨窩（小矢印）の高さの差は7mmを超える．

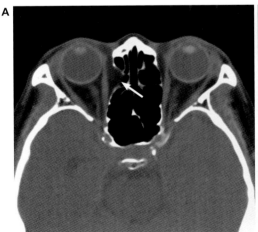
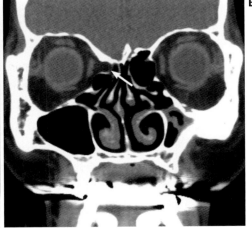

図4-39 紙様板欠損
A：単純CT（軟部条件），B：CT冠状断像（軟部条件）　CT（軟部条件）(A)で，右眼窩内側壁の骨壁が欠損し，眼窩内脂肪が篩骨洞へ突出している（→）．CT冠状断像（軟部条件）(B)では，右眼窩内脂肪が篩骨洞へ限局して高度に突出している（→）．

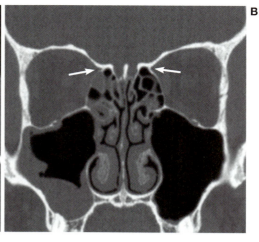

図 4-40　前篩骨動脈（前篩骨孔）
A：CT（骨条件），B：CT 冠状断像（骨条件）　両側紙様板の中央部（A）および上部（B）に眼窩から篩骨洞へ向かって嘴状に突出する構造を認める（→）．

8）蝶形骨洞変異
① 蝶形骨洞無形成　sphenoid sinus aplasia/agenesis
　蝶形骨洞の形や広さには個人差が大きく，蝶形骨洞無形成の頻度は片側で 3％ 以下と報告されている（図 4-41）[20, 38]．両側蝶形骨洞の無形成はまれである[38]．
② 視神経突出・骨壁欠損　protrusion/dehiscence of optic nerve
　蝶形骨洞や Onodi 蜂巣の上外側壁には視神経の走行によって生じる半管状の骨性隆起（視神経管隆起）を認める．特に蝶形骨小翼（前床突起）の含気化が良好な症例で骨性隆起が著明となり，視神経が蝶形骨洞内に突出すると内視鏡手術で神経損傷の危険性が高まる（図 4-37B，図 4-46）[39, 40]．蝶形骨洞における隆起は明瞭で骨壁は厚いが，後篩骨洞における隆起は不明瞭で骨壁は薄い．視神経突出の頻度は 31〜36％，視神経骨壁欠損の頻度は 8〜31％ と報告されている[39, 40]．
③ 上顎神経突出・骨壁欠損　protrusion/dehiscence of maxillary nerve
　上顎神経（V_2）が通過する正円孔は蝶形骨洞の外側壁に位置する．上顎神経が蝶形骨洞内に突出すると内視鏡手術で神経損傷の危険性が高まる（図 4-42，図 4-45B）．上顎神経突出の頻度は 1〜25％，上顎神経骨壁欠損の頻度は 20％ と報告されている[20, 40]．
④ 翼突管神経突出・骨壁欠損　protrusion/dehiscence of vidian nerve
　翼突管神経が走行する翼突管は蝶形骨洞の下内側壁に位置する．翼突管神経が蝶形骨洞内に突出すると内視鏡手術で神経損傷の危険性が高まる（図 4-43）．翼突管神経突出の頻度は 18〜55％，翼突管神経骨壁欠損の頻度は 6％ と報告されている[20, 40]．
⑤ 内頸動脈突出・骨壁欠損　protrusion/dehiscence of internal carotid artery
　蝶形骨洞や Onodi 蜂巣の含気化が良好な症例では内頸動脈が蝶形骨洞内に突出することがあり，また内頸動脈の骨壁が欠損することもある（図 4-44）[40]．内視鏡手術時の内頸動脈損傷は大出血や結紮処置による脳梗塞を引き起こして致命的になることがある．内頸動脈突

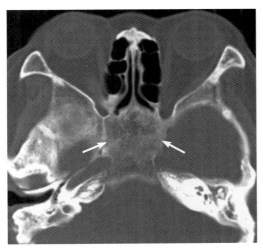

図 4-41　蝶形骨洞無形成
CT（骨条件）　蝶形骨の内部に蝶形骨洞が形成されていない（→）．

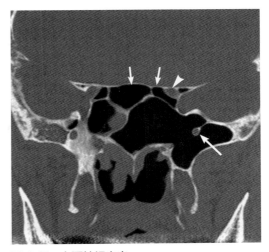

図 4-42　上顎神経突出
CT 冠状断像（骨条件）　左蝶形骨洞が発達しており，左上顎神経が蝶形骨洞内に突出している（大矢印）．両側 Onodi 蜂巣（小矢印）を認め，左視神経（▶）が Onodi 蜂巣内に突出している．

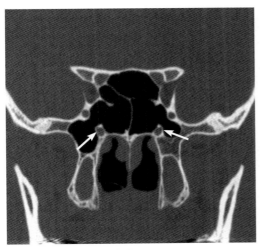

図 4-43　翼突管神経突出
CT 冠状断像（骨条件）　両側翼突管神経が蝶形骨洞内に突出している（→）．

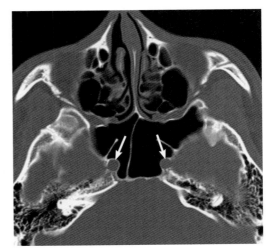

図 4-44　内頸動脈突出
CT（骨条件）　両側内頸動脈が蝶形骨洞内に突出している（→）．

出の頻度は 46%，内頸動脈骨壁欠損の頻度は 2〜8% と報告されている[20,40]．

⑥ **蝶形骨大翼・蝶形骨小翼（前床突起）含気**　greater sphenoid wing/anterior clinoid process pneumatization

　蝶形骨洞や Onodi 蜂巣の含気化が良好な症例では，含気腔が蝶形骨大翼・蝶形骨小翼（前床突起）に達することがある．蝶形骨大翼へ進展する場合は翼状突起に向かって下方にも進

232 Ⅳ. 鼻副鼻腔

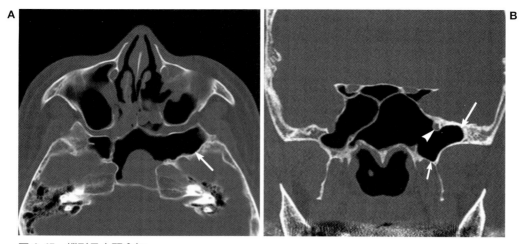

図 4-45 蝶形骨大翼含気
A：CT（骨条件），B：CT 冠状断像（骨条件）　CT（骨条件）(A)で，左蝶形骨洞が発達し，蝶形骨大翼に進展している(→)．CT 冠状断像（骨条件）(B)では，左蝶形骨洞が蝶形骨大翼に進展し（大矢印），下方では翼突板にも進展している（小矢印）．左上顎神経が蝶形骨洞内に突出している（▶）．

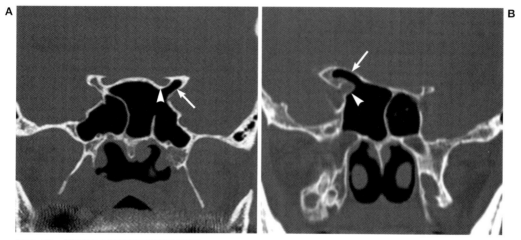

図 4-46 蝶形骨小翼（前床突起）含気
A：CT 冠状断像（骨条件）　後外側進展　左蝶形骨洞が視神経の下から蝶形骨小翼（前床突起）に進展している(→)．左視神経(▶)は蝶形骨洞内に突出している．
B：CT 冠状断像（骨条件）　前外側進展　右蝶形骨洞が視神経の上から蝶形骨小翼（前床突起）に進展している(→)．右視神経(▶)は蝶形骨洞内に突出している．

展する（図 4-45）．蝶形骨小翼への進展には視神経下方の後外側進展と視神経上方の前外側進展があり，前者の頻度がより高い（図 4-46)[19]．前述の通り，蝶形骨小翼含気により視神経が蝶形骨洞内に突出する．蝶形骨大翼含気の頻度は 18％，蝶形骨小翼含気の頻度は 9〜29％と報告されている[20,39]．

2. 検査法・撮像プロトコール

　鼻副鼻腔はそのほとんどが骨と空気で構成される領域であるため，CT が第一選択となることが多い．CT は空間分解能が高く，鼻副鼻腔の複雑な解剖・小さな軟部組織病変・軽微な骨侵食などを詳細に評価できるが，軟部組織のコントラスト分解能が低いため，軟部組織病変の質的診断には限界がある．一方，MRI は鼻副鼻腔の空気や歯性補填物による磁化率アーチファクトの影響を受けやすく，CT に比べて空間分解能が低いため，詳細な解剖の評価には不向きであるが，軟部組織のコントラスト分解能が高いため，軟部組織病変の内部性状を評価することによって質的診断が可能となる場合がある．また CT による軟部組織病変と(二次性)鼻副鼻腔炎の分離は困難であるが，MRI は軟部組織病変と(二次性)鼻副鼻腔炎を分離することによって軟部組織病変の進展範囲を正確に評価できる．

a. CT

　鼻副鼻腔における CT のおもな役割は，①鼻副鼻腔炎の広がり診断，②外傷や腫瘍性病変などにおける骨評価，③術前における解剖確認，④石灰化やアレルギームチン(好酸球ムチン)の検出である．撮像範囲は鼻副鼻腔全体を十分に含むように設定する．鼻副鼻腔では骨と含気腔が複雑に隣接し，部分体積効果によるアーチファクトを生じやすいため，『画像診断ガイドライン 2016 年版』[41)]ではいずれの断面においても 2 mm 以下のスライス厚を推奨している．多列検出器型 CT(multidetector-row CT：MDCT)の普及により多断面再構成画像が容易に作成できるようになったため，横断像に加えて再構成冠状断像を用いた評価が必須である．鼻副鼻腔の排泄路や正常変異(正常破格)などを評価する際には矢状断像が有効な場合があるため，必要に応じて再構成矢状断像を作成する．臨床的に頻度の高い鼻副鼻腔炎では造影剤投与を必要とする場面は少ないが，造影 CT は鼻副鼻腔炎の頭蓋内・眼窩内合併症や腫瘍性病変の血流・壊死領域を評価する目的には有用である．『画像診断ガイドライン 2016 年版』[41)]で推奨されている撮像プロトコールを示す(表 4-3)．

b. MRI

　鼻副鼻腔における MRI のおもな役割は，①鼻副鼻腔病変の広がり診断，②腫瘍性病変と(二次性)鼻副鼻腔炎の分離，③腫瘍性病変の質的診断である．MRI では頭蓋内への炎症波及や腫瘍浸潤を評価する必要があるため，撮像範囲は鼻副鼻腔全体と頭蓋底を十分に含むように設定する．『画像診断ガイドライン 2016 年版』[41)]ではいずれの断面・シーケンスにおいても 3 mm 以下のスライス厚を推奨している．MRI では鼻副鼻腔の空気や歯性補填物による磁化率アーチファクトが問題となることが多く，gradient echo(GRE)法では磁化率アーチファクトが顕著となるため，spin echo(SE)法または fast spin echo(FSE)法が基本となる．炎症や腫瘍の広がり診断には脂肪抑制法が有用であるが，脂肪抑制を併用した場合も磁

化率アーチファクトを生じやすい．short tau inversion recovery（STIR）は chemical shift selective（CHESS）法に比べて磁場の不均一に強く，磁化率アーチファクトを生じにくい反面，signal-to-noise ratio（SNR）が低下する．拡散強調画像における見かけの拡散係数（apparent diffusion coefficiennt：ADC）値は病変の細胞密度を推定することができるため，腫瘍性病変の検出や質的診断に役立つことがあるが，echo planar imaging（EPI）法で撮像された拡散強調画像は磁化率アーチファクトを生じやすい．磁化率アーチファクトの程度はMRI 装置に依存するため，装置ごとに適切なシーケンス・パラメータを設定する必要がある．造影 MRI は腫瘍性病変の血流，腫瘍性病変の変性・壊死領域，鼻副鼻腔炎や腫瘍性病変の進展範囲，悪性腫瘍の神経周囲進展などを評価するのに優れており，鼻副鼻腔腫瘍や頭蓋内・眼窩内合併症を伴う鼻副鼻腔炎を疑った場合には，積極的に造影 MRI を施行することが望ましい．『画像診断ガイドライン 2016 年版』[41)] で推奨されている撮像プロトコールを示す（表 4-4）．

表 4-3　鼻副鼻腔（単純）CT 撮像プロトコール（16 列 MDCT 装置）

撮像法	スライス厚	FOV	WW/WL	その他
軟部組織条件 横断像・冠状断像	1〜2 mm	160 mm	350/30	必要に応じ矢状断を追加
骨条件 横断像・冠状断像	1〜2 mm	160 mm	4000/500	必要に応じ矢状断を追加

注）全鼻副鼻腔を含む範囲を撮像
（文献 41 より改変）

表 4-4　鼻副鼻腔 MRI 撮像プロトコール（1.5T 装置，頭部用コイル）

撮像法	シーケンス	TR/TE	スライス厚	その他
T2 強調横断像	FSE 法	4000/85 ms	3 mm	
T1 強調横断像	SE 法	460/10 ms	3 mm	
T2 強調冠状断像	FSE 法	4000/85 ms	3 mm	
T1 強調冠状断像	SE 法	420/10 ms	3 mm	
造影 T1 強調横断像 または冠状断像 （ダイナミック）*	3D FSPGR 法	7.6/4.2 ms	3 mm	病変が側方主体なら冠状断，正中中なら横断を選択
造影 T1 強調横断像	SE 法	460/10 ms	3 mm	

＊必要に応じ脂肪抑制を検討
（文献 41 より改変）

3. 炎症性疾患，先天性疾患

　鼻副鼻腔炎は急性鼻副鼻腔炎と慢性鼻副鼻腔炎に大別され，慢性鼻副鼻腔炎は原因に応じて多くの病態に分類されている．画像診断では鼻副鼻腔炎と鼻副鼻腔腫瘍の鑑別に加え，鼻副鼻腔炎であれば可能なかぎりその原因に言及できるように努めたい．いずれの病態においても炎症の広がりを評価することが重要であり，特に重篤・致死的となりえる眼窩内および頭蓋内への炎症波及には細心の注意を払う必要がある．画像診断は鼻副鼻腔炎の適切な治療選択，迅速な治療開始に際して重要な役割を果たす．

a. 炎症性疾患

1) 急性鼻副鼻腔炎　acute rhinosinusitis

　急性鼻副鼻腔炎は，「急性に発症し，発症から4週間以内の鼻副鼻腔の感染症で，鼻閉，鼻漏，後鼻漏，咳嗽といった呼吸器症状を呈し，頭痛，頬部痛，顔面圧迫感などを伴う疾患」と定義されている[42]．感冒の経過中に上気道全般に生じる炎症の一環として発症することが多く，ライノウイルス，パラインフルエンザウイルス，インフルエンザウイルスなどのウイルス感染が発端となることが多い[42]．急性ウイルス性鼻副鼻腔炎により鼻副鼻腔粘膜が炎症や浮腫で肥厚して副鼻腔の排泄経路が閉塞し，孤立化した鼻副鼻腔に二次的な細菌感染を合併すると急性化膿性鼻副鼻腔炎（急性細菌性鼻副鼻腔炎）に移行する．本邦では，肺炎球菌とインフルエンザ菌が2大起炎菌であり，罹患率は上顎洞，篩骨洞，前頭洞の順で高い[42]．

　急性鼻副鼻腔炎は鼻閉，鼻漏，後鼻漏，頬部痛，頭痛などの症状，経過，鼻内内視鏡所見から診断できる．成人では顔面痛・前頭部痛（圧迫感），小児では湿性咳嗽も急性鼻副鼻腔炎の重要な症状である[42]．小児では臨床症状の訴えが明確でなく，鼻腔が狭いうえに患者の協力が得られずに局所所見が取りにくいため，臨床診断が難しい場合がある．外来での検査はスクリーニング検査であり，高い感度が求められるため，急性鼻副鼻腔炎が疑われる場合に感度が低い単純X線撮影はルーチンに行われるべきものではない[41]．特に小児では合併症がなければCTも不要である[42]．一般的には鼻内内視鏡所見が画像診断より優先されるが，症状の強い例，保存的治療抵抗例，再発例，眼窩内・頭蓋内合併症を有する例は，CTで多くの情報が得られ，他疾患との鑑別診断にMRIが有用である[42]．

　急性化膿性鼻副鼻腔炎は粘膜肥厚により副鼻腔の排泄経路が閉塞することが原因であるため，排泄路を同じくする副鼻腔に同時に発症することが多い．急性鼻副鼻腔炎の画像所見は粘膜肥厚に加え，滲出液または膿汁が貯留することで液面形成（air-fluid level）を示し，気泡（air bubble）を伴うことを特徴とする（図4-47）[43]．気泡はウィンドウ幅を広げると観察しやすい（図4-47）．CTで副鼻腔に軟部吸収値が充満した場合，CTでは粘膜肥厚と液貯留を分離することは難しいが，組織コントラストが高いMRIでは粘膜肥厚と液貯留を分離することや貯留した液体の性状（粘稠度）を推測することが可能である（図4-48）．また炎症性に

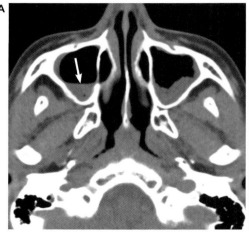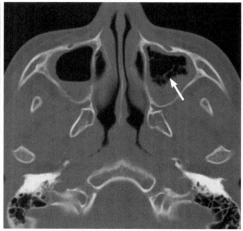

図 4-47 50 歳台男性 急性鼻副鼻腔炎
A：単純 CT（軟部条件），B：CT（骨条件） 軟部条件（A）では，両側上顎洞に粘膜肥厚，右上顎洞に液面形成（air-fluid level）（→）を認める．骨条件（B）では，ウィンドウ幅を広げると，左上顎洞に気泡（air bubble）（→）が認識できる．

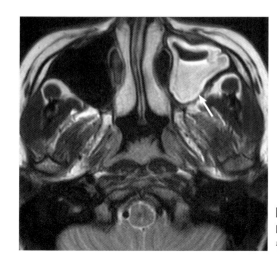

図 4-48 10 歳台男性 急性鼻副鼻腔炎
MRI, T2 強調像 左上顎洞の粘膜肥厚と液貯留を分離して認識できる（→）．

肥厚した粘膜は T1 強調像で低信号，T2 強調像で高信号を示すため，T2 強調像で中等度信号に描出される腫瘍性病変，低信号に描出される肉芽腫性病変や真菌症との鑑別に有用である．急性鼻副鼻腔炎が眼窩内または頭蓋内へ波及すると，眼窩隔膜前蜂窩織炎，眼窩蜂窩織炎，球後視神経炎，眼窩骨膜下膿瘍（図 4-49），眼窩内膿瘍，上眼静脈血栓症，海綿静脈洞血栓症，髄膜炎（図 4-50），硬膜外膿瘍，硬膜下膿瘍，脳炎，脳膿瘍などの多彩・重篤な合併症を生じるため，CT や MRI は合併症を評価する目的にも施行される．

眼窩内合併症は篩骨洞炎に続発することが多い．Chandler 分類は眼窩内合併症の重症度分類であり，group I：眼窩隔膜前蜂窩織炎，group II：眼窩蜂窩織炎，group III：眼窩骨膜下膿瘍（図 4-49），group IV：眼窩内膿瘍，group V：海綿静脈洞血栓症に分類されている[41]．group II 以下の症例は保存的治療で改善が望めるが，group III 以上の症例は抗菌薬

3. 炎症性疾患，先天性疾患　237

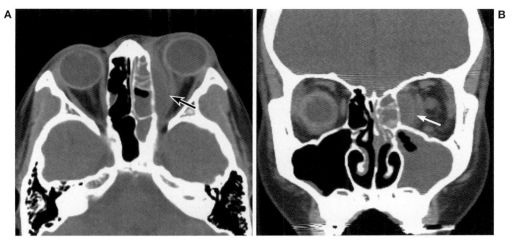

図 4-49　10 歳台女性　急性鼻副鼻腔炎，眼窩骨膜下膿瘍
A：単純 CT（軟部条件），B：単純 CT 冠状断像（軟部条件）　左上顎洞・左篩骨洞・左蝶形骨洞に軟部吸収値が充満し，左眼窩内側壁から眼窩内に突出する凸レンズ状の低吸収域（→）を認め，内側直筋を圧迫している．

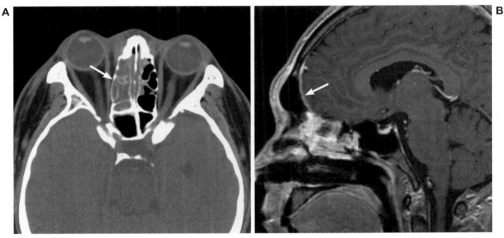

図 4-50　30 歳台男性　急性鼻副鼻腔炎，髄膜炎
A：単純 CT（軟部条件），B：MRI，造影 T1 強調矢状断像　単純 CT（軟部条件）（A）では，右篩骨洞や両側嗅裂部に軟部吸収値が充満している（→）．MRI，造影 T1 強調矢状断像（B）では，右篩骨洞に接する右前頭蓋底の髄膜が増強されている（→）．

の全身投与を 2 日間行って改善しなければ積極的に観血的治療を行うべきとされる．眼窩隔膜前蜂窩織炎は眼窩隔膜より前方の炎症・浮腫であるため，CT では眼瞼に限局した腫脹および吸収値上昇を認める．眼窩蜂窩織炎は膿瘍形成を伴わない眼窩内の炎症・浮腫であり，眼窩隔膜前蜂窩織炎の所見に加え，眼窩内脂肪の吸収値上昇を認める．CT で眼窩蜂窩織炎の診断に迷う場合は，眼窩蜂窩織炎を高感度に検出できる脂肪抑制 T2 強調像が有用である[45]．眼窩骨膜下膿瘍は眼窩内側壁または眼窩上壁に好発し，CT では骨壁に沿った凸レンズ状の低吸収域として認められ，辺縁がリング状に増強される（図 4-49）．眼窩蜂窩織炎の

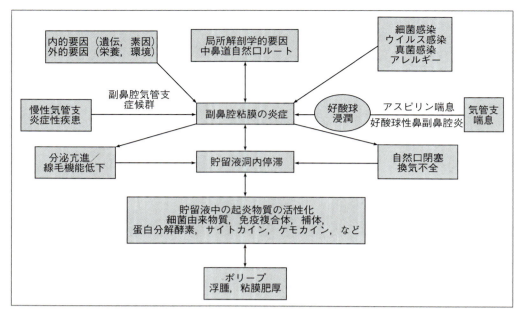

図 4-51　慢性鼻副鼻腔炎の病態(文献 47 より許可を得て転載)

進行や眼窩骨膜下膿瘍の破綻により，眼窩壁に対して鋭角の眼窩内膿瘍が形成される．海綿静脈洞血栓症は眼瞼下垂，眼球突出，眼瞼浮腫，脳神経麻痺などの症状を伴い，造影 CT または造影 MRI で海綿静脈洞の造影欠損を示すが，上眼静脈の拡張や造影欠損も重要な間接所見である．

　海綿静脈洞血栓症以外の頭蓋内合併症は前頭洞炎に続発することが多い．前頭洞の炎症が前頭蓋底に波及すると，硬膜外膿瘍または硬膜下膿瘍を形成する．硬膜外膿瘍と硬膜下膿瘍の区別は難しいが，大脳鎌の前方で正中を超えれば硬膜外膿瘍であり，大脳鎌に沿って後方に進展すれば硬膜下膿瘍である[45]．炎症が脳実質に及ぶと脳炎または脳膿瘍を形成するが，初期病変は単純 CT で検出することが難しく，T2 強調像や FLAIR 像による診断が有用である．髄膜炎の画像診断も難しいが，FLAIR 像または造影 MRI (造影 T1 強調像，造影 FLAIR 像)で髄膜が高信号を示すことで診断できる(図 4-50)．髄膜炎に続発して，脳浮腫，限局性脳虚血，水頭症を生じることがある．

2) 慢性鼻副鼻腔炎　chronic rhinosinusitis

　慢性鼻副鼻腔炎は，「鼻閉，鼻漏，後鼻漏，咳嗽といった呼吸器症状が 3 か月以上持続する疾患」と定義されている．慢性鼻副鼻腔炎は炎症が遷延化して鼻副鼻腔粘膜に不可逆的な変化を生じた状態であり，その成因の中心をなすのは副鼻腔自然口の閉鎖である．慢性鼻副鼻腔炎の背景には感染的要因，局所解剖学的要因，アレルギー的要因，生活環境的要因，遺伝的要因などが複雑に関与している(図 4-51)[46,47]．本邦において，慢性鼻副鼻腔炎は好中球や単核球の浸潤が主体の鼻副鼻腔炎(慢性化膿性鼻副鼻腔炎)と，好酸球の浸潤が主体の鼻副鼻腔炎(アレルギー性鼻副鼻腔炎，好酸球性鼻副鼻腔炎，アレルギー性真菌性鼻副鼻腔炎)に分類されることが多い[48]．一方で欧米においては，鼻茸を有する慢性鼻副鼻腔炎(chronic

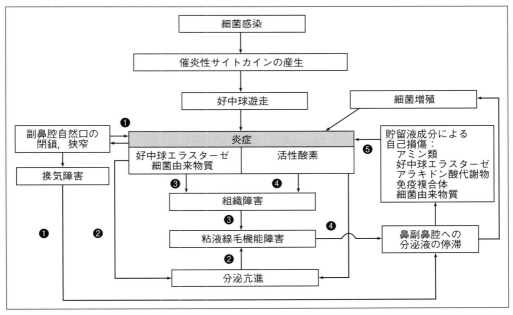

図 4-52 慢性化膿性鼻副鼻腔炎の成因(文献 50 より許可を得て転載)

rhinosinusitis with nasal polyp：CRSwNP)は予後が悪く，鼻茸を有さない慢性鼻副鼻腔炎 (chronic rhinosinusitis without nasal polyp：CRSnNP)は予後がよいとされているため，鼻茸の有無を基準として分類されている[49]．CRSwNP と好酸球性鼻副鼻腔炎は病態が類似しているが，鼻茸を伴う慢性化膿性鼻副鼻腔炎も CRSwNP に分類されるため，CRSwNP と好酸球性鼻副鼻腔炎は完全に一致した病態ではない．

慢性化膿性鼻副鼻腔炎は急性化膿性鼻副鼻腔炎の反復や持続を契機として発症し，起炎菌は黄色ブドウ球菌，インフルエンザ菌，肺炎球菌が多い．細菌感染によって局所に好中球やリンパ球，マクロファージなどの炎症細胞が浸潤すると，これらの炎症細胞から遊離する催炎性サイトカインや蛋白分解酵素，それに細菌由来物質が局所に炎症を生じ，副鼻腔自然口の狭窄または閉塞を生じる(図 4-52)[50]．このため副鼻腔が換気障害に陥り，副鼻腔内の酸素分圧の低下，炭酸ガス分圧の上昇により酸性の環境に傾き，副鼻腔での細菌増殖を促進することになる．また自然口の閉鎖は粘液線毛機能による副鼻腔からの貯留液の排泄を阻害し，副鼻腔に貯留液が長期にわたり停滞する(図 4-52 ❶)．一方，細菌感染により局所に遊走した炎症細胞から遊離する物質や細菌由来物質は上皮の分泌細胞に働いて副鼻腔の粘液 (鼻汁)産生を亢進させるが，粘液量の増加と粘液の物理学的性質異常は副鼻腔の粘液線毛機能障害の原因となり，副鼻腔から粘液の排泄が障害される(図 4-52 ❷)．さらに細菌感染や炎症細胞由来物質は副鼻腔における線毛細胞の減少と線毛の脱落を生じさせ，粘液線毛機能障害をきたす(図 4-52 ❸)．また好中球由来の活性酸素は局所の炎症を引き起こすとともに，組織障害・粘液産生亢進を引き起こす(図 4-52 ❹)．このように自然口の閉鎖や粘液線毛機能の低下により副鼻腔に停滞した貯留液中には炎症細胞由来のメディエーターや蛋白分解酵素，アラキドン酸代謝物，免疫複合体，細菌由来物質などの種々の催炎物質が含まれ，これらが長期にわたって副鼻腔にとどまり，さらに副鼻腔における組織障害や粘液産生が亢

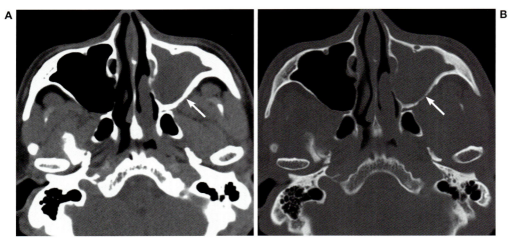

図 4-53　50 歳台男性　慢性鼻副鼻腔炎
A：単純 CT（軟部条件），B：CT（骨条件）　左上顎洞に軟部吸収値が充満している．上顎洞後壁（→）の洞壁肥厚は骨条件（B）よりも軟部条件（A）で明瞭に描出される．

進して炎症が遷延化するという悪循環を生じる（図 4-52 ❺）．このような悪循環が成立すると細菌の関与がなくても炎症が持続する．鼻副鼻腔炎が慢性化する過程で，鼻副鼻腔粘膜には浮腫，炎症細胞浸潤，線維化を生じ，さらには鼻茸が形成される．慢性化膿性鼻副鼻腔炎の治療成績はマクロライド系抗菌薬の少量長期投与（マクロライド療法）や内視鏡手術（endoscopic sinus surgery：ESS）によって飛躍的に向上した．

　慢性化膿性鼻副鼻腔炎の病因として中鼻道の狭窄が重要視されており，中鼻道に開口する上顎洞が最も障害されやすく，上顎洞から鼻腔へのドレナージが障害されると上顎洞に粘膜肥厚や液貯留を認める．進行すると同じく中鼻道に開口する前篩骨洞や前頭洞にも粘膜肥厚や液貯留を認める．罹患した副鼻腔には粘稠度や蛋白濃度が高い液体が貯留するため，副鼻腔に充満した軟部吸収値は，急性鼻副鼻腔炎よりも慢性鼻副鼻腔炎で CT 値が高い．中鼻道に好発する鼻茸を伴うことがあり，鼻茸は粘液と同等の低い CT 値を示すことが多い．慢性鼻副鼻腔炎では長期にわたり炎症が遷延するため，隣接する副鼻腔の洞壁に骨膜炎や骨炎を生じる結果，洞壁の肥厚・硬化をもたらす[43]．罹患期間が短い急性鼻副鼻腔炎では洞壁が肥厚しないため，洞壁の厚みは急性鼻副鼻腔炎と慢性鼻副鼻腔炎の鑑別に役立つ．正常例の横断像では上顎洞後壁が薄いため，慢性鼻副鼻腔炎による洞壁の肥厚は上顎洞後壁で観察しやすく，ウィンドウ幅が狭いほうが洞壁の肥厚を認識しやすい（図 4-53）．

3）アレルギー性鼻副鼻腔炎　allergic rhinosinusitis

　アレルギー性鼻炎患者では高頻度に鼻副鼻腔炎が認められ，慢性鼻副鼻腔炎患者の多くがアレルギー性鼻炎を合併していることから，アレルギー性鼻炎と鼻副鼻腔炎には何らかの関連性があると考えられている．アレルギー性鼻副鼻腔炎は必ずしも定義が明確ではないが，アレルギー性鼻炎に合併する慢性鼻副鼻腔炎を指し，膿性ではなく水様性もしくは粘液性鼻汁を主症状とする．病因としては，①鼻腔粘膜の浮腫によって二次的に副鼻腔炎が生じる説，②抗原が直接副鼻腔に侵入して副鼻腔粘膜自体に I 型アレルギー反応が生じる説，の 2

3. 炎症性疾患，先天性疾患　　**241**

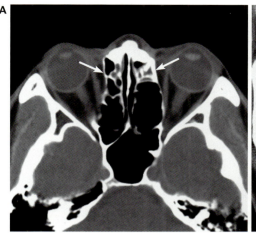
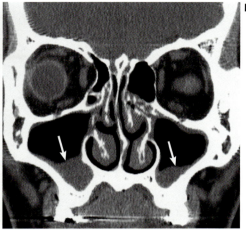

図 4-54　40 歳台男性　アレルギー性鼻副鼻腔炎
A：単純 CT（軟部条件），B：単純 CT 冠状断像（軟部条件）　両側上顎洞・両側前篩骨洞に粘膜肥厚（→）を認めるが，後篩骨洞や嗅裂部の含気は保たれている．

説が提唱されている[51]．
　アレルギー性鼻副鼻腔炎ではおもに上顎洞や篩骨洞に粘膜肥厚や液貯留を認める（図4-54）．篩骨洞優位の分布を示すアレルギー性鼻副鼻腔炎は，好酸球性鼻副鼻腔炎との鑑別が難しいが，アレルギー性鼻副鼻腔炎は前篩骨洞の炎症が主体であり，前篩骨洞の所見が高度であっても後篩骨洞や嗅裂の所見は軽度であることが多い（図 4-54）[52]．

4）好酸球性鼻副鼻腔炎　eosinophilic rhinosinusitis
　1980 年代までの本邦における慢性鼻副鼻腔炎は慢性化膿性鼻副鼻腔炎が主体であり，内視鏡手術とマクロライド少量長期投与で治療成績は飛躍的に改善したが，1990 年代後半からこれらの治療法に抵抗を示し，易再発性の難治性副鼻腔炎が増加してきた．この難治性副鼻腔炎には，成人発症で，嗅覚障害を伴い，両側に鼻茸を認め，篩骨洞優位の陰影があり，末梢血中好酸球が増加し，気管支喘息やアスピリン不耐症を合併するという臨床的特徴を有しており，鼻茸や鼻副鼻腔粘膜に多数の好酸球浸潤を認めるため，2001 年に好酸球性鼻副鼻腔炎という概念が提唱された[53]．その後，好酸球性鼻副鼻腔炎における全国規模の疫学調査と診断ガイドライン作成を目的に多施設共同大規模疫学研究（Japanese Epidemiological Survey of Refractory Eosinophilic Chronic Rhinosinusitis Study：JESREC Study）が行われ，2015 年に臨床スコアによる簡便な診断基準（表 4-5）が作成された[54,55]．この診断基準によると，両側性病変，鼻茸あり，CT 陰影が篩骨洞優位，末梢血中好酸球比率の上昇が好酸球性鼻副鼻腔炎に特徴的な所見である．欧米では，好酸球性鼻副鼻腔炎を好酸球性ムチン鼻副鼻腔炎（eosinophilic mucin rhinosinusitis：EMRS）とよぶことが多く，アレルギー性真菌性鼻副鼻腔炎（allergic fungal rhinosinusitis：AFRS）とともに「好酸球性ムチンを伴う慢性鼻副鼻腔炎」という疾患群に包括されている．
　JESREC Study の診断基準の通り，CT では篩骨洞優位に陰影を認める．好酸球性鼻副鼻腔炎の鼻茸は中鼻道の内外側に多発性に形成されるため，上顎洞や前篩骨洞に加えて後篩骨

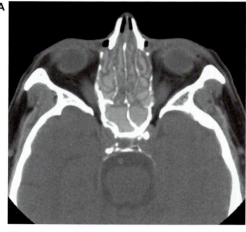 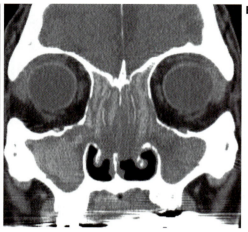

図 4-55 70 歳台男性 好酸球性鼻副鼻腔炎
A：単純 CT（軟部条件），B：単純 CT 冠状断像（軟部条件） 両側上顎洞・両側篩骨洞・両側蝶形骨洞・両側嗅裂部の含気が消失している．肥厚した粘膜が副鼻腔の辺縁部に低吸収帯として認められ，貯留した粘稠性分泌物である好酸球性ムチンが副鼻腔の中心部に高吸収域として認められる．

表 4-5 好酸球性鼻副鼻腔炎診断基準項目（JESREC Study）

項目	スコア
病側：両側	3 点
鼻茸あり	2 点
篩骨洞陰影/上顎洞陰影 ≧1	2 点
血中好酸球（%）	
2＜　≦5%	4 点
5＜　≦10%	8 点
10%＜	10 点

スコアの合計：11 点以上を好酸球性鼻副鼻腔炎とする．
確定診断は，組織中好酸球数 70 個以上
（文献 55 より許可を得て転載）

洞や嗅裂にも粘膜肥厚や液貯留を生じる（図 4-55）[52]．CT では肥厚した粘膜が副鼻腔の辺縁部に低吸収帯として認められ，貯留した粘稠性分泌物である好酸球性ムチン（アレルギー性ムチン）が副鼻腔の中心部でさまざまな程度の淡い高吸収を示す特徴的な所見を示す（図 4-55）．CT における好酸球性ムチンの存在は好酸球性鼻副鼻腔炎とアレルギー性真菌性鼻副鼻腔炎に疾患特異性の高い所見であるが，CT で好酸球性ムチンを同定できない好酸球性鼻副鼻腔炎も存在する．

3. 炎症性疾患，先天性疾患　**243**

5）真菌性鼻副鼻腔炎　fungal rhinosinusitis

　近年，真菌性鼻副鼻腔炎に遭遇する機会が増加しており，患者の高齢化，糖尿病患者の増加，ステロイド・免疫抑制薬・抗悪性腫瘍薬などの使用による免疫機能低下患者の増加などが要因と考えられている．真菌性鼻副鼻腔炎は耳鼻咽喉科領域における深在性真菌症として最も重要な疾患であり，真菌性鼻副鼻腔炎は周囲組織への浸潤を伴う浸潤性と周囲組織への浸潤を伴わない非浸潤性に大別され，浸潤性は急性浸潤性と慢性浸潤性，非浸潤性は菌球（寄生型）とアレルギー性の計4つの臨床型に分類される．起炎菌はアスペルギルスが最も多く，次いでムコールが多い．

① 急性浸潤性　acute invasive fungal rhinosinusitis

　急性および慢性の浸潤性鼻副鼻腔真菌症は，免疫が低下した患者において日和見感染として発症することが多い．また糖尿病や透析中で血液がケトアシドーシスに傾いていると発症・重症化しやすい．急性浸潤性鼻副鼻腔炎は臨床経過が4週間以内の急速進行性の病態を指す．アスペルギルスはじめとする真菌感染は，真菌の産生するエラスターゼが血管壁の防御機構を破綻させて血管炎を引き起こすため，急性浸潤性鼻副鼻腔炎は血管侵襲性がきわめて高度である．内頸動脈などに仮性動脈瘤を形成すると大出血を生じ，内頸動脈などが閉塞・狭窄すると脳血管障害を生じる．鼻脳型ムコール症や電撃型アスペルギルス症などでは，血栓形成を伴う血管侵襲性により周辺臓器の壊死性感染を引き起こし，鼻副鼻腔から眼窩，海綿静脈洞，頭蓋内へ浸潤して致死的となる．真菌の進展部位に応じた多彩な臨床症状（発熱，頭痛，局所症状，脳神経症状など）が認められる．

　急性浸潤性真菌性鼻副鼻腔炎は，進行すると洞壁などの骨破壊を伴う浸潤性病変として認められる．真菌は洞壁を貫く血管に沿って洞外に進展することがあり，この場合は洞壁の骨破壊がほとんど認められなくても，上顎洞前壁に接した洞前脂肪層，後壁に接した頬間隙から翼口蓋窩の洞後脂肪層，上壁に接した眼窩内脂肪が混濁するため，早期病変の診断には軽微な脂肪吸収値上昇を見逃さないことが重要である（図4-56）[56, 57]．またT2強調像で低信号を示すことが特徴的（Box 4-1）であり，造影CT・MRIで壊死部以外は随伴する炎症を反映して増強効果を認めることが多い．MRIは眼窩内や頭蓋内への進展を評価するのに有用であり，髄膜炎，脳膿瘍，脳梗塞，海綿静脈洞血栓症などを診断できる．CTAやMRAは仮性動脈瘤や動脈閉塞・狭窄の検索に有用である．

② 慢性浸潤性　chronic invasive fungal rhinosinusitis

　慢性浸潤性真菌性鼻副鼻腔炎も低免疫患者に発症することが多いが，健常者に発症することもある．慢性浸潤性鼻副鼻腔炎は臨床経過が4週間以上の病態を指し，経過が数か月から年余にわたることがある．急性浸潤性真菌性鼻副鼻腔炎に比べて経過が緩徐であり，予後は比較的良好である．真菌浸潤は鼻副鼻腔の粘膜内にとどまることが多く，血管侵襲性は乏しいことが多いが，進行すると眼窩内や頭蓋内に進展して致死的になり得る．

　経過が長いと罹患した副鼻腔の洞壁に肥厚や硬化性変化を認めることがある[57]．骨破壊または骨びらんを伴う頻度は急性浸潤性真菌性鼻副鼻腔炎よりも高く，軟部腫瘤が洞壁を破壊して洞外に進展するという画像所見を示すため，悪性腫瘍との鑑別が難しい[57]．他の真菌性鼻副鼻腔炎と同様に，T2強調像で低信号を示すことが画像診断の手がかりとなる（図4-57）．急性浸潤性真菌性鼻副鼻腔炎と同様に，眼窩内・頭蓋内への進展を検索する必要がある．

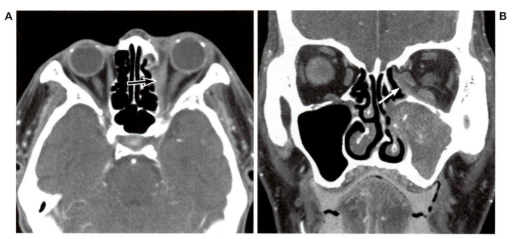

図4-56　80歳台男性　真菌性鼻副鼻腔炎，急性浸潤性
A：造影CT（軟部条件），B：造影CT冠状断像（軟部条件）　左上顎洞内に軟部吸収値が充満しており，内部に点状石灰化を伴っている．眼窩壁は保たれているが，左内側直筋および下直筋の周囲に眼窩壁に沿った脂肪吸収値上昇域を認める（→）．

Box 4-1　T2強調像で低信号を示すことがある鼻副鼻腔病変の鑑別診断（非骨病変）

好酸球性鼻副鼻腔炎	鼻石
真菌性鼻副鼻腔炎	血瘤腫
粘液瘤（膿瘤）	高細胞密度腫瘍
多発血管炎性肉芽腫症	線維性腫瘍

③ 菌球（寄生型）　fungal ball（mycetoma）

　非浸潤性真菌性鼻副鼻腔炎の菌球（寄生型）は，真菌性鼻副鼻腔炎の中で最も頻度が高い病型である．鼻副鼻腔に形成された真菌塊であり，肉眼的にはチーズ様の乾酪性物質を形成する．高齢女性に多く，ほとんどが片側性の病変である（Box 4-2）．菌球の2/3は上顎洞に発生するが，次いで蝶形骨洞に発生することが多い．無症状で経過することが多いため，他の目的で施行された画像検査で偶然発見されることが頻繁にある．症状はあっても軽度のことが多く，膿性鼻漏，後鼻漏，頭痛や頬部痛，鼻出血などを生じることがある．患者の免疫状態が低下すると浸潤性に移行する可能性がある．

　慢性的に経過する病態のため，罹患した副鼻腔の洞壁に肥厚や硬化性変化を認めることが多いが，菌球による圧排性の骨びらんや菲薄化を示すこともある．菌球は上顎洞などの自然口付近に形成されることが多い．CTで菌球中に石灰化を認める頻度は2/3であり，CTで菌球の内部に結節状・線状・円形・点状と形容される多彩な石灰化が集簇することが特徴的である（図4-58，Box 4-3）[58]．真菌性鼻副鼻腔炎の菌球の石灰化は壊死領域に生じるため，ほとんどが副鼻腔の中心部に存在するのに対し，非真菌性の慢性鼻副鼻腔炎の石灰化は慢性

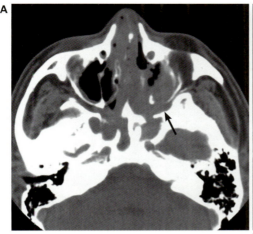
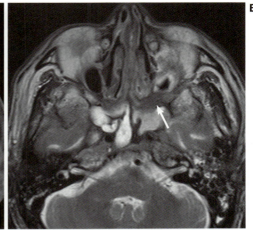
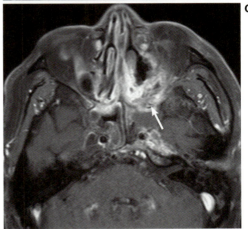

図4-57 70歳台男性　真菌性鼻副鼻腔炎，慢性浸潤性
A：単純CT（軟部条件），B：MRI, T2強調像，C：脂肪抑制造影T1強調像　単純CT（軟部条件）（A）では，左翼口蓋窩に軟部吸収値が充満し，翼口蓋窩が拡大している（A，→）．左翼口蓋窩から鼻腔，上顎洞，蝶形骨洞に軟部吸収値が広がり，左上顎洞後壁が欠損している．左翼口蓋窩の病変はT2強調像（B）で低信号を示し（B，→），脂肪抑制造影T1強調像（C）で中心部よりも辺縁部を主体に増強されている（C，→）．

Box 4-2	片側性の上顎洞病変の鑑別診断（非骨病変）
一側性鼻副鼻腔炎	粘液瘤（膿瘤）・術後性上顎嚢胞
真菌性鼻副鼻腔炎	多発血管炎性肉芽腫症
歯性上顎洞炎	血瘤腫
貯留嚢胞	腫　瘍
上顎洞性後鼻孔ポリープ	

炎症に伴う異栄養性石灰化が成因とされるため，多くが副鼻腔の辺縁部に存在する[59]．MRIで菌球は結節性病変として認められ，菌球内に凝集した鉄やマンガンの影響でT2強調像において著明な低信号を示す（図4-59）．造影剤投与後は菌球自体に増強効果を認めないが，菌球周囲の炎症性変化には増強効果を認める．

④ アレルギー性　allergic fungal rhinosinusitis

アレルギー性真菌性鼻副鼻腔炎（allergic fungal rhinosinusitis：AFRS）は真菌に対する

246　Ⅳ. 鼻副鼻腔

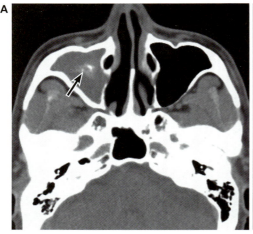
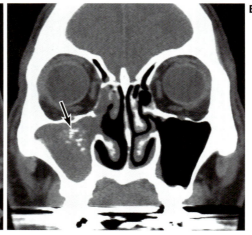

図 4-58　70 歳台男性　真菌性鼻副鼻腔炎，菌球（寄生型）
A：単純 CT（軟部条件），B：単純 CT 冠状断像（軟部条件）　右上顎洞内に軟部吸収値が充満しており，洞壁の肥厚を認め，慢性鼻副鼻腔炎の所見である．右上顎洞の中心部に結節状・線状・円形・点状の石灰化が集簇している（→）．

Box 4-3　石灰化を伴うことがある鼻副鼻腔病変の鑑別診断（非骨病変）

慢性鼻副鼻腔炎	神経鞘腫
菌球（寄生型）	髄膜腫
内反性乳頭腫	腺癌
血管腫	嗅神経芽細胞腫
血瘤腫	孤立性線維性腫瘍

Ⅰ・Ⅲ型アレルギー反応と T 細胞応答が病因とされ，発症機序はアレルギー性気管支肺アスペルギルス症に類似する．欧米におけるアレルギー性真菌性鼻副鼻腔炎は，真菌性鼻副鼻腔炎の中で最多の病型[57]で，慢性鼻副鼻腔炎の多くを占める病態[48]とされている．20 歳台を中心とした若年層での発症が多く，鼻茸が多発することを特徴とする[46]．過半数にアトピーや喘息を合併し，末梢血中の好酸球や IgE 値が上昇することがある．罹患した鼻副鼻腔粘膜には好酸球が著明に浸潤し，好酸球性ムチンが産生される．臨床像は好酸球性鼻副鼻腔炎に似るが，好酸球性ムチンの中に真菌の存在を証明することで診断される．一方，鼻副鼻腔粘膜や骨などの組織には真菌の浸潤を認めないため，浸潤性真菌性鼻副鼻腔炎との鑑別点になる．

　好酸球性鼻副鼻腔炎に比べると片側性である頻度が高いが，およそ半数が両側性である[60,61]．好発部位は篩骨洞であるが，その他の副鼻腔にも及ぶ広範な病変を形成することが多い[60,61]．CT では好酸球性鼻副鼻腔炎と同様に，副鼻腔の辺縁部に粘膜肥厚を示す低吸収帯を認め，副鼻腔の中心部に淡い高吸収を示す好酸球ムチンを高頻度で認める（図 4-60）[41]．進行すると罹患した副鼻腔の骨壁に菲薄化，圧排性骨びらん，リモデリングを生

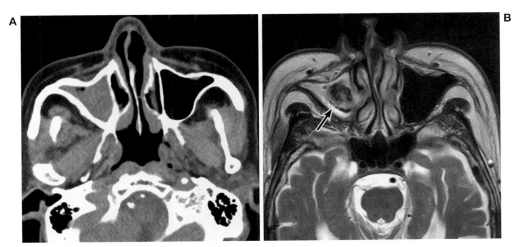

図4-59 80歳台男性 真菌性鼻副鼻腔炎,菌球(寄生型)
A:単純CT(軟部条件),B:MRI,T2強調像 単純CT(軟部条件)(A)では,右上顎洞内に軟部吸収値が充満しており,洞壁の肥厚を認め,慢性鼻副鼻腔炎の所見である.右上顎洞には石灰化を認めない.MRI,T2強調像(B)では,右上顎洞には菌球を示す低信号結節が明瞭に描出されている(→).

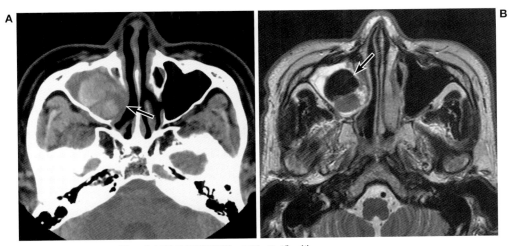

図4-60 60歳台男性 真菌性鼻副鼻腔炎,アレルギー性
A:単純CT(軟部条件),B:MRI,T2強調像 単純CT(軟部条件)(A)では,右上顎洞内に片側性の病変を認め,中鼻道に向かって膨張性発育を示す(→).肥厚した粘膜が辺縁部に低吸収帯として認められ,貯留した粘稠性分泌物である好酸球性ムチンが中心部に高吸収域として認められる.MRI,T2強調像(B)では,粘稠性分泌物である好酸球性ムチンは低信号を示す(→).

じることが特徴的である(図4-60)[60,61].鼻茸および好酸球ムチンを伴う両側性鼻副鼻腔炎をみた場合,好酸球性鼻副鼻腔炎とアレルギー性真菌性鼻副鼻腔炎の鑑別は困難であるが,鼻茸および好酸球ムチンを伴う鼻副鼻腔炎に骨びらん・膨張性変化・眼窩浸潤・片側性分布の所見を認める場合にはアレルギー性真菌性鼻副鼻腔炎を疑う必要がある(図4-60)[62,63].

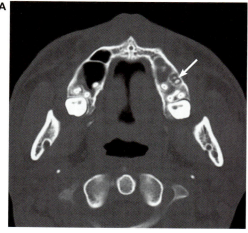 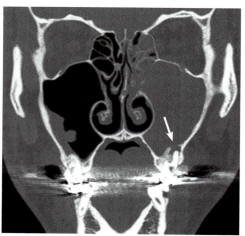

図 4-61　10 歳台男性　歯性上顎洞炎
A：CT（骨条件），B：CT 冠状断像（骨条件）　左上 6 歯の歯根周囲に骨吸収を認め，冠状断像では上顎洞との交通を認める（→）．左上顎洞から左篩骨洞に軟部吸収値が充満している．

6）歯性上顎洞炎　dental sinusitis

う蝕が進行した歯では根尖まで化膿性炎症が進行し，根尖病巣や歯根囊胞が形成されると歯根周囲に骨吸収を認め，上顎洞に感染が波及する．歯性上顎洞炎は，上顎臼歯の根尖性歯周炎や辺縁性歯周炎，智歯周囲炎などから発症することが多いが，抜歯時の洞底穿孔や歯根迷入などによっても生じる．発生原因は，未処置の齲歯よりも不完全な根管処置歯の場合が多く，抜髄や根管治療時の機械的刺激が誘因となることもある[64]．歯から上顎洞への直接的な細菌感染であり，起炎菌として肺炎球菌，連鎖球菌，黄色ブドウ球菌，インフルエンザ菌などが検出される．鼻性上顎洞炎と比べて嫌気性菌の関与が多いため，重症例の割合が多く，治癒率が低いとされる．原因歯は第 1 大臼歯が最多であるが，第 2 小臼歯や第 2 大臼歯も原因歯となる．

原因歯が存在する側に生じるため，通常は片側性に発症する．粘膜肥厚や液貯留は上顎洞だけでなく，前篩骨洞や前頭洞にも認めることが多い．原因となる上顎歯に根尖病巣や歯根囊胞による歯根周囲の骨吸収や抜歯後の抜歯窩を認め，これらと上顎洞の交通を確認することで歯性上顎洞炎と画像診断できる（図 4-61）．上顎洞底部の骨欠損は小さいことがあり，できるだけ薄いスライス厚の CT 再構成冠状断像／矢状断像で骨欠損の有無を慎重に評価する．上顎洞底部に完全な骨欠損を認めなくても，著明に菲薄化していれば歯根周囲の炎症が上顎洞に波及しうる（図 4-62）．

7）副鼻腔気管支症候群　sinobronchial syndrome

慢性・反復性の好中球性気道炎症を上気道と下気道に合併した病態と定義され，本邦では上気道の炎症性疾患である慢性鼻副鼻腔炎に下気道の炎症性疾患である慢性気管支炎，気管支拡張症，あるいはびまん性汎細気管支炎が合併した病態を指す[65]．以下の 3 項目（①8 週間以上湿性咳嗽が続くこと，②慢性鼻副鼻腔炎の自他覚所見や画像所見を認めること，③

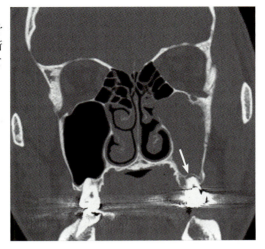

図 4-62　40歳台男性　歯性上顎洞炎
CT 冠状断像（骨条件）　左上 6 歯の歯根周囲に骨吸収を認め，上顎洞底部が菲薄化しているが，断裂はない（→）．左上顎洞に軟部吸収値が充満している．

14・15員環マクロライド系抗菌薬や去痰薬による治療が有効であること）をすべて満たすと副鼻腔気管支症候群と診断される[65]．副鼻腔気管支症候群の発生機序には，①上気道炎症が下気道に影響を及ぼす下行説，②下気道炎症が上気道に影響する上行説，③体質素因が関与する同時発生説があり，見解が統一されていないが，鼻副鼻腔炎が先行して気管支炎に進展する下行説が有力視されている．また遺伝的素因として HLA 抗原 B54 との関与が示唆されている．副鼻腔気管支症候群の特殊例として，Kartagener 症候群，immotile cilia 症候群を含む原発性線毛運動不全症，囊胞性線維症（cystic fibrosis），$α_1$-アンチトリプシン欠損症，Young 症候群，黄色爪症候群などがある．

　副鼻腔気管支症候群における慢性鼻副鼻腔炎は粘膜への好中球浸潤が主体であるため，慢性化膿性鼻副鼻腔炎に類似して上顎洞が主体となる（図 4-63）．両側性の粘膜肥厚や液貯留を認めるが，副鼻腔内の含気が消失するような高度病変にはなりにくい[66]．約半数の症例に鼻茸を認めるが，鼻腔を占拠するほどには大きくならない[66]．上顎洞主体の慢性鼻副鼻腔炎の画像所見に加え，胸部 CT で小葉中心性粒状影，気管支拡張，気管支壁肥厚などの下気道病変を示唆する所見を認めれば，副鼻腔気管支症候群を疑うことができる（図 4-63）．

8）貯留囊胞　retention cyst

　貯留囊胞は洞粘膜の粘液腺などの腺管が閉塞し，二次的に粘液が貯留して生じる囊胞である．頻度が高いため，他の目的で施行された画像検査で頻繁に認められる．起始部中心に可動性があり，重力方向に移動するため，上顎洞底部に好発する．また体位変換により囊胞の形態が変化する．小さくて無症状の場合は治療の必要はないが，大きくなると内圧上昇により頬部痛や眼痛を伴うことがある．

　CT では内部が均一な低吸収を示し，粘液の多寡によって CT 値は変化するが，造影 CT・MRI で増強効果は認めない（図 4-64）．囊胞壁は薄く，造影されない．T2 強調像では均一な強い高信号を示すことが多い（図 4-64）．

250　Ⅳ. 鼻副鼻腔

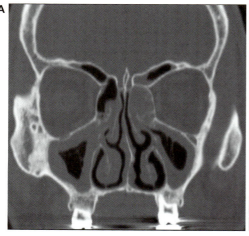
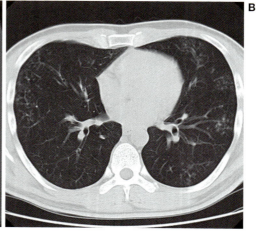

図4-63　30歳台男性　副鼻腔気管支症候群
A：CT冠状断像（骨条件），B：胸部CT（肺野条件）　CT冠状断像（骨条件）(A)では，両側上顎洞および左篩骨洞などに粘膜肥厚や液貯留を認める．胸部CT（肺野条件）(B)では，両側肺野に細気管支炎を示す小葉中心性粒状影が多発している．

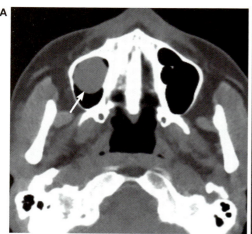
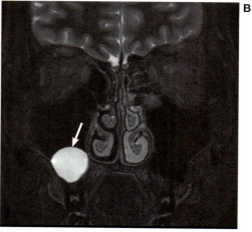

図4-64　40歳台女性　貯留嚢胞
A：単純CT（軟部条件），B：MRI，脂肪抑制T2強調冠状断像　右上顎洞底部の境界明瞭な球形病変は単純CT(A)で均一な低吸収(A，→)，MRI，脂肪抑制T2強調像(B)で均一な強い高信号を示す(B，→)．

9）鼻茸　sinonasal polyp

　鼻副鼻腔粘膜に浮腫や炎症細胞浸潤が生じると，粘膜上皮の一部が開裂し，粘膜固有層が脱出することで鼻茸が形成される[67]．重力により脱出部が増大して鼻茸が成長する．鼻茸の表面は多列線毛上皮で被われており，深部固有層は著しい浮腫と一部線維化した部分からなり，血管成分は乏しく，間質には多数の炎症細胞浸潤を認める．慢性鼻副鼻腔炎の推移と同様に，鼻茸における炎症性細胞は好中球が主体のタイプが減少し，好酸球が主体のタイプが

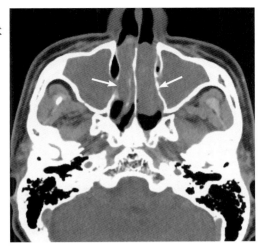

図4-65　40歳台男性　鼻茸
単純CT（軟部条件）　両側鼻腔にポリープ状の軟部吸収値病変が充満している（→）．

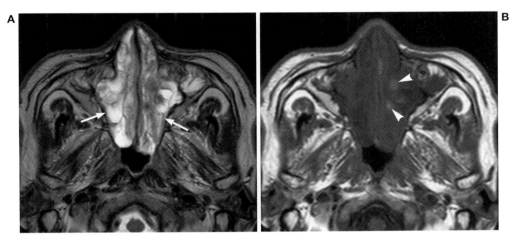

図4-66　70歳台男性　鼻茸
A：MRI, T2強調像, B：T1強調像　MRI, T2強調像（A）では，両側鼻腔を占拠する病変は不均一な高信号を示し，内部には索状の低信号域を認める（→）．T1強調像（B）では，左鼻腔病変の内部には高信号域（▶）が散見される．

増加している．またリンパ球や形質細胞の浸潤も認める．鼻茸は浮腫状で水分含有量が多いものから線維化が高度なものまで，多彩な外観を示す．組織学的には，①浮腫型，②腺嚢胞型，③線維型に分類され，前2者は炎症急性期，後者は治癒期と考えられており，浮腫型が最も多い．病因別では，①感染型，②アレルギー型，③アスピリン喘息性などに分類されている．

ほとんどが粘液同様の低いCT値を示すが，線維成分が増加するとCT値が上昇する（図4-65）．T1強調像で低〜中等度信号，T2強調像で高信号を示すが，鼻茸が多発すると分泌物が濃縮されることがあり，蛋白濃度が上昇してT1強調像で高信号，T2強調像で低信号を示すことがある（図4-66）．造影MRIで内部に索状の増強効果を認めることがあり，この場合は貯留嚢胞と鑑別が可能となる．

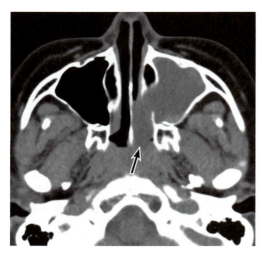

図4-67 10歳台男性　上顎洞性後鼻孔ポリープ
単純CT（軟部条件）　左上顎洞を占拠する低吸収病変が鼻腔・後鼻孔に突出している（→）.

10）上顎洞性後鼻孔ポリープ　antrochoanal polyp

　上顎洞粘膜の慢性炎症を成因とし，上顎洞から上顎洞自然口または副口を介して後鼻孔にまで進展したポリープである．若年者に好発し，片側性に発症することが多い．保存的治療には抵抗性であり，手術加療が必要となることが多い．手術時に上顎洞内にポリープの基部を残すと再発するため，基部を残さないことが根治を目指す上で重要となる．

　上顎洞性後鼻孔ポリープの画像所見は鼻茸の画像所見に準ずる．CT上は上顎洞から鼻腔に連続する低吸収腫瘤として認められ，後方の後鼻孔に進展して上咽頭に到達し，さらに増大すると中咽頭レベルに達することがある（図4-67）．

11）粘液瘤，膿瘤　mucocele, pyocele

　何らかの原因で自然口が閉塞し，洞内に粘液性の分泌物が貯留する病態である．粘液瘤に感染を合併して内容液が膿性となったものを膿瘤とよぶ．原発性と続発性（術後性，外傷性）に分類され，半数以上が続発性であり，特に上顎洞ではほとんどが上顎洞根本術後の術後性上顎嚢胞である．発生部位は多い順に前頭洞，篩骨洞，上顎洞，蝶形骨洞である．粘液瘤の発生頻度が高い前頭洞の排泄路（frontal sinus drainage pathway：FSDP）（図4-7）は不規則に発達した鼻堤蜂巣や篩骨胞などに囲まれた狭い間隙であり，炎症性の粘膜肥厚や分泌物の貯留，ポリープなどによって容易に通過障害を生じる．前頭洞や前篩骨洞の粘液瘤は眼瞼腫脹や眼球突出などを生じるが，急性感染を起こさなければ緩慢に増大する．一方，後篩骨洞や蝶形骨洞の粘液瘤は圧迫性視神経症によって視力障害や視野障害を生じることがあり，症状発現から手術までの時間が長いと視力予後が悪いため，緊急除圧術の適応となることがある．

　粘液瘤は均一な吸収値・信号強度を示すことが多く，内容液の粘稠度や蛋白濃度の多寡により多彩な吸収値・信号強度を示す．分泌物貯留により内圧が上昇すると，副鼻腔壁は内側より圧排されて膨張性変化を示し，進行すると菲薄化または欠損を示す（図4-68）．特に視神経管や頭蓋底の菲薄化・欠損は重篤な合併症を引き起こすため，詳細に評価する必要があ

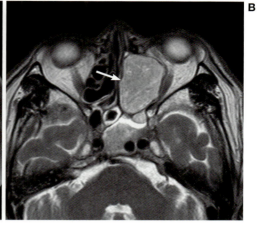

図 4-68　60 歳台男性　粘液瘤
A：単純 CT（軟部条件），B：MRI, T2 強調像　単純 CT（軟部条件）（A）では，左篩骨洞の低吸収病変が眼窩内に膨隆している（→）．眼窩内側壁は大きく偏位しており，一部は菲薄化しているが，大部分は保たれている．MRI, T2 強調像（B）では，左篩骨洞の囊胞性病変は均一な中等度高信号を示す（→）．

り，CT の多断面再構成像を用いた画像診断が有用である．膿瘤は辺縁にリング状増強効果を伴い，強い拡散制限を示すことが診断の一助となる（図 4-69）．

12) Pott's puffy tumor

Pott's puffy tumor は急性化膿性前頭洞炎の合併症である．主たる病因は前頭洞前壁の骨髄炎であり，骨髄炎の成因は，①前頭洞粘膜の炎症が直接波及する説，②弁のない板間静脈を介した血栓性静脈炎の形で波及する説，の 2 説が提唱されている．骨髄炎に引き続いて前額部に骨膜下膿瘍または帽状腱膜下膿瘍が形成され，臨床的には前額部皮下に圧痛を伴う柔らかい腫瘤を触知する．思春期から青年期の男性の報告例が多く，若年者発症の原因は板間静脈の血流増加とされている．近年，抗菌薬の発達により発症頻度は低下しているが，まれに遭遇する病態である．

CT では罹患側の前頭洞が軟部吸収値で充満し，前頭洞前壁に骨欠損を伴うことがあり，隣接する前額部の皮下組織が腫脹する（図 4-69，図 4-70）．膿瘍腔は拡散強調画像で強い高信号を示す．Pott's puffy tumor の 85％に頭蓋内合併症を伴うと報告されている[68]ため，特に MRI で頭蓋合併症（髄膜炎，硬膜外膿瘍，硬膜下膿瘍，脳炎，脳膿瘍など）の有無を検索することが重要である．

13) 術後性上顎囊胞　postoperative maxillary cyst

副鼻腔根本術（Caldwell-Luc 法など）での不完全除去による遺残粘膜から産生される粘液で形成された医原性囊胞である．術後の肉芽形成や排泄路閉鎖により再生上顎洞が孤立化し，この中に存在する遺残粘膜から囊胞が形成されるため，内圧上昇により膨張性変化を示す．晩期合併症として知られており，術後数年～数十年が経過してから発見される．1990

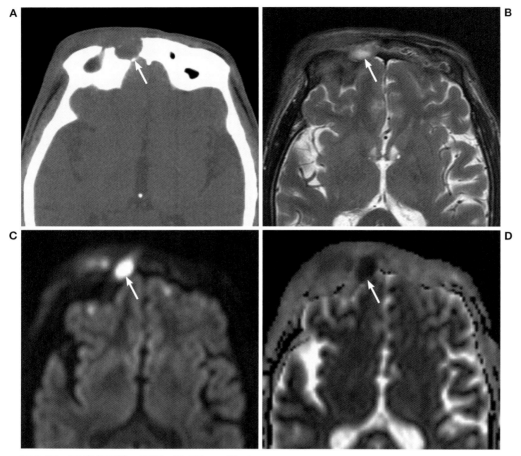

図 4-69　60 歳台男性　膿瘤，Pott's puffy tumor
A：単純 CT（軟部条件），B：MRI, T2 強調像，C：拡散強調画像，D：ADC map　単純 CT（軟部条件）では，右前頭洞の低吸収病変（A，→）には骨びらんを伴い，前頭洞前壁が欠損し，前額部皮下組織に軟部組織腫脹を認める．MRI で右前頭洞病変は，T2 強調像（B，→）と拡散強調画像（C，→）で高信号を示し，ADC 値（D，→）が低下している．

年代以降は内視鏡手術が主流となり，副鼻腔根本術が選択される頻度が減少したため，術後性上顎嚢胞に遭遇する頻度も減少している．

　嚢胞内の吸収値・信号強度は，内容液の粘稠度や蛋白濃度によりさまざまである．早期は肥厚した骨壁内に嚢胞が限局し，進行すると上方の眼窩・前方の頬部軟部組織・後方の側頭下窩に進展することがある（図 4-71）．嚢胞の膨張性発育により眼窩下壁が菲薄化・欠損すると，嚢胞壁を開放する際に合併症の危険性が増すため，CT の多断面再構成像を用いて眼窩下壁を評価する必要がある．嚢胞が中下鼻道の外側壁に接していれば内視鏡手術（鼻内法）による嚢胞壁の開放が容易となるため，嚢胞と中下鼻道外側壁の位置関係に言及する．また単房性であれば単一の嚢胞壁を開放すればよいが，多房性であれば複数の嚢胞壁を開放する必要があるため，房の数も重要な術前情報となる．

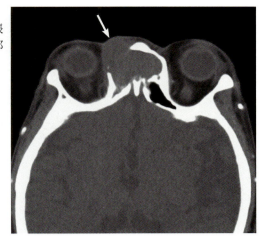

図4-70　60歳台男性　Pott's puffy tumor
単純CT（軟部条件）　前頭洞の低吸収病変は膨張性変化を示し、右前頭洞前壁が欠損し、右前額部皮下組織にも低吸収病変が形成されている（→）.

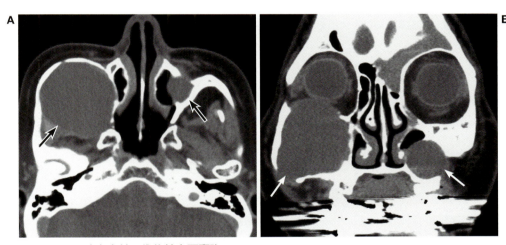

図4-71　60歳台女性　術後性上顎嚢胞
A：単純CT（軟部条件），B：単純CT冠状断像（軟部条件）　両側上顎洞に膨張性変化を示す低吸収病変（→）を認め、右上顎洞後壁が欠損して右側頭下窩に進展し、右眼窩下壁が欠損して眼窩内に進展している.

14）多発血管炎性肉芽腫症　granulomatosis with polyangiitis（GPA）

　上気道および肺の壊死性肉芽腫性炎症、壊死性糸球体腎炎、全身の中・小型動脈の壊死性血管炎を特徴とする。抗好中球細胞質抗体（antineutrophil cytoplasmic antibody：ANCA）が陽性となることから、ANCA関連血管炎の一病型に分類されている。40〜60歳に多く、性差はない。上気道症状（膿性鼻漏、鼻出血、鞍鼻、中耳炎、耳痛、視力低下、眼球突出、眼痛、咽喉頭潰瘍など）が先行し、続いて肺症状（咳、血痰、喀血、呼吸困難など）が出現し、最後に腎症状（蛋白尿、血尿など）を認めることが多い。頭頸部領域では鼻副鼻腔、中耳、眼窩に非特異的な炎症性または肉芽腫性病変を生じる.

　CTで鼻副鼻腔には高頻度に粘膜肥厚を認め、進行すると鼻副鼻腔の骨壁を破壊し（図4-72）、鼻中隔が穿孔すると鞍鼻変形を生じる[69,70]。慢性期には慢性鼻副鼻腔炎に類似して

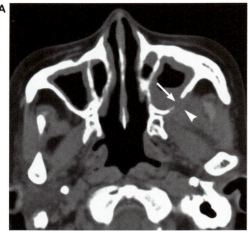
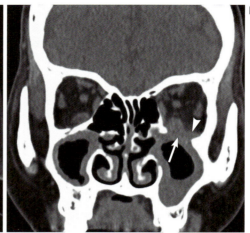

図 4-72　70 歳台女性　多発血管炎性肉芽腫症
A：単純 CT（軟部条件），B：単純 CT 冠状断像（軟部条件）　左上顎洞に粘膜肥厚を認め，上顎洞後壁および左眼窩下壁に骨欠損を認める（→）．左上顎洞後脂肪や左眼窩内に突出する軟部吸収値を認める（▶）．

副鼻腔の骨壁に肥厚・硬化を認め，副鼻腔内腔が狭小化することがある[69]．鼻副鼻腔や眼窩に肉芽腫を形成することがあり，T2 強調像で肉芽腫は低信号を示すのに対し，肥厚した粘膜は高信号を示す[69,70]．粘膜肥厚のみを示す症例は鼻副鼻腔炎との鑑別が難しく，骨破壊を伴う症例は悪性腫瘍との鑑別が難しい．

15）線維性骨異形成　fibrous dysplasia

幼弱な線維骨（woven bone）の形成を伴う線維性組織の増生により骨髄が置換される非腫瘍性病変である．単一の骨に限局する単骨性と複数の骨に及ぶ多骨性に分類され，単骨性が 70〜80％を占める．10〜20 歳台の小児期〜青年期に発症することが多い．頭頸部領域では顎骨（上顎骨＞下顎骨）に好発し，頬骨や蝶形骨などの隣接骨に進展する．臨床症状は無痛性の腫脹が多く，病変の部位に応じて顔面変形（獅子様顔貌），不正咬合，鼻閉，洞口狭窄による鼻副鼻腔炎，眼球突出，視力障害，頭痛などを生じる．線維性骨異形成（多くは多骨性）に皮膚色素沈着（皮膚カフェオレ斑）と内分泌異常（思春期早発症など）を合併すると McCune-Albright 症候群，筋肉内粘液腫を合併すると Mazabraud 症候群とよばれる．

線維性骨異形成は膨張性発育を示す境界不明瞭な骨病変であり，顔面変形は美容的問題，神経圧迫は機能的問題を生じる．骨皮質は菲薄化するが保たれ，骨皮質の破壊や骨膜反応は伴わない．典型的には「すりガラス状」と形容される吸収値が骨髄腔を占拠する X 線不透過性病変である（図 4-73）が，実際には硬化性病変と溶骨性病変がさまざまな割合で混在することがある[71]．MRI ではいずれのシーケンスでも低〜中等度信号を示すことが多いが，信号強度は石灰化や線維性組織の量や分布に影響されて変化する．しばしば嚢胞変性を伴い，T2 強調像で内部に強い高信号域を認めることがある．

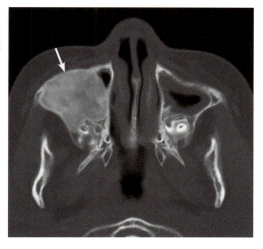

図 4-73　10 歳台男性　線維性骨異形成
CT（骨条件）　右上顎骨に内部が比較的均一な「すりガラス状」と形容される吸収値を示す膨張性の骨病変を認める（→）．

b. 先天性疾患

1) 先天性後鼻孔閉鎖症　congenital choanal atresia

　先天性に後鼻孔が骨性もしくは膜性に閉鎖している病態である．発症機序は，胎生期 6 週頃に起こる口鼻膜（bucconasal membrane）の穿破不全説が有力である．発症率は 5,000～7,000 人に 1 人であり，乳児期に呼吸困難や哺乳障害で発見されることが多い．特に新生児は解剖学的に喉頭の位置が高く，鼻呼吸が主のため，呼吸困難を生じやすい．2/3 が片側性（特に右側が多い），1/3 が両側性であり，男女比は 1：2 で女性に多く認められる．先天性後鼻孔閉鎖症の 41～72％ に他の先天奇形を合併し，CHARGE 症候群（Coloboma of the eye：網脈絡膜欠損，Heart defects：心奇形，Atresia of the choanae：後鼻孔閉鎖，Retardation of growth and/or development：精神発達遅滞，Genital and/or urinary abnormalities：泌尿生殖器奇形，Ear abnormalities and/or deafness：耳奇形および難聴）に合併することが最も多い．そのほかにも先天性頭蓋顔面の発達異常（Treacher-Collins 症候群，Apert 症候群，Crouzon 病）や染色体異常（21 トリソミー，13 トリソミー，18 トリソミー，4p-症候群）に合併することもある．

　CT 上は骨性と膜性の混合性の閉鎖を示すことが多く，純粋な骨性の閉鎖が続き，純粋な膜性の閉鎖は少ない（図 4-74，図 4-75）[72]．鼻中隔の後方部を構成する鋤骨が 5 mm 以上に肥厚し，口蓋骨垂直板・翼状突起内側板が正中側に偏位するため，翼状突起レベルの横断像で後鼻孔が 3 mm 以下に狭小化する（図 4-74）．後鼻孔の閉鎖部において，液面形成（air-fluid level）が形成されることがある（図 4-75）．CT では閉鎖部の成分や形態を評価し，頭蓋顔面の合併奇形を確認する．

2) 顔面裂　facial cleft

　口唇は胎生 7 週頃，口蓋は胎生 12 週頃にそれぞれ形成されるが，この時期の形成不全によりさまざまな顔面裂を生じる．顔面裂には Tessier の分類が一般的に用いられ，この分類では顔面の皮膚軟部組織と骨組織の裂様式が No.0～14，30 の 16 型に細分化されている．最

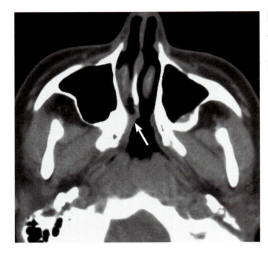

図 4-74　10歳台女性　後鼻孔閉鎖
単純 CT（軟部条件）　右翼状突起内側板が正中側に偏位し，右後鼻孔に骨性および膜性の閉鎖を認める（→）.

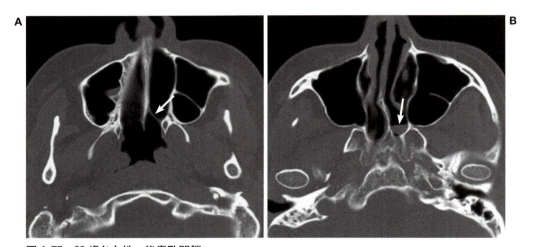

図 4-75　20歳台女性　後鼻孔閉鎖
A，B：CT（骨条件）　左翼状突起内側板が正中側に偏位し，左後鼻孔に混合性閉鎖を認める（A，→）．左鼻腔に液面形成（air-fluid level）を認める（B，→）．

も頻度が高いのは口唇裂・口蓋裂であり，遺伝的要因や環境要因が発症に関与しているとされ，日本人は出生500～600人に1人の割合で発症する．口唇裂は内側鼻突起と上顎突起の癒合異常であり，上口唇の皮膚が裂けた病態である．口唇裂は裂けた部位によって片側口唇裂・両側口唇裂に分類され（左側＞右側＞両側），裂ける程度により痕跡唇裂・不完全口唇裂・完全口唇裂に分類される．口蓋裂は口蓋突起の癒合異常であり，口蓋が裂けて口腔と鼻腔が交通する（図 4-76）．口唇裂と口蓋裂は合併することがある．

3） 顔裂性嚢胞　fissural cyst

顔面の発生時に骨や軟部組織の癒合部分に上皮が迷入することがあり，その遺残上皮により形成された嚢胞を顔裂性嚢胞とよぶ．上顎では前方から鼻唇嚢胞/鼻歯槽嚢胞，球状上顎

3. 炎症性疾患，先天性疾患　259

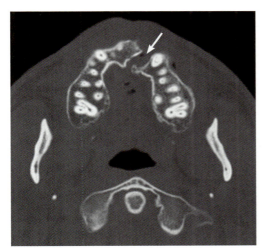

図 4-76　30歳台男性　口蓋裂
CT（骨条件）　左口蓋が裂けて口腔と鼻腔が交通している（→）．

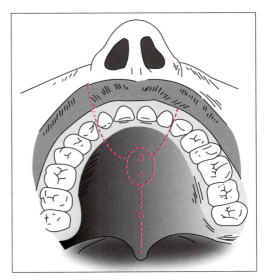

図 4-77　顔裂性囊胞
1. 鼻唇囊胞/鼻歯槽囊胞，2. 球状上顎囊胞，3, 4. 鼻口蓋管囊胞（3. 切歯管囊胞，4. 口蓋乳頭囊胞を含む），5. 正中口蓋囊胞（文献73より許可を得て転載）

囊胞，鼻口蓋管囊胞（切歯管囊胞，口蓋乳頭囊胞），正中口蓋囊胞とよばれ，鼻唇囊胞/鼻歯槽囊胞，球状上顎囊胞は正中から外れるが，鼻口蓋管囊胞（切歯管囊胞，口蓋乳頭囊胞），正中口蓋囊胞は正中に位置する（図 4-77）[73]．また下顎骨の正中には正中下顎囊胞が発生する．

鼻口蓋管囊胞が最多で，鼻口蓋管の遺残上皮に由来する囊胞である．鼻口蓋管囊胞は切歯管囊胞と口蓋乳頭囊胞に分類され，硬口蓋（骨内）に発生した囊胞を切歯管囊胞，切歯管開口部の口蓋粘膜下（骨外）に発生した囊胞を口蓋乳頭囊胞とよぶが，後者はきわめてまれである．画像では上顎中切歯後方の口蓋正中に類円形またはハート型の境界明瞭な骨透過像を認める（図 4-78）．小さいと囊胞による切歯管の拡大像が認められる．大きくなると切歯管の構造が不明瞭化し，鼻腔に進展することがある．

鼻唇囊胞/鼻歯槽囊胞は2番目に多く，鼻翼基部付近の皮膚・粘膜と上顎歯槽骨の間の軟部組織に発生する．多くは片側性であるが，約10％は両側性である．画像では上顎歯槽突起および上顎洞前壁の前方に囊胞性病変を認めるが，内容液は漿液性～粘液性と症例によってさまざまであり，粘稠度の違いによりCTでは低吸収～高吸収，T1強調像では低信号～高信号とさまざまな吸収値・信号強度を示す（図 4-79）．隣接する上顎歯槽骨に圧排性骨びらんによって生じる皿状の陥凹を示すことが特徴的である（図 4-79）[74]．

球状上顎囊胞は上顎の側切歯と犬歯の間（球状突起と上顎突起の癒合部），正中口蓋囊胞は硬口蓋の正中部（口蓋突起の癒合部），正中下顎囊胞は下顎骨の正中部（下顎突起の癒合部）に発生する．

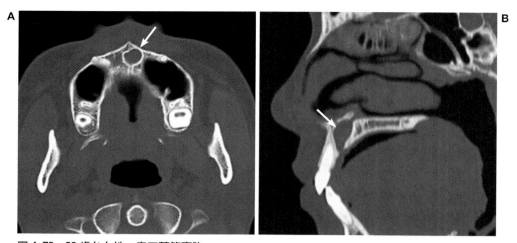

図 4-78　20 歳台女性　鼻口蓋管嚢胞
A：CT（骨条件），B：CT 矢状断像（骨条件）　口蓋正中に円形の透亮像を認め，切歯管との連続性を認める（→）．

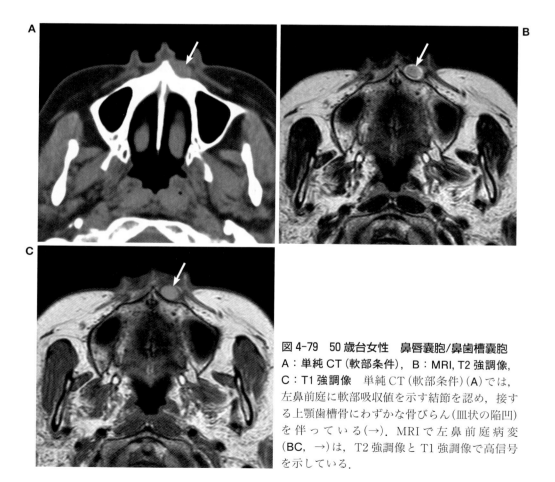

図 4-79　50 歳台女性　鼻唇嚢胞/鼻歯槽嚢胞
A：単純 CT（軟部条件），B：MRI, T2 強調像，C：T1 強調像　単純 CT（軟部条件）（A）では，左鼻前庭に軟部吸収値を示す結節を認め，接する上顎歯槽骨にわずかな骨びらん（皿状の陥凹）を伴っている（→）．MRI で左鼻前庭病変（BC，→）は，T2 強調像と T1 強調像で高信号を示している．

4. 腫瘍性疾患

　鼻副鼻腔には多彩な腫瘍性病変が発生し，上皮性腫瘍，血液・リンパ系腫瘍，唾液腺腫瘍，軟部腫瘍，骨腫瘍などのカテゴリーに分類できる．鼻副鼻腔腫瘍はしばしば非特異的な画像所見を示すが，局在，内部の均一性，吸収値や信号強度，増強効果，拡散強調画像のADC値，隣接骨に対する発育形式などに注目すると診断が可能となる場合があり，年齢や性別，症状や経過などの臨床情報を加味するとより正確な診断に近づくことができる．画像診断で腫瘍の進展範囲を評価して正確にステージングすることで，適切な治療を選択することが可能となり，ひいては予後の改善につながる．

a. 良性腫瘍

　鼻副鼻腔領域の良性腫瘍は上皮性腫瘍，軟部腫瘍，骨腫瘍に大別され，この中では乳頭腫と骨腫が圧倒的に多い．それ以外の良性腫瘍はいずれも頻度が低いが，間葉系腫瘍（神経鞘腫，血管腫など）には遭遇することがある．

1) 乳頭腫　papilloma

　乳頭状増殖を特徴とする良性上皮性腫瘍であり，鼻副鼻腔乳頭腫は外胚葉由来であるシュナイダー粘膜（Schneiderian mucosa）とよばれる線毛上皮に被覆された鼻副鼻腔粘膜に生じる．病理組織学的に，①内反性乳頭腫（inverted papilloma），②外向性乳頭腫（exophytic/fungiform papilloma），③円柱細胞乳頭腫（oncocytic/cylindrical/columnar cell papilloma）の3型に分類されている．鼻副鼻腔乳頭腫のほとんどが内反性乳頭腫または外向性乳頭腫であり，円柱細胞乳頭腫はまれな組織型である．内反性乳頭腫と円柱細胞乳頭腫は鼻腔外側壁，外向性乳頭腫は鼻中隔に好発する．内反性乳頭腫は50〜60歳台の男性に好発し，同時性または異時性に癌を合併する確率は10％前後（5〜15％）であり，再発率は手術法により幅があるが，最近では再発率を10〜30％とする報告が多い．外向性乳頭腫は20〜40歳台の若年成人男性に好発し，悪性化はほとんどないが，再発率は25〜35％である．円柱細胞乳頭腫は50歳以上の成人に好発し，男女差はなく，癌の合併率は4〜17％，再発率は22〜50％である．鼻副鼻腔乳頭腫はヒトパピローマウイルス（human papilloma virus：HPV）との関連性が以前より知られており，外向性乳頭腫は高いHPV陽性率を示すが，円柱細胞乳頭腫はHPVとの関連性がほとんどない．

　内反性乳頭腫は頻度が高いうえに，癌の合併率や再発率が高く，臨床的には最も重要な組織型である．内反性乳頭腫の臨床症状は一側性の鼻閉，鼻汁，鼻出血などであり，中鼻道の鼻腔外側壁または上顎洞内側壁に発生することが多いが，鼻腔を充満する内反性乳頭腫は発生部位を同定することが難しい．多くは片側性であり，両側性は10％に満たない．合併する癌の組織型は扁平上皮癌が最も多く，異形成〜上皮内癌の場合もある．

　内反性乳頭腫はCTで片側鼻腔の分葉状腫瘤として認められ，膨張性（圧排性）の発育を示

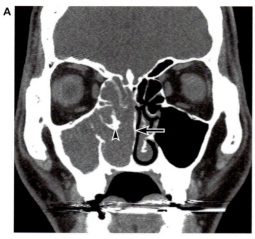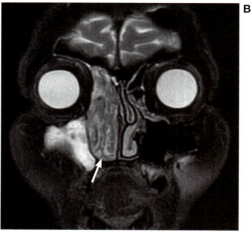

図4-80　40歳台男性　内反性乳頭腫
A：単純CT冠状断像, B：MRI, 脂肪抑制T2強調冠状断像　単純CT（A）では，右鼻腔に膨張性発育を示す腫瘤（→）が充満し，基部に相当する部位に限局性の骨肥厚（▶）を認める．MRI（B）では，右鼻腔腫瘤の内部に脳回様所見を認める（→）．

すため，鼻腔に発生した内反性乳頭腫が大きくなると鼻腔外側壁が外方に偏位することがあり，しばしば上顎洞や篩骨洞にも進展する．内部に石灰化を認めることもある．内反性乳頭腫を完全に切除し，局所再発を防ぐためには基部を同定する必要があるが，CTにおける限局性の骨肥厚（hyperostosis）は内反性乳頭腫の基部を推定する重要な画像所見である（図4-80）[75]．内反性乳頭腫は病理学的に上皮が基底膜を伴って間質に陥入し，陰窩を形成しながら増殖することが特徴であるため，これらの病理組織像が画像所見に反映される．陥入した上皮が蛇行・弯曲するため，T2強調像および造影後T1強調像で脳回様所見（convoluted cerebriform pattern）または刷毛で掃いたような索状影（columnar pattern）とよばれる特徴的な画像所見を示す（図4-80）[76]．内反性乳頭腫に癌を合併した場合，内反性乳頭腫と癌の割合によって画像所見は大きく異なるが，一般的には脳回様所見の限局性欠損（図4-81），骨破壊を伴う鼻副鼻腔外への進展，広範な内部壊死，FDG-PETでの高集積をみた場合には癌の合併を疑う[77,78]．ただし，癌の領域が小さい場合は画像で癌の同定が困難であり，逆に癌の領域が大部分を占めると画像で内反性乳頭腫の痕跡を同定できない．CTよりMRIのほうが局所再発の検出能が高いため，術後の経過観察にはMRIを第一選択とするべきである[79]．

2）若年性血管線維腫　juvenile angiofibroma

　線維性間質内の著明な血管増生を特徴とする非上皮性腫瘍である．成因はいまだに不明であるが，アンドロゲン受容体・血管内皮成長因子・インスリン様成長因子II受容体が腫瘍に発現することが多く，これらの関与が疑われている．ほとんどが思春期または青年期の男性に発症し，診断時の平均年齢は14～15歳である．臨床症状は片側性の鼻閉または鼻出血が多い．発生部位は鼻腔後方であり，蝶口蓋孔の原始間葉系組織由来と推測されている．病理組織像は良性腫瘍であるが，被膜をもたずに周囲組織への局所侵襲性が高いため，術後の

図 4-81　60 歳台男性　内反性乳頭腫（扁平上皮癌合併）
MRI, T2 強調像　脳回様所見を示す左鼻腔腫瘤（→）の内部に，扁平上皮癌の合併を疑う低信号域（▶）を認める．

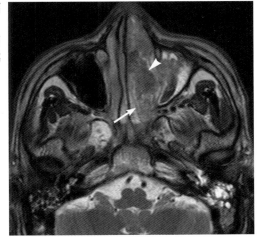

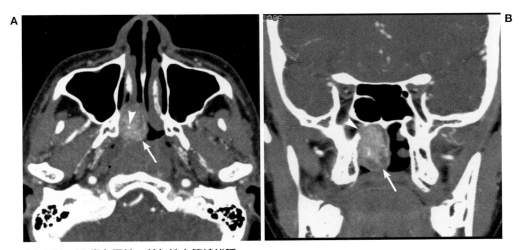

図 4-82　10 歳台男性　若年性血管線維腫
A：造影 CT，B：造影 CT 冠状断像　造影 CT（A）では，右鼻腔後方に強く濃染する腫瘤（→）を認め，内部に拡張した血管（▶）を認める．冠状断像（B）では，右鼻腔腫瘤（→）は右蝶口蓋孔（▶）に接している．

局所再発率が高い．直接浸潤あるいは間隙・孔を通じた進展により，蝶形骨洞などの副鼻腔，眼窩尖部，側頭下窩，中頭蓋窩，海綿静脈洞などに達する．易出血性の腫瘍であり，生検には大量出血の危険性を伴う．外科手術が標準的治療であり，術中出血を減少させる目的で術前に塞栓術が施行されることがある．

　若年性血管線維腫は CT・MRI で蝶口蓋孔を中心として鼻腔後方から上咽頭に広がる腫瘤として認められる（図 4-82）[80]．高頻度に翼口蓋窩へ浸潤するため，翼口蓋窩から翼上顎裂は拡大し，翼突板に骨びらんを生じる．上顎洞後壁が圧排されて弓状に前方偏位（anterior bowing）することは Holman-Miller sign とよばれ，若年性血管線維腫以外の緩徐増大を示す腫瘍でもみられる非特異的な所見であるが，翼突板の骨びらんは若年性血管線維腫に比較

的特異的な所見である．翼口蓋窩から連続する下・上眼窩裂，正円孔，翼突管を介した進展範囲を正確に評価する必要がある．T1強調像で低〜中等度信号，T2強調像で中等度〜高信号を示す．きわめて血流が豊富であるため，MRIでは内部に発達した血管を示す多数の点状無信号(flow void)を認め，ダイナミック造影検査では強い早期濃染と速やかな洗い出し(washout)を示す．栄養血管としては顎動脈の分枝である蝶口蓋動脈の関与が最も重要であり，上行咽頭動脈からも栄養されて，血管造影では強い腫瘍濃染を示す．造影CTや造影MRIは術後の再発診断にも有用である[81]．

3) 平滑筋腫　leiomyoma

おもに血管壁の平滑筋を由来とする軟部腫瘍であり，子宮での発生頻度が圧倒的に高く，頭頸部領域の発生は全平滑筋腫の1%以下にすぎない．頭頸部領域の平滑筋腫は皮膚・口腔に発生することが多く，鼻副鼻腔領域の発生は少ない．病理学的には，平滑筋腫，血管平滑筋腫，類上皮平滑筋腫(平滑筋芽腫)の3型に分類され，鼻副鼻腔領域には血管平滑筋腫が最も多い．鼻副鼻腔平滑筋腫は40〜70歳台の成人に好発し，性差はない．臨床症状は鼻閉・鼻出血が多く，緩徐に増大して経過が長い．下鼻甲介・鼻前庭などの血管が豊富で刺激の加わりやすい部位に好発する．

平滑筋腫は2.0〜5.1 cm(平均3.6 cm)の境界明瞭な膨張性発育を示す腫瘤として認められる[82]．単純CTでは灰白質と比べて等吸収または軽度低吸収を示し，内部は均一であることが多い[82]．T1強調像では灰白質と等信号，T2強調像で灰白質より軽度高信号を示し，造影MRIで中等度の増強効果を示す[82]．

4) 血管腫，化膿性肉芽腫　hemangioma, pyogenic granuloma

血管腫は血管内皮を由来とする軟部腫瘍であり，頭頸部は血管腫の好発部位である．頭頸部領域の血管腫は口唇・舌・頬粘膜などの顔面軟部組織に発生することが多く，鼻副鼻腔領域の発生は少ない．血管腫の分類・用語には統一見解が得られていないが，2017年の頭頸部腫瘍のWHO分類では，鼻副鼻腔領域の血管腫は小葉状毛細血管腫(化膿性肉芽腫)，毛細血管腫，海綿状血管腫と同義とされている．鼻副鼻腔血管腫はあらゆる年齢に発症し，臨床症状は多くの症例で反復性鼻出血を認め，鼻閉を自覚することもある．鼻中隔前部や下鼻甲介が好発部位である．

小葉状毛細血管腫(化膿性肉芽腫)は皮膚および粘膜の結合織に由来する隆起性の肉芽様病変である．女性に多く，外傷や感染などの局所因子，ホルモン(妊娠，経口避妊薬)などの全身性因子との関連性が示唆されており，妊娠女性に発生した症例では出産後に自然消退することがある．好発部位は手・指・上肢・頭頸部であり，頭頸部領域では口腔内(歯肉・口唇・舌・頬粘膜・口蓋)や鼻腔に好発する．

鼻腔の化膿性肉芽腫は1.3〜4.5 cm(平均2.5 cm)の腫瘤として認められ，単純CTでは咀嚼筋と比べて等吸収または低吸収を示す[83]．造影CTでは分葉状に強く増強される領域を認め，周囲を増強効果の乏しい領域がさまざまな厚みで取り囲む[83]．隣接する骨に骨びらんや偏位を生じることがある[83]．T1強調像では灰白質と等信号，T2強調像で不均一な高信号を示し，T2強調像では辺縁にリング状の等〜低信号域を認める[84]．造影MRIで大部分は強い増強効果を示すが，T2強調像で等〜低信号を示す辺縁部は増強効果に乏しい[84]．辺縁の

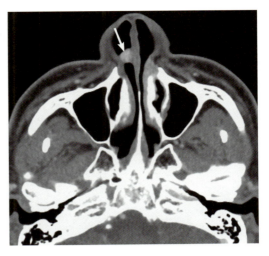

図 4-83　60 歳台男性　化膿性肉芽腫
造影 CT　右鼻腔前部に強く濃染する結節を認める(→).

乏血性領域は腫瘍表層部の潰瘍形成や炎症性の分泌物を反映した所見とされる[84]が，サイズの小さい病変では認識できないことがある(図 4-83).

5) 血瘤腫, 器質化血腫　blood boil, organized hematoma

　本邦では血瘤腫(blood boil)，欧米では器質化血腫(organized hematoma)とよぶことが多い．血腫を主体とする易出血性良性腫瘤の総称であり，「血腫様の偽腫瘍」を意味する臨床診断名である．鼻副鼻腔での出血が線維性組織に被包化されることで血腫の吸収が妨げられ，新生血管が増生し，被膜内で再出血を繰り返すことで膨張・増大する．内部には新旧の出血が混在し，血栓形成，線維増生，硝子変性，新生血管などが含まれる．血管腫(血管奇形)，外傷(手術侵襲)，炎症，出血性素因などの要因が単独または複数関連して発症すると考えられている．40 歳台を中心とした幅広い年齢層に発症し，男性に多い傾向がある．発生部位に上顎洞が圧倒的に多く，真菌性鼻副鼻腔炎の菌球と同様に上顎洞自然口付近に形成されることが多い．臨床症状は鼻出血，鼻閉，鼻漏の順に多く，頰部腫脹，頰部痛，流涙，眼球突出などを伴うことがあり，臨床的には悪性腫瘍との鑑別が難しい．

　血瘤腫は膨張性発育を示す腫瘤の内部に新旧の出血が混在する画像所見を示す．単純 CT で内部は不均一であり，一部に出血を反映した高吸収が混在する[85]．8～15% に石灰化を認める[86,87]ため，石灰化を伴う場合は菌球と紛らわしい．大きくなると上顎洞の膨張性変化と圧排性の骨菲薄化(骨びらん)を生じ，部分的に骨欠損を認めることもある(Box 4-4)[85〜87]．MRI では境界明瞭な腫瘤を形成し，新旧の出血や変性壊死組織により不均一な信号強度を示し，T1 強調像・T2 強調像で内部に低～高信号が混在する．T2 強調像で腫瘤の辺縁部に線維性被膜やヘモジデリン沈着を反映した著明な低信号域を認めることが特徴的であり[86,87]，この低信号域はさまざまな厚み・範囲で認められる(図 4-84)．造影 CT，造影 MRI で血管増生が豊富な領域に斑状(結節状，乳頭状，葉状とも形容される)の増強効果を示し[85〜87]，ダイナミック造影では海綿状血管腫に類似して経時的に造影される領域が広がる(図 4-84)．罹患側の上顎洞には，肥厚した粘膜に加え，出血や濃縮により T1 強調像で高信号を示す液体貯留を認めることが多い．

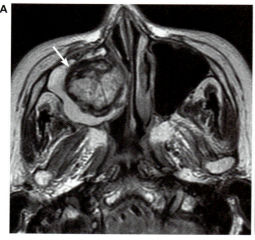 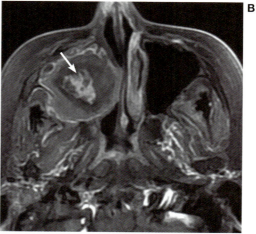

図 4-84　70 歳台女性　血瘤腫，器質化血腫
A：MRI，T2 強調像，B：脂肪抑制造影 T1 強調像　MRI, T2 強調像（A）では，右上顎洞腫瘤の辺縁部には著明な低信号域を認める（→）．脂肪抑制造影 T1 強調像（B）では，右上顎洞腫瘤の中心部が斑状（結節状）に増強されている（→）．

Box 4-4　膨張性発育を示すことがある鼻副鼻腔病変（非骨病変）

菌球（寄生型）	神経鞘腫
アレルギー性真菌性鼻副鼻腔炎	多形腺腫
粘液瘤・膿瘤	髄膜腫
術後性上顎嚢胞	低悪性度腫瘍（腺様嚢胞癌など）
内反性乳頭腫	悪性リンパ腫
平滑筋腫	デスモイド型線維腫症
血瘤腫	孤立性線維性腫瘍

6）神経鞘腫，神経線維腫　schwannoma, neurofibroma

　神経鞘腫，神経線維腫は良性の末梢神経鞘腫瘍であり，神経鞘腫は末梢神経の Schwann 細胞を由来とするのに対し，神経線維腫には Schwann 細胞，神経周膜細胞，線維芽細胞が混在している．鼻副鼻腔の神経鞘腫，神経線維腫は 40〜50 歳台の中高年に好発するが，神経線維腫症Ⅰ型に関連した神経線維腫の平均発症年齢は 30 歳台と低い．鼻副鼻腔領域の神経鞘腫は第Ⅴ，Ⅸ〜Ⅻ脳神経や自律神経を由来として篩骨洞，上顎洞，鼻腔の順に発生するのに対し，神経線維腫は鼻前庭，上顎洞の順に発生する．臨床症状は鼻閉が最多である．

　鼻副鼻腔神経鞘腫は境界明瞭な腫瘤であり，内部に囊胞変性や出血を伴うことがある[88]．弾性硬の腫瘤が膨張性発育を示すため，約半数で隣接する骨に骨びらんを生じる（図 4-85）[88]．単純 CT・T1 強調像・T2 強調像で脳幹部に類似した吸収値・信号強度を示し，充実成分は造影 CT で軽度の増強効果，造影 MRI で強い増強効果を示す[88]．

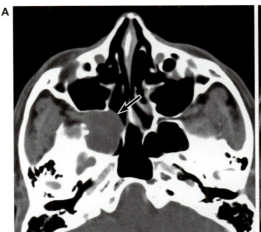
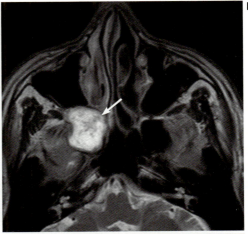
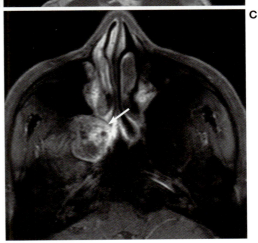

図 4-85　60 歳台男性　神経鞘腫
A：造影 CT，B：MRI, T2 強調像，C：脂肪抑制造影 T1 強調像
造影 CT (A) では，右翼口蓋窩から鼻腔に突出する膨張性の乏血性腫瘤を認め，周囲の骨に圧排性の骨びらんを伴っている (→)．MRI, T2 強調像 (B) では，腫瘤の内部は強い高信号を示している (→)．脂肪抑制造影 T1 強調像 (C) では，腫瘤の内部は不均一に増強されている (→)．

7）多形腺腫　pleomorphic adenoma

　上皮成分と間葉成分が混在する最多の唾液腺腫瘍である．ほとんどが大唾液腺に発生し，しばしば口蓋などの小唾液腺からも発生する．その他の部位からは発生頻度が低いが，鼻腔，咽頭，喉頭，気管などの上気道や涙腺に発生することがある．鼻副鼻腔領域ではほとんどが鼻腔に発生し，約 80％が鼻中隔に発生する．鼻腔において漿液腺や粘液腺などの小唾液腺は鼻腔外側壁や鼻甲介に分布するが，鼻腔多形腺腫の中で鼻腔外側壁や鼻甲介から発生する割合は約 20％である．鼻腔多形腺腫は 20〜50 歳台に好発し，やや女性に多い．主症状は鼻閉であり，鼻出血や鼻漏を認めることもある．

　鼻副鼻腔の多形腺腫と大唾液腺の多形腺腫に画像所見の違いはない．CT・MRI で境界明瞭な腫瘤として認められ，小さいと円形・卵円形であるが，大きくなると分葉状の形態を示す傾向にある．弾性硬の腫瘤が膨張性発育を示すため，隣接する骨に骨びらんを生じ，大きくなると対側鼻腔に進展することもある[89]．T2 強調像の信号強度はさまざまであり，典型的には豊富な粘液腫様間質を反映して強い高信号を示すが，粘液腫様間質が少なく上皮成分の割合が増えると低〜中等度信号を示す．厚みは症例によって異なるが，T2 強調像で線維性被膜を示唆するリング状の低信号帯を認める．

8） 髄膜腫　meningioma

　くも膜の表面を覆う髄膜皮細胞(くも膜細胞)から発生する腫瘍であり，成人の頭蓋内腫瘍では最多である．頭蓋外髄膜腫は全髄膜腫の約1％とされ，頭頸部領域では皮膚，鼻副鼻腔，眼窩，中耳などの報告が多い[90]．鼻副鼻腔領域の髄膜腫は鼻腔上部に好発し，副鼻腔では前頭洞が多い．全髄膜腫の約20％に頭蓋外進展を認めるため，鼻副鼻腔領域の髄膜腫は頭蓋内からの直接進展の頻度が高く，病変の主座が鼻副鼻腔領域でも，頭蓋内の小さな en plaque meningioma が原発であることも多い．原発性(異所性)の鼻副鼻腔髄膜腫と診断するためには，頭蓋内病変の除外が必須条件となる．臨床症状は鼻閉が多く，緩徐に増大するため臨床経過は長い．

　鼻副鼻腔の髄膜腫と頭蓋内の髄膜腫に画像所見の違いはない．CT ではしばしば内部に石灰化を認め，膨張性発育に伴う骨びらんとともに，隣接する骨に反応性の骨肥厚(hyperostosis)を生じることがある．一般的には T1 強調像・T2 強調像で灰白質に類似した信号を示すが，内部に存在する血管，石灰化，嚢胞変性などの影響により T2 強調像では不均一な信号を示すことがある．

9） 骨腫　osteoma

　骨腫は層板状に増生した成熟骨組織からなる良性骨形成性腫瘍である．形態的には，骨外表に突出する exostosis (外骨腫)と髄腔内に緻密骨を認める bone island/enostosis (骨島/内骨腫)に分類される．病理組織学的には，骨髄腔の乏しい緻密な層板骨からなる緻密骨腫と，脂肪髄や線維性組織を伴った海綿骨からなる海綿状骨腫に分類される．成因は不明であるが，先天性，遺伝性疾患，外傷などの刺激，慢性炎症などが報告されている．通常は単発であるが，骨腫が多発する場合は基礎疾患として Gardner 症候群(大腸腺腫性ポシポーシス，骨腫，歯牙異常，軟部腫瘍などを特徴とする常染色体優性遺伝性疾患)の存在を疑う．あらゆる年齢層に発生するが，CT が施行される頻度の高い中高年で発見されることが多い．約80％が前頭洞，残りの多くは篩骨洞に発生する．CT 施行時に偶然発見されるため，無症状であることが多いが，前頭洞の排泄路が閉塞することにより前頭洞内圧が上昇すると粘液瘤が形成され，頭痛・前頭部痛・眼球突出などの多彩な症状が出現する．

　外骨腫は骨壁から鼻副鼻腔に突出する骨性隆起として認められ，骨島または内骨腫は骨内に限局した骨硬化像として認められる．緻密骨の割合が多いと，CT で強い高吸収，T1 強調像・T2 強調像で強い低信号を示すが，脂肪髄や線維性組織の割合が多くなると CT 値が低下し，T1 強調像・T2 強調像での信号が上昇する(図4-86)．

10） 骨形成線維腫　ossifying fibroma

　骨様またはセメント質様の硬組織形成を伴う細胞成分に富んだ線維性組織の増生を特徴とする良性腫瘍である．2017 年の頭頸部腫瘍の WHO 分類では，線維性骨異形成，セメント質骨異形成症(cemento-osseous dysplasia)とともに線維-骨病変(fibro-osseous lesion)に分類されている．従来はセメント質形成線維腫(cementifying fibroma)ともよばれていたが，現在は骨形成線維腫の用語に統一されている．20～30 歳台に好発し，明らかに女性に多い傾向がある．顎骨(下顎骨＞上顎骨)に好発し，最多の発生部位は下顎骨の臼歯部である．臨床症状は無痛性の腫脹で，緩徐に増大し，大きくなると隣接する歯が偏位する．

4. 腫瘍性疾患　269

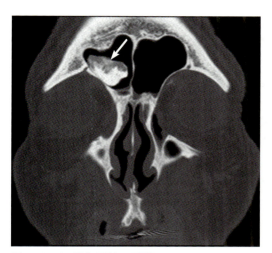

図 4-86　60 歳台男性　骨腫
CT 冠状断像（骨条件）　右前頭洞に強い高吸収を示す領域と相対的に低吸収を示す領域が混在した境界明瞭な腫瘤を認める（→）．

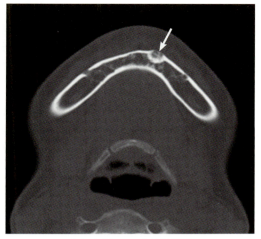

図 4-87　30 歳台女性　骨形成線維腫
CT（骨条件）　左下顎骨に頬側へ軽度膨隆する境界明瞭な骨病変を認め，内部に高吸収域と低吸収域が混在している（→）．

　骨形成線維腫は膨張性発育を示す境界明瞭な骨病変として認められる（図 4-87）[91]．内部は軟部吸収値が主体の病変から強い石灰化を示す病変までさまざまであるが，骨条件で観察すると部分的に強い石灰化領域を認める場合が多い．また線維性骨異形成に類似した「すりガラス様」の吸収値を示す場合もある．T1 強調像・T2 強調像ではともに低信号が主体となることが多いが，T2 強調像では線維性組織や囊胞変性による信号上昇域を認めることがある．

b. 悪性腫瘍

　鼻副鼻腔領域の悪性腫瘍は上皮性腫瘍，血液・リンパ系腫瘍，神経外胚葉性/メラニン細胞性腫瘍，軟部腫瘍，骨腫瘍に大別される．扁平上皮癌が最多の組織型であり，他の悪性上皮性腫瘍や悪性リンパ腫が続く．腫瘍の組織型，部位，進展範囲（病期）は治療選択や予後予測のうえでもきわめて重要である[92]．

1）上皮性腫瘍（鼻副鼻腔癌）

　鼻副鼻腔癌の病期分類（TNM 分類）は，『頭頸部癌取扱い規約』，『American Joint Committee on Cancer（AJCC）』，『Union for International Cancer Control（UICC）』で定められており，日常診療で広く用いられている．これらの病期分類は上顎洞を原発とする癌と鼻腔・篩骨洞を原発とする癌を対象としており，前頭洞・蝶形骨洞を原発とする癌は頻度が低いために病期分類の対象外となっている．上顎洞を原発とする癌と鼻腔・篩骨洞を原発とする癌では T 因子を規定する進展部位が異なっているが，N 因子とステージを規定する項目は共通である．頭蓋内進展は篩骨蜂巣や前頭洞から前頭蓋底の骨破壊・硬膜浸潤，蝶形骨洞

付近から中頭蓋窩への浸潤，神経周囲進展による頭蓋内浸潤などに分類される．鼻副鼻腔癌は他部位の頭頸部癌と比べてリンパ節転移の頻度は低いが，未分化癌などのリンパ節転移を高率に伴う組織型も存在する．2017年のAJCC分類[93]ではN3b（節外浸潤を伴うリンパ節転移）が追加されたが，その他の項目は前版を踏襲している（表4-6）．

① 扁平上皮癌　squamous cell carcinoma

鼻副鼻腔領域では全悪性腫瘍の約80％を扁平上皮癌が占める．鼻副鼻腔扁平上皮癌の半数以上は上顎洞から発生し，鼻腔（おもに鼻中隔や中鼻甲介）や篩骨洞からも発生するが，前頭洞や蝶形骨洞からの発生はまれである．鼻副鼻腔扁平上皮癌は特にニッケル曝露との関連性が高く，慢性鼻副鼻腔炎や内反性乳頭腫が発生母地となることもある．近年，ヒトパピローマウイルス（human papilloma virus：HPV）との関連性が注目されており，鼻副鼻腔扁平上皮癌の32〜62％がHPV陽性と報告され，HPV陽性鼻副鼻腔扁平上皮癌はHPV陰性鼻副鼻腔扁平上皮癌と比べて予後良好の傾向がある[94, 95]．鼻副鼻腔扁平上皮癌は50〜60歳台の男性に好発する．慢性鼻副鼻腔炎に似た鼻閉，鼻漏，鼻出血，顔面痛，顔面腫脹などの臨床症状を示すことが多く，進行すると進展部位に応じて複視，眼球突出，視力障害，脳神経症状などを伴う．特に上顎洞扁平上皮癌は初期段階で症状が出現しにくく，初診時に半数以上が局所進行癌（T3/T4）であるため，鼻腔扁平上皮癌と比べて予後が悪い．周囲組織への浸潤傾向が強く，直接進展または神経周囲進展により鼻副鼻腔外へ進展する．他部位の頭頸部扁平上皮癌と比べて頸部リンパ節転移の頻度は低いが，病変の進展部位に応じて顎下・上内深頸・咽頭後リンパ節などに転移することがある．

鼻副鼻腔扁平上皮癌はCTで軟部吸収値を示す腫瘤として認められ，隣接する骨壁に膨張性変化を生じることはまれで，扁平上皮癌の分化度にかかわらず高頻度で隣接する副鼻腔壁などの骨破壊を伴う（図4-88，図4-89，Box 4-5）[96]．上顎洞扁平上皮癌の約1/3で腫瘍内部に骨壁が残存し，破壊されて断片化した点状の骨片として認められる[96]．初期の小さい病変は内部が均一であることが多く，進行した大きい病変では出血や壊死を伴って内部が不均一となる（図4-88，図4-89）．造影CT・MRIにおける増強効果の程度は症例によってさまざまである．T2強調像で充実成分は非特異的な中等度〜軽度高信号を示すが，二次性鼻副鼻腔炎による炎症性粘膜や液貯留は著明な高信号を示すため，T2強調像は腫瘍と炎症性変化を分離できる（図4-89）．画像診断の主要な目的は進展範囲の評価であり，前方進展（頬部皮下組織，頬部皮膚），後方進展（翼状突起，側頭下窩，蝶形骨洞，上咽頭，斜台），眼窩内進展（眼窩内容前部，眼窩尖端），頭蓋内進展（篩板，前頭蓋窩，中頭蓋窩，硬膜，脳）などがT因子を規定する重要な解剖となる．造影MRIを用いた硬膜浸潤の診断基準としては，腫瘍に隣接する硬膜に増強効果を認めるだけでは特異度が低いために正診率が低く，硬膜の増強効果が結節状または5mm以上である場合の正診率が高い[97]．脂肪抑制造影T1強調像で翼口蓋窩（翼口蓋神経節）から大・小口蓋孔（大・小口蓋神経），翼突管（翼突管神経），正円孔〔上顎神経（V_2）〕に沿った増強効果を認める場合は神経周囲進展を疑う．

② 腺癌　adenocarcinoma

鼻副鼻腔領域では全悪性腫瘍の10〜20％が腺癌であり，唾液腺型腺癌と非唾液腺型腺癌に大別される[98]．非唾液腺型腺癌はさらに腸管型腺癌（intestinal type adenocarcinoma：ITAC）と非腸管型腺癌（non-intestinal type adenocarcinoma：NITAC）に分類されている[98]．ITACは腺管形成あるいは粘液産生を伴う腸管様の上皮を形成し，特発性または職業

4. 腫瘍性疾患　271

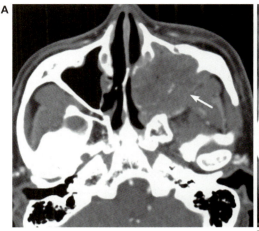
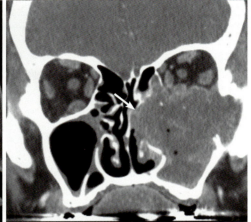
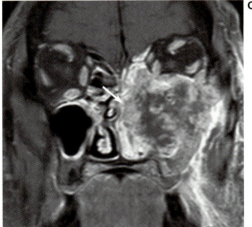

図 4-88　50歳台男性　扁平上皮癌（上顎洞癌）
A：造影CT，B：造影CT冠状断像，C：MRI，脂肪抑制造影T1強調冠状断像　左上顎洞に骨破壊を伴う巨大な腫瘤を認め，鼻腔・側頭下窩・眼窩に浸潤している（→）．内部は不均一に増強され，壊死を示す造影不良域を認める．

Box 4-5	浸潤性（破壊性）発育を示すことがある鼻副鼻腔病変（非骨病変）
浸潤性真菌性鼻副鼻腔炎	悪性リンパ腫
多発血管炎性肉芽腫症	髄外性形質細胞腫
扁平上皮癌	嗅神経芽細胞腫
腺癌	悪性黒色腫
腺様嚢胞癌	横紋筋肉腫
未分化癌	未分化多形肉腫
神経内分泌癌	悪性末梢神経鞘腫瘍

272 IV. 鼻副鼻腔

表 4-6 鼻腔および副鼻腔癌の病期分類（AJCC 第 8 版）

1）原発部位		2）TNM 分類

1）原発部位

部位	亜部位
上顎洞	左/右
鼻腔	鼻中隔
	鼻腔底
	外側壁
	鼻前庭
篩骨洞	左/右

2）TNM 分類

T-原発腫瘍
上顎洞

TX	原発巣の評価が不可能
Tis	上皮内癌
T1	上顎洞粘膜に限局する腫瘍，骨吸収または骨破壊を認めない
T2	骨吸収または骨破壊のある腫瘍，硬口蓋および/または中鼻道に進展する腫瘍を含むが，上顎洞後壁および翼状突起に進展する腫瘍を除く
T3	上顎洞後壁の骨，皮下組織，眼窩底または眼窩内側壁，翼突窩，篩骨洞のいずれかに浸潤する腫瘍
T4a	眼窩内容前部，頬部皮膚，翼状突起，側頭下窩，篩板，蝶形洞，前頭洞のいずれかに浸潤する腫瘍
T4b	眼窩先端，硬膜，脳，中頭蓋窩，三叉神経第二枝以外の脳神経，上咽頭，斜台のいずれかに浸潤する腫瘍

鼻腔・篩骨洞

TX	原発巣の評価が不可能
Tis	上皮内癌
T1	骨浸潤の有無に関係なく，鼻腔または篩骨洞の 1 亜部位に限局する腫瘍
T2	骨浸潤の有無に関係なく，鼻腔または篩骨洞の 2 つの亜部位に浸潤する腫瘍または鼻腔および篩骨洞の両方に浸潤する腫瘍
T3	眼窩内側壁または眼窩底，上顎洞，口蓋，篩板のいずれかに浸潤する腫瘍
T4a	眼窩内容前部，外鼻の皮膚，頬部皮膚，前頭蓋窩（軽度進展），翼状突起，蝶形洞，前頭洞のいずれかに浸潤する腫瘍
T4b	眼窩先端，硬膜，脳，中頭蓋窩，三叉神経第二枝以外の脳神経，上咽頭，斜台のいずれかに浸潤する腫瘍

（文献 93 より改変）

N-所属リンパ節（Clinical N：cN）

NX	所属リンパ節転移の評価が不可能
N0	所属リンパ節転移なし
N1	同側の単発性リンパ節転移で最大径が3cm以下，節外浸潤なし
N2a	同側の単発性リンパ節転移で最大径が3cmをこえるが6cm以下，節外浸潤なし
N2b	同側の多発性リンパ節転移で最大径が6cm以下，節外浸潤なし
N2c	両側あるいは対側のリンパ節転移で最大径が6cm以下，節外浸潤なし
N3a	最大径が6cmをこえるリンパ節転移，節外浸潤なし
N3b	臨床的に明らかな節外浸潤を伴うリンパ節転移

M-遠隔転移

M0	遠隔転移なし
M1	遠隔転移あり

病期分類

T	N	M	ステージ
Tis	N0	M0	0期
T1	N0	M0	I期
T2	N0	M0	II期
T3	N0	M0	III期
T1, T2, T3	N1	M0	
T4a	N0, N1	M0	IVA期
T1, T2, T3, T4a	N2	M0	
Tに関係なく	N3	M0	IVB期
T4b	Nに関係なく	M0	
Tに関係なく	Nに関係なく	M1	IVC期

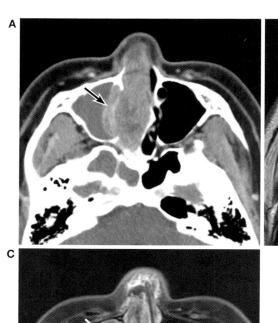
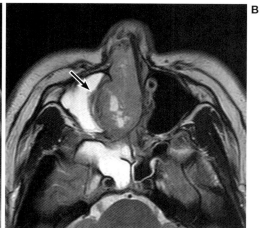
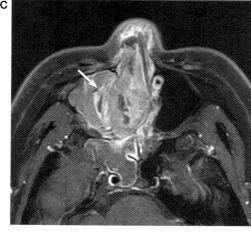

図4-89 20歳台男性 扁平上皮癌（鼻腔癌）
A：造影CT，B：MRI, T2強調像，C：脂肪抑制造影T1強調像　右鼻腔を占拠して上顎洞に進展する腫瘍を認め，内部は不均一に増強されている（→）．特にT2強調像では腫瘍と二次性炎症の境界が明瞭である．

性曝露（特に皮革作業や森林作業）に関連して生じる．NITACは低悪性度と高悪性度に分類され，低悪性度の頻度が高い．幅広い年齢層に発症し，50歳台での発症が最多である．ITACは職業性曝露の影響で男性に多いが，NITACには性差がない．ITACおよびNITACはいずれも鼻腔が好発部位であり，副鼻腔では篩骨洞・上顎洞に発生することがある．

　鼻副鼻腔ITACおよびNITACはCTで軟部吸収値を示す腫瘍として認められ，粘液を反映して石灰化を伴うことがある．嗅裂部に発生すると嗅裂部が拡大し，鼻中隔は正中を超えて対側鼻腔に向かって膨隆する．高悪性度腺癌は骨破壊を伴うことが多い．篩骨洞に発生すると前頭蓋底を破壊して頭蓋内へ進展することがある．MRIでは粘液，出血，細胞密度の多寡によりさまざまな信号強度を示す．粘液が豊富な場合はT2強調像で高信号を示してダイナミック造影で漸増性の増強効果を示し，粘液に乏しい場合はT2強調像で等〜低信号を示す．CT・MRIではしばしば扁平上皮癌との鑑別が難しい（図4-90）．

③ 腺様嚢胞癌　adenoid cystic carcinoma
　病理学的に導管上皮細胞と基底細胞様の腫瘍性筋上皮細胞で構成され，後者が主たる構成細胞である．組織構築から管状型，篩状型，充実型の3つの組織型に分類され，充実型の割合が多いほど悪性度が高い．約30％が小唾液腺由来であり，口腔，咽喉頭，鼻副鼻腔など

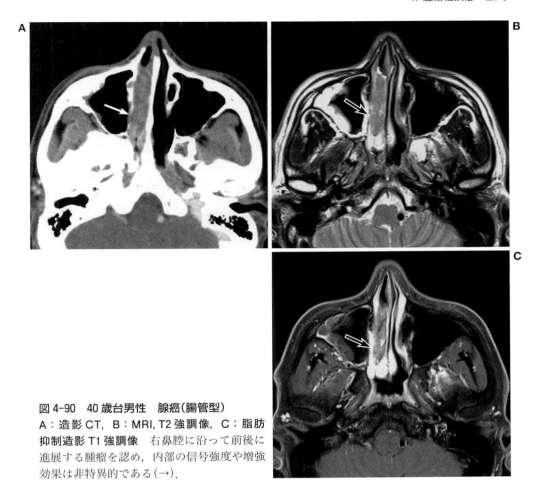

図 4-90 40歳台男性 腺癌(腸管型)
A：造影 CT, B：MRI, T2 強調像, C：脂肪抑制造影 T1 強調像 右鼻腔に沿って前後に進展する腫瘍を認め, 内部の信号強度や増強効果は非特異的である(→).

に広く分布する小唾液腺から発生する．鼻副鼻腔領域の唾液腺腫瘍は，腺様嚢胞癌，多形腺腫，粘表皮癌，腺癌(分類不能)の順に多い．鼻副鼻腔の腺様嚢胞癌は 40〜50 歳台を中心とした中高年に好発し，性差はほとんどない．鼻副鼻腔領域では上顎洞に好発し，鼻腔，篩骨洞，蝶形骨洞が続く．リンパ節転移より遠隔転移の頻度が高く，遠隔転移先は肺が最多であり，骨，脳，肝にも転移する．神経周囲進展に起因した高い再発率が特徴的であり，完全切除が難しく，切除断端陽性になりやすい．腺様嚢胞癌の経過は緩徐であるために短期予後は比較的良好であるが，浸潤性に発育して進行性の経過を辿るために長期予後は不良である．

上顎洞腺様嚢胞癌は 4〜5 cm 大の腫瘤として認められる[99]．管状型や篩状型は低細胞密度を反映して T2 強調像の信号が高いが，充実型は高細胞密度を反映して T2 強調像の信号が低い傾向にある[100]．CT 上の発育形式は，骨欠損がほとんどない膨張性発育(図 4-91)と広範な骨欠損を伴う破壊性・浸潤性発育に分類され，前者は低悪性度腫瘍，後者は高悪性度腫瘍に多い[99]．いずれの発育形式を示す場合も，鼻腔，上顎洞後脂肪層，翼口蓋窩，眼窩などに進展する[99]．高浸潤性で神経周囲進展を伴いやすく，しばしば画像で同定できる病変部位より広範囲に進展しているため，腺様嚢胞癌と病理診断されている症例の進展範囲を画像診断する際には注意が必要である．神経周囲進展は脂肪抑制造影 T1 強調像による評価が有用

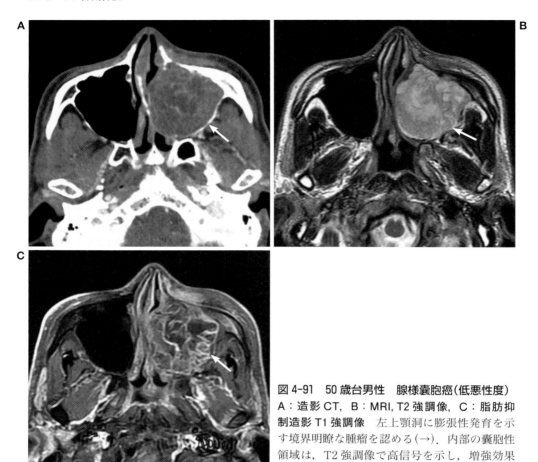

図 4-91 50 歳台男性　腺様囊胞癌(低悪性度)
A：造影 CT, B：MRI, T2 強調像, C：脂肪抑制造影 T1 強調像　左上顎洞に膨張性発育を示す境界明瞭な腫瘤を認める(→)．内部の囊胞性領域は，T2 強調像で高信号を示し，増強効果に乏しい．

であり，翼口蓋窩(翼口蓋神経節)から大・小口蓋孔(大・小口蓋神経)，翼突管(翼突管神経)，正円孔〜海綿静脈洞〔上顎神経(V_2)〕を経由した神経周囲進展を見逃さないように細心の注意を払う．

④ 未分化癌　undifferentiated carcinoma

鼻副鼻腔癌の 3〜5％を占めるまれな高悪性度腫瘍である．病理学的には扁平上皮癌や腺癌などへの特定の分化傾向を示さず，他の組織型には分類できない．鼻副鼻腔未分化癌(sinonasal undifferentiated carcinoma：SNUC)は 50 歳台を中心とする中高年に好発し，男性に多い．好発部位は鼻腔上部から篩骨洞であるが，急速に増大するため，多くの場合が隣接部位に進展した進行期で発見される．臨床症状は鼻閉，鼻出血が多く，眼窩内進展に伴う眼球突出や複視などの眼症状，頭蓋内進展に伴う脳神経麻痺を認める．眼窩や頭蓋内に進展する頻度が高く，リンパ節転移や遠隔転移を伴うことが多い．再発率も高く，予後はきわめて不良である．

SNUC は 4 cm 以上の腫瘤を形成し，侵襲性が高く浸潤性発育を示すため，境界は不明瞭である[101]．高頻度で骨破壊を伴い，副鼻腔，前頭蓋窩，眼窩，翼口蓋窩，傍咽頭間隙，海綿静脈洞などに浸潤する[101]．CT では軟部吸収値を示す腫瘤として認められ，内部に石灰化

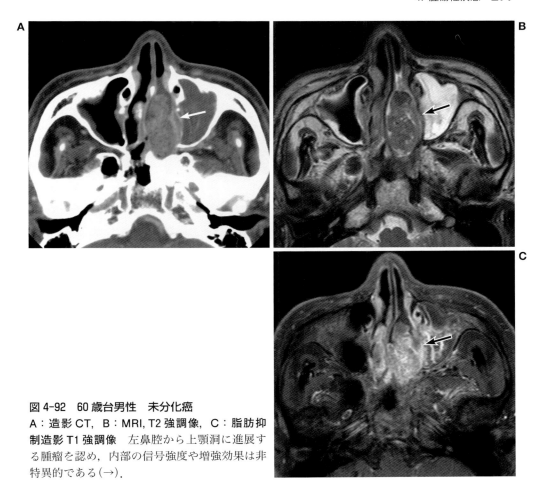

図 4-92　60 歳台男性　未分化癌
A：造影 CT，B：MRI, T2 強調像，C：脂肪抑制造影 T1 強調像　左鼻腔から上顎洞に進展する腫瘤を認め，内部の信号強度や増強効果は非特異的である（→）．

を認めることはほとんどない．造影 CT・MRI における増強効果はさまざまであり，通常は内部に壊死領域を含む．T2 強調像で非特異的な等〜高信号を示すため，扁平上皮癌との鑑別は難しい（図 4-92）．

⑤　神経内分泌癌　neuroendocrine carcinoma

　神経内分泌細胞に由来する腫瘍は，高分化型で低〜中悪性度の神経内分泌腫瘍（neuroendocrine tumor：NET）（図 4-93）と低分化型で高悪性度の神経内分泌癌（neuroendocrine carcinoma：NEC）に大別される．2017 年の頭頸部腫瘍の WHO 分類で，鼻副鼻腔領域の NEC は小細胞癌と大細胞神経内分泌癌に分類されている．鼻副鼻腔領域の小細胞癌は 40 歳台，大細胞神経内分泌癌は 50 歳台を中心とする中高年に好発し，男性に多い．好発部位は篩骨洞であり，鼻腔，上顎洞，蝶形骨洞が続く．鼻閉，鼻出血，局所痛などの非特異的な症状に加え，眼症状や脳神経麻痺などを生じる．進行が早いため，局所進行癌として発見されることが多く，リンパ節転移や遠隔転移を伴うことが多い．予後不良で集学的治療が必要となるが，小細胞癌に比べると大細胞神経内分泌癌の予後が相対的に良好である．

　副鼻腔小細胞癌は CT で等〜軽度高吸収を示し，基本的には石灰化を伴わない[102]．多くの症例で虫食い状の骨破壊を伴い，骨吸収や骨硬化を伴うことは少ない[102]．T2 強調像で比

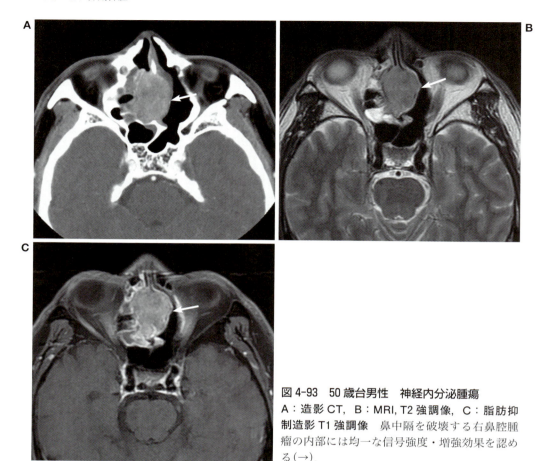

図 4-93　50 歳台男性　神経内分泌腫瘍
A：造影 CT，B：MRI, T2 強調像，C：脂肪抑制造影 T1 強調像　鼻中隔を破壊する右鼻腔腫瘤の内部には均一な信号強度・増強効果を認める(→).

較的均一な軽度高信号を示し，出血や壊死を伴う頻度が低いことが扁平上皮癌との鑑別点になる．造影 CT・MRI で軽度〜中等度の増強効果を示す．鼻腔，眼窩，翼口蓋窩に高頻度で進展し，頭蓋底や前・中頭蓋窩などに浸潤することも多い[102]．

2) 血液・リンパ系腫瘍
①悪性リンパ腫　malignant lymphoma

　鼻副鼻腔領域で最多の非上皮性悪性腫瘍であり，非 Hodgkin リンパ腫(B 細胞リンパ腫，T 細胞および NK 細胞リンパ腫)と Hodgkin リンパ腫に分類される．副鼻腔ではびまん性大細胞型 B 細胞リンパ腫(diffuse large B-cell lymphoma：DLBCL)が最多で，DLBCL は上顎洞に好発する．鼻腔では節外性 NK/T 細胞リンパ腫・鼻型(extranodal NK/T-cell lymphoma, nasal type：ENKL)が最多で，ENKL は基本的に Epstein-Barr virus(EBV)が関与しており，日本を含むアジア・メキシコ・中南米に多い．鼻副鼻腔領域の非 Hodgkin リンパ腫は 50〜60 歳台を中心とした中高年に好発し，男性に多い．臨床症状は組織型や病変部位によって異なるが，鼻閉，鼻出血，鼻漏などの鼻副鼻腔炎に類似した症状から，顔面・鼻部の腫脹，局所痛，眼症状まで多彩である．いずれの組織型も初診時の臨床病期は低い(stage IE または IIE)傾向にあるが，ENKL は経過中に他部位(皮膚，消化管，肝臓，リンパ節)に

4. 腫瘍性疾患　279

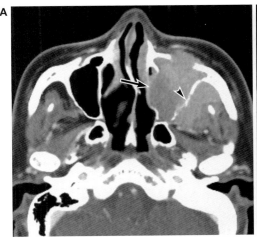
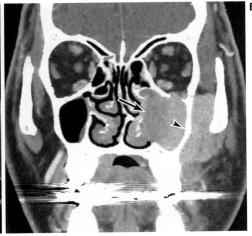

図 4-94　70歳台男性　悪性リンパ腫(DLBCL)
A：造影 CT，B：造影 CT 冠状断像　左上顎洞に内部が均一に増強される腫瘤(→)を認め，左上顎洞後壁(▶)を残しながら側頭下窩へ浸透性に発育している．

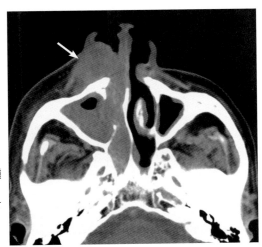

図 4-95　90歳台男性　悪性リンパ腫(ENKL)
単純 CT (軟部条件)　右鼻腔から前方の皮下組織に進展する大きな腫瘤(→)を認めるが，周囲の骨に破壊性変化は乏しい．

広がるため，DLBCL より予後が悪い．DLBCL は ENKL より頸部リンパ節腫大を伴う頻度が高く，DLBCL の再燃部位は頸部リンパ節が最多である．

上顎洞 DLBCL は浸透性または破壊性に発育する腫瘤を形成することが多いが，膨張性発育を示すこともあり，発育形式は多彩である[96]．DLBCL は腫瘍内部に骨壁が残存することが多く，上顎洞壁を示す薄く直線状の骨壁が残存する傾向にあり，隣接する鼻腔，眼窩，皮下組織，上顎洞後脂肪層へ浸潤する頻度が高い(図 4-94)[96]．一方，ENKL は腫瘤を形成せずに粘膜や粘膜下をびまん性に浸潤性発育することが多く[103]，腫瘍性病変よりも炎症性病変を疑われて診断が遅れることがある．ENKL は広範な進展範囲の割に骨壁の破壊が乏しいことを特徴とする(図 4-95)が，膨張性発育や骨破壊像を示すこともある．DLBCL を含めた悪性リンパ腫は壊死や出血を生じにくく，均一な吸収値，信号強度，増強効果を示す傾向にあるが，ENKL は病理学的に壊死傾向が強く，造影 CT で ENKL の約 20% に壊死領域が

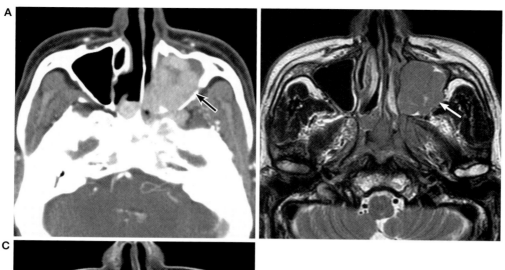
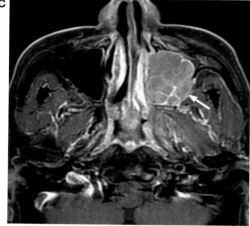

図4-96 70歳台男性 形質細胞腫
A：造影CT，B：MRI, T2強調像，C：脂肪抑制造影T1強調像　造影CT（A）では，左上顎洞から翼口蓋窩や両側鼻腔に腫瘍を認め，強く濃染している（→）．MRI（B, C）で左上顎洞腫瘍（→）は，T2強調像で均一な中等度信号を示し均一に増強され，悪性リンパ腫に類似している．

観察される[103]．T1強調像とT2強調像において悪性リンパ腫と扁平上皮癌の信号強度には差がないが，悪性リンパ腫はいずれの組織型も高細胞密度によりADC値が著明に低下するため，拡散強調画像は悪性リンパ腫と扁平上皮癌との鑑別に役立つ[96]．

② **髄外性形質細胞腫** extramedullary plasmacytoma

骨および骨髄以外から発生した形質細胞腫であり，①血清および尿にM蛋白を検出しない（時に少量のM蛋白を検出することがある），②単クローン性の形質細胞による髄外腫瘍の存在，③正常骨髄，④正常な全身骨所見，⑤臓器障害がない，と定義されている．髄外性形質細胞腫は50～60歳台を中心とした中高年に好発し，男性に多い．髄外性形質細胞腫の約80％が頭頸部領域に発生し，鼻腔，副鼻腔が好発部位であり，上咽頭，中咽頭，喉頭などにも発生する．臨床症状は軟部組織腫脹や鼻閉が多く，鼻出血，鼻漏，局所痛，眼球突出，脳神経麻痺などを示すことがある．20～25％に頸部リンパ節腫大を伴う．

悪性リンパ腫に類似して内部壊死や出血を生じにくく，均一な吸収値，信号強度，造影増強効果を示す傾向にある（図4-96）[104]．CTではポリープ状の腫瘍として認められ，周囲骨に圧排性変化を生じる．大きくなると壊死を伴うことがあり，隣接する骨軟部組織に浸潤する．造影MRIの増強効果はさまざまであるが，ダイナミック造影MRIでは早期相から濃染

し，遅延相にかけて増強効果が持続することが多い[104]．一般的に形質細胞腫は多血性腫瘍（図 4-96）であり，腫瘍内部に flow void を認めることがある．

3) 神経外胚葉性腫瘍

③ 嗅神経芽細胞腫　olfactory neuroblastoma

　鼻腔上部の嗅上皮（嗅粘膜上皮）から発生する悪性の神経外胚葉性腫瘍である．嗅上皮は鼻腔天蓋に認められ，隣接する鼻腔側壁および鼻中隔の上部にも存在する．幅広い年齢層に発生するが，10歳台と50歳台に二峰性のピークを認める．発生に性差はない．好発部位は鼻腔上部の篩板，上鼻甲介，鼻中隔上部であるが，まれに鼻腔下部や上顎洞などから異所性に発生する．臨床症状は一側性の鼻閉，鼻出血が多く，嗅覚障害，頭痛，眼症状などを伴うことがある．臨床病期分類として Kadish 分類や Dulguerov 分類が用いられ，病理組織学的悪性度分類として Hyams 分類が用いられる．隣接する副鼻腔，眼窩，篩板，頭蓋底，頭蓋内に直接浸潤することが多く，約半数に局所再発を認め，20〜30％に頸部リンパ節転移または遠隔転移（肺，肝臓，骨）を伴う．

　単純 CT で軟部吸収値を示す腫瘤として認められ，内部に散乱した斑状の石灰化を認めることがある．内部は均一であることが多いが，大きくなると壊死を伴うことがある．血流が豊富であり，充実部は均一に強く増強される．隣接する骨には圧排性または破壊性変化を認める（図 4-97）．副鼻腔へは篩骨洞，上顎洞に進展することが多いが，蝶形骨洞に進展することは少ない．CT は篩板，篩骨窩，紙様板などの骨性構造物への浸潤を評価できる．MRIは篩板を超えた前頭蓋窩への浸潤を評価することが可能であり，前頭蓋底の硬膜や脳実質への浸潤の有無を慎重に評価する．頭蓋内に進展すると腫瘍辺縁に囊胞（peripheral/marginal tumor cyst）を伴うことがあり，嗅神経芽細胞腫に特徴的な所見と報告されている（図 4-97）[105]．

④ 悪性黒色腫　malignant melanoma

　メラノサイトから発生する悪性腫瘍である．皮膚発生の悪性黒色腫は欧米に比べて本邦で発生頻度が低いため，頭頸部発生の病変が占める割合は本邦で相対的に高い．幅広い年齢層に発生するが，60歳台をピークとする高齢者に好発し，性差はない．頭頸部領域の粘膜悪性黒色腫は鼻腔粘膜（鼻中隔，中下鼻甲介，鼻腔側壁）に好発し，口腔粘膜が続く．鼻閉，鼻出血，局所痛などの臨床症状は非特異的であるが，メラニン色素を含む黒茶色・炭状の鼻汁を認める場合には悪性黒色腫を疑うことができる．発見時に70〜80％は限局性病変であるが，10〜20％に頸部リンパ節転移，10％未満に遠隔転移を認める．

　鼻副鼻腔粘膜悪性黒色腫は単純 CT で軟部吸収値を示す腫瘤として認められ，大きくなると隣接する骨に骨びらんを生じる．腫瘍内にはしばしば出血を認める．T1強調像において，メラニンを含有する色素性黒色腫は高信号を示し，メラニンを含有しない無色素性黒色腫は低信号を示すことが知られているが，T1 短縮効果はメラニンよりも出血の代謝産物であるメトヘモグロビンの影響を強く受ける（図 4-98）[106]．T2強調像でメラニンを豊富に含む場合は低信号を示す．無色素性黒色腫の信号強度は非特異的であり，他の悪性腫瘍との鑑別が難しい．豊富な血流を反映して，不均一に強く増強される（図 4-98）．

282　Ⅳ. 鼻副鼻腔

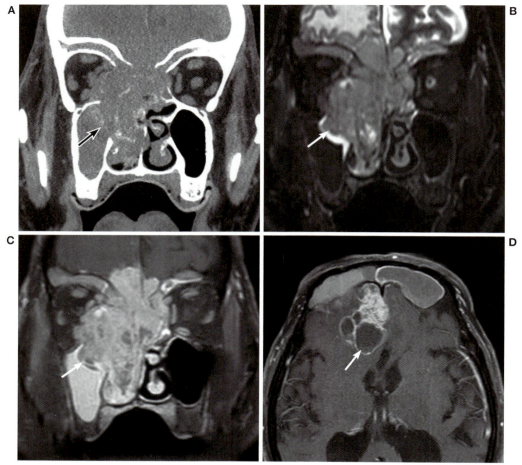

図 4-97　80歳台男性　嗅神経芽細胞腫
A：単純CT冠状断像（軟部条件），B：MRI，脂肪抑制T2強調冠状断像，C：脂肪抑制造影T1強調冠状断像，D：脂肪抑制造影T1強調像　CTおよびMRIの冠状断像で，右鼻腔上部から篩骨洞を主体とする腫瘤を認め，上顎洞・眼窩・前頭蓋窩などや対側へ破壊性に進展している（A～C，→）．脂肪抑制造影T1強調像（D）では，頭蓋内へ進展した腫瘍の辺縁部に囊胞形成を認める（D，→）．

4）軟部腫瘍
① デスモイド型線維腫症　desmoid-type fibromatosis

　デスモイド型線維腫症（デスモイド腫瘍）は2013年の骨軟部腫瘍のWHO分類で線維芽細胞または筋線維芽細胞腫瘍の中間悪性（局所侵襲性）に分類されている．組織学的には良性であり，転移することはないが，局所破壊性に増殖して再発傾向が強い．Gardner症候群は家族性大腸ポリポーシス，骨腫，軟部腫瘍を三徴とする常染色体優性遺伝疾患であり，軟部腫瘍としてデスモイド腫瘍，類表皮囊胞，脂肪腫，線維腫などが発生する．頭頸部デスモイド腫瘍は30歳台が発症のピークであり，約半数が30歳以下の若年者に発生し，女性に多い．発生部位は腹壁，腹腔内，腹壁外に分類され，鼻副鼻腔は頭頸部領域で好発部位の1つである．一般的に無痛性の腫瘤として認められるが，頭頸部デスモイド腫瘍の約20％が有痛性

4. 腫瘍性疾患　283

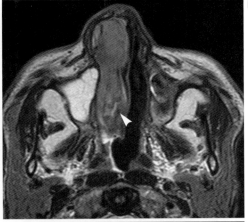
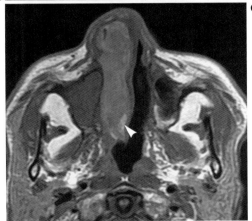

図4-98　60歳台男性　悪性黒色腫
A：造影CT，B：MRI, T2強調像，C：T1強調像　造影CT (A)では，右鼻腔を占拠する腫瘍が不均一に強く増強されている(→)．MRI, T2強調像(B)では，右鼻腔腫瘍は中等度信号が主体であるが，内部に低信号域(▶)が混在している．T1強調像(C)では，右鼻腔腫瘍の内部に高信号域(▶)が散見される．

である．

　デスモイド腫瘍は単純CTで骨格筋に類似した吸収値を示すことが多く，石灰化を伴うことはまれであり，大きくなると隣接する骨に骨びらんを生じる．MRIでは構成成分(紡錘形細胞，膠原線維，粘液基質)の多寡により多彩な信号や増強効果を示す(図4-99)．初期病変は高い細胞密度と広い細胞外腔によりT2強調像で高信号を示し，時間経過とともに膠原線維が増生して不均一な信号となり，最終的には豊富な膠原線維を反映して低信号を示す．T2強調像における低信号バンドが特徴的とされており，膠原線維の束や集塊に相当する[107]．

② 孤立性線維性腫瘍　solitary fibrous tumor (SFT)

　2013年の骨軟部腫瘍のWHO分類で線維芽細胞または筋線維芽細胞腫瘍の中間悪性(まれに転移する)に分類されている．大部分は良性であるが，約10％が局所再発または遠隔転移をきたして悪性の経過を辿る．頭頸部SFTは50歳前後をピークとする中年に好発し，性差はない．全SFTの10〜20％が頭頸部領域に発生し，頭頸部領域では眼窩，鼻副鼻腔の報告が多い．鼻副鼻腔領域では鼻腔(特に鼻中隔)に好発し，鼻閉，鼻出血などの非特異的な臨床症状を示す．

　鼻副鼻腔SFTは単純CTで灰白質と同等の均一な軟部吸収値を示す腫瘍として認めら

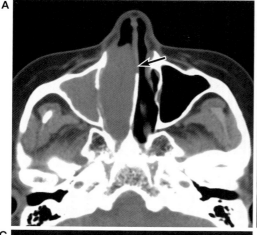
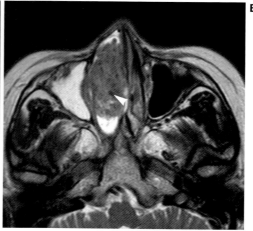
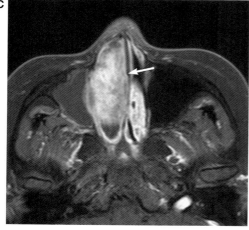

図4-99 60歳台女性 デスモイド型線維腫症
A：単純CT（軟部条件），B：MRI, T2強調像，C：脂肪抑制造影T1強調像 単純CT（軟部条件）(**A**)では，右鼻腔に均一な低吸収を示す腫瘤を認め，膨張性発育を示す(→). MRI, T2強調像(**B**)では，右鼻腔腫瘤は中等度信号が主体であるが，内部に低信号域(▶)が混在している．脂肪抑制造影T1強調像(**C**)では，腫瘍の内部は不均一に強く濃染する(→).

れ，斑状の石灰化を伴うことがある[108]．圧排性発育を示すため，隣接する骨が菲薄化する[108]．MRIでは構成成分の違いによりさまざまな信号強度を示し，紡錘形細胞が豊富であればT2強調像で等～軽度高信号，膠原線維が豊富であれば低信号を示す．T2強調像で低～高信号が混在する所見を陰陽サイン（Yin yang sign）ともよぶ．造影MRIで不均一な強い増強効果を示し，ダイナミック造影で早期濃染と遅延相で洗い出し率が20％以上のwash-outパターンを示す[108]．

③ 横紋筋肉腫　rhabdomyosarcoma

頭頸部領域で最も多い肉腫であり，未分化な間葉系細胞から発生する．従来より病理組織学的に，胎児型，胞巣型，多形型の3型に分類されていたが，2013年の骨軟部腫瘍のWHO分類で紡錘細胞型/硬化型が加わり，4型となった．頭頸部横紋筋肉腫は約2/3が胎児型であり，2/3が5歳以下，8割が10歳以下の小児に発生し，性差はない[109]．頭頸部領域では眼窩，鼻副鼻腔，側頭骨が好発部位であり，鼻副鼻腔領域では鼻腔よりも副鼻腔に多い．鼻閉，鼻出血，顔面腫脹，眼球突出などの臨床症状を示す．

CTで隣接する骨に骨びらんまたは骨破壊を生じ，造影CTでは均一な中等度の増強効果を示す（図4-100）．MRIでは均一な吸収値，信号強度，増強効果を示すことが多い（図

4. 腫瘍性疾患　**285**

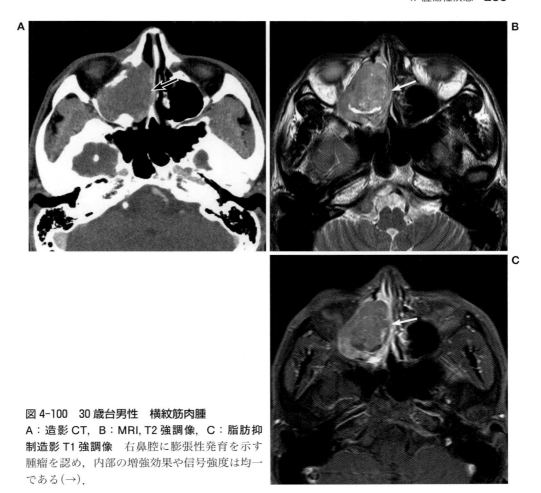

図4-100　30歳台男性　横紋筋肉腫
A：造影CT，B：MRI, T2強調像，C：脂肪抑制造影T1強調像　右鼻腔に膨張性発育を示す腫瘤を認め，内部の増強効果や信号強度は均一である(→)．

4-100)．鼻副鼻腔横紋筋肉腫は進行すると周囲組織に浸潤し，42％に頭蓋内浸潤を認める[109]．

④ 線維肉腫　fibrosarcoma

頭頸部領域で2番目に多い肉腫であり，線維芽細胞から発生する．50歳台を中心とする中高年に好発し，性差はない．鼻副鼻腔領域では上顎洞が好発部位であり，鼻腔が続く．鼻閉，鼻出血などの非特異的な臨床症状を示す．

CTで均一な軟部吸収値を示す腫瘤として認められ，隣接する骨に骨びらんを生じる．T2強調像では低〜等信号を示す．造影CT・造影MRIでは軽度の増強効果を示す．

⑤ 未分化多形肉腫　undifferentiated pleomorphic sarcoma

頭頸部領域で3番目に多い肉腫であり，分化方向が未確定で，多形性を特徴とする高悪性度腫瘍である．40歳台を中心とする成人に好発する．鼻副鼻腔領域では上顎洞や鼻腔が好発部位であり，鼻閉，鼻出血などの非特異的な臨床症状を示す．先行する放射線治療がリスク因子とされている．

侵襲性が高く，CTで隣接する骨に骨破壊を生じる(図4-101)．MRIで出血や壊死を伴って不均一な信号強度を示し，造影CT・造影MRIでさまざまな程度の不均一な増強効果を

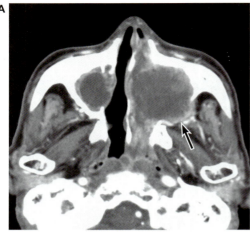
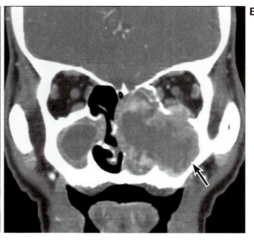

図4-101　60歳台男性　未分化多形肉腫
A：造影CT，B：造影CT冠状断像　左上顎洞に高度な骨破壊を伴う腫瘤を認め，鼻腔や眼窩に浸潤しており，内部に壊死を示す広範な造影不良域を認める(→)．

示す（図4-101）．

⑥ 悪性末梢神経鞘腫瘍　malignant peripheral nerve sheath tumor (MPNST)

神経鞘細胞への分化を示す高悪性度腫瘍である．孤発例と神経線維腫症I型に合併する症例がある．40歳台を中心とする成人に好発するが，神経線維腫症I型に合併する症例は20〜30歳台と若年の傾向がある．脳神経では三叉神経，迷走神経，前庭神経などに発生する．有痛性で急速増大を示す腫瘤を自覚することが多い．

MPNSTは侵襲性が高く，CTで隣接する骨に骨破壊を生じる（図4-102）．神経線維腫と比べてMPNSTに頻度が高いMRI所見として，辺縁の増強効果，腫瘍周囲の浮腫，腫瘍内の囊胞変性があげられる（図4-102）[110]．

5）骨腫瘍
① 骨肉腫　osteosarcoma

間質細胞が骨または類骨を産生する骨原発の悪性腫瘍であり，頭頸部領域の病変は全骨肉腫の10％以下である．顎骨骨肉腫は好発年齢が30歳台であり，長管骨骨肉腫より好発年齢が高く，男性に多い．臨床症状は弾性硬の腫脹であり，しびれ感や開口障害を伴うことがある．大部分が下顎骨または上顎骨に発生するが，その他の頭蓋骨・顔面骨にも発生することがある．下顎骨では下顎体，上顎骨では歯槽堤が好発部位であり，顎骨骨肉腫は長管骨骨肉腫と比べて遠隔転移の頻度が少なく，予後が比較的良好という臨床的特徴を示す．顎骨骨肉腫の多くは発生原因が不明であるが，Paget病や線維性骨異形成などの前駆病変，放射線治療の既往，Li-Fraumeni症候群などの遺伝性疾患がリスク因子となりうる．

顎骨骨肉腫は境界不明瞭な骨破壊像として認められ，パノラマX線写真では溶骨性・硬化性・混合性のいずれも示しうる．CTでは骨破壊や骨外進展を伴う腫瘍の内部にさまざまな程度の石灰化や骨化を認める（図4-103）．皮質骨に対して垂直または放射状の骨膜反応を形成することが特徴的であり，spicula（針状陰影）またはsunburst appearance（旭日像）とよ

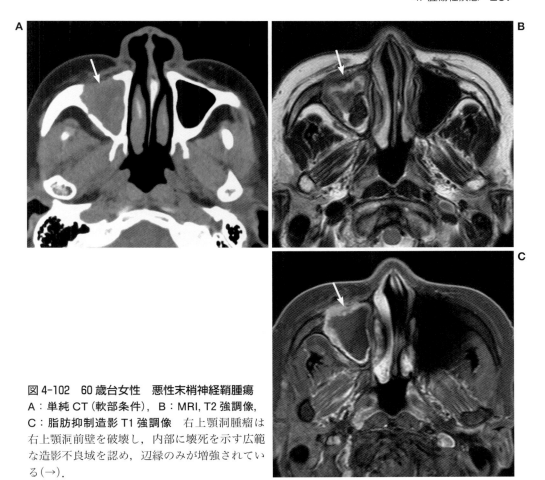

図4-102 60歳台女性 悪性末梢神経鞘腫瘍
A:単純CT(軟部条件), B:MRI,T2強調像, C:脂肪抑制造影T1強調像 右上顎洞腫瘤は右上顎洞前壁を破壊し, 内部に壊死を示す広範な造影不良域を認め, 辺縁のみが増強されている(→).

ばれる. MRIの信号強度は非特異的であり, T2強調像で充実部を示す高信号域と石灰化・骨化を示す低信号域が混在する(図4-103). MRIは骨髄内や骨外の進展範囲の評価に有用である.

② 軟骨肉腫　chondrosarcoma

軟骨を形成する骨原発の悪性腫瘍であり, 頭頸部領域の病変は全軟骨肉腫の10%以下である. 顎顔面領域の軟骨肉腫は30～60歳台の成人に多く, 50歳以上では男性, 50歳以下では女性の割合が高い. 頭頸部領域での好発部位は顎骨や鼻副鼻腔領域であり, 発生頻度は上顎骨や鼻中隔が下顎骨より高い. 頭頸部領域では頭蓋底, 喉頭軟骨, 気管軟骨などにも発生する. 臨床症状は鼻閉, 無痛性または有痛性の腫脹が多い. 多くの軟骨肉腫は特発性であるが, 遺伝性多発性外骨腫症, Ollier病, Maffucci症候群などの悪性転化により発生することもある.

画像所見は組織学的悪性度によって異なる. 低悪性度軟骨肉腫は境界明瞭な分葉状腫瘤として認められ, 内部に軟骨性石灰化を示唆するリング状または弧状の石灰化(ring and arc pattern)を認める. T2強調像で豊富な軟骨基質を反映して強い高信号が主体となり, 内部の石灰化が低信号域として認められる. 造影MRIでは腫瘍辺縁や隔壁の線維血管束が造影

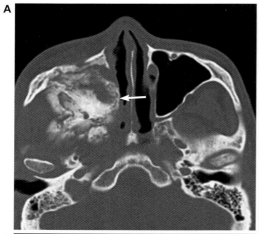
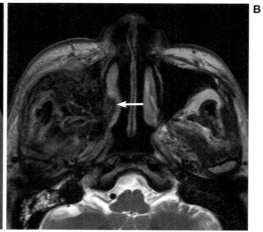
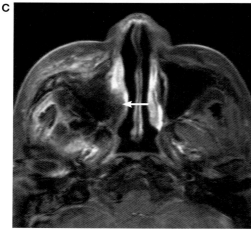

図 4-103　60 歳台男性　骨肉腫
A：CT（骨条件），B：MRI, T2 強調像，C：脂肪抑制造影 T1 強調像　CT（骨条件）(A)では，右上顎洞におもに硬化性変化を示す腫瘤を認め，内部に溶骨像が散見される(→)．MRI, T2 強調像(B)では，右上顎洞腫瘤は大部分が低信号を示している(→)．脂肪抑制造影 T1 強調像(C)では，腫瘤の内部は大部分が増強されず，辺縁部や周囲が境界不明瞭に増強されている(→)．

される(peripheral and septal pattern)．一方，高悪性度軟骨肉腫または間葉系軟骨肉腫は非特異的な画像所見を示すため，他の悪性腫瘍と鑑別が難しい．

5. 外傷性疾患

　顔面骨骨折の受傷原因は交通事故，スポーツ，転倒・転落，暴力，労災などさまざまであり，年齢によって受傷原因の頻度が異なる．学童〜青年期ではスポーツ，運転時間の多い労働年齢は交通事故，高齢者では転倒・転落の割合が高い．顔面骨の中では，鼻骨，頬骨，下顎骨が外力にさらされやすく，骨折の頻度が高い．上顎骨は直接外力を受けることは少ないが，高エネルギー外傷では骨折線が上顎骨を含めた複数の顔面骨に及ぶ場合が多い．顔面骨骨折は複雑かつ立体的であるため，多列検出器型CT（multidetector-row CT：MDCT）による評価が第一選択となる．可能なかぎり多くの断面での詳細な評価が望ましいが，一般臨床では横断像と冠状断像を中心に観察することが多い．顔面骨骨折は骨条件で評価するが，合併する頭蓋内損傷・軟部組織損傷などは軟部条件で評価する必要がある．3次元CT（3D-CT）は頭蓋顔面骨折の解剖学的位置関係を立体的・直感的に評価することができるため，骨折が疑わしい場合は積極的にワークステーションでvolume rendering（VR）などを作成することが望ましい．

　顔面骨骨折では顔面の構造的支柱（facial buttress system）を理解することが重要である．facial buttress system は顔面の機能単位を支える顔面骨の肥厚部位を示しており，垂直方向に走行する vertical buttress と水平方向に走行する horizontal buttress に分類される．下顎骨の buttress を除くと，顔面は3つの vertical buttress〔① nasomaxillary buttress（前頭骨鼻部−上顎骨前頭突起−梨状口縁），② zygomaticomaxillary buttress（前頭骨頬骨突起−頬骨前頭突起−頬骨−上顎骨頬骨突起），③ pterygomaxillary buttress（蝶形骨翼状突起−口蓋骨垂直板−上顎骨歯槽突起）〕と3つの horizontal buttress〔① frontal bar（前頭蓋底−眼窩上縁），② inferior orbital rim（眼窩底−眼窩下縁−頬骨弓），③ hard palate（上顎骨歯槽突起−硬口蓋）〕に支えられる（図4-104）．顔面骨骨折によって facial buttress system が破綻した場合，頬骨体，眼窩縁，梨状口縁などの顔面隆起を整復することで整容性が達成できるため，外科手術の目的の1つは buttress を整復することにある．顔面骨の肥厚部位である buttress はスクリュー固定部位として適している．

　顔面中央部は，上端を前頭鼻骨縫合・前頭上顎縫合〜頬骨前頭縫合，下端を上顎切歯・咬合面とする領域である．顔面中央部は，上顎骨，口蓋骨，下鼻甲介，涙骨，鼻骨，頬骨，鋤骨，篩骨で構成され，中心部と外側部に大別される．

a. 顔面中央部中心部骨折

　顔面中央部中心部骨折は鼻蓋から上顎骨歯槽突起の間に生じるあらゆる種類の顔面骨骨折を含むが，骨折線が頬骨に及ぶ顔面骨骨折は除外される．

1）鼻骨骨折　nasal fracture

　最多の顔面骨折であり，スポーツ，暴力，交通事故などによる鈍的外力が主要因となり，

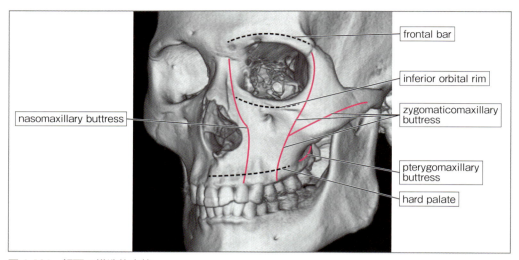

図 4-104　顔面の構造的支柱
3D-CT　顔面は 3 つの vertical buttress（① nasomaxillary buttress，② zygomaticomaxillary buttress，③ pterygomaxillary buttress）（赤線）と 3 つの horizontal buttress（① frontal bar，② inferior orbital rim，③ hard palate）（黒破線）に支えられる．

10〜20 歳台の男性に多い[111,112]．外鼻の変形，疼痛，鼻出血，浮腫などの臨床症状を生じるが，軟部組織の腫脹が強いと外鼻の変形を評価しにくい．鼻粘膜の損傷，鼻骨の陥没による鼻腔上部の狭窄，鼻中隔の偏位や血腫などの鼻内所見を認める場合は，鼻骨骨折を疑う必要がある．両側鼻骨は正中で合わさり，頭側は前頭骨鼻突起，外側は上顎骨前頭突起と関節を形成する[113]．鼻骨は前頭骨に接する頭側で厚いが，尾側で薄いため，鼻骨骨折の約 80％が下 1/2〜1/3 レベルに生じる[113]．鼻骨骨折の病型は，外力の強さ，方向，機序などにより異なり，側方からの外力によって対側に向かって骨折する斜鼻型（lateral injury）と正面からの外力による鞍鼻型（frontal injury）に分類される．頻度は斜鼻型が鞍鼻型より 3〜4 倍多い[111,112]．外力の弱い骨折は斜鼻型の頻度が高く，機能的には問題がないことが多い．斜鼻型では一側の鼻骨が骨折することが多いが，強い外力により対側の鼻骨も骨折することがある（図 4-105）．鞍鼻型では鼻骨先端部の骨折や鼻骨・鼻中隔の平坦化を生じるが，強い外力が加わると鼻骨の脱臼や分離を生じる（図 4-106）．鞍鼻型は強い外力によるものが多く，一般的に修復が難しい．

　CT は軟部組織腫脹に影響されず，骨形態（鼻骨骨折の有無，鼻骨骨折の偏位・陥没の方向・程度）を評価できるだけでなく，合併する他の顔面骨骨折（鼻中隔骨折や篩骨骨折など）や軟部組織損傷を診断することができる．鼻中隔骨折は鼻閉の原因となるだけでなく，整復術後の外鼻再変形に関わる重要な所見である（図 4-107）[112]．斜鼻型の特徴は鼻骨上顎縫合の離開，鼻骨骨折，前頭骨上顎突起骨折であり，鞍鼻型の特徴は鼻骨間縫合の離開である[111]．3D-CT は任意の方向から鼻骨変形の程度を客観的に評価できるため，整復術を施行する際の指標となる．鼻眼窩篩骨骨折や上顎骨前頭突起骨折を伴う鼻骨骨折では鼻涙管の狭窄や閉塞を合併することがあるため，鼻涙管に達するわずかな骨折線や鼻涙管の骨壁に生じた偏位の有無を評価する必要がある．

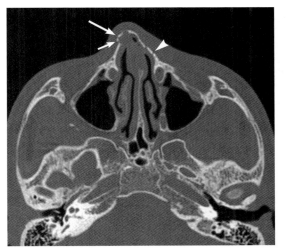

図 4-105　10 歳台男性　鼻骨骨折(斜鼻型)
CT(骨条件)　右鼻骨骨折(大矢印)，右鼻骨上顎縫合の離開(小矢印)，左前頭骨上顎突起骨折(▶)を認める．

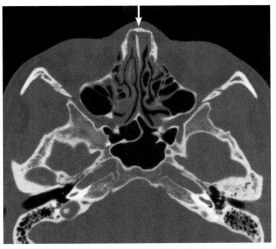

図 4-106　30 歳台女性　鼻骨骨折(鞍鼻型)
CT(骨条件)　両側鼻骨が左右対称性に平坦化している(→)．

図 4-107　30 歳台男性　鼻中隔骨折
CT(骨条件)　鼻中隔が 2 か所で骨折している(→)．

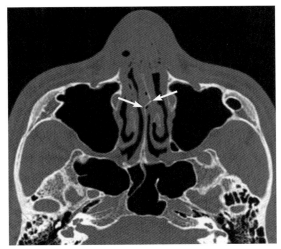

　鼻閉・鼻呼吸障害などの機能障害を認める場合，機能障害がなくても美容的な問題がある場合に整復術が行われる．鼻骨の単独骨折に対して行われる closed reduction(非観血的整復)の治療対象は可動性が保たれる受傷後 2 週間以内の症例であるが，軟部組織腫脹を伴う場合は治療が難しい．軟部組織腫脹は受傷後数時間から出現して 1 週間前後まで持続するため，受傷後 1 週間以降の腫脹消退期まで待機して整復術を行う場合が多い．鼻骨骨折は受傷後 1〜2 週間で癒合し，この時期を過ぎると変形を残して癒合する．鼻骨骨折は陳旧化(癒合)すると徒手整復により可動させることが難しく，骨切り術や骨移植などの open reduction(観血的整復)が必要となることがあるため，受傷後早期の手術が望ましい．小児では成人より骨癒合が早いため，できるだけ早い時期に整復するのがよい．

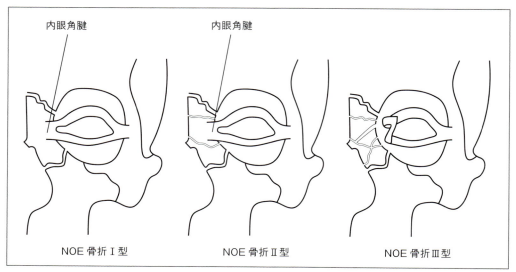

図4-108 鼻眼窩篩骨骨折の分類
内眼角腱および付着する涙嚢窩周辺の骨片の状態によってⅠ～Ⅲ型に分類されている．Ⅰ型・Ⅱ型は内眼角腱の付着部に損傷はないが，Ⅲ型は内眼角腱の付着部が損傷する．Ⅰ型は内眼角腱が付着する骨片が単一であるが，Ⅱ型・Ⅲ型は骨片が粉砕する．（文献115より許可を得て転載）

2）鼻眼窩篩骨骨折　naso-orbitoethmoid fracture

　鼻眼窩篩骨(naso-orbitoethmoid：NOE)複合体とは鼻骨・上顎骨・前頭骨・篩骨・涙骨・蝶形骨を含む領域を指し，NOE複合体の骨折を鼻眼窩篩骨骨折(NOE骨折)とよぶ．NOE骨折は顔面中央部中心部の上部の骨折であり，前方からの強い衝撃力を受けて生じることが多く，正確に再建することが困難な顔面骨骨折の1つである．構造的支柱ではnasomaxillary buttressが破綻し，鼻骨から眼窩内側壁・眼窩下壁に沿って骨折線が広がる[114]．内眼角腱はNOE領域で最も重要な軟部組織であり，NOE骨折によって内眼角腱が損傷すると眼角隔離症を生じる[115]．Markowitz・Mansonの分類が広く用いられており，内眼角腱および付着する涙嚢窩周辺の骨片の状態によって以下のⅠ～Ⅲ型に分類されている(図4-108)[115,116]．Ⅰ型：内眼角腱が付着する骨片が単一で大きく，内眼角腱の付着部に損傷がない場合，Ⅱ型：内眼角腱が付着する骨片が小さく分断(粉砕)されているが，内眼角腱の付着部に損傷はない場合，Ⅲ型：内眼角腱の付着部が損傷し，内眼角腱が骨片から裂離している場合．NOE骨折の合併症として，眼球損傷，内眼角腱の損傷による眼角離開，篩板の骨折による髄液漏があげられる．また篩骨洞の骨折により前頭洞排泄路が損傷すると，将来的に前頭洞の粘液瘤を生じる場合がある．

　画像診断ではnasomaxillary buttressの損傷の程度に言及することが重要である．CTで内眼角腱は同定できないが，内眼角腱は上顎骨前頭突起の涙嚢窩に付着するため，涙嚢窩周辺の骨片の状態に注目する(図4-109)[114]．CTの再構成冠状断像における両側涙嚢窩の間隔が重要であり，両側涙嚢窩の間隔が開大している場合は内眼角腱の損傷が疑われる[114]．

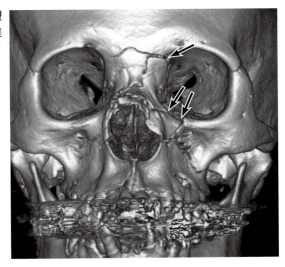

図 4-109　60歳台男性　鼻眼窩篩骨骨折Ⅱ型
3D-CT　鼻骨から左眼窩内側壁・下壁に達する骨折線(→)により，骨片が複数に分割されている．

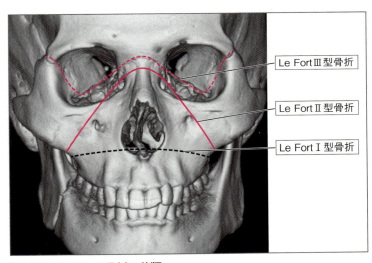

図 4-110　Le Fort 骨折の分類
3D-CT　Le Fort 骨折は上顎骨を中心とした顔面中央部中心部に生じた両側性の横断骨折であり，顔面中央部中心部における水平方向の骨折線の高さによってⅠ型(黒破線)，Ⅱ型(赤線)，Ⅲ型(赤破線)に分類される．

3) Le Fort 骨折　Le Fort fracture

　上顎骨を中心とした顔面中央部中心部に生じた両側性の横断骨折であり，可動性のある骨片が遊離する．古典的に Le Fort 骨折はⅠ型，Ⅱ型，Ⅲ型に分類される(図 4-110)．
　Le Fort Ⅰ型骨折(Guerin or horizonta fracture)は両側上顎骨下部(梨状口の下部，鼻腔底より上方)の横断骨折で，鼻中隔の下 1/3，口蓋骨，上顎骨歯槽突起，翼状突起の下 1/3 で構成される骨片が遊離して口蓋の動揺性を生じる(floating palate)(図 4-111)．骨折線は鼻中隔下部，鼻腔底から梨状口外側縁を通り，犬歯窩，上顎洞底から上顎洞前外側壁に達し，翼口蓋窩，翼状突起下部を横断する[117]．

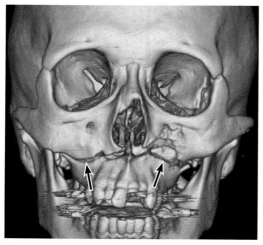

図4-111　20歳台男性　Le Fort Ⅰ型
3D-CT　両側上顎骨下部を横走する骨折線(→)を認める(floating palate).

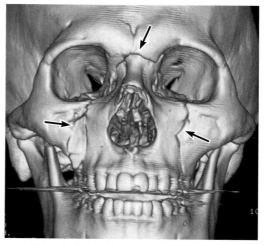

図4-112　20歳台男性　Le Fort Ⅱ型
3D-CT　両側上顎骨から鼻骨上部に達する錐体状の骨折線(→)を認める(floating maxilla).

　Le Fort Ⅱ型骨折(pyramidal or subzygomatic fracture)は両側上顎骨と鼻骨が一塊となって錐体型に骨折し，頰骨，眼窩内側壁および前頭骨から遊離して上顎骨の動揺性を生じる(floating maxilla)(図4-112)．骨折線は鼻骨，上顎骨前頭突起，涙骨，眼窩下縁から上顎洞外側壁，さらに頰骨上顎縫合下から横に走り，上顎骨後外側から翼状突起に及ぶ[117]．
　Le Fort Ⅲ型骨折(craniofacial disjunction fracture)は頭蓋底に平行な骨折線を生じ，頭蓋骨と顔面骨が分離するため，顔面の動揺性を生じる(floating face)(図4-113)．骨折線は鼻根部，上顎骨前頭突起，涙骨，篩骨洞から眼窩内に達し，下眼窩裂から外側へ蝶形頰骨縫合，後方は上顎洞後壁と翼状突起に及ぶ[117]．
　Le Fort骨折に共通する臨床症状として，顔面軟部組織腫脹，異常可動性，咬合不全，鼻出血，上気道の狭窄または閉塞などがある．Ⅱ型における顔面中央部の広範な陥没による扁平化した顔貌をdish faceまたはpan face，Ⅲ型における上下に延長する顔貌をdonkey faceとよぶことがある．Ⅱ型とⅢ型は眼窩周囲の骨折により眼瞼腫脹，眼球結膜出血，複視，眼球陥凹，眼球位置異常，眼球運動障害などの眼症状を生じることがあり，鼻骨や篩骨の合併骨折により内眼角隔離，涙道損傷による流涙などを生じる．Ⅱ型とⅢ型は眼窩下神経の障害を高頻度で合併し，頭蓋底骨折に伴う髄液漏を生じると逆行性感染による髄膜炎が問題となる．Ⅲ型は咽頭後血腫が高頻度に認められ，上気道閉塞をきたすことがある．
　CT横断像では，すべての型のLe Fort骨折に翼状突起部の骨折が認められ，翼状突起部が上顎洞後壁から分離することが特徴的である[117]．翼状突起部と上顎洞後壁が分離していれば，顔面中央部中心部における水平方向の骨折線の高さを評価してLe Fort Ⅰ～Ⅲ型に分類するが，実際には各型の混在した骨折や非対称性の骨折が多く，しばしば他の顔面骨骨折を伴うため，古典的なLe Fort分類に合致する骨折線を示すことは少ない．
　重症外傷例では上気道の確保と出血のコントロールが最優先となる．次に生命予後を脅かす頭蓋内損傷や頸髄損傷の治療が優先されるため，合併する他の外傷の有無を慎重に評価す

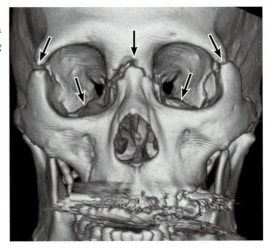

図4-113 70歳台女性　Le Fort Ⅲ型
3D-CT　両側頬骨前頭骨縫合から眼窩内，鼻骨上部に達する骨折線(→)を認める(floating face).

る必要がある．骨折部の整復と固定は全身状態が安定した状況で行われ，受傷後3週間以降は骨折部に骨癒合が生じて整復が困難となるため，軟部組織の浮腫が改善する受傷後7～10日が整復術を行う目安となる．小児では成人より骨癒合が早いため，できれば受傷後1週間以内に整復するのがよい．Le Fort 骨折の治療目標は咬合機能の回復と顔面輪郭の復元であり，治療の原則は破綻した構造的支柱を中心とした解剖学的整復と強固な固定である．単純なⅠ型骨折は咬合機能・顔面輪郭が回復するが，複雑なⅡ型またはⅢ型骨折は完全な整復固定が得られずに機能障害が残存することがある．

b. 顔面中央部外側部骨折

顔面中央部外側部は頬骨を中心とする領域であり，顔面中央部外側部骨折は頬骨骨折を含む顔面骨骨折と眼窩吹き抜け骨折を含む．眼窩吹き抜け骨折については，「Ⅱ章 眼窩」(p.31)で解説する．

1) 頬骨弓骨折　zygomatic arch fracture

頬骨は顔面中央部の外側構成体であり，前方に突出して頬骨隆起を形成するため，前方あるいは側方からの外力を受けて骨折しやすい．鼻骨骨折に次いで2番目に多い顔面中央部骨折である．特に頬骨弓は外側に張り出した細く脆弱な構造であり，直達外力によって骨折することが多いが，上顎骨や頬骨体部からの介達外力によっても容易に骨折する．頬骨骨折は頬骨弓骨折と頬骨体部骨折に分類され，頬骨弓のみに骨折線が存在する場合を頬骨弓単独骨折とよぶ(図4-114)．頬骨弓単独骨折は3点骨折によるV字型の陥没骨折が多く，頬骨弓の陥没(転位した骨片)による下顎骨筋突起の前方移動障害や側頭筋への圧迫が開口障害の原因となり，頬骨弓が陥没することにより顔面変形などの審美的問題を生じる．

頬骨弓骨折は単純X線撮影(頬骨弓軸位撮影)でも容易に診断できるが，CTは骨折部位を正確に診断できるだけでなく，骨片の転位方向や転位程度を評価できる．

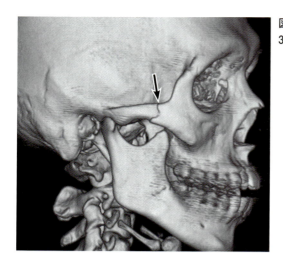

図4-114 20歳台男性 頬骨単独骨折
3D-CT 右頬骨弓に骨折線を認める(→).

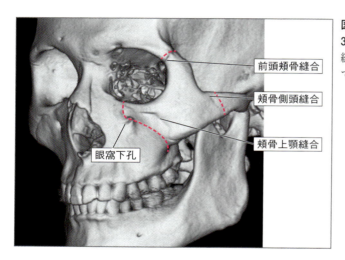

図4-115 頬骨上顎骨複合骨折
3D-CT 頬骨上顎骨複合は4つの縫合が離解する頬骨隆起の陥没骨折である(赤点線).

2) 頬骨上顎骨複合骨折　zygomaticomaxillary complex fracture

　頬骨体部骨折は斜め前方から頬骨隆起への直達外力(鈍的外傷)によって生じることが多く，頬骨上顎骨縫合に沿って上顎骨に骨折線が及ぶため，頬骨体部が単独で骨折することはまれである．頬骨は頭側で前頭頬骨縫合により前頭骨頬骨突起，外側で頬骨側頭縫合により側頭骨頬骨突起，内側で頬骨上顎縫合により上顎骨頬骨突起，後方で頬骨蝶形骨縫合により蝶形骨大翼と連続する．頬骨上顎骨複合(zygomaticomaxillary complex：ZMC)骨折はこれら4つの縫合が離解する頬骨隆起の陥没骨折であり，縫合周囲の頬骨弓，眼窩外側壁，上顎洞前後壁にも骨折を生じる(図4-115)．構造的支柱は inferior orbital rim と zygomaticomaxillary buttress が破綻する．ZMC 骨折の臨床症状として顔貌の変形，鼻出血，眼窩下神経麻痺，複視，眼球陥凹，開口障害，咬合異常があげられる．骨折線が眼窩下管に及ぶと，眼窩下神経損傷により眼窩下神経支配領域の恒久的な知覚異常，頬部や上唇の感覚低下を生じる．眼窩壁骨折により眼球や眼窩内容が偏位するため，複視や眼球陥凹を生じる．頬

図 4-116　60 歳台女性　頬骨上顎骨複合骨折
3D-CT　左眼窩下壁・眼窩下神経管から頬骨上顎縫合(大矢印)，前頭頬骨縫合(小矢印)，頬骨側頭縫合(▶)に骨折線を認める．

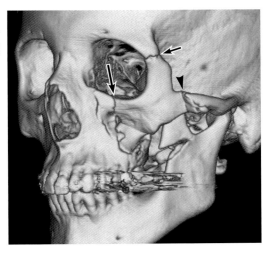

骨弓骨折による開口障害は「1) 頬骨弓骨折(p.295)」の項目で述べた．上顎骨の骨折が歯槽骨や口蓋骨に及ぶ場合には咬合異常を生じる．

　CT 横断像は頬骨弓や頬骨側頭縫合，頬骨上顎縫合や上顎洞前後壁，頬骨蝶形骨縫合や蝶形骨大翼の骨折部を描出できるが，頬骨前頭骨縫合の評価には冠状断像が適している．骨折部の偏位や粉砕骨折を伴う ZMC 骨折では，3D-CT が骨折線の立体的走行や変形の程度を把握するのに有用である(図 4-116)．眼窩外側壁の骨折により zygomaticomaxillary buttress が外側に偏位するため，眼窩容積増加と眼球陥凹を生じる[114]．頬骨上顎縫合から眼窩下壁に至る骨折線はほとんどが眼窩下神経管を通過するため，特に複視を認める症例では吹き抜け骨折と同様に外眼筋の変形や絞扼の有無を確認することが重要である．

　顔貌の変形が少なく，機能障害がなければ保存的治療となる．顔面の変形(特に頬骨隆起の平坦化)や骨片の偏位が高度な場合には観血的整復が有用であるが，治療時期は受傷後 1〜3 週間が経過して顔面の腫脹が消退した時期が望ましい．顔面対称性の回復はおもに頬骨隆起が整復されることにより達成される．眼窩容積は頬骨と蝶形骨のアライメント(眼窩外側壁)を整復することにより正常化するが，吹き抜け骨折を合併する場合にはその影響も受ける[114]．

文　献

1) 池田勝久：鼻出血の病態生理．JOHNS 2005；21：963-964.

2) Park IH, Song JS, Choi H, et al：Volumetric study in the development of paranasal sinuses by CT imaging in Asian：a pilot study. Int J Pediatr Otorhinolaryngol 2010；74：1347-1350.

3) Naumann HH：Pathologische anatomie der chronischen rhinitis und sinusitis. In：Jo Ono：Proceedings of the 8th international congress of oto-rhino-laryngology：congess series No 113. Amsterdam：Excerpta Medica, 1965：79-89.

4) Daniels DL, Mafee MF, Smith MM, et al：The frontal sinus drainage pathway and related structures. AJNR Am J Neuroradiol 2003；24：1618-1627.

5) Yonetsu K, Watanabe M, Nakamura T：Age-related expansion and reduction in aeration of the sphenoid sinus：volume assessment by helical CT scanning. AJNR Am J Neuroradiol 2000；21：179-182.

6) Shashy RG, Durairaj VD, Holmes JM, et al：Congenital dacryocystocele associated with intranasal cysts：diagnosis and management. Laryngoscope 2003；113：37-40.

7) Deutschmann MW, Yeung J, Bosch M, et al：Radiologic reporting for paranasal sinus computed tomography：a multi-institutional review of content and consistency. Laryngoscope 2013；123：1100-1105.

8) Loftus PA, Lin J, Tabaee A：Anatomic variants of the paranasal sinuses in patients with recurrent acute rhinosinusitis. Int Forum Allergy Rhinol 2016；6：328-333.

9) Shpilberg KA, Daniel SC, Doshi AH, et al：CT of Anatomic Variants of the Paranasal Sinuses and Nasal Cavity：Poor Correlation With Radiologically Significant Rhinosinusitis but Importance in Surgical Planning. AJR Am J Roentgenol 2015；204：1255-1260.

10) Kaygusuz A, Haksever M, Akduman D, et al：Sinonasal anatomical variations：their relationship with chronic rhinosinusitis and effect on the severity of disease-a computerized tomography assisted anatomical and clinical study. Indian J Otolaryngol Head Neck Surg 2014；66：260-266.

11) Kim HJ, Jung Cho M, Lee JW, et al：The relationship between anatomic variations of paranasal sinuses and chronic sinusitis in children. Acta Otolaryngol 2006；126：1067-1072.

12) Sivasli E, Sirikci A, Bayazyt YA, et al：Anatomic variations of the paranasal sinus area in pediatric patients with chronic sinusitis. Surg Radiol Anat 2003；24：400-405.

13) Bilge T, Akpinar M, Mahmutoğlu AS, et al：Anatomic variations in paranasal sinuses of patients with sinonasal polyposis：Radiological evaluation. J Craniofac Surg 2016；27：1336-1339.

14) Sedaghat AR, Gray ST, Chambers KJ, et al：Sinonasal anatomic variants and asthma are associated with faster development of chronic rhinosinusitis in patients with allergic rhinitis. Int Forum Allergy Rhinol 2013；3：755-761.

15) Fadda GL, Rosso S, Aversa S, et al：Multiparametric statistical correlations between paranasal sinus anatomic variations and chronic rhinosinusitis. Acta Otorhinolaryngol Ital 2012；32：244-251.

16) Alkire BC, Bhattacharyya N：An assessment of sinonasal anatomic variants potentially associated with recurrent acute rhinosinusitis. Laryngoscope 2010；120：631-634.

17) Caughey RJ, Jameson MJ, Gross CW, et al：Anatomic risk factors for sinus disease：fact or fiction? Am J Rhinol 2005；19：334-339.

18) 坂本達則：鼻中隔矯正術．日鼻誌 2014；53：12-14.

19) Earwaker J：Anatomic variants in sinonasal CT. RadioGraphics 1993；13：381-415.

20) Dasar U, Gokce E：Evaluation of variations in sinonasal region with computed tomography. World J Radiol 2016；8：98-108.

21) Stallman JS, Lobo JN, Som PM：The incidence of concha bullosa and its relationship to nasal septal deviation and paranasal sinus disease. AJNR Am J Neuroradiol 2004；25：1613-1618.

22) Maru YK, Gupta V：Anatomic variations of the bone in sinonasal C.T. Indian J Otolaryngol Head Neck Surg 2001；53：123-128.

23) Tuli IP, Sengupta S, Munjal S, et al：Anatomical variations of uncinate process observed in chronic sinusitis. Indian J Otolaryngol Head Neck Surg 2013；65：157-161.

24) Bolger WE, Woodruff W, Parsons DS：CT demonstration of pneumatization of the uncinate process. AJNR Am J Neuroradiol 1990；11：552.

25) Kantarci M, Karasen RM, Alper F, et al：Remarkable anatomic variations in paranasal sinus region and their clinical importance. Eur J Radiol 2004；50：296-302.

26) Prasanna LC, Mamatha H：The location of maxillary sinus ostium and its clinical application. Indian J Otolaryngol Head Neck Surg 2010；62：335-337.

27) Ference EH, Smith SS, Conley D, et al：Surgical anatomy and variations of the infraorbital nerve. Laryngoscope 2015；125：1296-1300.

28) Lantos JE, Pearlman AN, Gupta A, et al：Protrusion of the infraorbital nerve into the maxillary sinus on CT：prevalence, proposed grading method, and suggested clinical implications. AJNR Am J Neuroradiol 2016；37：349-353.

29) Wormald PJ：The agger nasi cell：the key to understanding the anatomy of the frontal recess. Otolaryngol Head Neck Surg 2003；129：497-507.

30) Vaid S, Vaid N, Rawat S, et al：An imaging checklist for pre-FESS CT：framing a surgically relevant report. Clin Radiol 2011；66：459-470.

31) Huang BY, Lloyd KM, DelGaudio JM, et al：Failed endoscopic sinus surgery：spectrum of CT findings in the frontal recess. RadioGraphics 2009；29：177-195.

32) Park SS, Yoon BN, Cho KS, et al：Pneumatization pattern of the frontal recess：relationship of the anterior-to-posterior length of frontal isthmus and/or frontal recess with the volume of agger nasi cell. Clin Exp Otorhinolaryngol 2010；3：76-83.

33) Scuderi AJ, Harnsberger HR, Boyer RS：Pneumatization of the paranasal sinuses：normal features of importance to the accurate interpretation of CT scans and MR images. AJR Am J Roentgenol 1993；160：1101-1104.

34) Ozturan O, Yenigun A, Degirmenci N, et al：Co-existence of the Onodi cell with the variation of perisphenoidal structures. Eur Arch Otorhinolaryngol 2013；270：2057-2063.

35) Adeel M, Ikram M, Rajput MS, et al：Asymmetry of lateral lamella of the cribriform plate：a software-based analysis of coronal computed tomography and its clinical relevance in endoscopic sinus surgery. Surg Radiol Anat 2013；35：843-847.

36) Pandolfo I, Vinci S, Salamone I, et al：Evaluation of the anterior ethmoidal artery by 3D dual volume rotational digital subtraction angiography and native multidetector CT with multiplanar reformations. Initial findings. Eur Radiol 2007；17：1584-1590.

37) Ding J, Sun G, Lu Y, et al：Evaluation of anterior ethmoidal artery by 320-slice CT angiography with comparison to three-dimensional spin digital subtraction angiography：initial experiences. Korean J Radiol 2012；13：667-673.

38) Cakur B, Sümbüllü MA, Yılmaz AB：A retrospective analysis of sphenoid sinus hypoplasia and agenesis using dental volumetric CT in Turkish individuals. Diagn Interv Radiol 2011；17：205-208.

39) Heskova G, Mellova Y, Holomanova A, et al：Assessment of the relation of the optic nerve to the posterior ethmoid and sphenoid sinuses by computed tomography. Biomed Pap Med Fac Univ Palacky Olomouc Czech Repub 2009；153：149-152.

40) D P, Prabhu LV, Kumar A, et al：The anatomical variations in the neurovascular relations of the sphenoid sinus：an evaluation by coronal computed tomography. Turk Neurosurg 2015；25：289-293.

41) ②頭頸部．日本医学放射線学会・編：画像診断ガイドライン 2016 年版．金原出版，2016：107-156.

42) 山中 昇，飯野ゆき子，宇野芳史ほか：急性鼻副鼻腔炎診療ガイドライン 2010 年版．日鼻科会誌 2010：49：143-247.

43) Eggesbø HB：Radiological imaging of inflammatory lesions in the nasal cavity and paranasal sinuses. Eur Radiol 2006；16：872-888.

44) Chandler JR, Langenbrunner DJ, Stevens ER：The pathogenesis of orbital complications in acute sinusitis. Laryngoscope 1970；80：1414-1428.

45) Dankbaar JW, van Bemmel AJ, Pameijer FA：Imaging findings of the orbital and intracranial complications of acute bacterial rhinosinusitis. Insights Imaging 2015；6：509-518.

46) 洲崎春海：慢性副鼻腔炎．JOHNS 2011；27：1535-1544.

47) 日本鼻科学会・編：副鼻腔炎診療の手引き．金原出版，2007：20.

48) 春名眞一：慢性副鼻腔炎の分類．アレルギー免疫 2011；18：1614-1620.

300 Ⅳ. 鼻副鼻腔

49) Fokkens WJ, Lund VJ, Mullol J, et al：European position paper on rhinosinusitis and nasal polyps 2012. Rhinol Suppl 2012；23：1-298.

50) 間島雄一：慢性鼻副鼻腔炎の成因・診断・治療．耳鼻展望 2012；55：118-125.

51) 池田勝久：慢性副鼻腔炎の診断・治療の up-to-date アレルギー性炎症，好中球，好酸球の関わり．花粉症研究会会報 2012；23：2-10.

52) 石戸谷淳一，塩野 理，佐久間康徳：好酸球性副鼻腔炎の CT 画像．アレルギー免疫 2012；19：830-837.

53) 春名眞一，鴻 信義，柳 清ほか：好酸球性副鼻腔炎．耳鼻展望 2001；44：195-201.

54) Tokunaga T, Sakashita M, Haruna T, et al：Novel scoring system and algorithm for classifying chronic rhinosinusitis：the JESREC Study. Allergy 2015；70：995-1003.

55) 藤枝重治，坂下雅文，徳永貴広ほか：好酸球性副鼻腔炎 診断ガイドライン（JESREC Study）．日耳鼻会報 2015；118：728-735.

56) Silverman CS, Mancuso AA：Periantral soft-tissue infiltration and its relevance to the early detection of invasive fungal sinusitis：CT and MR findings. AJNR Am J Neuroradiol 1998；19：321-325.

57) Aribandi M, McCoy VA, Bazan C 3rd：Imaging features of invasive and noninvasive fungal sinusitis：a review. RadioGraphics 2007；27：1283-1296.

58) Seo YJ, Kim J, Kim K, et al：Radiologic characteristics of sinonasal fungus ball：an analysis of 119 cases. Acta Radiol 2011；52：790-795.

59) Yoon JH, Na DG, Byun HS, et al：Calcification in chronic maxillary sinusitis：comparison of CT findings with histopathologic results. AJNR Am J Neuroradiol 1999；20：571-574.

60) Mukherji SK, Figueroa RE, Ginsberg LE, et al：Allergic fungal sinusitis：CT findings. Radiology 1998；207：417-422.

61) Aribandi M, Bazan C 3rd：CT and MRI features in Bipolaris fungal sinusitis. Australas Radiol 2007；51：127-132.

62) Lee SH, Kim HJ, Lee JW, et al：Categorization and clinicopathological features of chronic rhinosinusitis with eosinophilic mucin in a korean population. Clin Exp Otorhinolaryngol 2015；8：39-45.

63) Uri N, Ronen O, Marshak T, et al：Allergic fungal sinusitis and eosinophilic mucin rhinosinusitis：diagnostic criteria. J Laryngol Otol 2013；127：867-871.

64) 高橋雅幸：歯性上顎洞炎の診断と治療．歯先技研会誌 2009；15：264-269.

65) 日本呼吸器学会咳嗽に関するガイドライン 第2版作成委員会：咳嗽に関するガイドライン，第2版．メディカルレビュー社，2012.

66) 柳 清：副鼻腔気管支症候群（SBS）．JOHNS 2012；2：1840-1844.

67) 間島雄一：鼻茸の成因と治療．耳鼻展望 1999；42：525-530.

68) Gupta M, El-Hakim H, Bhargava R, et al：Pott's puffy tumour in a pre-adolescent child：the youngest reported in the post-antibiotic era. Int J Pediatr Otorhinolaryngol 2004；68：373-378.

69) Lohrmann C, Uhl M, Warnatz K, et al：Sinonasal computed tomography in patients with Wegener's granulomatosis. J Comput Assist Tomogr 2006；30：122-125.

70) Muhle C, Reinhold-Keller E, Richter C, et al：MRI of the nasal cavity, the paranasal sinuses and orbits in Wegener's granulomatosis. Eur Radiol 1997；7：566-570.

71) Lisle DA, Monsour PA, Maskiell CD：Imaging of craniofacial fibrous dysplasia. J Med Imaging Radiat Oncol 2008；52：325-332.

72) Petkovska L, Petkovska I, Ramadan S, et al：CT evaluation of congenital choanal atresia：our experience and review of the literature. Australas Radiol 2007；51：236-239.

73) Som PM, Brandwein-Gensler MS, Kassel EE, et al：Tumors and tumor-like conditions of the sinonasal cavities. In：Som PM, Curtin HD（eds）：Head and Neck Imaging, 5th ed. St Louis：Mosby, 2011：253-410.

74) Kato H, Kanematsu M, Kusunoki Y, et al：Nasoalveolar cyst：imaging findings in three cases. Clin Imaging 2007；31：206-209.

75) Lee DK, Chung SK, Dhong HJ, et al：Focal hyperostosis on CT of sinonasal inverted papilloma as a predictor of tumor origin. AJNR Am J Neuroradiol 2007；28：618-621.

76) Ojiri H, Ujita M, Tada S, et al：Potentially distinctive features of sinonasal inverted papilloma on MR imaging. AJR Am J Roentgenol 2000；175：465-468.

77) Jeon TY, Kim HJ, Chung SK, et al：Sinonasal inverted papilloma：value of convoluted cerebriform pattern on MR imaging. AJNR Am J Neuroradiol 2008；29：1556-1560.

78) Jeon TY, Kim HJ, Choi JY, et al：^{18}F-FDG PET/CT findings of sinonasal inverted papilloma with or without coexistent malignancy：comparison with MR imaging findings in eight patients. Neuroradiology 2009；51：265-271.

79) Petit P, Vivarrat-Perrin L, Champsaur P, et al：Radiological follow-up of inverted papilloma. Eur Radiol 2000；10：1184-1189.

80) Lloyd G, Howard D, Lund VJ, et al：Imaging for juvenile angiofibroma. J Laryngol Otol 2000；114：727-730.

81) Kania RE, Sauvaget E, Guichard JP, et al：Early postoperative CT scanning for juvenile nasopharyngeal angiofibroma：detection of residual disease. AJNR Am J Neuroradiol 2005；26：82-88.

82) Yang BT, Wang ZC, Xian JF, et al：Leiomyoma of the sinonasal cavity：CT and MRI findings. Clin Radiol 2009；64：1203-1209.

83) Lee DG, Lee SK, Chang HW, et al：CT features of lobular capillary hemangioma of the nasal cavity. AJNR Am J Neuroradiol 2010；31：749-754.

84) Yang BT, Li SP, Wang YZ, et al：Routine and dynamic MR imaging study of lobular capillary hemangioma of the nasal cavity with comparison to inverting papilloma. AJNR Am J Neuroradiol 2013；34：2202-2207.

85) Lee HK, Smoker WR, Lee BJ, et al：Organized hematoma of the maxillary sinus：CT findings. AJR Am J Roentgenol 2007；188：W370-373.

86) Kim EY, Kim HJ, Chung SK, et al：Sinonasal organized hematoma：CT and MR imaging findings. AJNR Am J Neuroradiol 2008；29：1204-1208.

87) Song HM, Jang YJ, Chung YS, et al：Organizing hematoma of the maxillary sinus. Otolaryngol Head Neck Surg 2007；136：616-620.

88) Kim YS, Kim HJ, Kim CH, et al：CT and MR imaging findings of sinonasal schwannoma：a review of 12 cases. AJNR Am J Neuroradiol 2013；34：628-633.

89) Motoori K, Takano H, Nakano K, et al：Pleomorphic adenoma of the nasal septum：MR features. AJNR Am J Neuroradiol 2000；21：1948-1950.

90) Petrulionis M, Valeviciene N, Paulauskiene I, et al：Primary extracranial meningioma of the sinonasal tract. Acta Radiol 2005；46：415-418.

91) Khoury NJ, Naffaa LN, Shabb NS, et al：Juvenile ossifying fibroma：CT and MR findings. Eur Radiol 2002；12：S109-113.

92) Kawaguchi M, Kato H, Tomita H, et al：Imaging characteristics of malignant sinonasal tumors. J Clin Med 2017；6：116.

93) Kraus DH, Lydiatt WM, Patel SG, et al：Nasal cavity and paranasal sinuses. In：Amin MB, Edge SB, Greene FL, et al（eds）：AJCC Cancer Staging Manual, 8th ed. Springer, 2017：137-147.

94) Chowdhury N, Alvi S, Kimura K, et al：Outcomes of HPV-related nasal squamous cell carcinoma. Laryngoscope 2017；127：1600-1603.

95) Kilic S, Kilic SS, Kim ES, et al：Significance of human papillomavirus positivity in sinonasal squamous cell carcinoma. Int Forum Allergy Rhinol 2017；7：980-989.

96) Kato H, Kanematsu M, Watanabe H, et al：Differentiation of extranodal non-Hodgkins lymphoma from squamous cell carcinoma of the maxillary sinus：a multimodality imaging approach. Springerplus 2015；4：228.

97) Eisen MD, Yousem DM, Montone KT, et al：Use of preoperative MR to predict dural, perineural, and venous sinus invasion of skull base tumors. AJNR Am J Neuroradiol 1996；17：1937-1945.

98) Leivo I：Sinonasal adenocarcinoma：update on classification, immunophenotype and molecular features. Head Neck Pathol 2016；10：68-74.

99) Kato H, Kanematsu M, Sakurai K, et al：Adenoid cystic carcinoma of the maxillary sinus：CT and MR imaging findings. Jpn J Radiol 2013；31：744-749.

100) Sigal R, Monnet O, de Baere T, et al：Adenoid cystic carcinoma of the head and neck：evaluation with MR imaging and clinical-pathologic correlation in 27 patients. Radiology 1992；184：

95-101.

101) Phillips CD, Futterer SF, Lipper MH, et al：Sinonasal undifferentiated carcinoma：CT and MR imaging of an uncommon neoplasm of the nasal cavity. Radiology 1997；202：477-480.

102) Zhu Q, Zhu W, Wu J, et al：The CT and MRI observations of small cell neuroendocrine carcinoma in paranasal sinuses. World J Surg Oncol 2015；13：54.

103) Kim J, Kim EY, Lee SK, et al：Extranodal nasal-type NK/T-cell lymphoma：computed tomography findings of head and neck involvement. Acta Radiol 2010；51：164-169.

104) Tirumani SH, Shinagare AB, Jagannathan JP, et al：MRI features of extramedullary myeloma. AJR Am J Roentgenol 2014；202：803-810.

105) Som PM, Lidov M, Brandwein M, et al：Sinonasal esthesioneuroblastoma with intracranial extension：marginal tumor cysts as a diagnostic MR finding. AJNR Am J Neuroradiol 1994；15：1259-1262.

106) Escott EJ：A variety of appearances of malignant melanoma in the head：a review. RadioGraphics 2001；21：625-639.

107) Dinauer PA, Brixey CJ, Moncur JT, et al：Pathologic and MR imaging features of benign fibrous soft-tissue tumors in adults. RadioGraphics 2007；27：173-187.

108) Yang BT, Song ZL, Wang YZ, et al：Solitary fibrous tumor of the sinonasal cavity：CT and MR imaging findings. AJNR Am J Neuroradiol 2013；34：1248-1251.

109) Moretti G, Guimarães R, Oliveira KM, et al：Rhabdomyosarcoma of the head and neck：24 cases and literature review. Braz J Otorhinolaryngol 2010；76：533-537.

110) Wasa J, Nishida Y, Tsukushi S, et al：MRI features in the differentiation of malignant peripheral nerve sheath tumors and neurofibromas. AJR 2010；194：1568-1574.

111) 坂東伸幸，石井秀幸，金谷健史：鼻骨骨折の臨床的検討．耳鼻臨床 2000；93：361-366.

112) 小川武則，鈴木直弘，沖津卓二：鼻骨骨折の臨床統計および画像診断．耳鼻臨床 2002；95：51-61.

113) 尾尻博也：頭蓋顔面・頸部外傷．頭頸部の臨床画像診断学，第2版．南江堂，2011：547-581.

114) Hopper RA, Salemy S, Sze RW：Diagnosis of midface fractures with CT：what the surgeon needs to know. RadioGraphics 2006；26：783-793.

115) Wei JJ, Tang ZL, Liu L, et al：The management of naso-orbital-ethmoid (NOE) fractures. Chin J Traumatol 2015；18：296-301.

116) Markowitz BL, Manson PN, Sargent L, et al：Management of the medial canthal tendon in nasoethmoid orbital fractures：the importance of the central fragment in classification and treatment. Plast Reconstr Surg 1991；87：843-853.

117) 石井 清，沼田政志，田村 亮：顔面外傷．臨放 2008；53：1392-1400.

V

顎関節

1. 顎関節の解剖と機能
2. 検査法と正常像
3. 顎関節疾患の画像診断
4. 顎関節症

CT and MRI
of the Head and Neck

はじめに

　顎関節（temporomandibular joint：TMJ）は頭蓋底の下方外側の両側に位置し，下顎頭，側頭骨の下顎窩および関節結節の骨組織と，関節円板からなる[1]．日常臨床の顎関節疾患で最も遭遇する疾患は顎関節症であるが，顎関節症と同様の臨床症状を呈する腫瘍や炎症および奇形なども多々みられる．本章は，1）顎関節の解剖と機能，2）検査法と正常像，および，3）顎関節疾患，4）顎関節症について述べる．

1. 顎関節の解剖と機能

　左右2つの顎関節は下顎頭（mandibular head），側頭骨の下顎窩および関節結節（articular tubercle）の骨組織と，関節円板（articular disc）からなっている（図5-1）．これら顎関節は結合組織の線維膜よりなる関節包（articular capsule）で包まれている．関節包の内面は滑膜によって覆われ，関節の円滑な運動のための滑液を分泌している．関節円板の周縁は関節包の壁と結合するために，関節腔は関節円板を中心に下顎骨の滑走運動を主体として担う上関節腔と回転運動を担う下関節腔に分けられる[1]．

　関節円板は密な膠原線維性結合組織で構成されており，上面からみると下顎窩と下顎頭との関節面に適合した卵円形を呈している．矢状断面から観察すると，関節円板は前方肥厚部，中央狭窄部，後方肥厚部からなり，その後方は血管や神経が豊富な後部結合組織に連続している（図5-2）[1]．

　正常な関節円板の位置は，矢状断にて関節円板の後方肥厚部が下顎頭に対し12時の位置，中央狭窄部が10時の位置が目安とされている（図5-2）[1]．開口位は下顎頭と関節結節の間に関節円板の中央狭窄部が位置し，下顎頭と関節円板は円滑な開閉運動となる．

　顎関節周囲の靱帯は外側靱帯と副靱帯があり，副靱帯には蝶下顎靱帯と茎突下顎靱帯があって，下顎の運動に関与する．外側靱帯は顎関節にある唯一の靱帯で関節包の外面の前方に存在し，肉眼的には関節包との区別は困難である．外側靱帯は顎関節の外側を保持する靱帯で，外側への逸脱を防止し，下顎頭の前進，後退を制限する．

　顎関節の運動は外側翼突筋が大きく関与し，その起始部は側頭下面，蝶形骨翼状突起外側板外面であり，停止部は一部が関節円板，その他は下顎頸部の翼突筋窩である[1]．

1. 顎関節の解剖と機能　305

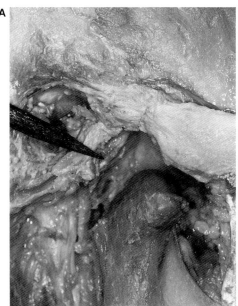
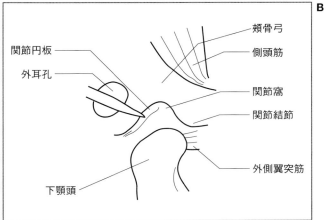

図 5-1　顎関節側方からの解剖図
A：肉眼標本，B：シェーマ　下顎頭をやや下方に移動し，関節窩を側方から観察．

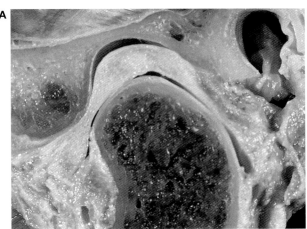
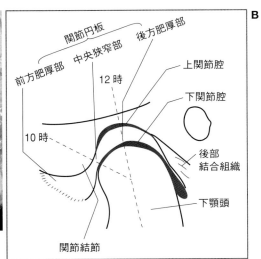

図 5-2　顎関節矢状断面
A：肉眼標本，B：シェーマ　関節円板の後方肥厚部は上方のいわゆる 12 時，中央狭窄部は 10 時の位置にあるのが正常である．

2. 検査法と正常像

　従来から多くの画像検査法がX線検査を中心に顎関節疾患に試みられてきた．しかしながら，MRIの普及によりそのX線検査の流れは変わった．現在の顎関節のX線検査法の目的は，1) 下顎頭や関節窩の骨形態，2) 下顎頭や関節窩の骨性状，3) 下顎頭の位置と移動量，4) 軟部組織内の石灰化物の検出，である[1]．顎関節部の軟部組織内の石灰化物は滑膜性軟骨腫でよく観察される．CT，MRIの顎関節への応用を述べる前に顎関節の画像検査法の概要を述べる．

a. 単純X線検査，パノラマX線検査，断層撮影法

　表5-1 (p.308)に顎関節の骨変化の評価の診断精度を示す．単純X線検査は撮影方向や重複像に左右されるため，当然，診断精度が他の断層撮影法に比較して低いことがわかる[2]．
　顎関節疾患の患者は疼痛，開口障害，関節雑音の主症状により歯科医院を訪れる機会が多く，他の歯や顎骨病変との鑑別のため，日常歯科臨床で頻用されるパノラマX線検査を受ける機会が多い．パノラマX線検査は顎関節疾患以外の病巣のスクリーニング，特に歯や顎骨病変と顎関節疾患との鑑別診断に有効である．

b. 顎関節造影

　顎関節造影検査は局所麻酔下で上および下関節腔に造影剤を注入し，関節円板をサンドイッチ状にしてX線撮影を施行する方法である (図5-3)．MRIが普及する前までは顎関節症，特に関節円板を描出する唯一の検査法であった[1]．MRI検査が普及した現在においては，1) 被曝を伴うこと，2) 侵襲的な検査であること，3) 関節円板の直接描出ができない，などから，MRI検査に移行している．しかしながら，唯一，顎関節造影検査がMRIに優る点は，関節円板の穿孔の診断に優れることである[3]．

c. CT

　顎関節のCTは下顎頭や関節結節の微細な骨吸収や骨硬化の検査に優れる．近年の多列検出器型CT (multidetector-row CT：MDCT) による検査時に口腔内の歯の充填物による金属アーチファクトを避けるには，できるだけ金属アーチファクトの少ない咬合平面に沿って撮像し，再構成画像を用いて観察する．しかしながら，部分容積効果 (partial volume effect) や関節窩および関節結節からのアーチファクトの問題は画像検査時に考慮する必要がある[4]．MDCT撮像による再構成画像の矢状断および冠状断像を示す (図5-4)．

2. 検査法と正常像　307

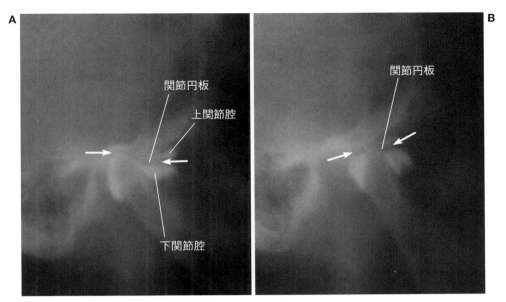

図 5-3　顎関節造影正常像　20 歳台男性
側面像　A：矢状断閉口位，B：矢状断開口位　矢状断閉口位(A)では，上関節腔と下関節腔に造影剤が注入されている間に関節円板がサンドイッチ状態で観察できる(→)．矢状断開口位(B)でも，上関節腔と下関節腔に造影剤が注入されている間に関節円板がサンドイッチ状態で観察できる(→)．関節円板は蝶ネクタイ状を呈している．

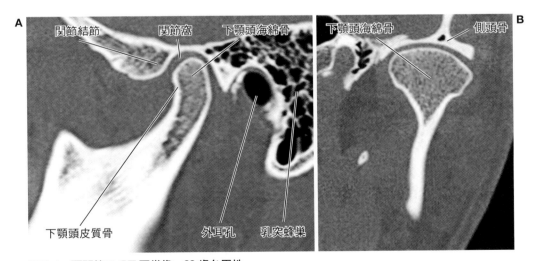

図 5-4　顎関節の CT 正常像　20 歳台男性
CT 再構成像(骨条件)　A：矢状断像，B：冠状断像　単純 CT 再構成画像による顎関節の正常像．閉口時に下顎頭は関節窩の正常な位置にみられる．

表5-1 骨変化の評価の診断精度

パノラマX線撮影法	71〜84%
パノラマ顎関節撮影法	78%
側斜位経頭蓋撮影法	50〜60%
断層撮影法	63〜88%
CT	66〜87%
MRI	60〜100%

表5-2 顎関節円板位置の評価の診断精度

CT	40〜67%
MRI	73〜95%
顎関節腔造影検査法	84〜100%

Box 5-1　顎関節造影，CT，MRI の比較

	顎関節造影	CT	MRI
利点	• 関節円板の穿孔がわかる. • 関節円板の間接的な描出が可能である.	• 多方向からの観察が可能である. • 微細な骨変化の描出が可能である.	• 関節円板の直接描出が可能である. • 下顎頭の骨髄の変化が検査可能である. • X線被曝がない.
欠点	• 被曝を伴う. • 侵襲的検査である. • 関節円板の直接描出ができない. • 側方転位の検査に弱い.	• 被曝を伴う. • 部分容積効果や，骨からのアーチファクトがある. • 造影剤を用いると，さらにアーチファクトが増す. • 造影剤を用いないと円板の描出が困難である.	• 円板の穿孔の検査が困難である. • 微細な骨変化がわからない. • 患者の制限がある（ペースメーカ装着者，クリップ装着者などの患者の撮像禁忌）.

d. MRI

　顎関節のMRI検査は，1980年代後半からMRI検査の普及とともに顎関節疾患に急速に応用されるようになってきた[5〜8]．近年においてMRI検査は顎関節症の日常臨床において必須な検査となりつつある．特に顎関節症の検査は被検者が圧倒的に若い女性が多く，MRI検査の大きな特徴の1つである放射線被曝がないことは大きな利点でもある．

　表5-2に関節円板位置の評価の診断精度を示す[2]．過去の報告例や施設による違いはあるが，MRIは関節円板の位置の検査に高い診断精度をもつ．解剖体を用いた検討では，関節円板の位置の異常は正診率（accuracy）95%，感度（sensitivity）90%，特異度（specificity）100%と報告されている[9]．顎関節の正常MR像（**図5-5**）を示す．また顎関節造影，CT，MRIの利点，欠点を Box 5-1 に示す．

2. 検査法と正常像 309

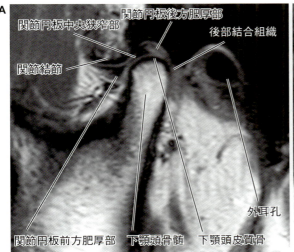
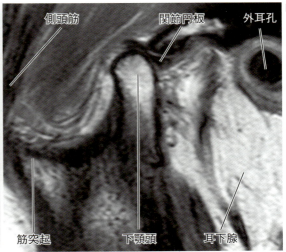
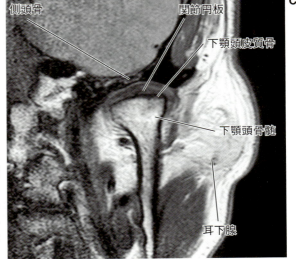

図 5-5　顎関節の MRI 正常像
MRI, プロトン密度強調像　A, B：矢状断像（A：閉口時, B：開口時), C：冠状断像　閉口時（A), 関節円板は中〜低信号を呈し, 後方肥厚部は上方のいわゆる 12 時, 中央狭窄部は 10 時の位置にあるのが正常である. 開口時（B), 中央狭窄部を中心に関節円板は蝶ネクタイ状を呈している. 冠状断像（C）にて, 正常では関節円板は下顎頭の上方に位置している.

顎関節 MRI 検査の実際

　顎関節は非常に小さな関節であるため, できるだけ高分解能の画像を得る必要がある. よって MRI の S/N 比(信号雑音比)の向上のため, 3T など 1.5 T 以上の高磁場で, 効果的なコイル(多チャンネルのフェイズドアレイコイルや高分解能の画像が得られる顎関節専用コイル)を用いることが望ましい. 撮像シーケンスは通常, 円板の位置の検査にプロトン密度強調像, 質的な検査として T2 強調像を用いるのが一般的である. 以下に MRI の撮像手順を示す.

　1) 患者の MRI 室への導入(顎関節専用コイルや多チャンネルのフェイズドアレイコイルなどの使用が望ましい).

　2) 位置決め画像(図 5-6)による矢状断像の設定を行う. 顎関節はやや内側に向いているため, 下顎頭の方向に直交する斜矢状断像が望ましい.

　3) ダブルエコーを用いて T2 強調像およびプロトン密度強調像による閉口時の斜矢状断

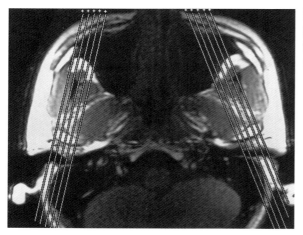

図 5-6 顎関節の MRI 検査：顎関節矢状断位置決め画像
顎関節に沿うように矢状断よりやや内側に傾けた設定が望ましい．

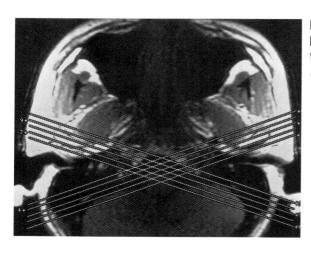

図 5-7 顎関節の MRI 検査：顎関節冠状断位置決め画像
顎関節に沿うように冠状断よりやや内側に傾けた設定が望ましい．

像の撮像を行う．
　4）プロトン密度強調像により開口時の斜矢状断像の撮像を行う．
　5）位置決め画像（図5-7）による冠状断像の設定を行う．
　6）プロトン密度強調像による閉口時の冠状断像の撮像を行う．
　7）可能なかぎり，顎関節症の除外診断のため，脂肪抑制像の横断像を頭蓋底から頸部まで撮像する[10]．

　MRI 装置の種類にもよるが，通常はデュアルエコーを用いて T2 強調像およびプロトン密度強調像を撮像する方法が用いられる．低・中磁場の MRI 装置ではデュアルエコーでは極端に S/N 比が劣り，満足な像が得られないことがある．その場合は単独のプロトン密度強調像を追加撮像し，分解能の高い MR 像を撮像することが望ましい．

3. 顎関節疾患の画像診断

　顎関節疾患は，1) 顎関節の疾患あるいは障害，2) 咀嚼筋の疾患あるいは障害，3) 顎関節症，4) 全身疾患に起因する顎関節・咀嚼筋の疾患あるいは障害に分類されており(**表5-3**)[11]，このうち臨床で一番遭遇する顎関節症は，顎関節や咀嚼筋の疼痛，関節雑音，開口障害ないし顎運動異常を主要症候とする慢性疾患群の総括的診断名とされている．またそのうち，顎関節症はさらに，1) 咀嚼筋痛障害，2) 顎関節痛障害，3) 顎関節円板障害，4) 変形性顎関節症，に分類されている(**表5-4**, p.318)[11]．これら，ことに顎関節症の画像診断はMRIの応用により急速に診断が進歩した．MRIにより，被曝がなく，より非侵襲的に顎関節の画像検査が可能となり，近年，顎関節造影を施行する症例が非常に減少した．しかしながら，関節円板の癒着や穿孔の診断が困難であるなど，顎関節のMRI診断の欠点も熟知しておく必要がある[1]．

　日常臨床においてこれら先天異常・発育異常(**図5-8**)，外傷，腫瘍(滑膜性軟骨腫，良性または悪性腫瘍など)，顎関節強直症，顎関節症は，顎関節自体から発生する疾患であるのに対し，炎症(骨髄炎の波及)，悪性腫瘍(転移)(**図5-9**)，関節リウマチなどは顎関節以外の部位から顎関節に波及した疾患であり，これら2つに大きく大別される．特に顎関節症のMRI検査依頼のなかに顎関節症様(関節雑音，疼痛，開口障害)の症状を示す他の疾患が含まれている可能性があり，特に歯性感染や口腔および咽頭の悪性腫瘍では開口障害などの顎関節症と同様の症状があるので注意しなければならない[1)]．

　本項では，顎関節症以外の臨床で遭遇する可能性の高い顎関節疾患を中心に供覧し，次項で顎関節症について述べる．

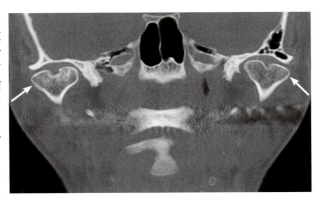

図5-8　50歳台男性　二重下顎頭
CT冠状断像(骨条件)　下顎頭が二重の形態を呈している．下顎頭の皮質骨は連続している(→)．二重下顎頭は下顎頭の奇形の一種である．臨床的に何らかの機能的に問題のある患者は少ない．画像では冠状断が観察しやすく，皮質骨の欠損や下顎頭骨髄に異常はみられない．

312　Ⅴ. 顎関節

表 5-3　顎関節・咀嚼筋の疾患あるいは障害　（日本顎関節学会 2014 年）

A. 顎関節の疾患あるいは障害（temporomandibular joint diseases or disorders）
  1. 先天異常・発育異常（congenital or growth abnormality）
      1）下顎骨関節突起欠損（aplasia of the condylar process）
      2）下顎骨関節突起発育不全（hypoplasia of the condylar process）
      3）下顎骨関節突起肥大（hyperplasia of the condylar process）
      4）先天性二重下顎頭（congenital bifid condyle）
  2. 外傷（trauma）
      1）顎関節脱臼（luxation of the temporomandibular joint）
      2）骨折（下顎骨関節突起，下顎窩，関節隆起）（fracture of the condylar process, articular fossa and/or articular eminence）
  3. 炎症（inflammation）
      1）非感染性顎関節炎（noninfectious arthritis, sprains, strains）
      2）感染性顎関節炎（infectious arthritis）
  4. 腫瘍および腫瘍類似疾患（neoplasm and allied diseases）
  5. 顎関節強直症（ankylosis of the temporomandibular joint）
      1）線維性（fibrous）
      2）骨性（osseous）
  6. 上記に分類困難な顎関節疾患（unclassified other diseases of the temporomandibular joint）（特発性下顎頭吸収 idiopathic progressive condylar resorption など）

B. 咀嚼筋の疾患あるいは障害（masticatory muscle diseases or disorders）
  1. 筋萎縮（amyotrophia）
  2. 筋肥大（myopachynsis）
  3. 筋炎（myositis）
  4. 線維性筋拘縮（myofibrotic contracture）
  5. 腫瘍（neoplasia）
  6. 咀嚼筋腱・腱膜過形成症（masticatory muscle tendon-aponeurosis hyperplasia）

C. 顎関節症（顎関節・咀嚼筋の障害）（most common temporomandibular disorders）

D. 全身疾患に起因する顎関節・咀嚼筋の疾患あるいは障害（temporomandibular joint and/or masticatory muscle diseases or disorders caused by systemic diseases）
  1. 自己免疫疾患（autoimmune diseases）
      （関節リウマチ* rheumatoid arthritis of the temporomandibular joint など）
  2. 代謝性疾患（metabolic diseases）
      （痛風** gouty arthritis of the temporomandibular joint など）

註 1：咀嚼筋の疾患あるいは障害については，比較的発現がみられ，鑑別可能なものだけをあげた.
註 2：2001 年改訂の顎関節疾患の分類の外傷性顎関節炎は，3. 炎症 1）非感染性顎関節炎に含める.
註 3：*，**の用語は，それぞれ歯科医師国家試験出題基準のリウマチ性顎関節炎，痛風性顎関節炎と同義である.
（文献 11 から許可を得て転載）

3. 顎関節疾患の画像診断　313

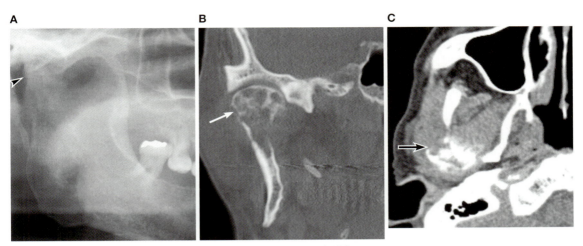

図 5-9　60 歳台男性　下顎頭の悪性腫瘍（大腸癌の下顎頭への転移）
A：パノラマ X 線写真，B：CT 冠状断像（骨条件），C：単純 CT　パノラマ X 線像（A）にて下顎頭の形が不明瞭である（▶）．CT 冠状断像（B）にて下顎頭のびまん性の骨吸収を認める（→）．CT 横断像（C）にて下顎頭の骨吸収を認める（→）．下顎頭や筋突起は赤色骨髄が残存していることが多いため，悪性腫瘍の発生や転移はそれほどまれではない．

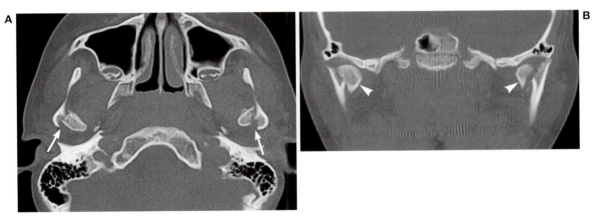

図 5-10　10 歳台前半男児　下顎頭骨折
A：CT（骨条件），B：冠状断像　オトガイ部の強打にて来院した．横断像（A）にて両側下顎頭の骨折を認める（→）．冠状断像（B）にて，下顎頭の小骨片は外側翼突筋によって前内方に牽引されている（▶）．

a. 下顎頭骨折　fracture of condyle

　下顎頭骨折は交通事故や転倒などの外傷時に生じ，1) オトガイ部などからの介達骨折が多く，2) 骨折すると小骨片はおもに外側翼突筋の影響で変位することが多い．同疾患の画像検査はパノラマ X 線検査や CT が有効で，画像所見で下顎頭に骨折がみられる（図 5-10)[3]．下顎骨骨折の 3％で側頭骨骨折を認めるため，診断時には下顎窩にも注意を払う必要がある[12]．治療は保存的治療が多く，また予後として，咬合異常や顎関節強直症を生じることがある．

314　V. 顎関節

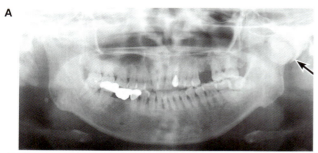
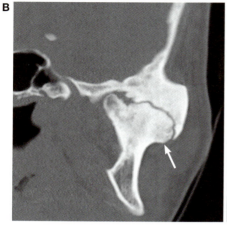
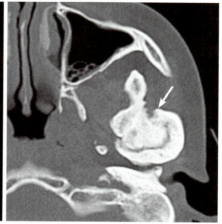

図 5-11　40 歳台女性　顎関節強直症
A：パノラマ X 線写真，B：CT 冠状断像（骨条件），C：横断像　20 年前に左側下顎頭外傷の既往あり．パノラマ X 線写真（A）にて左側下顎頭に塊状の X 線不透過像を認める（→）．CT 冠状断像（B）にて下顎頭は変形し，骨硬化もみられる（→）．関節窩も変形し，関節腔がほとんどみられない．CT 横断像（C）にて下顎頭および側頭骨の変形，骨硬化が著しくみられる（→）．

b. 顎関節強直症　ankylosis of temporomandibular joint

　顎関節強直症は，1）長期にわたる感染や外傷により顎関節の変形や癒着が生じることが原因とされ，2）著明な開口障害などの運動障害を主徴候とする．画像検査はパノラマ X 線検査や CT が有効で，画像所見として，1）下顎頭・側頭骨の変形や関節隙の消失がみられ（図 5-11），2）片側性または両側性に生じることが多い[3]．

3. 顎関節疾患の画像診断　315

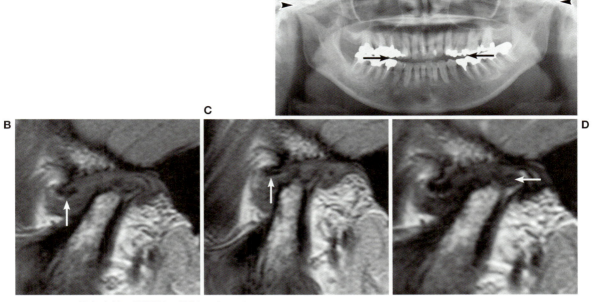

図 5-12　40 歳台女性　顎関節の関節リウマチ
A：パノラマ X 線写真，B, C：MRI, プロトン密度強調矢状断像（B：閉口位，C：開口位），D：T2 強調矢状断像
パノラマ X 線写真（A）にて左右下顎頭は骨吸収し，変形がみられる（▶）．開咬も呈している（→）．プロトン密度強調像の閉口位（B）にて関節円板は変形し前方に転位し，開口位（C）にても復位しない（→）．肉芽組織の増生がみられ，骨の吸収，破壊により関節の変形が著しい．T2 強調像（D）にて低信号を呈する肉芽組織の増生（パンヌス）が著しい（→）．

C. 顎関節の関節リウマチ　rheumatoid arthritis（RA）

　顎関節に生じる関節リウマチは，1) 関節滑膜の非特異的炎症を特徴とする自己免疫疾患であり，2) 肉芽組織の増生（パンヌス）を主体とし軟骨や骨の吸収，破壊により関節の変形をきたす．通常，3) 手足から発生し，顎関節が罹患する頻度は 2～86％ とされている．初発症状として顎関節から関節リウマチが発生することは非常にまれである[1]．

　画像検査は CT や MRI 検査が有効であり，画像所見として下顎頭の骨吸収や平坦化がみられ（図 5-12），関節円板は正常位置を示すことが多い．また近年報告がある，16 歳以下で発症する原因不明の小児慢性関節炎とされていた若年性特発性関節炎[13,14]が顎関節でも報告されている．画像所見は下顎頭の骨吸収や平坦化がみられるとの報告がある．

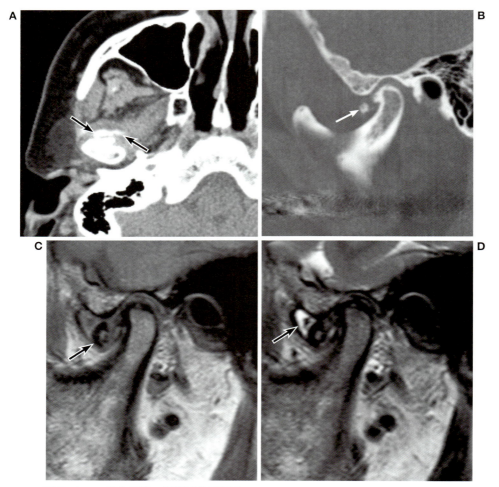

図 5-13 70歳台男性 滑膜性軟骨腫症
A：単純 CT, B：CT 矢状断像（骨条件）, C：MRI, プロトン密度強調矢状断像, D：T2 強調矢状断像 単純 CT (A)にて変形した下顎頭前縁の下顎頭周囲に多数の顆粒状の高吸収域を認める(→). 矢状断像(B)にて下顎頭の変形もみられる(→). MRI, プロトン密度強調矢状断像(C)にて顆粒状の低信号域を含む腫瘤を認め(→), T2 強調矢状断像(D)にて同部に高信号域もみられる(→).

d. 滑膜性軟骨腫症　synovial chondromatosis

　滑膜性軟骨腫症は, 1) 顎関節に生じる腫瘍および類似疾患のなかで最も発生頻度の高い疾患であり, 2) 顎関節の滑膜内で形成された軟骨粒が関節腔内に放出され, 貯留することから起きる.

　画像検査は CT や MRI が有効であり, 画像所見として, 1) CT で下顎頭周囲に多数の顆粒状の高吸収域を認め, 2) MRI のプロトン密度強調像にて顆粒状の低および高信号域を認める(図 5-13 C, D)[1,4]. 治療は滑膜を含めた摘出であり, 予後は良好である.

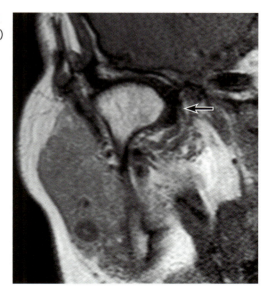

図 5-15 70歳台女性 関節円板の内側転位
MRI,プロトン密度強調冠状断像(閉口時)
関節円板は内側に転位している(→)

Box 5-2　関節円板の位置異常による分類

1) 顎関節円板前方転位
2) 顎関節円板捻転*
   - 前外方転位または捻転
   - 前内方転位または捻転
3) 顎関節円板側方転位
   - 外方転位
   - 内方転位
4) 顎関節円板後方転位

＊仮称,前方転位と側方転位の併発.

　関節円板の動態は,開口時および閉口時の MR 像により円板の転位を診断する.関節円板の位置異常は前方転位がその大多数を占めるが,冠状断にて下顎頭内外側極を越える位置異常が認められた場合は,内側(図 5-15)もしくは外側転位(図 5-16)(sideways displacement)とし,矢状断で前方転位を伴っていた場合は前内側転位もしくは前外側転位(rotational displacement)と判定する[15].関節円板転位方向は前方転位,捻転がほとんどであり,側方転位,後方転位(図 5-17)はまれである[1].
　開閉位の MRI にて関節円板の滑走を認めず,関節円板が固定化を示す状態がある(図 5-18).これは "stuck disk" とよばれ,関節円板の固定化を示し,関節円板の癒着の可能性がある[16].関節円板の癒着の診断は顎関節造影や関節鏡により確定される.

320　V．顎関節

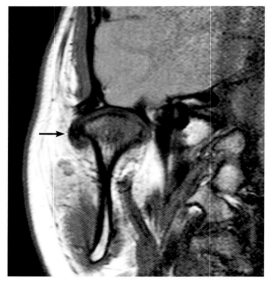

図 5-16　10 歳台後半女性　関節円板の外側転位
MRI, プロトン密度強調冠状断像（閉口時）　関節円板は外側に転位している（→）．

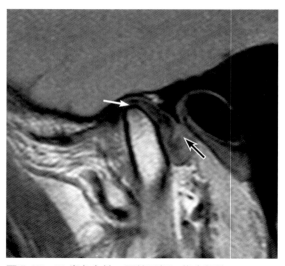

図 5-17　20 歳台女性　関節円板の後方転位
MRI, プロトン密度強調矢状断像（閉口時）　左側顎関節の疼痛，開口障害を主訴に来院した．関節円板は後方に転位している（→）．

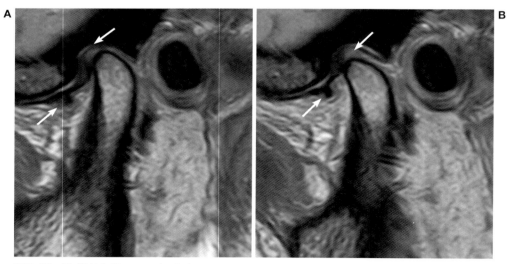

図 5-18　20 歳台女性　stuck disk
MRI, プロトン密度強調矢状断像　A：閉口時，B：開口時　開口不能を主訴に来院した．閉口時（A）にて関節円板は前方転位しており（→），開口時（B）に関節円板（→）は滑走せず移動がみられない．関節円板の滑走がないため，開口障害となっている．

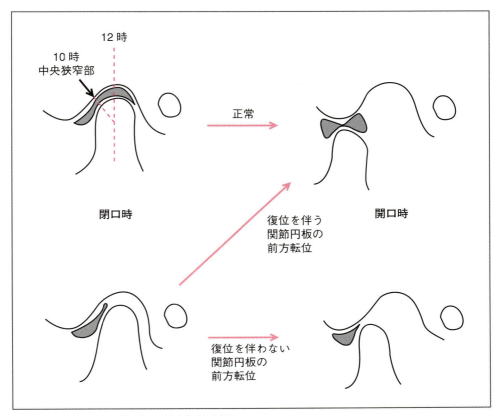

図 5-19 正常例と関節円板の前方転位症例のシェーマ

関節円板の前方転位について

　臨床で一番遭遇する可能性の高い，復位を伴う関節円板の前方転位の症例と，復位を伴わない関節円板の前方転位の症例の関係をシェーマにて示す（図 5-19）．

　復位を伴う関節円板の前方転位：閉口位では関節円板は転位を示すが，開口に伴い下顎頭，関節結節との位置関係が正常に復位する（図 5-20）．臨床症状にて開口時の円板の復位と閉口時の再転位によるクリック音を認める．

　復位を伴わない関節円板の前方転位：閉口位では関節円板は転位を示し，開口のどの顎位においても復位を示さない（図 5-21）．しばしば開口障害の原因となり，いわゆる"closed lock"とよばれる．

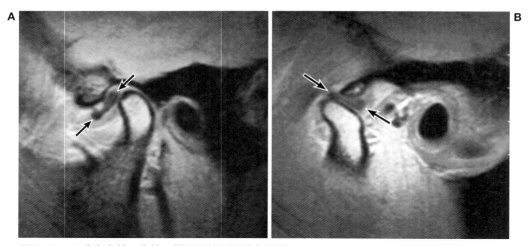

図5-20 50歳台女性 復位を伴う関節円板前方転位
MRI, プロトン密度強調矢状断像　A：閉口時, B：開口時　右側顎関節の疼痛, 雑音を主訴に来院した. 閉口時(A)に関節円板は変形し(→), 前方転位しており, 開口時(B)に関節円板は復位している(→). 関節円板は正常な位置に回復しており, 蝶ネクタイ状を呈している.

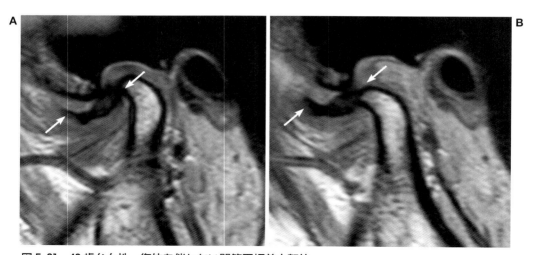

図5-21 40歳台女性 復位を伴わない関節円板前方転位
MRI, プロトン密度強調矢状断像　A：閉口時, B：開口時　右側顎関節の疼痛と開口制限を主訴に来院した. 閉口時(A)に関節円板は変形し, 前方転位しており(→), 開口時(B)に関節円板は復位していない(→). 関節円板は変形し, 復位がみられない. 臨床的には開口制限がひどく, いわゆる closed lock を呈している.

4. 顎関節症　323

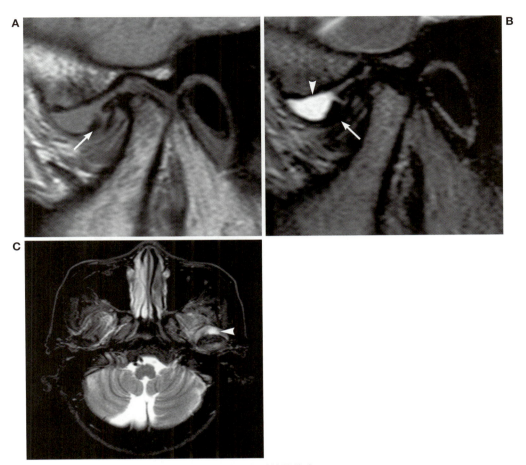

図5-22　60歳台男性　多量の関節液を伴う変形性関節症
A：MRI，プロトン密度強調矢状断像（閉口時），B：T2強調矢状断像（閉口時），C：STIR像
左側顎関節の疼痛，開口障害を主訴に来院した．プロトン密度強調像の閉口時（A）にて関節円板は変形し，前方転位している（→）．T2強調像の閉口時（B）にて，関節円板は変形し（→），その上方の上関節腔に多量の関節液（joint effusion）が高信号としてみられ（▶），STIR像（C）にても観察される（▶）．

b. 関節腔内の液体の有無

　関節液（joint effusion）は全身の関節腔内に貯留する滑液，血液，膿汁などの液体を総称して慣用的に用いられてきた．顎関節の関節液の報告はHarmsら[7]がはじめて報告し，表面コイルを使用しスピンエコー（SE）法のT1強調像，T2強調像を用いて顎関節を撮像し，顎関節症患者の関節円板周囲にT2強調像で高信号を呈する像を観察し，それらが炎症か液体によるものであろうと述べたのが最初である．関節液はT2強調像で上関節腔から外側部にかけて多くみられる（図5-22）[1]．関節液の出現は患者の疼痛と関連があるとの報告がなされたが[17]，疼痛との関連がないとの報告もあり，臨床症状との関連は一定の結論がいまだ出ていない．

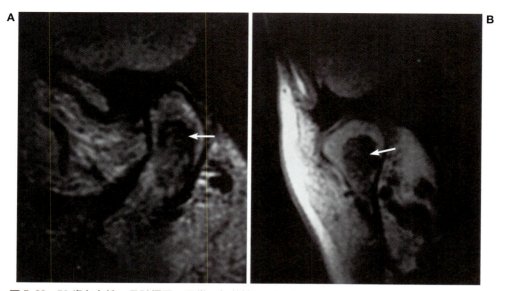

図5-23 50歳台女性　骨髄信号の異常，無菌壊死の疑い
A：MRI，プロトン密度強調矢状断像（閉口時），B：冠状断像（閉口時）　多年にわたりステロイド剤を使用していた．矢状断像(A)および冠状断像(B)にて，下顎頭中央に骨髄の信号の異常がみられる(→)．

C. 骨髄信号の異常と骨変化

　X線検査では検出することができない骨髄信号の異常をMRIでは早期に検出可能である．下顎頭の骨髄は，ほとんどの正常な成人では脂肪髄に置換されており，T1強調像やプロトン密度強調像にて高信号を呈するのが正常である[18]．しかしながら，何らかの原因で骨髄変性が起きると骨髄信号の低下がみられる（図5-23）．大腿骨壊死症にて大腿骨頭に虚血性骨壊死が起きるように，下顎骨にも骨壊死が起きるとの報告がある[1]．下顎頭には大腿骨頭のような大血管がないことから一定の結論がまだ出ていないが，骨髄信号の異常が起きているときは進行的な骨変形や骨吸収が継続することがあり，十分な経過観察が必要である．

　顎関節症の後期には関節円板は変形し[1]，特に後方肥厚部の肥厚がみられ，関節円板は癒着，穿孔を示し，下顎頭や関節結節の骨吸収により変形し，変形性関節症（図5-24，図5-25）を伴う．下顎頭の骨吸収の詳細な評価はCTにて追加検査することが望ましい．

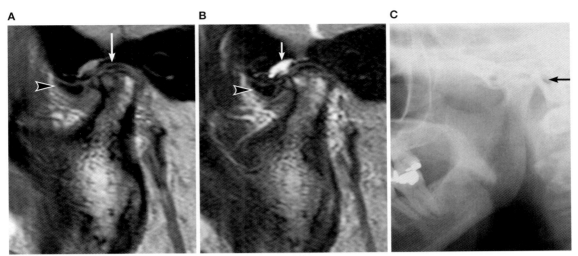

図 5-24 50歳台女性　変形性関節症（リウマチなどの全身疾患のない症例）
A：MRI, プロトン密度強調像（閉口時），B：T2 強調矢状断像（閉口時）　C：パノラマ X 線写真　プロトン密度強調像（A）で関節円板は変形，前方転位しており（►），下顎頭の変形も観察される（大矢印）．T2 強調像の閉口時（B）に関節円板は変形し（►），その上方の上関節腔に高信号の関節液（joint effusion）がみられる（小矢印）．また，パノラマ X 線写真（C）においても下顎頭の変形は観察される（→）．

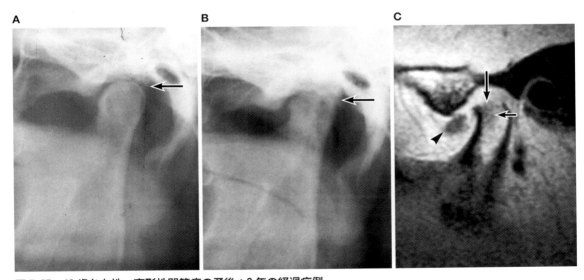

図 5-25 40歳台女性　変形性関節症の予後：9 年の経過症例
A：パノラマ X 線写真（1993 年），B：パノラマ X 線写真（2002 年），C：B と同時期の MRI, プロトン密度強調矢状断像　リウマチなどの全身疾患はない症例で，1993 年 6 月には骨吸収はみられなかったが，9 年後（2002 年）には著しい骨吸収と口腔内では開咬状態を呈し，再来院した患者である．1993 年時のパノラマ X 線写真（A）では異常はみられないが（→），B の 2002 年のパノラマ X 線写真では下顎頭の著しい骨吸収を認める（→）．同時期のプロトン密度強調矢状断像（C）では関節円板は前方に著しく転位（►），変形し，下顎頭の皮質骨の無信号域は連続性が失われている（大矢印）．また，下顎頭の骨髄信号の変化もみられる（小矢印）．円板転位の著しい変形性関節症は，リウマチ疾患がなくても経過にて骨吸収が進行することがあり，十分な経過観察が必要である．臨床では下顎頭の骨吸収が進行すると口腔内は開咬状態になり，前歯の開咬の主訴の画像検査は下顎頭の形態に注意する必要がある．

文献

1) Westesson PL, Otonari-Yamamoto M, Sano T, Okano T：Anatomy, pathology, and imaging of the temporomandibular joint. In：Som PM, Curtin HD（eds）：Head and neck imaging, 5th ed. vol 1. St. Louis：Mosby, 2011：1547-1613.

2) 日本顎関節学会・編：顎関節診療に関するガイドライン. 日本顎関節学会, 2001.

3) 佐野 司, 音成貴道, 音成実佳：顎関節の疾患. 金田 隆, 倉林 亨・編：歯科放射線 teaching file, 第2版. 砂書房, 2001, 227-239.

4) 金田 隆, 久山佳代・編著：Case Based Review 画像診断に強くなる顎口腔領域の疾患. 永末書店, 2017：210-221.

5) Westesson PL, Bronstein SL, Liedlberg J：Internal derangement of the temporomandibular joint：morphologic description with correlation to joint function. Oral Surg Oral Med Oral Pathol 1985；59：323-331.

6) Katzberg RW, Bassette RW, Tallents RH, et al：Normal and abnormal temporomandibular joint：MR imaging with surface coil. Radiology 1986；158：183-189.

7) Harms SE, Wilk RM, Wolford LM, et al：The temporomandibular joint：magnetic resonance imaging using surface coils. Radiology 1987；165：153-157.

8) Westesson PL, Katzberg RW, Tallents RH, et al：CT and MR of the temporomandibular joint：comparison with autopsy specimens. AJR Am J Roentgenal 1987；148：1165-1171.

9) Tasaki MM, Westesson PL：Temporomandibular joint：diagnostic accuracy with sagittal and coronal MR imaging. Radiology 1993；186：723-729.

10) Muramatsu T, Kaneda T, Kawashima Y, et al：Value of additional axial imaging in magnetic resonance imaging of the temporomandibular joint to identify extra-articular diseases. Oral Radiol 2017；33：140-146.

11) 日本顎関節学会：「顎関節症の概念（2013年）」「顎関節症と鑑別を要する疾患あるいは障害（2014年）」「顎関節・咀嚼筋の疾患あるいは障害（2014年）」および「顎関節症の病態分類（2013年）」の公表にあたって. 日顎関節会誌 2014；26：40-45.

12) Ogura I, Kaneda T, Sasaki Y, et al：Prevalence of temporal bone fractures in patients with mandibular fractures using multidetector-row CT. Clin Neuroradiol 2015；25：137-141.

13) Arvidsson LZ, Smith HJ, Flato B, et al：Temporomandibular joint findings in adults with long-standing juvenile idiopathic arthritis. Radiology 2010；256：191-200.

14) Navallas M, Inarejos EJ, Iglesias E, et al：MR imaging of the temporomandibular joint in juvenile idiopathic arthritis：technique and findings. RadioGraphics 2017；37：595-612.

15) Katzberg RW, Westesson PL, Tallents RH, et al：Temporomandibular joint：MR assessment of rotational and sideways disk displacements. Radiology 1988；169：741-748.

16) Rao VM, Liem M, Farole A, et al：The elusive "stuck" disk in TMJ by MR imaging. Radiology 1993；189：823-827.

17) Westesson PL, Brooks SL：Temporomandibular joint：relationship between MR evidence of effusion and the presence of pain and displacement. AJR Am J Roentgenol 1992；159：559-563.

18) Kaneda T, Minami M, Ozawa K, et al：MR appearance of bone marrow in the mandible at different ages. Oral Surg Oral Med Oral Pathol 1996；82：229-233.

VI

顎骨病変

1. 顎骨の解剖
2. 検査法と正常像
3. 顎骨病変
4. 顎骨疾患の術後所見

CT and MRI
of the Head and Neck

はじめに

顎骨の画像診断は従来から口内法，口外法による単純X線検査やパノラマX線検査が臨床で広く活用されてきた．しかしながら，顎骨は歯を植立し，その病変は歯原性，非歯原性を含め病理組織学的に多彩な成分で構成されている[1]．近年これら顎骨病変にCT，MRIが広く用いられるようになり，病変の鑑別診断や進展範囲および治療効果判定に有効な画像検査となってきている[2~6]．本章では顎骨の解剖，顎骨の各画像検査法のポイントと正常像，代表的な顎骨病変のCT，MRIを含む特徴像および術後所見についても述べる．

1. 顎骨の解剖

顎骨は上顎骨および下顎骨から構成され，その最大の特徴は歯を植立するため，200余個の全身諸骨のうち，解剖学的に特異な存在である[7]．

下顎骨は下顎頭を除き，膜性骨化機転によって形成され，下顎骨の皮質骨は管状骨様にやや厚いのが特徴である．また，下顎骨は左右に顎関節を有し，関節を介し可動性である．皮質骨の内部に海綿骨による骨梁が存在し，その内部には骨髄を有する．

上顎骨は顔面の中央を構成する骨であり，左右2つが正中で結合して1つの骨になっている．上顎骨は内部に上顎洞による空洞をもち，骨体部からは前頭突起，頬骨突起，口蓋突起，歯槽突起の4つの突起が伸びている．前頭突起は上方に伸びて前頭骨に接し，頬骨突起は外方に伸びて頬骨と接する．口蓋突起は内側に伸び，左右が接して硬口蓋を形成し，歯槽突起は硬口蓋から堤防状に高まって上顎の歯を支える．上顎骨は下顎骨と比べ，1) 骨梁が少なく，2) 血流が豊富で，3) 皮質骨も薄いのが特徴である．

下顎骨の加齢変化について

出生時の下顎骨骨髄はすべて造血能を有する赤色骨髄であるが，加齢に伴い脂肪髄に置換し，25歳以降では下顎骨の骨髄はほぼすべて黄色骨髄に置換する[8]．この骨髄の置換はMR像にも影響するので，年齢によるMRIでの加齢変化は知っておく必要がある（**図6-1**）．

CTでも加齢変化はみられる（**図6-2**）．下顎骨は歯の萌出とともに骨梁が歯の周囲に集中し，加齢とともにさらに骨梁が太く，歯を支えるように発達するが，歯の喪失とともに骨梁は細く変化し，顎骨全体にまばらに分布するように骨梁構造が変化する．

また特に骨粗鬆症患者は顎骨の脂肪髄化と骨梁が細くなるために，骨梁がCTにて観察しにくくなる．下顎管の位置を最も注意して施術しなければならない近年の歯科インプラント治療は，これらの点に注意して下顎管を観察すべきである[9]．

1. 顎骨の解剖　329

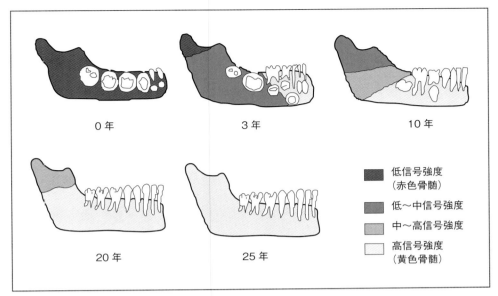

図 6-1　下顎骨骨髄の加齢変化
出生時の下顎骨骨髄はすべて赤色骨髄のため T1 強調像で低信号を呈しているが，加齢とともに前歯部から臼歯部，下顎枝方向に黄色骨髄(脂肪髄)が増えていき，25 歳以上ではすべて黄色骨髄(脂肪髄)に置換する．よって成人の下顎骨の骨髄は T1，T2 強調像ともに高信号を呈する．下顎骨の正常な骨髄信号は年齢を考慮する必要がある．（文献 8 より許可を得て転載）

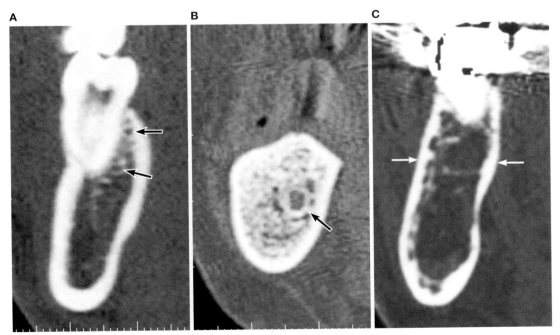

図 6-2　CT による加齢変化および骨粗鬆症の顎骨 CT 縦断像(骨条件)
A：20 歳　正常下顎骨，B：70 歳女性　無歯顎，C：50 歳女性　骨粗鬆症　20 歳の有歯顎(**A**)では，顎骨の骨梁は歯の周囲に集中している(→)が，歯の欠損とともに骨梁が細く顎骨全体にまばらに変化していく(**B**)．しかしながら，CT にて下顎管は逆に観察しやすくなる(→)．中年以降の骨粗鬆症患者(**C**)は皮質骨も薄くなり(→)，骨梁も薄くまばらに変化してくる．

2. 検査法と正常像

a. 口内法およびパノラマX線検査のポイント

口内法は顎骨病変と歯の関係や顎骨の小さな病変を観察するのに有効な検査であり，パノラマX線検査は1枚の写真で病変と歯の関係を顎骨の総覧像として得られる点で有効な検査法である[10]．

顎骨病変の画像診断は，従来からこれら口内法およびパノラマX線検査の画像所見をもとに鑑別したものが多く報告されてきた．近年これらの検査法は，imaging plate (IP) やcharge-coupled device (CCD) 方式による口内法[10]や周波数処理した computed radiography (CR) によるパノラマX線検査など，急速にデジタル化が進んでいる検査法でもある[10]．CTやMRI検査にこれら検査法を追加することにより，鑑別診断が容易になされることがある．しかしながら，口内法は撮影範囲が小さく（通常3×4cmのフィルム）観察範囲が限定される．パノラマX線検査は，1）断層撮影であり種々の障害陰影が生じること，2）拡大像であり拡大率も部位により一定しないこと，3）病変の皮質骨の頬舌的な膨隆や破壊の診断において十分な検査法ではない[10]，また4）パノラマX線検査法にあまり馴染みがないと読影が困難である，などがあげられる．これらの点を十分にふまえて読影する必要がある．

口内法（下顎大臼歯部，図6-3）とパノラマX線写真（図6-4）の正常解剖を示す．

b. 顎骨のCT検査のポイントと正常像

顎骨病変の骨吸収，骨硬化，頬舌的な膨隆，皮質骨の吸収や破壊および病変と下顎管との関係などにおいて有効な検査法である[5]．近年の多列検出器型CT (multidetector-row CT：MDCT) や cone-beam CT (CBCT) の普及により，顎骨病変のCT検査は急速に高画質，高分解能となった．顎骨病変は小さく，歯との関連性が重要なため，高分解能で撮像し，歯との関係が観察できる断面を選択し，また軟部組織表示と骨組織表示の2条件のウインドで立体的に観察することが望ましい．また腫瘍の鑑別診断，頸部リンパ節転移，病変の進展範囲および治療効果判定には造影CTが推奨される．

1) 顎骨のCT撮像上の注意

CTの撮像時には歯の金属修復物によるアーチファクトを極力避ける必要がある．近年のMDCT検査は咬合面に沿って，歯の金属修復物のアーチファクトが一番少なくなる方向で撮像し，病変と根尖との関係を顎骨の再構成像による縦断像（cross sectional 画像）で観察する検査が最も推奨される方法である[10]．

2. 検査法と正常像　331

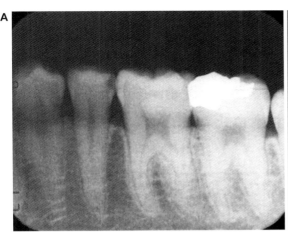
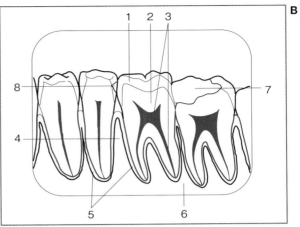

図 6-3　口内法 X 線写真の正常像
A：口内法 X 線写真，B：シェーマ　歯は歯根膜（正常の厚さ 0.2 mm 前後）を介して顎骨に植立している．エナメル質はヒトの組織で最も原子番号が高いものが集まり，ヒトの正常組織のなかで最も X 線不透過性が強い．また，X 線ではう蝕は 30〜50％ 以上脱灰が進行しないと検出できない．1：エナメル質（歯冠部），2：象牙質，3：歯髄腔および根管，4：歯槽硬線，5：歯根膜腔，6：骨梁，7：金属充塡物，8：脱灰像（う蝕）

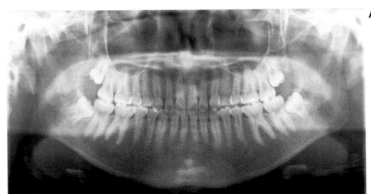

図 6-4　正常顎骨の X 線解剖
A：パノラマ X 線写真，B：シェーマ
上下顎すべての歯が 1 回の撮影で総覧でき，撮影範囲は上顎洞や顎関節まで及んでいるため，副鼻腔炎や顎関節症の検査としても有効である．1：含気空洞，2：前鼻棘，3：関節結節，4：筋突起，5：内斜線，6：オトガイ棘，7：関節窩，8：硬口蓋，9：舌骨，10：下鼻甲介，11：眼窩下管，12：外斜線，13：蝶形骨翼状突起，14：下顎管，15：下顎頭，16：下顎孔，17：下顎小舌，18：上顎洞，19：上顎結節，20：オトガイ孔，21：正中口蓋縫合，22：鼻腔，23：鼻中隔，24：鼻涙管，25：外耳孔，26：眼窩，27：翼口蓋窩，28：茎状突起，29：頰骨弓，30：上顎骨頰骨突起の後面

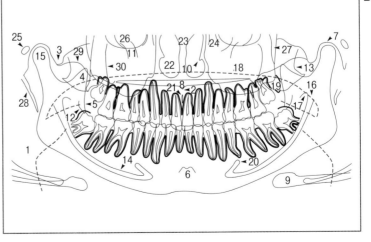

Box 6-1　顎骨の CT：利点と欠点

1) 利点
- 皮質骨の詳細な検査が可能である.
- 再構成画像により多方向からの病変の観察ができる.
- 周囲軟部組織の評価が可能である.
- 口腔癌の原発巣と転移リンパ節を同時に検索可能である.

2) 欠点
- 骨髄の検査が困難である.
- 口腔内の金属アーチファクトが生じる.

C. 顎骨の MRI 検査のポイントと正常像

　顎骨の骨髄変化や囊胞および腫瘍の鑑別診断，また悪性腫瘍の進展および治療効果判定などに優れた検査法[11~14]である．また近年では，脂肪抑制像[15]や拡散強調画像[6]の有効性が報告されている．顎骨病変のうち腫瘍の進展範囲や囊胞と腫瘍の鑑別は造影 MRI が推奨される．一方，顎骨の石灰化物や皮質骨の描出が劣るため，これらの描出には CT あるいは X 線検査を併用すべきである.

1) 顎骨の MRI 撮像上のポイント

　顎骨病変は病巣の大きさが小さいことから，できるだけ効果的なコイル(多チャンネルのフェイズドアレイコイルや頭頸部用コイルなど)を用い，高分解能の画質を引き出す必要がある．スライス厚や撮像法は症例に応じて決定する必要があるが，S/N 比の低下を招かない 3~6 mm 程度にとどめることが望ましい．また脂肪抑制像や拡散強調画像を併用し，腫瘍の鑑別診断や進展範囲および治療効果判定などには造影 MRI が推奨される[5].

2) 口腔内の金属アーチファクト

　顎骨の MR 像に大きな影響を与える歯の金属修復物による金属アーチファクトは，すべての修復物から生じるものではない．口腔内の歯の修復物のうち磁性体を含む金属修復物 (Ni，Co，Fe など)によるものである．また，これら金属ばかりでなく，歯科治療時の切削バーからの微小金属の歯肉迷入でも金属アーチファクトは生じる[16]．臨床の MRI 撮像時に口腔内の金属アーチファクトは現時点で完全には避けられないが，極力小さくする工夫は必要である．金属アーチファクトが生じる可能性があるときは，磁場方向に強く金属アーチファクトが出るため撮像方向を考慮し，金属アーチファクトが大きくなる撮像法(グラジエントエコー法など)を避けるなどの工夫が必要である.

Box 6-2　顎骨の MRI：利点と欠点

1）利点
- 骨髄の直接描出が可能である.
- 囊壁，内容液や腫瘍の描出が可能である.
  - →囊胞と腫瘍の鑑別に有効である.
- 周囲軟部組織の評価が可能である.
- 悪性腫瘍の評価
  - →顎骨への進展，神経浸潤の診断が可能である.
  - →原発巣と転移リンパ節の同時の検索が可能である.

2）欠点
- 皮質骨が無信号となる.
- 金属アーチファクトが出現することがある.
- 脂肪の存在により，病変が観察しにくいことがある.
  - →脂肪の存在を利用するか，脂肪抑制法を用いる.

Box 6-3　顎骨の画像診断：CT vs. MRI

1）囊胞と腫瘍の鑑別	MRI≧CT
2）顎骨への悪性腫瘍の浸潤	MRI≧CT
3）骨髄疾患の検査	MRI＞CT
4）皮質骨の破壊，吸収	CT＞MRI
5）軟部組織への進展や炎症などの波及	MRI＞CT

＊小さな病変は，CT，MRI 検査に加えて，口内法など単純 X 線検査を追加検査することが鑑別
　を容易にすることがある.

3）顎骨の正常 CT 像および MR 像（図 6-5）

　正常顎骨の CT 像（図 6-5 A〜F）では，歯および皮質骨は高吸収域を呈し，顎骨内部の骨梁は網状にみられ，顎骨骨髄は成人では脂肪髄であるため低吸収域を呈する.

　正常顎骨の MR 像（図 6-5 A〜D）では，歯および皮質骨は T1，T2 強調像ともに無信号を呈する．下顎骨の下歯槽神経は T1，T2 強調像ともに低信号である．下顎骨の内部には骨髄を有する．成人の骨髄は T1，T2 強調像ともに高信号を呈する．血液疾患や骨髄病変の MR 像では，下顎骨の骨髄の信号は変化するので，加齢に伴う正常像の変化も知っておかなければならない.

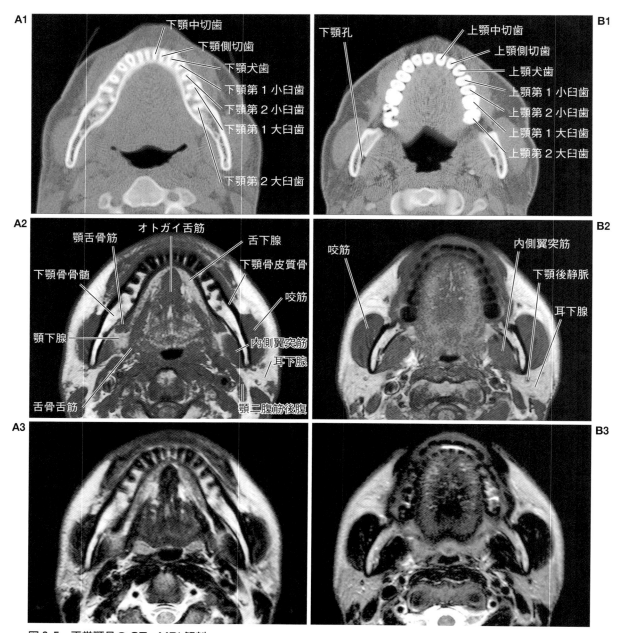

図 6-5 正常顎骨の CT・MRI 解剖
A：下顎骨体部レベル横断像　A1：CT（骨条件），A2：SE 法 T1 強調像，A3：SE 法 T2 強調像　B：上顎骨レベル横断像　B1：CT（骨条件），B2：SE 法 T1 強調像，B3：SE 法 T2 強調像

(p.335, p.336 に続く)

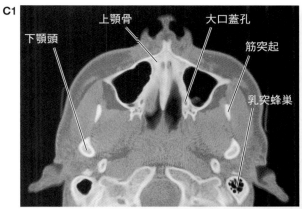
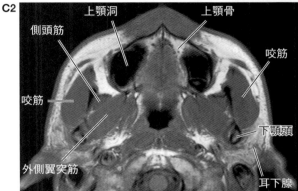
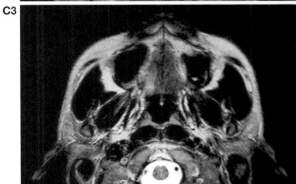
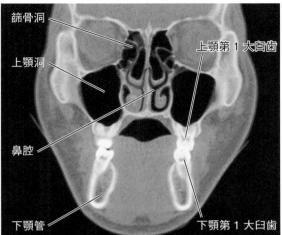
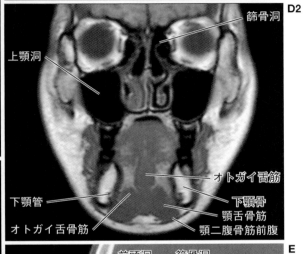
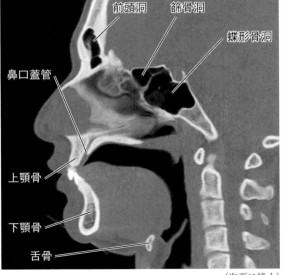

図 6-5　正常顎骨の CT・MRI 解剖（続き）
C：下顎頭レベル横断像　C1：CT（骨条件），C2：SE 法 T1 強調像，C3：SE 法 T2 強調像　D：上下顎骨の冠状断像　D1：CT（骨条件），D2：SE 法 T1 強調像　E：上下顎骨の CT 矢状断像（骨条件）

（次頁に続く）

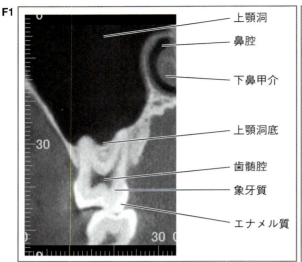 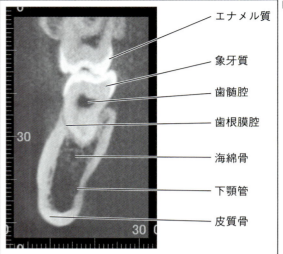

図 6-5　正常顎骨の CT・MRI 解剖(続き)
F：MDCT 正常上下顎骨の縦断像（骨条件）　F1：上顎，F2：下顎

3. 顎骨病変

a. 顎骨病変の鑑別診断の進め方

　顎骨に発生する病変は歯原性，非歯原性を含め，囊胞や腫瘍および炎症などと多岐にわたる．これらの疾患を画像によって効率的に診断するには，まずは顎骨病変のX線透過性で鑑別するのが有効な方法である．すなわち，1) X線透過性病変(表6-1)，2) X線不透過性病変(表6-3，p.352)，3) X線透過性-不透過性病変(表6-4，p.356)の3種類に大きく病変を分類する．さらに CT，MRI を行って病変の境界の状態，歯との関連(図6-6)および発生部位や皮質骨の状態などを順に観察する(Box 6-4)のが最も効率的な顎骨病変の鑑別診断の進め方である[4,10]．

Box 6-4　顎骨病変の鑑別診断の進め方

1) X線透過像か？　不透過像か？　混合像か？
2) 病変の境界は明瞭か？　不明瞭か？
3) 歯との関連はあるか？
4) 病変の部位は？　多発か？
5) 皮質骨の状態は？

表6-1　顎骨のX線透過性病変

	根尖周囲	歯冠周囲	歯との関連なし
囊　胞			
よくみられる囊胞			
歯根囊胞	○		
残留囊胞			○
含歯性囊胞	△	○	
原始性囊胞			○
鼻口蓋管囊胞			○
側方性歯周囊胞	○	△	
静止性骨空洞			○
まれな囊胞			
外傷性骨囊胞			○
脈瘤性骨囊胞			○
歯原性石灰化囊胞（初期）		○	
腫　瘍			
よくみられる腫瘍			
エナメル上皮腫	△	○	○
良性セメント芽細胞腫（初期）	○		
セメント質骨性異形成症（初期）	○		
巨細胞性肉芽腫	△	○	
悪性腫瘍（扁平上皮癌）	△	△	○
歯原性角化囊胞		○	△
まれな腫瘍			
エナメル上皮線維腫		○	
歯原性石灰化上皮腫（初期）		○	
歯原性粘液腫		△	○
歯原性線維腫		△	○
歯牙腫（初期）			○
骨形成線維腫	○		△
Langerhans細胞組織球症（好酸球肉芽腫）			○
転移性腫瘍			○
その他			
骨髄炎	○	○	△

○：一般的，△：まれ

338 Ⅵ. 顎骨病変

表 6-2　歯原性ならびに顎顔面骨腫瘍の WHO 分類
（WHO classification of odontogenic and maxillofacial bone tumours）

歯原性癌腫（Odontogenic carcinomas）
エナメル上皮癌（Ameloblastic carcinoma）
原発性骨内癌，NOS（Primary intraosseous carcinoma,
　NOS）
硬化性歯原性癌（Sclerosing odontogenic carcinoma）
明細胞性歯原性癌（Clear cell odontogenic carcinoma）
幻影細胞性歯原性癌（Ghost cell odontogenic carcino-
　ma）

歯原性癌肉腫（Odontogenic carcinosarcoma）

歯原性肉腫（Odontogenic sarcomas）

良性上皮性歯原性腫瘍（Benign epithelial odontogenic
　tumours）
エナメル上皮腫（Ameloblastoma）
　エナメル上皮腫，単嚢胞型（Ameloblastoma,
　　unicystic type）
　エナメル上皮腫，骨外型/周辺型（Ameloblastoma,
　　extraosseous/peripheral type）
　転移性エナメル上皮腫（Metastasizing ameloblasto-
　　ma）
扁平歯原性腫瘍（Squamous odontogenic tumour）
石灰化上皮性歯原性腫瘍（Calcifying epithelial odonto-
　genic tumour）
腺腫様歯原性腫瘍（Adenomatoid odontogenic tumour）

良性上皮間葉混合性歯原性腫瘍（Benign mixed
　epithelial and mesenchymal odontogenic tumours）
エナメル上皮線維腫（Ameloblastic fibroma）
原始性歯原性腫瘍（Primordial odontogenic tumour）
歯牙腫（Odontoma）
　歯牙腫，集合型（Odontoma, compound type）
　歯牙腫，複雑型（Odontoma, complex type）
象牙質形成性幻影細胞腫（Dentinogenic ghost cell
　tumour）

良性間葉性歯原性腫瘍（Benign mesenchymal odonto-
　genic tumours）
歯原性線維腫（Odontogenic fibroma）
歯原性粘液腫/歯原性粘液線維腫（Odontogenic
　myxoma/myxofibroma）
セメント芽細胞腫（Cementoblastoma）
セメント質骨形成線維腫（Cemento-ossifying fibroma）

炎症性歯原性嚢胞（Odontogenic cysts of inflammatory
　origin）
歯根嚢胞（Radicular cyst）
炎症性傍側性嚢胞（Inflammatory collateral cysts）

歯原性ならびに非歯原性発育性嚢胞（Odontogenic
　and non-odontogenic developmental cysts）
含歯性嚢胞（Dentigerous cyst）
歯原性角化嚢胞（Odontogenic keratocyst）

（文献 1 をもとに作成）　　　　　　　　　　　　　　　　　　　　　　　　　　　　　　（次頁に続く）

　よって本章はまず顎骨腫瘍の分類を概説し，X 線透過性病変，X 線不透過性病変，X 線透過性-不透過性病変の順に代表的病変を述べ，各病変の特徴的画像を CT や MRI を中心に述べる．

1）歯原性腫瘍の新 WHO 分類

　最新 WHO 分類（2017 年）による顎骨の歯原性腫瘍の分類を示す（表 6-2）．
　次に顎骨病変を系統的に鑑別しやすいように X 線透過性病変，X 線不透過性病変，X 線透過性-不透過性病変の順に代表的病変を述べる．

表6-2 歯原性ならびに顎顔面骨腫瘍のWHO分類(続き)
（WHO classification of odontogenic and maxillofacial bone tumours）

側方性歯周嚢胞とブドウ状歯原性嚢胞（Lateral periodontal cyst and botryoid odontogenic cyst）

歯肉嚢胞（Gingival cyst）

腺性歯原性嚢胞（Glandular odontogenic cyst）

石灰化歯原性嚢胞（Calcifying odontogenic cyst）

正角化性歯原性嚢胞（Orthokeratinized odontogenic cyst）

鼻口蓋管嚢胞（Nasopalatine duct cyst）

悪性顎顔面骨ならびに軟骨腫瘍（Malignant maxillofacial bone and cartilage tumours）

軟骨肉腫（Chondrosarcoma）

　軟骨肉腫，grade 1（Chondrosarcoma, grade 1）

　軟骨肉腫，grade 2/3（Chondrosarcoma, grade 2/3）

間葉性軟骨肉腫（Mesenchymal chondrosarcoma）

骨肉腫，NOS（Osteosarcoma, NOS）

　低悪性中心性骨肉腫（Low-grade central osteosarcoma）

　軟骨芽細胞型骨肉腫（Chondroblastic osteosarcoma）

　傍骨性骨肉腫（Parosteal osteosarcoma）

　骨膜性骨肉腫（Periosteal osteosarcoma）

良性顎顔面骨ならびに軟骨腫瘍（Benign maxillofacial bone and cartilage tumours）

軟骨腫（Chondroma）

骨腫（Osteoma）

乳児のメラニン（黒色）性神経外胚葉性腫瘍（Melanotic neuroectodermal tumour of infancy）

軟骨芽細胞腫（Chondroblastoma）

軟骨粘液様線維腫（Chondromyxoid fibroma）

類骨・骨腫（Osteoid osteoma）

骨芽細胞腫（Osteoblastoma）

類腱線維腫（Desmoplastic fibroma）

線維骨性ならびに骨軟骨腫瘍様病変（Fibro-osseous and osteochondromatous lesions）

骨形成線維腫（Ossifying fibroma）

家族性巨大型セメント質腫（Familial gigantiform cementoma）

線維性異形成症（Fibrous dysplasia）

セメント質骨性異形成症（Cemento-osseous dysplasia）

骨軟骨腫（Osteochondroma）

巨細胞性病変と骨嚢胞（Giant cell lesions and bone cysts）

中心性巨細胞肉芽腫（Central giant cell granuloma）

周辺性巨細胞肉芽腫（Peripheral giant cell granuloma）

ケルビズム（Cherubism）

動脈瘤様骨嚢胞（Aneurysmal bone cyst）

単純性骨嚢胞（Simple bone cyst）

血液リンパ性腫瘍（Haematolymphoid tumours）

骨の孤立性形質細胞腫（Solitary plasmacytoma of bone）

b. X線透過性病変　radiolucent lesions

　X線透過性病変でよくみられるものとまれな疾患および歯との関係を**表6-1**（p.337）に示す．顎骨のX線透過性病変は，X線吸収の弱い組織成分や骨組織の部分的消失を示し，軟部組織と置き換えられたためであり，嚢胞，慢性の化膿性炎症および骨形成を伴わない腫瘍などである．また，同病変の境界が明瞭であるときは線維性結合組織膜で包まれており，膨張性に発育，増大するために周囲骨組織との境界が明瞭となるため嚢胞や良性腫瘍の可能性が高い．一方，病変の境界が不明瞭であるときは周囲骨組織を浸潤性に破壊，吸収しているものであり，炎症や悪性腫瘍の可能性が高い[10]．

　顎骨病変で最も頻度の高いものは，単房性もしくは多房性を呈する嚢胞性のX線透過性病変である．特に，歯髄死に続発して起きる根尖病巣や歯根嚢胞などの根尖部から生じる病

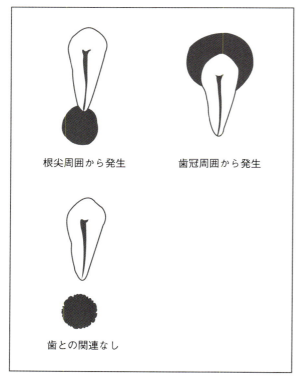

図 6-6 顎骨病変のパターン
顎骨病変は，1) 根尖周囲，2) 歯冠周囲，3) 歯との関連なしという，大きく3つのパターンに分類される．

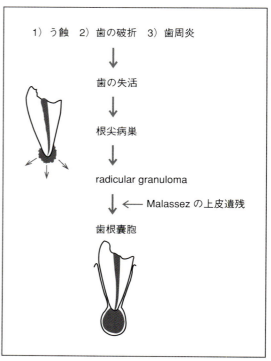

図 6-7 歯根嚢胞の成り立ち
何らかの原因（おもにう蝕）により，歯が失活し，根尖病巣が形成され，同部に Malassez（マラッセ）の上皮遺残が存在すると歯根嚢胞が発生する．

変，歯冠部の歯嚢（dental follicle）から発生する歯原性嚢胞や腫瘍など，多種の病変がみられる（図 6-6）．しかしながら，これらの X 線透過性病変のなかには歯原性癌腫などの悪性病変もあり，注意が必要である．また，従来から歯原性腫瘍のなかで最も頻度の高いエナメル上皮腫と嚢胞性疾患との鑑別は X 線像では困難であった．しかし，エナメル上皮腫の特徴的 MR 像が報告され，その鑑別が可能となった[11]．

　X 線像にて局所の境界不明瞭な X 線透過性病変は，悪性腫瘍や骨髄炎に代表される炎症性疾患であることが多い．しかし，嚢胞性病変が感染により病変の境界が不明瞭となることもあるので，鑑別には注意が必要である[10]．

1) 歯根嚢胞（radicular cyst）および残留嚢胞（residual cyst）

　歯髄死に続発する，歯根膜の上皮遺残（Malassez 上皮遺残）から発生する嚢胞である（図 6-7）．発現部位や形態により他の病変との鑑別が必要なときがある．歯科臨床上，最も頻度の高い嚢胞であり，失活歯の当該歯根尖を含む単房性の X 線透過性病変である（図 6-8，図 6-9）．皮質骨の吸収を伴うこともあるが，膨隆はまれである．MRI は失活歯の根尖などの内部に T1 強調像で低信号，T2 強調像で高信号を呈する内容液をもち，ガドリニウム（Gd）製剤による造影で均一な比較的厚い嚢胞壁を有する[10]．そのため，スライス方向によっては腫瘍と間違えるので，2方向から必ず確認する必要がある．

3. 顎骨病変　341

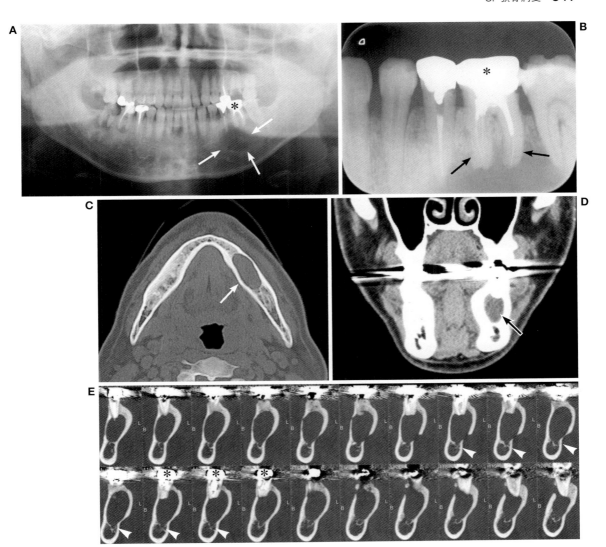

図6-8　40歳台男性　下顎骨の歯根嚢胞
A：パノラマX線写真，B：口内法X線写真，C：CT（骨条件），D：CT冠状断像（軟部組織条件），E：CT縦断像（骨条件）　パノラマX線写真（A）で，下顎左側臼歯根尖部に境界明瞭なX線透過像を認める（→）．口内法（B）では，病変の隣在歯の歯根膜腔は病変に連続し（→），下顎左側第1大臼歯（＊）が原因歯であることがわかる．CT横断像（C）および冠状断像（D）では，病変は軽度に膨隆し（→），頬舌側の皮質骨は軽度の吸収がみられる．内部の濃度は水と同程度の濃度を呈する．縦断像（E）で，病変は下顎管との一部交通がみられる（▶）．

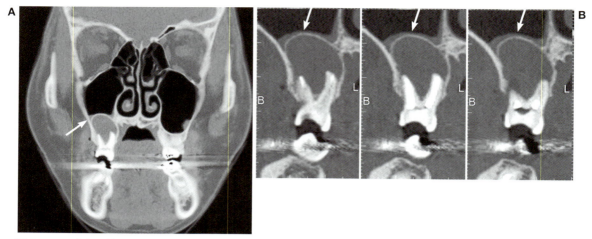

図6-9　20歳台男性　上顎骨から上顎洞に進展した歯根嚢胞
A：CT冠状断像（骨条件），B：縦断像　冠状断像（A）では，上顎右側第1大臼歯由来の歯根嚢胞が膨隆し上顎洞に進展して，上顎洞底部を挙上している（→）．縦断像（B）では，歯槽骨から発生し，上顎洞に進展した嚢胞は骨の膨隆を伴う（→）のが多いのも特徴である．

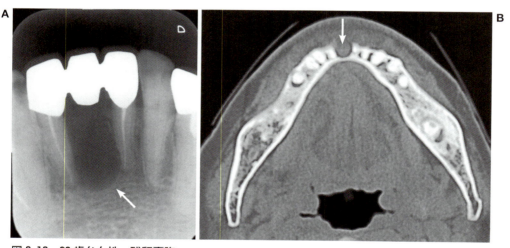

図6-10　60歳台女性　残留嚢胞
A：口内法X線写真，B：CT（骨条件）　口内法（A）で，下顎右側中切歯の根尖相当部に境界明瞭なX線透過像を認める（→）．CT（B）では病変は軽度に膨隆し，唇側の皮質骨は吸収がみられる（→）．

治療法は嚢胞摘出である．また抜歯時に歯根だけ抜去し，嚢胞を残存させ，その後に嚢胞が増大したものを残留嚢胞という（図6-10）．治療法は歯根嚢胞と同様に摘出である．

2) 鼻口蓋管嚢胞　nasopalatine duct cyst

　鼻口蓋管の上皮遺残から生じる顔裂性嚢胞である．画像所見では，上顎正中部に境界明瞭な球形のX線透過像を呈し（図6-11），切歯孔の口蓋に近い部分に病変が発生するといわゆるハート型を呈することがある．歯の根尖に近接すると歯根嚢胞との鑑別が必要である．

3. 顎骨病変　343

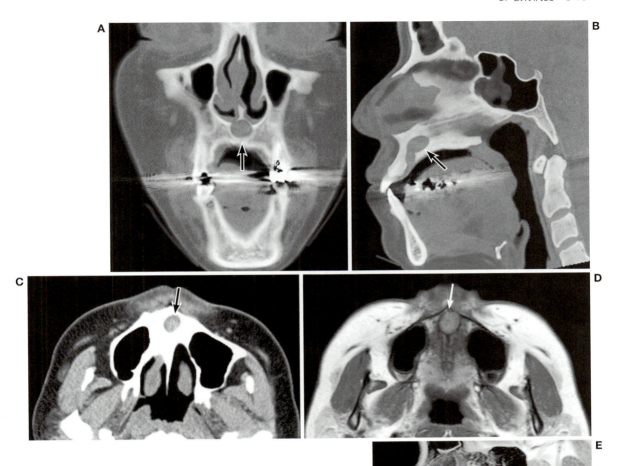

図 6-11　30歳台女性　鼻口蓋管嚢胞
A：CT冠状断像（骨条件），B：矢状断像，C：単純CT（軟部組織条件），D：MRI, T1強調像，E：T2強調矢状断像　CT骨条件（A, B）で，鼻口蓋管を拡大させる類円形の低吸収域を認める（→）．軟部組織条件（C）では，内部は筋肉とほぼ同様の濃度を呈している（→）．MRI, T1強調像（D）では，病変は鼻口蓋管を拡大させ，中等度の信号強度を呈する（→）．T2強調矢状断像（E）で境界明瞭な高信号を呈する（→）．

MRIはT1強調像では低信号，T2強調像で均一な高信号を呈し，他の嚢胞性疾患と同様な信号を呈する[10]．治療法は嚢胞摘出である．

3）含歯性嚢胞　dentigerous cyst

本嚢胞に歯冠の形成終了後，歯冠部に存在する歯原性上皮に嚢胞化が生じて発生する．特

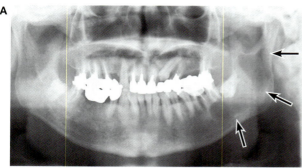
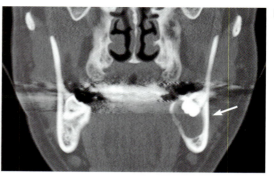
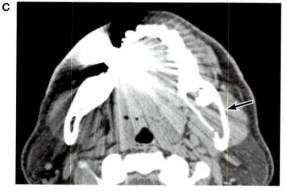

図 6-12　50 歳台男性　含歯性囊胞
A：パノラマ X 線写真，B：CT 冠状断像（骨条件），C：単純 CT（軟部組織条件）　パノラマ X 線写真（A）では，左側臼歯部から下顎枝にかけて埋伏歯の歯冠を含む境界明瞭な単房性の X 線透過性病変を認める（→）．骨条件 CT 冠状断像（B）で，病変は埋伏歯の歯冠を含み，膨隆はあまりみられない（→）．軟部組織条件 CT 横断像（C）では，内部は筋肉よりやや低い濃度を呈している（→）．X 線像にて含歯性囊胞，エナメル上皮腫などが疑われる．

徴的 X 線像は埋伏歯の歯冠を含む境界明瞭な単房性の X 線透過像を呈する．大きくなると，エナメル上皮腫や歯原性角化囊胞との鑑別が困難なことが多い（図 6-12）．MRI は T1 強調像で低信号，T2 強調像で高信号を呈し，その内容液は均一な信号を呈することが多く，また無信号の埋伏歯の歯冠が囊胞に含まれる[10]．治療法は囊胞摘出であるが，囊胞が大きいと，埋伏歯を引き出すために開窓術を施行することもある[5]．

4) エナメル上皮腫　ameloblastoma

最も頻度の高い歯原性腫瘍であり，腫瘍実質が歯胚の上皮成分，特にエナメル器に類似し，しばしば大小の囊胞を形成することを特徴とする腫瘍である．下顎枝，下顎角部が好発部位である．X 線像は単房または多房性（石鹸の泡状や蜂巣状）の X 線像を呈し，皮質骨の破壊は伴わず，隣接歯の根尖を吸収（30〜40％）することが多い[10]．顎骨の囊胞性疾患，特に原始性囊胞や歯原性角化囊胞との鑑別は X 線像では困難である．特徴的 MR 像は内部に T1 強調像で低信号，T2 強調像で高信号を呈する内容液をもち，不規則な厚みの囊胞壁を有する単房もしくは多房性の囊胞性病変として描出され，その囊胞壁の一部に乳頭状の突起形成や腫瘍塊が高頻度に描出される．Gd 製剤による造影により囊胞壁および乳頭状突起形成や腫瘍塊の増強効果が高い．他の囊胞性病変との鑑別は囊胞部分に隣接する乳頭状突起形成や腫瘍塊の有無の検査が重要となる（図 6-13）[11,17]．

治療方針は腫瘍のタイプにより異なる．若年者の単房性病変は囊胞に準じる開窓療法が有効である．充実性のものは再発率（50〜90％）が高く，腫瘍摘出，顎骨部分切除を施行する必要がある[10]．悪性化はまれであるが，再発を繰り返すと悪性化の可能性は高くなる[1]．

3. 顎骨病変　345

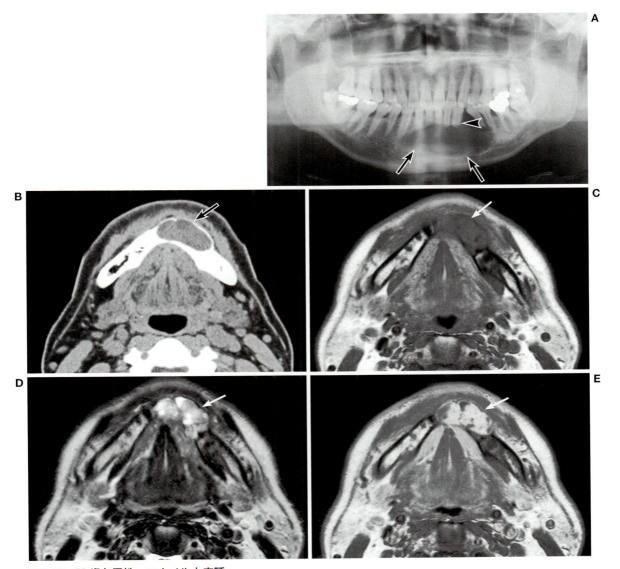

図 6-13　50 歳台男性　エナメル上皮腫
A：パノラマ X 線写真，B：単純 CT（軟部組織条件），C：MRI, T1 強調像，D：T2 強調像，E：造影 T1 強調像
パノラマ X 線写真（A）で，下顎前歯根尖部に境界明瞭な単房性の X 線透過性病変を認める（→）．また，隣接歯の下顎前歯部の根尖はナイフカット状の根尖吸収もみられる（▶）．CT（B）で病変は頰舌側の膨隆がみられ，周囲軟部組織と同程度の濃度を呈している（→）．MRI, T1 強調像（C）で同病巣は低信号を呈している（→）．T2 強調像（D）では多房性の低〜高信号を呈し，T2 強調像の低信号域（→）は，造影 T1 強調像（E）で増強効果がみられる（→）．よって，MR 像で囊胞壁に連続する腫瘍充実部分をもつエナメル上皮腫が疑われた．

5）歯原性角化囊胞　odontogenic keratocyst

　今回の WHO の分類により再発率が高いため腫瘍に分類された囊胞性疾患であり，上皮突起を欠く，角化重層扁平上皮の裏装によって特徴づけられる歯原性腫瘍である[1]．内腔におから状の角化物を含有することが多い．X 線像は単房および多房性の境界明瞭な X 線透過性病変であり，病巣の辺縁は歯を避けるようにして増大するいわゆるホタテ貝状を呈する

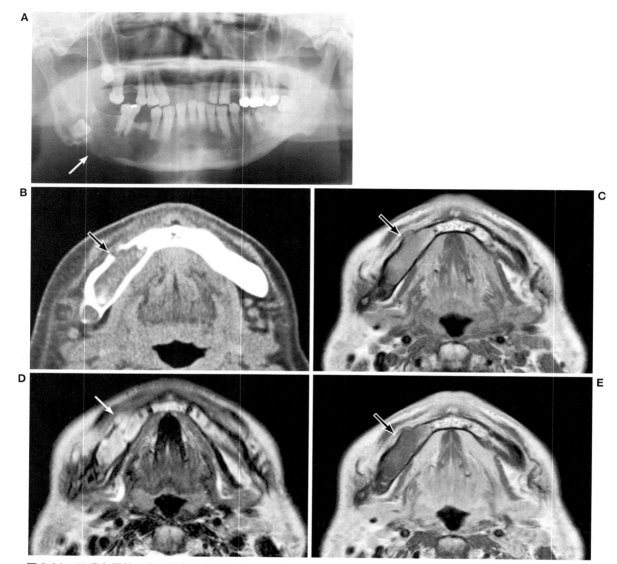

図6-14 40歳台男性 歯原性角化嚢胞（角化嚢胞性歯原性腫瘍）
A：パノラマX線写真，B：単純CT（軟部組織条件），C：MRI，T1強調像，D：T2強調像，E：造影T1強調像
パノラマX線写真（A）では埋伏歯を含む右側臼歯部から下顎角部にかけて境界明瞭なX線透過性病変を認める（→）．CT（B）で，病変は頬舌側の膨隆がみられ，周囲軟部組織と同程度の濃度を呈し，一部皮質骨の吸収もみられる（→）．MRI，T1強調像（C）では，同病巣は中〜高信号を呈している（→）．T2強調像（D）で，同病巣は多房性の低〜高信号を呈している（→）．造影T1強調像（E）で，病変周囲には1層の増強効果がみられるが，病変内部に増強効果はみられない（→）．よって，MR像で嚢胞性病変として歯原性角化嚢胞（角化嚢胞性歯原性腫瘍）が疑われた．

ことがある．隣在歯の根尖吸収はまれである．同腫瘍の病変周囲はMRIで薄く均一な厚みを有し，Gd製剤による造影でも病変周囲の増強効果は低い．病変の内容液は角化物を有するため，T1強調像で低〜高信号，T2強調像で中〜高信号を呈し，内部の角化物の含有量により信号強度が異なる．また，他の嚢胞やエナメル上皮腫に比較して内容液の信号強度はこれら角化物の影響で不均一である（図6-14）[11]．

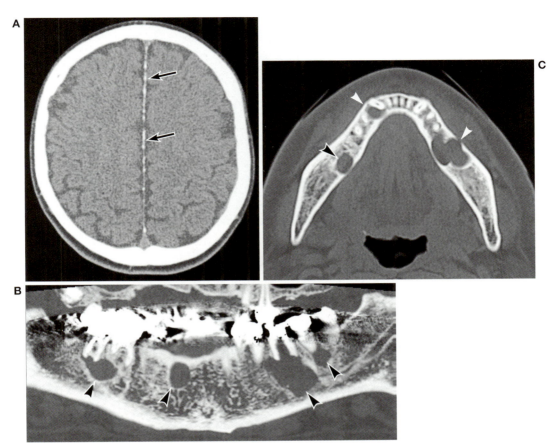

図 6-15　30 歳台女性　基底細胞母斑症候群
A：頭部単純 CT，B：パノラマ再構成像（骨条件），C：CT（骨条件）　頭部 CT（A）で，大脳鎌の石灰化がみられる（→）．骨条件のパノラマ再構成像（B）では，顎骨内に多発する囊胞性病変がみられる（▶）．横断像（C）で顎骨に多発する囊胞性病変がみられる（▶）

治療は病変の摘出であるが，他の囊胞性疾患に比べ再発率が高いことが特徴である．また，歯原性角化囊胞（角化囊胞性歯原性腫瘍）の多発症例は皮膚の母斑や筋骨格系の異常なども検査し，基底細胞母斑症候群（図 6-15）との関連を検討する必要がある．

6) 顎骨の悪性腫瘍および歯原性癌腫　odontogenic carcinoma

通常，顎骨の悪性腫瘍（ほとんどが扁平上皮由来）は，歯肉や舌などの周囲軟部組織から腫瘍が進展し，顎骨に浸潤するものがほとんどであり[10]，顎骨原発の悪性腫瘍は非常にまれである．扁平上皮癌が多くを占める周囲軟部組織から顎骨への悪性腫瘍の進展経路は，1）歯槽頂部（図 6-16，図 6-17）や，2）下顎孔やオトガイ孔への神経浸潤，からなる[13]．これらの顎骨への浸潤があると顎骨の切除を伴うため，治療方針や予後が異なってくる．また，顎骨への悪性腫瘍の進展は視診では困難であるため，画像診断，特に CT や MRI の検査が重要となる．

歯肉に生じた扁平上皮癌は早期より顎骨への浸潤がみられる．顎骨への浸潤は顎骨の歯槽

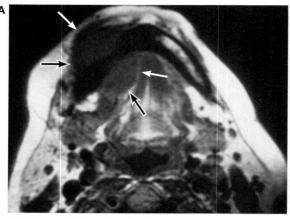
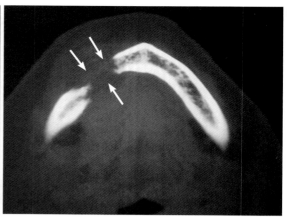

図 6-16　60 歳台女性　歯肉癌
A：MRI, 造影 T1 強調像，B：CT（骨条件）　造影 T1 強調像（A）で右側頬部から口底部にかけて低信号を呈する病巣がみられる（→）．顎骨の骨髄も低信号を呈し，歯肉癌が顎骨に浸潤していることがわかる．CT（B）では顎骨に虫食い状の骨吸収がみられる（→）．同患者の治療は顎骨の区域切除および再建術が必要となる．

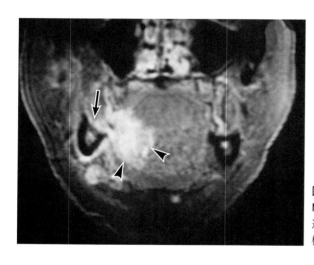

図 6-17　60 歳台女性　舌癌から下顎骨への進展
MRI, 脂肪抑制造影 T1 強調冠状断像　右側舌縁部に造影される腫瘍がみられる（▶）．同腫瘍は顎骨の歯槽頂から顎骨に進展していることがわかる（→）．

頂に浸潤していくのが典型像であり，顎骨の浸潤の検査は横断像では困難なことが多く，冠状断像や cross sectional 画像を追加し，必ず 2 方向以上の多方向で確認する必要がある．

　歯原性の癌腫はまれであるが，1) エナメル上皮腫の悪性化（図 6-18），2) 歯原性上皮の遺残からの悪性化，3) 歯原性囊胞の上皮裏層からの悪性化，の可能性がある[1]．画像では悪性化の所見は乏しいことが多く出現頻度もまれであるが，1) 局所に骨吸収が激しい，2) 周囲を破壊的に浸潤するなどのときは，悪性の可能性があるので診断には注意を要する．

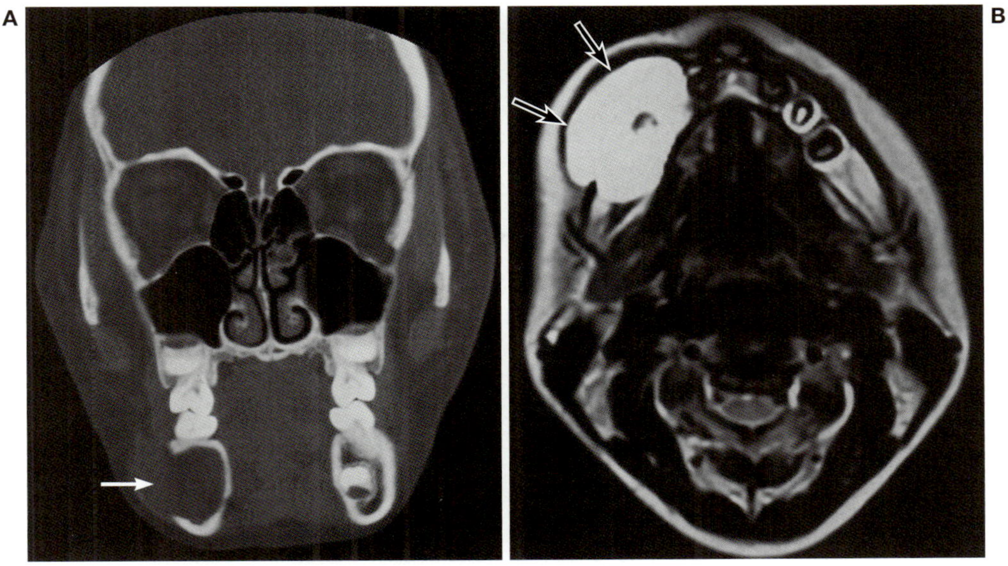

図 6-18　10 歳台後半女性　悪性エナメル上皮腫
A：CT 冠状断像（骨条件），B：MRI, T2 強調像　CT 冠状断像（A）で右側下顎骨に膨隆する境界
明瞭な低吸収を呈する病変を認める．病変の頬側の一部に骨吸収がみられる（→）．T2 強調像
（B）にて，同部は頬側への著しい膨隆を伴い，著明な高信号を呈している（→）．画像所見より
嚢胞性病変が疑われたが，病理検査にて悪性エナメル上皮腫の診断がなされた．

7) 顎骨骨髄炎　osteomyelitis

　歯性の感染がおもな原因となる顎骨の炎症性疾患である[10]．同疾患は化膿性骨髄炎の初期
に境界不明瞭な骨吸収による X 線透過性病変を呈し，顎骨に沿ったいわゆるたまねぎの皮
状の骨膜反応を伴うことがある．慢性化すると，腐骨や骨硬化を伴う不透過帯を呈する．慢
性硬化性骨髄炎（不透過性病変を参照）も初期はびまん性の骨吸収がみられる[10]．骨髄炎の炎
症の検出は MRI で周囲軟部組織の信号異常に加え，T1 強調像で低信号，T2 強調像で高信
号，脂肪抑制像で高信号，Gd 製剤による増強効果を呈する骨髄信号の異常を MRI で検索
することが有効である（図 6-19）[12]．特に骨髄の炎症性の変化は脂肪抑制像による観察が鋭
敏で有効である[15]．比較的予後良好症例でも治療後 1 年以上は骨髄信号に異常がみられるこ
とがある（図 6-20）．
　また近年，骨粗鬆症治療の第一選択薬であり，癌患者にも有効とされているビスホスホ
ネート（BP）製剤（bisphosphonate-related osteonecrosis of the jaw：BRONJ）やデノスマブ
などによる薬剤関連顎骨壊死（medicine-related osteonecrosis of the jaw：MRONJ）が報告
されている（図 6-21）[18]．これらは投与後の抜歯などの侵襲的歯科治療にも深く関連してい
る．BRONJ の診断基準は本邦のポジションペーパー[18] では，1）現在あるいは過去に BP 製
剤による治療歴がある，2）顎骨への放射線照射歴がない，3）口腔・顎・顔面領域に骨露出
や骨壊死が 8 週間以上持続しているもの，とされている．画像上では単純 X 線写真，CT，
MRI などの所見は他の骨髄炎所見と同様の所見を呈するため，画像のみでの鑑別は困難で
ある．よって BRONJ，MRONJ の診断には BP 製剤やデノスマブなどの薬剤治療歴を確認
する必要がある．

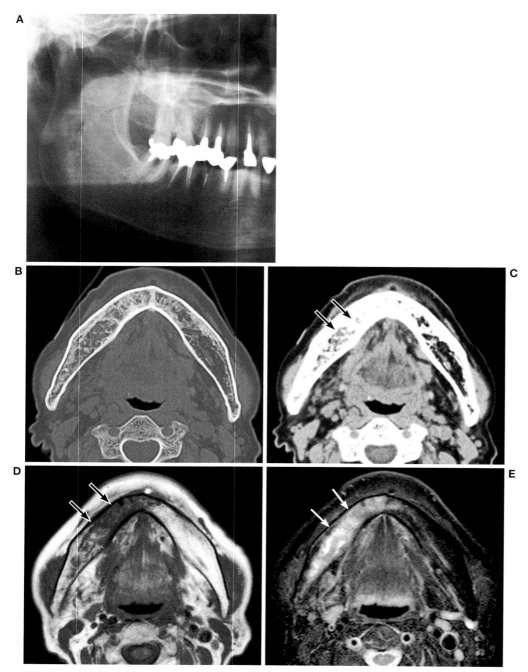

figure 6-19 30歳台男性　下顎右側の急性骨髄炎
A：パノラマX線写真，B：CT（骨条件），C：CT（軟部組織条件），D：MRI，T1強調像，E：STIR像　パノラマX線写真(A)では，明らかな病変は指摘できない．骨条件のCT(B)で明らかな皮質骨の吸収もみられない．軟部組織条件のCT(C)で骨髄部分のわずかな濃度上昇を認める(→)．MRI，T1強調像(D)で，下顎骨骨髄は境界不明瞭に広範囲に低信号を呈している(→)．脂肪抑制のSTIR像(E)では，同病変は不均一な高信号を呈している(→)．MR像で急性の骨髄炎が疑われた．

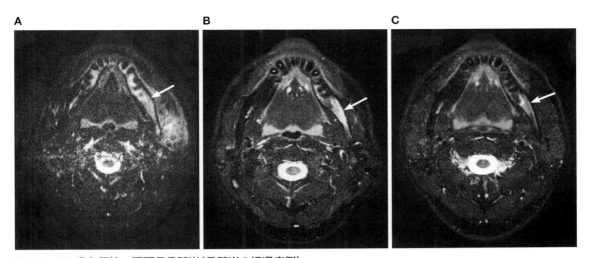

図6-20 30歳台男性 下顎骨骨髄炎(骨髄炎の経過症例)
MRI, STIR像 A:初診時, B:5か月後, C:1年後 経過良好の下顎骨骨髄炎でも, 骨髄の信号は脂肪抑制のSTIR像で1年以上は骨髄の炎症反応(→)は消えないことが多い. STIRなどの脂肪抑制像は下顎骨骨髄の炎症の有無の評価に有効である.

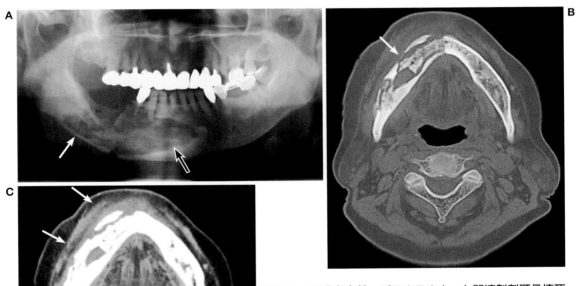

図6-21 80歳台女性 ビスホスホネート関連製剤顎骨壊死(BRONJ)
A:パノラマX線写真, B:CT(骨条件), C:CT(軟部組織条件) ビスホスホネート製剤を15年間服用していた. 某開業医にて下顎右側臼歯部の抜歯後に発症した. パノラマX線写真(A)で, 下顎右側臼歯部から前歯部にかけて広範な骨吸収像を認める(→). 骨条件のCT(B)で前歯部から右側臼歯部にかけて広範な腐骨を伴う骨吸収像を認める(→). 軟部組織条件のCT(C)で, 同部に隣接する周囲軟部組織の濃度上昇もみられる(→).

352 Ⅵ. 顎骨病変

表6-3 顎骨のX線不透過性病変

	根尖周囲	歯冠周囲	歯との関連なし
よくみられる疾患			
歯牙腫		○	△
セメント質骨性異形成症（成熟期）	○		
線維性異形成症			○
硬化性骨髄炎	○		△
骨腫			○
まれな疾患			
Paget病			○
骨形成線維腫	○		△
軟骨肉腫			○
骨芽細胞腫			○
下顎隆起あるいは口蓋隆起			○
転移性腫瘍			○
骨肉腫			○

○：一般的，△：まれ

c. X線不透過性病変 radiopaque lesions

　X線不透過性病変でよくみられるものとまれな疾患および歯との関係は**表6-3**に示した．顎骨のX線不透過帯は，骨硬化像，皮質骨の増大，石灰化物，埋伏歯，骨髄内の線維結合組織の増加などにより形成されるものが多い．X線不透過性病変はそれらを含むものが多く，線維性骨病変や炎症性疾患や腫瘍などが主である[10]．骨組織病変の画像情報はMRIで石灰化物，埋伏歯が無信号を呈するため，石灰化物，埋伏歯の多い病変はMRI単独検査は避け，単純X線検査やCT検査を追加することが望ましい[4]．

1) 歯牙腫　odontoma

　臨床で遭遇頻度が高い．歯の骨組織，すなわちエナメル質および象牙質の増生を主体とする腫瘍状病変である．複雑型（**図6-22**）と集合型（**図6-23**）に分かれる．複雑型歯牙腫の画像所見は，埋伏歯の周囲に境界明瞭な塊状のX線不透過像を呈し，X線像にて歯牙様構造物の確認は困難である．集合型歯牙腫の画像所見は多数の歯牙様構造物を含む，境界明瞭なX線不透過像を呈する．治療は両者とも摘出であり，予後は良好である．

2) 線維性異形成症　fibrous dysplasia

　幼若な骨梁形成を伴う線維性結合組織の増生によって正常骨組織が置換される病変で，骨の発育異常の一種と考えられている．顎骨に発生するのはほとんどが単骨性である．多骨性の場合は内分泌学的異常を伴う McCune-Albright（マッキューン・アルブライト）症候群の

図 6-22 20 歳台男性　歯牙腫（複雑型）
CT 冠状断像（骨条件）　左側上顎第 3 大臼歯は埋伏し（→），その直下に歯と同程度の濃度を呈する塊状の高吸収域を認める（▶）．病変は点状の高吸収域で歯の構造は確認できない．

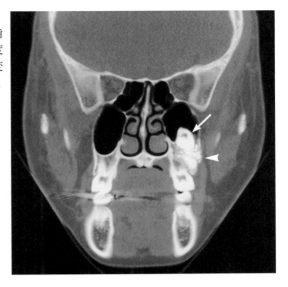

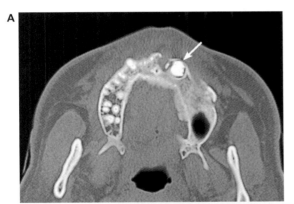

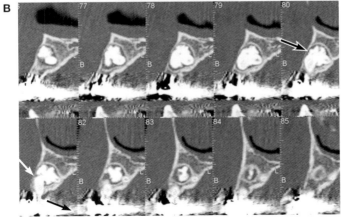

図 6-23 20 歳台男性　歯牙腫（集合型）
A：CT（骨条件），B：縦断像　横断像（A）で，歯と同程度の濃度を呈する塊状の高吸収域を認める（→）．cross sectional 画像（B）では，病変の境界は明瞭で軽度の膨隆を伴うことがわかる（→）．

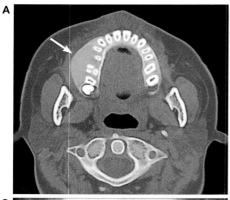
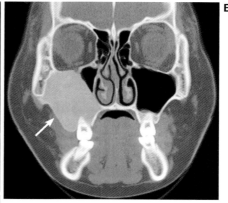
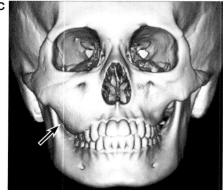

図6-24 10歳台後半男性 上顎右側大臼歯部の線維性異形成症
A：CT（骨条件），B：冠状断像，C：3次元画像（volume rendering：VR） 横断像（A）で，上顎右側前歯部から臼歯部にかけて広範な膨隆性病変を認める（→）．病変内部はいわゆるすりガラス状所見を呈している．冠状断像（B）でも広範な膨隆性病変を認め，上顎洞の狭窄もみられる．3次元画像（C）にて上顎骨右側の膨隆がみられ（→），顔面の非対称が評価できる．減量手術時の指標となる．

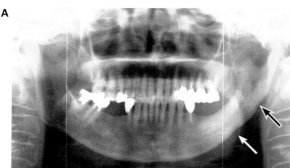
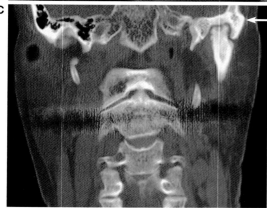
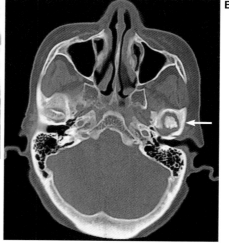

図6-25 40歳台女性 SAPHO症候群を伴う下顎左側の慢性硬化性骨髄炎
A：パノラマX線写真，B：CT（骨条件），C：冠状断像
パノラマX線写真（A）で，下顎左側臼歯部から下顎頭にかけて骨変形を伴う広範な骨硬化像を認める（→）．骨条件のCT横断像（B）および冠状断像（C）では，下顎頭の変形と側頭骨の骨硬化および変形を認める（→）．下顎頭から側頭骨に病変が進展していることがわかる．

合併の有無の診断が必要である[10]．

X線像は膨隆を伴う境界不明瞭なX線不透過性病変であり，特徴的な像はいわゆるすりガラス状を呈する（図 6-24）．MRI は T1, T2 強調像ともに低信号を呈し，まれにその内部に T1 強調像で低信号，T2 強調像で高信号を呈する囊胞病変がみられることがある．治療は外科的な減量手術が主である．

3) 硬化性骨髄炎　sclerosing osteomyelitis

骨髄部に多量の骨質が形成され，硬化性変化をきたす難治性の骨髄炎である[19]．ほとんどが下顎骨に発生し，骨の変形を伴うことが多い．X線像はびまん性のX線不透過帯を呈し，顎骨の変形を伴うことが多い（図 6-25）．慢性化すると，線維性骨疾患との鑑別が困難な症例も存在する．MRI は T1 強調像で低信号，T2 強調像で低信号と高信号を呈し[10]，T2 強調像および脂肪抑制像で高信号域が検出できる症例や，顎骨内部に増強効果が高い場合には炎症の活動性が高い．MRI では骨髄炎の広がりがX線所見よりも広範囲にみられることが多い[12]．また同疾患が皮膚や全身症状を伴うと synovitis, acne, pustulosis, hyperostosis and osteitis (SAPHO)症候群の可能性があるため，必ず全身との関連性も検討する必要がある[19]．

治療法は外科的な顎骨切除や抗菌薬の投与などであるが，どの治療法も効果が低く，長期にわたり予後不良症例が多い．

4) セメント質骨性異形成症　cemento-osseous dysplasia

単発性または多発性に根尖部に限局性にセメント質が形成される病変である．初期は根尖部に連続して X 線透過像を呈し，中期には内部に石灰化像を伴う X 線透過像と不透過像の混合像，後期は境界明瞭な X 線不透過像を呈する（図 6-26）[10]．骨膨隆は通常伴わない．MRI では，T1 強調像で境界明瞭な低信号，T2 強調像で境界明瞭な高信号，Gd 製剤による造影にて病巣全体が強く増強される．病期により石灰化物による無信号域が観察される．多くの場合，経過観察であるが，感染を伴った場合は摘出する．

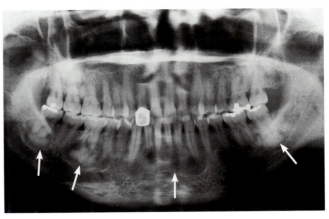

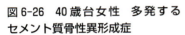

図 6-26　40歳台女性　多発するセメント質骨性異形成症
パノラマX線写真　臼歯部から前歯部の根尖部に多発するX線透過像から不透過像を呈する境界明瞭な病変を認める（→）．

356 Ⅵ. 顎骨病変

表6-4 X線透過性-不透過性病変（混合性病変）

	根尖周囲	歯冠周囲	歯との関連なし
よくみられる疾患			
セメント質骨性異形成症（中期）	○		
歯原性石灰化嚢胞	△	○	
腺腫様歯原性腫瘍		○	
歯原性石灰化上皮腫		○	△
歯牙腫（中間期）	△	○	
線維性異形成症，ケルビズム			○
骨炎	○	△	
まれな疾患			
骨形成線維腫	○		△
セメント芽細胞腫	○		
エナメル上皮線維歯牙腫		○	△
歯原性線維腫			○
血管腫（顎骨中心性）			○
Paget 病			○
軟骨腫，軟骨肉腫			○
Ewing 肉腫			○
リンパ腫			○
転移性腫瘍			○
骨肉腫			○
Langerhans 細胞組織球症（好酸球性肉芽腫）			○
骨髄炎（慢性期）			○
放射線性骨壊死			○

○：一般的，△：まれ

d. X 線透過性-不透過性病変　radiolucent-radiopaque lesions

　X 線透過性-不透過性病変でよくみられるものと，まれな疾患および歯との関係を表6-4 に示した．顎骨の X 線透過性-不透過性病変は骨髄炎などの炎症性疾患，線維性骨疾患の初期から中期，腫瘍などであることが多い．また，造骨性をもつ骨肉腫も同様の像を呈することがある．

1）骨形成性線維腫　ossifying fibroma

　歯原性腫瘍の 1 つであり，細胞成分に富んだ線維性組織の中に塊状の骨組織が散在性に存在する腫瘍である[1]．X 線像は根尖部の内部に大小不同の X 線不透過像が混在し，病巣の境界は比較的明瞭なことが多い（図6-27）．MRI にて T1，T2 強調像ともに低信号を呈し，その内部に一部幼若な線維や内容液により T1 強調像で低信号，T2 強調像で高信号を認めることがある．

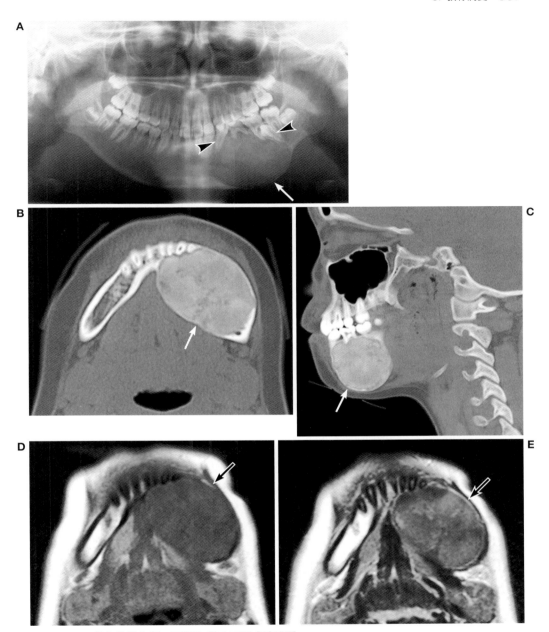

図 6-27 10歳台前半女児　下顎左側の骨形成線維腫
A：パノラマX線写真，B：CT（骨条件），C：矢状断再構成像，D：MRI, T1強調像，E：T2強調像　パノラマX線写真(A)で，下顎左側臼歯部に膨隆を伴う境界明瞭なX線不透過性病変を認める(→)．隣在歯は転位している(▶)．骨条件のCT横断像(B)で著明な膨隆がみられ(→)，矢状断像(C)で内部濃度は不均一で一部いわゆるすりガラス状を呈している(→)．MRI, T1強調像(D)，T2強調像(E)で境界明瞭な低信号を呈している(→)．同病変は一部不均一な低信号も内部にみられる．

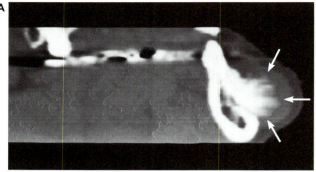
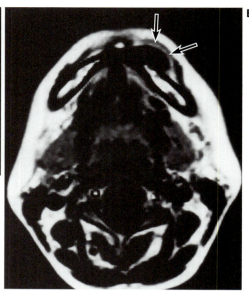

図 6-28　30 歳台女性　骨肉腫
A：CT 冠状断像，B：MRI，造影 T1 強調像　CT 冠状断像（A）で，左側小臼歯部にいわゆる旭日状所見による外骨膜反応を伴う境界不明瞭な X 線不透過性病変を認める（→）．造影 T1 強調像（B）では同部は無信号を呈し，骨膜反応の周囲に増強効果がみられる（→）．

2）骨肉腫　osteosarcoma

骨形成性間葉組織から発生し，腫瘍細胞が類骨組織および骨組織を直接形成する悪性腫瘍である．X 線所見は不規則な骨破壊像や骨増生を伴う X 線透過性-不透過性病変を呈することが多く，旭日状所見の骨膜反応像（"sun-ray appearance"）がみられることがある．MRI では骨形成の著明なものは T1，T2 強調像で無信号を呈し，幼若な造骨部分は T1 強調像で低信号，T2 強調像で高信号を呈する．Gd-DTPA 造影にて増強効果がみられる（図 6-28）．治療法は広範囲な切除手術が原則であり，予後は不良である．

4. 顎骨疾患の術後所見

a. 顎骨腫瘍の術後の読影ポイント

　エナメル上皮腫を代表とする良性腫瘍外科治療は，腫瘍の再発ポテンシャルにより摘出，開窓療法，部分切除などに分類される．多房性の病巣は再発傾向が強いため部分切除が適応となり，術後は病巣の周囲の観察が重要である．顎骨の悪性腫瘍は，顎骨中心性の悪性腫瘍の発生頻度は低く，歯肉や舌からの扁平上皮癌の顎骨浸潤が圧倒的に多い．よって，腫瘍が浸潤しやすい皮質骨の薄い歯槽頂を中心に観察する．特に顎骨腫瘍術後の画像の読影ポイントは腫瘍切除周囲に注意する．X 線検査，CT にて病変周囲骨の境界や新生骨などを注意して観察する必要がある．MRI では骨髄信号の変化に注意する．また，摘出や開窓後には顎骨周囲軟部組織の状態を CT，MRI で観察する必要がある．

4. 顎骨疾患の術後所見　359

図 6-29　30 歳台男性　下顎右側臼歯部の歯根嚢胞（嚢胞摘出の予後良好例，摘出後 6 か月）
パノラマ X 線写真　A：初診時，B：摘出後 6 か月　周囲の骨硬化は消え，病巣の境界は不明瞭になり，骨新生像が出はじめている（B，→）．

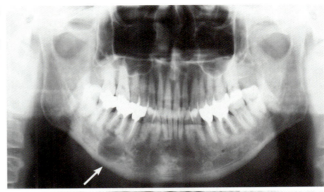
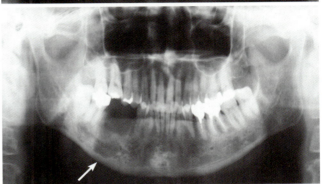

b. 顎骨嚢胞の術後の読影ポイント

　1）開窓や摘出部の病巣の境界が不明瞭になり，新生骨が観察されれば予後は良好である（図 6-29）．
　2）膨隆を伴い，境界明瞭に変化する病変は再発の可能性が高い．
　3）単純 X 線写真やパノラマ X 線写真および CT では病変周囲骨の境界や新生骨などを観察する必要がある．MRI では骨髄および軟部組織の信号の変化に注意する必要がある．

　顎骨疾患の CT，MRI のそれぞれの利点，欠点，両検査の比較および顎骨の画像検査の留意点は Box 6-1〜Box 6-3（p. 332 および p. 333）を参照されたい．

文献

1) 日本臨床口腔病理学会．WHO 分類(4th, 2017)疾患標準和名．歯原性ならびに顎顔面骨腫瘍の WHO 分類(2017)．
2) Minami M, Kaneda T, Ozawa K, et al：Cystic lesions of the maxillomandibular region：MR imaging distinction of odontogenic keratocysts and ameloblastomas from other cysts. AJR Am J Roentgenal 1996；166：943-949.
3) Kaneda T, Minami M, Kurabayashi T：Benign odontogenic tumors of the mandible and maxilla. Neuroimag Clin N Am 2003；13：495-507.
4) Kaneda T, Minami M, Curtin HD, et al：Cyst, tumors, and nontumorous lesions of the jaw. Section two：systematic approach to imaging diagnosis of jaw lesions. In：Som PM, Curtin HD

(eds)：Head and neck imaging. 4th ed, St. Louis：CV Mosby, 2003：982-986.

5）金田 隆，久山佳代・編著：Case Based Review 顎口腔領域の疾患．砂書房，2017.

6）Sumi M, Ichikawa Y, Katayama I, et al：Diffusion-weighted MR imaging of ameloblastomas and keratocystic odontogenic tumors：differentiation by apparent diffusion coefficients of cystic lesions. AJNR Am J Neuroradiol 2008；29：1897-1901.

7）Weber AL, Kaneda T, Scrivani SJ, et al：Cyst, tumors, and nontumorous lesions of the jaw. Section one：pathologic states. In：Som PM, Curtin HD（eds）：Head and neck imaging. 4th ed, St. Louis：CV Mosby, 2003：930-981.

8）Kaneda T, Minami M, Ozawa K, et al：MR appearance of bone marrow in the mandible at different ages. Oral Surg Oral Med Oral Pathol 1996；82：229-233.

9）金田 隆・編著：基本から学ぶインプラントの画像診断．砂書房，2008：8-17.

10）金田 隆，倉林 亨・編：歯科放射線 teaching file, 第3版．砂書房，2015：26-69.

11）Minami M, Kaneda T, Yamamoto H, et al：Ameloblastoma in the maxillomandibular region：MR imaging. Radiology 1992；184：389-393.

12）Kaneda T, Minami M, Ozawa K, et al：Magnetic resonance imaging of osteomyelitis in the mandible：comparative study with other radiological modalities. Oral Surg Oral Med Oral Pathol 1995；79：634-640.

13）Sigal R, Zagdanski Am, Schwaab G, et al：CT and MR imaging of squamous cell carcinoma of the tongue and floor of the mouth. RadioGraphics 1996；16：787-810.

14）Dunfee BL, Sakai O, Pistey R, et al：Radiologic and pathologic characteristics of benign and malignant lesions of the mandible. RadioGraphics 2006；26：1751-1768.

15）Lee K, Kaneda T, Mori S, et al：Magnetic resonance imaging of normal and osteomyelitis in the mandible：assessment of short inversion time inversion recovery sequence. Oral Surg Oral Med Oral Pathol Oral Radiol Endod 2003；96：499-507.

16）Kaneda T, Minami M, Curtin HD, et al：Dental bur fragments causing metal artifacts on MR images. AJNR Am J Neuroradiol 1998；19：317-319.

17）Minami M, Kaneda T, Ozawa K. et al：Ameloblastoma in the maxillomandibular region：MR imaging. Radiology 1992；184：389-393.

18）Yoneda T, Hagino H, Sugimoto T, et al：Bisphosphonate-related osteonecrosis of the jaw：position paper from the Allied Task Force Committee of Japanese Society for Bone and Mineral Research, Japan Osteoporosis Society, Japanese Society of Periodontology, Japanese Society for Oral and Maxillofacial Radiology, and Japanese Society of Oral and maxillofacial Surgeons. J Bone Miner Metab 2010；28：365-383.

19）Suei Y, Taguchi A, Tanimoto K：Diagnostic points and possible origin of osteomyelitis in synovitis, acne, pustulosis, hyperostosis and osteitis（SAPHO）syndrome：a radiographic study of 77 mandibular osteomylitis cases. Rheumatology（Oxford）2003；42：1398-1403.

VII

頸筋膜・
頸部組織間隙

1. 頭頸部筋膜解剖総論
2. 舌骨上頸部
3. 舌骨上・舌骨下頸部
4. 舌骨下頸部

CT and MRI
of the Head and Neck

はじめに

　頭頸部は"筋膜に囲まれた頭尾方向に長い円筒状の組織間隙(以下，間隙)の集合体"といえる．このため，頭頸部病変の CT・MRI 診断においては，筋膜解剖，各間隙の3次元的な構築の理解が不可欠である．ここでは頭頸部の筋膜解剖と臨床的に重要な12間隙に注目し，正常解剖，画像解剖，CT・MRI 診断のポイント，および代表的疾患について述べる．各間隙の羅列を避けるため，舌骨上頸部，舌骨下頸部，両者を含む間隙の3項に大別し概説する．

1. 頭頸部筋膜解剖総論

　明瞭な線維組織を形成する腱膜が筋膜であるということは直感的にわかりやすい．結合組織が密なら筋膜，疎なら間隙といった考え方もできそうである．しかし一部の筋膜は，脂肪組織とわずかな結合組織からなり，層状の脂肪，あるいは綿のようにしかみえない．解剖学者の間でも，線維脂肪間質は筋膜に相当しないといった意見もある．筋膜という用語についての明確な解剖学的定義もいまだない．このため筋膜の解剖学的境界についての議論もいまだ多い．一方，放射線医学・耳鼻咽喉科学・解剖学においても，間隙の呼称は完全に統一されていない．

　しかし，筋膜と間隙が感染症や一部の腫瘍の進展の障壁となっているのも事実である．間隙を囲む筋膜のため，咀嚼筋間隙の腫瘍が他間隙へ進展しにくいことはその好例といえる．筋膜の正常解剖を把握していれば，上咽頭癌が筋膜欠損部を介し隣接する他間隙へ進展することも容易に理解できる．頭頸部画像診断において筋膜と間隙を知ることは，CT や MRI による質的診断の向上だけでなく，病変の広がり診断にも大きく寄与する[1,2]．

a. 筋膜の概念

　筋膜といえば，筋性の膜，または筋を包む膜が想起される．しかし，筋膜は結合組織が膜状となったもので，包むものは筋，内臓，血管，神経などさまざまである．皮下に存在する線維組織の薄層・帯状構造物も筋膜である．

　頭頸部領域では，筋膜は浅頸筋膜および深頸筋膜に大別される．浅頸筋膜は皮下組織の一部をなし，顔面では表情筋，頸部では広頸筋を含み，尾側の皮下組織に連続する．深頸筋膜はさらに浅葉・中葉・深葉の3葉に分類される．これらの深頸筋膜が頭尾方向に円筒状となったものが，大部分の頭頸部間隙の境界となる．深頸筋膜浅葉は胸鎖乳突筋，僧帽筋などの筋群，耳下腺，顎下腺など，頭頸部において比較的浅い部位に存在する器官を覆っている．深頸筋膜中葉の大部分は臓側葉で，咽頭腔，食道壁などを囲み，時に裏打ちする．深頸

筋膜深葉はおもに椎周囲間隙と他間隙の境界をなし，比較的深い領域に存在する．そして両側頸部で外側から斜角筋群とともに，鎖骨下動脈神経叢を被覆する．第7頸椎横突起以下ではSibson（シブソン）筋膜に移行し，第1肋骨内側面に付着することで肺尖部を覆う天蓋を形成する．すなわち，Sibson筋膜は頸部と胸部を分かつ筋膜である．頸動脈間隙は他間隙と異なり，深頸筋膜の3葉すべてにより構成される[1]．

これらの筋膜は咽頭頭底筋膜のように腱膜といっていいほど強靭なものから，翼状筋膜のようにかなり疎なものまで，その構造は一様ではない．さらに筋膜には多様な破格も存在する．傍咽頭間隙後茎突区の解剖学的区分についての議論に代表されるように，筋膜の解釈は間隙の定義の不統一性の原因にもなりうる．頭頸部の筋膜解剖の理解は画像診断においてきわめて重要であるにもかかわらず，構造の多様性，破格や定義の不統一性が学習に混乱を生じる要因の1つとなっている感も否めない．

b. 間隙の概念

頸部間隙はおもに深頸筋膜に囲まれる区画を指す．

頭頸部をこれらの間隙の集合体とした概念の確立は，Harnsbergerらの業績によるところが大きい[3,4]．彼らが中心となり構築した間隙の概念は，1990年に発刊された"Handbook of Head and Neck Imaging"（絶版）に集約され，その後の頭頸部画像診断学の発展にも大きく影響した．深頸筋膜の大多数が舌骨に付着することから，そこでは頭頸部を舌骨上と舌骨下頸部に大別し，頭頸部の諸構造を間隙として整理している[3~5]．

舌骨上頸部とは頭蓋外頸部における頭蓋底から舌骨までの領域をいい，舌骨下頸部は舌骨から鎖骨上窩までの領域である．頭頸部の深頸筋膜間隙のうち，舌骨上で主要なものは傍咽頭間隙，咀嚼筋間隙，咽頭粘膜間隙，耳下腺間隙，舌下間隙，顎下間隙である．舌骨下頸部では臓側間隙が重要である．両者に共通する間隙としては，頸動脈間隙，後頸間隙，咽頭後間隙，危険間隙，椎周囲間隙などがある（図7-1）．これらの間隙は頭尾方向に長い間隙で，危険間隙は頭蓋底から縦隔まで，椎周囲間隙は尾骨まで達している[1,3~7]．

頭頸部の場所占拠性病変の画像診断において，各間隙の内容を知り，それぞれの位置関係を理解することは，論理的，かつ効率的に読影を進めるうえできわめて重要である．間隙に基づく正常解剖の知識があれば，CTやMRIから病変，特に腫瘤の由来間隙を特定できる．間隙ごとにその内容も鑑別診断も異なるため，画像から病変の由来間隙がわかれば，鑑別診断の絞り込みも容易となる．

一方で，これらの間隙分類に関しては，放射線科医のみならず，耳鼻咽喉科医をはじめとする検査依頼医においても必ずしも一致した理解を示しているとはかぎらない．たとえば，頸動脈間隙は傍咽頭間隙後茎突区あるいは頸動脈鞘，後頸間隙は後頸三角といった用語で表現されることも多い．咽頭粘膜間隙，耳下腺間隙および後頸間隙では実際にこれらを明確に区分する筋膜がないことから，間隙とは受け入れられないといった意見も少なくない．したがって，明快で診療に役立つ画像診断報告書を効率的に作成し，利用を促すため，どのような用語をそれぞれの施設の検査依頼医が使っているのか確認しておくことも大切である．なお，本章では筋膜と間隙につき，解剖学，耳鼻咽喉科学，放射線科学に関わる読者にご理解いただくべく，一部の名称については同義語を併記した．

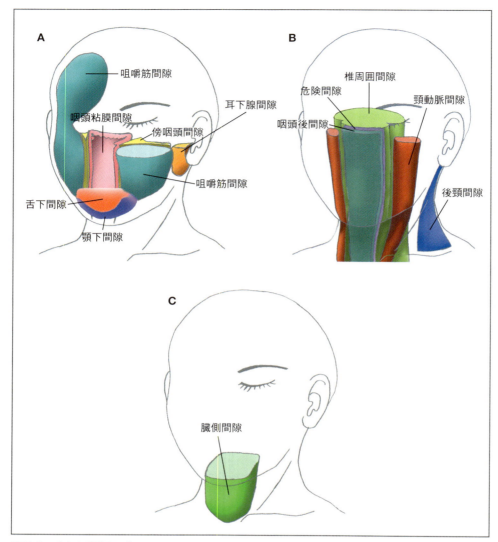

図 7-1　おもな頸部間隙
A：舌骨上頸部，B：舌骨上・舌骨下頸部，C：舌骨下頸部　主要12間隙の概観を示す．

C. 頭頸部の筋膜間隙と画像診断

　頭頸部における病変の進展は腫瘍，炎症を問わず，疎組織からなる間隙に進展しやすく，筋膜はその障壁となる．咽頭粘膜間隙から発生する腫瘍の大部分は扁平上皮癌である．腫瘍がこの間隙に限局していれば，咽頭腔からのアプローチで治療は可能だが，深部進展の有無を確認するため画像診断が不可欠である．咀嚼筋間隙の原発性腫瘍は咀嚼筋，下顎骨，三叉神経第3枝(V_3：下顎神経)のいずれかに由来することがほとんどである．咽頭後間隙の腫瘍では，外側咽頭後リンパ節の腫大を最初に疑うべきで，転移性リンパ節腫大を考慮した読影が必須である．傍咽頭間隙に隣接する腫瘍の多くは，傍咽頭間隙の脂肪組織の偏位に注目することにより由来間隙を同定し，鑑別可能なことも多い．咽後膿瘍が危険間隙に及び，致

死的な縦隔膿瘍を合併することがあるが，進展様式の理解や治療法の選択に対し，筋膜と間隙の解剖学的知識に基づいた撮像と読影が欠かせない．

CT，MRI を駆使し，臨床に役立つ画像診断を実践するためには，正常画像解剖に加え，悪性腫瘍の特異な進展形式を知り，病変の進展範囲を適切に評価するための撮像法を選ぶことも大切である．CT，MRI における撮像法には共通点が多いので，基本的事項を最初にまとめ，部位別の注意点を各項で追記する．

1) CT

多方向からの再構成画像がしばしば重要となる．多列検出器型CT（multidetector-row CT：MDCT）は時間分解能のみならず，空間分解能にも優れ，多断面再構成画像や3次元画像の作成も容易である．

腫瘍，炎症では造影が必要で，軟部条件のほか，必要に応じて骨条件も作成する．頭蓋底浸潤の評価には MPR（multiplanar reconstruction：多断面再構成）法による冠状断骨条件像の有用性が高い．血管性病変では造影が必須で，冠状断像，矢状断像のほか，3次元表示が有用なこともある．FOV（field of view：撮像野）は 14～18 cm とする．スライス厚は3mm以下が基本で，冠状断像や矢状断像での再構成も病変全体を十分に含む3mm以下のスライスとする．頸部リンパ節の転移の評価には造影が必要である．インジェクターによる造影剤急速静注を行い，動静脈ともに十分造影された相での撮像が望ましい．MPR 法による冠状断像は，リンパ節転移の観察にも適している．

2) MRI

舌骨上頸部では，軟部組織のコントラスト分解能に優れる MRI が好んで使われる．舌骨下頸部の MRI では，嚥下や呼吸などによるアーチファクトを生じやすく，不均一な脂肪抑制となることも多い．

頭部用，または頸部用コイルを用いるが，頸部リンパ節や下咽頭も観察する場合は頸部用コイルを使う．T1，T2 強調横断像とガドリニウム（Gd）製剤による造影 T1 強調像が必要で，脂肪抑制 T2 強調像や STIR（short TI inversion recovery）法も診断の助けとなることがある．スライス厚は3mm，スライス間隔は1mm，FOV は 16～18 cm，マトリックスは 512×512 が理想だが，S/N 比（信号雑音比）の低下なども考え，撮像機器の特性に合わせ調整する．造影は，横断像を基本に適宜，冠状断像，矢状断像を追加する．脂肪抑制法による撮像を行う場合は，磁化率アーチファクト（susceptibility artifact）の発生を考え，脂肪抑制なしの造影 T1 強調像も必ず撮像しておく．拡散強調画像は悪性リンパ腫，頭頸部囊胞性腫瘤，耳下腺腫瘍の鑑別などに役立つ．この場合は ADC（apparent diffusion coefficient：見かけの拡散係数）画像も作成し，真の拡散障害，T2 shine-through，T2 dark-through のいずれか見極めることが大切である．

2. 舌骨上頸部

a. 傍咽頭間隙（副咽頭間隙）

1）傍咽頭間隙の正常解剖

　傍咽頭間隙〔parapharyngeal space：PPS（副咽頭間隙）〕は咽頭腔の外側に対称性に存在する頭蓋底を底辺とした逆三角形の間隙で，下端は舌骨大角に達する（図7-2）．周囲間隙を構成する筋膜に囲まれ，脂肪組織とわずかな結合組織を含む疎な構造である．間隙下端の解剖はやや複雑で，傍咽頭間隙の下端部と顎下間隙背側部の間に筋膜はない．傍咽頭間隙の下端部では茎突舌骨筋や顎二腹筋後腹，筋膜などが下顎角レベルで複雑に交差し，解剖学的構造を理解するのは少し厄介である．割り切って"傍咽頭間隙の下端には茎突舌筋があり，前方では顎下間隙との境界がない"，と考えれば傍咽頭間隙下端部の解剖の理解は容易となる．

　傍咽頭間隙の前縁は翼突下顎縫線と，深頸筋膜浅葉である内・外側翼突筋の筋膜からなる．傍咽頭間隙の内側に存在する咽頭粘膜間隙との境界は，深頸筋膜中葉である頬咽頭筋膜である．頬咽頭筋膜は頭蓋底と強固に付着し，咽頭頭底筋膜，およびその下方に連なる咽頭収縮筋群を外側から包む．傍咽頭間隙の背外側部分は文献的に大きく2通りの解釈がある．1つは，1）傍咽頭間隙を口蓋帆張筋と関連する筋膜である tensor-vascular styloid fascia（TVSF）によって前茎突区と後茎突区に分けるもの，そしてもう1つは，2）前茎突区のみを傍咽頭間隙とし，頸動脈鞘を中心とした領域を頸動脈間隙と区分するものである．TVSFとは，内側翼突板の鈎（hamulus）に付着し，口蓋帆張筋を包み，外側後方へ延び茎状突起に至

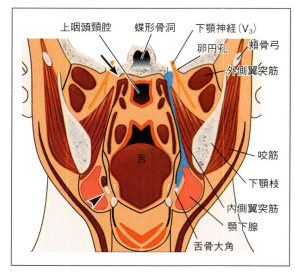

図 7-2　傍咽頭間隙のシェーマ
上端は頭蓋底（→），下端は舌骨大角（►）である．

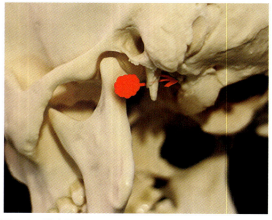

図 7-3　茎突下顎トンネル
茎突下顎トンネルは茎状突起，茎突下顎靭帯，および蝶下顎靭帯に囲まれた領域である．矢印は耳下腺深葉から傍咽頭間隙への茎突下顎トンネルを介した腫瘍（●）とその進展路（→）を示す．

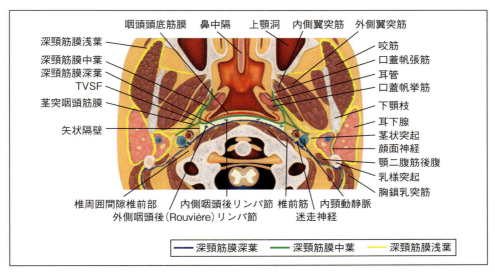

図 7-4　傍咽頭間隙の正常解剖（鼻咽頭レベル）
深頸筋膜の 3 葉，TVSF の位置関係に注目されたい．（文献 59 より許可を得て転載）

る筋膜である．下端では茎突舌筋を包んでいるので，TVSF は口蓋帆張筋，頭蓋底，および茎状突起とそれに関連する筋群の間に存在する隔壁状の筋膜ともいえる（図 7-4）．茎突突起から下顎角には，強固な茎突下顎靱帯が存在する．前方では蝶形骨棘，ないしその近傍から下顎角内側面の下顎小舌を覆うように蝶下顎靱帯が存在する．下顎枝と茎突下顎靱帯，蝶下顎靱帯に囲まれた領域は茎突下顎トンネルとよばれ，耳下腺深部腫瘍の傍咽頭間隙への進展路として重要である（図 7-3）．

　後茎突区は TVSF の内側後方の領域で，内頸動静脈および下位脳神経が存在し，咽頭後間隙との境界は矢状隔壁である．頸動脈鞘は深頸筋膜の浅・中・深葉の 3 葉からなるが，舌骨上頸部では不完全なことが多い．傍咽頭間隙前茎突区の腫瘍の大多数は，耳下腺深葉腫瘍の茎突下顎トンネルを介した進展である．後茎突区の腫瘍は，神経原性腫瘍である神経鞘腫，神経線維腫，傍神経節腫などが大部分を占め，前茎突区と後茎突区では好発する腫瘍がまったく異なる．手術のアプローチも前茎突区の腫瘍は経耳下腺法，または口内法が原則である．これに対し後茎突区の腫瘍の手術は，経頸部法，経側頭下窩法が基本である．好発する腫瘍および手術のアプローチ法が大きく異なることからも，前茎突区と後茎突区に分けて学習するのが合理的である[8]．

　この領域の筋膜解剖の解釈，傍咽頭間隙の定義については議論も多く，前述のように厳密には基準として用いられている構造物が異なり，完全な一対一対応とはならないが，前茎突区≒（狭義の）傍咽頭間隙，そして後茎突区≒頸動脈間隙として考えることが現実的といえよう．以下，本稿においても前茎突区を狭義の傍咽頭間隙とし解説する．後茎突区については頸動脈間隙とほぼ同様とみなし，解剖，病態についての考え方，画像診断におけるポイントを簡潔化する．

2）傍咽頭間隙の画像診断

　傍咽頭間隙は，CT，MRI ともに横断像では三角形，冠状断像では頭蓋底から舌骨の大角

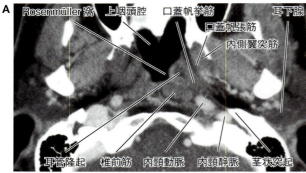
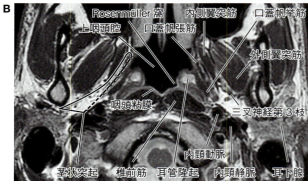
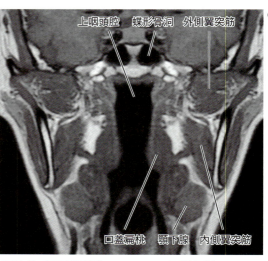

図7-5 傍咽頭間隙のCT，MRI 正常解剖
A：造影CT横断像，B：MRI, T2強調横断像，C：T1強調冠状断像　実線で囲まれた部分は傍咽頭間隙で，点線は前茎突区と後茎突区の境界を示す．

Box 7-1　傍咽頭間隙(副咽頭間隙)と周囲間隙

1) 前外側―咀嚼筋間隙
2) 後外側―耳下腺(間隙)
3) 外後方―頸動脈間隙・頸動脈鞘
4) 内後方―咽頭後間隙
5) 内側―咽頭粘膜(間隙)

に向かう逆三角形の境界明瞭な脂肪組織として認識される(図7-5，図7-6)．TVSFは内側翼突板，口蓋帆張筋と茎突起を結ぶ筋膜だが，画像検査では同定できない．また，傍咽頭間隙の大部分は脂肪組織なので，MRIで脂肪抑制法をむやみに使うと，診断に混乱をきたすことがある．

　傍咽頭間隙は柔らかい小間隙で，咀嚼筋の運動に対し緩衝器としての機能をもち，隣接する周囲間隙の病変により容易に変形する(Box 7-1)[3,9]．後(背)外側から傍咽頭間隙に進展する腫瘤としては，耳下腺深部由来の腫瘍が重要である．咽頭後間隙の腫瘤は，傍咽頭間隙の脂肪組織を腹外側へ圧排する．咽頭後間隙の外側に位置する頸動脈間隙(≒傍咽頭間隙後茎突区)の腫瘤は，傍咽頭間隙の脂肪組織を腹側へ圧排する．内側から傍咽頭間隙への進展，浸潤をきたす病変としては，咽頭粘膜間隙由来の腫瘍，炎症などがあげられる．炎症は腫瘍に比べ傍咽頭間隙へ進展しやすい．傍咽頭間隙での原発性腫瘍はまれである．

2. 舌骨上頸部　369

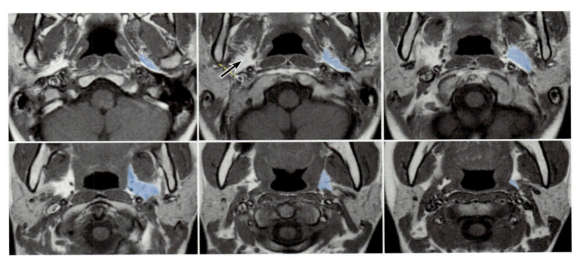

図7-6　MRI, T1強調像における傍咽頭間隙と茎突下顎トンネル
傍咽頭間隙を青で示す．黄色の破線は茎突下顎トンネル，矢印は耳下腺深部腫瘍の傍咽頭間隙への進展経路を示す．

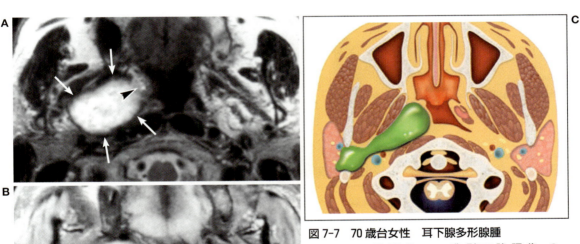

図7-7　70歳台女性　耳下腺多形腺腫
A：MRI, T2強調像，B：造影T1強調像，C：シェーマ　T2強調像（A）で右傍咽頭間隙に卵円形の境界明瞭な腫瘤がみられる（→）．傍咽頭間隙の脂肪組織は，内側へ円弧状に強く圧排されている（▶）．造影T1強調像（B）で，腫瘤はやや不均一な増強効果を示す．Cは耳下腺深葉の腫瘍，および腫瘍の傍咽頭間隙への進展を示す．（Cは文献59より許可を得て転載）

3）傍咽頭間隙の疾患（Box 7-2）
① 耳下腺深部腫瘍
　耳下腺深部と傍咽頭間隙の間には明瞭な筋膜がない．このため茎突下顎トンネルを介し耳下腺深葉由来の腫瘍，特に多形腺腫（図7-7），脂肪腫（図7-8）などの進展がよく知られている[10]．この際，傍咽頭間隙の脂肪組織は腹内側へ圧排される．

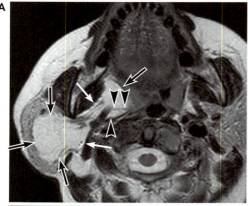
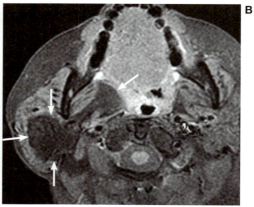
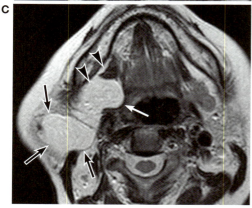

図7-8　60歳台女性　耳下腺脂肪腫
A：MRI, T2強調像, B：脂肪抑制T1強調像, C：T2強調像（顎下腺レベル）　T2強調像（A）で右耳下腺から傍咽頭間隙，前茎突区に脂肪と等信号の腫瘤がみられる（→）．正常の傍咽頭間隙は腫瘤のため内側へ圧排されている（▶）．T1強調像（非提示）では均一な高信号病変であったが，脂肪抑制T1強調像（B）では，腫瘤全体が著明な低信号を示す（→）．顎下腺レベルのT2強調像（C）では，腫瘤（→）は顎下部に達し，顎下間隙内にも進展している（▶）．傍咽頭間隙と顎下間隙の間には筋膜がないので，耳下腺深部の腫瘍が顎下間隙に進展することがある．主訴は右顎下部の腫脹，違和感であった．

Box 7-2　傍咽頭間隙・副咽頭間隙病変のおもな鑑別診断

1) 炎症：周囲間隙からの炎症の進展
2) 良性腫瘍：耳下腺深部あるいは遺残唾液腺由来の多形腺腫
3) 悪性腫瘍：耳下腺深部あるいは遺残唾液腺由来の粘表皮癌，腺様嚢胞癌

② 外側咽頭後リンパ節（Rouvièreリンパ節）転移

　咽頭後間隙の悪性病変は，外側咽頭後リンパ節転移（図7-9）が大部分を占め，これを認めた場合，咽頭粘膜の腫瘍，特に上咽頭癌や悪性リンパ腫の検索が重要である．悪性リンパ腫の全身病変の一部分症として認められることもある[11,12]．甲状腺癌からの転移も少なくない[13]．

③ 神経鞘腫，神経線維腫，傍神経節腫

　頸動脈間隙（≒傍咽頭間隙後茎突区）の巨大腫瘍では，脂肪組織が同定できなくなることもあるが，内頸動静脈や茎状突起の偏位に注目すれば由来間隙を推定できることも多い．舌骨上頸部において，頸動脈間隙に発生する腫瘍のほとんどは神経に由来し，神経鞘腫，神経線維腫（図7-10），傍神経節腫が大部分を占める．

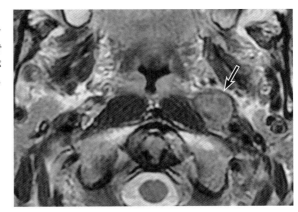

図 7-9 50歳台男性 左外側咽頭後リンパ節腫大
MRI，T2強調像 咽頭後間隙の左外側縁に，腫大リンパ節がみられる（→）．中咽頭癌に伴うリンパ節転移である．頭頸部悪性腫瘍において，しばしばこのリンパ節は対称性に腫大することがあり，正常構造と見誤らないよう注意が必要である．

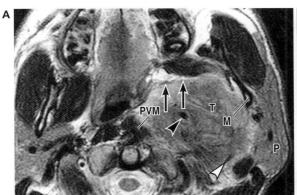
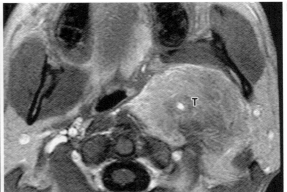

図 7-10 20歳台男性 神経線維腫（神経線維腫症 I 型）
A：MRI，T2強調像，B：脂肪抑制造影 T1 強調像　T2強調像（A）で左傍咽頭間隙の脂肪組織を腹側へ強く圧排し（→），咽頭粘膜間隙や耳下腺間隙，咀嚼筋間隙に向かい膨隆する大きな腫瘍（T）がみられる．内頸動脈（黒矢頭），内頸静脈（白矢頭）は離開し，耳下腺（P），下顎枝（M）は腹外側に圧排される．椎前筋（PVM）は内側へ圧排され，傍咽頭間隙や椎周囲間隙椎前部，耳下腺間隙との境界は一部不明瞭である．腫瘤の局在からは，交感神経幹由来の腫瘍が示唆される．脂肪抑制造影 T1 強調像（B）では腫瘍（T）に不規則だが，比較的高度の造影剤による増強効果がみられ，いずれの画像においても腫瘍の被膜ははっきりしない．神経線維腫によく一致する所見である．

④ 咽頭粘膜間隙の悪性腫瘍

咽頭粘膜間隙の腫瘍の深部進展に対し，咽頭頭底筋膜あるいは深頸筋膜中葉が障壁となるが，腫瘍が増大すると傍咽頭間隙の脂肪組織は外側へ圧排され，進行例では傍咽頭間隙へ直接浸潤する．悪性腫瘍では，扁平上皮癌（図 7-11），悪性リンパ腫，腺様囊胞癌などが重要である．

⑤ 傍咽頭間隙の炎症

炎症のほとんどは咽頭，顎下腺，耳下腺など，隣接する間隙の炎症に続発する．傍咽頭間隙の脂肪組織の混濁は炎症の波及を示唆し，時に膿瘍を形成する（図 7-12）．

⑥ 咀嚼筋間隙の腫瘤

傍咽頭間隙の腹外側は咀嚼筋間隙で，両間隙の間には強固な深頸筋膜浅葉が存在する．咀嚼筋間隙の原発性腫瘍の多くは良性なので，傍咽頭間隙へ直接浸潤することはまれだが，大

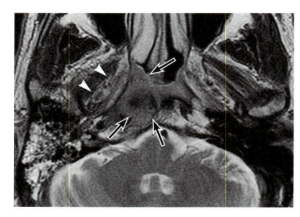

図 7-11　50歳台男性　上咽頭癌
MRI, T2強調像　上咽頭右側壁から後壁に，筋と脂肪の中間程度の信号を示す腫瘤が形成され(→)，傍咽頭間隙の脂肪組織を外側へ圧排している(►)．

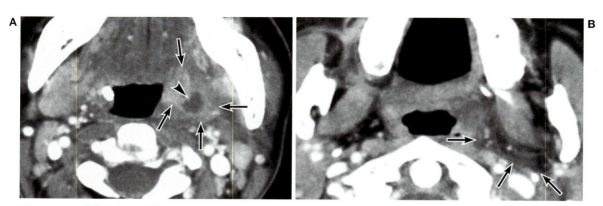

図 7-12　30歳台女性　扁桃周囲膿瘍
A：造影 CT（中咽頭レベル），B：造影 CT（A の約 2 cm 頭側）　造影 CT（A）では中咽頭左側壁に不規則な造影剤による増強効果がみられ(→)，軟部組織の腫脹を伴う．内部には低吸収域がみられ(►)，膿瘍形成の所見である．A の約 2 cm 頭側のレベル（B）では左側の傍咽頭間隙の脂肪組織が混濁し，濃度が上昇している(→)．膿瘍からの炎症波及を示す所見である．

きな腫瘤は傍咽頭間隙の脂肪組織を背内側へ圧排する(図 7-13)．

⑦ 傍咽頭間隙の原発性腫瘍

　傍咽頭間隙由来の腫瘍は脂肪組織を周囲に圧排しながら増大する．遺残小唾液腺由来の多形腺腫(図 7-14)が最も多く，脂肪腫，粘表皮癌なども発生しうるが，いずれもきわめてまれである．

b. 咽頭粘膜間隙

1) 咽頭粘膜間隙の正常解剖

　咽頭粘膜間隙（pharyngeal mucosal space：PMS）は咽頭の管腔側の領域で，粘膜やリンパ組織，小唾液腺，筋，筋膜，軟骨など多くの構造物からなる[3, 12]．咽頭内側はシート状の粘膜に覆われ，上咽頭と中咽頭の境界は軟口蓋である．上咽頭(図 7-15, 図 7-16)は，上部

2. 舌骨上頸部　373

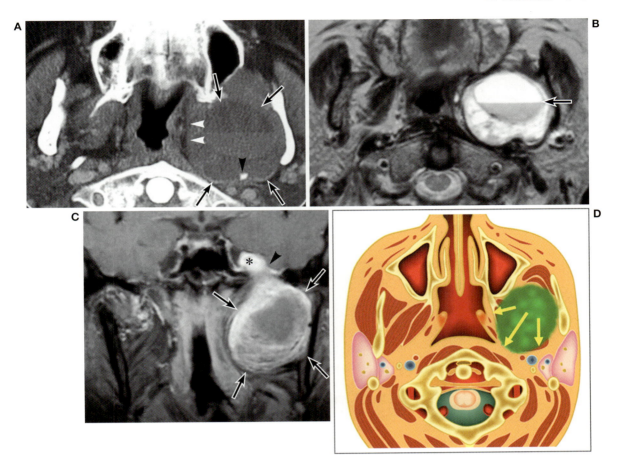

図 7-13　50 歳台女性　神経鞘腫
A：造影 CT（骨条件），B：MRI, T2 強調像，C：脂肪抑制造影 T1 強調冠状断像，D：シェーマ　造影 CT（A）では，左咀嚼筋間隙内に腫瘤がみられる（→）．膨張性に発育し，左下顎枝は内側から圧排され菲薄化している．背側では乳様突起が腫瘤に隣接し圧排されている（黒矢頭）．傍咽頭間隙の脂肪組織は背内側へ強く圧排され（白矢頭），咀嚼筋間隙由来の腫瘤が示唆される．MRI の T2 強調像（B）では腫瘤の大部分は高信号で，内部に液面形成（fluid-fluid level）がみられる（→）．腫瘍内出血を伴った腫瘍を考える．脂肪抑制造影 T1 強調冠状断像（C）では，腫瘍の充実性部分が造影剤により増強される（→）．充実性部分は卵円孔（黒矢頭）を介し，頭蓋内にも進展している（＊）．シェーマ（D）は腫瘍の進展方向を示す．　（文献 60 より許可を得て転載）

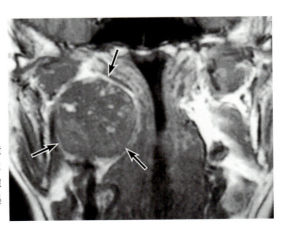

図 7-14　30 歳台女性　多形腺腫
MRI, 造影 T1 強調冠状断像　内部を点状に造影される球状の腫瘤がみられる（→）．腫瘤は脂肪組織により全周性に囲まれ，傍咽頭間隙由来と考えられる．手術により摘出され，異所性小唾液腺由来の多形腺腫と診断された．

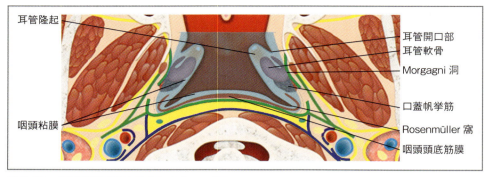

図 7-15　上咽頭領域を中心としたシェーマ
咽頭粘膜病変の周囲間隙への広がりを理解するためには，咽頭頭底筋膜，およびその欠損部に相当する Morgagni 洞の解剖が特に重要である．

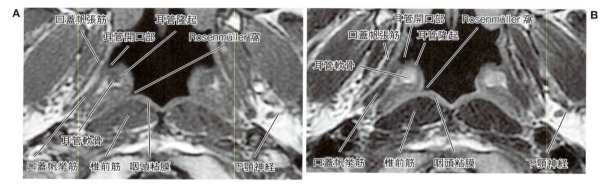

図 7-16　上咽頭の MRI 正常解剖
A：T1 強調横断像，B：T2 強調横断像

呼吸器・消化管の頂部に位置する立方状の腔で，腹側は鼻腔，上部は蝶形骨洞である．背側に咽頭後間隙，危険間隙，および椎前筋の頭蓋底付着部がある．上咽頭側壁に口蓋帆張筋，その内背側に口蓋帆挙筋，そして耳管隆起がある．上咽頭腔の側壁から背部に耳管軟骨が突出する．上咽頭の頂部近くには対称性の小さな窪みが 2 か所ある．腹側の窪みは耳管開口部，背側のものは Rosenmüller 窩とよばれる．上咽頭の側壁〜背側壁は上咽頭癌の好発部位である．上咽頭粘膜は咽頭頭底筋膜とよばれる膜状の筋膜により裏打ちされる．咽頭頭底筋膜は外側，および背側部を深頸筋膜中葉に囲まれ頭蓋底に付着する．上咽頭癌は粘膜面から粘膜下層に広がり，さらに進行すると隣接する間隙への進展をきたす(図 7-17)．咽頭頭底筋膜は上咽頭収縮筋を吊り下げる強靭な膜状構造で，上咽頭粘膜病変の頭蓋底，頭蓋内進展の障壁となっている．ただし耳管隆起直下，咽頭頭底筋膜下端近くでは口蓋帆挙筋と耳管軟骨が筋膜を貫くため，咽頭頭底筋膜が欠損している．ここは Morgagni 洞とよばれ(図 7-15)，上咽頭悪性腫瘍の傍咽頭間隙への進展路としてきわめて重要である[1〜3,5]．

咽頭粘膜間隙の中咽頭部分の上端は口蓋(軟口蓋下面，口蓋垂)，下端は喉頭蓋谷である．中咽頭腔粘膜面は上咽頭収縮筋により背外側から囲まれる．腹側部は舌根(有隔乳頭)から喉頭蓋谷，側壁はリンパ組織である口蓋扁桃および扁桃窩，舌扁桃溝からなり，背側は咽頭後壁を形成する(図 7-18)．中咽頭の外傷，異物は，咽頭粘膜間隙の背側にある咽頭後間隙に

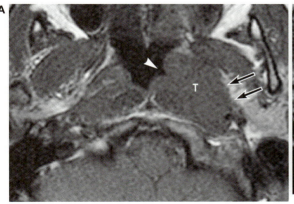
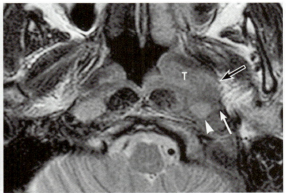
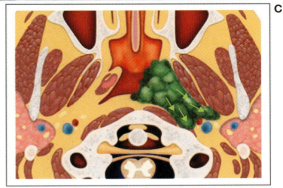

図7-17 50歳台男性 上咽頭癌

A：MRI, T1強調像, B：T2強調像, C：シェーマ　T1強調像(A)では左咽頭粘膜間隙から傍咽頭間隙へ進展する, 筋とほぼ等信号の腫瘤がみられる(T). この病変によりRosenmüller窩は不明瞭化し(▶), 傍咽頭間隙の脂肪組織は前外側へ圧排されている(→). T2強調像(B)では, 腫瘍(T)の外側部分と傍咽頭間隙の脂肪組織の境界は不明瞭で, 背側の咽頭粘膜も患側で肥厚している. 腫瘍の咽頭頭底筋膜欠損部(Morgagni洞)を越えた進展が示唆される(→). 両側の外側咽頭後リンパ節(Rouvièreリンパ節)への転移も認められる(▶). シェーマ(C)は腫瘍の進展方向を示す(→). (文献59より許可を得て転載)

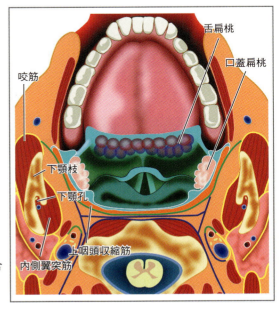

図7-18 中咽頭領域を中心としたシェーマ

このレベルでは舌根部, リンパ組織などを含み, 外側〜背側を上咽頭収縮筋が囲む.
(文献61より許可を得て転載)

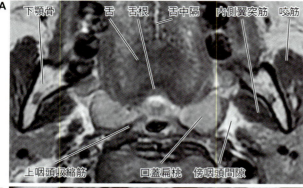
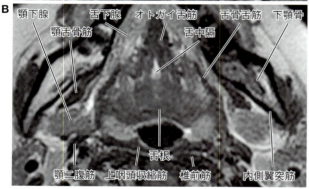

図7-19 中咽頭のMRI正常解剖
A：T2強調横断像，B：T2強調横断像（Aより1cm下の断層面）

> **Box 7-3** 咽頭粘膜間隙のおもな鑑別診断
>
> 1) 炎症：咽頭扁桃肥大（アデノイド肥大），咽頭扁桃炎，咽頭扁桃膿瘍
> 2) 先天性：血管腫，静脈奇形，リンパ管腫
> 3) 良性腫瘍：小唾液腺由来の良性混合腫瘍，平滑筋腫，神経鞘腫
> 4) 悪性腫瘍：扁平上皮癌，悪性リンパ腫，腺様嚢胞癌，他の小円形細胞腫瘍など

感染をきたし，咽後膿瘍の原因となることがある．舌深層の外舌筋（舌骨舌筋，茎突舌筋，オトガイ舌筋，口蓋舌筋など）について知っておくことは，中咽頭癌のT分類を正確に判断するうえで重要である（図7-19）．中咽頭のリンパ流の大部分は，内頸静脈二腹筋リンパ節から上内深頸リンパ節へ向かう．中咽頭背側部のリンパ流は副神経リンパ節へ注ぐ[1,3]．

2）咽頭粘膜間隙の画像診断（Box 7-3）

CT，MRIでは概観を把握したら，最初に耳管開口部，Rosenmüller窩の窪みを確認する．一側のRosenmüller窩の膨隆は腫瘍を示唆する重要な所見だが，Rosenmüller窩は撮像面のわずかな傾きや個人差により，正常でも非対称に描出されることにも留意する．CTではこれらの領域は耳管軟骨を除き筋と等吸収を示す．MRIでは上咽頭を構成する粘膜，筋，軟骨などが観察可能で，時に咽頭頭底筋膜が薄層構造として描出されることもある．正

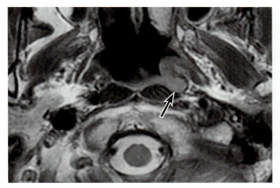

図7-20　70歳台男性　上咽頭癌
MRI, T2強調像　Rosenmüller窩に筋と脂肪の中間程度の信号を示す腫瘍が認められる(→). 腫瘍はRosenmüller窩の粘膜面に沿って進展しているが，深部組織やMorgagni洞を越えた浸潤はない.

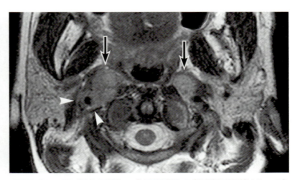

図7-21　50歳台男性　上咽頭癌の外側咽頭後リンパ節転移
MRI, T2強調像　咽頭後間隙の外側端に腫大リンパ節がみられる(→). 右側のリンパ節は節外進展し，内頸動脈周囲へ広く進展している(►).

常像におけるMorgagni洞の解剖を知っておくことは，この領域に発生する悪性腫瘍のT分類を正確に行ううえできわめて重要である[14].

MRIでは，中咽頭腔を背側から囲むように，層状の上咽頭収縮筋が描出される. 中咽頭癌のT因子についてはT1〜T3までは腫瘍の大きさにより2cmごとの区切がある. 腫瘍の大きさにかかわらず，外舌筋をはじめとする隣接組織への浸潤があればT4である. 外舌筋は狭い領域に小さな筋が集合したやや複雑な構造なので，浸潤の判定にはMRIが不可欠で，正常画像解剖に基づく慎重な読影が求められる(図7-19).

3) 咽頭粘膜間隙の疾患
① 上咽頭癌

上咽頭癌は本邦の頭頸部癌の5%弱を占める. 上咽頭癌は分化度，頭蓋底浸潤，および独自のN因子などの点で，他の頭頸部扁平上皮癌と比べ特異な癌である. 頭頸部扁平上皮癌のほとんどが角化型の高分化癌なのに対し，上咽頭癌の約9割は非角化癌である. 発癌とEBウイルス(Epstein-Barr virus)感染には密接な関連がある. アジア圏に多いが，わが国ではまれな癌である. 上咽頭側壁から背側に特に好発し，患者の大部分は高齢男性だが若年発症もまれでない. 初期は無症状のことが多く，脳MRIを施行した際に偶然見つかることもある(図7-20). 内視鏡では粘膜面に限局しているようにみえる病変でも，しばしばMorgagni洞を越えた浸潤がみられ(図7-17)，初診時に頭蓋底浸潤をきたしていることもある. 発症早期から頸部リンパ節転移を生じ，患者の50〜70%は頸部腫瘤を主訴に受診する.

早期より外側咽頭後リンパ節へ転移することが多く，しばしば両側性対称性の腫大を認めるため，正常構造と見誤らないよう注意が必要である(図7-21)[11,12]. 腫瘍の周囲構造物への浸潤により脳神経，特に下顎神経を介した神経周囲進展(perineural spread)をきたすと，頭蓋内進展することがある.

上咽頭癌はその特異性から他の頭頸部扁平上皮癌とは異なるTNM分類が用いられる[13].

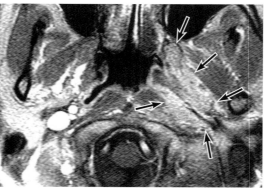

図 7-22　30 歳台女性　上咽頭悪性リンパ腫
A：MRI, T2 強調像，B：造影 T1 強調像　T2 強調像(A)では左 Rosenmüller 窩から耳管開口部に，筋と脂肪の中間程度の信号を示す腫瘍が認められる(→)．腫瘍は傍咽頭間隙(黒矢頭)，咀嚼筋間隙(白矢頭)に進展し，上咽頭左背側部を中心に筋と脂肪の中間程度の腫瘍がみられる(→)．腫瘍は腹側では口蓋帆張筋を圧排し，背側では左椎前筋を越え斜台に浸潤している．患側の外側咽頭後リンパ節は腫大し(＊)，頸動脈間隙は外側へ圧排されている．患側の乳突蜂巣には含気不良もみられる．造影 T1 強調像(B)では，腫瘍の充実性部分が均一に増強されている(→)．悪性リンパ腫は扁平上皮癌に比べ柔らかく，正常構造の形態を保ちながら深部へ進展する傾向がある．

T 分類の診断には T2 強調像，Gd による造影 MRI が最適である．N 因子の評価は舌骨上頸部では MRI が，それ以下では造影 CT が適している．局所再発や遠隔転移のチェックには，^{18}F-FDG-PET/CT が役立つ[15]．

② 悪性リンパ腫

悪性リンパ腫は上咽頭では比較的まれだが，HIV (human immunodeficiency virus)感染症の合併症としても重要である．頸部リンパ節腫大を伴うことが多く，診断は生検によりなされる．悪性リンパ腫は CT では筋とほぼ等吸収の軟部組織濃度を示し，MRI では T1 強調像において筋とほぼ同等，T2 強調像で筋と脂肪の中間程度の中等度の信号強度を示せば典型的である．造影剤による増強効果は中等度，ほぼ均一で，周囲との境界は明瞭なことが多い(図 7-22)．悪性リンパ腫は細胞密度が高いため，拡散強調画像で高度の拡散障害がみられ，低 ADC 値を示す[16]．

治療は化学療法が主体で，病期診断には局所の評価のほか，全身検索が必須である．他の上咽頭悪性腫瘍としては，腺癌，腺様嚢胞癌，横紋筋肉腫などが知られる．

③ アデノイド肥大

小児ではアデノイド肥大が頻繁にみられる．小児でアデノイドがまったく描出されないときは免疫不全を疑う．成人でもアデノイド肥大を認めることがあり，HIV 陽性者では高頻度にアデノイド肥大をきたすので注意が必要である[17]．非腫瘍性アデノイド肥大は造影 CT，MRI の造影 T1 強調像で周囲進展がなく，内部に索状構造を認めることが腫瘍性病変との鑑別のポイントである(図 7-23)．

④ 中咽頭癌

中咽頭癌は本邦の頭頸部癌の 15％ 弱を占め，大部分は高分化型扁平上皮癌である．過半数が口蓋扁桃原発だが，舌根，口蓋弓，軟口蓋にも生じ，喫煙や飲酒歴およびヒトパピロー

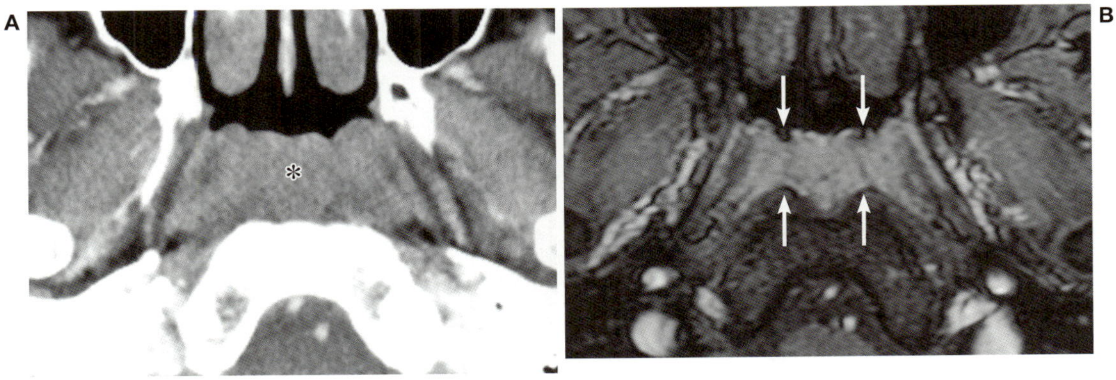

2. 舌骨上頸部　379

図 7-23　30 歳台男性　アデノイド肥大
A：造影 CT, B：MRI, 脂肪抑制造影 T1 強調像　造影 CT（A）では，咽頭扁桃（＊）が腫大し Rosenmüller 窩の陥凹は確認できない．脂肪抑制造影 T1 強調像（B）では，咽頭扁桃は咽頭粘膜と同等に増強され，内部に縦走する索状の低信号部分がみられる（→）．アデノイド肥大に特徴的な所見である．

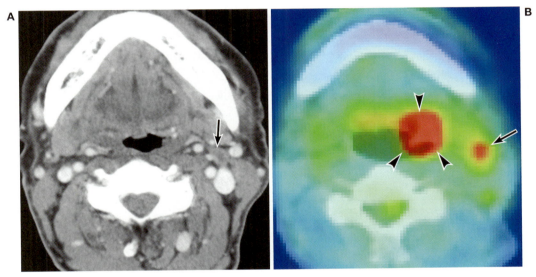

図 7-24　60 歳台男性　中咽頭癌
A：造影 CT, B：^{18}F-FDG-PET/CT　造影 CT（A）では，左内頸静脈二腹筋リンパ節が少し腫大し内部に淡い低吸収域がみられる（→）．中咽頭に異常はみられない．内視鏡所見も正常であった．PET/CT（B）では，左舌扁桃に強い異常集積がみられる（SUVmax 8.75）（▶）．左内頸静脈二腹筋リンパ節にも集積がみられる（→）．同側リンパ節転移を伴った深部浸潤傾向の強い中咽頭癌であった．

マウイルス（HPV）の感染と癌の発生には密接な関連がある．頭頸部は視診による病変の確認，生検が比較的容易な領域と考えられがちだが，舌扁桃窩や口蓋の早期癌の検出は難しい．頸部に転移性リンパ節があるものの，臨床的に原発巣が特定できない癌を原発不明癌とよぶが，これらの多くは中咽頭癌である．原発不明癌では，^{18}F-FDG-PET/CT が診断，治療方針の決定にきわめて有用である（図 7-24）[18,19]．

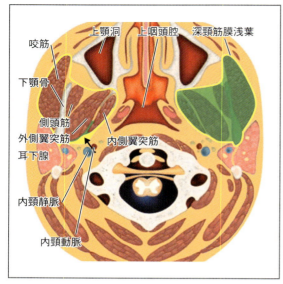

図 7-25 咀嚼筋間隙のシェーマ
深頸筋膜浅葉に囲まれ，咀嚼筋(内・外側翼突筋，咬筋，側頭筋など)，下顎骨が主体の間隙である．このレベルでは(咀嚼筋)間隙背側部を走行する三叉神経(→)が臨床的に重要である．

⑤ 扁桃周囲膿瘍

　急性扁桃炎から扁桃周囲炎をきたし，感染が遷延すると膿瘍が形成される．青壮年男性に多く，通常は片側性の高度の咽頭痛を訴える．さらに進行すれば開口障害，嚥下困難が生じ，高度進行例では気道狭窄をきたすこともある．早期の感染症では抗菌薬による保存的治療が基本だが，重篤例では膿瘍の穿刺吸引やドレナージが行われる．膿瘍の検出には造影CTが有用で，炎症の進展，他間隙の膿瘍や気道狭窄の有無も評価できる(図 7-12, p.372)．

C. 咀嚼筋間隙

1) 咀嚼筋間隙の正常解剖

　咀嚼筋間隙(masticator space：MS)は頭蓋底下面に広く接し，下顎骨体部後部と下顎枝を中心とした，大きな逆三角形の間隙である．強靱な深頸筋膜浅葉に囲まれ，外側上方は側頭部に達する．咀嚼筋間隙の腹側は頬間隙，背外側は耳下腺間隙で，背内側は傍咽頭間隙(前茎突区)である(図 7-25，図 7-26)[1,3,5]．

　深頸筋膜浅葉は下顎骨の下端で内側部と外側部に分かれる．外側の筋膜は咬筋と頬骨弓を覆い，側頭窩を経て側頭骨頂部，および眼窩外側縁に付着することで側頭筋を被覆している．側頭筋と深頸筋膜浅葉の間には脂肪層がある．頬骨から上部の咀嚼筋間隙を，頬骨上咀嚼筋間隙とよぶ．内側の筋膜(内側翼突筋膜)は翼突筋群を内側から覆い，頂部は頭蓋底の卵円孔内側部に付着する．内外側翼突筋膜は下顎枝を前後から包み，咀嚼筋間隙を他間隙から分離している．間隙の主たる内容は内・外側翼突筋，咬筋，側頭筋などの咀嚼筋群(Box 7-4)と下顎骨，三叉神経第3枝(V_3：下顎神経)とその分枝と顎動静脈で，周囲を脂肪組織が囲む(図 7-27，図 7-28)．

　外側翼突筋は顎関節円板と下顎頸に付着し，開口時に関節円板と下顎頭を腹側へ滑らかに移動させる．同時に咬筋の表層部と内側翼突筋が下顎体を背側へ引き下げる．閉口時には外

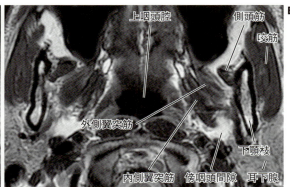

図7-26　咀嚼筋間隙のMRI正常解剖
A：T1強調横断像，B：T2強調横断像

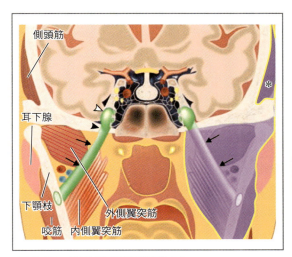

図7-27　咀嚼筋間隙冠状断像のシェーマ
縦方向に長い間隙(紫色の部分)で，頬骨から上部を頬骨上咀嚼筋間隙(＊)とよぶ．下顎神経(V_3，→)，卵円孔(黒矢頭)，Gasserian神経節(白矢頭)にも注目．

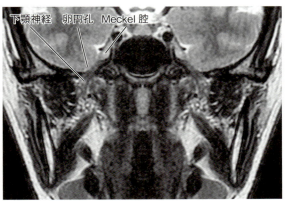

図7-28　咀嚼筋間隙のMRI正常冠状断像
T2強調像　下顎神経は"ハ"の字状の線状低信号を示す．Meckel腔や卵円孔の正常像についても注目されたい．

側翼突筋は弛緩し，側頭筋，内側翼突筋，咬筋が下顎骨を引き上げ元の状態に戻す[1]．

三叉神経第3枝(V_3：下顎神経)は卵円孔から咀嚼筋間隙内へ進入し下行する．運動枝は咀嚼運動に関わり，感覚枝である．下歯槽神経は下歯槽動脈とともに，下顎枝内側の小孔である下顎孔から下顎管内をオトガイ孔に向かい走行し，おもに歯の痛覚を司る(図7-29)．下顎神経(V_3)の他の分枝としては，耳介側頭神経が重要である．この神経は棘孔の中硬膜動脈走行部近傍から起始し，耳下腺深部の内側縁を伴走する．顔面神経や耳神経節とも連絡するため，耳下腺深部の悪性腫瘍の求心性の神経周囲進展と関わりが深い[20]．

咀嚼筋間隙病変のおもな症状は疼痛と開口障害である．この領域では腫瘍に比べ感染症の頻度が高く，その大部分は歯原性である．咀嚼筋間隙膿瘍は大臼歯の感染，およびその不完

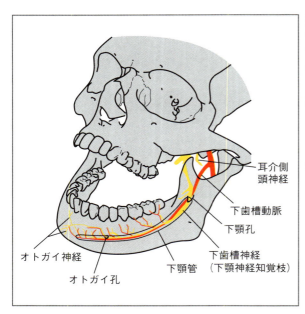

図 7-29 下歯槽神経・動脈，および耳介側頭神経のシェーマ

下歯槽神経と耳介側頭神経は，これらの領域に発生する悪性腫瘍の神経周囲進展と関わりが深い．下顎骨折時に下顎管が離断すると，下歯槽動脈から高度の出血を生じ，重篤例では気道狭窄をきたすことがある．下顎管と埋没智歯が近接していると抜歯の際，神経損傷により知覚障害を起こすことがある．

Box 7-4　咀嚼筋とその役割

	起始	停止	作用
咬筋	頬骨弓下縁，内側縁	下顎角，下顎枝外側面	下顎を挙上し歯をかみ締める
側頭筋	側頭窩	下顎骨筋突起，下顎枝前縁	下顎を挙上し後方へ引く
内側翼突筋	浅頭：上顎結節 深頭：翼状突起外側板内側面	下顎骨内側面	下顎を挙上し内側へ引く
外側翼突筋	上頭：蝶形骨大翼下面 下頭：翼状突起外側板外側面	上頭：関節円板 下頭：下顎頸腹側部	下顎を前方へ引き出す

全な治療に続発することが多い．炎症は咬筋や内側翼突筋に沿って進展し，放置すれば膿瘍が形成される．間隙内側部の炎症は内側翼突筋に沿って進展し，軟口蓋に膿瘍を形成することもある．外側部の炎症は咬筋から側頭筋へ容易に広がり，側頭部に大きな皮下膿瘍を形成することもある[1〜3,5]．

2）咀嚼筋間隙の画像診断

CT，MRI とも，脂肪と筋による良好なコントラストが得られる（図 7-26，図 7-28）．咀嚼

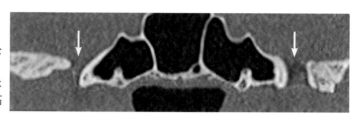

図 7-30　卵円孔
単純 CT 冠状断像（骨条件）
卵円孔は口頭蓋底への明瞭な小孔として描出される（→）．CT の横断像では円形，または長円形で辺縁の濃度がやや高い．

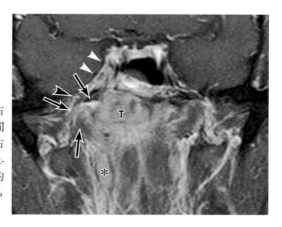

図 7-31　60 歳台男性　上咽頭癌
MRI, 脂肪抑制造影 T1 強調冠状断像　上咽頭右側に腫瘤（T）が形成され，外側では傍咽頭間隙，咀嚼筋間隙へ浸潤している（→）．腫瘍は右下顎神経（黒矢頭）に沿って，卵円孔から Meckel 腔へ進展し（白矢頭），神経周囲進展に典型的である．患側の外側咽頭後リンパ節腫大がみられる（＊）．

筋間隙の腫瘍，炎症は抵抗の少ない頭側へ進展しやすい．特に感染症が疑われる例では頬骨上咀嚼筋間隙への進展を考慮し，側頭筋の最頭側起始部を含めて撮像する．咀嚼筋間隙の下顎枝内側部分の頂部をなす卵円孔は，骨条件 CT，特に MPR 法による冠状断像で明瞭に観察される（図 7-30）．咀嚼筋間隙内の腫瘍や炎症は，間隙内では組織の疎な脂肪組織に沿って進展しやすい．特に咀嚼筋間隙原発，もしくは咀嚼筋間隙に進展した悪性腫瘍は下顎神経鞘（V_3）に沿って進展する（神経周囲進展）傾向がある．咀嚼筋間隙腫瘍の神経周囲進展の観察には MRI，造影 T1 強調冠状断像が適している．造影後は脂肪抑制法の追加も有用で，神経周囲の腫瘤形成，異常増強効果などがみられる．卵円孔を介した咀嚼筋間隙腫瘍の神経周囲進展による頭蓋内進展は，隣接する咽頭粘膜間隙や耳下腺間隙腫瘍の進展によるものがほとんどで，扁平上皮癌（図 7-31），腺様嚢胞癌，悪性リンパ腫などに多い．海綿静脈洞内の腫瘤形成，卵円孔に隣接する頭蓋底部での限局性の硬膜肥厚などは腫瘍の頭蓋内進展を示唆する重要な所見である．

　神経周囲進展の約 30％は神経末梢側に生じる．進展は非連続的なこともあり，特に Meckel 腔や下顎神経周囲では正常でも静脈叢が造影されるため，読影には十分な注意が必要である[1,3,5,20]．咀嚼筋間隙の悪性腫瘍，隣接する咽頭粘膜間隙や耳下腺間隙などの悪性腫瘍の咀嚼筋間隙浸潤でも同様の進展をきたしうる[21]．下顎神経が腫瘍に侵されると，咀嚼筋の脱神経性変化を認めることがある．急性期は咀嚼筋の腫大，浮腫がみられ，その後，筋の萎縮と脂肪浸潤をきたす．腫瘍が疑われる場合は軟部組織コントラスト分解能の高い MRI が有用である．隣接する下顎骨や頭蓋底の骨皮質の微細な変化，神経周囲進展による卵円孔の拡大などの評価には，MDCT による冠状断の骨条件画像も不可欠である．CT，MRI で片側性の咀嚼筋，顎二腹筋前腹，顎舌骨筋などの一過性の腫大，続発する萎縮と脂肪浸潤を

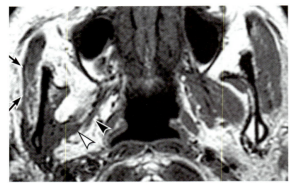

図 7-32　70 歳台女性　右中頭蓋窩転移性骨腫瘍：下顎神経浸潤による咀嚼筋の脱神経性萎縮
MRI, 造影 T1 強調像　右咬筋(→)，内側翼突筋(黒矢頭)，外側翼突筋(白矢頭)の高度萎縮，脂肪変性がみられる．乳癌の蝶形骨大翼，後頭骨への転移であった．

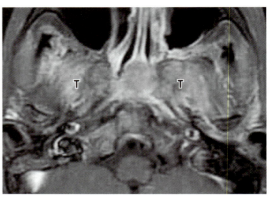

図 7-33　10 歳台後半男性　横紋筋肉腫
MRI, 脂肪抑制造影 T1 強調像　両側の咀嚼筋間隙に不均一に増強される充実性腫瘍がみられる(T)．右咀嚼筋間隙から頭蓋底，副鼻腔を介し対側咀嚼筋間隙への浸潤をきたした広範な横紋筋肉腫である．

認めたら，下顎神経への悪性腫瘍浸潤を疑う(図 7-32)[22]．原因不明の下顎歯痛，知覚鈍麻なども下顎神経への悪性腫瘍浸潤の一症状のことがある．顎舌骨筋や顎二腹筋前腹が萎縮すると，健側の筋が腫瘤のようにみえることもあり，読影に注意が必要である．CT, MRI では，下歯槽神経とその終末枝であるオトガイ神経走行部を観察できるよう，頭蓋底から舌骨までを十分含めて撮像する．

　咀嚼筋間隙で最多の腫瘤性病変は歯原性炎症性腫瘤である．咀嚼筋間隙膿瘍の多くは口腔内感染症の不完全な治療に続発する．おもな臨床症状は急性発症の頬部痛，腫脹，牙関緊急(疼痛による開口困難)などである．画像診断はドレナージの適否など，治療方針決定の中心的役割を担う．他間隙膿瘍の合併も見逃さないことが重要で，膿瘍腔と隣接する軟部組織の浮腫，炎症にも注目する．診断には横断像と間隙全体を含む冠状断像が有用である．撮像時間が短く膿瘍や唾石の診断に優れる造影 CT の有用性が高い．

3) 咀嚼筋間隙の疾患 (Box 7-5)
① 悪性腫瘍
　咀嚼筋間隙原発の悪性腫瘍は軟部，下顎骨由来の肉腫が大部分を占める．小児では横紋筋肉腫が代表的である(図 7-33)．成人ではまれに下顎神経，およびその末梢枝から悪性末梢神経性腫瘍(malignant peripheral nerve sheath tumor：MPNST)が発生することがある．MPNST の増大は早く遠隔転移も生じやすいため，その予後はきわめて悪い．特に神経線維腫症 1 型において，急速に増大する咀嚼筋間隙腫瘍を認めたときは，神経線維腫の悪性化を視野に入れた注意深い読影が求められる．咀嚼筋間隙に隣接する咽頭粘膜，上顎洞などの扁平上皮癌が，咀嚼筋間隙内に浸潤性腫瘤を形成することがある[23]．診断には CT に比べ MRI が適しており，造影 MRI は合併する神経周囲進展の検索にも役立つ(図 7-31)．

　下顎骨転移性骨腫瘍は血行性に生じ，CT, MRI で下顎骨の破壊と腫瘤形成をきたす．原発巣としては，性差を問わず乳癌が約 25％と最多で，肺癌(図 7-34)，前立腺癌や腎癌，大

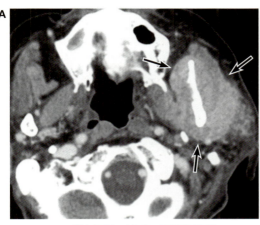 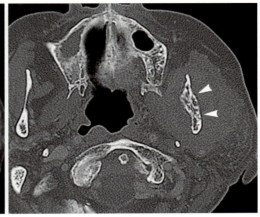

図 7-34 80歳台男性 肺癌の下顎骨転移
A：造影 CT，B：造影 CT（骨条件） 造影 CT（A）では，左下顎枝を囲む充実性腫瘍が認められる（→）．咬筋や内側翼突筋の境界は不明瞭となり，周囲脂肪組織の混濁も認められる．骨条件（B）では，左下顎枝を中心に発育する腫瘤で，骨皮質に多数の断裂がみられる（►）．下顎骨骨髄腔から発生した腫瘍を示唆する所見で，転移性病変が示唆される．

Box 7-5　咀嚼筋間隙病変のおもな鑑別診断

1) 偽病変：正常副耳下腺，良性咬筋肥大
2) 先天性/発育性：血管腫，リンパ管腫
3) 感染症：歯原性膿瘍，下顎骨骨髄炎
4) 良性腫瘍：下顎骨骨腫瘍，神経鞘腫，神経線維腫，デスモイド
5) 悪性腫瘍：軟部組織肉腫，扁平上皮癌（周囲間隙からの浸潤），横紋筋肉腫（小児）
原発性悪性骨腫瘍（骨肉腫），転移性骨腫瘍，顎関節原発腫瘍の進展（軟骨肉腫），悪性リンパ腫・悪性末梢神経鞘腫瘍

腸癌などがこれに次ぐ．口腔癌など，隣接する領域の悪性腫瘍が下顎骨に直接浸潤することもある[24]．

② 血管腫，血管奇形（Box 7-6）

　頭頸部，特に咀嚼筋間隙は血管腫，血管奇形の好発部位である．小児にみられる頭頸部血管腫は内皮細胞の増殖を伴う腫瘍性病変で，その多くが7～8歳までに自然退縮する．MRI では T1 強調像で筋より軽度高信号，T2 強調像で著明な高信号を示し，Gd により増強される．

　血管奇形は先天異常で，非腫瘍性病変である．生下時より存在するが，幼少期以降に発見されることが多い．小児期から徐々に増大し，退縮することはない．血管奇形は関与する異常血管の種類により，毛細血管性，静脈性，動脈性，リンパ管性に分類され，いずれも間隙や筋膜を越えた広がりを示すことが多い．

　静脈性血管奇形はかつて海綿状血管腫とされてきた病態で，特に咬筋は好発部位の1つで

386 Ⅶ. 頸筋膜・頸部組織間隙

Box 7-6　頭頸部血管性病変の分類

1）血管腫
- 良性腫瘍
- 血管内皮細胞の異常増殖
- 海綿状血管腫
- 皮膚病変が主体（深部へ及ぶことあり）
- 生下時に認めることはまれ
- 生後 1 週〜3 か月の間に発症
- 3〜6 か月で完成
- 学童期までに自然消退

2）血管奇形
- 先天奇形
- 生下時より存在
- 小児期〜思春期に増大
- 多間隙病変が多い
- 自然消退はない

ある．頸部深部へ拡大し，治療時には多間隙病変としてみられることも多い．大多数は経動脈的塞栓療法，エタノールの注入，手術などによる集学的治療が行われる[25]．腫瘤内の静脈石が特徴的で，CT の診断的価値は高い．内部血流は遅く造影 CT 早期ではあまり造影されないことが多い（**図 7-35**）．MRI では，T2 強調像で著明，時に不均一な高信号を示し，CT に比べよく造影される．病変の広がりの診断には脂肪抑制 T2 強調像の有用性も高い．

　動脈性血管奇形は動静脈奇形，または動静脈瘻に相当する．静脈性血管奇形に比べ血流はきわめて速く，MRI では T2 強調像でツタ状の無信号域を伴うことが多い．まれに，静脈性血管奇形と動脈性血管奇形が混在することもある．

③ 血管腫以外の良性腫瘍

　咀嚼筋間隙の良性腫瘍は軟部組織由来のものと，下顎骨由来のものに大別される．詳細はⅥ章「顎骨病変」（p. 327）を参照されたい．

④ 咀嚼筋間隙膿瘍

　蜂窩織炎や小さな膿瘍は，抗菌薬のみでコントロールできることも多いが，重症化し多間隙膿瘍，間隙横断性膿瘍，下顎骨膿瘍などを生じればドレナージが必要である．

　CT では周囲間隙が侵されていないか，頬骨弓上咀嚼筋間隙への進展がないか注意深い観察が必要である[21]．耳下腺の炎症が咀嚼筋間隙に波及することがあり，耳下腺管内の唾石が原因となることもある．唾石の検出に CT は有用で，骨条件画像での評価も推奨される．膿瘍は造影 CT で辺縁部の増強効果を伴う低吸収域として認められ，周囲への炎症の波及により筋の不均一な増強効果や脂肪組織の混濁をきたす．

　軟部組織や膿瘍内に気体を認めたら，嫌気性菌などガス産生菌による感染を疑う．周囲軟部組織への炎症波及や頬骨上咀嚼筋間隙膿瘍は造影 MRI でも良好に評価できるが（**図7-36**），脂肪抑制法では口腔内や副鼻腔の含気腔による磁化率アーチファクトが読影の妨げとなることに注意が必要である．咀嚼筋間隙膿瘍は下顎骨や頭蓋底の骨髄炎を合併することがあり，その診断には MRI の有用性が高い．

⑤ 下顎骨骨髄炎

　大臼歯のう歯に続発することが多いが，歯科・口腔外科的操作に起因するものもある．CT で診断可能なこともあるが，骨髄の変化により鋭敏な MRI の有用性が高い（**図 7-36 A**,

図 7-35 20 歳台女性 静脈性血管奇形
造影 CT 右咀嚼筋間隙の吸収値がほぼ均一で，傍咽頭間隙の脂肪組織が不明瞭となり，患側の咽頭粘膜が咽頭腔に向かい膨隆している(黒矢頭)．円形，長円形の小石灰化が散見され静脈石である(→)．造影剤によりわずかに増強される部分があるが(白矢頭)，大部分は筋と等吸収で増強効果は少ない．

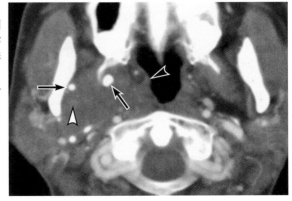

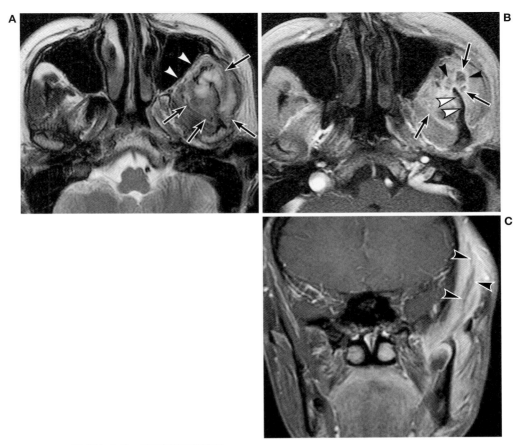

図 7-36 30 歳台女性 咀嚼筋間隙膿瘍
A：MRI，T2 強調像，B：脂肪抑制造影 T1 強調像，C：脂肪抑制造影 T1 強調冠状断像 T2 強調像(A)では，左咬筋，および側頭筋が腫大し，炎症に伴う高信号域が認められる(→)．翼上顎裂の脂肪組織は炎症の進展により対側に比べ不明瞭となっている(白矢頭)．脂肪抑制造影 T1 強調像(B)では，病変部に一致した不均一な増強効果がみられ(→)，複数の膿瘍腔が低吸収域として認められる(黒矢頭)．下顎骨内部にも増強効果がわずかにみられ，きわめて限局しているが骨髄への炎症の進展が疑われる(白矢頭)．脂肪抑制造影 T1 強調冠状断像(C)では，頬骨上咀嚼筋間隙にも炎症が広く進展し，膿瘍が形成されている(▶)．

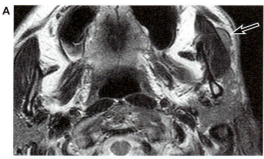
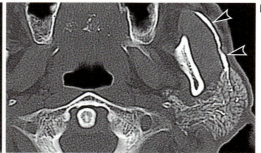
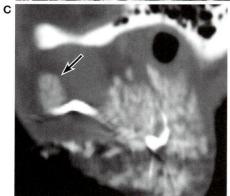

図7-37 60歳台女性 副耳下腺
A：MRI, T2強調像，B：希釈造影剤で耳下腺を造影し撮像したCT，C：同矢状断像 T2強調像(A)で，左咬筋外側に長円形の結節様構造がみられる(→)．性状は耳下腺と同等である．耳下腺造影CT(B)で，耳下腺管が描出され(▶)，腺内耳下腺管が明瞭に観察される．矢状断像(C)では，咬筋外側において耳下腺管の上方に造影される腺管構造が認められ，MRIのT2強調像で認められた長径1cm強の結節に一致する(→)．典型的な副耳下腺である．

B)．初期は罹患部の骨髄はT1強調像で低信号，T2強調像で高信号となる．造影T1強調像や拡散強調画像なども診断の一助となる．

⑥ 副耳下腺

　健常者の20％強にみられ，腫瘍を合併しないかぎり病的意義はない．咬筋の外側で，耳下腺管に沿い，ほとんどは耳下腺管の上部に認められる．排泄路は耳下腺管である(図7-37)．臨床的には頬リンパ節腫大などの病変と見誤られることがある．CT，MRIとも耳下腺と等吸収または等信号で，周囲の正常構造との境界が明瞭なことが鑑別のポイントである．

d. 耳下腺間隙

1) 耳下腺間隙の正常解剖

　耳下腺間隙(parotid space：PS)は上・中咽頭レベルにおいて最外側に存在する間隙で，上端は外耳道，下端は下顎角である．顔面神経により耳下腺は浅葉と深葉に分かれるが，両者の間に解剖学的な境界はない．この間隙は深頸筋膜浅葉に包まれるが，耳下腺深層部と傍咽頭間隙(前茎突区)間の筋膜は薄く脆弱で，欠損することもある．一方，茎状突起から背側は顎二腹筋後腹とその筋膜により，頸動脈間隙・後茎突区と強固に区画される(図7-38)．このため耳下腺深層部の腫瘍は，良悪性を問わず茎突下顎トンネルを介し傍咽頭間隙へ進展し，前茎突区の脂肪組織を内腹側へ圧排する(図7-7，図7-8，p.369およびp.370)[1,3,10]．顔面神経は頭蓋底の茎状突起背側にある茎乳突孔から，耳下腺背側部に入る．顔面神経本幹部

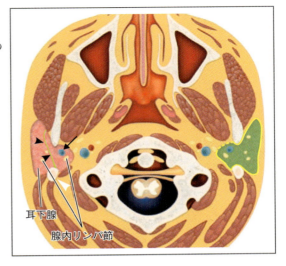

図 7-38　耳下腺間隙のシェーマ
矢印（→）は下顎後静脈，黒矢頭は顔面神経，白矢頭は乳様突起である．耳下腺は唾液腺の中で唯一リンパ節をもつ．

は径約 2 mm で，耳下腺内で側頭顔面枝，頸顔面枝に分かれ，さらに末梢枝が扇状に分岐する．耳下腺腹側より耳下腺管〔Stensen（ステンセン）管〕が起始し，咬筋外側を腹側に向かい走行する．耳下腺管は咬筋腹側縁近くで下内側へ向きを変え頰筋を貫き，第 2 大臼歯の近くで口腔内に耳下腺乳頭として開口する．他の大唾液腺に比べ形成，被包化される時期が遅いため，耳下腺は 20～30 個の腺内リンパ節をもつ．耳下腺内を下顎後静脈，および外頸動脈が上下方向に，下顎後静脈の外側を顔面神経が背腹方向に走行する．

2） 耳下腺間隙の画像診断

耳下腺は脂肪に富む唾液腺で，特に高齢者では脂肪組織を多く含む．このため，他の唾液腺に比べ CT では低吸収，MRI の T1，T2 強調像では高信号を示す（図 7-39）．たとえ良性でも耳下腺深部，傍咽頭間隙に進展する腫瘍は，手術時に顔面神経損傷をきたしやすく，術前に腫瘍と顔面神経との関係を知っておくことは重要である．撮像コイルの使い分けや高磁場装置の利用などにより，顔面神経をより高率に描出できるとの報告もあるが[26,27]，一般に顔面神経の同定は CT では難しく，MRI でも通常の撮像法では困難である．また，腫瘍による耳下腺の変形があると，神経の同定はより困難となる．しかし，顔面神経は下顎後静脈のすぐ外側を前後方向に走行し，下顎後静脈は CT や MRI で容易に同定できるため，耳下腺内における顔面神経の走行部位を大まかに推定することは可能である．耳下腺管は T2 強調像で，耳下腺腹側部から咬筋の外側に沿って線状の高信号としてみられることがある．唾石の検出には単純 CT が最適だが，耳下腺管の評価は困難である．耳下腺管の拡張をきたす疾患では MR sialography により，耳下腺管と腺内分枝の詳細な観察が可能である[28]．拡散強調画像，ADC 値の解析は膿瘍，悪性リンパ腫，小細胞癌の耳下腺内リンパ節転移などの診断に有用で，耳下腺腫瘤の質的診断にも役立つことがある[29]．耳下腺間隙の疾患を示す（Box 7-7）．詳細はXV章「唾液腺」（p.731）を参照されたい．

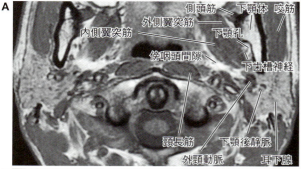
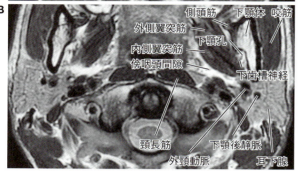

図 7-39 耳下腺間隙の MRI 正常解剖
A：T1 強調横断像，B：T2 強調横断像

> **Box 7-7　耳下腺間隙のおもな鑑別診断**
>
> 1) 炎症性：膿瘍，反応性リンパ節腫大
> 2) 良性腫瘍：多形腺腫（良性混合腫瘍），Warthin（ワルチン）腫瘍，脂肪腫，筋上皮腫
> 3) 悪性腫瘍：粘表皮癌，腺様嚢胞癌，腺癌，多型腺腫内癌，唾液腺導管癌，扁平上皮癌，悪性リンパ腫
> 4) 悪性腫瘍（転移性）：扁平上皮癌，黒色腫，リンパ腫などの耳下腺リンパ節転移
> 5) その他：Sjögren's（シェーグレン）症候群，IgG4 関連疾患

e. 舌下・顎下間隙・口腔底

1) 舌下・顎下（間）隙・口腔底の正常解剖

　口腔底は冠状断像においてU字状の形態を示す．顎舌骨筋は両側の下顎体の内側面にハンモック状に付着する膜状の筋で，先端は下顎骨前縁の正中縫合まで達し，口腔底を下方から強固に支えている（図 7-40）．顎舌骨筋により口腔底は，舌下間隙（sublingual space：SLS）と顎下間隙（submandibular space：SMS）に分かれる．ただし，口腔底の背側 1/3 は顎舌骨筋を欠くので，舌下間隙と顎下間隙に境界はない[3,5,30]．舌を構成する筋は内舌筋と外舌筋に分類される．内舌筋は舌固有の筋群で，上・下縦舌筋，横舌筋，垂直舌筋である．外舌筋は舌以外に起始部をもつ筋群で，オトガイ舌筋，舌骨舌筋，茎突舌筋である（図 7-41）．

2. 舌骨上頚部　391

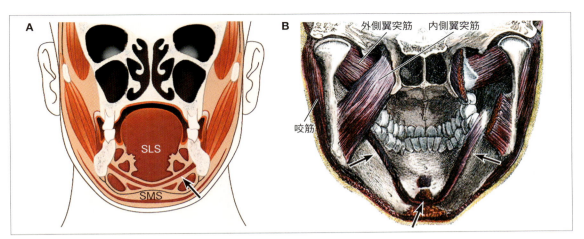

図7-40　舌下・顎下間隙・口腔底の正常解剖
A：舌下間隙，顎下間隙のシェーマ，B：顎舌骨筋と下顎骨の関係　Aは舌下間隙(SLS)，顎下間隙(SMS)，および顎舌骨筋(→)を示す．Bは顎舌骨筋(→)の下顎体，下顎骨内側面の前縁への強固な付着を示す．（文献59より許可を得て転載）

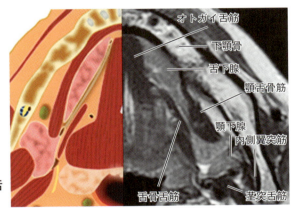

図7-41　顎舌骨筋と周囲筋群，および舌下，顎下間隙の関係

　舌下間隙は顎舌骨筋の上内側部に相当し，上方は舌下面と口腔底粘膜，腹側は下顎骨正中背側部，内側は舌骨舌筋，オトガイ舌筋，オトガイ舌骨筋，および茎突舌筋からなる．舌骨舌筋の背側部により，舌下間隙はさらに内外側部に分かれる．間隙内容は舌下腺とその導管，顎下腺深部，顎下腺管〔Wharton（ワルトン）管〕，舌動静脈，舌神経，舌咽神経，舌下神経，舌骨舌筋，茎突舌筋の一部を含む疎性結合組織である．
　舌下腺は口腔底粘膜，オトガイ舌筋，顎舌骨筋，顎下腺深部，および下顎骨体部内側面などに囲まれ，舌下間隙外側縁近くに対称性に存在する．それぞれが8～12本の細い導出管（舌下腺管）をもち，これらの導出管は舌下ヒダの頂部で口腔内に開口する．
　顎下腺は顎舌骨筋後縁により，大きな浅層部と小さな深層部に分かれる．深層部は舌下間隙に存在し，顎下腺管が起始している．顎下腺管は舌下腺内側縁近くを内腹側へ走行し，舌小帯側面の小隆起部(舌下小丘)に開口する．正常径は3mm以下である．
　舌下神経は舌の純粋な運動神経である．顎二腹筋後腹深部を下行し，下端部は顎下腺より

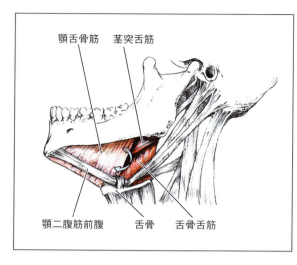

図7-42 顎舌骨筋と周囲筋群，および舌下，顎下間隙の関係
顎舌骨筋背側部では，顎下間隙，舌下間隙の境界が消失する．このため両間隙間を病変が進展することもある（曲矢印）．（文献59より許可を得て転載）

下方に達するが，舌骨レベルで急峻に翻転し舌の前方から腹側にかけて細分枝を出す．舌骨舌筋の内側を舌咽神経が，外側を舌神経，舌下神経が走行する．

舌動脈は外頸動脈の第2分枝で，舌骨大角の背側上方から舌骨舌筋の内側へ走行し，舌下動脈，さらに終末枝の舌深動脈を分岐する．特に末梢において舌動脈と舌静脈の走行はほぼ同様で，これらに舌神経，舌下神経が伴走する．これらは舌神経血管束とよばれ，舌癌や舌下間隙由来の腺様嚢胞癌の深部浸潤，神経周囲進展との関わりが深い．

顎下間隙は上方を顎舌骨筋の筋膜，下方をオトガイ下から顎下部の広頸筋の内層の筋膜に囲まれる領域である．顎下間隙は冠状断像において，舌下間隙を下外側から包むような形態をなし，その下端は舌骨である．背側部の解剖はやや特殊で，舌下間隙の背側部，傍咽頭間隙の下端部との筋膜境界はない．このため間隙の背側1/3では，舌下間隙の病変は顎下間隙に容易に進展する．逆に顎下間隙病変が舌下間隙に進展することもある（図7-42）．傍咽頭間隙に進展した耳下腺腫瘍が，顎下部に突出する腫瘤として見つかることもある（図7-8, p.370）．おもな間隙内容は顎下腺，顎下リンパ節，オトガイ下リンパ節，顔面動・静脈，およびその分枝，顔面神経，舌下神経，および顎舌骨筋神経などと線維性脂肪組織である[30,31]．

オトガイ下リンパ節は，両側の顎二腹筋前腹で囲まれるオトガイ下三角に存在する．このリンパ節は舌尖，下顎切歯とその歯肉，下口唇正中部，オトガイ部からのリンパ流を受ける．輸出リンパ管は顎下リンパ節または深頸リンパ節に向かう．顎下リンパ節は顎下腺を覆う筋膜の内側である顎下三角に存在する．顎下リンパ節は前頭部皮膚，鼻部，頬部，蝶形骨洞を除く副鼻腔，上顎歯肉，切歯を除く下顎歯肉，舌尖を除く舌腹側部の2/3，口腔前庭，口腔底など，きわめて広い領域からのリンパ流を受ける．これらのリンパ流はすべて深頸リンパ節へ注ぐ．

顎下腺の浅層部は顎舌骨筋後縁に，上外側部は下顎体に，腹側では顎二腹筋前腹に近接する．背側から腹側では多数の筋などと近接し，その解剖も複雑である．顎下腺背側に顎二腹筋後腹，茎突舌骨筋，茎突下顎靱帯があり，腹内側には顎舌骨筋が存在する．背内側には舌骨舌筋と舌神経，および舌下神経がある．顔面静脈は顎下腺浅層部の外側縁を下背側に斜走

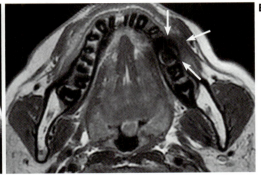

図7-43 50歳台男性　歯性補綴物(金)によるアーチファクト
A：造影CT，B：ほぼ同一断層面のMRI，T2強調像(FSE 2000/57)　CT(A)では，金属によるアーチファクトのため軟部組織の観察は不可能である．MRIのT2強調像(B)では，左第2小臼歯周囲にわずかなアーチファクトがみられるのみで(→)，軟部組織にかぎってみれば診断に耐えうる良好な画質といえる．

し，顎下腺の背側で下顎後静脈と合流したのち内頸静脈に至る．

2) 舌下・顎下間隙・口腔底の画像診断

　第一選択として造影CTを行うことが多いが，歯性補綴物によるアーチファクトのため，診断困難となることも多い．一方，MRIでは補綴物の種類により，生じるアーチファクトは多様である．金は本邦で頻用される補綴物で，診断に干渉するような画質劣化はきたさない．一方，ニッケルなど他の金属では周囲に広範なアーチファクトが生じる[32]．歯科治療歴がある場合，口腔底領域ではCTに比べ，MRIが有用なことが多い(図7-43)．MRIにおける補綴物のアーチファクトは，echo planar imaging(EPI)法やグラジエントエコー(GRE)法，拡散強調画像やDixon法などで生じやすい．

　病変が舌下，顎下，いずれの間隙に存在するかにより，手術の原則的アプローチ法は異なる．このため口腔底腫瘍の術前画像診断で，顎舌骨筋の同定は重要である(図7-44)．舌下間隙腫瘍は，口腔内から縦切開で，顎下間隙の腫瘍は頸部の皮膚皺壁に沿った横切開が手術の基本である(図7-45)．

3) 舌下・顎下間隙の疾患[31]（Box 7-8, Box 7-9）

① 舌下間隙の腫瘍性病変

　舌下間隙腫瘍は舌，口腔底，舌根，下顎歯肉扁平上皮癌の直接浸潤の頻度が高い．舌下間隙原発の腫瘍性病変は比較的まれで，舌下腺，顎下腺深層，小唾液腺などに腫瘍が生じる．舌下腺原発の腫瘍はまれだが，腺様嚢胞癌，腺房細胞癌，粘表皮癌など，そのほとんどは悪性腫瘍で，若年者にも発生することに留意する．

② 顎下間隙の腫瘍性病変

　顎下間隙腫瘍の大部分は顎下腺の特に浅層部由来の腫瘍(図7-46)，もしくはリンパ節病変である．顎下リンパ節は広範な領域からリンパ流を受けるので，炎症による反応性リンパ節腫大，扁平上皮癌による転移性リンパ節腫大がしばしば認められる．転移性リンパ節腫大と悪性リンパ腫の鑑別は難しいが，悪性リンパ腫では，しばしば複数の均一な性状の腫大リ

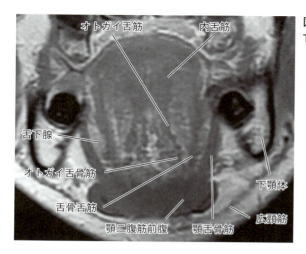

図7-44　舌下，顎下間隙の MRI 正常解剖
T1 強調冠状断像

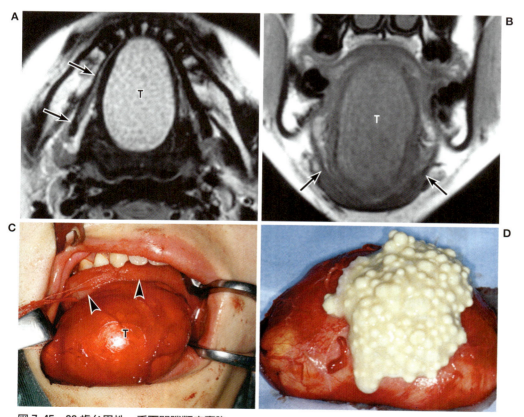

図7-45　30歳台男性　舌下間隙類皮囊胞
A：MRI，T2 強調像，B：T1 強調冠状断像，C：術中所見，D：摘出標本　T2 強調像(A)では顎舌骨筋(→)に囲まれるように，楕円形の境界明瞭な腫瘤(T)がみられる．腫瘤内容は高信号だが，点状の不規則な低信号が無数に混在している．T1 強調冠状断像(B)では，腫瘤(T)は舌と顎舌骨筋(→)の間に存在し，舌下間隙由来の病変であることがわかる．内容は筋とほぼ等信号だが，T2 強調像同様，多数の不規則な低信号が認められる．術中所見(C)では舌(▶)を挙上し，舌小帯近傍に縦切開を加え，腫瘤(T)を剥離，全摘出した．摘出標本(D)を切開すると，液状化した角化物と脂肪滴が充満していた．　（文献59より許可を得て転載）

2. 舌骨上頸部　395

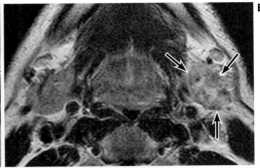

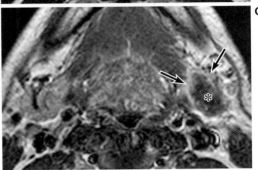

図 7-46　50 歳台男性　左顎下腺癌
A：造影 CT，B：MRI, T2 強調像，C：造影 T1 強調像　過去に顎下腺管唾石の既往があり，慢性炎症による顎下腺の萎縮をきたしていた．左顎下部の亜急性進行性腫脹を主訴に受診した．造影 CT（A）で，左顎下腺に辺縁優位の増強効果がみられ（→），内部は筋に比べ低吸収である．もともと萎縮していたためか，顎下腺の大きさに明らかな左右差はない．T2 強調像（B）では，左顎下腺の信号は対側に比べ不均一に上昇し，一部に点状，斑状の低信号が混在している（→）．造影 T1 強調像（C）では，耳下腺の辺縁に増強効果がみられるが（→），内部の増強効果はきわめて乏しい（*）．

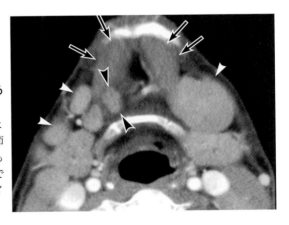

図 7-47　30 歳台女性　悪性リンパ腫によるオトガイ下，顎下リンパ節腫大
造影 CT　同側の顎二腹筋前腹（→）を境界とした，オトガイ下（黒矢頭），両顎下リンパ節（白矢頭）の多発性腫大がみられる．いずれも性状は均一で，周囲との境界も比較的明瞭である．顎二腹筋に挟まれた領域は，オトガイ三角ともよばれる．

ンパ節がオトガイ下，顎下領域（図 7-47）にみられる．
③ 海綿状血管腫，静脈奇形，リンパ管腫
　血管性病変の分類については，「c．咀嚼筋間隙」（p.380）の項を参照されたい．舌下・顎下間隙はいずれもリンパ管腫の好発部位である．リンパ管腫は多房性嚢胞性腫瘤で，内容液は一般に CT で水様の低吸収を示す．T1 強調像で低信号，T2 強調像で高信号で，造影剤に

Box 7-8　舌下間隙病変のおもな鑑別診断

1) **偽病変**
   - 舌下神経脱神経支配性筋萎縮

2) **先天性/発育性**
   - 血管腫
   - リンパ管腫
   - 類表皮囊胞，類皮囊胞
   - 甲状舌管囊胞

3) **炎症**
   - 蜂窩織炎
   - 膿瘍
   - 唾石，炎症性狭窄などによる顎下腺管炎
   - がま腫

4) **良性腫瘍**
   - 舌下腺由来良性腫瘍（おもに多形腺腫）

5) **悪性腫瘍**
   - 口腔・中咽頭扁平上皮癌の直接浸潤
   - 舌下腺の悪性腫瘍
   - 腺様囊胞癌
   - 腺房細胞癌，粘表皮癌

Box 7-9　顎下間隙病変のおもな鑑別診断

1) **偽病変**
   - 三叉神経第3枝（下顎神経）の脱神経性支配性筋萎縮（顎二腹筋前腹，顎舌骨筋）
   - 顎二腹筋前腹の正常変異

2) **先天性/発育性**
   - 血管腫，リンパ管腫
   - 第2鰓裂囊胞
   - 甲状舌管囊胞
   - 類表皮囊胞，類皮囊胞

3) **炎症性**
   - 蜂窩織炎
   - 膿瘍
   - がま腫
   - 顎下腺炎

4) **良性腫瘍**
   - 脂肪腫
   - 顎下腺由来良性腫瘍（おもに多形腺腫）

5) **悪性腫瘍**
   - 顔面・口腔扁平上皮癌のリンパ節転移
   - 悪性リンパ腫
   - 顎下腺由来悪性腫瘍
   - 腺様囊胞癌，粘表皮癌

よる増強効果は囊胞壁や隔壁のみにみられる（図7-48）．囊胞状リンパ管腫は筋膜に沿い多間隙へ進展することが多く，周囲組織と癒着することがある．造影CTやMRIは，術前にリンパ管腫と周囲の血管や神経などとの関係を評価するのに有用だが，癒着の有無は判定しがたい．

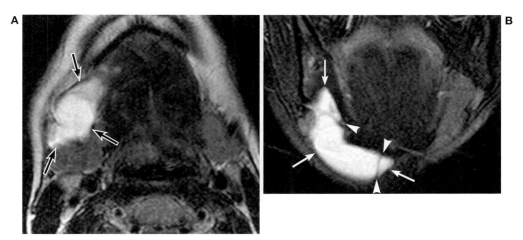

図7-48 20歳台女性　囊胞性リンパ管腫
A：MRI，T2強調像，B：脂肪抑制T2強調冠状断像　T2強調像（A）で，右顎下間隙を占拠する著明な高信号病変が認められる（→）．横断像，冠状断像（B）ともに薄い膜状の隔壁が描出され（▶），リンパ管腫に一致する所見である．

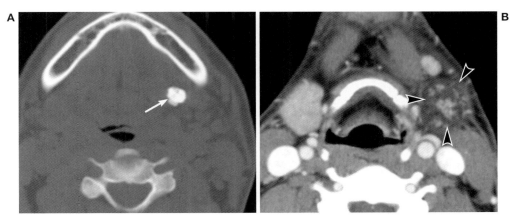

図7-49 40歳台女性　唾石症による顎下腺の脂肪変性
A：造影CT（骨条件），B：造影CT（Aより10 mm尾側）　骨条件（A）では，左顎下腺間走行部に粗大な石灰化がみられ，唾石と考えられる（→）．尾側の造影CT（B）では，左顎下腺は右顎下腺に比べ大部分が著明な低吸収を示し，正常な増強効果はほとんど認められない（▶）．長期経過した唾石による顎下腺の脂肪変性である．

④ 唾石症

顎下腺に最多で，摂食時の疼痛が特徴的である．顎下腺管内の唾石は口腔内から触知可能なことが多いが，より頻度の高い腺管移行部の唾石は触診による診断は難しく，顎下腺の腫脹を伴うと顎下腺腫瘍とよく似た所見を示すこともある．放置すると慢性的な排泄障害から唾液腺は線維化し，萎縮，および脂肪変性をきたす（図7-49）．唾石は単純CTの骨条件で容易に検出できる．顎下腺管が明らかに拡張し唾石が同定されなければ，口腔底腫瘍の疑いがあり，さらなる精査が必要となる．

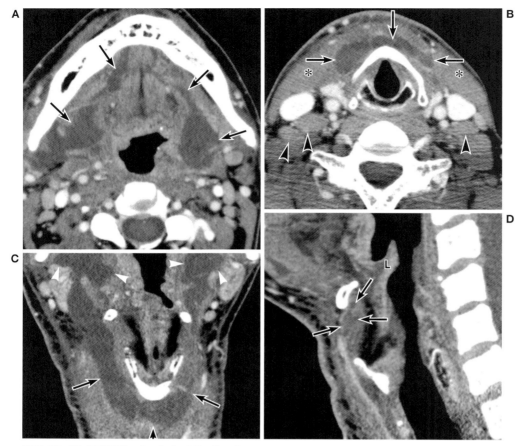

図 7-50　50歳台男性　Ludwig アンギーナ
A：造影 CT（口腔底レベル），B：甲状軟骨レベル，C：冠状断像，D：矢状断像　造影 CT（A）で舌下，顎下間隙に広汎な逆 V 字型の膿瘍腔が形成されている（→）．甲状軟骨レベル（B）では，甲状軟骨の腹側に膿瘍腔が広がり（→），周囲軟部組織の腫脹（＊），両側深頸リンパ節鎖の腫大（黒矢頭）が観察される．冠状断像（C）では，舌骨の大角外側を経て，甲状軟骨周囲に及ぶ膿瘍腔が明瞭に認められる（→）．この膿瘍腔は上方で傍咽頭間隙（白矢頭）に広がっている．矢状断像（D）では，舌骨の下腹側に膿瘍腔がみられ（→），喉頭浮腫（L）も示唆される．

⑤ 蜂窩織炎，膿瘍

　智歯をはじめとする歯原性感染に関連するものが最多で，唾石による唾液腺管の持続的な通過障害に伴う感染の合併もみられる．口腔内感染症に続発した化膿性リンパ節炎が破綻し，蜂窩織炎を併発し膿瘍を形成することもある．造影 CT では蜂窩織炎による粘膜下，皮下組織の腫脹，脂肪組織内の索状の混濁がみられ，膿瘍は辺縁を増強される低吸収域として描出される．CT で質的診断・広がり診断が比較的容易で，冠状断像，矢状断像を作成することが，間隙解剖と相関する膿瘍腔の広がりの観察を可能とする．Ludwig アンギーナ（Ludwig angina）は口腔底蜂窩織炎の重症型で，膿瘍は口腔底から甲状軟骨外側皮下に及ぶ．発熱・悪寒・戦慄，口腔底の腫脹，疼痛がみられ，オトガイ下から顎下部は板状硬に腫脹する．初期より喉頭浮腫をきたすことが多く，気管切開が必要となることが多い（図

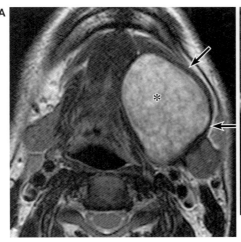
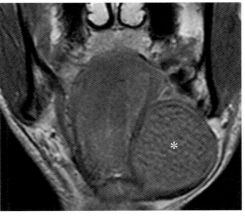

図 7-51 20 歳台男性　舌下間隙類表皮嚢胞
A：MRI，T2 強調像，B：T1 強調冠状断像　T2 強調像(A)では，左顎舌骨筋(→)の内側に大きな嚢胞性腫瘤(*)がみられる．周囲との境界は明瞭だが，嚢胞内容は少し不均一な信号を示す．T1 強調冠状断像(B)では，嚢胞(*)内容の大部分は筋と脂肪の中間程度だが，不規則な信号が混在している．嚢胞内容の信号が不均一であったため，類皮嚢胞が疑われ手術が施行されたが，病理学的診断は類表皮嚢胞であった．

7-50)．詳細はIX章「口腔」(p.465)を参照されたい．

⑥ 類表皮嚢胞，類皮嚢胞

類表皮嚢胞(epidermoid cyst)は舌下間隙に好発する，緩徐に発育する先天性単房性嚢胞性腫瘍である．表層は扁平上皮のみで覆われ，内容は通常は液体の吸収値，信号強度を示す．類皮嚢胞(dermoid cyst)は，上皮に加え皮膚付属器を伴い，脂肪滴を含むことがある．このため腫瘍内容も多彩な吸収値，信号強度を示す(図 7-45, 図 7-51)．

⑦ 甲状舌管嚢胞

胎生期の甲状腺形成に関わる，甲状舌管が遺残し嚢胞化したものである．大部分は舌骨前縁にみられるが(図 7-52)，舌盲孔から甲状腺狭部まで，あらゆる甲状舌管の経路に生じうる．嚢胞に単房性で最大でも 4 cm 以下，特に 2 cm 以下のものが多い．CT や MRI の T2 強調横断像で，係留筋が嚢胞の辺縁にくちばし状に突出することがある．舌骨下においては甲状舌管は徐々に側方へ向かうため，傍正中部に認められることが多い[33]．

⑧ 第 2 鰓裂嚢胞(側頸嚢胞)

鰓裂嚢胞(branchial cleft cyst)の 9 割以上を占め，10 歳以下の発症が多く，性差はない．胎生 4 週後頃に発生する鰓原性器官の 1 つである．第 2 鰓溝の遺残により頸瘻が閉鎖腔となり嚢胞が形成される．嚢胞は単房性で，Bailey により 4 型に分類される．type 2 が最も多く，胸鎖乳突筋の内腹側，頸動脈間隙の外側，顎下腺の後背側にみられる．触診上は柔らかく，波動性，透光性のある無痛性腫瘤だが，出血や感染を合併すると，自発痛や圧痛を伴うことがある．CT や MRI は嚢胞の特徴的な局在をよく示す(図 7-53)．type 3 では，嚢胞の一部が内外頸動脈の間へくちばし状に突出し，上方進展する．画像検査の第一選択は超音波検査だが，腫瘍が大きい場合や，手術のため周囲臓器との関連を評価する際は，CT や MRI

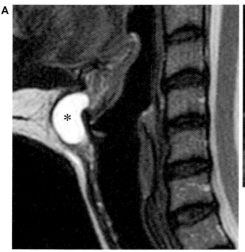
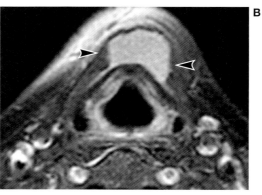

図 7-52　40 歳台女性　甲状舌管嚢胞
A：MRI, T2 強調矢状断像，B：脂肪抑制造影 T1 強調像（舌骨レベル）　T2 強調矢状断像（A）では，舌骨前面から下方にソラマメ状の高信号腫瘤（*）が認められる．辺縁にはわずかな低信号帯を伴い，周囲との境界は明瞭である．脂肪抑制造影 T1 強調像（B）では，嚢胞内容は水に比べわずかに高信号だが，周囲との境界は明瞭である．嚢胞表面には係留筋がみられる（▶）．

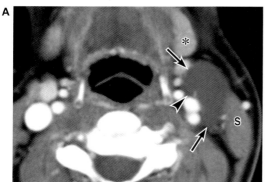
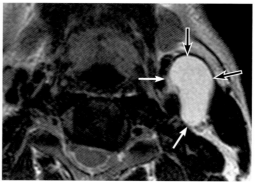

図 7-53　20 歳台女性　第 2 鰓裂嚢胞
A：造影 CT，B：MRI, T2 強調像　造影 CT（A）で内外頸動脈分岐部外側（▶），顎下腺（*）の背側，胸鎖乳突筋（S）の内側に均一な性状の低吸収の腫瘤が認められる（→）．T2 強調像（B）では嚢胞性病変で，周囲との境界は明瞭である（→）．

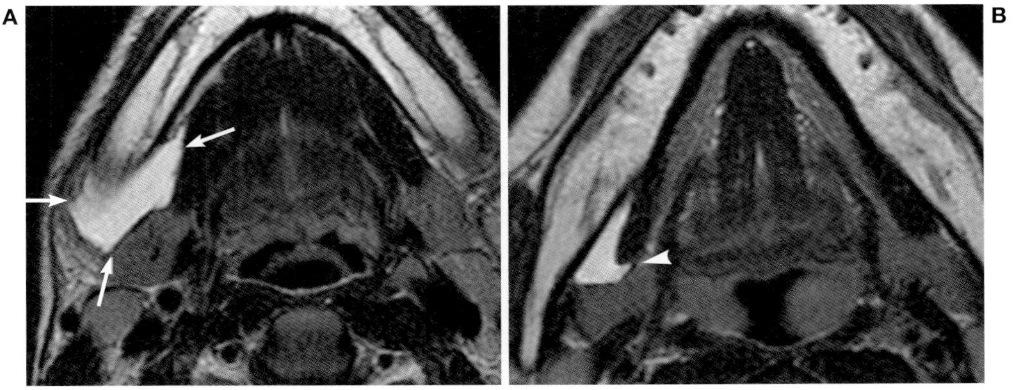

2. 舌骨上頸部　**401**

図7-54　10歳台後半男性　潜入性がま腫
A, B：MRI, T2強調像　顎舌骨筋の外側に均一で著明な高信号を示す病変がみられる(→). 頭側の横断像(B)では顎下間隙から舌下間隙へ及んでいることがわかる(尻尾徴候, ▶).

が施行される. 典型例はCTでは水様の吸収値, MRIのT1強調像で低信号, T2強調像で高信号を示すが, 出血や感染などを合併すれば多彩な吸収値や信号を示し, 囊胞壁が肥厚し増強効果を認めることもある[33].

⑨　がま腫　ranula

　粘液貯留囊胞で, 内容物は唾液である. 顎下腺の貯留囊胞の舌下間隙の半球状腫脹(単純性がま腫), 舌下間隙から顎下間隙に跨る軟部組織腫脹(潜入性がま腫)に大別される. 単純性がま腫は, 舌下腺, または口腔底粘膜の小唾液腺の腺管が閉塞し, 上皮に囲まれた貯留囊胞である. 潜入性がま腫は, 囊胞の破裂により舌下間隙から顎下間隙へ進展した偽囊胞で被膜はない. 部位により, 顎舌骨筋の上方なら舌下型, 下方なら顎下型, 上下に渡っていれば混合型とよばれることもある. いずれも周囲との境界が明瞭な囊胞性腫瘍として認められ, CT, MRIでは水様の濃度, 信号を示す. 類表皮囊胞や単房性リンパ管腫との鑑別は困難だが, 類表皮囊胞との鑑別には拡散強調画像が有用である. 潜入性がま腫は顎下間隙の限局性の液貯留腔としてみられることが多く, 一部が舌下間隙に突出していれば特徴的所見といえる(図7-54)[33,34].

3. 舌骨上・舌骨下頸部

a. 頸動脈間隙・頸動脈鞘

1) 頸動脈間隙の正常解剖

　頸動脈間隙(carotid space：CS)・頸動脈鞘は，舌骨上頸部では咽頭後間隙と耳下腺間隙の間，傍咽頭間隙(前茎突区)の背側に存在する．間隙の構成には深頸筋膜の浅葉，中葉，深葉のすべてが関わり，頭蓋底〜大動脈弓まで連なる，上下方向に長い円筒状の鞘にもたとえられる．一般には頸動脈鞘ともよばれ，間隙の頂部は頸静脈孔や舌下神経管を含む．このため頭蓋内病変の頸動脈間隙への進展，および頸動脈間隙病変の頭蓋内進展とも関わりが深い．頸動脈鞘は他間隙からの病変進展や，頸動脈間隙病変の周囲浸潤に対する障壁の役割も果たしている．

　頸動脈間隙は頭頸部感染症の縦隔への進展路と解釈されることがあるが，舌骨上頸部では筋膜が一部欠如することも多く，特に解剖学者の間では真の頸動脈鞘は内外頸動脈分岐部から頸部基部に限局するといった考えも強い．臨床的には tensor-vascular styloid fascia (TVSF)を境界とした，前茎突区と後茎突区の識別が重要であり，後茎突区と頸動脈間隙の異同を重視する向きは少ない(図7-4，p. 367)．「a. 傍咽頭間隙(副咽頭間隙)」(p. 366)の項で述べたように，このことは舌骨上頸動脈間隙と傍咽頭間隙後茎突区を一括りにする考えとも共通する．舌骨下頸部，特に頸動脈分岐部以下では，頸動脈鞘の筋膜はよく発達し強靱な鞘状構造をなす．総頸動脈は舌骨の高さで内頸動脈，外頸動脈に分岐するが，分岐部の高さについては個人差，左右差が多い．内頸静脈は頸動脈間隙のほぼ全域にわたり，総頸動脈，内頸動脈の背外側を走行し，右側がより太いことが多い．頸動脈間隙の概念は，間隙の構成要素に着目し画像診断に特化した考え方ともいえるが，ここでは Harnsberger らの概念にならい頸動脈間隙について記述する[35]．

　頸動脈間隙の正常解剖と病変を学ぶ際には，上から鼻咽頭部，中咽頭部，頸部，縦隔部の4つの亜区域に分けると合理的である．

　鼻咽頭部の構成は最も複雑で，主要構造は総頸・内頸動脈，内頸静脈，舌咽・迷走・副・舌下神経，およびそれらの神経節，交感神経叢，深頸リンパ節である．舌咽神経は頸静脈孔神経部から，舌下神経は舌下神経管から頭蓋外に出たのち，頸動脈間隙内へ進入する．副神経，迷走神経は頸静脈孔の血管部から頸動脈間隙内へ向かい下行する．舌咽神経と舌下神経は内頸動脈の腹側，迷走神経と副神経は間隙内のやや背側を走行する．

　軟口蓋以下，中咽頭部で舌咽神経，舌下神経，副神経は頸動脈間隙から離れ，迷走神経だけが頸動脈間隙を下行していく．深頸リンパ節鎖(内頸静脈リンパ節鎖)は内頸静脈に伴走し，中咽頭から頸部下端まで分布する．最上部のリンパ節は内頸静脈二腹筋リンパ節で，耳下腺，咽頭後，顎下リンパ節からのリンパ流を受け，頭頸部における歩哨(センチネル)リンパ節に相当する．舌骨下縁，輪状軟骨下縁を境に，上，中，下の亜部位に分かれる．レベルシステム[36]では，それぞれレベルIIA，III，IVに相当する．最下端のリンパ節は Virchow

3. 舌骨上・舌骨下頸部　403

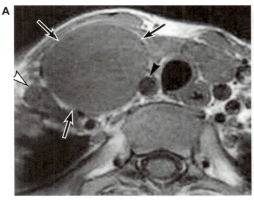
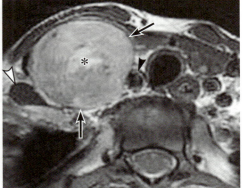
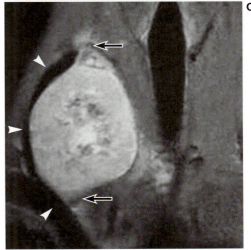

図7-55　20歳台女性　迷走神経鞘腫
A：MRI, T1強調像，B：T2強調像，C：脂肪抑制造影T1強調冠状断像　T1強調像(A)で右総頸動脈(黒矢頭)，右内頸静脈(白矢頭)を背側に離開する，境界明瞭な球状腫瘤が認められる(→)．筋とほぼ等信号だが，よく見ると中心部の信号が少し低い．T2強調像(B)では，腫瘤の大部分は筋よりかなり高信号で，中心近くに不整形の著明な高信号部分が認められる(*)．造影剤により腫瘤は中心部分を除きほぼ均一に増強され，頭尾方向に紡錘状の形態を示す(C, →)．腫瘤の外側にみられる帯状の低信号は，圧排された右内頸静脈(白矢頭)である．

リンパ節である．内頸静脈二腹筋リンパ節から上部では，頸動脈間隙内にリンパ節はない．
　頸部から縦隔部では迷走神経の走行が重要である．神経走行は左右で異なり，右迷走神経は右鎖骨下動脈の腹側，左迷走神経は大動脈の腹側を通り縦隔内へ入る．迷走神経が頸静脈孔内で作る紡錘形の膨大を上神経節，環軸関節の腹側の膨大部を下神経節とよぶ．交感神経叢は頸動脈間隙の全域にわたり，間隙深部の深頸筋膜深葉に埋没するように分布する．

2) 頸動脈間隙・頸動脈鞘の画像診断

　CT，MRIとも，舌骨上における頸動脈間隙病変は，内頸動静脈に隣接，ときに動静脈を離開し，典型例では傍咽頭間隙の脂肪が前方偏位する．鼻咽頭部の大きな腫瘤は，茎状突起を腹外側へ圧排する．舌骨下においては腫瘍が内頸静脈，内頸動脈，または総頸動脈と接し，円柱状，もしくは紡錘状の形態を示す(図7-55)．
　上述のごとく頸動脈間隙の構造は比較的単純なので，好発病変もかぎられ，CTやMRIから質的診断が可能なことも多い．造影CTやダイナミックMRIの造影T1強調像で，血管腔と同等に増強されるとき，MRIで腫瘍内部にflow voidがみられれば多血性病変である．頸動脈間隙の多血性病変としては傍神経節腫が代表的である．甲状腺癌や腎細胞癌のリンパ節転移も著明な増強効果を示すことがあり，多発例では転移性病変を念頭においた全身

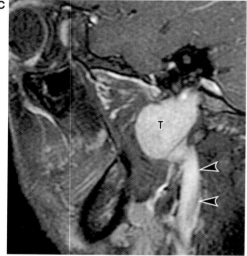
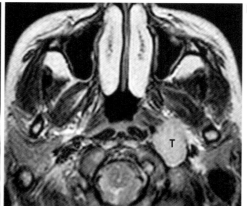

図7-56 40歳台男性 舌下神経鞘腫
A：MRI，T1強調像，B：T2強調像，C：脂肪抑制造影T1強調矢状断像　T1強調像(A)では鼻咽頭レベルの左頸動脈間隙に内頸動脈(黒矢頭)，内頸静脈(白矢頭)を左右に離開する腫瘍(T)がみられる．筋とほぼ等信号で，周囲との境界は明瞭である．T2強調像(B)では，腫瘍(T)はほぼ均一な高信号病変である．脂肪抑制造影T1強調矢状断像(C)では，腫瘍(T)は頸動脈間隙に沿って洋梨状の形態を示す．矢状断像では舌下神経管から頭蓋内へ腫瘍が侵入しかかっており，腫瘍の直下に内頸動脈が描出されている(黒矢頭)．

検索が必要である．神経鞘腫の多くは通常の造影T1強調像でよく増強されるが，ダイナミックMRIでの早期相での増強効果は傍神経節腫に比し低く，腫瘍内部にflow voidは認めない．

　頸動脈間隙，特に鼻咽頭レベルにおいて，血管と神経の正常解剖を理解することは，動静脈の偏位の方向から腫瘍の由来神経の推定を可能とする．舌咽神経，舌下神経由来の腫瘍は内頸動静脈を背側へ偏位させ，時に両者を離開する(図7-56)．迷走神経由来の腫瘍は動静脈を離開し，内頸動脈を腹側へ圧排することが多い．交感神経叢由来の腫瘍では，内頸動脈は腹外側へ偏位する．咽頭後間隙および椎周囲間隙椎前部の腫瘤は内頸動脈の内側後方にあり，頸動脈間隙および傍咽頭間隙の脂肪組織は腹外側へ偏位する．舌骨上では頸動脈間隙病変が上方進展し，頸静脈孔や舌下神経管から脳底槽へ進展することがある．また，頸静脈孔に発生した病変が下行し，頸動脈間隙内に進展することもある．

> **Box 7-10　頸動脈間隙腫瘤のおもな鑑別診断**
>
> 1) **偽腫瘍**
>   - 総頸動脈，内頸動脈の蛇行
>   - 非対称な内頸静脈
>
> 2) **感染症**
>   - 蜂窩織炎，膿瘍
>
> 3) **血管性病変**
>   - 頸静脈血栓症，血栓性静脈炎
>   - 内頸動脈瘤（真性，偽性）
>   - 内頸動脈解離
>
> 4) **良性腫瘍**
>   - 傍神経節腫（頸静脈糸球，迷走神経糸球，頸動脈体腫瘍）
>   - 神経鞘腫
>   - 神経線維腫
>   - 髄膜腫（頸静脈孔由来）
>   - 血管性腫瘍
>
> 5) **悪性腫瘍**
>   - 扁平上皮癌のリンパ節転移，直接浸潤
>   - 悪性リンパ腫
>   - 神経芽腫（小児）

3）頸動脈間隙の疾患（Box 7-10）

① 神経鞘腫

　頸部の神経鞘腫は Schwann 細胞を起源とする良性腫瘍で，迷走神経，交感神経叢に好発する．被膜をもち増大すると，神経束を偏心性に偏位させる．頸静脈孔まで腫瘍が進展すると，下位脳神経障害に伴う疼痛を示すことがある．

　MRI の冠状断像，矢状断像では，腫瘍は神経線維に沿った紡錘状の形態を示す．出血，囊胞変性をしばしば伴い，腫瘍内に液面形成（fluid-fluid level）を認めることもある（図7-13，p.373）．腫瘍は細胞成分が豊富な Antoni A 型組織と，腫瘍細胞が疎な Antoni B 型組織からなり，両者の多寡により MRI の信号強度は多彩である．いずれも充実性部分はT2 強調像で高信号だが，Antoni B 型組織は著しい高信号を示す．T1 強調像では筋とほぼ等信号，ないしやや高信号である．Antoni A 型組織はヨード造影剤や Gd により充実性部分がよく増強されるが，Antoni B 型組織が主体の場合は，ほとんど造影されないこともある[37,38]．

② 神経線維腫

　神経鞘腫と異なり被膜はなく，神経束を取り囲み神経全体が紡錘状に腫大する．神経鞘腫に比べ周囲との境界が不明瞭で，不整な形態を示すこともある．CT，MRI とも増強効果は乏しいことが多い（図7-10，p.371）．T2 強調像で中心部が低信号を示すことがあり，"target sign"とよばれる，この所見は神経鞘腫でも認められることがあり，特異的所見ではない[37,38]．

③ 傍神経節腫

　頭頸部腫瘍の 0.6％とまれな良性腫瘍で，頸動脈小体，頸静脈球，迷走神経傍神経節，喉頭傍神経節などの傍神経組織に由来する．20〜30％は家族性，約5％は多発性である．治療の第一選択は外科的切除だが，きわめて血流に富むため術前に経動脈的塞栓術が行われることもある．傍神経節腫は発生部位により呼称が異なり，内・外頸動脈分岐部に発生すれば頸

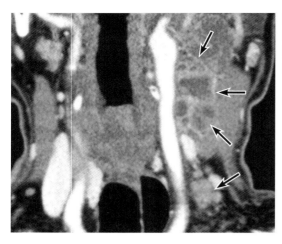

図 7-57 60歳台女性　リンパ節転移（原発不明・扁平上皮癌）
造影CT冠状断像　左上から中深頸リンパ節鎖に，内部低吸収で辺縁を造影される，腫大リンパ節が多数みられる（→）．扁平上皮癌の転移リンパ節はしばしば変性をきたし，このようなCT所見を示す．

動脈小体腫瘍，内頸動脈から頭蓋底なら迷走神経糸球傍神経節腫である．頸静脈孔内の上神経節に発生するものは頸静脈糸球傍神経節腫で，大きな腫瘍は頭蓋内と頸動脈間隙に跨りダンベル状となることがある．CT，MRIとも造影剤により著明に増強される．頸静脈糸球傍神経節腫の多くは浸潤性の骨破壊を伴い，圧排性骨変化を示す神経鞘腫との鑑別点となる．2cm以上の腫瘍はMRIで"salt-and-pepper"様とよばれる不均一な信号を示す[39]．

④ リンパ節腫大

悪性病変としては扁平上皮癌のリンパ節転移が最多で，しばしば内部に壊死を伴う（図7-57）．良性の腫大は大部分が炎症に伴う反応性変化だが，結核性頸部リンパ節炎では病期により，転移性病変に類似した腫大リンパ節内の低吸収域を伴うことがある（図7-58）[40]．詳細についてはXIII章「頸部リンパ節」（p.625）を参照されたい．

⑤ 血栓性静脈炎

中心静脈栄養，頸部感染性リンパ節炎，蜂窩織炎，凝固能異常などに続発することが多く，健常者ではまれである．急性期には蜂窩織炎様の軟部組織の腫脹，頸部リンパ節腫大を認める．慢性期になると病巣は硬い腫瘤を形成し，内頸静脈走行部に硬結を触知することもある．診断には造影CTが最適で，冠状断像，矢状断像は頭尾方向の進展を良好に示す．造影CTでは内頸静脈内腔の造影欠損を認める．急性期・亜急性期には静脈壁は肥厚し増強効果を認める．静脈周囲の軟部組織の炎症による混濁は急性期の重要な所見である．MRIでの血栓の信号強度は病期によりさまざまで，また正常でも血流速度によって血管腔内に信号を認めることがあり注意を要する．血管壁肥厚や血管外組織の変化にも注目することが重要だが（図7-59），MRIでは頸動脈の拍動や嚥下によるアーチファクトなどが生じやすく，造影CTが第一選択である．

⑥ 総頸・内頸動脈解離

内頸動脈に好発し，約20％は両側性である．若年者の脳梗塞の原因として重要で，外傷後にみられることもある．線維筋性異形成，Marfan症候群などとの関連も示唆されているが，原因はよくわかっていない．CT angiography（CTA），およびその再構成画像はMRAに比べ，動脈の狭窄，閉塞，壁不整，偽腔内血栓，続発性偽性動脈瘤などを詳細に評価できる（図7-60）[41]．

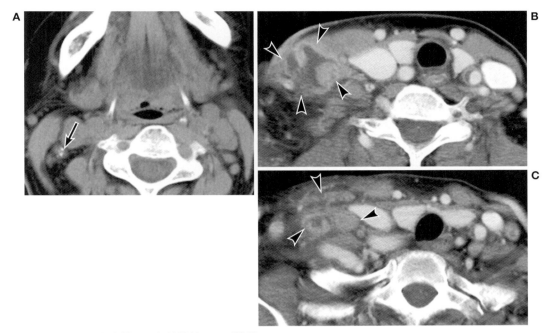

図 7-58　60 歳台女性　頸部結核性リンパ節炎
A：単純 CT，B，C：造影 CT　単純 CT（A）では，右深頸リンパ節に複数の微細な石灰化がみられる（→）．造影 CT（B，C）では深頸リンパ節鎖，および鎖骨上窩リンパ節腫大がみられ（▶），内部に不規則な低吸収域が認められる．辺縁には増強効果がみられ，鎖骨上窩では複数のリンパ節が一塊となっている（C，▶）．リンパ節生検から結核と診断された．

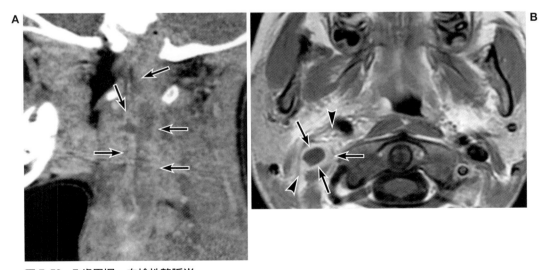

図 7-59　7 歳男児　血栓性静脈炎
A：造影 CT 矢状断像，B：MRI，造影 T1 強調像　造影 CT 矢状断像（A）では，右内頸静脈内に鋳型状の血栓がみられ，静脈壁に沿った層状の増強効果が認められる（→）．造影 T1 強調像（B）で，血栓は対側の内頸静脈内腔に比べやや高い信号を示し，静脈壁の肥厚と増強効果を認める（→）．周囲軟部組織にも腫脹と増強効果を認め（▶），浮腫，炎症を反映する所見である．

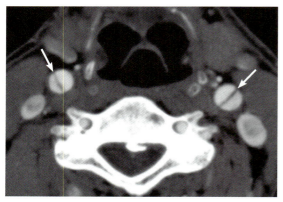
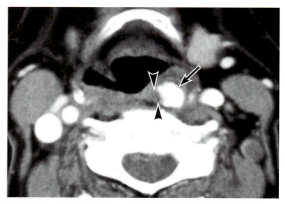

図7-60　50歳台男性　両側総頸動脈解離
造影CT　両側内頸動脈に対称性の解離を認める（→）．真腔，偽腔ともに血流は保たれている．

図7-61　70歳台女性　走行異常を伴う内頸動脈瘤
造影CT　左内頸動脈は内側へ偏位し，咽頭後壁下で動脈瘤を形成している（→）．内側部分にわずかな壁在血栓を認める（▶）．

⑦　総頸・内頸動脈瘤

　総頸・内頸動脈の動脈瘤は，造影CTで他の動脈内腔と同等に増強される頸動脈間隙腫瘤として認められる．血栓化が高度な場合や走行異常を伴う場合には診断が困難なことがある（図7-61）．大きな動脈瘤は非造影MRAで描出不良となることがあり，読影時に注意が必要である．

⑧　総頸・内頸動脈閉塞

　頸部の疾患を検索する目的で撮像されたCT，MRIで，無症候性の総頸・内頸動脈の血栓性閉塞，壁在血栓を認めることがある．画像診断施行時に神経学的所見を認めなくとも，後に広範な脳梗塞を生じる可能性が高いので，画像診断報告書に強調して記載するべきである（図7-62）．

⑨　蜂窩織炎，膿瘍

　頸動脈間隙の感染は，隣接する間隙の炎症の波及や化膿性リンパ節炎の破綻によるものが多く，しばしば舌骨上頸部を含む．健常者には生じにくく，糖尿病など感染に対する抵抗性が低下している患者に多い．造影CTで，頸動脈間隙内に辺縁の増強効果を示す低吸収値があれば膿瘍が疑われ，内頸動脈穿孔も危惧しうる病態と判断される（図7-63）[42]．

b. 咽頭後間隙・危険間隙

1）咽頭後間隙・危険間隙の正常解剖

　咽頭後間隙（retropharyngeal space：RPS）は，頭頸部深部の正中に存在する深頸筋膜中葉と深葉の間の潜在腔である（図7-64）．腹側に深頸筋膜中葉があり，舌骨上頸部では咽頭粘膜間隙と，舌骨下頸部では臓側間隙と区分される．腹外側には傍咽頭間隙，外側には頸動脈間隙が存在する．咽頭後間隙後方には深頸筋膜深葉が存在し，椎前間隙との境をなす．頭蓋底に起始し，尾側は第6頸椎～第4胸椎とばらつきがある．おもな構造は扁平な脂肪組織と疎な結合組織だが，舌骨上頸部では咽頭後リンパ節（外側群および内側群）を含む．外側群

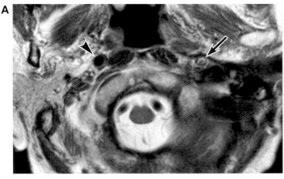
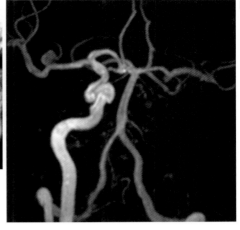

図 7-62　70 歳台男性　左内頸動脈閉塞
A：MRI，T2 強調像，B：頸部から Willis 輪を中心とした MRA　T2 強調像（A）では，左内頸動脈の flow void の消失，動脈内腔の高信号を認める（→）．右内頸動脈には正常の flow void を認める（▶）．MRA（B）では，左内頸動脈の信号の消失を認める．血管病変以外を対象とした MRI では，動脈内血栓が見逃されやすい．すべての断層面での詳細な観察が必要である．

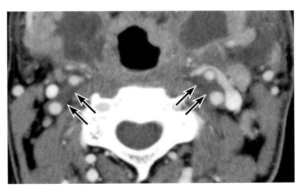

図 7-63　60 歳台男性　頸動脈間隙膿瘍（多間隙膿瘍）
造影 CT　両側の頸動脈間隙内に内・外頸動脈に接し，液体様の低吸収域がみられる（→）．2 日後に左内頸動脈の穿孔をきたした．

は上咽頭から舌骨レベルまで存在し，Rouvière リンパ節ともよばれる．内頸動脈の内側，椎前筋の前外側に存在し，加齢に伴い縮小する．上咽頭癌の転移，咽後膿瘍の発症などと関わりが深い．40 歳台でこのリンパ節が 7 mm を越える場合，および/または，年齢および大きさにかかわらず中心壊死がある場合は病的所見とすべきである．内側群は第 2 頸椎レベルにみられ，CT や MRI で小児ではしばしば描出されるが，成人では同定されることはほとんどない．いずれのリンパ節群もおもに上咽頭，中咽頭からのリンパ流を受けるが，口蓋，鼻副鼻腔，中耳，また下咽頭，頸部食道，甲状腺などからの上行性の還流もある．これらのリンパ流はすべて上内深頸リンパ節鎖へ注ぐ[43]．

　咽頭後間隙と椎周囲間隙椎前部の間には疎性結合組織である翼状筋膜で区分される危険間隙（danger space：DS）が存在する．画像上，咽頭後間隙と危険間隙の区別は困難だが，咽頭後間隙と危険間隙を一元的に考えても，病態の理解，診断，および治療方針への影響は特

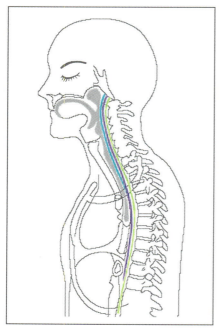

図 7-64　咽頭後間隙，危険間隙，椎周囲間隙（椎前部）のシェーマ
咽頭後間隙は第6頸椎～第4胸椎レベルで停止するが，背側の危険間隙は縦隔に達する．青：咽頭後間隙，紫：危険間隙，黄緑：椎周囲間隙（椎前部）を示す．
（文献59より許可を得て転載）

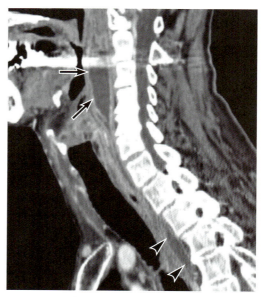

図 7-65　60歳台男性　咽頭後間隙膿瘍の危険間隙への進展
造影CT矢状断像　中～下咽頭レベルの咽頭後間隙が腫脹し，辺縁を増強される紡錘状の低吸収域がみられ，膿瘍腔である（→）．低吸収域は下方に進展し，第4胸椎以下のレベルにも類似の低吸収域が認められ，危険間隙への膿瘍の進展が示唆される（▶）．

にない．この領域に炎症，膿瘍などが生じると縦隔洞，胸腔，後腹膜腔への進展をきたしうるため（図7-65）[43,44]，その診断は重要である．

2）咽頭後間隙・危険間隙の画像診断

　咽頭後間隙・危険間隙由来の病変は咽頭後壁を腹側へ，椎前筋を背側へ圧排する．これらの間隙の背側にある椎周囲間隙椎前部の病変も咽頭後壁を膨隆させるが，椎前筋の腹側偏位により鑑別可能とされている[43,44]．しかし，椎周囲間隙病変により咽頭後間隙・危険間隙に浮腫を生じることもあるので，画像のみでは区別が困難なことも少なくない．このため画像診断には十分な椎体・椎間板および脊柱管内の観察とともに，臨床所見との対比が重要である．

　膿瘍などでみられる液貯留は，咽頭収縮筋と椎前筋の間に蝶ネクタイ状，もしくは横に長い棍棒状の形態を示す．咽頭後間隙はおもに脂肪とリンパ節からなるため，舌骨上頸部における腫瘤のほとんどは外側咽頭後リンパ節腫大である．リンパ節の同定は造影CTに比べMRIが容易だが，膿瘍の迅速な診断，ドレナージを必要としない液貯留腔との鑑別には造影CTが適している[45]．

Box 7-11　咽頭後間隙腫瘤のおもな鑑別診断

1) 偽腫瘤
- 蛇行した頸動脈
- 浮腫性液体貯留, またはリンパ液漏出

2) 先天性/発育性
- 血管腫
- リンパ管腫

3) 炎症性/感染性
- 反応性リンパ節腫大
- 蜂窩織炎
- 化膿性リンパ節炎
- 咽頭後間隙膿瘍

4) 良性腫瘍
- 脂肪腫

5) 悪性腫瘍
- リンパ節転移
- 悪性リンパ腫
- 原発性扁平上皮癌の直接浸潤

3) 咽頭後間隙の疾患（Box 7-11）

① 化膿性リンパ節炎, 膿瘍

　咽後膿瘍の多くは6歳以下の小児に発生する. 多くは上・中咽頭炎が咽頭後リンパ節に波及し, 続発する化膿性リンパ節炎が咽頭後間隙で破綻し, 膿瘍形成をきたす. フォーク, 串, 歯ブラシ, 魚骨（図7-66）などによる咽頭粘膜損傷からも膿瘍を生じうる[46]. おもな症状は高度の発熱, 嚥下障害, 嚥下時痛, 頸部過進展で, 増悪すれば開口障害（牙関緊急）や流涎をきたす. 呼吸障害をきたすことはまれだが, 重篤な合併症として銘記しておくべきである. 咽後膿瘍は近年の抗菌薬の開発・普及により, 小児での発生頻度が低下し重症例は激減した[47]. 一方で成人例では, 縦隔膿瘍や多間隙膿瘍に至り, 気道狭窄をきたすなど, 重篤な症例が依然としてみられる.

　外側咽頭後（Rouvière）リンパ節に感染が生じると, 初期は反応性のリンパ節腫大を生じる. この時期はリンパ節の性状は均一で, 形態も保たれている. 感染が進行するとリンパ節の内部に膿性物が貯留し, 化膿性リンパ節炎となる. 造影CTでは辺縁部の増強を認め, 内部は低吸収となる. 化膿性リンパ節の被膜が破綻すると咽後膿瘍となる. 造影CTでは, 咽頭後間隙に辺縁部の増強効果を認める低吸収域を認め, 背側に隣接する椎前筋が圧排され扁平化する[45]. 咽頭後間隙の感染が下行すると, 縦隔膿瘍を合併することがある. 縦隔膿瘍は菌血症, 敗血症性ショックなどを合併しやすく, 致死率は約50％と高い. このため迅速な診断のもと, 適切な外科的処置が欠かせない. 咽後膿瘍を疑う際は, 縦隔膿瘍の有無を迅速に検索する[48,49].

② 咽頭後間隙の浮腫

　上大静脈症候群, 血栓性静脈炎, 甲状腺腫瘍, 縦隔腫瘍などによるリンパ流のうっ滞により, 咽頭後間隙に浮腫, 液体貯留をきたすことがある. CT, MRIでは, 咽頭収縮筋と椎前筋の間に蝶ネクタイ状の低吸収域が認めるが, 炎症反応を欠く[45]. 川崎病においても同様の

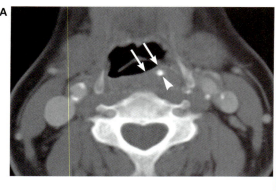
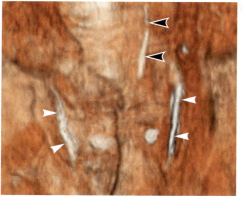

図7-66 70歳台女性 咽頭後間隙に刺入した魚骨
A：造影CT，B：造影CT 3次元表示（正面像） 造影CT（A）にて，咽頭後間隙左側が腫脹し（→），魚骨が点状の高吸収域として認められる（白矢頭）．3次元表示（B）では，魚骨が線状構造物として明瞭に描出されている（黒矢頭）．下方の逆ハの字型の対称性の構造物は，石灰化した甲状軟骨側板である（白矢頭）．

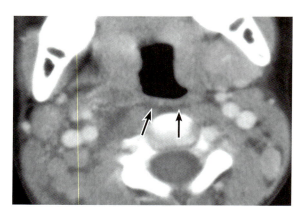

図7-67 2歳男児 川崎病に合併した咽頭後間隙の浮腫
造影CT 咽頭後間隙に一致する層状の低吸収がみられる（→）．膿瘍と異なり，辺縁の増強効果はない．

所見を認めることがあるが，臨床的に診断されていることが多く，画像診断が果たす役割は乏しい（図7-67）[50]．

③ リンパ節転移

上咽頭癌では早期からリンパ節転移をきたしやすく，初診時73.5％の患者に外側咽頭後リンパ節転移を認める（図7-9，図7-17）．中・下咽頭癌や頸部食道癌の20〜50％にも外側咽頭後リンパ節転移を認め，後壁原発の進行癌のことが多い．また頭頸部の他の領域からも，外側咽頭後リンパ節転移をきたしうる[43,44,51]．外側咽頭後リンパ節転移は，触診が不可能で自覚症状もない．正確な診断と治療方針決定のため，画像診断が果たす役割はきわめて大きい．

④ 内頸動脈の蛇行による偽腫瘍

蛇行した内頸動脈が片側性，時に両側性に咽頭後間隙に偏位し，臨床的に咽頭後壁の拍動性腫瘤として認められる．多くは先天性とされるが，加齢や動脈硬化なども要因の1つとされる．造影CTで容易に診断可能である．単純CTでは咽頭後間隙腫瘤のようにみえるが，

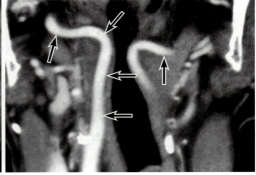

図 7-68　80 歳台女性　蛇行する内頸動脈
A：造影 CT，B：造影 CT 冠状断像　造影 CT（A）では，咽頭後間隙にほぼ対称性の分布を示す円形，長円形の濃染域が認められる（→）．左内頸動脈は正常位置に認められるが（黒矢頭），右内頸動脈は同定できない（白矢頭）．造影 CT 冠状断像（B）では，いずれも屈曲蛇行する内頸動脈であることが容易にわかる（→）．

造影 CT で上下方向の血管の連続性を追えば診断可能で，MPR 法による冠状断像で容易に観察できる（図 7-68）[52,53]．

C. 椎周囲間隙

1）椎周囲間隙の正常解剖[1,3,4]

　椎周囲間隙（paravertebral space：PVS）は，深頸筋膜深葉に包まれた頭頸部の最深部をなす間隙で，頭蓋底に起始する頭尾方向に長い間隙で，下端は尾骨である[6,7]．椎体横突起を境に腹側の椎前部と背側の傍脊椎部に分かれる．椎前部は頸椎の腹側から両側の横突起までを椎前筋膜に包まれている．傍脊椎部は両側の横突起から頸椎棘突起の項靱帯に付着する項筋膜に包まれる．これらの筋膜はきわめて強靱なため，周囲間隙の腫瘍や感染の椎周囲間隙への進展を防ぐ障壁となっている（図 7-69）．頭頸部において，椎前部腹側は椎前筋膜を介し危険間隙に隣接し，背側は椎体前縁である．腹外側では椎前筋膜が頸動脈間隙を固定している．頸動脈間隙は椎前筋膜にその一部を固定されることで，頸部運動時にも形態を保ち，内頸静脈の灌流障害を防いでいる．

　椎前部は舌骨上頸部において，椎前筋（頭長筋，前頭直筋，外側頭直筋，頸長筋），前縦靱帯，椎体，椎弓根，椎間板，椎骨動脈とその分枝，椎骨静脈，椎前静脈，横隔神経などを含む．舌骨下頸部では，これらに斜角筋群（前・中・後斜角筋）と腕神経叢が加わる．斜角筋群は C7 横突起以下で胸腔の天蓋をなす Sibson 筋膜に移行し，第 1 肋骨内側縁に付着する．腕神経叢を構成する神経根は深頸筋膜深葉を貫き，背外側部の後頸間隙を経由し腋窩に至る．

　傍脊椎部は横突起より背側の項筋膜に囲まれた領域で，外側は後頸間隙で両者を項筋膜が分かつ．おもな内容は椎体の後方部分（椎弓，棘突起），浅背筋（板状筋，脊柱起立筋），深背筋（横突棘筋，棘間筋，頸前・頸後横突間筋）などの椎後筋群，項靱帯，棘間靱帯，神経，静脈，脂肪である．

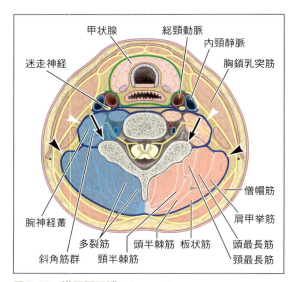

図 7-69　椎周囲間隙のシェーマ
椎体横突起(→)を境に椎前部(白矢頭),傍脊椎部(黒矢頭)に分かれる.

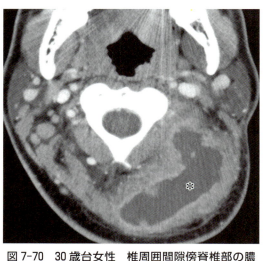

図 7-70　30 歳台女性　椎周囲間隙傍脊椎部の膿瘍
造影 CT　僧帽筋,後頸間隙の脂肪を外側へ圧排する巨大な膿瘍腔がみられる(＊).ドレナージ,および抗菌薬の投与により治癒した.

2) 椎周囲間隙の画像診断

　椎周囲間隙を囲む椎前筋,項筋膜はいずれも非常に強靱なので,これらの筋膜を穿通するような外傷例(気管内挿管チューブ,中心静脈栄養カテーテル留置時の損傷,銃弾やナイフでの受傷など)を除けば,隣接する危険間隙,頸動脈間隙,および後頸間隙の腫瘍,炎症が進展することはまれである.一方,椎周囲間隙に生じた腫瘍,炎症は筋膜のため周囲へ進展できず,間隙内に限局する.ほとんどで咽頭後間隙への進展は伴わないが,二次性の浮腫,炎症はしばしばみられる.このとき病変は間隙内を頭尾方向に進展することが多い.特に椎体椎間板炎に代表される椎周囲間隙の感染症では,脊柱管内へ炎症が波及し硬膜外膿瘍が形成され脊髄を圧迫したり,血栓性静脈炎を併発し脊髄に静脈性梗塞を生じることがある[3,4,54].

　CT や MRI において,椎前部由来の腫瘍や炎症は,病変の主座が明らかに椎前筋内あるいは椎体・椎間板に存在することが多い.傍脊椎部由来の病変は,その中心が椎弓,棘突起,椎後筋群内にあるか,傍脊椎部外側縁をなす項筋膜が膨隆し,後頸間隙の脂肪を外側へ弧状に偏位させる(図 7-70)[3,4].この領域では転移性腫瘍(図 7-71)や椎体椎間板炎(図 7-72)といった骨・椎間板由来の病変が多い.椎周囲間隙病変が疑われるときは,脊椎の異常の有無を詳細に診断することが重要である.脊椎原発良性腫瘍は比較的まれだが,良性骨芽細胞腫,動脈瘤様骨嚢腫が椎体後方部分に,巨細胞腫などが椎体に生じる.石灰化頸長筋腱炎は頸長筋最頭側部の腱にハイドロキシアパタイトが沈着し,続発する炎症により急性経過をたどる疾患である.頸部痛,咽頭痛,嚥下障害などがみられ,臨床的に咽後膿瘍と似た所見を示すが,単純 X 線写真や CT で第 2 頸椎レベルでの椎前間隙内の石灰化が診断的である[3,4,55].

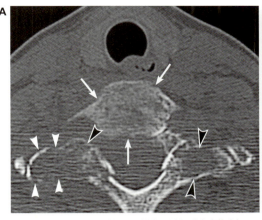
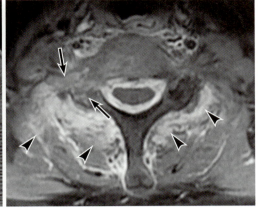

図7-71 70歳台男性 頸椎転移性腫瘍(膵癌)
A：C7レベルにおける単純CT(骨条件)，B：同レベルにおけるMRI，脂肪抑制造影T1強調像　単純CT(A)では，椎体の透過性が亢進し(→)，骨皮質が左側のごく一部を除き不明瞭となっている．両側の椎間関節には著明な骨破壊像が認められ(黒矢頭)，皮質の断裂像が多数観察される(白矢頭)．造影T1強調像(B)では，椎体の右側〜右横突起にかけて異常増強効果を認める(→)．また，右椎周囲間隙傍脊椎部を中心に軟部組織内に異常増強効果を認め，濃染域と筋との境界が不鮮明である(黒矢頭)．

3) 椎周囲間隙の疾患 (Box 7-12)
① 悪性腫瘍
　転移性脊椎腫瘍は脊椎の悪性腫瘍の大多数を占める．脊椎の骨破壊，骨硬化がみられ，軟部組織腫瘤を形成することもある(図7-71)．感染症や変性と異なり，多椎体病変においても介在する椎間板は正常に保たれることが多い．

　咽頭の特に側壁から後壁に発生した扁平上皮癌が深部進展し，椎周囲間隙椎前部まで直接浸潤することがある．多発性骨髄腫，悪性リンパ腫，白血病浸潤などの血液疾患は，脊椎の髄腔を浸潤性に占拠し，椎周囲間隙の椎前部や傍脊椎部に軟部組織腫瘤を伴うことが多い．

　原発性脊椎腫瘍としては脊索腫がよく知られる．上位頸椎に好発し，30〜40歳台と他部位の脊索腫に比べ若年層に多い．骨肉腫，軟骨肉腫なども発生するが，いずれもきわめてまれである．原発性軟部組織腫瘍では横紋筋肉腫が重要である．若年者の咽頭収縮筋や椎前筋に発生し，深頸深膜深葉の筋膜に発生する交感神経幹神経芽腫との鑑別を要する．横紋筋肉腫は椎体の腹側・背側に，神経芽腫は椎体の前外側に向かい発育する傾向があるが，大きな腫瘍では鑑別が難しいことも多い[3,4]．

② 神経鞘腫，神経線維腫
　頸椎神経根，腕神経叢に由来し，側頸部，鎖骨上窩の軟部組織へ突出し緩徐に発育する．腫瘍が脊柱管内・外でダンベル状に発育すると，神経孔の拡大をきたす．神経鞘腫と神経線維腫の詳細については，本章の「a. 頸動脈間隙・頸動脈鞘」(p.402)の項を参照されたい．

③ 椎体椎間板炎
　黄色ブドウ球菌や腸球菌の感染に伴い生じることが多い．約20%は炎症が椎体から周囲の軟部組織に進展する．硬膜外膿瘍を合併すると脊髄圧迫症状を示し，早急な治療が必要と

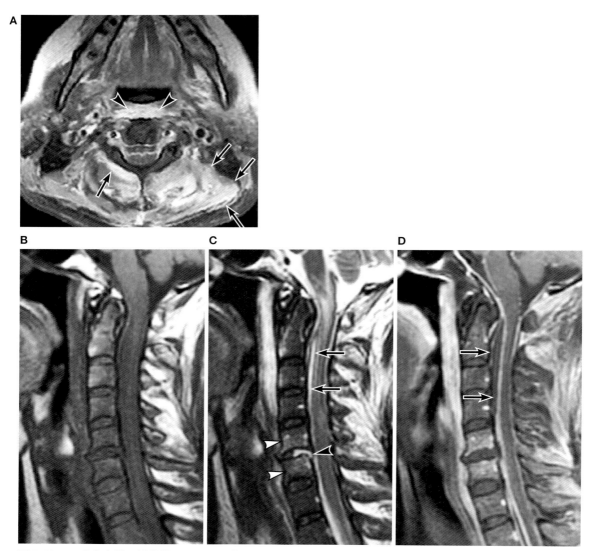

図 7-72　50 歳台女性　椎体椎間板炎，硬膜外膿瘍
A：MRI, 造影 T1 強調像，B：T1 強調矢状断像，C：T2 強調矢状断像，D：脂肪抑制造影 T1 強調矢状断像　造影 T1 強調像 (A) では椎周囲間隙の左傍脊椎部を中心に不均一な増強効果を認める (→)．椎前部にも異常増強効果を認めるが (黒矢頭)，他間隙への進展はない．T1 強調矢状断像 (B) での異常所見は不明瞭だが，T2 強調矢状断像 (C) で C5, 6 椎体の信号がやや高く (白矢頭)，C5/6 椎間板の後半部を中心に高信号が認められる (黒矢頭)．C2〜4 椎体の背側部に縦走する高信号 (→) を認める．造影 T1 強調矢状断像 (D) では T2 強調像での高信号部分に，辺縁の増強効果を示す低信号域を認め (→)，硬膜外膿瘍の所見である．C5, 6 椎体の異常増強効果は椎体炎による．（文献 59 より許可を得て転載）

Box 7-12　椎周囲間隙病変のおもな鑑別診断

1) **偽病変**
   - 椎体骨棘
   - 前方椎間板突出
   - 代償性肩甲挙筋肥大
   - 非対称性横突起
   - 頸肋
   - 椎間関節過形成性変化

2) **血管性**
   - 椎骨動脈解離
   - 椎骨動脈瘤(真性, 偽性)
   - 動静脈奇形, 動静脈瘻

3) **炎症性**
   - 化膿性脊椎炎
   - 結核性脊椎炎

4) **良性腫瘍**
   - 神経鞘腫
   - 神経線維腫
   - 髄膜腫
   - 良性脊椎腫瘍(巨細胞腫, 動脈瘤様骨嚢腫など)

5) **悪性腫瘍**
   - 椎体, 硬膜外悪性腫瘍血行性転移
   - 血液疾患(骨髄腫, リンパ腫など)
   - 扁平上皮癌直接浸潤
   - 悪性原発性脊椎腫瘍(脊索腫, 軟骨肉腫, Ewing 肉腫など)
   - 悪性軟部組織腫瘍

なる. このため骨や周囲軟部組織のほかに, 脊柱管内の状態も観察可能な MRI による評価が重要である. 脂肪抑制 T2 強調像や STIR 像の有用性は高い. 造影後, 特に脂肪抑制 T1 強調像では炎症の進展範囲を詳細に観察できる(図 7-72)[54]. 椎体前部の変化が目立ち, 前縦靱帯下に膿瘍がみられ全身症状が乏しい場合は, 結核性脊椎炎が重要な鑑別となる.

④ 血　腫

ほとんどは椎体の骨折に伴い生じ, 血腫は椎周囲間隙椎前部に限局することが多い. 硬膜外血腫を合併し, 脊髄圧迫症状を示せば緊急性は高い. 出血傾向がある患者では, 血腫の急激な増大にも注意が必要である.

⑤ びまん性特発性骨増殖症 diffuse idiopathic skeletal hyperostosis(DISH)

びまん性特発性骨増殖症は中年〜高齢者に好発する. 連続 4 椎体以上にわたる椎体前面の粗大石灰化を認め, 罹患した脊椎の硬直と背部痛を示し, 嚥下障害の原因となることもある[56]. 退行変性と異なり, 椎間板腔が比較的保たれる点が特徴的である(図 7-73).

d. 後頸間隙

1) 後頸間隙の正常解剖

後頸間隙(posterior cervical space：PCS)の大部分は舌骨下頸部にあるが, 上端は頭蓋底の上床突起に達し, このレベルでは頸動脈間隙との境界は不明瞭である. 後頸間隙内側は深頸筋膜深葉, 後外側は深頸筋膜浅葉で, 前方は頸動脈鞘の筋膜により区画される(図 7-74).

比較的単純な構造の間隙で, 鑑別診断もかぎられる. 臨床的には後頸リンパ節病変, 特に扁平上皮癌や悪性リンパ腫が重要である. 頸部感染症におけるリンパ節腫大も頻繁にみられ

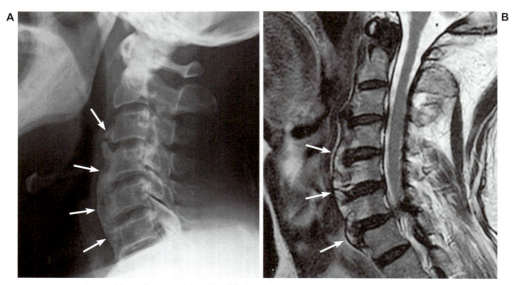

図 7-73　60 歳台男性　びまん性特発性骨増殖症(DISH)
A：単純 X 線写真側面像，B：MRI, T2 強調矢状断像　単純 X 線写真(A)では，第 3〜7 頸椎の椎体腹側に縦走する著明な石灰化がみられる(→)．椎間板腔は保たれ，椎体の変性は年齢相応である．MRI の T2 強調像(B)も，椎体腹側の前縦靱帯の肥厚をよく示す(→)．単純 X 線写真における，前縦靱帯の蠟や粘稠な液体を流したような石灰化は，本症に特徴的である．

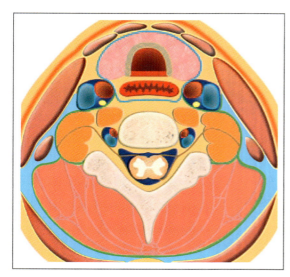

図 7-74　後頸間隙のシェーマ
後頸間隙(水色)の背側に僧帽筋，内腹側に椎周囲間隙傍脊椎部があり，前縁は頸動脈間隙である(図 7-69, p.414 参照)．

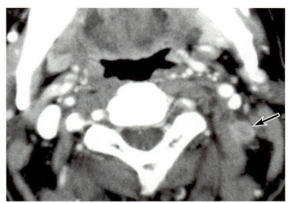

図 7-75 60 歳台男性　リンパ節転移（下咽頭扁平上皮癌）
造影 CT　左頸動静脈間隙の背側部に，内部に低吸収域を伴う増強効果域を示す腫瘤を認める．辺縁は不整で，隣接する筋との境界が不明瞭である．節外進展を伴った扁平上皮癌のリンパ節転移に典型的な所見である（→）．（文献 59 より許可を得て転載）

Box 7-13　後頸間隙のおもな鑑別診断

1) **良性腫瘍**
   - 脂肪腫
   - 神経鞘腫
   - 神経線維腫

2) **悪性腫瘍**
   - 扁平上皮癌のリンパ節転移
   - 悪性リンパ腫
   - 脂肪肉腫

る．副神経リンパ節群は，後頸部の副神経に沿って斜め下方，後外側に走行する．副神経リンパ節鎖は後頸部，乳突部リンパ節，側頸部，頸部外側，および肩のリンパ流を受ける．副神経リンパ節鎖のリンパ流はおもに鎖骨上リンパ節群へと注ぐ．副神経リンパ節鎖は内深頸リンパ節鎖同様，舌骨と輪状軟骨レベルで上・中・下の 3 群に分かれる．副神経リンパ節鎖に悪性を示唆するリンパ節腫大がみられ，原発腫瘍が明らかでないときは，上咽頭悪性腫瘍の有無を検索する必要もある[57]．

2）後頸間隙の画像診断（Box 7-13）

　特に舌骨下頸部の後頸間隙腫瘤は，後頸間隙の脂肪組織内に中心がある（図 7-75）．腫瘤により胸鎖乳突筋は外側へ，頸動脈間隙は腹側，時に内側へ偏位する．腫瘤の発生部位によっては，椎周囲間隙傍椎体部の筋を内側へ偏位させることもある[3,4]．頸動脈間隙の偏位が乏しく，腫瘤と頸動脈間隙の間に脂肪層が確認できない場合は，頸動脈間隙病変の可能性がないか検索すべきである．

4. 舌骨下頸部

a. 臓側間隙

1) 臓側間隙の正常解剖

　臓側間隙（visceral space：VS）は深頸筋膜中葉に囲まれた，舌骨下頸部に限局する間隙である．上端は舌骨，下端は縦隔で，両外側は頸動脈間隙である．主要構造は甲状腺，副甲状腺，喉頭，気管，下咽頭，上部食道である．気管の両背外側部には反回喉頭神経が，さらに背外側部に傍食道，または傍気管リンパ節鎖があり，食道外側に沿って縦隔に至る．甲状腺癌は好んでこのリンパ節鎖へ転移し縦隔へ進展するが，上部気道消化管の扁平上皮癌の転移は少ない[58]．

2) 臓側間隙の画像診断（Box 7-14）

　臓側間隙由来の腫瘍性病変では，間隙内の正常構造の偏位が病変の由来を示す．甲状腺腫瘍は気管を対側へ，食道を後方へ，隣接する頸動脈間隙を外側へ偏位させる．副甲状腺の腫瘍は甲状腺を前方へ，頸動脈間隙を外側へ偏位させる．喉頭病変は甲状軟骨に囲まれ，食道の腫瘍は気管を前方へ偏位させる．下咽頭腫瘍はその発生部位により，間隙内の諸構造の多彩な偏位をきたす．喉頭病変は喉頭を形成する軟骨構造内にその中心が存在する．食道病変では食道壁に接し，臓側間隙後部の中央から左側に腫瘍の中心が認められ，気管の前方偏位

Box 7-14　臓側間隙のおもな鑑別診断

1) 偽腫瘍
   - 慢性期喉頭損傷
   - 発達した甲状腺狭部

2) 先天性/発育性
   - 舌骨下甲状舌管囊胞
   - 喉頭病変
   - 扁平上皮癌，軟骨肉腫，喉頭瘤

3) 甲状腺疾患
   - 異所性甲状腺
   - 甲状腺腺腫
   - 甲状腺癌
   - 悪性リンパ腫
   - 転移

4) 副甲状腺病変
   - 副甲状腺腺腫

5) 食道病変
   - 食道癌
   - Zenker 憩室

6) 傍食道（傍気管）リンパ節病変
   - リンパ節転移
   - 悪性リンパ腫

7) 炎症病変
   - 膿瘍
   - 橋本甲状腺炎

が頻繁に認められる[4,57]．食道悪性腫瘍は体軸方向への進展が多く，初期には食道周囲組織への進展は少ない．甲状腺癌のCT，MRIによる質的診断は難しく，造影CTは甲状腺周囲への腫瘍浸潤やリンパ節転移の診断に有用性が高い．臓側間隙内の病変の詳細については，XI章「下咽頭」(p.543)，XII章「喉頭」(p.585)，XVI章「甲状腺・副甲状腺」(p.763)を参照されたい．

最後に，舌骨上頸部，舌骨上・舌骨下頸部，舌骨下頸部(臓側間隙)のCT，MRI診断のtipsをBox 7-15〜Box 7-17にまとめる．

Box 7-15　舌骨上頸部の tips

1) 傍咽頭間隙の脂肪組織の変形パターンにより腫瘤の由来間隙の診断が可能
2) 傍咽頭間隙由来の病変はまれ
3) 上咽頭悪性腫瘍では Rosenmüller 窩，咽頭頭底筋膜，Morgagni 洞の状態に注目する．
4) 神経周囲進展では遠心性病変と skip lesion に注意
5) 咀嚼筋間隙の炎症では骨髄炎の有無も確認
6) 外側咽頭後リンパ節(Rouvière リンパ節)の対称性腫大に注意
7) 顎舌骨筋の後方では舌下間隙と顎下間隙に境界なし

Box 7-16　舌骨上・舌骨下頸部の tips

1) 病変の頸静脈孔から頭蓋底への進展の有無
2) 腫瘤の増強効果・頸動脈間隙内部での腫瘤の局在に注目
3) 咽頭後間隙と危険間隙，咽後膿瘍による縦隔洞炎
4) 椎周囲間隙病変は間隙内に限局
5) 椎体椎間板炎と硬膜外膿瘍
6) 後頸間隙病変と頸動脈間隙病変の鑑別

Box 7-17　舌骨下頸部(臓側間隙)の tips

1) CT・MRI による甲状腺腫瘤の質的診断は難しい．
2) 腫瘤の由来は局在と周囲構造の偏位に注目
3) 傍食道(傍気管)リンパ節腫大＝甲状腺癌＞食道癌

文　献

1) Som PM, Curtin HD : Fascia and spaces of the neck. In : Som. PM, Curtin HD (eds) : Head and neck imaging, 5th ed. St. Louis : Mosby, 2011 : 2203-2234.

2) Grodinsky M, Holyoke EA : The fascia and fascial spaces of the head, neck and adjacent regions. Am J Anat 1938 ; 63 : 367-408.

3) Harnsberger HR, Osborn AG : Differential diagnosis of head and neck lesions based on their space of origin. 1. The suprahyoid part of the neck. AJR Am J Roentgenol 1991 ; 157 : 147-154.

4) Smoker WRK, Harnsberger HR : Differential diagnosis of head and neck lesions based on their space of origin. 2. The infrahyoid part of the neck. AJR Am J Roentgenol 1991 ; 157 : 155-159.

5) Harnsberger HR : The carotid space. In : Harnsberger HR (ed) : Handbook of head and neck imaging. St. Louis : Mosby, 1990.

6) McDonnell DE, Harrison SJ : 10. Retropharyngeal approach to the occipitocervical junction, Section 1. occipitocervical junction, C. anterolateral approach. In : Fessler RG, Sekhar LN (eds) : Atlas of neurosurgical techniques : spine and peripheral nerves. Leipzig : Thieme, 2006 : 92.

7) Bridge P, Tipper DJ : 9. Perivertebral space, Chapter 4. head and neck, 6. deep spaces. In : Bridge P, Tipper DJ(eds) : CT anatomy for radiotherapy. M & K Update Ltd, 2011 : 191.

8) Zhi K, Ren W, Zhou H, et al : Management of parapharyngeal-space tumors. J Oral Maxillofac Surg 2009 ; 67 : 1239-1244.

9) Stambuk HE, Patel SG : Imaging of the parapharyngeal space. Otolaryngol Clin North Am 2008 ; 41 : 77-101.

10) Sergi B, Limongelli A, Scarano E, et al : Giant deep lobe parotid gland pleomorphic adenoma involving the parapharyngeal space : report of three cases and review of the diagnostic and therapeutic approaches. Acta Otorhinolaryngol Ital 2008 ; 28 : 261-265.

11) Wang XS, Hu CS, Ying HM, et al : Patterns of retropharyngeal node metastasis in nasopharyngeal carcinoma. Int J Radiat Oncol Biol Phys 2009 ; 73 : 194-201.

12) Liu LZ, Zhang GY, Xie CM, et al : Magnetic resonance imaging of retropharyngeal lymph node metastasis in nasopharyngeal carcinoma : patterns of spread. Int J Radiat Oncol Biol Phys 2006 ; 66 : 721-730.

13) Hartl DM, Leboulleux S, Vélayoudom-Céphise FL, et al. Management of retropharyngeal node metastases from thyroid carcinoma. World J Surg 2015 ; 39 : 1274-1281.

14) Brierley JD, Gospodarowicz MK, Wittekind C (eds) : Pharynx. In : TNM classification of malignant tumors, 8th ed. Hoboken : Wiley Blackwell, 2017 : 22-23.

15) Comoretto M, Balestreri L, Borsatti E, et al : Detection and restaging of residual and/or recurrent nasopharyngeal carcinoma after chemotherapy and radiation therapy : comparison of MR imaging and FDG PET/CT. Radiology 2008 ; 249 : 203-211.

16) Choi SH, Paeng JC, Sohn CH, et al : Correlation of ^{18}F-FDG uptake with apparent diffusion coefficient ratio measured on standard and high b value diffusion MRI in head and neck cancer. J Nucl Med 2011 ; 52 : 1056-1062.

17) Yousem DM, Loevner LA, Tobey JD, et al : Adenoidal width and HIV factors. AJNR Am J Neuroradiol 1997 ; 18 : 1721-1725.

18) Donta TS, Smoker WR : Head and neck cancer : carcinoma of unknown primary. Top Magn Reson Imaging 2007 ; 18 : 281-292.

19) Kim MR, Roh JL, Kim JS, et al : Utility of ^{18}F-fluorodeoxyglucose positron emission tomography in the preoperative staging of squamous cell carcinoma of the oropharynx. Eur J Surg Oncol 2007 ; 33 : 633-638.

20) Williams LS, Schmalfuss IM, Sistrom CL : MR imaging of the trigeminal ganglion, nerve, and the perineural vascular plexus : normal appearance and variants with correlation to cadaver specimens. AJNR Am J Neuroradiol 2003 ; 24 : 1317-1323.

21) Wei Y, Xiao J, Zou L : Masticator space : CT and MRI of secondary tumor spread. AJR Am J Roentgenol 2007 ; 189 : 488-497.

22) Russo CP, Smoker WRK, Weissman JL : MR appearance of trigeminal and hypoglossal motor denervation. AJNR Am J Neuroradiol 1997 ; 18 : 1375-1383.

23) Schuknecht B, Stergiou G, Graetz K : Masticator space abscess derived from odontogenic infection : imaging manifestation and pathways of extension depicted by CT and MR in 30 patients.

Eur Radiol 2008 ; 18 : 1972-1979.

24) D'Silva NJ, Summerlin DJ, Cordell KG, et al : Metastatic tumors in the jaws : a retrospective study of 114 cases. J Am Dent Assoc 2006 ; 137 : 1667-1672.

25) Greene AK, Alomari AI : Management of venous malformations. Clin Plast Surg 2011 ; 38 : 83-93.

26) Dailiana T, Chakeres D, Schmalbrock P, et al : High-resolution MR of the intraparotid facial nerve and parotid duct. AJNR Am J Neuroradiol 1997 ; 18 : 165-172.

27) Ishibashi M, Fujii S, Kawamoto K, et al : The ability to identify the intraparotid facial nerve for locating parotid gland lesions in comparison to other indirect landmark methods : evaluation by 3.0 T MR imaging with surface coils. Neuroradiology 2010 ; 52 : 1037-1045.

28) Fischbach R, Kugel H, Ernst S, et al : MR sialography : initial experience using a T2-weighted fast SE sequence. J Comput Assist Tomogr 1997 ; 21 : 826-830.

29) Habermann CR, Arndt C, Graessner J, et al : Diffusion-weighted echo-planar MR imaging of primary parotid gland tumors : Is a prediction of different histologic subtypes possible? AJNR Am J Neuroradiol 2009 ; 30 : 591-596.

30) Otonari-Yamamoto M, Nakajima K, Tsuji Y, et al : Imaging of the mylohyoid muscle : separation of submandibular and sublingual spaces. AJR Am J Roentgenol 2010 ; 194 : 431-438.

31) Harnsberger HR : The oral cavity : emphasizing the sublingual and submandibular spaces. In : Harnsberger HR (ed) : Handbook of head and neck imaging, 2nd ed. St. Louis : CV Mosby, 1995 ; 120-149.

32) Kaneda T, Minami M, Curtin HD, et al : Dental bur fragments causing metal artifacts on MR images. AJNR Am J Neuroradiol 1998 ; 19 : 317-319.

33) Koch BL : Cystic malformations of the neck in children. Pediatr Radiol 2005 ; 35 : 463-477.

34) Kurabayashi T, Ida M, Yasumoto M, et al : MRI of ranulas. Neuroradiology 2000 ; 42 : 917-922.

35) Harnsberger HR : Section 8. carotid space. In : Harnsberger HR (ed) : Diagnostic imaging Head and neck. Salt Lake City : Amyrsis, 2004 ; III-8, 1-33.

36) Som PM, Curtin HD, Mancuso AA, et al : An imaging-based classification for the cervical nodes designed as an adjunct to recent clinically based nodal classifications. Arch Otolaryngol Head Neck Surg 1999 ; 125 : 388-396.

37) Anil G, Tan TY : CT and MRI evaluation of nerve sheath tumors of the cervical vagus nerve. AJR Am J Roentgenol 2011 ; 197 : 195-201.

38) Jee WH, Oh SN, McCauley T, et al : Extraaxial neurofibromas versus neurilemmomas : discrimination with MRI. AJR Am J Roentgenol 2004 ; 183 : 629-633.

39) Rao AB, Koeller KK, Adair CF : From the archives of the AFIP. Paragangliomas of the head and neck : radiologic-pathologic correlation. Armed Forces Institute of Pathology. RadioGraphics 1999 ; 19 : 1605-1632.

40) Moon WK, Han MH, Chang KH, et al : CT and MR imaging of head and neck tuberculosis. RadioGraphics 1997 ; 17 : 391-402.

41) Vertinsky AT, Schwartz NE, Fischbein NJ, et al : Comparison of multidetector CT angiography and MR imaging of cervical artery dissection. AJNR Am J Neuroradiol 2008 ; 29 : 1753-1760.

42) Gidley PW, Ghorayeb BY, Stiernberg CM : Contemporary management of deep neck space infections. Otolaryngol Head Neck Surg 1997 ; 116 : 16-22.

43) Davis WL, Harnsberger HR, Smoker WR, et al : Retropharyngeal space : evaluation of normal anatomy and diseases with CT and MR imaging. Radiology 1990 ; 174 : 59-64.

44) Davis WL, Smoker WR, Harnsberger HR : The normal and diseased infrahyoid retropharyngeal, danger, and prevertebral spaces. Semin Ultrasound CT MR 1991 ; 12 : 241-256.

45) Hoang JK, Branstetter BF 4th, Eastwood JD, et al (eds) : Multiplanar CT and MRI of collections in the retropharyngeal space : Is it an abscess? AJR Am J Roentgenol 2011 ; 197 : 426-432.

46) Goldenberg D, Golz A, Joachims HZ : Retropharyngeal abscess : a clinical review. J Laryngol Otol 1997 ; 111 : 546-550.

47) Pelaz AC, Allende AV, Llorente Pendás JL, et al : Conservative treatment of retropharyngeal and parapharyngeal abscess in children. J Craniofac Surg 2009 ; 20 : 1178-1181.

48) Oh JH, Kim Y, Kim CH : Parapharyngeal abscess : comprehensive management protocol. ORL J Otorhinolaryngol Relat Spec 2007 ; 69 : 37-42.

49) Kilic D, Findikcioglu A, Ates U, et al：Management of descending mediastinal infections with an unusual cause：a report of 3 cases. Ann Thorac Cardiovasc Surg 2010；16：198-202.

50) Langley EW, Kirse DK, Barnes CE, et al：Retropharyngeal edema：an unusual manifestation of Kawasaki disease. J Emerg Med 2010；39：181-185.

51) Tang L, Li L, Mao Y, et al：Retropharyngeal lymph node metastasis in nasopharyngeal carcinoma detected by magnetic resonance imaging：prognostic value and staging categories. Cancer 2008；113：347-354.

52) Paulsen F, Tillmann B, Christofides C, et al：Curving and looping of the internal carotid artery in relation to the pharynx：frequency, embryology and clinical implications. J Anat 2000；197：373-381.

53) Lo CC, Luo CM, Fang TJ：Aberrant internal carotid artery in the mouth mimicking peritonsillar abscess. Am J Emerg Med 2010；28：259, e5-6.

54) Numaguchi Y, Rigamonti D, Rothman MI, et al：Spinal epidural abscess：evaluation with gadolinium-enhanced MR imaging. RadioGraphics 1993；13：545-559.

55) Eastwood JD, Hudgins PA, Malone D：Retropharyngeal effusion in acute calcific prevertebral tendinitis：diagnosis with CT and MR imaging. AJNR Am J Neuroradiol 1998；19：1789-1792.

56) Urrutia J, Bono CM：Long-term results of surgical treatment of dysphagia secondary to cervical diffuse idiopathic skeletal hyperostosis. Spine J 2009；9：e13-e17.

57) SCCA：Spinal accessory node. Ⅲ. Section 12. Postrior cervical space. In：Harnsberger HR(ed)：Diagnostic imaging "Head and Neck". Salt Lake City：Amirsys Inc. 2004；8-9.

58) Branstetter BF 4th, Weissman JL：Normal anatomy of the neck with CT and MR imaging correlation. Radiol Clin North Am 2000；38：925-940.

59) 浮洲龍太郎：頭頸部の解剖を理解する（筋膜と間隙）. Head Neck Radiol Imaging 2010；10：3-23.

60) 浮洲龍太郎，児山久美子，八木進也ほか：顔面深部病変の由来がわからない？ 傍咽頭間隙をみて！ 臨床放射線 2010；55：319-333.

61) 浮洲龍太郎，大場啓一郎，児山久美子ほか：上咽頭，中咽頭，傍咽頭間隙，咀嚼筋間隙. 臨床放射線 2008；53：1418-1436.

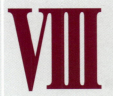

上咽頭

1. 上咽頭の解剖
2. 検査法・撮像プロトコール
3. 上咽頭癌
4. その他の悪性腫瘍
5. 上咽頭の良性腫瘍およびその他の疾患

CT and MRI of the Head and Neck

はじめに

　上咽頭は解剖学的に鼻腔の深部に位置するため，口腔や中咽頭などに比べ直視下での観察が難しく，上咽頭病変の評価はCTとMRIを用いた画像診断が中心となる．上咽頭腫瘍性病変で最も重要な疾患である上咽頭癌では正確な病期診断が求められるが，関連する解剖構造が複雑であることから，放射線科医や臨床医にとってその画像診断は苦手とされる場合が多い．しかし，上咽頭癌は適切に治療されれば根治できる疾患であり，治療方針の決定と正確な放射線治療の照射範囲設定のうえで画像診断の役割はきわめて重要である．日常診療において，上咽頭のCT・MRI診断は，画像診断医としての読影技術の見せ所であり，醍醐味の1つともいえる．

　本章では，上咽頭に由来する代表的な疾患を解説し，特に上咽頭癌の病期診断に必要な画像解剖と症例画像について重点的に呈示する．

1. 上咽頭の解剖

a. 正常解剖

1）上咽頭全体像

　上咽頭は，鼻腔の後方に続く咽頭の上部をいい，軟口蓋の高さより上方の狭い管腔構造からなる．頭蓋底から吊された強靱な筋膜組織である咽頭頭底筋膜（pharyngobasilar fascia）によってある程度強固に形状が保たれ，それにより気道の一部としての役割を担っている．上方は蝶形骨体後部と斜台，前方は後鼻孔を介して鼻腔，下方は軟口蓋自由縁レベルで中咽頭と連続する（図8-1）．側壁には耳管開口部とそれを囲む耳管隆起，その後方にRosenmüller（ローゼンミュラー）窩があり，耳管（eustachian tube）を介して中耳腔へと連続している．嚥下の動作中に，軟口蓋が挙上し口蓋咽頭括約筋が収縮することによって，咽頭峡部が閉じ，その結果，上咽頭が中咽頭から分離され，食塊が上咽頭に逆流することなく中下咽頭を通過する．

　上咽頭は次の3つの亜部位に分類される．

①後上壁：硬口蓋と軟口蓋の接合部の高さから頭蓋底までの咽頭後上壁

②側壁：Rosenmüller窩，耳管隆起，耳管開口部などを含む

③下壁：軟口蓋上面

　深部解剖では，咽頭頭底筋膜と頬咽頭筋膜を越えると，両側方に傍咽頭間隙（parapharyngeal space：PPS）が，後方には咽頭後間隙（retropharyngeal space）が位置する．傍咽頭間隙は口蓋帆張筋とそれに関する筋膜によって前・後茎突区（pre/retro-styloid compart-

1. 上咽頭の解剖　427

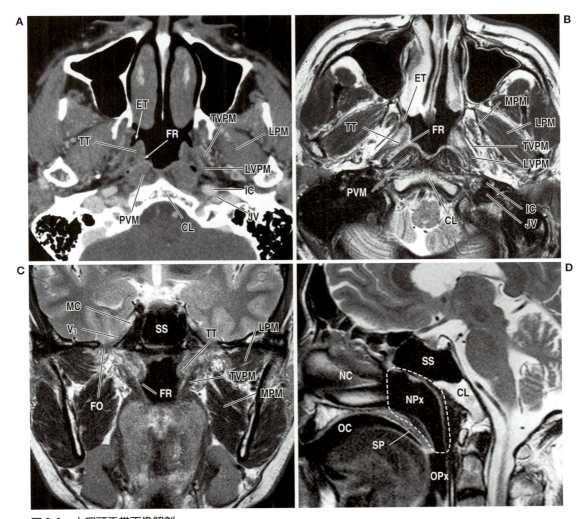

図 8-1　上咽頭正常画像解剖
A：造影 CT，B：MRI, T2 強調像，C：T2 強調冠状断像，D：T2 強調矢状断像　上咽頭（破線で囲まれた部分）の上方は蝶形骨洞下壁と斜台（CL），前方は後鼻孔を介して鼻腔（NC），下方は軟口蓋自由縁レベルで中咽頭（OPx）と連続する．（解剖名の略号は，p. 428 参照．以下同様）

ment）に二分される．

2）上咽頭粘膜面

　粘膜は多列線毛上皮と扁平上皮からなるが，側壁と後壁の一部はその両者が混在し，さらに加齢に伴い扁平上皮の割合が増す[1]．上咽頭上壁を覆う粘膜には，大量のリンパ組織（咽頭扁桃）が存在し，肥大した状態をアデノイド（adenoid）という．正常の上咽頭粘膜および粘膜下には規則的に配置された毛細血管網が存在する[1]．そのため，造影 MRI（特に脂肪抑制造影 T1 強調像）や造影 CT において，上咽頭正常粘膜は線状の増強効果を示す（図 8-2）[2]．一般的に上咽頭粘膜由来の腫瘍性病変は正常粘膜より増強効果が弱く描出され，上咽頭癌などの浸潤傾向が強い病態では高い頻度で（86％）線状の増強効果が部分的に破綻するため，鑑

正常解剖の図中に示されている解剖名（和英対照表）

CL	斜台	clivus
ET	耳管開口部	eustachain tube opening
FL	破裂孔	foramen lacerum
FO	卵円孔	foramen ovale
FR	Rosenmüller 窩	Rosenmüller fossa
IC	内頸動脈	internal carotid artery
JV	内頸静脈	internal jugular vein
LPM	外側翼突筋	lateral pterygoid muscle
LVPM	口蓋帆挙筋	levator veli palatini muscle
MC	Meckel 腔	Meckel cave
MPM	内側翼突筋	medial pterygoid muscle
NC	鼻腔	nasal cavity
NPx	上咽頭腔	nasopharyngeal cavity
OC	口腔	oral cavity
OPx	中咽頭腔	oropharyngeal cavity
PVM	椎前筋（頭長筋と頸長筋）	prevertebral muscle (longus capitus muscle and longus colli muscle)
SP	軟口蓋	soft palate
SS	蝶形骨洞	sphenoid sinus
TT	耳管隆起	torus tubarius
TVPM	口蓋帆張筋	tensor veli palatini muscle
V₃	三叉神経第3枝（下顎神経）	the third branch of trigeminal nerve (mandibular nerve)

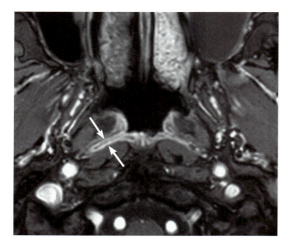

図 8-2 正常上咽頭粘膜の MRI
脂肪抑制造影 T1 強調像 正常の上咽頭粘膜および粘膜下には規則的に配置された毛細血管網が存在するため，造影 MRI や CT では線状の増強効果を示す(→).

別診断の一助となる[3,4].

3) 上咽頭癌の腫瘍進展において特に重要な正常解剖

　上咽頭に関連する解剖学的構造物は多彩であり，そのすべてを理解することは決して容易ではない．本章では，上咽頭病変(特に上咽頭癌)の進展様式の理解において特に重要と考えられる解剖構造を中心に説明する．そのほかにも，傍咽頭間隙の筋膜解剖，さらに頭蓋底と脳神経に関する臨床および画像解剖の知識は必要不可欠であるため，本章を読むうえで I 章

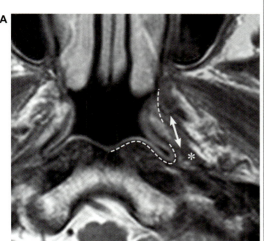
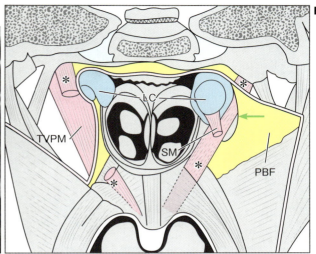

図 8-3 Morgagni 洞と咽頭頭底筋膜および口蓋帆挙筋の解剖学的位置関係
A：MRI, T2強調像，B：Morgagni 洞のシェーマ　MRI T2強調像（**A**）では，咽頭頭底筋膜（破線）の側方にて耳管軟骨部および口蓋帆挙筋（＊）が貫通する欠損部があり，Morgagni 洞（矢印の示す部分）とよばれる．咽頭後壁を開き後方からみたシェーマ（**B**）では，口蓋から起こった口蓋帆挙筋（＊）が咽頭頭底筋膜（PBF）を Morgagni 洞（緑色矢印）で貫通し，頭蓋底の方向に走行する位置関係が観察できる．この Morgagni 洞は傍咽頭間隙への側方進展の経路として重要である．**B** では咽頭頭底筋膜，口蓋帆挙筋，耳管軟骨の一部が除去されている．
LC：耳管軟骨，SM：口蓋咽頭筋，TVPM：口蓋帆張筋

「頭蓋底（p.1）」と Ⅶ 章「頸筋膜・頸部組織間隙（p.361）」の内容も併せて参照していただきたい．

① 咽頭頭底筋膜

　咽頭頭底筋膜（pharyngobasilar fascia）は，頭蓋底の咽頭結節側方より錐体骨尖部下面，頸動脈管内側から翼状突起内側板に付着し，上咽頭収縮筋を吊り下げる強靱な筋膜である．MRI の T2 強調像において，上咽頭粘膜を裏打ちする低信号帯として描出される（図 8-3）．上咽頭癌の腫瘍進展においてある程度バリアとしての役割を担っている[5]．

② 口蓋帆挙筋と Morgagni 洞

　咽頭頭底筋膜の両側方では耳管軟骨部および口蓋帆挙筋が貫通する欠損部があり，Morgagni（モルガニー）洞とよばれる（図 8-3）．口蓋帆挙筋は，頭蓋底骨錐体尖下面と耳管軟骨の内側板から起こり，軟口蓋で左右の口蓋帆挙筋と交わって口蓋帆に停止する口蓋筋の1つである．Morgagni 洞と口蓋帆挙筋は，上咽頭からの腫瘍進展経路の1つとして重要である[5]．

③ 破裂孔周囲の頭蓋底骨構造

　上咽頭癌の好発部位は Rosenmüller 窩である（図 8-4）．その直上には破裂孔が位置し，さらに破裂孔が咽頭頭底筋膜の頭蓋底付着部より内側に存在するため，腫瘍による頭蓋底浸潤の好発部位として知られている[5,6]．破裂孔は，錐体骨，後頭骨底部から斜台，蝶形骨体部〜翼状突起基部の3つの頭蓋骨によって構成され，孔そのものは線維軟骨にて閉鎖されている．

④ 三叉神経と神経孔

　上咽頭癌は，さまざまな経路を介して神経の走行に沿った腫瘍進展を示すことで知られ

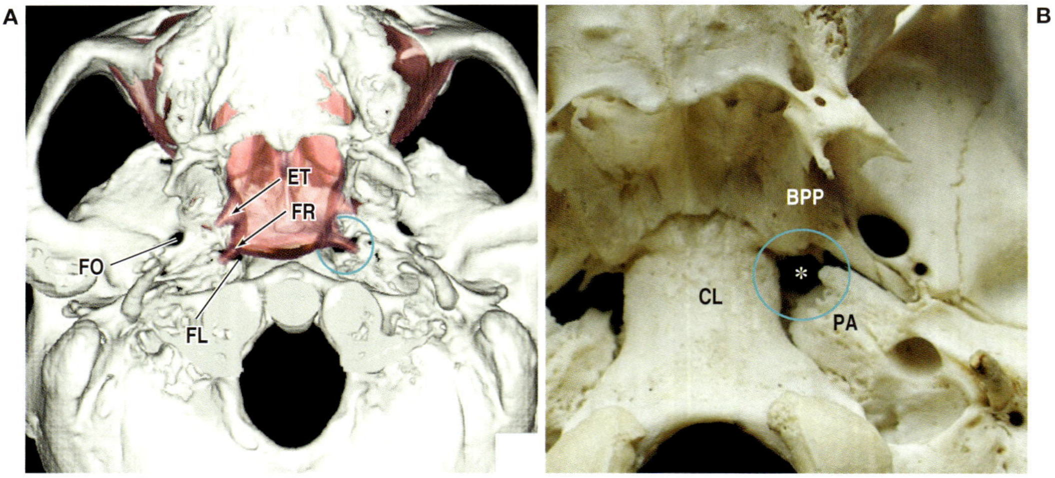

図 8-4　破裂孔周囲の骨組織と上咽頭との位置関係
A：3D-CT による上咽頭と頭蓋底再構成画像，B：骨写真　3D-CT（A）では，上咽頭癌の好発部位である Rosenmüller 窩（FR）の直上には破裂孔（FL）が存在する．骨写真（B）では，破裂孔（＊）は斜台（CL），錐体骨（PA），翼状突起基部（BPP）の３つの頭蓋骨によって構成されている．早期の頭蓋底浸潤を見出す際には，破裂孔周囲の骨構造（○内）に注意して読影することが重要である．ET：耳管開口部，FO：卵円孔

る．神経周囲進展（perineural spread）は，三叉神経の第２枝（V₂：上顎神経）と第３枝（V₃：下顎神経）の頻度が高く，それらの神経の走行とそれぞれの神経孔である正円孔と卵円孔については，CT と MRI において同定できるようにしておくことが必要である[7]．

⑤　下位脳神経と頸静脈孔・舌下神経管

上咽頭癌が傍咽頭間隙後茎突区（頸動脈鞘）や頸静脈孔，舌下神経管などに進展すると，下位脳神経障害の原因となりうるため，画像にて腫瘍進展の指摘が重要となる．下位脳神経〔舌咽神経（IX），迷走神経（X），副神経（XI）〕は延髄から前方に走行し，頸静脈孔を通過して頭蓋外に出るが，この際，迷走神経と副神経は共通の脳硬膜鞘につつまれて出るが，前方にある舌咽神経とは，結合組織の中でわけられる．

2. 検査法・撮像プロトコール

上咽頭の腫瘍性疾患，炎症性疾患に対して造影 CT が選択される．腫瘍性病変の局所評価には，組織コントラストに優れる MRI が第一選択となる．上咽頭癌では，下顎部リンパ節転移が予後不良因子であるため，CT や FDG-PET での頸部リンパ節転移・遠隔転移有無の評価を別に行い，相補的な診断を行う．

a. CT

　多列検出器型 CT（multidetector-row CT：MDCT）にて頭頸部全体を撮像した後，目的に合わせた再構成画像を作成するのが一般的である．炎症性病変に対しては 3 mm のスライス厚による横断像で，質的診断や病変範囲を軟部条件での再構成画像で評価し，頭蓋底骨髄炎などの骨評価や異物・石灰化の指摘に対しては骨条件での再構成画像で評価する．頭蓋底評価には冠状断が，咽頭後間隙の評価には矢状断が有用である．腫瘍性疾患に対しては，局所とすべての所属リンパ節を評価するために頭頸部全範囲の 3 mm 以下のスライス厚による横断像が基本で，上咽頭癌を撮像する際には，（初回精査や経過観察に関わらずすべての画像検査において）頭蓋底や海綿静脈洞，脳幹部の脳神経核から標的臓器までの全経路を撮像範囲に含める．さらに局所腫瘍評価を目的として頭蓋底から舌骨上の範囲を 0.75〜2 mm の薄いスライス厚で FOV（field of view：撮像野）を 18 cm ほどの小さめに設定し，横断像と冠状断像の再構成画像を作成する．病変が小さくても頭蓋底浸潤の可能性があるため，病変の評価には常に骨条件での再構成画像の作成が必須である．骨の硬化性変化，破壊，侵食像，神経孔の拡大を詳細に観察する．また，area detector CT（ADCT）などで位置補正可能な subtraction 画像が取得可能である場合には，bone subtraction iodine image の作成が，頭蓋底浸潤の範囲同定や，頭蓋内進展の評価に役立つ（図 8-13C 参照）[8, 9]．

b. MRI

　上咽頭の腫瘍性疾患，炎症性疾患に対して，最も有用なモダリティである．いずれの場合も，局所病変の質的診断，進展範囲の評価を目的とする．CT と比較して組織コントラストに優れ，特に悪性腫瘍の局所病期診断には必須とされている[10]．また，舌骨下病変に比べ，体動による画像の劣化も問題となることは少ない．撮像プロトコールは施設の放射線診断医の考えや機器性能によることが多いものの，病期診断を目的とする場合は，少なくとも 3 mm 厚以下での撮像が望ましく，可能なかぎり 3D 撮像法を加え，1〜2 mm 厚で任意の MPR（multiplanar reconstruction：多断面再構成）を作成し評価する（表 8-1）．経過観察等ですべての所属リンパ節を含めた評価が必要な場合には，頭頸部全体（頭蓋底から上縦隔まで）を撮像範囲とし，その際には適宜スライス厚を調整する．造影後は脂肪抑制を併用することが多いが，含気などによる磁化率差に起因するアーチファクトに注意が必要である．また，拡散強調画像（diffusion-weighted imaging：DWI）および DWI から計算される見かけの拡散係数（apparent diffusion coefficient：ADC）が病変の鑑別，癌の治療効果判定や効果予測，再発病変の評価に用いられる[11]．

c. FDG-PET

　悪性腫瘍において，リンパ節や遠隔の転移診断，治療効果判定，経過観察における再発診断に有用である．FDG-PET による遠隔転移の検索は，感度 83％，特異度 97％と報告されている[12]．また，化学放射線療法後の効果判定に用いられ，その FDG-PET の診断能は，感度 72〜80％，特異度およそ 90％とされ，放射線治療終了後 12 週以降の評価が最も高い診

432　Ⅷ. 上咽頭

表 8-1　上咽頭癌治療前精査 MRI 撮像プロトコール（3.0T 装置，頭頸部コイル）

撮像法	断面	シーケンス	TR/TE (msec)	スライス厚	flip angle	FOV
T2 強調像	横断	TSE	5000/90	3 mm	90	230
拡散強調画像 ADC map	横断	EPI, (b＝0, 800～1000)	8000/52	3 mm	90	230
STIR 像	冠状断		4500/60	3 mm	90	250
T1 強調像	横断	TSE	640/15	3 mm	90	230
	冠状断		500/8	3 mm	90	250
造影 T1 強調像	横断	FFE（脂肪抑制併用）	140/3.5	3 mm	70	230
	冠状断		170/3.5	3 mm	80	250
3D-T2 強調像	横断	VISTA	1100/185	1 mm	90	230
3D-T1 強調像	横断（3 方向再構成）	mDIXON	5.7/3.5	1 mm	12	230

断能を示すとされている[13]．特に，特異度および陰性的中率が高く，適切な時期に撮像された FDG-PET において異常集積を示さない場合には，おおむね腫瘍制御されていると判断してもよいと思われる．注意するべき点は，陽性的中率が 52～58％程度である点であり，FDG-PET で集積を示したとしても，必ずしも腫瘍残存や再発を反映しているとはかぎらず，CT や MRI と併せた評価が必要となる．

d. その他のモダリティ

　骨転移に対して骨シンチグラフィを用いることもあるが，上咽頭癌は骨梁間型骨転移の頻度が高く，FDG-PET が好ましいとされる．体表に近いリンパ節転移病変に対しては頸部超音波検査が選択されることもあるが，上咽頭癌では咽頭後リンパ節転移の頻度が高いこともあり，やはり造影 CT や MRI が優先される．

3. 上咽頭癌

a. 一般的事項

1）疫　学

　本邦の頭頸部がん登録による統計（2011 年～2014 年）によると，上咽頭癌は頭頸部癌の 3％程度であり，頭頸部癌の中では比較的まれな悪性腫瘍といえる．上咽頭癌は地理的およ

3. 上咽頭癌 **433**

表8-2 上咽頭癌組織学的亜分類別の臨床的特徴

WHO 分類（2017）	以前用いられていた用語	疫学	原因	予後
角化扁平上皮癌 (keratiniizing SCC)	WHO I 型, 扁平上皮癌	本邦では 5〜13%程度, 欧米では 25%程度, 好発地域ではまれ	喫煙・飲酒 HPV に関連	不良
非角化扁平上皮癌 (nonkeratinizing SCC)		本邦では 85〜95%. 欧米では 75%.	EBV に関連	
分化型 　(differentiated)	WHO II 型, 移行上皮癌	非角化型の中では 15%程度		良好
未分化型 　(undifferentiatec)	WHO III 型, リンパ上皮癌	最も多い. 若年者や好発地域の大部分はこの組織型		良好
類基底扁平上皮癌 (basaloid SCC)		まれ		不良

び人種的な分布の差が著明であり，中国東南地方（香港やマカオを含む）では人口10万人に対しての発生率（age-standardized rates per 100,000 population and year：ASR）が40以上と高く[14, 15]，風土病（endemic disease）とよばれている．一方で，欧米諸国では1人以下とまれであり，本邦の発生率も欧米諸国と同様の低リスク集団に区分されている[16]．好発年齢は40〜60歳台であるが，10〜30歳台の若年者にも15〜20%で発症することが知られている[14, 17]．男女比は2〜3：1で，男性にやや多い[14]．

2) 病理像

2017年に改訂された世界保健機関（world health organization：WHO）の分類で，1）角化扁平上皮癌（keratinizing squamous cell carcinoma），2）非角化扁平上皮癌（nonkeratinizing squamous carcinoma），3）類基底扁平上皮癌（basaloid squamous cell carcinoma）の3型に分類される（表8-2）[16, 18]．非角化扁平上皮癌は最も一般的な組織型（87%）であり，さらに分化型（differentiated subtype）および，未分化型（undifferentiated subtype）の2つに分類され，後者は以前にリンパ上皮癌（lymphoepithelioma）とよばれていたものを含む．中国南部地方の上咽頭癌や若年上咽頭癌のほとんどはこれらの組織型であり，EBウイルスとの関連が強く示唆されている．放射線感受性が高く，5年生存率は65%以上とされている．

角化扁平上皮癌はタバコやアルコールに起因し，ヒトパピローマウイルス（HPV）感染との関連が報告されている[19]．欧米では25%，日本では5〜13%を占めるが，風土病とされている中国南部地方の頻度は低い．非角化癌に比べ放射線感受性が低く，5年生存率は37%で予後不良である．

なお，以前ではWHO type分類（I型〜III型）が用いられていたが，2005年のWHO分類改訂からは使用頻度が減少している．角化扁平上皮癌が旧分類のWHO-I型に相当，非角化扁平上皮癌の分化型が旧分類のWHO-II型に相当，非角化扁平上皮癌の未分化型が旧分

類の WHO-III 型に相当する.

3) 臨床像

　主訴として，頸部腫瘤（42〜76％），鼻閉感（46〜73％），聴覚障害（42〜62％），頭痛（16〜35％）が多く，そのほかに複視（6〜11％），顔面麻痺（5〜8％），体重減少（4〜7％），開口障害（2〜3％）などがみられる[16, 20, 21]．身体所見としては，頸部腫瘤（72％）と脳神経麻痺（10％）が多い[16]．脳神経麻痺症状は三叉神経（V），外転神経（VI），舌下神経（XII），動眼神経（III）の順で多い[21, 22]．

　比較的早期の上咽頭癌は，鼻腔や中咽頭への進展がなく耳管機能不全の頻度も低いため，原発巣による症状を欠く場合がほとんどであり，他のモダリティにより偶然発見されることがある．また，上咽頭癌においては T 因子に関係なく，早期よりリンパ節転移を示す傾向があるため，リンパ節転移に伴う頸部腫脹が発見契機となることも多い．上咽頭癌により耳管機能不全が生じた場合，耳閉感や中耳乳突洞炎による伝音性難聴が引き起こされるが，成人の片側性中耳炎はまれな病態であり，原因として上咽頭癌の存在を考慮する必要がある[23]．

4) 治　療

　上咽頭癌における治療は，解剖学的に外科的切除が困難であること，放射線および化学療法の感受性が高いことから，放射線治療と化学療法の両者を中心に行われる．日本の『頭頸部癌診療ガイドライン（2018 年版）』では，T1N0M0 の腫瘍では根治的放射線治療が，M1 を除く他の腫瘍（T1N1-3M0 もしくは T2-4N0-3M0 の腫瘍）では化学放射線療法（同時併用療法に追加化学療法を考慮）が推奨されている[24]．遠隔転移のリスクが高い進行癌では，同時併用法に導入化学療法（induction chemotherapy）の併用が考慮される[24, 25]．

b. 上咽頭癌における画像診断の役割

1) 画像による上咽頭癌の指摘

　画像診断の重要な役割として，原発不明癌に対する評価病変としての上咽頭癌があげられる．上咽頭癌は原発病変が小さくとも高頻度でリンパ節転移を呈することが多く，原発不明癌の原発巣として発見されることも少なくない．原発不明癌の検索において上咽頭癌を検出できれば，不必要な頸部リンパ節郭清術を回避し，適切な治療方針が選択可能となることで臨床的意義が大きいと考えられる[26]．頸部リンパ節転移で発見される原発不明癌の画像診断による精査（CT・MRI）において，上咽頭癌の好発部位である Rosenmüller 窩の非対称性の形態変化（図 8-5），腫瘍性病変に裏打ちされる深部の線状増強効果の破綻（早期の浸潤性変化を疑う所見）を慎重に観察することが，小さな上咽頭癌を見出す重要な手がかりとなる（図 8-6）[3, 27]．

3. 上咽頭癌 435

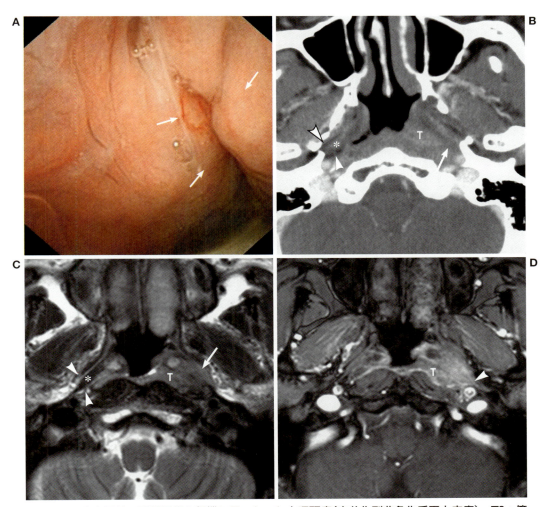

図 8-5 40 歳台男性 頸部腫瘤を契機に見つかった上咽頭癌（未分化型非角化扁平上皮癌），T2：傍咽頭間隙進展

A：鼻咽頭ファイバースコープ，B：造影 CT，C：MRI, T2 強調像，D：脂肪抑制造影 T1 強調像
鼻咽頭ファイバー（A）では，上咽頭に明らかな腫瘍や粘膜異常は認められないが，粘膜下の腫脹により左 Rosenmüller 窩の狭小がみられる（→）．造影 CT（B）では，Rosenmüller 窩深部に境界不明瞭な腫瘍（T）を認める．口蓋帆挙筋（B，＊）の周囲に確認できる脂肪濃度（B，►）の上昇を認め，傍咽頭間隙への側方進展が示唆される．T2 強調像（C）では，左 Rosenmüller 窩を中心に中等度の信号強度を示す浸潤性腫瘍を認め，左側では咽頭頭底筋膜の不明瞭化を示す．左口蓋帆挙筋周囲の脂肪の高信号が消失し，腫瘍と同様の信号強度に置換され（C，→），傍咽頭間隙への側方進展を示す所見である．右側の Rosenmüller 窩では口蓋帆挙筋（C，＊）周囲の脂肪の高信号が保たれているのがわかる．造影 T1 強調像（D）で，腫瘍は不均一な増強効果を示し，後方では傍咽頭間隙後茎突区に進展するが，頸静脈孔には至っていない．上咽頭癌 T2N1M0 の診断で化学放射線療法が行われた．

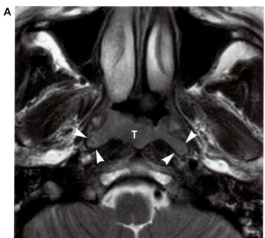
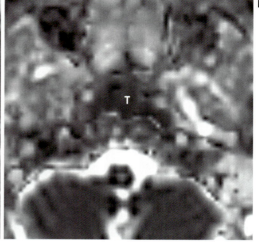
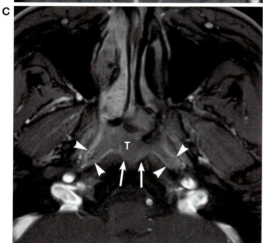

図8-6 50歳台男性 上咽頭癌（未分化型非角化扁平上皮癌，EBV陽性），T1：上咽頭粘膜下の線状増強効果の破綻

A：MRI, T2強調像，B：ADC map，C：脂肪抑制造影T1強調像 T2強調像（A）で，上咽頭後上壁〜両側Rosenmüller窩に中等度高信号を示す比較的均質な腫瘍（T）を認める．咽頭頭底筋膜の低信号帯（►）や傍咽頭間隙の構造は保持される．ADC map（B）では，腫瘍（T）は低いADC値を呈する．脂肪抑制造影T1強調像（C）では，上咽頭粘膜下の線状増強効果（►）が部分的に破綻している（→）．生検により非角化扁平上皮癌未分化型（EBV陽性）と診断され，放射線治療が行われた．

2）病期分類

　上咽頭癌における画像診断の最も重要な役割は，正確な病期診断と腫瘍進展範囲の詳細な描出にあり，これらは最適な治療方針の決定，さらに放射線治療の適切な照射範囲設定に直結し，治療成績の改善に寄与することで重要な役割を果たす．上咽頭癌の病期分類はAJCC（American Joint Committee on Cancer）によるものが用いられ，UICC（International Union Against Cancer）と本邦の『頭頸部癌取扱い規約』は基本的にAJCCに準じている（表8-3，表8-4）．2018年に改訂されたAJCC第8版では，上咽頭癌のT分類とN分類の一部が変更されている（表8-3）[28, 29]．T分類では，やや曖昧な表現であった側頭下窩・咀嚼筋間隙の定義がなくなり，T2に内・外翼突筋や椎前筋が，T3に頸椎や翼状構造（内外翼突板・翼状体部・翼状突起）の骨組織が，T4に耳下腺が追加となった．また，N3a・N3bがN3に統一され，鎖骨上窩リンパ節の定義にかわって輪状軟骨尾側を境界とした下頸部リンパ節転移がN3となった．また，原発不明癌（扁平上皮癌）の病期分類が新設された．臨床および画像診断で原発巣が不明な場合に，リンパ節転移巣がEBV陽性と判明した場合は，上咽頭癌（T0）

表 8-3　TNM 臨床病期分類　（AJCC/UICC 第 8 版, 2018）

T-原発腫瘍

Tx	原発腫瘍の評価が不可能
T0	原発同定不可かつ EBV 陽性のリンパ節転移
T1	上咽頭に限局する腫瘍，または中咽頭・鼻腔に進展する腫瘍
T2	傍咽頭間隙，内側翼突筋，外側翼突筋，椎前筋への進展を伴う腫瘍
T3	頭蓋底骨組織・頸椎・翼状構造の骨組織，副鼻腔に浸潤する腫瘍
T4	頭蓋内進展，脳神経，下咽頭，眼窩，耳下腺，外側翼突筋の外側縁をこえる進展

下線部が第 7 版からの変更点．側頭下窩・咀嚼筋間隙の定義がなくなり，T2 に内・外翼突筋や椎前筋が，T3 に頸椎や翼状構造（内外翼突板・翼状体部・翼状突起）の骨組織が，T4 に耳下腺が追加となった．

N-所属リンパ節

Nx	所属リンパ節転移の評価が不可能
N0	所属リンパ節転移なし
N1	片側頸部リンパ節転移（輪状軟骨下縁より上方で最大径 6 cm 以下）， 片側/両側咽頭後リンパ節転移（最大径が 6 cm 以下）
N2	両側頸部リンパ節転移（輪状軟骨下縁より上方で最大径 6 cm 以下）
N3	最大径が 6 cm をこえるリンパ節転移， 輪状軟骨下縁より下方のリンパ節転移

下線部が第 7 版からの変更点．N3a・N3b が N3 に統一され，輪状軟骨尾側を境界とした下頸部リンパ節転移が N3 となった．また，原発不明頸腫（扁平上皮癌）において，臨床および画像診断で原発巣が不明な場合に，リンパ節転移巣が EBV 陽性と判明した場合は，上咽頭癌(T0)と分類される．
N は患側，健側の区別なし．節外進展の概念なし．

M-遠隔転移

M0	遠隔転移なし
M1	遠隔転移あり

（文献 28 より改変）

表 8-4　上咽頭癌の病期分類　（AJCC/UICC 第 8 版, 2018）

0 期	T1s	N0	M0
I 期	T1	N0	M0
II 期	T0, T1	N1	M0
	T2	N0, N1	M0
III 期	T0, T1, T2	N2	M0
	T3	N0, N1, N2	M0
IVA 期	T4	N0, N1, N2	M0
	T に関係なく	N3	M0
IVB 期	T に関係なく	N に関係なく	M1

（文献 28 より改変）

438 Ⅷ．上咽頭

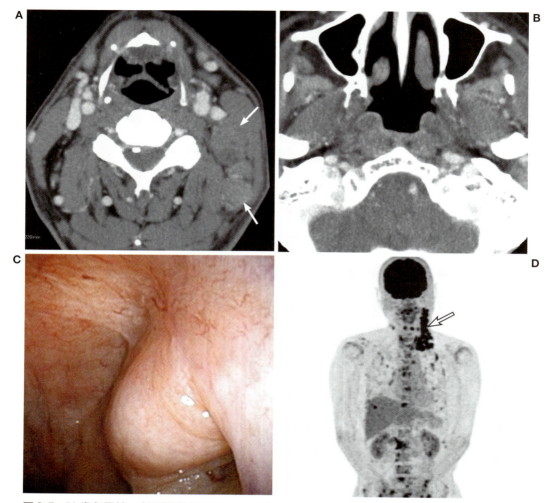

図 8-7　60 歳台男性　上咽頭癌　T0N3M1，原発不明頸部リンパ節転移（未分化型非角化扁平上皮癌，EBV 陽性）
A：造影 CT（舌骨レベル），B：造影 CT（上咽頭レベル），C：鼻咽頭ファイバースコープ，D：FDG-PET　造影 CT（A）で，左頸部に複数の転移性リンパ節を認める（→）．上咽頭レベルの造影 CT（B）や鼻咽頭ファイバー（C）では，明らかな腫瘍性病変は認めない．FDG-PET（D）でも原発巣を考慮する集積は明らかでなく，左頸部リンパ節（→）のほかに，脊椎や肋骨などの全身骨に FDG の異常集積を認め，多発骨転移と診断された．原発不明頸部リンパ節転移病変からの生検にて，EBV 陽性非角化扁平上皮癌との診断が得られ，上咽頭癌 T0N3M1 病変として全身化学療法が行われた．

にならって TNM 分類される（図 8-7）．なお，局所病期決定（T）において MRI を行うことで CT 単独で評価する場合に比べておよそ 50％の T 病期に変更が認められると報告されており[10]，治療方針決定は MRI による病期決定に基づいて行われるべきである．リンパ節病期（N）に関しては CT と MRI では大きな違いはないとされる[10]．上咽頭癌の MRI における臨床病期（T）診断の要点を Box 8-1 で示す．

3. 上咽頭癌 **439**

Box 8-1　　**上咽頭癌の MRI における臨床病期(T)：診断の要点とコツ**

T0　臨床的および画像検査において原発巣の指摘はできないが，頸部リンパ節転移
　　病変が EBV 陽性(図 8-6)

T1　咽頭腔内に存在する腫瘍(図 8-5，図 8-7)
　　・T2 強調像において咽頭頭底筋膜の低信号帯が保たれる．

T2　傍咽頭間隙への進展を認める腫瘍(図 8-8，図 8-9)
　　・Morgagni 洞より頭蓋底方向の口蓋帆挙筋とその周囲の脂肪信号に注目する．

T3　頭蓋底骨組織や副鼻腔に浸潤する腫瘍(図 8-12)
　　・破裂孔周囲の頭蓋底骨構造に注目する．
　　　(錐体骨尖部，後頭骨底部～斜台，蝶形骨体部～翼状突起基部)
　　・頭蓋底浸潤は，正常骨髄の高信号消失と造影後の増強効果において証明され
　　　る．

T4　頭蓋内に進展する腫瘍(図 8-13～図 8-16)，脳神経浸潤を伴う腫瘍(図 8-9)
　　・頭蓋内進展の経路として直接浸潤と神経周囲進展の 2 つを理解する．
　　・腫瘍との連続性を有する硬膜の肥厚と増強効果に注目する．
　　・神経周囲進展の MRI 所見を理解する．
　　　－神経周囲の正常脂肪高信号の消失
　　　－侵された神経孔の開大
　　　－神経の走行に沿った増強効果を示す軟部腫瘤

C.　腫瘍進展様式

　上咽頭癌は局所浸潤傾向の強い頭頸部悪性腫瘍であり，その多くはいくつかの異なる経路を介して深部の組織間隙や頭蓋底・頭蓋内へ進展すると考えられている[5]．腫瘍進展を正確に評価するためには，上下，前後，左右，さらに神経などの解剖構造の走行に沿って隈なく画像を観察する必要があるが，それぞれの方向における腫瘍進展様式を理解しておくと読影の一助となる．以下に解説する．

1) 側方進展(T2 以上)

　側方進展は，上咽頭癌の腫瘍進展様式を理解するうえで重要である．咽頭頭底筋膜内にとどまる病変は T1 に区分されるが(図 8-8)，いったん咽頭頭底筋膜を越えて側方進展を認めることは，腫瘍進展における 1 つのバリアを越えたことを意味し，さまざまな方向への深部進展の起点となりうるため，より注意深い読影を必要とする．最も頻度の高い側方進展経路は，Morgagni 洞(咽頭頭底筋膜を口蓋帆挙筋と耳管軟骨部が通過するための欠損部，図8-3)を経由した傍咽頭間隙への深部組織浸潤である(図 8-5，図 8-9)[5]．さらに前側方に進展すると，咀嚼筋間隙や翼口蓋窩への進展を経由し，神経周囲進展による頭蓋内進展の経路となる．また，傍咽頭間隙は頭蓋底下端に接する関係から頭蓋底浸潤(T3 因子)の経路となる．後側方への進展では，傍咽頭間隙後茎突区(頸動脈鞘)へ浸潤して，同間隙に含まれる下位脳神経障害を生じうる(T4 因子)(図 8-10)．

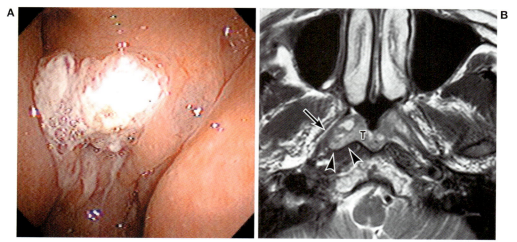

図 8-8　50 歳台男性　上咽頭癌，T1
A：鼻咽頭ファイバースコープ，B：MRI, T2 強調像　鼻咽頭ファイバースコープ(A)では，上咽頭後壁(右側主座)に表面不整な隆起性病変を認める．T2 強調像(B)では，後壁から右 Rosenmüller 窩にかけて中等度の信号強度を示す腫瘍(T)を認める．咽頭頭底筋膜(►)は保持され，口蓋帆挙筋と口蓋帆張筋との間の脂肪組織も正常に確認できる(→)ことから，上咽頭腔に限局した病変であることがわかる．

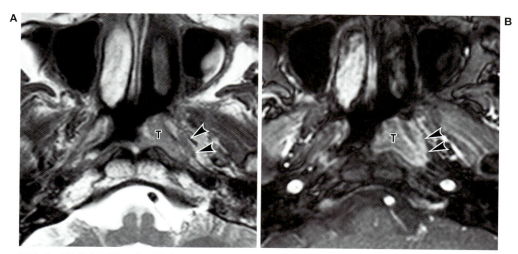

図 8-9　50 歳台男性　上咽頭癌，T2：口蓋帆挙筋に沿った側方進展
A：MRI, T2 強調像，B：脂肪抑制造影 T1 強調像　左 Rosenmüller 窩から後壁に浸潤性腫瘍(T)を認める．T2 強調像(A)では側方に認められる口蓋帆挙筋(►)が肥厚し，腫瘍と同等の中等度信号を示している．脂肪抑制造影 T1 強調像(B)では，口蓋帆挙筋が肥厚を示す部分が腫瘍と同様な増強効果を示していることより(►)，Morgagni 洞を介した側方進展が疑われる．咽頭頭底筋膜を越えて傍咽頭間隙に進展していることを意味するため局所病期は T2 に区分される．

3. 上咽頭癌　441

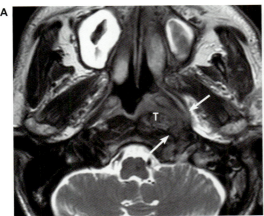
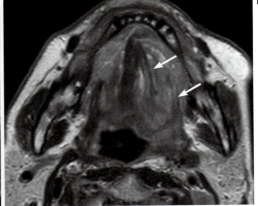
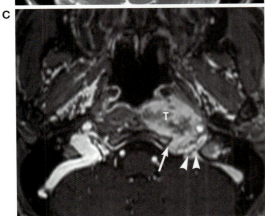

図 8-10　70 歳台男性　上咽頭癌（分化型非角化扁平上皮癌），T4：舌下神経・迷走神経浸潤
A，B：MRI，T2 強調像（A：上咽頭レベル，B：口腔レベル），C：脂肪抑制造影 T1 強調像　上咽頭レベルの T2 強調像（A）では，左 Rosenmüller 窩の深部を主体として辺縁不整な腫瘍（T）を認める．側方進展により左傍咽頭間隙および頸動脈鞘へ進展している（→）．口腔レベルの T2 強調像（B）では，左舌骨舌筋やオトガイ舌筋などの外舌筋群は，萎縮と高信号を示し（→），舌下神経および顎舌骨神経障害による萎縮と脂肪浸潤を反映した所見と考えられる．脂肪抑制造影 T1 強調像（C）では，後外側への腫瘍進展が舌下神経管（→）および頸静脈孔（▶）に及んでいる．臨床的に左舌下神経麻痺と左迷走神経麻痺の症状が確認され，下位脳神経障害（T4 因子）を伴う上咽頭癌 T4 と診断された．

2） 上方進展（T3-T4）

　上方進展は，T3 および T4 の局所進行病変の進展様式として重要である．癌の上方進展を評価する際には，①頭蓋底浸潤，②直接浸潤による頭蓋内進展，③神経周囲進展による頭蓋内進展，の 3 つに分けて評価すると理解しやすい．中でも②③の頭蓋内進展は T4 に分類され，重要な予後不良因子であり臨床的意義が高い．頭蓋内進展を示す上咽頭癌の 60％以上は 2 つ以上の経路を介して頭蓋内に達しているとされ，部位として卵円孔（おもに神経周囲進展）が最も多く，破裂孔（直接浸潤），正円孔（おもに神経周囲進展）と続く（図 8-11）[6]．それらの進展は，頭蓋底のさまざまな孔（foramen），裂（fissure）や管（canal），そして，それらに関連する脳神経の頭蓋底通過と密接に関連し，それぞれの進展様式（直接浸潤もしくは神経周囲進展）の理解が読影に役立つ（表 8-5）．以下にそれぞれの進展経路につき概説する．

① 頭蓋底浸潤の画像診断（T3）

　腫瘍の直接浸潤による頭蓋内進展は，頭蓋底（頭蓋底骨構造とその孔）への浸潤を介した腫瘍進展であり，破裂孔周囲が最も多いとされている．破裂孔そのものは線維軟骨にて閉鎖されており，実際は周囲の頭蓋底骨への浸潤を同時に伴いながら頭蓋内進展の経路となる場合

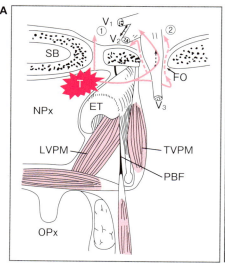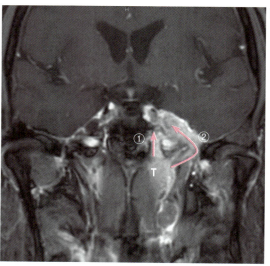

図 8-11　上咽頭癌の頭蓋内進展経路：破裂孔（直接浸潤）と卵円孔（神経周囲進展）
A：頭蓋内進展経路のシェーマ，B：MRI，脂肪抑制造影 T1 強調像　頭蓋内進展経路のシェーマ（A）および造影 T1 強調冠状断像（B）では，左 Rosenmüller 窩の上咽頭癌（T）が，破裂孔を介した直接浸潤（①）と卵円孔を介した神経周囲進展（②）による海綿静脈洞進展を示す．上咽頭癌の頭蓋内進展は，この 2 つの経路が最も多い．
NPx：上咽頭，OPx：中咽頭，FO：卵円孔，SB：蝶形骨体部，PBF：咽頭頭底筋膜，LVPM：口蓋帆挙筋，TVPM：口蓋帆張筋，ET：耳管軟骨，V_1：眼神経，V_2：上顎神経，V_3：下顎神経

表 8-5　上咽頭癌による頭蓋内進展のおもな経路

経路	進展様式	通過するおもな神経	通過するおもな脈管
正円孔	PNS＞DI	上顎神経（V_2）	正円孔動脈
卵円孔	PNS＞DI	下顎神経（V_3）	副中硬膜動脈
棘孔	PNS＞DI	V_3 の硬膜枝	中硬膜動脈
破裂孔	DI	なし	頸動脈管から出た内頸動脈
上眼窩裂	PNS＞DI	Ⅲ，Ⅳ，V_1，Ⅵ	上眼静脈
翼突管	PNS＞DI	翼突管神経	翼突管動脈
頸動脈管	DI＞PNS	交感神経叢	内頸動脈
頸静脈孔	DI＞PNS	Ⅸ，Ⅹ，Ⅺ	内頸静脈，下錐体静脈洞
舌下神経管	DI＞PNS	Ⅻ	上咽頭動脈の舌下神経管枝，静脈叢

PNS：perineural spread（神経周囲進展），DI：direct invasion of the skull base（直接浸潤）
Ⅲ：動眼神経，Ⅳ：滑車神経，V_1：眼神経，V_2：上顎神経，V_3：下顎神経，Ⅵ：外転神経，Ⅶ：顔面神経，Ⅸ：舌咽神経，Ⅹ：迷走神経，Ⅺ：副神経，Ⅻ：舌下神経

3. 上咽頭癌　443

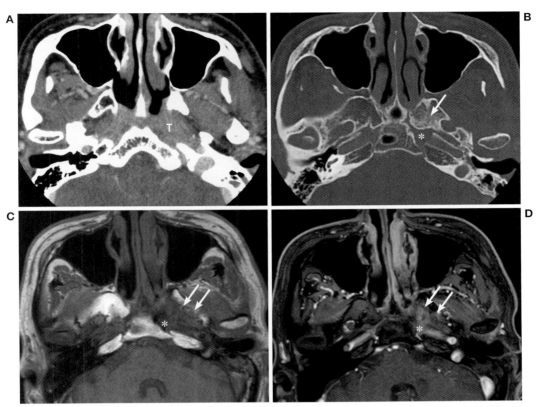

図 8-12　60 歳台男性　上咽頭癌(未分化型非角化扁平上皮癌), T3：頭蓋底浸潤(翼状突起基部)
A：造影 CT(上咽頭レベル)，B：CT(骨条件，頭蓋底レベル)，C：MRI, T1 強調像，D：脂肪抑制造影 T1 強調像　上咽頭レベルの造影 CT(A)では，上咽頭左側壁を中心に浸潤性腫瘍(T)を認める．頭蓋底レベルの骨条件表示(B)では，破裂孔(*)に進展する上咽頭腫瘍に接する翼状突起基部の硬化性変化(→)を認める．MRI, T1 強調像(C)では同部位の脂肪高信号消失(→)，造影 T1 強調像(D)では増強効果(→)を認め，頭蓋底浸潤を反映した所見と考えられた．

がほとんどである．頭蓋底浸潤の画像診断のポイントとしては，破裂孔周囲の骨構造(錐体骨，後頭骨底部から斜台，蝶形骨体部〜翼状突起基部)に注意して読影することが重要である(図 8-12)[26]．脳神経障害を伴わない小範囲の頭蓋底浸潤はそれほど重要な予後規定因子とはされていないが[30, 31]，画像診断学的には頭蓋底浸潤の有無とその範囲の診断は，正確な病期診断と照射範囲の決定に重要と考えられる．また，頭蓋内硬膜に達し T4 に分類される場合には，重要な予後不良因子となる．正確な診断のためには，CT と MRI のどちらにおいてもスライス厚 3 mm 以下での評価が必要である．頭蓋底浸潤は，MRI においては，T1 強調像で骨髄脂肪髄の高信号の消失や，脂肪抑制造影 T1 強調像での増強効果により証明される(図 8-13)．CT であれば，骨条件における硬化性変化(図 8-12)，もしくは破壊像が頭蓋底浸潤を疑う所見とされている[32]．ただし，二次性の炎症性変化でも CT 所見上は骨硬化を示すとされ，骨破壊像を伴わない硬化性変化は偽陽性の可能性を考慮し，造影 MRI や CT 後処理による bone subtraction iodine image(図 8-13)などで増強効果の有無を確認することが必要である[9, 32]．

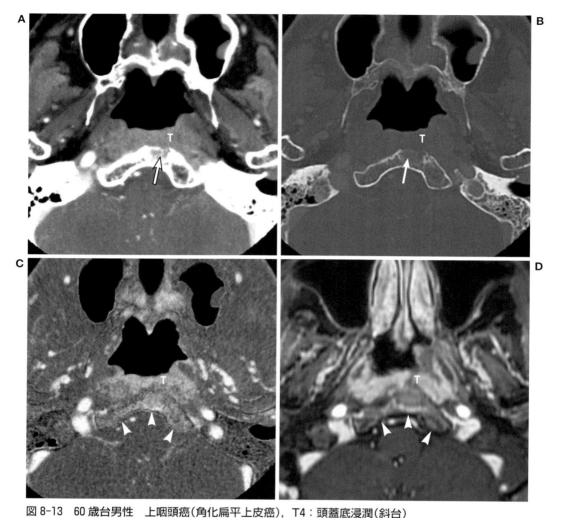

図8-13 60歳台男性 上咽頭癌(角化扁平上皮癌),T4:頭蓋底浸潤(斜台)
A〜C:造影CT(A:軟部条件,B:骨条件,C:bone subtraction iodine image),D:MRI,脂肪抑制造影T1強調像 上咽頭レベルの造影CT(A)では,上咽頭上後壁から左側壁を中心に浸潤性腫瘍(T)を認める.軟部条件(A)および骨条件(B)では,斜台の一部に融解像が疑われた(→).骨を差分することで得られるbone subtraction iodine image(C)では,斜台骨髄に広く造影増強が認められた.MRI,造影T1強調像(D)でも同部位に増強効果(→)を認め,広範な頭蓋底浸潤を反映した所見と考えられた.

② 直接浸潤による頭蓋内進展(T4)

　直接浸潤による頭蓋底浸潤が頭蓋内硬膜に達するとT4に分類される.やはり直接浸潤による頭蓋内進展の経路としては,破裂孔周囲の骨構造から海綿静脈洞や中頭蓋窩硬膜への浸潤経路が多い(図8-14)[6].頭蓋内への進展のfirst signとしては,腫瘍との連続性を有する中頭蓋窩硬膜の肥厚は重要な所見であり(図8-14D),その描出はMRIが最も優れる[22,33,34].頭蓋内に進展し海綿静脈洞に浸潤を認めた際には,同部位を走行する脳神経(Ⅲ,Ⅳ,Ⅴ₁,Ⅵ)障害の原因となることから,臨床所見との慎重な対比が必要である.

3. 上咽頭癌　445

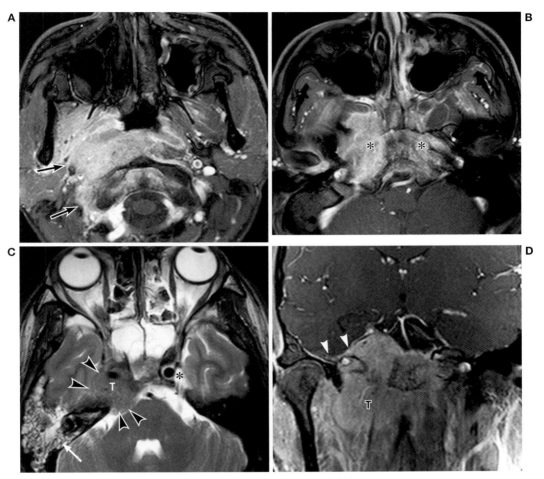

図 8-14　20 歳台男性　上咽頭癌，T4(頭蓋内進展，直接浸潤主体)
A, B：MRI, 脂肪抑制造影 T1 強調像(A：上咽頭レベル，B：頭蓋底レベル)，C：T2 強調像，D：
脂肪抑制造影 3D-T1 TFE 冠状断再構成像　上咽頭レベルの脂肪抑制造影 T1 強調像(A)では，右
Rosenmüller 窩の粘膜下を主体として深部へ浸潤性に発育する辺縁不整な病変を認める．右側の傍
咽頭間隙を占拠し，前外側は咀嚼筋間隙，後外側は頸動脈鞘や椎前間隙へ広範に進展している
(→)．頭蓋底レベル(B)では，右側優位の破裂孔(＊で示す)を中心として腫瘍を形成し，蝶形骨体
部から大翼，斜台，錐体骨などの頭蓋底骨髄内に不均一な増強効果を認め，腫瘍の直接浸潤による
広範な頭蓋底浸潤を反映している．Meckel 腔レベルの T2 強調像(C)では，右海綿静脈洞の腫瘍
(▶)により右 Meckel 腔内の脳脊髄液の高信号が消失している(対側の Meckel 腔内は正常で，脳脊
髄液の高信号(＊)が認められる)．右側の乳突洞内は，耳管機能不全に伴う液体貯留を反映して高
信号を呈している(→)．3D-T1 TFE 冠状断像(D)において，腫瘍(T)と連続して右中頭蓋窩底部の
造影効果のある硬膜肥厚を認め(▶)，頭蓋内への直接進展を反映していると考えられる．

③ 神経周囲進展による頭蓋内進展（T4）

　神経周囲進展（perineural spread）は，腫瘍が神経鞘や神経内膜に沿って神経周囲腔に播種する転移様式であり，頭蓋内進展の経路として重要である．その経路は多彩で，さまざまな部位から生じうる[6, 7]．画像診断学的に描出される神経周囲進展は，神経線維のみではなく神経鞘や周囲構造物を含めた腫瘍進展を指し，病理組織学的な神経周囲浸潤（perineural invasion）とは異なる[7]．画像所見としては，MRIのT1強調像において神経周囲の正常脂肪高信号の消失，神経の走行に沿った増強効果を示す軟部腫瘤の存在，神経孔の開大によって証明される（図8-15）[7, 22, 35]．上咽頭癌の神経周囲進展は，三叉神経の上顎神経（V_2）と下顎神経（V_3）の頻度が高い（図8-16）[6, 22, 34]．特に臨床的に神経症状を欠く上咽頭癌でも，MRI（特に脂肪抑制造影T1強調像）で神経周囲進展の所見を有する頻度は高く[36]，それらを正確に指摘することは，放射線治療における照射範囲の決定を行ううえで重要である．

3) 前方進展

　上咽頭側壁あるいは上壁から後鼻孔を介して鼻腔へ進展を示す．この前方進展は，内視鏡による確認が可能であるが，画像診断学的には，鼻腔後外側に位置する蝶口蓋孔を介した翼口蓋窩への進展を指摘することが重要である[22]．翼口蓋窩への進展は，T1強調像において脂肪の高信号の消失と，造影後の増強効果にて示される（図8-15）．腫瘍が翼口蓋窩へいったん進展すれば，それを足掛かりとして，さらに上顎神経（V_2）に沿って正円孔から頭蓋内へ，また，隣接する下眼窩裂から眼窩先端部，鼻腔外側壁への進展経路となりうる．

4) 後方進展

　咽頭後間隙を介して椎前筋（頸長筋や頭長筋）へ進展し（図8-14など），進行例では椎体や脊柱管まで及ぶ．臨床病期（T）上，椎前間隙への進展そのものはT4因子ではないが，遠隔転移のリスク因子と予後不良因子と報告されている[37]．後上方への進展では，斜台や頭蓋底の骨構造への浸潤により頸静脈孔や舌下神経管に及ぶと，IX～XII脳神経障害の原因となり，T4となる．

5) 下方進展

　咽頭壁に沿って中咽頭進展を示す．進行例では鼻咽頭ファイバースコープで指摘可能であるが，時に粘膜下を主体とする進展があり，画像上，その進展を示すことが必要となる[33]．下咽頭レベルに達する場合にはT4に分類されるが，上咽頭癌が下咽頭レベルまで進展することはまれであり，中咽頭癌・上咽頭進展との鑑別が必要である．

d. 転　移

1) リンパ節転移（N因子）

　上咽頭癌におけるN分類は，他の頭頸部癌のそれとは異なった特殊な分類であることに注意が必要である[28]．すなわち，上咽頭癌のN分類では大きさとレベル（部位）が重要で，片側か両側かを区別するものの，ほかの頭頸部領域癌のような健側と患側の区別や数の規定はない．上咽頭癌におけるリンパ節転移の特徴として，上咽頭癌の85～90％は頸部リンパ

3. 上咽頭癌　447

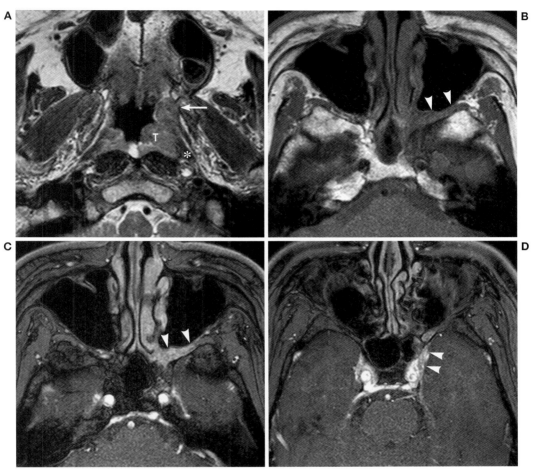

図 8-15　60 歳台男性　上咽頭癌，T4：V₂ の走行に沿った神経周囲進展
A：MRI，T2 強調像（上咽頭レベル），B：T1 強調像（翼口蓋窩レベル），C：脂肪抑制造影 T1 強調像（翼口蓋窩レベル），D：脂肪抑制造影 T1 強調像（海綿静脈洞レベル）　T2 強調像（A）において，上咽頭左側壁に中等度の信号強度を示す辺縁不整な腫瘍（T）を認める．後外側では口蓋帆挙筋（＊）周囲の脂肪の高信号は保たれており，傍咽頭間隙への進展はみられない．一方，前方では左翼状突起基部に至る鼻腔進展を示す（→）．翼口蓋窩レベルの T1 強調像（B）では，左翼口蓋窩の脂肪組織の高信号消失を認め（▶），さらに脂肪抑制造影 T1 強調像（C）において，高信号消失部分の増強効果を認める（▶）．海綿静脈洞レベルの脂肪抑制造影 T1 強調像（D）では，左 Meckel 腔前方まで至る軟部組織肥厚像を認め（▶），神経周囲進展による頭蓋内進展を反映した所見である．腫瘍が鼻腔に達したことで，左蝶口蓋孔を介して翼口蓋窩内に進展し，V₂ の走行に沿って頭蓋内まで進展を示したものと考えられる．

節転移をきたし，50％ で両側性である．両側性が多いのは上咽頭のリンパ流が正中で交差するためである．リンパ節転移陽性例のほとんどで咽頭後リンパ節（Rouvière リンパ節）転移を認め[38, 39]，N1 に分類される．また，下頸部（輪状軟骨下縁より下方）に転移を認める場合には遠隔転移のリスクが高いことから導入化学療法の適応が検討されるため，N3 に分類される．上咽頭癌のリンパ節転移における部位別頻度は，咽頭後リンパ節（69％），レベル II（70％），レベル III（45％），レベル V（27％），レベル IV（11％）と報告されている[40].

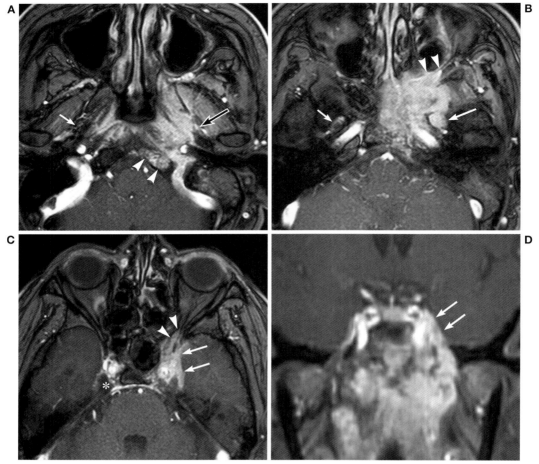

図 8-16　60 歳台男性　上咽頭癌(未分化型非角化扁平上皮癌),T4:頭蓋内進展(神経周囲進展主体)

A〜C:MRI, 脂肪抑制造影 T1 強調像(A:上咽頭レベル,B:A の 10 mm 上の頭蓋底レベル,C:B の 10 mm 上の海綿静脈洞レベル),D:脂肪抑制造影 3D-T1 TFE 冠状断再構成像　上咽頭レベルの脂肪抑制造影 T1 強調像(A)において,左 Rosenmüller 窩の粘膜下を主体に深部方向へ浸潤性に発育する腫瘍を認める.咽頭頭底筋膜を越えて左傍咽頭間隙を占拠するように進展し,前外側は翼状突起,後側方は頸動脈鞘,後上方は斜台左側(►)・左錐体骨に浸潤を示す.外側で腫瘍は咀嚼筋間隙内の翼突筋後面を走行する V_3(病変側を大矢印,対側を小矢印で示す)に進展している.その 10 mm 上の頭蓋底レベル(B)では,左卵円孔(大矢印)が対側(小矢印)と比較して開大し,内部は不均一な増強効果を示し,V_3 の走行に沿った進展を示唆する.一方で,咀嚼筋間隙前内側の翼口蓋窩への進展(►)も認められる.さらに 10 mm 上の海綿静脈洞レベル(C)では,左 Meckel 腔(対側を＊で示す)に接する硬膜の肥厚が認められ(→),こちらは翼口蓋窩から正円孔を介した頭蓋内へ至る上顎神経(V_2)の走行に一致しており,V_2 と V_3 の神経周囲進展を経路とした頭蓋内進展を示したものと考えられる.さらに前方では,上眼窩裂まで増強効果を示す軟部組織が認められることから,V_1 に沿った神経周囲進展が疑われる(►).脂肪抑制造影 T1 強調冠状断像(D)では,翼突筋内側後面に達した腫瘍が下顎神経(V_3)に沿って神経周囲進展を示し,左卵円孔を開大させ Meckel 腔および海綿静脈洞(→)まで及んでいることが確認される.

3. 上咽頭癌　449

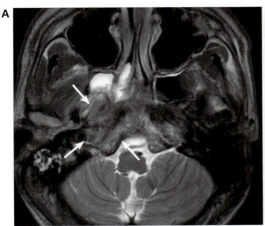
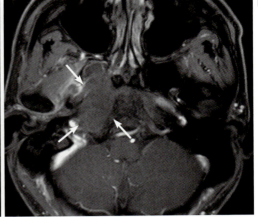
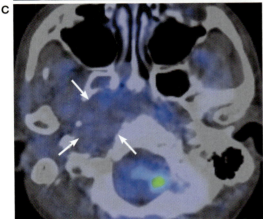

図 8-17　20 歳台男性　上咽頭癌，T4（図 8-14 と同一症例）
A, B：治療終了後 2 か月の MRI（A：T2 強調像，B：脂肪抑制造影 T1 強調像），C：FDG-PET
化学放射線療法終了後 2 か月の T2 強調像（A）では，腫瘍は著明に縮小しているが，軟部組織像が残存している（→）．脂肪抑制造影 T1 強調像（B）では，腫瘍が浸潤を示していた傍咽頭間隙や蝶形骨・斜台などの頭蓋底には増強効果の乏しい軟部組織が認められる（→）．FDG-PET（C）では，残存する軟部組織に FDG の異常集積は認められない（→）．本例はこのままの形態を保ったまま腫瘍が制御され，未治療経過観察となって 8 年以上，腫瘍の再増大や転移は認められていない．

2）遠隔転移（M 因子）

　他の領域の頭頸部扁平上皮癌では遠隔転移はまれであるのに対して，上咽頭癌では 3〜5％と比較的多いことに留意する必要がある[41, 42]．遠隔転移先として，骨，肺，肝臓，縦隔リンパ節が多く，また，遠隔転移は 98％が 3 年以内に生じる．遠隔転移に対するリスクが高い上咽頭癌（N2 以上）では，治療前評価や治療後経過観察において遠隔検索が必須と考えられる．遠隔転移の検索には全身 FDG-PET/CT が有用とされる[12]．

e. 治療後評価

　上咽頭癌では，局所腫瘍やリンパ節転移病変の容積が大きく，頭蓋底などの骨構造を含む深部軟部組織に浸潤することが多いことから，良好な治療効果が得られたとしても腫瘍が完全に消失することはまれであり，軟部組織としてある程度の大きさを保持したまま制御されることが多い（図 8-17）．また，放射線治療後の変化により，再発腫瘍と炎症性浮腫・軟部組織壊死・肉芽・線維化などとの鑑別が常に問題となる．したがって，CT，MRI，FDG-

450　Ⅷ. 上咽頭

PET などを用い，大きさや内部性状だけでなく，imaging biomarker を活用し，定性的および定量的評価を統合した複合画像診断が重要となってくる（Box 8-2）．

1）モダリティの選択と組み合わせ

施設の装置，臨床医や放射線科医の考え方などによる部分は大きいが，化学放射線療法終了後 8～12 週の時点で，造影 MRI もしくは造影 CT と，必要に応じて FDG-PET を組み合わせた効果判定を行う．MRI または CT 上腫瘍の遺残が疑われても，FDG-PET にて ^{18}F-FDG の集積がない場合は，tumor board conference にて協議したうえで，厳重な経過観察を行うことが多い（図 8-17）．MRI または CT 上腫瘍の遺残があり，かつ ^{18}F-FDG の集積を示す場合は viable な腫瘍の遺残とし，生検による確定診断を検討したうえで追加治療を考慮する．また，頭蓋底や頭蓋内の再発病変は FDG-PET のみでの指摘は難しく（図 8-18），局所再発病変の指摘は造影 MRI が優れる[43]．

2）適切な効果判定の時期

治療による生体反応は経時的に変化するため，早期に明らかに増大する場合を除き，治療による反応が継続するとされる 4～6 週までの評価は避けるべきである．通常，造影 CT より造影 MRI のほうが二次性変化を鋭敏に捉えるため，造影 CT では 4～6 週，造影 MRI では 6～8 週，FDG-PET は 10～12 週まで待機することが望ましいとされる．これは，治療に伴う浮腫や炎症といった二次的変化を MRI や FDG-PET は鋭敏に画像に反映し，評価を困難にする場合があるからである．

3）モダリティ別の治療後評価法

① MRI

CT と比較して組織コントラストに優れ，上咽頭癌に対して治療前評価，治療効果判定，経過観察において優先的に造影 MRI が選択される．腫瘍活動性の低下した瘢痕組織を示す MRI 所見としては，T1 および T2 強調像で低信号，造影 T1 強調像で増強効果の乏しい組織像を示す特徴がある（図 8-17）．形態学的評価のみでは不十分で，再発腫瘍や化学放射線治療後の残存腫瘍と治療後変化の鑑別において ADC 値を用いると診断能が上昇すると報告されている[11, 44, 45]．一般に細胞密度が高い腫瘍では ADC 値は低く，放射線治療後の浮腫や炎症性変化では，ADC 値が低下しない傾向があることで鑑別する．ただし，ADC 値のみで判断するのは治療後線維化と再発との鑑別ができず，必ず T2 強調像，造影 T1 強調像，拡散強調画像（b image），ADC map（視覚的評価・定量的評価の両方）のすべてを用いて評価することが重要である（図 8-19）[11]．また，ADC 値の治療早期の変化が治療効果予測に有用とする報告もみられる[46~48]．

② CT

原発巣およびリンパ節転移の治療後評価，遠隔転移の検索に造影 CT が選択される．局所進行病変の評価に対する治療後評価は造影 MRI が優れるが，費用対効果の面からは，T1-T2 の早期病変の場合には必ずしも MRI による経過観察は必要なく造影 CT が推奨されるとの報告もある[49]．造影 CT において腫瘍残存（特にリンパ節転移病変）を示す特異度の高い所見として，新たな低吸収域（focal defect）の出現（99％）と横断最大径の 20％以下の低い

3. 上咽頭癌　451

> **Box 8-2　上咽頭癌の治療後評価：要点**
>
> - 腫瘍が完全に消失することはまれであり，軟部組織としてある程度の大きさを保持したまま制御されることが多い．
> - 治療後変化の影響を考慮し，早期に明らかに増大する場合を除いて，造影CTでは4〜6週，造影MRIでは6〜8週，FDG-PETは10〜12週まで待機する．
> - MRIでは，T2強調像，造影T1強調像，拡散強調画像（b image），ADC map（視覚的評価・定量的評価の両方）のすべてを用いて評価する．
> - MRIまたはCTにおいて，腫瘍の遺残や再発が疑われる場合には，積極的にFDG-PETを活用する．

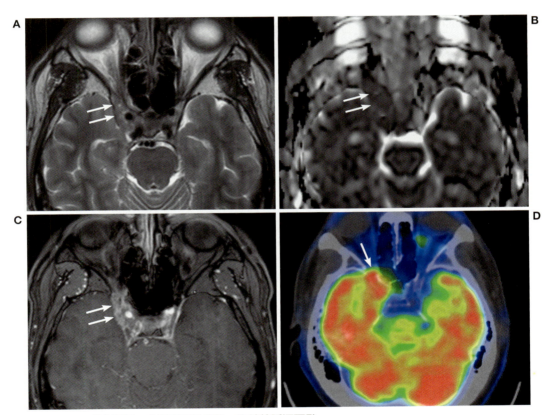

図8-18　30歳台男性　上咽頭癌治療後，海綿静脈洞再発
A：MRI，T2強調像，B：ADC map，C：脂肪抑制造影T1強調像，D：FDG-PET　MRI，T2強調像(A)では，右海綿静脈洞から上眼窩裂に軟部腫瘤の形成を認める(→)．ADC map(B)では低信号(→)，造影T1強調像(C)では不均一な増強効果を呈する．もともと腫瘍が存在した右Rosenmüller窩や破裂孔周囲の腫瘍は縮小が持続されており(未提示)，三叉神経に沿った神経周囲進展を中心とした海綿静脈洞再発と考えられた．右FDG-PET(D)では，右海綿静脈洞病変と脳実質へのFDG集積が一塊となり指摘が難しい(→)．

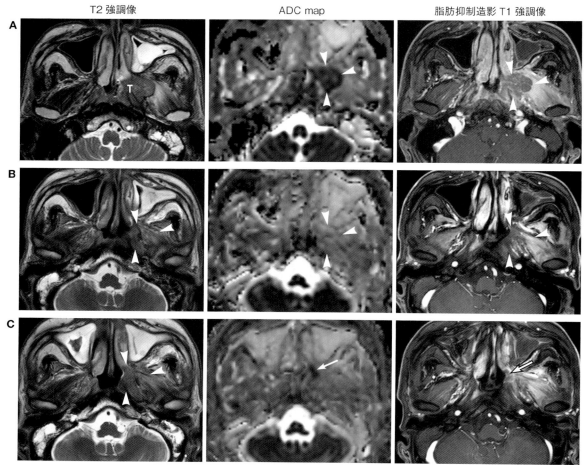

図 8-19　70 歳台男性　上咽頭癌治療後 2 年での再発例
A：治療前上咽頭癌 MRI，B：化学放射線療法終了 1 年半後，C：化学放射線療法終了 2 年後．A〜C の左の画像は T2 強調像，中央の画像は ADC map，右の画像は脂肪抑制造影 T1 強調像　治療前 MRI (A) では，上咽頭左側壁から傍咽頭間隙前茎突区に進展する腫瘍 (T) を認める．T2 強調像 (左) で中等度高信号，ADC map (中央) で脳実質と同等の低信号 (▶)，造影 T1 強調像 (右) で不均一な増強効果を呈する (▶)．化学放射線療法が行われた 1 年半後の MRI (B) では，T2 強調像 (左) においてある程度の軟部腫瘤として残存しているものの (▶)，ADC map (中央) では ADC 値の回復，造影 T1 強調像 (右) では増強効果が乏しく，腫瘍制御されていると考えられた (▶)．その 6 か月後 (治療終了後 2 年) の MRI (C) では，T2 強調像 (左) での軟部腫瘤は明らかな変化は認めないが (▶)，ADC map (中央) において上咽頭左側壁に拡散低下を示す領域が出現し (→)，造影 T1 強調像 (左) では同部位に不均一な増強効果が認められ，局所再発と考えられた．生検により再発が確認された．

縮小率 (96%) とされている[50]．内部に不均一性がなく，造影 CT において筋肉よりやや低吸収値を示す所見は瘢痕化が示唆される．

③ FDG-PET

上咽頭癌において，リンパ節や遠隔の転移診断，治療効果判定，経過観察における再発診断に有用である[43]．治療後効果判定における FDG-PET の診断能は，システマティックレ

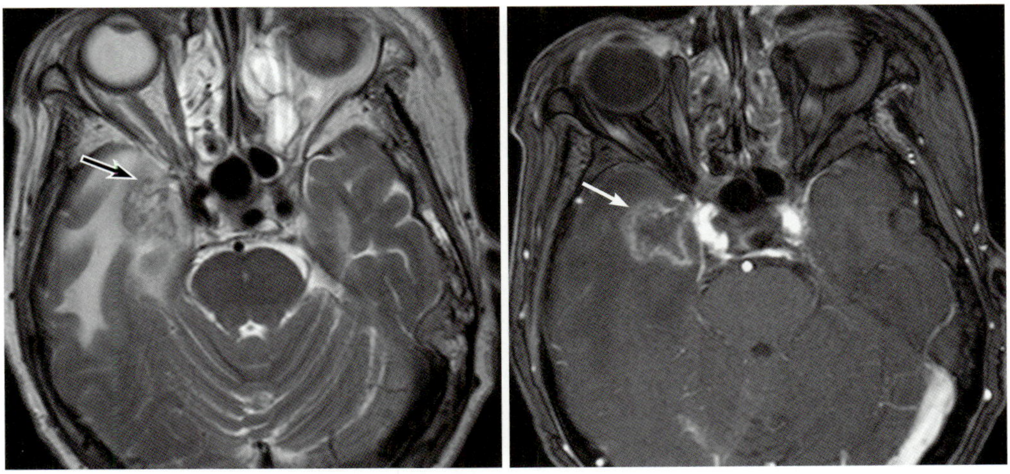

図 8-20　70 歳台女性　上咽頭癌に対する放射線照射後 4 年で発生した放射線脳壊死
A：MRI, T2 強調像，B：脂肪抑制造影 T1 強調像　T2 強調像（A）において，右側頭葉に不均一な信号を呈する腫瘤性病変を認め（→），周囲の脳実質は浮腫を示唆する高信号を示す．脂肪抑制造影 T1 強調像（B）では，著明なリング状の増強効果を示す（→）．本例は保存的治療が行われ，その 2 年後には病変の縮小が認められている．

ビュー/メタアナリシス（2335 例）の報告によると，原発巣において感度 79.9％，特異度 87.5％，陽性的中率 58.6％，陰性的中率 95.1％，リンパ節転移において感度 72.7％，特異度 87.6％，陽性的中率 52.1％，陰性的中率 94.5％とされる[13]．いずれも放射線治療終了後 12 週以降の評価が最も高い診断能を示すとされている．特に，特異度および陰性的中率が高く，適切な時期に撮像された FDG-PET において異常集積を示さない場合には，おおむね腫瘍制御されていると判断してもよいと思われる（図 8-14）[51]．注意するべき点は，陽性的中率が 52〜58％程度である点で，FDG-PET で集積を示したとしても，必ずしも腫瘍残存や再発を反映しているとはかぎらない．また，頭蓋内近傍の再発病変は FDG-PET のみでの指摘は難しいことが多く[43]，MRI や CT と併せた評価が必要と考えられる[13]．

f.　経過観察

　いったん腫瘍が制御されたと判断されてからは，一般的に MRI と CT が経過観察に用いられる．FDG-PET は上咽頭癌の転移・再発診断で CT，MRI より感度は高いが[52]，治療後の局所再発に関しては，FDG-PET より MRI のほうが正確とされる（図 8-18，図 8-19）[43]．通常，治療の二次性変化がある程度落ち着いた，放射線治療終了後 6 週〜2 か月の時点でベースライン検査を行い，それとの比較によって画像診断する．また，治療後の壊死や感染などの合併症の評価も行う．特に上咽頭癌に対する放射線照射後において，その照射野内に出現する放射線脳壊死（図 8-20），頭蓋底骨髄炎（図 8-21）に注意を払う必要がある．いずれも，数か月〜数年できたす遅発性の壊死であり，急速に増大する病変である．脳壊死は，画像上，浮腫の強い腫瘤性病変と造影後にリング状の増強効果を示すことが典型的であり，増強効果を示す充実成分に乏しいことが再発病変との鑑別となる．

454　Ⅷ．上咽頭

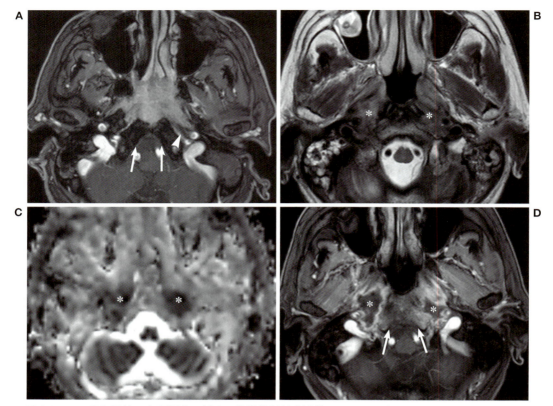

図 8-21　60 歳台男性　上咽頭癌に対する化学放射線療法後 9 か月で発生した頭蓋底骨髄炎
A：治療前 MRI，脂肪抑制造影 T1 強調像，B～D：化学放射線療法後 9 か月の MRI（B：T2 強調像，C：ADC map，D：脂肪抑制造影 T1 強調像）　治療前の MRI（造影 T1 強調像）において，上咽頭後上壁から両側壁にかけて腫瘍を認める．椎前筋・傍咽頭間隙に進展し，左錐体骨に小範囲での浸潤が認められたが（▶），斜台などは保持されている（→）．治療後 9 か月が経過した MRI では治療前に認められた上咽頭原発巣の縮小は維持されているが，両側の破裂孔（＊）周囲（右側優位）に，T2 強調像（B）で不均一な高信号，ADC map で脳実質より低信号，造影 T1 強調像（D）でリング状の増強効果を示す軟部組織像が認められ，斜台などの頭蓋底骨髄はびまん性に増強されている（→）．頭蓋底骨髄炎の診断にて抗菌薬による治療が行われ，その後改善が認められた．

4. その他の悪性腫瘍

a. 悪性リンパ腫 malignant lymphoma

　頭頸部におけるリンパ増殖性疾患のなかで最も多く，Waldeyer 扁桃輪，眼窩，副鼻腔，甲状腺，唾液腺などから発生し，上咽頭に発生する悪性腫瘍では上咽頭癌に次いで二番目に多いとされる．Hodgkin リンパ腫，非 Hodgkin リンパ腫（NHL）のいずれにも生じうるが，

4. その他の悪性腫瘍　455

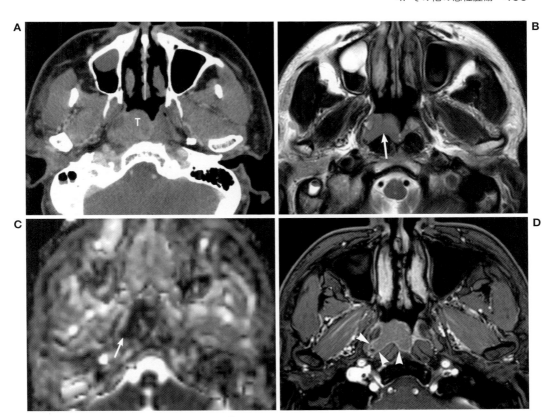

図 8-22　60 歳台男性　上咽頭悪性リンパ腫
A：造影 CT，B：MRI, T2 強調像，C：ADC map，D：脂肪抑制造影 T1 強調像　造影 CT（A）で，上咽頭後上壁右側から右 Rosenmüller 窩に非対称性軟部腫瘤（T）を認める．MRI では腫瘤内部均一で，T2 強調像（B）で中等度高信号，ADC map（C）で顕著な拡散低下を示す（ADC 値 Ave：0.49×10^{-3} mm^2/s）．咽頭頭底筋膜や口蓋帆挙筋などの Morgagni 洞周囲の構造は保たれ，parapharyngeal space への進展を示唆する所見なし．上咽頭粘膜の線状増強効果が比較的保たれ，椎前筋との境界は明瞭である．生検により濾胞性リンパ腫と診断された．

　本邦では非 Hodgkin リンパ腫が 80〜90％を占める．NHL のなかではびまん性大細胞型 B 細胞リンパ腫（diffuse large B cell lymphoma：DLBCL）が最も多く，中高年に好発し，発症年齢のピークは 60 歳台である．臨床症状は上咽頭癌に類似し，耳閉感，鼻閉感，鼻漏，頸部リンパ節腫脹などが主訴となることが多いが，脳神経症状は上咽頭癌に比して乏しいとされる[53,54]．

　頸部腫瘤と上咽頭腫瘤を契機に発見された場合，初診時に臨床的に上咽頭癌との鑑別を要する．画像診断において悪性リンパ腫の可能性を指摘できることは，生検方法（採取量）や追加検査，治療戦略などの決定に大きく影響するため臨床上重要である．上咽頭腫瘍の CT・MRI において悪性リンパ腫を考慮すべき特徴としては，周囲の組織に対して圧排性に発育する傾向を示し，ほぼ対称性で比較的大きな腫瘤を形成して，内部構造が均一な軟部組織として造影効果を示し，ADC map において低い ADC 値を示すのが典型的である（図 8-22，図 8-23）．非対称性腫瘤だとしても，悪性リンパ腫は頭蓋底浸潤や頭蓋内進展，神経孔への進展がまれであること，時に篩骨洞や上顎洞に進展することなどが上咽頭癌との鑑別となり

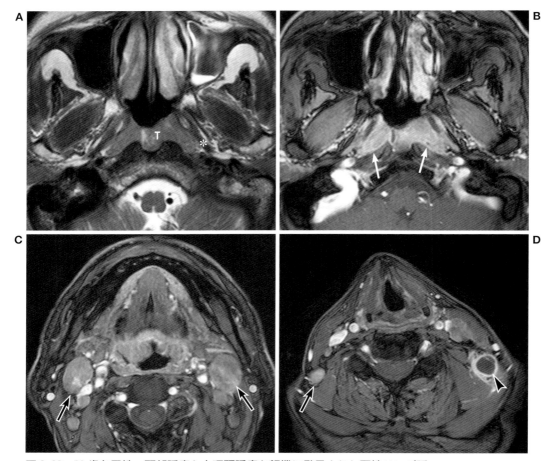

図 8-23　60 歳台男性　頸部腫瘤と上咽頭腫瘤を契機に発見された悪性リンパ腫
A：MRI, T2 強調像（上咽頭レベル），B〜D：脂肪抑制造影 T1 強調像（B：上咽頭レベル，C：中咽頭レベル，D：喉頭レベル）　T2 強調像（A）において両側 Rosenmüller 窩を占拠する左右対称性で内部比較的均一な軟部濃度病変（T）を認める．咽頭頭底筋膜の線状構造や口蓋帆挙筋（＊）とその周囲の脂肪高信号は保たれ，上咽頭にとどまる病変である．同レベルの脂肪抑制造影 T1 強調像（B）では内部均一な高信号を示し，圧排を主とする発育形態であり，周囲組織との境界は比較的明瞭である（→）．中咽頭レベル（C）では舌根の舌扁桃腫大を認め，Waldeyer 咽頭輪を中心に存在する一連の病変と考えられる．両側の上内深頸リンパ節の腫大を認め，その内部構造は比較的均一でほぼ左右対称性に認められる（→）．喉頭レベル（D）では，左副神経リンパ節病変のみ内部の低信号が強く（▶），扁平上皮癌のリンパ節転移に類似している．

得る（表 8-6）[54]．しかし，上咽頭癌（特に未分化型非角化扁平上皮癌）はもともと内部が比較的均一で，ADC 値が低い傾向にあることや，悪性リンパ腫でも時に頭蓋底などへの浸潤性発育傾向を呈したり，リンパ節病変が内部壊死を示すこともあり鑑別が難しいことも多く（図 8-23）[55]，最終的には生検による診断が必要である．最近では ADC に amide proton transfer（APT）イメージングを加えることで良悪性の鑑別への有用性が示されているが，悪性リンパ腫と非角化型上咽頭癌との鑑別はいまだ困難とされている[56]．ただし，角化型上咽頭癌との鑑別には ADC は有用とされている[55,57]．

表 8-6　上咽頭癌と悪性リンパ腫の鑑別のポイント

	上咽頭癌	悪性リンパ腫
病変の分布	非対称性分布が多い	両側対称性分布の原発巣・リンパ節病変が多い
前方進展様式	鼻腔中心．篩骨洞・上顎洞進展はまれ	時に篩骨洞・上顎洞に進展
側方進展様式	口蓋帆挙筋などの筋構造に沿った浸潤	傍咽頭間隙の脂肪組織内に進展
頭蓋底浸潤・頭蓋内進展	頻度が高い	まれ（3～4％）
神経孔への進展	神経孔（卵円孔，正円孔）や破裂孔への進展が多い	神経孔への進展はまれ
脳神経障害	脳神経障害をきたしやすい	まれ

b. 腺様嚢胞癌 adenoid cystic carcinoma（ACC）

　小唾液腺由来の悪性腫瘍であり，上咽頭においても粘膜下の小唾液腺から発生するが，全上咽頭悪性腫瘍では 0.48％ とまれである．上咽頭発生の腺様嚢胞癌は他の部位に発生した場合に比して外科的治療が困難であることから，治療戦略の面で異なる特性をもつ．また，腺様嚢胞癌は神経の走行に沿った浸潤や skip metastasis を高頻度にきたすことが知られ，画像診断においてその病変範囲を同定することは治療方針の決定や照射計画の範囲に影響を及ぼすため重要である（図 8-24）[58]．

　Liu による上咽頭腺様嚢胞癌 26 例（27 年間）の検討において，UICC による臨床病期別では early stage（Ⅰ，Ⅱ）が 14 例（54％），advanced stage（Ⅲ，Ⅳ）が 12 例（46％）であり，10 例に外科的切除，22 例に放射線治療が行われ，5 年間の無病生存率（disease-free survival rate：DFS）は 30.3％，全生存率（overall survival rate：OS）は 54.8％ であったとしている．リンパ節転移は 3.8％，遠隔転移は 26.9％ に認められ，通常の上咽頭癌に比してリンパ節転移率が低い傾向があるとされている[59]．

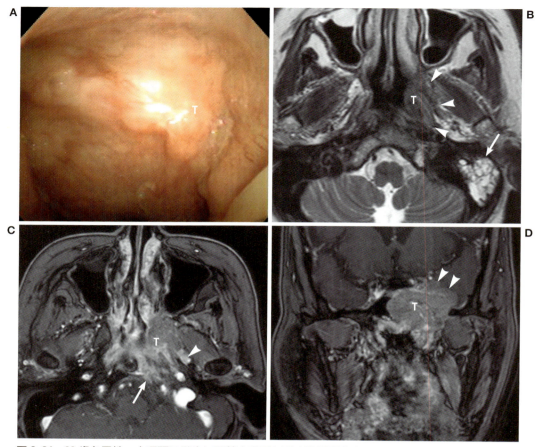

図8-24 60歳台男性 上咽頭に発生し頭蓋内進展を示す腺様嚢胞癌
A：鼻咽頭ファイバースコープ，B：MRI，T2強調像，C～D：脂肪抑制造影T1強調像（C：横断像，D：冠状断像） 鼻咽頭ファイバースコープ(A)では，粘膜面に所見はないものの粘膜下を中心とした腫脹(T)を認める．上咽頭レベルのT2強調像(B)では，左耳管隆起からRosenmüller窩深部の粘膜下を主座とする辺縁不整な腫瘤性病変を認める．左側方は傍咽頭間隙へ進展し(►)，左乳突蜂巣は耳管機能不全に伴う二次性炎症により高信号の液状内容物で充満している(矢印)．同レベルの脂肪抑制造影T1強調像(C)では，造影剤投与後に不均一な高信号を示し，後方は斜台を中心とする骨構造(→)まで増強効果があり広範な頭蓋底浸潤を示唆する．さらに左卵円孔に増強効果を示す軟部腫瘤が充満し(►)，中枢側方向への下顎神経に沿った神経周囲進展が疑われる．冠状断像(D)では，左Rosenmüller窩粘膜下に認める腫瘤(T)が海綿静脈洞および中頭蓋内に進展する(►)．生検により腺様嚢胞癌と診断された．

5. 上咽頭の良性腫瘍およびその他の疾患

a. アデノイド増殖症

　上咽頭上壁に存在するリンパ組織である．2～3歳から増大し，上咽頭全体を占め後鼻孔に達することもあるが，思春期から縮小し30～40歳台では非常に小さくなる．時に成人期もアデノイドの腫大が遺残することがあり，臨床的に耳管閉塞から滲出性中耳炎を繰り返したり，鼻閉，鼾の原因となることがある．アデノイドに感染を合併すると，鼻炎，副鼻腔炎が続発し，慢性化しやすい．

　画像上は上咽頭腔に限局した左右ほぼ対称性で内部均一な軟部組織としてみられ，浸潤性変化を欠くため咽頭頭底筋膜は保たれる．CTでは筋とほぼ同等の吸収値を示し，囊胞や石灰化を伴うことがある．MRIではT1強調像で筋と同等の低信号，T2強調像で比較的高い信号強度を示す．特徴的な画像所見として，造影後に縞状の増強効果を示すことが知られており，上咽頭癌との鑑別に有用である（図8-25）[60]．また，上咽頭癌では深部粘膜下の線状増強効果が不明瞭化することが多いのに対し（図8-6C），アデノイドでは保たれることが多く（図8-25B），早期上咽頭癌との鑑別に有用と報告されている（Box 8-3）[3]．

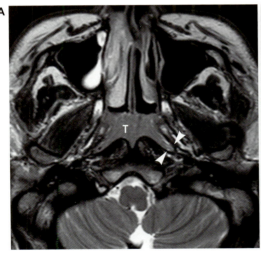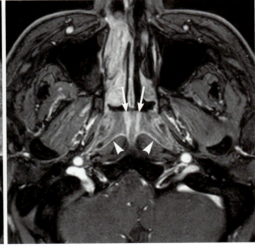

図8-25　40歳台男性　アデノイド増殖症
A：MRI，T2強調像，B：脂肪抑制造影T1強調像　難聴を契機に上咽頭腫瘤を指摘される．T2強調像（A）で，上咽頭腔を占拠する軟部腫瘤（T）が左右対称性に認められる．咽頭頭底筋膜の低信号は保持される（►）．脂肪抑制造影T1強調像（B）では，正中天蓋部の腫瘤内に縞状の増強効果が認められ（→），深部粘膜下の線状増強効果は保たれている（►）．生検でアデノイド増殖症が確認され，経過観察にて自然消退した．

460 Ⅷ. 上咽頭

> **Box 8-3　　上咽頭腫瘍性病変の鑑別**
>
> **アデノイド**：上咽頭腔に限局した左右対称性で内部均一な軟部組織．造影後の縞状
> 　の増強効果が特徴的．上咽頭粘膜下の線状増強効果が保持される．
> **上咽頭癌**：局所浸潤傾向の強い頭頸部悪性腫瘍で，深部の組織間隙や頭蓋底・頭蓋
> 　内へ進展する．上咽頭粘膜下の線状増強効果が不明瞭化することが多い．
> **悪性リンパ腫**：周囲の組織に対して圧排性に発育する傾向を示し，ほぼ対称性で比
> 　較的大きな腫瘤を形成して，内部構造が均一な軟部組織として増強効果を示す．

---

b. Tornwaldt 囊胞

　Tornwaldt 囊胞は脊索の発生学的遺残から生じる先天性囊腫で，上咽頭正中の囊胞性腫瘍としてみられる．大きさは 1 cm 以内が多いが，まれに 2 cm に達するものもある[61]．頻度は剖検例の 4％程度，MRI 施行時の 0.2〜5％との報告がみられる[61, 62]．あらゆる年齢層に認められる．ほとんどは無症状であり，治療の対象にならないが，まれに感染の合併により口臭，咽頭痛，膿性鼻漏，周囲神経叢の刺激による後頭部痛や頸部痛がみられ，必要に応じて経口的に開放排膿を行う．

　画像上は上咽頭正中後壁の囊胞性腫瘍として認められる．CT では通常，ほぼ液体濃度を呈するが，蛋白成分の存在や出血に伴い，高い CT 値を呈することもある．MRI では上咽頭レベルで頸長筋間に位置する囊胞性腫瘍として明瞭に同定される．内容液の性状によりさまざまな信号強度を呈するため，充実性腫瘍と誤らないように注意を要する（図 8-26）[23]．また，正中を外れる場合は通常の貯留囊胞がより疑われる[23]．

c. 化膿性咽頭後リンパ節炎・咽後膿瘍

　咽頭後リンパ節は咽頭後間隙内にあり，内側咽頭後リンパ節，外側咽頭後リンパ節に区分される[63]．化膿性咽頭後リンパ節炎の大部分は外側咽頭後リンパ節を侵す．小児では咽頭後リンパ節は比較的よく発達しており，小児の咽頭炎は咽頭後リンパ節へ波及しやすい．咽頭後リンパ節への感染に引き続く膿瘍形成，化膿性咽頭炎の不完全治療に続発する場合が多い．早期は反応性の腫大リンパ節としてみられ，次第にリンパ節内に低吸収を示す早期膿瘍を形成し，化膿性咽頭後リンパ節炎となる．造影 CT にて咽頭後部に偏在する辺縁増強効果のある囊胞性腫瘍としてみられる．膿瘍がリンパ節被膜を破綻し，リンパ節外の咽頭後間隙に膿瘍形成を認めると，咽後膿瘍が形成される．咽後膿瘍は容易に下方へと進展し，縦隔炎の合併の危険性がある[64]．

　咽頭後間隙の炎症性浮腫と咽後膿瘍との画像上の鑑別は，前者が咽頭後間隙の腫大と脂肪混濁を示し，後者は膿瘍を示す液体濃度とこれを囲む被膜の増強効果として認められる（図 8-27）．ただし膿瘍形成がなくても咽頭後静脈叢により被膜様の増強効果を呈する場合があり，注意が必要である．膿瘍形成がリンパ節内にとどまっているときは，ほとんどの場合，抗菌薬治療にて治癒するが，治癒がみられない場合やリンパ節外に進展した咽後膿瘍では，

5. 上咽頭の良性腫瘍およびその他の疾患　461

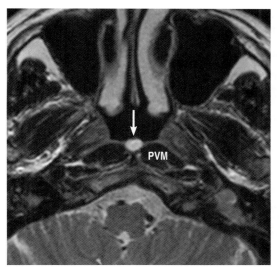

図 8-26　50 歳台男性　Tornwaldt 嚢胞
MRI, T2 強調像（上咽頭レベル）　上咽頭後上壁正中に高信号を示す嚢胞性腫瘤を認め（→），Tornwaldt 嚢胞に一致する．PVM：頸長筋

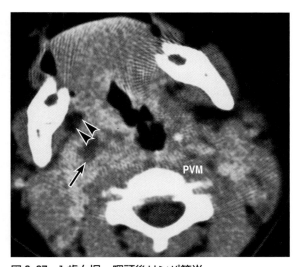

図 8-27　1 歳女児　咽頭後リンパ節炎
造影 CT　右咽頭後リンパ節の部位に液体濃度を示す嚢胞性腫瘤（→）と周囲の増強効果がみられ，咽頭後リンパ節の化膿性リンパ節炎に一致する．傍咽頭間隙（▶）は前方に圧排されるが，脂肪濃度は保たれている．
PVM：頸長筋

外科的排膿が必要となる．また，咽後膿瘍が咽頭後間隙に隣接する他の深部組織間隙へ膿瘍進展したとき，各組織間隙ごとに排膿ドレナージを施行することが必要となり，画像上，化膿性リンパ節炎と咽後膿瘍との鑑別，膿瘍進展範囲を正確に評価することは重要となる[23]．気道狭窄に比較的まれであるが，画像診断では気道への影響や原因となる異物も評価する必要がある[23]．

文　献

1) Ali M：Histology of the human nasopharyngeal mucosa. J Anatomy 1965；99：657.
2) Bhatia KS, King AD, Vlantis AC, et al：Nasopharyngeal mucosa and adenoids：appearance at MR imaging. Radiology 2012；263：437-443.
3) King AD, Wong LYS, Law BKH, et al：MR Imaging Criteria for the Detection of Nasopharyngeal Carcinoma：Discrimination of Early-Stage Primary Tumors from Benign Hyperplasia. AJNR Am J Neuroradiol 2018；39：515-523.
4) King AD, Vlantis AC, Bhatia KSS, et al：Primary nasopharyngeal carcinoma：diagnostic accuracy of MR imaging versus that of endoscopy and endoscopic biopsy. Radiology 2011；258：531-537.
5) Dubrulle F, Souillard R, Hermans R：Extension patterns of nasopharyngeal carcinoma. Eur Radiol 2007；17：2622-2630.
6) Liang SB, Sun Y, Liu LZ, et al：Extension of local disease in nasopharyngeal carcinoma detected by magnetic resonance imaging：improvement of clinical target volume delineation. Int J Radiat Oncol Biol Phys 2009；75：742-750.
7) Ojiri H：Perineural spread in head and neck malignancies. Radiat Med 2006；24：1-8.
8) Kuno H, Sekiya K, Chapman MN, et al：Miscellaneous and Emerging Applications of Dual-Energy Computed Tomography for the Evaluation of Intracranial Pathology. Neuroimaging Clin N Am 2017；7：411-427.

9) Hiyama T, Kuno H, Sekiya K, et al：Bone subtraction iodine imaging using area detector CT for evaluation of skull base invasion by nasopharyngeal carcinoma. AJNR Am J Neuroradiol 2019；40：135-141.

10) Liao XB, Mao YP, Liu LZ, et al：How does magnetic resonance imaging influence staging according to AJCC staging system for nasopharyngeal carcinoma compared with computed tomography？Int J Radiat Oncol Biol Phys 2008；72：1368-1377.

11) Ailianou A, Mundada P, De Perrot T, et al：MRI with DWI for the Detection of Posttreatment Head and Neck Squamous Cell Carcinoma：Why Morphologic MRI Criteria Matter. AJNR Am J Neuroradiol 2018；39：748-755.

12) Chang MC, Chen JH, Liang JA, et al：Accuracy of whole-body FDG-PET and FDG-PET/CT in M staging of nasopharyngeal carcinoma：A systematic review and meta-analysis. Eur J Radiol 2013；82：366-373.

13) Gupta T, Master Z, Kannan S, et al：Diagnostic performance of post-treatment FDG PET or FDG PET/CT imaging in head and neck cancer：a systematic review and meta-analysis. Eur J Nucl Med Mol Imaging 2011；38：2083-2095.

14) Torre LA, Bray F, Siegel RL, et al：Global cancer statistics, 2012. CA Cancer J Clin 2015；65：87-108.

15) Yu MC, Yuan JM：Epidemiology of nasopharyngeal carcinoma. Semin Cancer Biol 2002；12：421-429.

16) Chan KKC, Shlootweg PJ：Tumours of the nasopharynx：carcinomas. In：El-Naggar AK, Chan JKC, Grandis JR, Takata T, Slootweg PJ（eds）. WHO classification of Head and Neck Tumours, 4th ed. Lyon：IARC Publications, 2017.

17) Chang ET, Adami HO：The enigmatic epidemiology of nasopharyngeal carcinoma. Cancer Epidemiol Biomarkers Prev 2006；15：1765-1777.

18) Stelow EB, Wenig BM：Update From The 4th Edition of the World Health Organization Classification of Head and Neck Tumours：Nasopharynx. Head Neck Pathol 2017；11：16-22.

19) Lo EJ, Bell D, Woo JS, et al：Human papillomavirus and WHO type I nasopharyngeal carcinoma. Laryngoscope 2010；120：1990-1997.

20) Wei WI, Sham JS：Nasopharyngeal carcinoma. Lancet 2005；365：2041-2054.

21) Lee AW, Foo W, Law SC, et al：Nasopharyngeal carcinoma：presenting symptoms and duration before diagnosis. Hong Kong Med J 1997；3：355-361.

22) Chong VF, Fan YF, Khoo JB.：Nasopharyngeal carcinoma with intracranial spread：CT and MR characteristics. J Comput Assist Tomogr 1996；20：563-569.

23) 尾尻博也：上咽頭. 頭頸部の臨床画像診断学, 第 3 版. 南江堂, 2016：149-188.

24) Kloos RT, Ringel MD, Knopp MV, et al：Phase II Trial of Sorafenib in Metastatic Thyroid Cancer. J Clin Oncol 2009；27：1675-1684.

25) Ribassin-Majed L, Marguet S, Lee AWM, et al：What Is the Best Treatment of Locally Advanced Nasopharyngeal Carcinoma？An Individual Patient Data Network Meta-Analysis. J Clin Oncol 2017；35：498-505.

26) 尾尻博也：頭頸部癌の画像診断. 頭頸部癌 2009；35：234-239.

27) King AD, Vlantis AC, Yuen TW, et al：Detection of Nasopharyngeal Carcinoma by MR Imaging：Diagnostic Accuracy of MRI Compared with Endoscopy and Endoscopic Biopsy Based on Long-Term Follow-Up. AJNR Am J Neuroradiol 2015；36：2380-2385.

28) Mahul BA, Stephen BE, Frederick LG, et al：AJCC Cancer Staging Manual, 8th ed. NewYork：Springer, 2017.

29) Glastonbury CM, Mukherji SK, O'Sullivan B, et al：Setting the Stage for 2018：How the Changes in the American Joint Committee on Cancer/Union for International Cancer Control Cancer Staging Manual Eighth Edition Impact Radiologists. AJNR Am J Neuroradiol 2017；38：2231-2237.

30) Lu TX, Mai WY, Teh BS, et al：Important prognostic factors in patients with skull base erosion from nasopharyngeal carcinoma after radiotherapy. Int J Radiat Oncol Biol Phys 2001；51：589-598.

31) Roh JL, Sung MW, Kim KH, et al：Nasopharyngeal carcinoma with skull base invasion：a necessity of staging subdivision. Am J Otolaryngol 2004；25：26-32.

32) Shatzkes DR, Meltzer DE, Lee JA, et al : Sclerosis of the pterygoid process in untreated patients with nasopharyngeal carcinoma. Radiology 2006 ; 239 : 181-186.

33) Chong VF, Ong CK : Nasopharyngeal carcinoma. Eur J Radiol 2008 ; 66 : 437-447.

34) Su CY, Lui CC : Perineural invasion of the trigeminal nerve in patients with nasopharyngeal carcinoma. Cancer 1996 ; 78 : 2063-2069.

35) Ginsberg LE : MR imaging of perineural tumor spread. Neuroimaging Clin N Am 2004 ; 14 : 663-677.

36) Cui CY, Liu LZ, Ma J, et al : Trigeminal nerve palsy in nasopharyngeal carcinoma : correlation between clinical findings and magnetic resonance imaging. Head Neck-J Sci Spec Head Neck 2009 ; 31 : 822-828.

37) Lee CC, Chu ST, Chou P, Chen LF : The prognostic influence of prevertebral space involvement in nasopharyngeal carcinoma. Clin Otolaryngol 2008 ; 33 : 442-449.

38) Fletcher GH, Million RR : Malignant Tumors of the Nasopharynx. Am J Roentgenol Radium Ther Nucl Med 1965 ; 93 : 44-55.

39) Wang X, Li L, Hua C, et al : Patterns of level II node metastasis in nasopharyngeal carcinoma. Radiother Oncol 2008 ; 89 : 28-32.

40) Ho FC, Tham IW, Earnest A, et al : Patterns of regional lymph node metastasis of nasopharyngeal carcinoma : A meta-analysis of clinical evidence. BMC Cancer 2012 ; 12 : 98.

41) Chua ML, Ong SC, Wee JT, et al : Comparison of 4 modalities for distant metastasis staging in endemic nasopharyngeal carcinoma. Head Neck 2009 ; 31 : 346-354.

42) Neel HB 3rd : Nasopharyngeal carcinoma : clinical presentation, diagnosis, treatment, and prognosis. Otolaryngol Clin North Am 1985 ; 18 : 479-490.

43) Comoretto M, Balestreri L, Borsatti E, et al : Detection and restaging of residual and/or recurrent nasopharyngeal carcinoma after chemotherapy and radiation therapy : comparison of MR imaging and FDG PET/CT. Radiology 2008 ; 249 : 203-211.

44) Abdel Razek AA, Kandeel AY, Soliman N, et al : Role of diffusion-weighted echo-planar MR imaging in differentiation of residual or recurrent head and neck tumors and posttreatment changes. AJNR Am J Neuroradiol 2007 ; 28 : 1146-1152.

45) Vandecaveye V, Dirix P, De Keyzer F, et al : Diffusion-weighted magnetic resonance imaging early after chemoradiotherapy to monitor treatment response in head-and-neck squamous cell carcinoma. Int J Radiat Oncol Biol Phys 2012 ; 82 : 1098-1107.

46) Kim S, Loevner L, Quon H, et al : Diffusion-weighted magnetic resonance imaging for predicting and detecting early response to chemoradiation therapy of squamous cell carcinomas of the head and neck. Clin Cancer Res 2009 ; 15 : 986-994.

47) Vandecaveye V, Dirix P, De Keyzer F, et al : Predictive value of diffusion-weighted magnetic resonance imaging during chemoradiotherapy for head and neck squamous cell carcinoma. Eur Radiol 2010 ; 20 : 1703-1714.

48) van der Hoorn A, van Laar PJ, Holtman GA, et al : Diagnostic accuracy of magnetic resonance imaging techniques for treatment response evaluation in patients with head and neck tumors, a systematic review and meta-analysis. PloS one 2017 ; 12 : e0177986.

49) Zhou GQ, Wu CF, Zhang J, et al : Cost-Effectiveness Analysis of Routine Magnetic Resonance Imaging in the Follow-Up of Patients With Nasopharyngeal Carcinoma After Intensity Modulated Radiation Therapy. Int J Radiat Oncol Biol Phys 2018 Nov 15 ; 102(4) : 1382-1391.

50) Hamilton JD, Ahmed S, Sandulache VC, et al : Improving imaging diagnosis of persistent nodal metastases after definitive therapy for oropharyngeal carcinoma : specific signs for CT and best performance of combined criteria. AJNR Am J Neuroradiol 2013 ; 34 : 1637-1642.

51) McDermott M, Hughes M, Rath T, et al : Negative predictive value of surveillance PET/CT in head and neck squamous cell cancer. AJNR Am J Neuroradiol 2013 ; 34 : 1632-1636.

52) Yen RF, Hung RL, Pan MH, et al : 18-fluoro-2-deoxyglucose positron emission tomography in detecting residual/recurrent nasopharyngeal carcinomas and comparison with magnetic resonance imaging. Cancer 2003 ; 98 : 283-287.

53) Lei KIK, Suen JJS, Hui P, et al : Primary nasal and nasopharyngeal lymphomas : a comparative study of clinical presentation and treatment outcome. Clinical Oncology 1999 ; 11 : 379-387.

54) Liu XW, Xie CM, Mo YX, et al : Magnetic resonance imaging features of nasopharyngeal

carcinoma and nasopharyngeal non-Hodgkin's lymphoma : are there differences? Eur J Radiol 2012 ; 81 : 1146-1154.

55) Ichikawa Y, Sumi M, Sasaki M, et al : Efficacy of diffusion-weighted imaging for the differentiation between lymphomas and carcinomas of the nasopharynx and oropharynx : correlations of apparent diffusion coefficients and histologic features. AJNR Am J Neuroradiol 2012 ; 33 : 761-766.

56) Law BKH, King AD, Ai QY, et al : Head and Neck Tumors : Amide Proton Transfer MRI. Radiology 2018 ; 288 : 782-790.

57) Maeda M, Kato H, Sakuma H, et al : Usefulness of the apparent diffusion coefficient in line scan diffusion-weighted imaging for distinguishing between squamous cell carcinomas and malignant lymphomas of the head and neck. AJNR Am J Neuroradiol 2005 ; 26 : 1186-1192.

58) Kuno H, Fujii S : A case of adenoid cystic carcinoma arising from the nasopharynx. Jpn J Clin Oncol 2013 ; 43 : 942.

59) Liu TR, Yang AK, Guo X, et al : Adenoid cystic carcinoma of the nasopharynx : 27-year experience. Laryngoscope 2008 ; 118 : 1981-1988.

60) King AD, Vlantis AC, Bhatia KS, et al : Primary nasopharyngeal carcinoma : diagnostic accuracy of MR imaging versus that of endoscopy and endoscopic biopsy. Radiology 2011 ; 258 : 531-537.

61) Magliulo G, Fusconi M, D'Amico R, de Vincentiis M : Tornwaldt's cyst and magnetic resonance imaging. Ann Otol Rhinol Laryngol 2001 ; 110 : 895-896.

62) Ikushima I, Korogi Y, Makita O, et al : MR imaging of Tornwaldt's cysts. AJR Am J Roentgenol 1999 ; 172 : 1663-1665.

63) Rouvière H : Anatomy of the human lymphatic system, Ann Arbor, MI, Edwards Brothers, 1938 : 10.

64) Davis WL, Harnsberger HR, Smoker WR, Watanabe AS : Retropharyngeal space : evaluation of normal anatomy and diseases with CT and MR imaging. Radiology 1990 ; 174 : 59-64.

IX

口　腔

1. 正常解剖
2. 検査法
3. 口腔・口腔底疾患

CT and MRI of the Head and Neck

はじめに

　口腔は，頭頸部領域のなかでも最も視診と触診が十分に可能な領域であるが，近年ではこの領域においても画像検査法として CT や MRI が応用されるようになった．口腔領域の炎症や悪性腫瘍においては，その発生部位や進展範囲によって開口障害を生じ，視診や触診が困難をきたす症例も多い．また，粘膜下に発生した病変，あるいは粘膜下や深部進展した病変に対しては視診や触診による診断では不十分である．これらにおいては画像診断が不可欠である．本章では，著者の日常臨床における画像診断の経験を顧み，口腔領域のおもな疾患に関する画像診断について解説する．

1. 正常解剖

　口腔は，口裂から咽頭の間にある器官であり，口唇から口峡までを指す．重層扁平上皮からなる口腔粘膜によって表面構造が被覆されている．歯列の外側の口腔前庭と，歯列の内側の固有口腔とに分類される．固有口腔の上方の境界は，上顎骨と口蓋骨から構成される硬口蓋と歯槽歯肉，側方の境界は頰粘膜である．下方の境界は口腔底と歯槽歯肉であり，口腔底の下方の境界は顎舌骨筋である．後方の境界は，軟口蓋，前口蓋弓（口蓋舌弓）および有郭乳頭で，中咽頭と境界される．有郭乳頭の後方にある分界溝および舌盲孔は中咽頭に属する．

　口腔は亜部位として口唇，舌，口腔底，硬口蓋，上下歯肉，頰粘膜に分けられ，頰粘膜から臼後三角を分ける場合と頰粘膜に含む場合がある（Box 9-1）．口腔は消化管の一部であり，咀嚼，摂食・嚥下に関わる多様な付属器官・組織が存在し，呼吸や発声などの呼吸器系の役割も併せもつ．また，異物侵入路でもあるため生体防御機構も備わっている[1]．したがって，解剖構造も複雑であると同時に多様な病変も発生しうる．

a. 口唇と舌

　口唇は，外面は皮膚，内面は粘膜で覆われ，口輪筋を含み，その粘膜側に小唾液腺（口唇腺）が存在し，口輪筋と腺との間に口唇動脈が走行する．

　舌は，固有舌筋である内舌筋（上縦舌筋，下縦舌筋，横舌筋，垂直舌筋）と舌以外に起始をもつ外舌筋（オトガイ舌筋，舌骨舌筋，茎突舌筋，口蓋舌筋）から構成される[2,3]．これらの筋の作用すなわち舌の運動は，舌下神経によってつかさどられ，舌の知覚は三叉神経の分枝である舌神経，味覚は顔面神経の分枝である鼓索神経によって伝えられる．舌の下面（舌腹）と舌小帯が口腔底粘膜に移行する．粘膜下（口腔底）には左右の舌下間隙が潜在する．舌下間隙は，舌骨舌筋，舌動静脈，舌神経，舌下神経，舌下腺，顎下腺排泄管（Wharton 管），顎

Box 9-1　解剖学的分類

『頭頸部癌取扱い規約』	『口腔癌取扱い規約』

『頭頸部癌取扱い規約』

口　唇
1) 上唇（赤唇部）
2) 下唇（赤唇部）
3) 唇交連

口　腔
1) 頬粘膜部
　①上・下唇の粘膜面
　②頬の粘膜面
　③臼後部
　④上下頬歯槽溝（口腔前庭）
2) 上歯槽と歯肉（上歯肉）
3) 下歯槽と歯肉（下歯肉）
4) 硬口蓋
5) 舌
　①有郭乳頭より前の舌背面と舌縁
　　（舌前2/3）
　②下面（舌腹）
6) 口腔底

『口腔癌取扱い規約』

1) 舌
舌粘膜は，有郭乳頭より前（舌前方2/3）の舌背，舌側縁（舌前方2/3）および舌下面（舌腹）で構成されている部分．
2) 歯肉・歯槽粘膜（上顎・下顎）
唇頬側は唇および頬移行部，上顎口蓋側は横口蓋ヒダ，口蓋水平部分と垂直部分との境界，下顎の舌側では口底水平部分と垂直部分との境界で囲まれている部分．
3) 頬粘膜
　a) 頬の粘膜面：上顎と下顎の頬側溝の間の部分
　b) 上・下頬歯槽溝（口腔前庭）
　c) 臼後部
　d) 上・下唇の粘膜面
4) 口底
5) 硬口蓋

下腺深部などとこれらを包む脂肪組織を含んでいる[3~5]．舌骨舌筋は茎突舌筋および口蓋舌筋と舌下間隙内で交り合って側方の筋束を形成し，舌下間隙後部では Wharton（ワルトン）管，舌神経および舌下神経をより内側を通る舌動静脈から隔てている[3~5]．頻度は低いが舌下間隙内に外側舌（舌下）リンパ節，舌中隔内には正中舌（舌下）リンパ節が含まれる．

b. 上下歯肉と硬口蓋

　上下歯槽歯肉は，歯槽骨を覆う粘膜および粘膜下組織からなる薄い組織である．上歯肉は，後方では軟口蓋，外側は歯肉頬移行部，内側は硬口蓋に移行する[3]．歯槽正中部の口蓋側に神経血管束を含む切歯管が開口する[4,5]．下歯肉は，後方では臼後三角，外側は歯肉頬移行部，内側では口腔底に連続する[3]．硬口蓋の小唾液腺（口蓋腺）は，前方部にはほとんど存在しないが，第1大臼歯部から後方には広く分布している[3]．硬口蓋の後端付近には大口蓋神経血管束の開口部である大口蓋孔がある．

468　IX. 口腔

C.　頰粘膜と臼後三角

　頰粘膜の直下の頰間隙は，線維性脂肪組織と頰脂肪体，頰筋，小唾液腺（頰腺），耳下腺管（Stensen 管），頰筋神経などを含む．顔面神経の頰筋枝からの交通枝も入り込む[2~5]．外側には表情筋や表在性筋腱膜系（superficial musculoaponeurosis system：SMAS）[6]および顔面神経頰筋枝が存在する．頰腺の前部腺葉は Stensen（ステンセン）管の開口部（耳下腺乳頭）付近に多く分布するが，後部腺葉は咬筋と頰筋との間に存在する．また，Stensen 管の開口部付近には顔面静脈に沿って頰リンパ節後方群が存在する[4]．

　臼後三角は下顎最後臼歯の後方に位置し，中咽頭部へ先細る三角形の狭い領域である[7]．粘膜および小唾液腺（臼歯腺）などを含む粘膜下組織で構成される．その深部には翼突下顎縫線が存在する．翼突下顎縫線は，蝶形骨翼状突起内側板の翼突鈎から生じ下顎骨の頰筋稜後端[1]，または顎舌骨筋線後端を結ぶ[7]靱帯様の結合組織で，頰筋と上咽頭収縮筋との境界をなすが，必ずしも明瞭とはかぎらない（図 9-1）．

正常解剖の図中に示されている解剖名（和英対照）：図 9-1 に対応

1：口輪筋	orbicularis oris muscle		23：舌下腺	sublingual gland
2：鼻口蓋管	nasopalatine canal		24：舌下間隙	sublingual space
3：舌	tongue		25：舌中隔	lingual septum
4：硬口蓋	hard palate		26：舌骨舌筋	hyoglossus muscle
5：頰筋	buccinator muscle		27：下縦舌筋	inferior longitudinal muscle
6：歯肉	gingiva		28：顎舌骨筋	mylohyoid muscle
7：上顎結節	maxillary tuberosity		29：茎突舌筋	styloglossus muscle
8：頰脂肪体	buccal fat-pad		30：顎下腺	submandibular gland
9：咬筋	masseter muscle		31：顎下間隙	submandibular space
10：翼突下顎縫線	pterygomandibular raphe		32：顎二腹後腹	posterior belly of digastric muscle
11：下顎枝	mandibular ramus		33：上縦舌筋	superior longitudinal muscle
12：内斜線	medial oblique line		34：横舌筋	transverse muscle of tongue
13：翼突下顎間隙	pterygomandibular space		35：Wharton 管	Wharton's duct
14：内側翼突筋	medial pterygoid muscle		36：下顎骨体	mandibular body
15：耳下腺	parotid gland		37：舌動静脈	lingual artery / vein
16：下顎神経（血管束）	mandibular nerve（neurovascular bundle）		38：顎舌骨筋線	mylohyoid muscle line
			39：広頸筋	platysma
17：下顎孔	mandibular foramen		40：オトガイ舌骨筋	geniohyoid muscle
18：大口蓋孔	greater palatine foramen		41：顎二腹前腹	anterior belly of digastric muscle
19：Stensen 管	stensen's duct		42：下顎管	mandibular canal
20：SMAS	superficial musculoaponeurotic system		43：歯	tooth
			44：軟口蓋	soft palate
21：顔面動静脈	facial artery / vein		45：舌骨	hyoid bone
22：オトガイ舌筋	genioglossus muscle			

1. 正常解剖　469

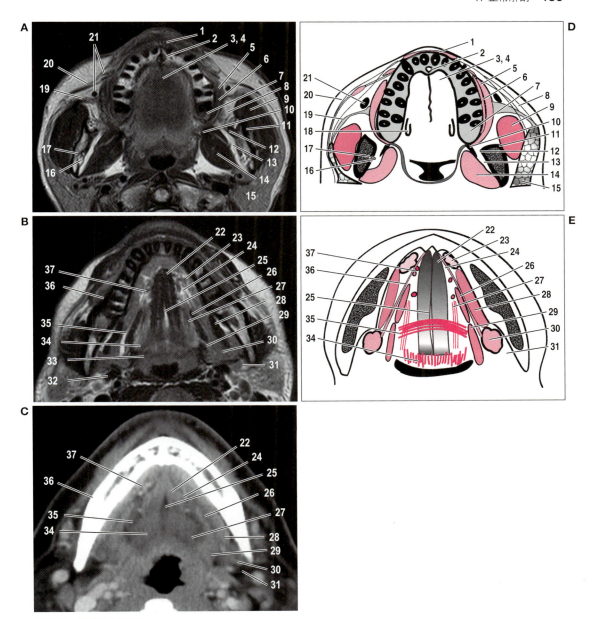

図 9-1　口腔正常解剖
A：MRI, T1強調横断像（歯槽レベル），B：T2強調横断像（口腔底レベル），C：造影CT横断像（口腔底レベル），D：歯槽レベル横断像のシェーマ，E：口腔底レベル横断像のシェーマ，F：T2強調冠状断像，G：造影CT冠状断像，H：冠状断像のシェーマ，I：造影CT矢状断像，J：T1強調矢状断像，K：矢状断像のシェーマ

（次頁に続く）

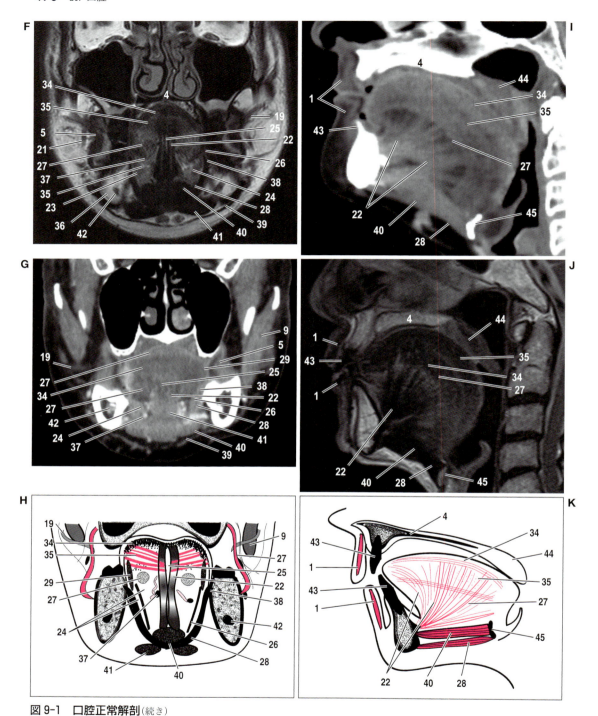

図 9-1　口腔正常解剖(続き)
F：T2強調冠状断像，G：造影CT冠状断像，H：冠状断像のシェーマ，I：造影CT矢状断像，J：T1強調矢状断像，K：矢状断像のシェーマ

2. 検査法

　口腔および口腔底は，ほかの頭頸部領域に比較しても視診と触診が容易な領域である．しかし，粘膜に発生した病変の深部進展範囲や粘膜下に原発した病変の場合には，CT や MRI が広く利用されている．

a. CT

　口腔・口腔底領域の基本的撮像は従来から，フランクフルト平面(外耳孔上縁と眼窩下縁を結ぶ平面)に平行な横断像である．硬口蓋やや上方から舌骨やや下方までを連続的に撮像する．しかし，病変の進展範囲の検討においてはさらに広く頭蓋底部や上縦隔まで撮像することもある．この領域の最大の問題点は，歯冠補綴物による金属アーチファクトである．近接する舌や歯肉，頰粘膜は重度の影響を受ける．歯列のレベルを避けて上顎部と下顎部を分けて撮像したり(蝶形法)[7]，開口させながら撮像することもあるが，横断像でなくなるため，読影では注意が必要となる．病変表面と粘膜面が接すると，画面上では病変の範囲が分かりにくくなる．歯肉部病変と頰粘膜を分離するための puffed-cheek 法[8]やガーゼを介在させる方法もあるが[9]，歯科用ロールワッテを使用することもある[10]．病変の局在位置や進展方向の読影では横断像での観察のほか，冠状断像や矢状断像での観察を加えることも必要である．多列検出器型 CT(multidetector row-CT：MDCT)の進歩から MPR(multi planner reconstruction：多断面再構成)にてさまざまな断層方向での良好な画像が得られ，volume rendering(VR)による 3 次元画像も可能となっている．口腔・口腔底領域は狭いので，スライス厚は 2〜3 mm で行うが，薄い硬口蓋などは 1 mm で行う[11]．撮像断面の厚さは，ヘリカル CT ではコリメーション 2.5〜3 mm，ピッチ 0.75〜3 mm，再構成断面 2.5〜3 mm で撮像することが望ましい．

　単純 CT で骨変化を評価する場合以外は，軟組織病変の評価のためにヨード造影剤経静脈投与による造影 CT を要する．血管確保の状況にもよるが自動注入器では，2 mm/秒で 60 mL を注入して 30 秒後に撮像を開始し，残り 40 mL を 1 mm/秒で追加注入したり[7]，1.5〜2 mm/秒で 100 mL を注入し 30 秒後に撮像を開始したり[6]，想定される病変の質に応じて正常組織とのコントラストを良好にするために撮像のタイミングを変えることもある．これらは MDCT の機種に応じた工夫が必要である．また，動脈相と静脈相を撮像したり，dynamic study を行うこともある．

b. MRI

　軟部組織分解能が優れており，口腔・口腔底領域も CT よりも有用である．コイルは，頭部用を用いる．撮像方法は，従来から T1 強調像，T2 強調像，造影 T1 強調像が基本であるが，脂肪抑制法や STIR(short T1 inversion recovery)，プロトン密度強調像なども用い

られ，FSE，FASE，GRE，CISS 法などの工夫もされている．dynamic study では，時間-信号強度曲線パターンの検討が疾患分類や診断に有効な場合もある．スライス厚は 3〜5 mm，撮像マトリクスは 512×512 に設定する[12]．歯科用金属の種類によっては，金属アーチファクトによる像の歪みを生じると病変の評価が困難となる．拡散強調画像における ADC（apparent diffusion coefficient：見かけの拡散係数）値は鑑別に用いられる場合もあり，特に悪性リンパ腫の鑑別には有用とされる．口腔・口腔底領域の悪性腫瘍患者には高齢者が多いため，検査時間が長いと唾液の嚥下などによる体動のアーチファクトが生じ，撮像時間を短縮する方法が求められる．

　頭頸部領域におけるガイドライン[13]に示された撮像方法を基本に実際に行っている CT，MRI のシーケンスの例を**表9-1**，**表9-2** に示す．

C. PET/CT

　口腔・口腔底病変では，同部の病変自体への使用に加え，潜在性病変，特に遠隔転移の発見に有用である．また，放射線治療や抗癌剤を用いた治療における効果判定に利用されている．治療後で，CT や MRI で病変の評価が困難な場合には特に有用である[14]．なお，舌下腺や活動中の筋に生理的集積が生じるため，同部にかかわる読影では注意を要する．

表9-1　CT 撮像プロトコール

撮像法	スライス厚	スライス間隔	FOV	WW/WL	その他
軟部組織条件横断像・冠状断像	0.75 mm	1〜2 mm	160 mm	280/35	MPR 3 方向 1 mm 厚
骨条件横断・冠状断像	0.75 mm	1〜2 mm	160 mm	2500/500	MPR 3 方向 1 mm 厚

表9-2　MRI 撮像プロトコール

撮像法	シーケンス	TR/TE	スライス厚	その他
T2 強調横断像	TSE 法	4000/94 ms	4 mm	
T1 強調横断像	TSE 法	500/10 ms	5 mm	
STIR 冠状断像	FSE 法	4000/45 ms	5 mm	
脂肪抑制造影 T1 強調冠状断像（ダイナミック）	3D VIBE 法	7.2/4.77 ms	3 mm	撮像方向は病変の局在によって適宜選択する

3. 口腔・口腔底疾患

a. 扁平上皮癌　squamous cell carcinoma

　口腔・口腔底部悪性病変の95％以上を占める．その他にも頻度は低いが，腺系腫瘍や身体のどの部位にも生じる肉腫がみられる．また，遠隔臓器の転移性病変も生じる．これらの鑑別に加え，悪性腫瘍では局在診断，原発巣の大きさ・深さや厚み，周囲組織への進展具合，所属リンパ節（頸部リンパ節）転移の有無と様式，遠隔転移の有無，これらを基盤とした病期分類が重要である（Box 9-2）．病期分類は，治療方法の決定に大きく関与し，生命予後の予測にもつながるからである．治療医と共通の認識を得るために標準的に使用されているUICC（International Union Against Cancer）の病期分類である新TNM分類（8th）[15]，『頭頸部癌取扱い規約』[16] ならびに『口腔癌取扱い規約』[17] に沿って画像所見を記載する必要がある（表9-3）．また，口腔癌の原発巣に対する治療は，手術療法，放射線治療，化学放射線療法が主たる治療方法であるが，どれを選択するにせよ治療範囲の決定には神経周囲浸潤（perineural spread），筋や筋膜に沿った進展の画像診断が重要である．

　扁平上皮癌（以下，癌）の画像所見は，単純CTでは筋とほぼ同等の吸収値を呈し，部位によっては局在診断が困難である．よって，非イオン性ヨード造影剤を使用し増強効果を得ることが必要であり，周囲組織への進展やリンパ節転移も評価可能となる．造影ができない場合にはMRIによる診断が望まれるが，指標となる解剖構造によって診断に有用な撮像条件は異なる[17]．一方，癌はT1強調像では筋とほぼ同等からやや高信号，T2強調像では筋と同等かやや高信号を呈する．Gd-DTPAによる造影T1強調像では不均一な軽度から中等度の高吸収域として描出される[12]．T1強調像では脂肪層の消失や変形をみることで局在の認識は可能であるが，脂肪抑制法では癌と周囲組織のコントラストが強調され脂肪層内への進展や骨髄への進展が明瞭となる．

　これらの所見は，癌の分化度（角化度）や浸潤様式によって異なる可能性がある．また，T2強調像や造影T1強調像では，癌周囲の組織の炎症性反応が腫瘍範囲の過大評価の原因となりうるので注意を要する．骨条件CTは，軽微な骨皮質破壊の描出に有用で，容易に骨浸潤する歯肉癌や硬口蓋癌では有用である．そのほかの部位においても腫瘍が骨に近接している場合には必要である．MRIのほうが骨髄への浸潤の評価に有用であるが，歯原性病変との鑑別は困難とされる[18]．

1）舌癌　tongue cancer

　口腔癌で最も多く，半数を超える[19, 20]．舌（側）縁部から下面寄り，前後的には舌の中央1/3から後方にかけて好発する．舌下面にも生じるが，舌尖や舌背はまれである．男女比は約2：1で，50〜70歳台に好発するが[17]，最近では20歳台かつ女性の発生頻度が増加している[21]．口腔癌のなかでもリンパ節転移が多いとされ，通常は患側の顎下および頸部に好発する．T1〜2の早期癌でも頸部リンパ節転移を好発する．転移は舌癌が内舌筋に浸潤する

Box 9-2　舌・口腔底扁平上皮癌の読影チェックリスト

1）舌

- 前後方向と頭尾方向の大きさ，横方向の大きさ（深さ，厚み）
- 内舌筋進展と外舌筋進展
- 患側の舌神経血管束進展，舌下神経周囲進展
- 舌中隔の偏位または破綻
- 対側の舌神経血管束進展，舌下神経周囲進展
- 舌下-顎下間隙進展
- 歯槽歯肉進展，下顎骨浸潤
- 舌根部，舌扁桃溝，中咽頭側壁進展
- 患側顎下，頸部リンパ節転移
- 対側顎下，頸部リンパ節転移
- 外側舌リンパ節，正中舌リンパ節転移
- 外側咽頭後リンパ節

2）口腔底

- 前後方向と横方向の大きさ，頭尾方向の大きさ（深さ）
- 舌体内進展と外舌筋進展
- 患側の舌神経血管束進展，舌下神経周囲進展
- 対側の舌神経血管束進展，舌下神経周囲進展
- 舌下-顎下間隙進展
- 歯槽歯肉進展，下顎骨浸潤
- 舌根部，舌扁桃溝，中咽頭側壁進展
- 両側の顎下，頸部リンパ節転移
- 外側舌リンパ節，正中舌リンパ節転移
- 外側咽頭後リンパ節転移

と生じるようになり，筋層浸潤が 5 mm を超えると転移が高率に生じるようになるため[25〜27]，浸潤の深さ（depth of invasion：DOI）の計測が重要である．舌中隔を越え対側まで進展すると対側の頸部リンパ節転移の可能性も出てくるが，患側にとどまっている T1〜2 舌癌でも 10％程度で対側転移を生じる[22]．また，約2％と低頻度ながら舌リンパ節（舌下リンパ節）転移もある[23]．

　舌癌は粘膜の上皮層から生じ深部へ浸潤増殖していくが，筋層に入ると内舌筋に沿って浸潤する．よって，読影では内舌筋浸潤の所見を要する．癌の増大に伴い口腔底すなわち舌下間隙，舌中隔を越え対側，舌根側への進展などを生じる（図 9-2）[24]．進行癌では下顎骨浸潤を生じたり，舌下間隙から顎舌骨筋を破綻させて顎下間隙へ進展することもある．また，舌神経血管束あるいは舌下神経に沿って進展し，主病巣から離れた部位に病巣（skip lesion）が認められることもある．

　舌は，おもに筋と筋線維間を埋める線維性脂肪組織とで構成されるため，舌癌によって生

3. 口腔・口腔底疾患　**475**

表 9-3　TNM 分類および病期分類

TNM 分類（UICC 分類）
T－原発腫瘍

TX　原発腫瘍の評価が不可能

T0　原発腫瘍を認めない

Tis　上皮内癌

T1　最大径が 2 cm 以下かつ深達度が 5 mm 以下の腫瘍

T2　最大径が 2 cm 以下かつ深達度が 5 mm をこえる腫瘍または
　　最大径が 2 cm をこえるが 4 cm 以下，かつ深達度が 10 mm 以下の腫瘍

T3　最大径が 2 cm をこえるが 4 cm 以下で，かつ深達度が 10 mm をこえる腫瘍
　　または最大径が 4 cm をこえ，かつ深達度が 10 mm 以下の腫瘍

T4a　最大径が 4 cm をこえ，かつ深達度が 10 mm をこえる腫瘍

　口唇：下顎骨骨皮質を貫通する腫瘍，下歯槽神経，口腔底，皮膚（オトガイ部または外
　　　鼻の）に浸潤する腫瘍*

　口腔：下顎もしくは上顎の骨皮質を貫通するか上顎洞に浸潤する腫瘍または顔面の皮
　　　膚に浸潤する腫瘍*

T4b　口唇および口腔：咀嚼筋間隙，翼状突起，頭蓋底に浸潤する腫瘍，または内頸動
　　　脈を全周性に取り囲む腫瘍

N－領域リンパ節

NX　領域リンパ節転移の評価が不可能

N0　領域リンパ節転移なし

N1　同側の単発性リンパ節転移で最大径が 3 cm 以下

N2　以下に記す転移：いずれも節外浸潤がない

　　N2a　同側の単発性リンパ節転移で最大径が 3 cm をこえるが 6 cm 以下

　　N2b　同側の多発性リンパ節転移で最大径が 6 cm 以下

　　N2c　両側のリンパ節転移で最大径が 6 cm 以下

N3a　最大径が 6 cm をこえる節外浸潤のない単発性のリンパ節転移

N3b　臨床的な節外浸潤*がある単発性あるいは多発性のリンパ節転移

＊：皮膚の罹患，深部にある筋肉や隣接構造物に及ぶ深部固着を伴う軟組織浸潤，神経罹患
　の臨床的症状が存在する場合に臨床的節外浸潤と分類する.

注：正中リンパ節は同側リンパ節である.

M－遠隔転移

M0　遠隔転移なし

M1　遠隔転移あり

病期分類

0 期	Tis	N0	M0
Ⅰ期	T1	N0	M0
Ⅱ期	T2	N0	M0
Ⅲ期	T3	N0	M0
	T1, T2, T3	N1	M0
ⅣA 期	T1, T2, T3	N2	M0
	T4a	N0, N1, N2	M0
ⅣB 期	T4b	N に関係なく	M0
	T に関係なく	N3	M0
ⅣC 期	T に関係なく	N に関係なく	M1

（文献 15 より改変）

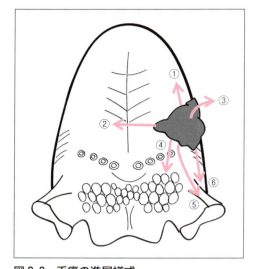

図9-2 舌癌の進展様式
①前方進展，②対側進展，③口腔底進展，④舌根進展，⑤舌扁桃溝進展，⑥後方進展

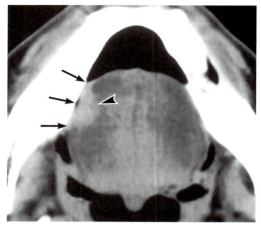

図9-3 70歳台男性 舌癌(T2N0)
単純CT 右側舌縁から舌体内へ浸潤した前後径22 mm，深さ9 mmの舌癌を認める(→)．内舌筋よりも高吸収域を呈しているため認識しやすい(▶)．

じるこれらの偏位や変形を画像所見として捉えることができる．単純CTでは，内舌筋よりやや高吸収域，外舌筋とほぼ同等の高吸収域を呈し，造影CTでは不均一で軽度から中等度の高吸収域を呈することが多い(図9-3，図9-4)．MRIでは，T1強調像は筋とほぼ同等の信号強度を呈するが(図9-5)，脂肪層の変形をみることで局在の認識は可能である．T2強調像ではやや高信号，Gd-DTPAによる造影T1強調像では不均一な軽度から中等度の高信号として描出される．特に，T2強調像は進展範囲の読影に有用である(図9-6)[28]．舌中隔の偏位や破綻，舌下間隙の脂肪組織の信号変化，舌神経血管束の偏位・膨大・消失，外舌筋や顎舌骨筋の偏位や信号変化などは，癌の浸潤のサインである．また，神経の走行領域に腫瘤形成があれば神経周囲浸潤のskip lesionも疑わなければならない(図9-7〜図9-9)．

鑑別診断には，舌の小唾液腺〔前舌腺，Ebner(エブネル)腺〕から生じる腺様嚢胞癌や粘表皮癌，肉腫，転移性悪性腫瘍および神経鞘腫や神経線維腫，顆粒細胞腫などの良性腫瘍，軟骨分離腫のような過誤腫などがあげられる．これらは粘膜下に生じる点で舌癌とは異なる．なお，口腔底には舌リンパ節(舌下リンパ節)があり転移も生じるため，鑑別の際には考慮すべきである(図9-10)．

2) 口腔底癌 oral floor cancer

口腔底前方部の正中にある舌小帯の付近に好発するが，舌縁から移行する口腔底側方部にも生じ，舌癌との区別が困難な場合もある．男女比は約4〜8：1で，平均発生年齢は58歳である[19]．口腔底には舌と同様に左右に交差するリンパ流があるため，特に口腔底前方部の癌は両側性の頸部リンパ節転移が比較的多くみられる．また，舌癌よりも低頻度ながら舌リンパ節(舌下リンパ節)転移も生じる[23]．

口腔底癌は浸潤増殖すると舌下腺ならびに舌下間隙へ進展するが，舌腹や舌下面あるいは舌体内へも進展する．よって読影では舌癌と同様に，矢状断や冠状断像における内舌筋や外

3. 口腔・口腔底疾患　477

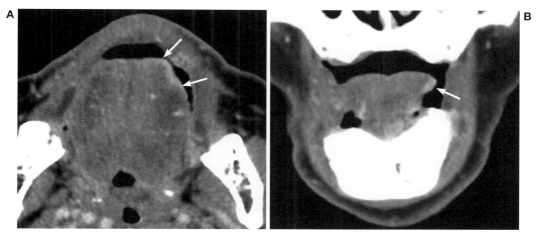

図 9-4　70 歳台男性　舌癌(T2N0)
A：造影 CT，B：冠状断像　左側舌尖近傍の側縁から下面にかけて濃染した前後径 21 mm，深さ 4 mm の舌癌を認める(→)．

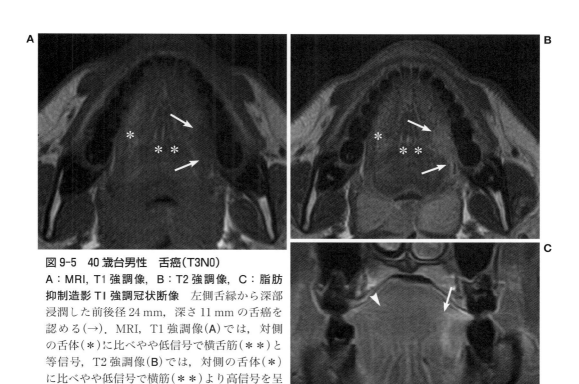

図 9-5　40 歳台男性　舌癌(T3N0)
A：MRI, T1 強調像，B：T2 強調像，C：脂肪抑制造影 T1 強調冠状断像　左側舌縁から深部浸潤した前後径 24 mm，深さ 11 mm の舌癌を認める(→)．MRI, T1 強調像(A)では，対側の舌体(*)に比べやや低信号で横舌筋(**)と等信号，T2 強調像(B)では，対側の舌体(*)に比べやや低信号で横筋(**)より高信号を呈する．冠状断像(C)では，横舌筋(対側にて▶で示す)に沿って線状に進展している(→)．

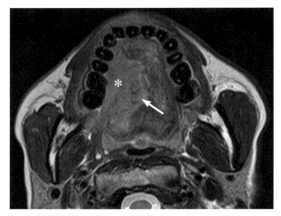

図9-6　40歳台女性　舌癌(T3N2c)
MRI, T2強調像　右側舌縁から前後径42 mm, 舌中隔(→)を越えて対側へ進展した舌癌を認める(*).

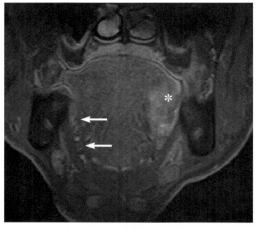

図9-7　70歳台男性　舌癌(T3N2c)
MRI, 脂肪抑制造影T1強調冠状断像　左側舌縁から舌下間隙への浸潤が著明な前後径51 mm, 深さ13 mmの舌癌を認める(*). 舌骨舌筋(対側にて→で示す)が包み込まれて信号が上昇している.

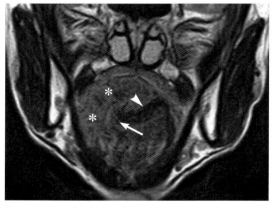

図9-8　50歳台男性　舌癌(T3N0)
MRI, T2強調冠状断像　右側舌縁から外向性の増殖した舌癌がみられる(*). 舌背を圧排しており(▶), 内舌筋または外舌筋が引き込まれている(→).

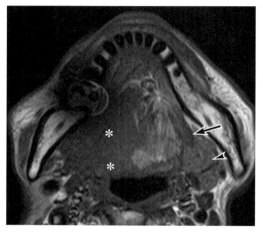

図9-9　60歳台女性　舌癌(T4aN2c)
MRI, T1強調像　右側舌縁から舌根に及ぶ舌癌を認める(*). 顎舌骨筋(対側にて→で示す)や顎下腺(対側にて▶で示す)も消失している.

舌筋への浸潤や, 舌神経血管束および舌下神経の周囲浸潤に関する所見を要する. また, 進行癌では舌下間隙からオトガイ舌骨筋や顎舌骨筋を破綻させ, 顎下間隙やオトガイ下間隙へ進展, 歯槽歯肉への進展, 下顎骨への浸潤も生じる. 側方型では舌根や舌扁桃溝から中咽頭側壁へ進展する(図9-11).

　口腔底粘膜下すなわち舌下間隙は, 舌下腺とオトガイ舌筋以外はおもに線維性脂肪組織で構成される. よって口腔底癌の読影では, 癌によって生じるこれらの偏位や変形あるいは消失を画像所見として捉えることができる. 単純CTでは, 癌は舌下腺よりもやや高吸収域,

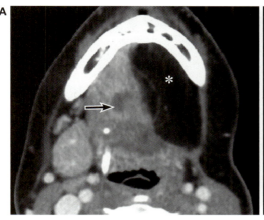
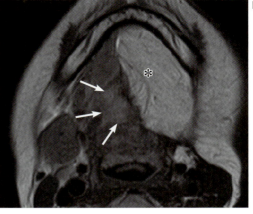

図 9-10　30 歳台女性　舌癌舌リンパ節転移
A：造影 CT，B：MRI，T2 強調像　左側舌癌にて舌半切術と前外側大腿皮弁（＊）にて舌再建術が施行されている．造影 CT（A）では，右側舌下間隙相当部に辺縁が軽度に造影された低吸収域がみられ，T2 強調像（B）では，同部に周囲組織よりもやや高信号を呈した結節がみられる．節外進展した舌リンパ節転移である（→）．

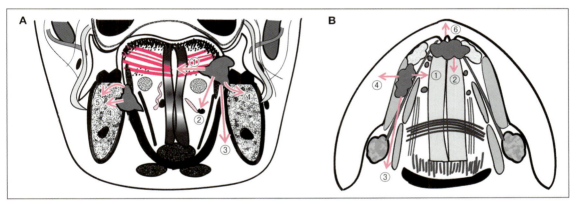

図 9-11　舌癌・口腔底の進展様式
A：冠状断像のシェーマ，B：口腔底レベル横断像のシェーマ　①舌下間隙進展，②舌内進展，③顎下間隙進展，④下顎骨内進展（舌側皮質骨破壊），⑤下顎骨内進展（歯槽頂側から），⑥前歯部進展

オトガイ舌筋よりも低吸収域を呈し，造影 CT では不均一で軽度から中等度の高吸収域を呈する．MRI では，T1 強調像は筋よりやや高信号，T2 強調像ではやや高信号，造影 T1 強調像では不均一な軽度から中等度の高信号域となる（図 9-12～図 9-14）．癌が顎下腺管の開口部が存在する舌小帯の付近に発生し増大すると，閉塞による唾液の排泄障害によって排泄管の拡張や顎下腺の二次的炎症を引き起こすことがあり，T2 強調像で明瞭に描出される．CT では Wharton 管は太くなり低吸収域で満たされ，MRI で T2 強調像では高信号を呈する．顎下腺は T2 強調像では健側よりも高信号を呈する．

　鑑別診断には，舌下腺から生じる腺様嚢胞癌や粘表皮癌，悪性リンパ腫や他の肉腫，神経鞘腫などの良性腫瘍および舌下腺炎，舌リンパ節炎，舌下間隙の蜂窩織炎などの炎症性病変があげられる．最も重要なのは神経周囲浸潤の傾向が強い腺様嚢胞癌との鑑別である．

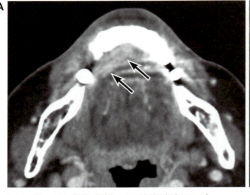
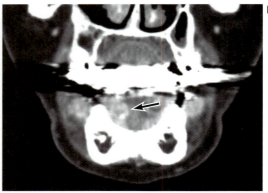

図 9-12　70 歳台女性　口腔底癌(T2N1)
A：造影 CT，B：冠状断像　造影 CT (A) では，下顎歯列と舌との間に前後径 22 mm，深さ 8 mm の前方型の口腔底癌を認め(→)，冠状断像(B)では，腫瘍の舌下間隙進展が明瞭にみられる(→)．

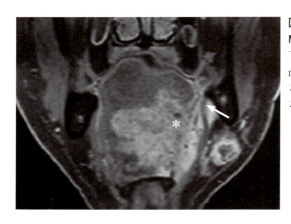

図 9-13　50 歳台男性　口腔底癌(T4aN2b)
MRI，脂肪抑制造影 T1 強調冠状断像　左側舌下間隙から舌体部へ深く増殖した前後径 51 mm，深さ 13 mm の側方型の口腔底癌を認める(＊)．顎舌骨筋や顎下間隙にも進展している(→)．

3）下歯肉癌　lower gingival cancer

　下顎正中から臼後三角手前までの歯槽部歯肉の上皮から発生する．男女比は 2：1，50〜70 歳台に多くみられ若年者にはほとんどみられない．前方部（前歯部）は発生頻度が低く，臼歯部に 80％近く生じる[19]．歯の有無にかかわらず歯槽頂部に発生することが多く，歯槽部の側面に生じることは少ない．リンパ節転移は，通常は患側の顎下と頸部に生じる．進行例ではまれではあるが対側にも生じる．また，下顎リンパ節転移も起こりうる．

　下歯肉癌の読影では，歯槽骨，顎骨および下顎管への浸潤に関する所見が最も重要である．前後方向，頰舌方向，深部方向への広がり診断を要する．歯肉癌は，歯の有無にかかわらず歯槽頂部から粘膜下組織，骨内へと浸潤する．皮質骨と骨髄部の破壊の有無や範囲，下歯槽神経血管束への進展，骨膜に沿った進展，骨膜反応の有無と様式，口腔底への進展，歯肉頰移行部から頰粘膜や頰間隙内への進展，臼後三角から中咽頭側壁への進展，粘膜下で下顎骨内斜線に沿った上方進展，筋突起内進展・下顎枝内進展，翼突下顎間隙および内側翼突筋への進展，頰筋や咬筋への進展などに関する読影を要する（図 9-15，Box 9-3）[29]．

　パノラマ X 線写真は簡便で，かつ骨破壊様式の分類もほぼ確立されている（Box 9-4）[17]．

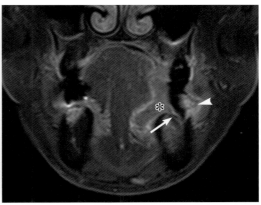

図 9-14　60 歳台男性　口腔底癌(T4aN2b)
A：MRI, 脂肪抑制造影 T1 強調像, B：脂肪抑制造影 T1 強調冠状断像　左側舌下間隙内で増殖した前後径 59 mm の側方型の口腔底癌を認める(＊)．横断像(A)では，下顎骨に骨皮質の破綻もみられる(→)．冠状断像(B)では，舌下間隙内進展が著明であるほか，軽度の歯槽部の骨髄浸潤(→)と歯槽部を乗り越えて頰粘膜側への進展がみられる(▶)．

　また，下歯槽神経血管束への腫瘍浸潤を示唆する所見として，下顎管壁の破壊や拡大の有無および下顎孔やオトガイ孔の消失や拡大の所見が観察できる(図 9-16A)．しかし，横からの観察であるため，前後や頭尾方向の所見は読影できても，頰舌側方向の所見はとれない．また，皮質骨と骨髄部の所見の重なりは避けられない．造影 CT では，骨内から骨外にかけて不均一に造影される腫瘍として描出される(図 9-16B)．骨条件 CT では，パノラマ X 線写真の欠点を補い，また MPR 画像で歯槽骨頂の骨破壊，下顎管壁の破壊や下顎管の拡大などの詳細が読影できる(図 9-16C)．骨破壊によって低吸収を呈した範囲内に散在性に残存骨がみられる場合は，骨吸収速度の速い高悪性型と考えられ注意を要する．骨浸潤部が硬化像を呈する場合もある．詳細な骨浸潤の読影にはデンタルモードの単純 CT が有用である(図 9-16D)．骨浸潤部は通常は低吸収像を呈するため，骨髄が低密度の場合は CT での読影が困難である．このような場合には，MRI で骨髄信号が低下している範囲に関する所見が重要である(図 9-16E)．下歯肉癌における術後の局所再発は，骨よりも軟部組織の再発が多いため，MRI にて歯槽頂部から周囲軟部組織への癌の進展を評価することは重要である(図 9-17)．

　下歯槽神経周囲浸潤が骨外にまで広がったか否かの画像所見は，下顎孔部を評価する．CT では脂肪組織の混濁や索状の腫瘍形成，MRI では脂肪組織の信号低下や索状の腫瘍形成，あるいは下顎神経(三叉神経の V₃)が太くみえたり T2 強調像で高信号に描出されると，神経周囲浸潤を疑う．この場合には下顎神経を下顎孔部から卵円孔まで読影しなければならない(図 9-18)．なお，局所再発例の場合には T2 強調像や造影 T1 強調像では過大評価する傾向があるため，注意を要する[28]．

　鑑別診断には，顎骨内癌，後方では唾液腺腫瘍，骨肉腫，悪性リンパ腫や白血病，その他の肉腫，転移性悪性腫瘍および骨髄炎などがあげられる．そのほかでは，炎症性腫瘤である epulis(エプーリス)がある．

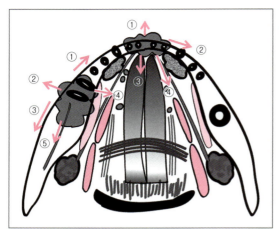

図9-15 下歯肉癌の進展様式
口腔底レベル横断像のシェーマ ①前方進展, ②側方進展, ③後方進展, ④舌下間隙内進展, ⑤下顎管進展

Box 9-3　下歯肉扁平上皮癌の読影チェックリスト

- 軟組織部の前後方向, 横方向, 頭尾方向の大きさ
- 骨浸潤部の前後方向の大きさと深さ
- 下顎管浸潤の有無と範囲
- 下顎孔, オトガイ孔浸潤
- 下顎枝内斜線浸潤
- 臼後三角進展
- 翼突下顎縫線浸潤
- 翼突下顎間隙進展
- 咀嚼筋間隙進展
- 頬間隙進展
- 舌下-顎下間隙進展
- 舌根部, 舌扁桃溝, 中・下咽頭側壁進展
- 患側顎下, 頸部リンパ節転移
- 対側顎下, 頸部リンパ節転移
- 下顎リンパ節転移
- 外側咽頭後リンパ節転移

Box 9-4　下歯肉癌における骨吸収型の分類（パノラマX線写真での判定）

a) 平滑型（pressure type）
　骨吸収縁が明瞭・平滑で骨吸収部に遊離骨片を認めないもの．
b) 中間型（mixed type）
　骨吸収縁がやや不明瞭・不整で, 骨吸収部に遊離骨片を認めないもの．
c) 虫食い型（moth-eaten type）
　骨吸収縁がやや不明瞭・不整で, 骨吸収部に遊離骨片を認めるもの．

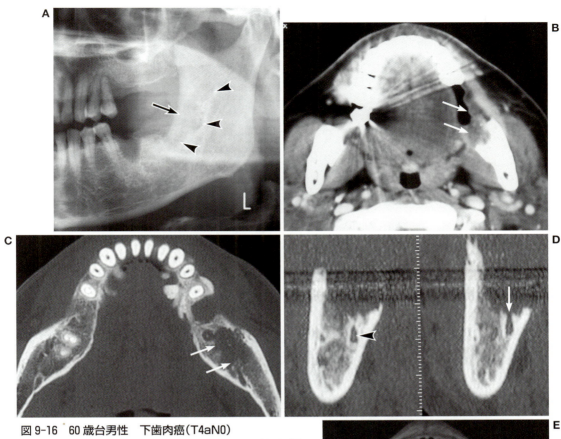

図9-16 60歳台男性 下歯肉癌（T4aN0）
A：パノラマX線写真，B：造影CT，C：CT（骨条件），D：CT（デンタルモード骨条件），E：MRI，T1強調像　パノラマX線写真（A）で，左側下顎骨に浸潤性の破壊像がみられる（▶）．内斜線の消失もみられる（→）．造影CT（B）では，下顎骨の破壊を伴う淡く造影された腫瘤がみられる（→）．骨条件CT（C）では，骨破壊像は下顎骨内の辺縁不規則な低吸収域として描出されている（→）．デンタルモード（D）では，骨破壊が下顎管（▶）の上壁に達しているのが明瞭である（→）．MRI，T1強調像（E）では，対側よりも骨髄が低信号であり，後方へ進展しているのがわかる（←）．

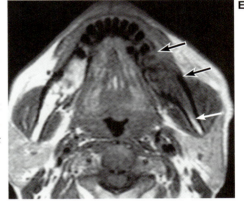

4）上歯肉癌　upper gingival cancer

　上顎正中から上顎結節までの歯槽部歯肉の上皮から発生する．下顎と比べ頻度は低く1/2程度である[19]．下顎と同様に前方部（前歯部）は発生頻度が低く，後方部（臼歯部）に多く生じる．歯の有無にかかわらず歯槽頂部に発生することが多く，歯槽部の側面に生じることは少ない．リンパ節転移は，通常は患側の顎下部や頸部にみられる．しかし，両側性が比較的高頻度であること，外側咽頭後リンパ節転移がほかの口腔癌よりも高頻度であり，前歯部の上歯肉癌でさえ鼻口蓋管経由で外側咽頭後リンパ節転移を生じていること[30]，頰リンパ節や耳

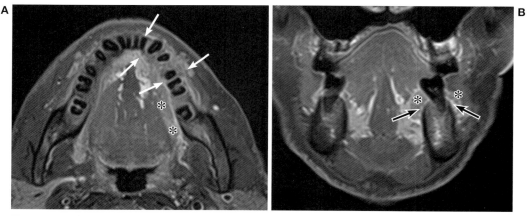

図9-17 50歳台男性 下歯肉癌(T3N0)
A：MRI, 脂肪抑制造影T1強調像, B：脂肪抑制造影T1強調冠状断像　MRI, 脂肪抑制造影T1強調像(A)では, 左側下顎小臼歯部歯肉に腫瘤形成した歯肉癌を認める(→). 舌下間隙内にも進展し顎舌骨筋に沿って背側にも進展している(＊). 冠状断像(B)では, 歯槽頂に歯肉癌(＊)がみられ, 歯槽頂の骨皮質に信号上昇がみられerosionが疑われるが, 明らかな骨髄浸潤はみられない(→).

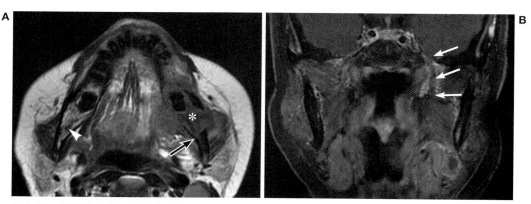

図9-18 70歳台女性 下歯肉癌(T4aN2b)
A：MRI, T2強調像, B：脂肪抑制造影T1強調冠状断像　MRI, T2強調像では左側下顎骨歯肉部に腫瘤形成した下歯肉癌を認める(＊). 骨髄信号の低下, 顎舌骨筋線の消失のほか下顎管(対側にて▶で示す)浸潤を認める(→). 造影T1強調冠状断像(B)では, 卵円孔まで下顎神経が太くみられ, 神経周囲進展が疑われる(→).

下腺リンパ節にも転移することがある.

　上歯肉癌も下顎と同様に, 癌は歯の有無にかかわらず歯槽頂部から粘膜下組織, 骨内へ浸潤する. 臼歯部の読影では, 上顎洞への浸潤, 上顎結節から翼状突起の骨破壊, 翼口蓋窩への進展, 翼口蓋神経から上顎神経(三叉神経のV$_2$)への進展と下眼窩裂への進展・翼突管や正円孔への進展, 上顎結節部にみられる歯槽孔への浸潤, 大・小口蓋孔への進展, 頬筋への浸潤, 咀嚼筋群, 中・上咽頭への進展などの有無や程度に関する読影が必要である. 前歯部の読影では, 鼻口蓋管への浸潤, 上口唇や鼻腔底への浸潤などの有無に関する所見が必要である(Box 9-5, 図9-19)[29].

3. 口腔・口腔底疾患　485

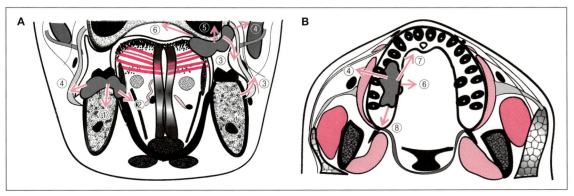

図 9-19　上下歯肉癌の進展様式
A：冠状断像のシェーマ，B：歯槽レベル横断像のシェーマ　①下顎骨内進展，②舌下間隙内進展，③頬粘膜進展，④頬間隙内進展，⑤上顎洞進展，⑥対側進展，⑦前方進展，⑧後方進展

Box 9-5　上歯肉・硬口蓋扁平上皮癌の読影チェックリスト

1) 上歯肉癌
- 軟組織部の前後方向，横方向，頭尾方向の大きさ
- 骨浸潤部の前後方向，横方向，頭尾方向の大きさ
- 上顎洞浸潤の有無と範囲
- 上顎結節の破壊，歯槽孔浸潤
- 翼状突起の破壊
- 翼突下顎間隙進展
- 内側および外側翼突筋浸潤
- 咀嚼筋間隙浸潤
- 大・小口蓋孔および管への浸潤
- 翼口蓋窩進展
- 翼突管進展
- 正円孔進展
- 下眼窩裂進展
- 眼窩下神経周囲進展
- 頬骨神経（頬骨顔面枝・頬骨側頭枝）周囲進展
- 頬間隙進展
- 軟口蓋進展
- 翼突下顎縫線浸潤
- 中・上咽頭側壁進展
- 鼻口蓋（切歯）管進展
- 上口唇，鼻腔底進展
- 両側の顎下，頸部リンパ節転移
- 頬リンパ節，下顎リンパ節転移
- 外側咽頭後リンパ節転移
- 耳下腺リンパ節転移

2) 硬口蓋癌
- 軟組織部の前後方向，横方向の大きさ
- 骨浸潤部の前後方向と横方向の大きさ
- 鼻腔底，上顎洞浸潤
- 大・小口蓋孔および管への浸潤
- 大・小口蓋神経周囲進展
- 翼口蓋窩進展
- 上顎結節の破壊，歯槽孔浸潤
- 翼状突起の破壊
- 翼突下顎間隙進展
- 内側および外側翼突筋浸潤
- 咀嚼筋間隙進展
- 翼突管進展
- 正円孔進展
- 翼突下顎縫線浸潤
- 軟口蓋進展
- 下眼窩裂進展
- 中・上咽頭側壁進展
- 鼻口蓋（切歯）管進展
- 両側の顎下，頸部リンパ節転移
- 外側咽頭後リンパ節転移

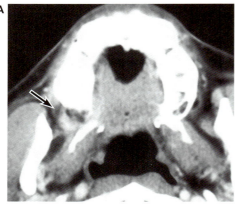

図9-20 70歳台男性 上歯肉癌(T2N0)
A：造影CT（歯槽骨レベル），B：CT（骨条件），C：CT（デンタルモード骨条件） 右側上顎第2大臼歯に隣接して癌性潰瘍を認めた症例．上顎結節の消失がみられ，同部の骨破壊を認める（AB，→）．デンタルモード（C）では，上方へ進展した骨破壊の具合が明瞭である（▶）．

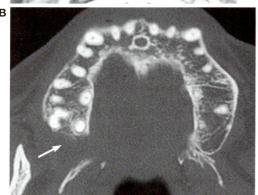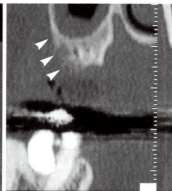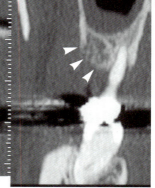

　画像所見で，歯槽骨，上顎結節，口蓋骨の侵食や骨髄信号の低下は浸潤を考える．上顎洞底部の骨あるいは上顎洞前壁や後壁が破壊されていれば上顎洞への進展を考える．また，T2強調像で高信号を呈した洞粘膜内に低信号域が侵入していれば洞内進展を考える．洞内で腫瘍の増大が洞の壁に沿ってどこまで及んでいるかも重要である．翼口蓋神経，眼窩下神経，鼻口蓋管内の鼻口蓋神経の走行部に索状構造の出現や管の骨壁に消失や拡大があれば，また大・小口蓋孔，翼突管や正円孔の骨壁，切歯窩・切歯孔の骨壁の消失や拡大があれば，浸潤を疑える．さらに，神経周囲や組織間の脂肪組織の混濁や信号低下，頰筋や咀嚼筋の肥厚や信号亢進，中・上咽頭側壁の膨隆などがあれば浸潤が考えられる（図9-20～図9-23）．
　鑑別診断は，下歯肉癌よりも多彩である．硬口蓋由来の唾液腺腫瘍，上顎洞癌，顎骨内癌，悪性リンパ腫，白血病，形質細胞腫，その他の肉腫，骨髄炎があげられる．そのほか，epulisや歯槽歯肉部や歯槽部の外側では，周辺性に発生する歯原性腫瘍や非歯原性腫瘍があるので注意を要する．

5) 硬口蓋癌　hard palate cancer

　上顎正中から上顎結節までの骨口蓋部の上皮から発生する．硬口蓋の癌腫は，扁平上皮癌に対して腺系の癌の頻度が高い[31]．
　硬口蓋癌の読影では，硬口蓋の後方部には大口蓋孔があるため，同部への進展の有無は重要である．同部に進展すると，神経周囲進展にて翼口蓋窩，翼突管，下眼窩裂などへの進展

図9-21 50歳台男性 上歯肉癌(T3N0)
MRI, T2強調像 右側上顎骨大臼歯部歯肉に腫瘤形成した最大径51 mm, 頭尾方向25 mmの上歯肉癌を認める(＊). 正中側への浸潤はみられるが, 頬筋(対側にて▶で示す)への明らかな浸潤はみられない(→).

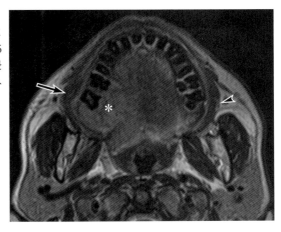

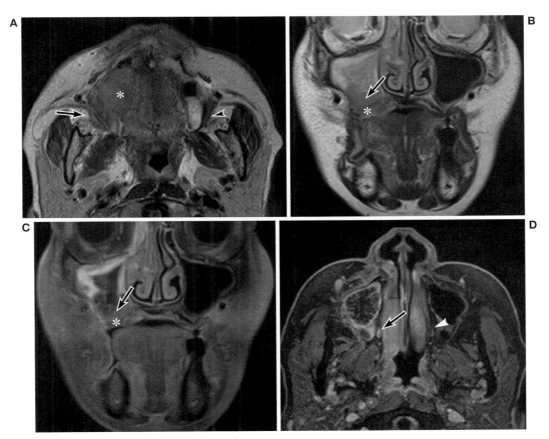

図9-22 60歳台女性 上歯肉癌(T4aN2b)
A：MRI, T2強調像, B：T2強調冠状断像, C：脂肪抑制造影T1強調冠状断像, D：脂肪抑制造影T1強調像 MRI, T2強調像(A)で, 右側上顎骨の犬歯部から大臼歯部にかけて骨髄浸潤した上歯肉癌を認める(＊). 頬筋(対側にて▶で示す)の信号上昇あるいは消失がみられる(→). T2強調冠状断像(B)および脂肪抑制造影T1強調冠状断像(C)では, 硬口蓋(＊)を介して上顎洞内への進展がみられる(→). 脂肪抑制造影T1強調像(D)では, 大口蓋孔の拡大と大口蓋神経(対側にて▶で示す)の信号上昇がみられ, 神経周囲浸潤が示唆される(→).

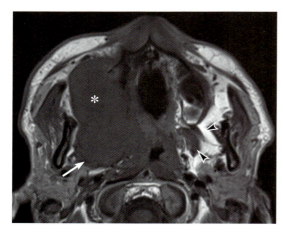

図 9-23　40 歳台男性　上歯肉癌(T4bN2b)
MRI, T1 強調像　右側上顎骨の前歯部から大臼歯部にかけて腫瘤形成した上歯肉癌を認める(＊)．背側へ著明に増大して翼状突起や翼突筋(対側にて▶で示す)への進展がみられる(→)．

の可能性も生じるからである．そのほか，軟口蓋への進展，上歯肉癌と同様に上顎結節から翼状突起の骨破壊，翼口蓋窩への進展の有無が重要である．また，前方では鼻口蓋管への進展，上方では鼻腔底や上顎洞内への進展に関する所見が必要である(図 9-24)[29]．

　画像所見で，口蓋骨，歯槽骨，上顎結節の侵食や骨髄信号の低下，大・小口蓋孔の骨壁の消失や拡大があれば浸潤を疑い，さらに大・小口蓋管の骨壁に消失や拡大があれば上方進展を考える．翼突管や正円孔の骨壁の破壊や拡大，翼口蓋神経や眼窩下神経の走行部に索状構造の出現や信号上昇があれば，神経周囲進展の可能性がある．前方部では，鼻口蓋管・鼻口蓋神経の走行部に索状構造の出現や管の骨壁に消失や拡大があれば，また切歯窩・切歯孔の骨壁の消失や拡大があれば浸潤を考える．これらの神経周囲や組織間の脂肪組織に CT では混濁，MRI では信号低下がある場合や，頬筋や咀嚼筋に CT で肥厚や増強効果がみられたり，MRI で信号低下や亢進がある場合には，浸潤を考える．さらに，中・上咽頭側壁に CT で肥厚や増強効果がみられたり，MRI では信号低下や亢進などがあれば進展を考える(図 9-25)．

　鑑別診断には，口蓋腺由来の腺様嚢胞癌，粘表皮癌や筋上皮癌などの悪性腫瘍および多形腺腫などの良性腫瘍，上歯肉癌や上顎洞癌，悪性黒色腫，平滑筋腫などの非上皮系腫瘍などがあげられる．口蓋腺の壊死性唾液腺化生(necrotizing sialometaplasia)[32]や過形成にも注意を要する．なお，硬口蓋には歯原性腫瘍はほとんどみられない．特に重要なのが，神経周囲進展する傾向が強い腺様嚢胞癌との鑑別であろう[33,34]．また，上顎歯肉と硬口蓋は移行的であるので，大きな癌では鑑別が困難な場合もある．こうした場合は，病変の主座の位置や骨破壊が歯槽頂からなのか歯槽部側面からなのかで歯肉癌と鑑別するべきである．

6) 頬粘膜癌　buccal mucosa cancer

　固有頬粘膜に多くみられるが，特に上下の歯が咬み合う高さに生じる頬粘膜圧痕部付近に多く生じる．そのほかでは，歯肉との移行部や口角部にもみられる．また，口唇の粘膜面も頬粘膜に属するため，同部に発生した癌も頬粘膜癌として扱わなければならない．男性にやや多く，50 歳以上に多くみられる[19]．リンパ節転移は，通常は患側の顎下部や頸部にみられるが，頬リンパ節や下顎リンパ節，外側咽頭後リンパ節にも転移することがある．

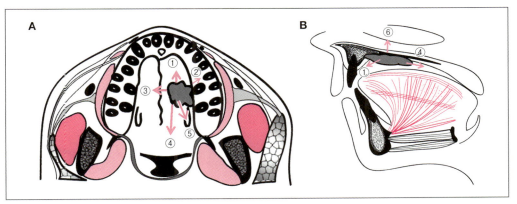

図 9-24 硬口蓋癌の進展様式
A：硬口蓋レベル横断像のシェーマ，B：矢状断像のシェーマ　①前方進展，②歯槽部進展，③対側進展，④軟口蓋進展，⑤大口蓋孔進展，⑥鼻腔底進展

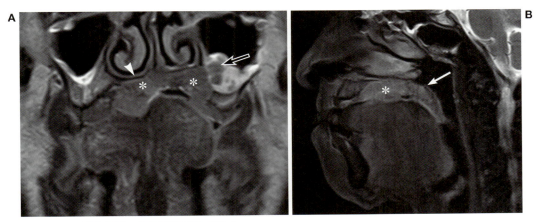

図 9-25　70 歳台男性　硬口蓋癌（T4aN2c）
A：MRI，T2 強調冠状断像，B：脂肪抑制 T2 強調矢状断像　MRI，T2 強調冠状断像（A）では硬口蓋に腫瘤形成した最大径 50 mm の硬口蓋癌を認める（＊）．硬口蓋の骨は消失し左側上顎洞内への進展も認め（→），鼻腔粘膜直下にも進展している（対側にて▶で示す）．T2 強調矢状断像（B）では，硬口蓋（＊）から軟口蓋への進展を認める（→）．

　頬粘膜癌の読影では，外側は頬筋や口輪筋，口唇や頬部の皮下組織および皮膚，頬脂肪体，頬神経，Stensen 管，近接して走行する顔面神経頬筋枝の交通枝への進展の有無や程度を読影する必要がある．上方では頬筋が付着する上顎歯槽骨や上顎結節，下方では頬筋が付着する下顎の歯槽骨や骨体部への進展の有無や程度を読影する必要がある．さらに後方では，臼後三角，翼突下顎縫線・翼突下顎間隙や内側翼突筋および中咽頭側壁への進展の有無や程度に関する所見が必要である（Box 9-6，図 9-26，図 9-27）[35]．
　画像所見で，頬筋や口輪筋に肥厚や信号低下または亢進があれば浸潤を疑う．肥厚した頬筋が連続する骨に侵食や骨髄信号の低下や亢進がある場合には骨浸潤を考える．また，肥厚した頬筋が後方まで連続し，臼後三角，翼突下顎縫線および中咽頭側壁に肥厚があれば進展

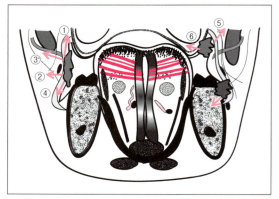

図 9-26　頰粘膜癌の進展様式
冠状断像のシェーマ　①上方進展，②頰間隙内進展，③Stensen管進展，④軟口蓋進展，⑤頰脂肪体内進展，⑥歯槽骨内進展，⑦下顎骨内進展

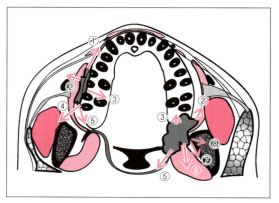

図 9-27　頰粘膜癌・臼後三角癌の進展様式
硬口蓋レベル横断像のシェーマ　①前方進展，②頰間隙内進展，③歯槽骨内進展，④咬筋内進展，⑤後方進展，⑥内側翼突筋内進展，⑦翼突下顎間隙内進展，⑧下顎枝進展

Box 9-6　頰粘膜・臼後三角・口唇扁平上皮癌の読影チェックリスト

1) 頰粘膜癌および臼後三角癌
- 軟組織部の前後方向，頭尾方向，横方向の大きさ
- 頰筋・口輪筋進展
- 頰間隙進展
- 頰神経への神経周囲進展
- 顔面神経頰筋枝への神経周囲進展
- Stensen管進展
- 頰部皮下組織，皮膚進展
- 翼突下顎縫線浸潤
- 翼突下顎間隙進展
- 上下歯槽骨，骨体部の破壊
- 上顎結節の破壊
- 下顎枝前縁の破壊
- 咀嚼筋間隙進展
- 顎下，頸部リンパ節転移
- 頰リンパ節(後方群)，下顎リンパ節転移
- 外側咽頭後リンパ節転移
- 耳下腺リンパ節転移

2) 口唇癌
- 軟組織部の前後方向，横，頭尾方向の大きさ
- 口輪筋・頰筋進展
- 口唇部皮下組織，皮膚進展
- 頰部皮下組織，皮膚進展
- オトガイ部皮下組織，皮膚進展
- 口腔前庭進展
- 歯槽骨浸潤
- 前鼻棘，鼻腔前庭進展
- オトガイ孔進展
- 両側の顎下，頸部リンパ節転移
- 頰リンパ節(前方群)転移
- 耳下腺リンパ節転移

3. 口腔・口腔底疾患　491

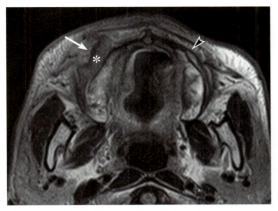

図 9-28　70 歳台男性　頬粘膜癌（T3N0）
MRI, T2 強調像　右側頬粘膜から外向性に増大した頬粘膜癌を認める（*）．頬筋（対側にて▶で示す）を越える浸潤はみられない（→）．

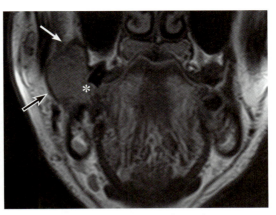

図 9-29　50 歳台男性　頬粘膜癌（T3N0）
MRI, T2 強調冠状断像　右側頬粘膜から外向性に発育し歯列間に入り込んだ最大径 43 mm の頬粘膜癌を認める（*）．深部にも増大し頬筋（対側にて→で示す）を圧排偏位している．

の可能性がある．翼突下顎間隙に CT では混濁，MRI では信号低下がある場合，さらに内側翼突筋や咬筋に CT で肥厚や増強効果がみられたり，MRI で信号上昇がある場合は浸潤を疑う（図 9-28〜図 9-30）．口唇や頬部の皮下組織および頬脂肪体に CT では混濁，MRI では信号低下があれば浸潤を考える．頬神経や Stensen 管に近接する顔面神経頬筋枝の交通枝に肥厚性変化があれば，神経周囲進展が考えられる．Stensen 管に拡大や破綻があれば腫瘍増殖や浸潤を疑うが，閉塞を生じると CT では太くなった Stensen 管内に低吸収域が充満し，MRI で高信号を呈する．

　鑑別診断に関しては，小唾液腺（頬腺）由来の腫瘍の発生頻度が高いことに注意を要する．多形腺腫は比較的頻度が高い．唾液腺導管癌（salivary duct carcinoma）もほかの部位に比べ発生頻度が高い．頬リンパ節や下顎リンパ節の転移性または炎症性病変，炎症性腫瘤，特に放線菌による肉芽腫なども生じる．なお，頬間隙にも顎骨周辺性に発生する歯原性腫瘍および非歯原性腫瘍がみられることがある．

7）臼後三角癌　retromolar cancer

　50〜70 歳台に多く，若年者にはほとんどみられない．リンパ節転移は，通常は患側の顎下部や頸部にみられるが，外側咽頭後リンパ節にも転移することがある．

　臼後三角癌の読影では，前方は頬筋・頬間隙への進展，後方は中咽頭側壁への進展，上方は上顎結節への進展，深部は翼突下顎縫線，下顎枝への進展，内側翼突筋への進展，翼突下顎間隙への進展などの有無や程度に関する所見が必要である（Box 9-6）[35]．

　画像所見で，臼後三角部から翼突下顎縫線に肥厚や造影される腫瘤があれば，浸潤増殖を疑う．翼突下顎間隙に CT で混濁，MRI で信号低下があれば進展を考え，さらに内側翼突筋や咬筋に CT で肥厚や増強効果がみられたり，MRI で信号低下や増強効果のある腫瘤があれば浸潤の可能性がある．これらの異常所見が頬筋や口輪筋にも連続していれば進展を疑う．翼突下顎縫線が上方で付着する翼突鈎や翼突板に侵食や消失があれば浸潤を考える．近

492　IX. 口腔

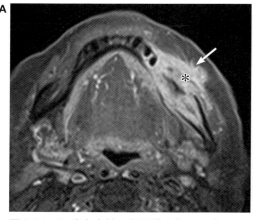
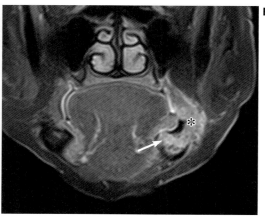

図 9-30　80 歳台女性　頬粘膜癌(T4aN1)
A：MRI，脂肪抑制造影 T1 強調像，B：脂肪抑制造影 T1 強調冠状断像　MRI，脂肪抑制造影 T1 強調像(A)では，左側頬粘膜尾側を中心に腫瘤形成した最大径 50 mm の頬粘膜癌を認める(＊)．頬部皮下への進展がみられる(→)．造影 T1 強調冠状断像(B)では，頬筋に沿った頭尾方向への進展(＊)のほか，下顎骨骨髄への進展を認める(→)．

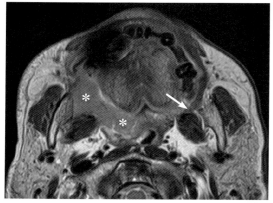
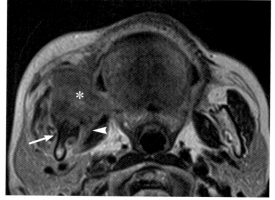

図 9-31　60 歳台男性　臼後三角癌(T4aN1)
MRI，T2 強調像　右側臼後三角部で腫瘤形成した最大径 55 mm の頬粘膜癌を認める(＊)．翼突下顎縫線(対側にて→で示す)を越えて，中咽頭側壁へ進展している．

図 9-32　80 歳台女性　頬粘膜癌(T4bN0)
MRI，T2 強調像　右側臼後三角部で腫瘤形成した最大径 51 mm の頬粘膜癌を認める(＊)．頬間隙への増大とともに翼突下顎間隙に進展し同部を開大させている(▶)．下顎枝の骨髄信号が低下しており同部への浸潤が疑われる(→)．

接する上顎結節あるいは下顎枝前縁の骨皮質の侵食や下顎枝骨髄の信号低下や亢進がある場合や，翼突下顎縫線が下方で付着する臼後三角部直下の骨に侵食や骨髄の信号低下や亢進がある場合は骨浸潤を考える．後方では中咽頭側壁に沿って肥厚や造影される腫瘍があれば浸潤増殖を考える(図 9-31，図 9-32)．

　鑑別疾患に関しては，小唾液腺(臼後腺)由来の腫瘍の発生頻度が高いことに注意を要する．そのほか，頬粘膜癌の後方直接進展や中咽頭癌の前方直接進展などとの鑑別も要する．

3. 口腔・口腔底疾患   493

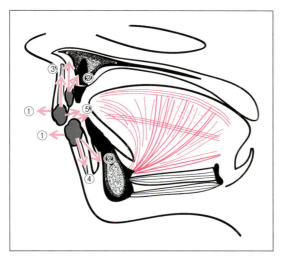

図 9-33　上下口唇・頬粘膜癌の進展様式
矢状断像のシェーマ　①前方進展，②歯槽部進展，③上方進展，④下方進展，⑤後方進展

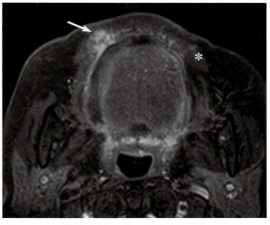

図 9-34　70 歳台女性　上口唇癌(T2N1)
MRI，脂肪抑制造影 T1 強調像(上歯槽レベル)　上口唇の粘膜面に増強効果のある最大径 16 mm，厚み 9 mm の腫瘤を認める(→)．口角挙筋(対側にて＊で示す)への浸潤がみられる．

8) 口唇癌　lip cancer

　男女比は 5：1，50～70 歳台に多く，若年者にはほとんどみられない．上口唇よりも下口唇に約 2.5 倍多く発生するが，口唇癌の発生頻度は日本人ではきわめて少なく，口腔癌の 0.7～4% である[19]．腫瘍が増大すれば，口唇の皮膚を膨隆，穿孔させ，内方では歯肉部に達して骨破壊を起こすようになる．リンパ節転移は，通常は患側の顎下部や頸部にみられるが，口角の近くにある頬リンパ節前方群にも注意を払う必要があり，正中部の病変では両側性に生じる可能性がある．

　上口唇癌の読影では，後方は口輪筋，頬筋，外方は口唇や頬部の皮下組織や皮膚，上方は前鼻棘や鼻部，上顎歯槽部への進展や骨浸潤の有無が重要である．下口唇癌の読影では，前方や下方は口唇やオトガイ部の皮下組織や皮膚，後方は下顎歯槽部への進展や骨浸潤，側方は口輪筋，頬筋，オトガイ孔への進展の有無が重要である(Box 9-6，図 9-33)[29]．

　画像所見で，口輪筋に肥厚や破綻，MRI で信号低下や亢進があれば浸潤を疑う．口唇の皮下組織に CT で混濁，MRI で信号低下があれば進展を考える．口輪筋の肥厚部から連続して上顎前歯部歯槽骨や前鼻棘あるいは下顎前歯部の歯槽骨や骨体部に侵食や骨髄信号の低下や亢進があれば，骨浸潤の可能性がある．口輪筋から肥厚性変化や信号変化が後方に連続していれば，頬筋に沿った後方進展を疑う(図 9-34)．オトガイ孔部に CT では混濁，MRI では信号低下や亢進あるいは索状構造があれば，オトガイ神経への神経周囲進展を考え，さらにオトガイ孔に骨の侵食や骨髄の信号変化がある場合は骨浸潤も疑う．

　鑑別診断に関しては，小唾液腺(口唇腺)由来の腫瘍や炎症性腫瘤の発生頻度が高いことに注意を要する．口輪筋の内側(口腔側)の腫瘤は，口唇腺由来，外側(皮膚側)であれば皮膚・皮下組織の病変である．小唾液腺悪性腫瘍は粘表皮癌，良性は多形腺腫の発生頻度が高い．

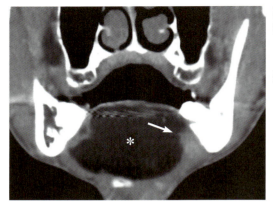

図 9-35 30 歳台男性 舌癌局所再発
造影 CT 冠状断像 左側舌癌にて舌亜全摘出術と腹直筋皮弁(＊)にて舌再建術が施行されている．左側顎舌骨筋相当部に辺縁不整で軽度に造影された領域がみられ(→)，局所再発である．

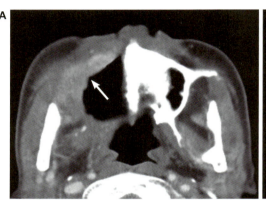
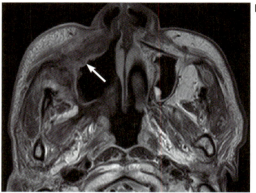
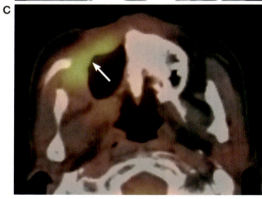

図 9-36 70 歳台男性 上歯肉癌局所再発
A：造影 CT, B：MRI, T2 強調像, C：PET 右側上歯肉癌術後 8 か月．造影 CT (**A**) では，上顎骨欠損部の壁にやや増強効果のある組織の肥厚 (→) がみられるが，T2 強調像 (**B**) では，比較的低信号を呈している (→)．PET (**C**) では集積がみられた (→)．

9) 再発口腔癌　recurrent oral cancer

　口腔癌の治療は，腫瘍摘出術と口腔再建術が多く行われ，さまざまな遊離(筋)皮弁あるいは大胸筋などの有茎(筋)皮弁が使用される．また，術後の放射線治療や化学放射線療法も行われる．術後早期には術野には血腫や浮腫が残り，経過とともに線維化が生じる．また，筋皮弁の筋体には萎縮性変化を生じるようになる[36]．一方で，早期の局所再発も起こり，おもに筋皮弁と残存組織との接合部にみられる(図 9-35)[37,38]．術後治療の影響などで CT や MRI で病変の評価が困難な場合には特に PET が有用である(図 9-36，図 9-37)．

　以上のまとめとして，扁平上皮癌の画像所見で留意すべき点を Box 9-7 に示す．

3. 口腔・口腔底疾患　495

Box 9-7　扁平上皮癌の画像所見のまとめ

既存の解剖学的構造の変化や新たに出現した構造に注目し，以下のような所見を
チェックする．

1) **脂肪層や脂肪組織の変化**
   - 皮下脂肪層の混濁(CT)，低信号化(MRI)：皮下組織進展
   - 組織間隙の脂肪組織の混濁(CT)，低信号化(MRI)：間隙内進展
   - 舌中隔の混濁(CT)，低信号化(MRI)：舌正中進展
   - 骨髄信号の低吸収化(CT)，低信号化(MRI)：骨髄進展
   - 神経血管束周囲の脂肪組織の混濁(CT)，低信号化(MRI)：神経周囲進展
   - 翼口蓋窩の混濁(CT)，低信号化(MRI)：V_2 進展

2) **位置や偏位**
   - 口輪筋の口腔側か皮膚側か：小唾液腺疾患か皮膚疾患か
   - 頬筋の口腔側か皮膚側か：小唾液腺疾患か皮膚疾患か
   - 顎舌骨筋の頭側か尾側か：口腔底病変か顎下間隙病変か
   - 神経血管束：神経周囲進展陽性か陰性か

3) **破綻，消失**
   - 頬筋：頬部皮下進展
   - 顎舌骨筋：顎下間隙進展
   - 舌中隔：対側進展
   - 上顎洞底：洞内進展
   - 硬口蓋骨：鼻腔底進展
   - 下顎管壁：下歯槽神経血管束進展
   - 切歯孔(壁)：切歯管・鼻口蓋管神経血管束進展
   - 大・小口蓋孔(壁)：大・小口蓋神経血管束進展
   - オトガイ孔：オトガイ神経・下歯槽神経進展
   - 下顎孔：下歯槽神経・下顎神経進展
   - 歯槽孔：後上歯槽神経進展

4) **拡張，拡大，開大，肥大，腫脹**
   - 翼口蓋窩：V_2 進展
   - Wharton 管，Stensen 管：閉塞性変化
   - 二次的な舌下腺炎，顎下腺炎，耳下腺炎
   - オトガイ孔：オトガイ神経・下歯槽神経周囲進展
   - 下顎孔：下歯槽神経・下顎神経周囲進展
   - 切歯孔：鼻口蓋管神経血管束浸潤

5) **肥厚，腫瘤形成，索状構造の出現**
   - 神経血管束：神経周囲進展
   - 筋：筋内直接浸潤，筋内転移

496　IX. 口腔

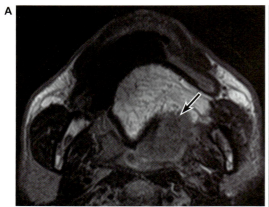
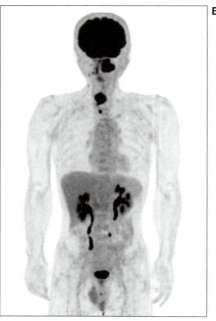
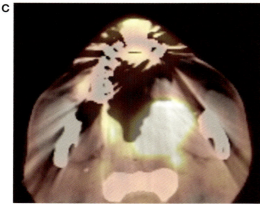

図 9-37　50 歳台男性　舌癌局所再発
A：MRI, T2 強調像，B：PET, C：PET-MIP 画像　左側舌癌術後 1 年 4 か月．MRI, T2 強調像（A）では，腹直筋皮弁と残存舌との接合部に辺縁不整な部分がみられ（→），PET（B）では，集積を呈している．PET-MIP（C）では，同部以外にも咽頭後部や気管周囲などに集積がみられた．

b. 扁平上皮癌以外の悪性腫瘍

　口腔では，扁平上皮以外の悪性腫瘍は発生頻度は低いが多種多様である．また，扁平上皮癌とは異なり小児や若年者にも生じる場合があり，注意を要する．最も頻度が高いのは，小唾液腺由来で腺様嚢胞癌や粘表皮癌である[39,40]．腺房細胞癌や筋上皮癌などのほかの唾液腺悪性腫瘍は散見される程度である[41]．悪性黒色腫は上顎歯肉や硬口蓋に好発する[42]．悪性リンパ腫[43]や白血病，平滑筋肉腫，横紋筋肉腫，血管肉腫などの口腔以外にも発生する悪性腫瘍の報告も散見される．

　腺様嚢胞癌や粘表皮癌で嚢胞様成分の多い場合には，T2 強調像で高信号域が著明となり扁平上皮癌とは鑑別可能であるが，細胞成分の多い高悪性度の場合は鑑別困難である．粘表皮癌では，耳下腺多形腺腫のように大きくならなくても石灰化がみられ，診断の一助となることがある[44]．悪性黒色腫は，典型的な場合は T1 強調像で高信号，T2 強調像で低信号を呈するので鑑別は可能であるが，無色素性の場合には鑑別困難である．肉腫は非特異的所見を呈するため鑑別は困難なことが多い．顎骨膨隆は歯肉癌ではなく顎骨内癌を示唆する所見であり，骨梁間進展は歯肉癌よりも悪性リンパ腫や白血病を示唆する所見である．このような画像所見や鑑別の進め方（Box 9-8）は，他部位の場合と同様と思われる（図 9-38～図 9-43）．

3. 口腔・口腔底疾患　497

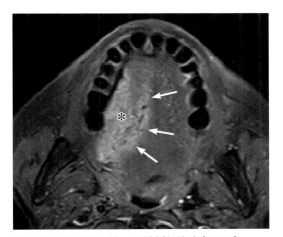

図9-38　70歳台女性　舌紡錘細胞癌（T3N0）
MRI, 脂肪抑制造影T1強調像　右側舌縁から舌体深部にかけてびまん性に浸潤する前後径44 mm, 深さ13 mmの腫瘍塊がみられる（*）. 腫瘍辺縁部では, 複数の拡張した血管を認める（→）. 扁平上皮癌ではあまりみられない所見である.

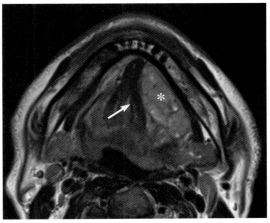

図9-39　50歳台男性　舌下腺腺様囊胞癌（T2N0）
MRI, T2強調像　左側口腔底部にオトガイ舌筋（→）を圧排偏位させて増大した前後径48 mmの腫瘍塊がみられる（*）. 内部は充実性で比較的均一である.

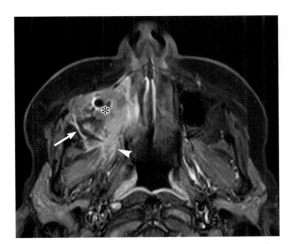

図9-40　30歳台女性　上歯肉腺様囊胞癌（T4bN0）
MRI, 脂肪抑制造影T1強調像　右側上顎歯肉部から増大し硬口蓋, 上顎洞内や鼻腔内へ進展した内部不均一な最大径51 mmの腫瘍塊を認める（*）. 側頭下窩（→）や翼突筋への進展も認める（▶）.

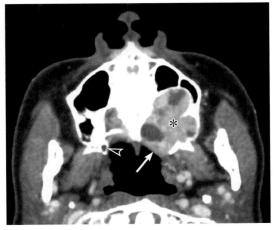

図9-41　60歳台女性　硬口蓋粘表皮癌（T4aN0）
造影CT　左側硬口蓋の粘膜下から上顎洞の骨壁を膨隆する最大径36 mmの腫瘤を認める（*）. 大・小口蓋孔部（対側にて▶で示す）の破壊がみられる（→）.

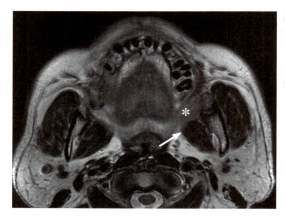

図 9-42　70 歳台男性　頰間隙唾液腺導管癌
MRI, T2 強調像　左側翼突下顎縫線部を中心に増大した最大径 27 mm の腫瘤を認める（＊）．内側翼突筋に接するが浸潤性が著明な発育ではない（→）．

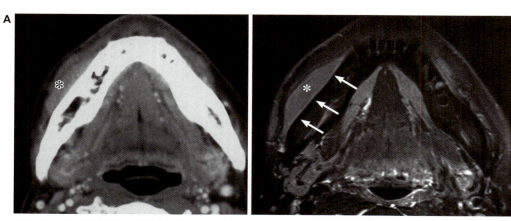

図 9-43　40 歳台男性　下歯肉悪性リンパ腫
A：造影 CT，B：MRI, STIR 像　造影 CT（A）では，右側下顎歯肉部から膨隆性に増大した内部均一に造影された腫瘤を認める（＊）．STIR 像（B）でも内部が均一で（＊），腫瘤が接する骨皮質に erosion がみられない（→）．

C. 良性腫瘍および囊胞性疾患

　口腔・口腔底領域にはさまざまな良性腫瘍が発生するが，乳頭腫や小唾液腺腫瘍の多形腺腫が多くみられる．乳頭腫は多発する場合もあり，また臨床的にも病理組織学的にも高分化型の扁平上皮癌と区別できない場合もあるので注意を要する．多形腺腫は，T1 強調像で低信号，T2 強調像で高信号，表面に凹凸がある（lobulation）のが特徴とされているが，骨の侵食も多くみられ[45]，鑑別に苦慮することもある．また，内部は比較的均一で傍咽頭間隙や耳下腺の多形腺腫ように大きくならないと囊胞様壊死や石灰化は生じない（図 9-44，図 9-45）[46]．ほかに頻度の高いのは脂肪腫や血管腫である．画像所見は他部位に発生したのと同様である．そのほか，神経原性や筋原性など多様な良性腫瘍なども散見される．神経鞘腫は，辺縁高信号・内部やや低信号の "target sign" を呈した場合は鑑別可能である（図 9-46AB）．

Box 9-8　口腔・口腔底における腫瘤性病変の鑑別診断のポイント

1) **扁平上皮癌か他の悪性腫瘍または炎症か？**
   - 著明な cystic area：粘表皮癌（低悪性），腺様嚢胞癌
     ＊necrotic area は扁平上皮癌に多い．
   - 著明な神経周囲進展：腺様嚢胞癌，悪性リンパ腫，悪性黒色腫
     ＊時に扁平上皮癌にもみられる．
   - 石灰化：多形腺腫，粘表皮癌（低悪性）
     ＊時に他の腺系の癌や扁平上皮癌にもみられる．
   - 骨梁間進展：悪性リンパ腫，白血病，腺様嚢胞癌
   - T1 強調像で高信号，T2 強調像で低信号：悪性黒色腫
   - 骨硬化性変化：慢性炎症または悪性腫瘍浸潤
   - 骨膨隆：顎骨内癌

2) **良性病変**
   - 被膜様構造と表面凹凸：多形腺腫
   - cystic area：神経鞘腫・神経線維腫
   - tai-sign：がま腫
   - 静脈石：血管腫
   - target sign：神経鞘腫・神経線維腫
   - fat-fluid level：類皮嚢胞（dermoid cyst）
   - trans-spatial（間隙横断性）：リンパ管腫

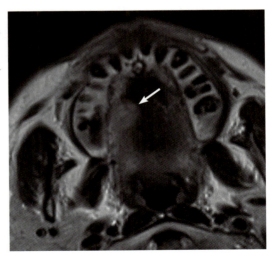

図 9-44　40 歳台男性　硬口蓋多形腺腫
MRI, T2 強調像　右側硬口蓋に比較的均一でやや高信号を呈した類円形の腫瘤を認める（→）．内部は比較的均一で明らかな石灰化物はみられない．歯槽骨は保たれている．

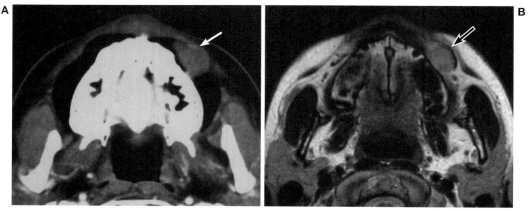

図9-45　20歳台女性　頬間隙多形腺腫
A：造影CT，B：MRI，T2強調像　造影CT（A）では，左側頬粘膜部に増強効果に乏しい類円形の腫瘤を認める（→）．内部は比較的均一で明らかな石灰化物はみられない．MRI，T2強調像（B）では，比較的高信号を呈しており頬筋への浸潤はみられない（→）．

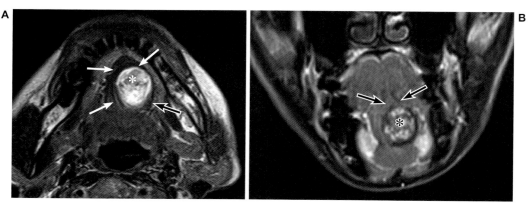

図9-46　50歳台女性　舌下間隙神経鞘腫
A：MRI，T2強調像，B：脂肪抑制造影T1強調冠状断像　左側舌下間隙内に類円形の腫瘤を認める（AB，＊）．MRI，T2強調像（A）では，高信号域と低信号域が混在しており，脂肪抑制造影T1強調像（B）では，不均一に造影されている．オトガイ舌筋内に発生して（→）と同筋を左右に圧排偏位している．

　囊胞性疾患では，唾液が関与するがま腫（ranula）が多くみられる．本病変は，舌下間隙に唾液が貯留した単純性がま腫と，顎下間隙へ進展した潜入性がま腫（plunging ranula, diving ranula）がある．境界明瞭な類円形から不定形を呈し，造影CTは辺縁増強のみで内容は低吸収[47]，MRIはT1強調像で低信号，T2強調像では高信号である（図9-47）．病巣本体から舌下間隙後部に向かって尾のように突出する形態（"tail-sign"）がみえれば，潜入性の病変と考える．鑑別診断は，側方型の類皮囊胞や甲状舌管囊胞などがあげられる（Box 9-8）．

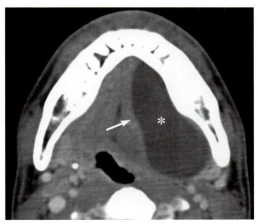

図 9-47　20 歳台男性　口腔底がま腫
造影 CT　左側舌下間隙内に増強効果のある被膜をもたず低吸収域を呈した長円形の境界明瞭な腫瘤を認める(＊)．オトガイ舌筋を圧排偏位している(→)．

d. 先天性腫瘤性疾患

口腔に生じる先天性腫瘤性疾患として，血管腫やリンパ管腫，類皮嚢胞(皮様嚢腫)や類表皮嚢胞があげられる．

1) 血管腫，動静脈奇形　hemangioma, arterovenous malformation

乳幼児から小児では頭頸部に最も多くみられる腫瘤である．生下時には滅多にみられないが，典型的な場合は生後1か月で発現する．男女比は1：4で女性に多く発生する．巨大舌や巨大唇の原因となることもある．顎骨の変形や吸収を生じることがある．

血管腫・動静脈奇形の造影 CT 像はさまざまな増強効果を示す．MRI では T1 強調像で筋と同等か筋よりもやや高信号，T2 強調像で高信号を呈し，造影 T1 強調像で増強効果を呈する．腫瘤内に円形や類円形の石灰化物として静脈石を有する場合には，CT では高吸収域，MRI では低信号域が散在性にみられ，診断の一助となる(図 9-48)．鑑別診断には，海綿状血管腫や毛細血管血管腫，リンパ管性血管腫，嚢胞性リンパ管腫があげられる．口腔では海綿状血管腫が多く，自然退縮しない[7]．硬口蓋の膿原性肉芽腫(pyogenic granuroma)では骨の侵食を生じることもあり[48]，癌や肉腫との鑑別を要する．

2) リンパ管腫　lymphangioma

通常は2歳ぐらいまでにみられるが成人にもみられる．非常に薄い壁ないし隔壁様構造を有した多房性を呈する．感染があった場合には壁が厚みを増すこともある．筋膜に沿って複数の間隙に連続的に入り込む(trans-spatial：間隙横断性)特徴を有する．巨大舌の原因にもなる．

単純 CT では境界不明瞭な低吸収域を示し，造影 CT では辺縁は増強効果が低く内部の増強効果はないが，血管腫が混在する場合には同部が増強効果を示す．時に液面形成(fluid-fluid level)を呈する．MRI では，T1 強調像で主として低信号，T2 強調像で均一または不均一な高信号を呈する(図 9-49)．腫瘤内に出血を生じたり，高蛋白成分を含んでいる場合には T1 強調像でも高信号を呈する．

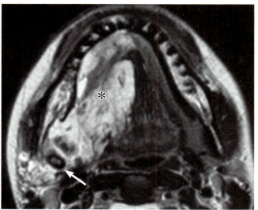

図9-48 20歳台女性 舌口腔底血管腫
A：造影CT，B：MRI，T2強調像 造影CT(A)では，右側口腔底部に高吸収を呈した類円形の静脈石を認める(▶)．周囲には増強効果のない低吸収域が広がりオトガイ舌筋を圧排偏位している(→)．顎下間隙内にも粗大な静脈石を認める(＊)．MRI，T2強調像(B)では，口腔底に広がった高信号の血管腫を認める(＊)．静脈石(→)は外側が無信号となっている．

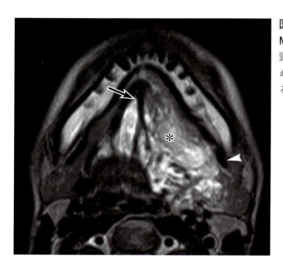

図9-49 10歳台前半男児 口腔底リンパ管腫
MRI，T2強調像 左側口腔底正中から顎下部や頸部に広がる高信号を呈する不定形の腫瘤を認め(＊)，左右のオトガイ舌筋の間に進展している(→)．顎舌骨筋の圧排偏位はみられない(▶)．

3）類皮嚢胞（皮様嚢腫）・類表皮嚢胞　dermoid cyst, epidermoid cyst

　口腔の類皮嚢胞(皮様嚢腫)や類表皮嚢胞は，頭頸部発生例の25％を占める．発生年齢は，5〜50歳(平均30歳)，男女比は3：1であるが[47]，生下時にみられることもある．境界明瞭な腫瘤で2〜6 mmの嚢胞壁を有し[49]，通常は口腔底正中にみられるが片側の口腔底に生じることもあり，口唇，舌，頰粘膜などにも報告例がある．口腔底正中部に生じた場合には，左右のオトガイ舌筋を離開させる．類皮嚢胞は液状成分と脂肪成分(おから様やケラチン様など多様)をもつのに対し，類表皮嚢胞は液状成分のみである．類皮嚢胞には石灰化物を含む例もある[47]．舌下型，顎下型，顎下・舌下型に分類され，顎舌骨筋との位置関係を冠状断像や矢状断像で評価する必要がある．
　類皮嚢胞は，単純CTでは低吸収を示すが，内容物によって筋よりも低吸収であったり高

3. 口腔・口腔底疾患　503

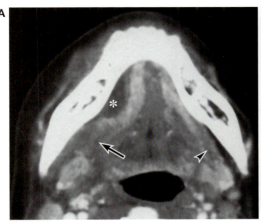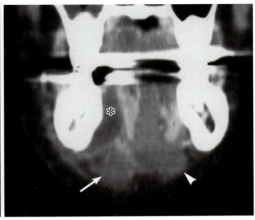

図9-50　10歳台後半女性　舌下間隙膿瘍
A：造影CT，B：造影CT冠状断像　右側舌下腺と下顎骨との間に軽度の辺縁に増強効果がみられる低吸収域を認める(AB，*)．横断像(A)では，顎舌骨筋(対側にて▶で示す)が不明瞭となっている(→)．冠状断像(B)では，顎二腹筋前腹(対側にて▶で示す)が尾側へとやや圧排されている(→)．

吸収であったりする．fat-fluid level[47]がみられることもある．造影CTでは囊胞壁のみが造影され，内部は低吸収を示す．MRIは，T1強調像で内容物がやや高信号を示し，T2強調像では高信号域の内部に小結節状の低信号域の集簇(sac of marble)がみられることがある[49]．脂肪抑制造影T1強調像では内容物が低信号を示す．類表皮囊胞は，単純CTでは低吸収を示し，造影CTでは囊胞壁のみがわずかに造影され，内部は低吸収(液体濃度)を示す．MRIは，T1強調像では均一な低信号を示し，T2強調像では均一な高信号を呈する．鑑別診断には甲状舌管囊胞，がま腫，膿瘍があげられる[47]．

e. 炎症性疾患

　口腔における炎症は，歯および歯周組織に由来する化膿性炎(歯性感染)が多く，歯肉はもちろんのこと，頬間隙や舌下間隙に生じることも多い．局所が腫脹することのほかに，肉芽腫の形成をみたり，膿瘍形成し原病巣付近に貯留する場合(貯留膿瘍)と原病巣から離れた部位に膿瘍形成する場合(流注膿瘍)がある．特に後者では重症化するため読影時には注意を要する．口腔底の炎症は，唾石に由来するもののほかに，抜歯などの処置後に舌下間隙に歯性感染症を生じ，隣接する顎下間隙または離れた頸部の間隙に波及することがある(deep neck infection)．

　単純CTで脂肪組織の混濁化や消失がみられ，造影CTでは膿瘍は辺縁増強効果があり，内部は増強されず液体濃度を呈する．膿瘍か否かの正確な診断には造影を要するが，質的診断よりも局在診断が重要とされる．口腔底膿瘍の読影では，膿瘍の位置が舌下間隙であるのか，顎下・オトガイ下間隙であるのか，または両者なのか，顎下間隙を経由して傍咽頭間隙や頸動脈間隙などへ流注する前に正確な位置と量の画像所見を得て早期かつ確実に排膿させる必要がある(図9-50AB)．また，口腔の歯性感染は翼突下顎間隙から他の咀嚼間隙に広がり側頭部にも及ぶことがあるので，局在診断と質的診断の両者が必要と考えられる．急速に

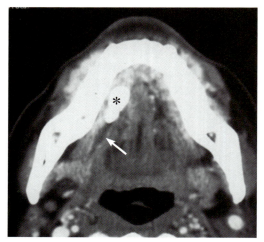

図 9-51　40 歳台女性　口腔底唾石
造影 CT　右側口腔底部に高吸収を呈した長円形の構造物を認め(*)，後方に拡張した Wharton 管を認める(→)．

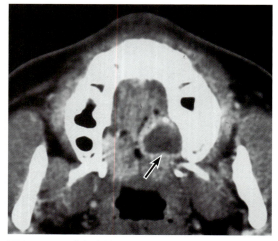

図 9-52　30 歳台女性　硬口蓋壊死性唾液腺化生
造影 CT　左側硬口蓋には辺縁増強効果の著明な液体濃度を呈した類円形の腫瘤がみられる(→)．境界は比較的明瞭で非浸潤性の増大を示している．

重症化することで知られる口腔底蜂窩織炎の Ludwig angina は，気道閉塞の有無や他の合併症などの画像診断を要する．

　口腔底にみられる唾石は，類円形から棍棒型までさまざまで，大きさもさまざまである．口腔底前方部から顎下腺部の間に多発する場合もある(図 9-51)．また，小唾液腺にもみられる．

　時に，歯科治療中に(皮下)気腫を生じ，組織間隙を連続的に波及し縦隔などに達することがある．自然吸収するものであるが，感染に注意を払う必要がある．

　歯肉には，歯肉炎や歯周炎が生じるが，CT や MRI の対象となりうる炎症性疾患として，epulis (エプーリス)がある．内部に石灰化を伴う骨形成性エプーリス，肉芽腫性エプーリスや巨細胞性エプーリスが時に巨大化し骨吸収も生じるため，画像診断の対象となりうる．舌膿瘍は，魚骨などの原因の存在や膿の貯留の具合などを画像診断する必要がある．

　口蓋腺に好発する壊死性唾液腺化生(necrotizing sialometaplasia)[32]は梗塞性変化で壊死を生じるが，扁平上皮化生を伴って臨床像や病理組織像は扁平上皮癌や粘表皮癌と類似することがあり，画像診断が重要である(図 9-52)．

f. その他の病変・病態

1) 脱神経性舌筋萎縮　denervation tongue muscle atrophy

　舌と口腔底の脱神経性筋萎縮は，舌下神経や下顎神経の分枝である顎舌骨筋神経の障害によって生じる．これらの神経が走行する領域における手術侵襲によることが多いが，顎下腺の腺様嚢胞癌の浸潤によるものも経験され，注意を要する．障害後の早期は浮腫を生じ，時間経過とともに筋力低下，筋線維の萎縮と脂肪浸潤がみられる．舌を突出させると障害側へ偏位するが，舌下神経障害によってオトガイ舌筋，特に前部が萎縮するためである．

3. 口腔・口腔底疾患　505

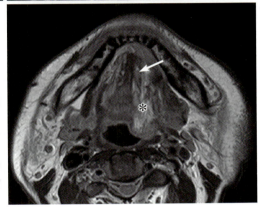

図 9-53　70 歳台男性　脱神経性舌筋萎縮
A：造影 CT，B：MRI，T1 強調像，C：T2 強調像　造影 CT（A）では，左側口腔底に吸収値の低下が生じている（*）．結節状の筋と等吸収の構造物がみられる（→）．MRI，T1 強調像（B）および T2 強調像（C）では，口腔底背側が高信号となっているほか（*），オトガイ舌筋の萎縮がみられる（→）．

　画像所見は，早期では浮腫を反映して T1 強調像で低信号，T2 強調像では高信号，造影 T1 強調では増強効果を認め，腫瘍性病変に類似するため注意を要する[7]．後には筋萎縮と脂肪浸潤を反映し，T1 強調像で高信号，単純 CT では低吸収を示す[7]．顎舌骨筋神経は，下顎神経（脳神経 V_3）の分枝で，下顎神経が下歯槽神経として下顎孔に入る前に分かれて下顎骨体部内面に沿って前方へ走行し，顎舌骨筋と顎二腹筋前腹に分布する．この走行範囲で障害を受けると，この 2 つの筋萎縮を生じ，健側の顎二腹筋前腹を腫瘤やリンパ節腫大と誤認することがあるので注意を要する．舌下神経と顎舌骨筋神経が同時に障害されると，患側の舌筋群と口腔底筋群が萎縮する（図 9-53A〜C）．なお，顎舌骨筋神経が分枝する部位よりも中枢側で下顎神経が障害されると，咀嚼筋群も筋萎縮を生じ，開口障害などの顎関節症様の症状も呈するようになる．
　鑑別に関して，顎舌骨筋と顎二腹筋前腹の部分的欠損や形態異常などの破格[3]に注意を要する．

2）舌神経麻痺・舌神経痛　lingual nerve paralysis/pain
　神経麻痺や神経痛は口腔領域の画像診断の対象となりにくいが，舌神経は下顎骨の顎舌骨筋線の近傍を走行するため，同部に癌が進展した場合に神経症状の 1 つとして発症する可能性があることは認識しておく必要がある．

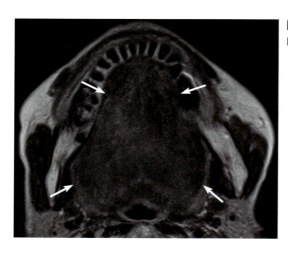

図9-54 70歳台女性 舌アミロイドーシス
MRI, T2強調像 舌全体が腫大し低信号を呈している(→).

3) アミロイドーシス　amyloidosis

身体の種々の器官や組織の細胞外にアミロイドは沈着するが，舌のみに蓄積することもあり，巨舌症の原因の1つとなる(図9-54AB)．鑑別診断には良性対称性脂肪腫症などがある．また，口腔においても腫瘤(amyloidoma)を形成し溶骨像を生じることもあるので注意を要する．

4) 過形成・肥大　hyperplasia/hypertrophy

口蓋腺過形成や舌下腺肥大などは，臨床的には粘膜下腫瘍と区別が困難なことがあるため，CTやMRIの対象となりうる．咬筋肥大は若年者にみられ，原因不明とされている．咬筋内血管腫などの腫瘍性病変の存在を否定するために画像診断を要することがある．PETでは集積像を呈する．

5) MTX関連リンパ増殖性疾患　MTX-LPD disorder

MTX(メトトレキサート)は関節リウマチ治療のアンカードラッグであるが，副作用の1つとして悪性リンパ腫などのリンパ増殖性疾患を生じることが報告されている．歯肉，舌などに腫瘤形成がみられ(図9-55AB)，骨破壊も生じることがあるため悪性腫瘍との鑑別に注意を要する[48,49]．

6) IgG4関連疾患　IgG4-related disease

本疾患として頭頸部領域では，耳下腺，顎下腺や涙腺の腫大が知られるようになってきたが[50,51]，口腔・口腔底領域ではまれであるが舌下腺に腫大がみられ[52]，口蓋腺などの小唾液腺にも腫大がみられる可能性がある．

最後に，口腔・口腔底の疾患をまとめてBox 9-9に示す．

Box 9-9　口腔・口腔底の疾患リスト

1）癌腫
- 扁平上皮癌
- 基底細胞癌
- 腺様嚢胞癌
- 粘表皮癌
- 腺癌
- 腺房細胞癌
- 筋上皮癌
- 唾液腺導管癌
- 多形腺腫由来癌
- 悪性黒色腫
- 転移性癌
- 中咽頭癌の直接浸潤
- 上顎洞癌の直接浸潤

2）肉腫
- 悪性リンパ腫
- 白血病
- 横紋筋肉腫
- 平滑筋肉腫
- 骨肉腫（周辺性）
- 血管肉腫
- 線維肉腫
- 悪性末梢性神経鞘腫
- 悪性多型肉腫
- 転移性肉腫

3）良性腫瘍・偽腫瘍
- 多形腺腫
- 脂肪腫
- 血管腫
- 膿原性肉芽腫
- 乳頭腫
- 神経鞘腫
- 神経線維腫
- 筋上皮腫
- 平滑筋腫
- 顆粒細胞腫
- 結節性筋膜炎

4）嚢胞性疾患
- リンパ上皮性嚢胞
- がま腫（単純性，潜入性）
- 粘液（貯留）嚢胞

5）先天性腫瘤性病変
- 乳児血管腫
- 血管奇形
  - ①毛細血管奇形
  - ②静脈奇形（海綿状血管腫）
  - ③動静脈奇形
- リンパ管奇形（リンパ管腫）
  - ①毛細血管性
  - ②海綿状
  - ③嚢胞性
- 甲状舌管嚢胞
- 奇形腫
- 類皮嚢胞（皮様嚢腫）
- 類表皮嚢胞

6）炎症性疾患
- 歯原性膿瘍
- 蜂窩織炎
- Ludwig angina
- 放線菌性肉芽腫
- 舌膿瘍
- 舌下腺炎
- 化膿性舌リンパ節炎
- 化膿性頬リンパ節炎
- 化膿性下顎リンパ節炎
- epulis（エプーリス）
- 壊死性唾液腺化生

7）その他の病変・病態
- 脱神経性筋萎縮
- 舌神経麻痺，舌神経痛
- アミロイドーシス
- 唾液腺過形成，肥大
- MTX 関連リンパ増殖性疾患
- IgG4 関連疾患

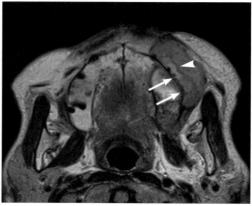

図 9-55　60 歳台女性　MTX 関連リンパ増殖性疾患
A：造影 CT，B：MRI，T2 強調像　造影 CT（A）では，左側上顎歯肉部から頰部において境界明瞭で辺縁増強効果のある腫瘤がみられる（→）．内部は比較的均一な低吸収を呈している．MRI，T2 強調像（B）では，腫瘤が接した骨には侵食はみられない（→）．内部には蛇行する血管がみられる（▶）．

文　献

1) 天野 修：頭頸部の内臓．脇田 稔，山下靖雄・監：口腔解剖学，第 1 版．医歯薬出版，2009：111-123．
2) 上條雍彦：口腔解剖学，第 5 巻 内臓学，第 1 版．アナトーム社，1986：1277．
3) 上條雍彦：口腔解剖学，第 2 巻 筋学，第 2 版．アナトーム社，1987：233，290，357．
4) 上條雍彦：口腔解剖学，第 3 巻 脈管学，第 1 版．アナトーム社，1986：446，552，555，付 22．
5) 上條雍彦：口腔解剖学，第 4 巻 神経学，第 2 版．アナトーム社，1987：889-890，895，898-899，963．
6) 尾尻博也：口腔．尾尻博也：頭頸部の臨床画像診断学，改訂第 2 版．南江堂，2011：592，609-614．
7) 辰野 聡：中咽頭・口腔．多田信平，黒崎喜久・編：頭頸部の CT・MRI，第 1 版．メディカル・サイエンス・インターナショナル，2002：409-446．
8) Arya S, Rane P, Deshmukh A：Oral cavity squamous cell carcinoma：role of pretreatment imaging and its influence on management. Clin Radiol 2014；69：913-930.
9) Dillon JK, Glastonbury CM, Jabeen F, Schmidt BL：Gauze padding：a simple technique to delineate small oral cavity tumors. AJNR Am J Neuroradiol 2011；32：934-937.
10) 木村幸紀：舌・口腔粘膜疾患の画像診断．口腔外科・歯科領域の画像診断：放射線科医も日常臨床に役立つ知識．臨床画像 2015；31：868-875．
11) Mukherji SK, Castelijins J, Castillo M：Squamous cell carcinoma of the oropharynx and oral cavity：how imaging makes a difference. Semi Ultra CT MRI 1998；19：463-475.
12) Lenz M, Greess H, Baum U, et al：Oropharynx, oral cavity, floor of the mouth：CT and MRI. Eur J Radiol 2000；33：203-215.
13) 浮州龍太郎：頭頸部領域の標準的撮像法．画像診断ガイドライン 2016 年版．金原出版，2016：108-117．
14) Dammann F, Horger M, Mueller-Berg M, et al：Rational diagnosis of squamous cell carcinoma of the head and neck region：comaparative evaluation of CT, MRI, and [18]FDG PET. AJR Am J Rentogenol 2005；82：1326-1331.
15) John AR, William ML, Snehal GP, et al：Lip and oral cavity. In：Mahul BA, Stephen BE, Fred-

erick LG, et al（eds）：AJCC cancer staging mannual, 8th ed. New York：Springer, 2017：79-90.

16）日本頭頸部癌学会・編：頭頸部癌取扱い規約，第 6 版．金原出版，2018：34-37.

17）日本口腔腫瘍学会・編：口腔癌取扱い規約，第 1 版．金原出版，2010：1-6, 23, 30-35.

18）Yasumoto M, Shibuya S, Takeda M, et al：Squamous cell carcinoma of the oral cavity：MR findings and value of T1-versus T2-weighted fast spin echo images. AJR Am J Roentgenol 1995；164：981-987.

19）小浜源郁：口腔癌の診断と外科療法．清水正嗣，小浜源郁・編：口腔癌―診断と治療，第 1 版．デンタルダイヤモンド社，1989：212-299.

20）Hayashi R, Fukuda S, Nakamizo M：Report of head and neck cancer registry of Japan：clinical statics of registered patients, 2012. Jpn J Head Cancer 2014；40（Suppl）：83-90.

21）Bodner L, Manor E, Friger MD, van der Waal I：Oral squamous cell carcinoma in patients twenty years of age or younger—review and analysis of 186 reported cases. Oral Oncol 2014；50：84-89.

22）木村幸紀，柳澤昭夫，山本智理子ほか：Stage Ⅰ 舌扁平上皮癌の健側頸部リンパ節転移：舌部分切除単独治療例の臨床病理学的検討．頭頸部癌 2005；31：523-529.

23）木村幸紀，花澤智美，岡野友宏：画像所見から舌癌および口底癌の舌リンパ節転移が示唆された症例の臨床的検討と文献的考察．頭頸部癌 2010；36：488-497.

24）Sigal R, Zagdabski AM, Schwaab G, et al：CT and MR imaging of squamous cell carcinoma of the tongue and floor of the mouth. RadioGraphics 1996；16：787-810.

25）木村幸紀，柳澤昭夫，山本智理子ほか：Stage Ⅰ・Ⅱ舌扁平上皮癌後発転移症例の頸部郭清術後の予後．補助療法を要する組織像の検討．頭頸部癌 2007；33：444-448.

26）Kimura Y, Ishikawa Y：The impact of clinicopathological characteristics of tongue squamous cell carcinoma with particular reference to recurrence and metastasis. In：Kato H, Shimizu T （eds）：Tongue, Anatomy, Kinematics, and Diseases. New York：NOVA Science Publishers, 2011：191-220.

27）木村幸紀，柳澤昭夫，山本智理子ほか：Stage Ⅰ・Ⅱ筋層浸潤舌扁平上皮癌症例における後発転移と予後：210 例の検討．頭頸部癌 2014；40：338-343.

28）Leslie A, Fyfe E, Guest P, et al：Staging of squamous cell carcinoma of the oral cavity and oropharynx：a comparison of MRI and CT in T- and N-staging. J Comput Assist Tomogr 1999；23：43-49.

29）木村幸紀：Ⅸ. 口腔．多田信平・監修，尾尻博也，酒井 修・編：頭頸部の CT・MRI，第 2 版．メディカル・サイエンス・インターナショナル，2012：443-490.

30）Kimura Y, Hanazawa T, Sano T, Okano T：Lateral retropharyngeal node metastasis from carcinoma of the upper gingival and maxillary sinus. AJNR Am J Neuro Radiol 1998；19：1221-1224.

31）Aydil U, Kızıl Y, Bakkal FK, et al：Neoplasms of the hard palate. J Oral Maxillofac Surg 2014；72：619-626.

32）Fujii T, Ohnishi Y, Minamino Y, et al：A case of necrotizing sialometaplasia with bone resorption at the hard palate. J Oral Maxillofac Surg Med Pathol 2014；26：245-248.

33）Ginberg LE, DeMonte F：Imaging of perineural tumor spread from palatal carcinoma. AJNR Am J Neuro Radiol 1998；19：1423-1432.

34）Shimamoto H, Chindasombatjaroen J, Kakimoto N, et al.：Perineural spread of adenoid cystic carcinoma in the oral maxillofacial regions：evaluation with contrast-enhanced CT and MRI. Dentomaxillofac Radiol 2012；41：143-151.

35）久野博文，関谷浩太郎，酒井 修：5. 口腔．酒井 修，金田 隆・編：顎・口腔の CT・MRI．メディカル・サイエンス・インターナショナル，2016：137-174.

36）Som PM, Urken ML, Biller H, Lidov M：Imaging the postoperative neck. Radiology 1993；187：593-603.

37）中里龍彦：7 章　口腔－咀嚼・味覚．豊田圭子・編：まるわかり頭頸部領域の画像診断．秀潤社，2015：530-572.

38）久野博文：Ⅱ. 口腔，口腔底．山下康行・監修：知っておきたい顎・歯・口腔の画像診断．秀潤社，2017：172-203.

39）Copelli C, Bianchi B, Ferrari S, et al：Malignant tumors of intraoral minor salivary glands. Oral Oncol 2008；44：658-663.

40）Li Q, Zhang XR, Liu XK, et al：Long-term treatment outcome of minor salivary gland carcinoma of the hard palate. Oral Oncol 2012 ; 48 : 456-462.

41）González-García R, Rodríguez-Campo FJ, Muñoz-Guerra MF, et al : Polymorphous low-grade adenocarcinoma of the palate : report of cases. Auris Nasus Larynx 2005 ; 32 : 275-280.

42）Ram H, Mohammad S, Husain N, et al : Metastatic malignant melanoma of palate : a review of literature and report of an unusual case. Natl J Maxillofac Surg 2010 ; 1 : 63-66.

43）Kemp S, Gallagher G, Kabani S, et al : Oral non-Hodgkin's lymphoma : review of the literature and World Health Organization classification with reference to 40 cases. Oral Surg Oral Med Oral Pathol Oral Radiol 2008 ; 105 : 194-201.

44）González-Arriagada WA, Santos-Silva AR, Ito FA, et al : Calcifications may be a frequent finding in mucoepidermoid carcinomas of the salivary glands : a clinicopathologic study. Oral Surg Oral Med Oral Pathol Oral Radiol Endod 2011 ; 111 : 482-485.

45）Kakimoto N, Gamoh S, Tamaki J, et al : CT and MR images of pleomorphic adenoma in major and minor salivary glands. Eur J Radiol 2009 ; 69 : 464-472.

46）Macdonald AJ, Harnsberger HR : Oral cavity. In : Harnsberger HR (ed) : Diagnostic imaging head and neck. Salt Rake City : Amirsys, 2006 : III-4, 2-3.

47）Horghani R, Smoker WRK, Curtin HD : Pathology of oral cavity. In : Som PM, CurtinHD (eds) : Head and neck imaging, 5th ed. St. Louis : Mosby, 2011 : 1643-1748.

48）Kudoh M, Harada H, Matsumoto K, et al : Methotrexate-associated lymphoproliferative disorder arising in the retromolar triangle and lung of a patient with rheumatoid arthtitis. Oral Surg Oral Med Oral Pathol Oral Radiol 2014 ; 118 : e105-e110.

49）Hashimoto K, Nagao T, Saito T, Kinoshita H : Methotrexate-associated lymphoproliferative disorders of the tongue in patients with rheumatoid arthtitis : a report of 2 cases and a review. Oral Surg Oral Med Oral Pathol Oral Radiol 2015 ; 119 : e1-e5.

50）Katsura M, Mori H, Kunimatsu A, et al : Radiological features of IgG4-related disease in the head, neck, and brain. Neuroradiology 2012 ; 54 : 873-882.

51）Toyoda K, Oba H, Kutomi K, et al : MR imaging of IgG4-related disease in the head and neck and brain. AJNR Am J Neuroradiol 2012 ; 33 : 2136-2139.

52）Mulholland GB, Jeffery CC, Satija P, Côté DW : Immunoglobulin G4-related disease in the head and neck : a systematic review. J Otolaryngol Head Neck Surg 2015 ; 44 : 24-30.

X

中咽頭

1. 中咽頭の解剖
2. 検査法・撮像プロトコール
3. 中咽頭癌
4. その他の腫瘍性疾患，腫瘍類似疾患
5. 炎症性疾患
6. その他の中咽頭領域で認識される疾患

CT and MRI
of the Head and Neck

はじめに

　中咽頭は口腔の背側で，視診や触診が比較的容易な部位であり，上咽頭と下咽頭・喉頭との間に位置する．中咽頭の粘膜病変は組織学的な検索による診断も容易であることから，CT や MRI の役割は病変の進展範囲および内部性状の把握と，リンパ節転移などの検出である．粘膜下病変については確定診断や治療方針決定のために画像診断が優先される．近年，ヒトパピローマウイルス(human papilloma virus：HPV)に関連した中咽頭癌が増加しており，HPV 関連癌と HPV 非関連癌では予後が異なることから，両者を区別した TNM 分類や臨床病期分類がなされている．治療方針決定のためにさらなる正確な進展範囲の把握が求められており，局所浸潤の評価には MRI が有用である．また，扁桃周囲膿瘍を代表とする深頸部膿瘍では迅速な治療方針決定のために造影 CT が施行される．本章では，CT および MRI の画像解剖と撮像プロトコールについて記載した後，HPV 関連の有無により大きく変化した中咽頭癌について述べる．また，その他の中咽頭領域に発生する比較的頻度の高い疾患を中心に解説する．

1. 中咽頭の解剖 (図 10-1)

　中咽頭は深頸筋膜中層より粘膜面の咽頭粘膜間隙(pharyngeal mucosal space)に相当する部分で，口腔の背側に位置する．頭側は硬口蓋・軟口蓋移行部で，尾側は喉頭蓋谷の底部の範囲であり，頸椎の C1 から C3 の高さに相当する[1,2]．中咽頭には，粘膜，扁桃，小唾液腺，咽頭頭底筋膜，咽頭収縮筋，口蓋筋などが含まれ，後外方には臨床的にも画像診断的にも重要な傍咽頭間隙(parapharyngeal space)や咽頭後間隙(retropharyngeal space)が存在する[1~4]．

　中咽頭は，側壁，前壁，上壁および後壁の 4 つの亜部位に分類され，以下にそれぞれの亜部位について個々に述べる．

a. 側壁 (図 10-1A～C)

　口蓋扁桃，扁桃窩，口蓋弓および舌扁桃溝が含まれる．

　口腔と咽頭の間は口峡とよばれ，外側壁は口蓋弓である．口蓋弓には前口蓋弓(口蓋舌弓)と後口蓋弓(口蓋咽頭弓)があり，この間にある陥凹が扁桃窩であり，口蓋扁桃が存在する．口蓋扁桃は線維性被膜で包まれており，非角化重層扁平上皮に覆われた扁桃隆起には扁桃小窩があり，小窩は深い扁桃陰窩に連続している．口蓋扁桃の被膜と上咽頭収縮筋との間には疎な結合組織からなる潜在腔があり，扁桃周囲間隙とよばれる．舌根と口蓋扁桃の下極との

1. 中咽頭の解剖

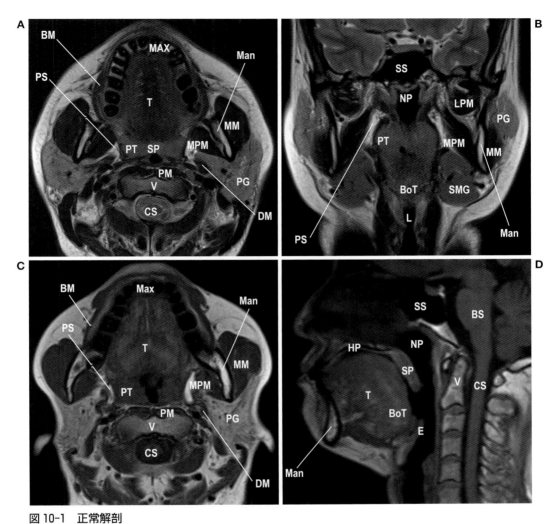

図 10-1　正常解剖
A：MRI, T2 強調像，B：T2 強調冠状断像，C：T1 強調像，D：T1 強調正中矢状断像
（解剖名は略語は，下の和英対照表を参照）

正常解剖の図中に示されている解剖名（和英対照）：図 10-1 に対応

BM	頬筋	buccal muscle	MM	咬筋	masticator muscle
BoT	舌根	base of tongue	MPM	内側翼突筋	medial pterygoid muscle
BS	脳幹	brain stem	NP	上咽頭	nasopharynx
C	斜台	clivus	PG	耳下腺	parotid gland
CS	頸髄	cervical spinal cord	PM	椎前筋	prevertebral muscle
DM	顎二腹筋	digastric muscle	PS	傍咽頭間隙	parapharyngeal space
E	喉頭蓋	epiglottis	PT	口蓋扁桃	palatine tonsil
HP	硬口蓋	hard palate	SMG	顎下腺	submandibular gland
L	喉頭	larynx	SS	蝶形骨洞	sphenoid sinus
LPM	外側翼突筋	lateral pterygoid muscle	SP	軟口蓋	soft palate
Man	下顎骨	mandible	T	舌	tongue
Max	上顎骨	maxilla	V	椎体	vertebra

間に挟まれた部分を舌扁桃溝という.

　CT では筋肉と扁桃組織は同程度の軟部濃度を示すため区別が難しいが,脂肪組織はCT値がマイナスの低吸収値を示すため,傍咽頭間隙との境界は明瞭である.MRI では,T1 強調像では筋肉と扁桃組織は同程度の低信号を示すが,造影後に扁桃組織は強い増強効果を認めるため,相対的に筋肉は低信号に描出される.T2 強調像では,扁桃組織は筋肉よりも高い中等度信号を示すため区別が容易である.また,MRI でも T1 強調像および T2 強調像ともに脂肪は高信号を示して容易に区別できるため,病変の進展範囲の把握に有用である.

b. 前壁(図 10-1D)

　舌根と喉頭蓋谷が含まれる.

　舌根は有郭乳頭の背側で舌後方の 1/3 の部分をいうが,中咽頭前壁に分類される.重層扁平上皮に覆われ,粘膜面に乳頭はない.尾側には舌扁桃が発達しており,多数の隆起が認められる.外側部では口蓋舌弓によって軟口蓋に連続する.有郭乳頭の後方には舌分界溝があり,中央の舌盲孔とよばれる陥凹は,胎生期の甲状腺の発生過程による遺残である.喉頭蓋谷は正中舌喉頭蓋ヒダと咽頭喉頭蓋ヒダに囲まれたくぼみであり,これも中咽頭に分類される.

　中咽頭前壁で,舌扁桃は口蓋扁桃と同様に容易に MRI で区別できる.

c. 上壁(図 10-1D)

　軟口蓋下面と口蓋垂が含まれる.

　軟口蓋下面は前方は口腔背側に位置しており,後方は上咽頭である.軟口蓋後端は口峡上縁となり,正中部で口蓋垂というヒダを形成している.軟口蓋は口蓋筋によって構成され,粘膜下には口蓋腺が存在している.

　CT では軟口蓋と筋肉との区別は難しい.MRI では内部に小唾液腺を含んでいるため,T1 強調像および T2 強調像でともに筋肉よりも高信号を示す.中咽頭上壁には冠状断像や矢状断像での観察が有用である.

d. 後壁(図 10-1D)

　中咽頭後壁は,粘膜下で上・中咽頭収縮筋に裏打ちされた中咽頭の背側を構成する部分で,C1 から C3 の高さに相当する.咽頭壁の筋層は内層の咽頭収縮筋と外側の咽頭挙筋に分けられるが,前者がより発達している.咽頭収縮筋は咽頭の側壁と後壁を取り巻く輪走筋である.

e. Waldeyer 輪　Waldeyer's ring

　扁桃は咽頭に存在するリンパ組織であり,咽頭扁桃,耳管扁桃,口蓋扁桃,舌扁桃などの群に分かれて存在する.これらの扁桃と咽頭後壁や軟口蓋のリンパ組織で輪状に囲まれた部

分を総称して Wardeyer 輪とよぶ．このように中咽頭はリンパ組織が豊富であることから悪性リンパ腫の発生が比較的多い．

2. 検査法・撮像プロトコール

　中咽頭の画像診断については他の領域と同じように頭蓋底から鎖骨上までの頸部全体を造影 CT で評価するのが簡便であり，迅速な治療方針決定に有用である．特にリンパ節腫大の評価を一度に行うという観点からは，CT を優先する施設も多いと思われる．しかし，近年は撮像技術の向上と高磁場装置の普及により MRI でも頸部全体を含めた撮像が可能になってきており，中咽頭においては口腔の歯科治療などによる金属アーチファクトの影響で CT での評価が困難なこともまれではないことから，局所病変評価も含めて MRI を第一選択としている施設も少なくないと思われる．MRI では腎機能不良患者において造影剤を使用できない場合でも，CT と比較して良好な組織コントラストにより詳細な評価ができるメリットがある．

a. CT（表 10-1）

　ヘリカル CT および多列検出器型 CT（multidetector-row CT：MDCT）の普及により，多断面再構成画像（multiplanar reconstruction：MPR）が容易に作成できるようになった現在では，薄いスライス厚の横断像と冠状断像での評価が必須であり，矢状断像などの任意の再構成断面を適宜追加する．腫瘍性病変あるいは炎症性病変の精査においては，軟部組織条件だけでなく，骨条件の画像も作成し，診断することが重要である．また外傷においても骨条件のみではなく，軟部組織条件による脂肪組織や筋肉などの異常を検出できることがある．腫瘍性病変や炎症性病変を疑う場合には可能なかぎり造影を行い，腫瘍の進展範囲やリンパ節転移などの有無，膿瘍形成などの把握に努めることが重要である．CT は簡便に施行できる検査であり，特に深頸部膿瘍などの救急疾患では，局所の評価だけではなく，降下性縦隔炎などの除外も含めた胸部までの広範囲撮像ができるメリットがある．

b. MRI（表 10-1）

　中咽頭では，汎用の頭頸部用コイルを用いて撮像することが望ましい．舌の動きや嚥下などを撮像中は控えるように被検者には伝える必要がある．動きによるアーチファクトを避けるため，PROPELLER 法（BLADE 法）などの撮像法も一定の効果がある[5]．近年は歯科治療による金属アーチファクトは限定的であることが多いが，歯科矯正器具では強い画像の歪みを生じる．

　可能な限り FOV（field of view：撮像野）16〜20 cm 程度，スライス厚 3〜4 mm に絞った

X. 中咽頭

表 10-1 中咽頭撮像プロトコール

CT

造影検査が基本（造影剤：240〜300 mgI　2〜3 mL/秒で注入して 60〜80 秒後に撮像開始）

撮像法	断面	スライス厚	FOV	WW/WL	その他
軟部組織条件	横断 冠状断	2〜3 mm	160 mm	350/30	頭蓋底から上縦隔までの撮像． 適宜，矢状断像を追加する．
骨条件	横断 冠状断	2〜3 mm	160 mm	4000/500	適宜，空気条件などを追加する． 頭蓋底では 1〜2 mm での再構成 も考慮する

MRI

撮像法	断面	シーケンス	スライス厚	FOV	その他
T2 強調像	横断	FSE 法	3〜4 mm	160 mm	
T1 強調像	横断	SE 法	3 mm	160 mm	
T1 強調像	冠状断	SE 法	3 mm	160 mm	海綿静脈洞部を含む
造影 T1 強調像	横断	SE 法	3 mm	160 mm	脂肪抑制併用
造影 T1 強調像	冠状断	SE 法	3 mm	160 mm	脂肪抑制併用

＊1　モーションアーチファクトが強いときには PROPELLER（BLADE）法での撮像を考慮
＊2　適宜，（斜）矢状断像の撮像を追加する．3D 撮像も考慮
＊3　腫瘍性病変では，拡散強調画像や造影ダイナミック MRI の追加撮像を考慮
＊4　脂肪抑制法には DIXON 法も有用

撮像を行う．解剖学的な構造の把握には T1 強調像と T2 強調像の横断像および冠状断像が基本であり，脂肪抑制併用 T2 強調像あるいは STIR 像は病変の検出と進展範囲の全体像の把握に有用な場合がある．前壁や上壁の評価では矢状断像を適宜追加する．近年は高分解能の 3D 撮像法も短時間で行えるようになってきており，再構成画像での多断面の評価も可能となってきている．炎症性疾患の活動性の評価や腫瘍性病変の進展範囲の把握には造影検査が有用であり，造影後は脂肪抑制併用が一般的である．金属アーチファクトなどにより十分な脂肪抑制が得られない場合には，脂肪抑制を併用しない撮像を追加し，サブトラクション画像などで増強効果を判断することもできる．また DIXON 法による脂肪抑制画像は比較的安定している[6]．拡散強調画像やダイナミック造影 MRI は腫瘍の質的診断に寄与できる可能性がある．

3. 中咽頭癌

a. 一般的事項(Box 10-1)

　中咽頭に発生する悪性の腫瘍性病変のほとんどは扁平上皮癌である．従来，中咽頭癌は口腔癌，下咽頭癌や喉頭癌などの他の頭頸部癌と同様に，喫煙と飲酒による慢性的な炎症や刺激が二大因子と考えられてきた．ヒトパピローマウイルス(human papilloma virus：HPV)は子宮頸癌の原因ウイルスであることが注目されてから久しいが，近年，HPV に関連した中咽頭癌の発生が注目されている．欧米では喫煙率の減少により頭頸部癌は全般的に罹患率が減少傾向であるが，中咽頭癌は増加傾向である．これには HPV 関連癌の増加が関与していると考えられている[7,8]．欧米では 2005 年以降の報告で HPV 関連中咽頭癌は 70％を越えており，本邦でも同様の傾向が報告されており，約 50％が HPV 関連癌とされている[9]．これは若年者の性習慣の変遷が要因の 1 つと考えられている．中咽頭癌では HPV 16 型の関与が 80〜90％であり，他の型と比較して頻度が高い．側壁癌の HPV 陽性率が約 50％と高く，次いで前壁が約 30％である．これは中咽頭の深い扁桃陰窩に持続感染することが要因と考えられている[10]．

　従来の HPV 非関連癌と比較して HPV 関連癌は，若年者(40〜50 歳台)の発生が多く，飲酒や喫煙への曝露率が低い．HPV 関連癌は初発時にリンパ節転移を認めることが多く，非関連癌と比較してリンパ節転移が大きく，節外進展の頻度も高いとされている[11,12]．原発巣が小さいことも多く，原発不明癌のリンパ節転移として紹介されてくることもまれではない．HPV 関連癌が注目されている大きな要因の 1 つは，その発癌メカニズムの違いにより生物学的な悪性度が異なるとされていることから，放射線治療や化学療法の効果がよく，HPV 非関連癌と比較して予後がよいことである[8,13,14]．

　HPV 関連癌の確定診断には組織学的検索が必要であり，厳密には HPV の DNA を証明するのが確実であるが，P16 の免疫染色での陽性率が HPV 感染に相関しているとされてお

Box 10-1　中咽頭癌：HPV 関連癌と HPV 非関連癌の臨床的特徴

	HPV 関連癌	HPV 非関連癌
部　位	口蓋扁桃，舌根部が大部分	口蓋扁桃，舌根部が多い
年　齢	若年	中高年
性　差	男性	男性
リスク因子	性習慣	喫煙，飲酒
病理組織	低分化型	高分化型，角化
免疫染色	p16 陽性	p53 陽性
原発巣	小さい 辺縁境界明瞭	さまざま 辺縁不整
リンパ節転移	多い，N 病期進行 囊胞様 節外進展多い	さまざま
重複癌	少ない	多い（下咽頭，食道）
頻　度	増加傾向	減少傾向
予　後	良好	不良

り，一般的には病理組織での P16 免疫染色の傍証的検査で判断している．HPV 関連癌では p53 変異が少ないことも特徴とされており，予後との関連も指摘されている[15]．

　治療は HPV 関連癌の予後がよいことから非関連癌よりも治療強度を抑えることができるのではないかとさまざまな研究が現在進行中であるが，現時点で結論は出ておらず治療強度抑制は正当化されない．ただし，UICC の『TNM 悪性腫瘍の分類　第 8 版』(2017 年)では HPV 関連中咽頭癌を独立した疾患概念と定義して，HPV 非関連中咽頭癌と区別した分類が提唱されたため，本邦の『頭頸部癌取扱い規約　第 6 版』(2018 年)でもそれが反映された内容となっている(表 10-2)．

b.　画像所見

　中咽頭癌における画像診断の役割は他の頭頸部癌と同様で，治療前での病期診断，治療後の治療効果判定，再発/残存病変の評価が主体であるが，手術療法における切除可否の判断および放射線治療などでの照射範囲の決定における詳細な進展範囲の把握，頸部リンパ節転移における節外進展の有無，治療中・直後の治療効果の判定および合併症の評価，経過中における重複癌の有無の把握なども重要である．中咽頭癌では HPV 関連癌における良好な予後や治療に対する高い反応性を考慮した新しい TNM 分類が用いられるようになり，T 分類および N 分類において HPV 陽性の有無により評価基準が異なるが，評価する項目に大きな違いはないためモダリティの選択に差違はない．

3. 中咽頭癌　**519**

表10-2　中咽頭癌の TNM 分類　（頭頸部癌取扱い規約 第6版，2018年1月）

T-原発腫瘍

　TX　原発腫瘍の評価が不可能

　T0　原発腫瘍を認めない

　Tis　上皮内癌

<p16 陰性または不明>

　T1　最大径が2cm 以下の腫瘍

　T2　最大径が2cm をこえるが4cm 以下の腫瘍

　T3　最大径が4cm をこえる腫瘍，または喉頭蓋舌面へ進展する腫瘍

　T4a　次のいずれかに浸潤する腫瘍：喉頭*，舌深層の筋肉/外舌筋(オトガイ舌筋，舌骨舌筋，口蓋舌筋，茎突舌筋)，内側翼突筋，硬口蓋，または下顎骨

　T4b　次のいずれかに浸潤する腫瘍：外側翼突筋，翼状突起，上咽頭側壁，頭蓋底，または頸動脈を全周性に取り囲む腫瘍

　注：*舌根または喉頭蓋谷の原発腫瘍から喉頭蓋舌面表面への粘膜進展は喉頭浸潤ではない.

<p16 陽性>

　T1　最大径が2cm 以下の腫瘍

　T2　最大径が2cm をこえるが4cm 以下の腫瘍

　T3　最大径が4cm をこえる腫瘍，または喉頭蓋舌面へ進展する腫瘍

　T4　次のいずれかに浸潤する腫瘍：喉頭*，舌深層の筋肉/外舌筋(オトガイ舌筋，舌骨舌筋，口蓋舌筋，茎突舌筋)，内側翼突筋，硬口蓋，下顎骨，外側翼突筋，翼状突起，上咽頭側壁，頭蓋底，または頸動脈を全周性に取り囲む腫瘍

　注：*舌根または喉頭蓋谷の原発腫瘍から喉頭蓋舌面表面への粘膜進展は喉頭浸潤ではない.

N-領域リンパ節

<p16 陰性>

　他の頭頸部癌の N 分類と同様（他項を参照）

<p16 陽性>

　NX　領域リンパ節の評価が不可能

　N0　領域リンパ節転移なし

　N1　一側のリンパ節転移で最大径がすべて6cm 以下

　N2　対側または両側のリンパ節転移で最大径がすべて6cm 以下

　N3　最大径が6cm をこえるリンパ節転移

　注：正中リンパ節は同側リンパ節である.

（日本頭頸部癌学会・編：頭頸部癌取扱い規約，第6版．金原出版，2018：43-44. より許可を得て転載）

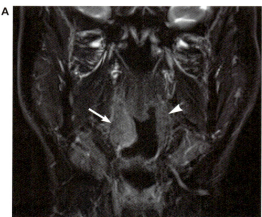
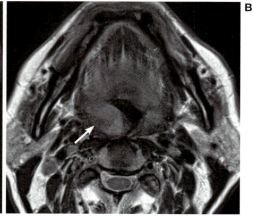
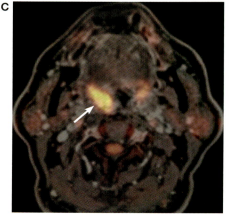

図 10-2　70 歳台男性　右中咽頭側壁(口蓋扁桃)癌，HPV 陽性
A：MRI, STIR 冠状断像，B：T2 強調像，C：拡散強調画像(脂肪抑制造影 T1 強調像との融合画像)
MRI, STIR 像(A)では，右口蓋扁桃の腫大を認め，対側(▶)と比較して軽度高信号に描出されている(→)．T2 強調像(B)では辺縁境界明瞭な腫瘤として認められ(B, →)，信号の左右差ははっきりしないが，拡散強調画像(C)では著明な拡散低下を示している(C, →)．

1) 原発巣の評価(図 10-2〜図 10-6)

　中咽頭癌は HPV 陽性の有無にかかわらず側壁(口蓋扁桃)および前壁(舌根)に発生が多く，扁桃組織の生理的腫大を越えた非対称性を認識することが重要である(図 10-2AB，図 10-3A)．深部へ浸潤すると，側壁癌では咽頭収縮筋の途絶，前壁癌では舌扁桃・粘膜下脂肪層・内舌筋・筋間脂肪層などの破綻に注意する(図 10-4〜図 10-6)．HPV 関連癌では非関連癌と比較して原発病変が小さい傾向があることから，早期病変の認識は困難であることも多い．中咽頭の扁平上皮癌は CT では増強効果を示す病変として認められる．MRI では T2 強調像で筋肉よりも高い中等度信号を示すことが多く，内部は均一であったり不均一であったりとさまざまである．

　現時点において HPV 関連癌と非関連癌の区別を画像検査のみから確定することはできないが，HPV 関連癌では辺縁境界が明瞭な腫瘤を形成することが多く(図 10-2，図 10-3)，HPV 非関連癌では浸潤性に辺縁不整な形態を示すことが多いとされている(図 10-5，図 10-6)[11,16]．また，HPV 関連癌では内部均一な性状を示す傾向があり，MRI の拡散強調画像では ADC(見かけの拡散係数)が非関連癌と比較して低値を示すと報告されている[17]．これは HPV 関連癌では非角化性のなかから低分化を示す傾向にあることから壊死傾向に乏しく，細胞密度が高いことを反映しているとされている．FDG-PET/CT での standardized uptake value (SUV) は HPV 関連癌で低く，これも組織学的な差違によるものと考えられて

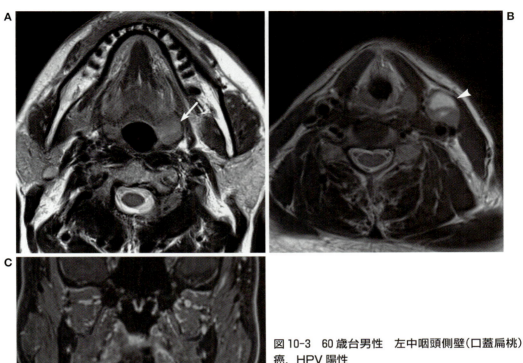

図10-3　60歳台男性　左中咽頭側壁（口蓋扁桃）癌，HPV陽性
A，B：MRI，T2強調像，C：脂肪抑制造影T1強調像冠状断像　MRI，T2強調像では，左口蓋扁桃に辺縁境界明瞭な腫瘤を認め（A，→），左頸部に内部嚢胞性変化を伴ったリンパ節腫大（B，▶）を認める．造影T1強調像（C）でも左頸部のリンパ節腫大には嚢胞性変化を反映した増強効果を認めない部分があるが（C，▶），左中咽頭側壁の原発巣の内部壊死などは認めない（C，→）．

いる[18,19]．均一で辺縁境界明瞭な形態を示す中咽頭扁平上皮癌は，悪性リンパ腫との鑑別は困難である．

2) 頸部リンパ節の評価

　他の頭頸部癌と同様に造影CT・MRIを用いて，形態や内部性状などにより転移の有無を判定する．HPV非関連癌では節外進展の有無によってN病期が分類されており，頸部リンパ節郭清における切除可否の判断も含めて画像診断が求められる．HPV関連癌では，非関連癌と比較してN病期が進行している傾向にあるが，予後の良好さを反映して独立したN病期の分類が設定されている（表10-1）．HPV関連癌では，節外進展を示すリンパ節転移を有しても，予後は非関連癌と比較してよい傾向にある[12,20]．扁平上皮癌の転移は一般的に壊死傾向があり，中咽頭癌においてもさまざまな内部性状を呈するが，薄壁で内部均一な低濃度を示す「嚢胞性」リンパ節転移はHPV関連癌に多いとされている（図10-3BC，図10-4B）[11,12,16,21,22]．レベルII領域の嚢胞性リンパ節転移は側頸嚢胞との鑑別が必要な場合がある．

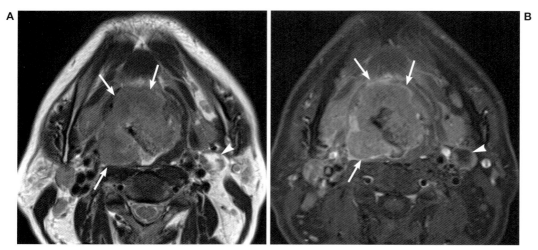

図10-4 50歳台男性 中咽頭前壁(舌根部)癌，HPV陽性
A：MRI, T2強調像，B：脂肪抑制造影T1強調像 舌根部に中等度信号を示す腫瘍性病変が認められる．両側頸部には多発するリンパ節腫大を認め，左側には囊胞性変化と思われる著明な高信号が内部に描出されている(▶)．巨大な腫瘍性病変で潰瘍形成を伴う進行癌であるが，辺縁境界は比較的明瞭な部分が多い(→)．

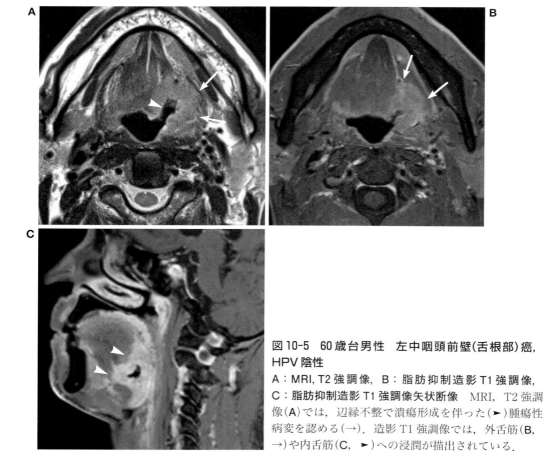

図10-5 60歳台男性 左中咽頭前壁(舌根部)癌，HPV陰性
A：MRI, T2強調像，B：脂肪抑制造影T1強調像，C：脂肪抑制造影T1強調像矢状断像 MRI, T2強調像(A)では，辺縁不整で潰瘍形成を伴った(▶)腫瘍性病変を認める(→)．造影T1強調像では，外舌筋(B，→)や内舌筋(C，▶)への浸潤が描出されている．

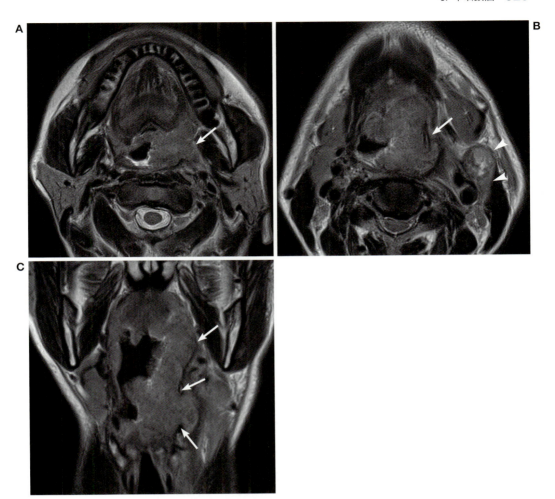

図10-6 50歳台男性 左中咽頭側壁(口蓋扁桃)癌, HPV陰性
A, B：MRI, T2強調像, C：T2強調冠状断像 MRI, T2強調像(A)では, 左口蓋扁桃から傍咽頭間隙に進展する腫瘍性病変が描出されており(→), 辺縁不整で浸潤性に広がっている. Aより尾側のスライス(B)では, 舌骨への浸潤を認める(→). また, 左頸部には融合傾向を示す多発リンパ節転移を認める(B, ▶). 冠状断像(C)では, 下咽頭, 喉頭領域へ浸潤する様子が明瞭に描出されている(→).

3) 治療後評価

中咽頭癌の治療後の効果判定や再発・転移検索は定期的なCTおよびMRIでの検索が一般的であるが, 最終病理組織診断や術前の臨床病期によって画像検査の間隔は異なってくる. 手術による切除再建術後や化学放射線療法後では, 治療終了後3か月程度でのコントロール検査を撮像しておくと, それ以後の経過観察に有用である[23]. 術後変化と再発との鑑別や残存腫瘍のviabilityの評価にはFDG-PET/CTも有用である(図10-7, 図10-8).

524　X. 中咽頭

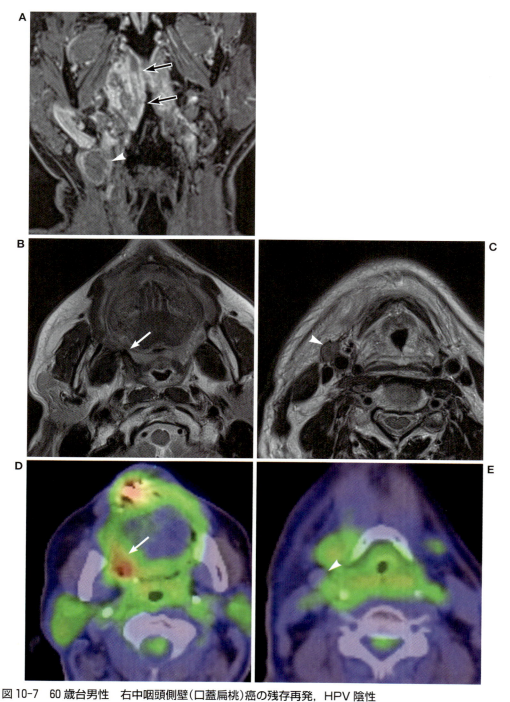

図10-7　60歳台男性　右中咽頭側壁(口蓋扁桃)癌の残存再発,HPV陰性
A：MRI, 脂肪抑制造影 T1 強調像冠状断像, B, C：T2 強調像, D, E：FDG-PET/CT　治療前の脂肪抑制造影 T1 強調像(A)では,右口蓋扁桃に不均一な増強効果を示す腫瘍性病変を認め(→),右頸部には内部壊死を伴うリンパ節腫大を認める(▶).患者本人の希望もあり,化学療法併用の放射線治療が施行され,治療後の T2 強調像(B)では原発巣の消退を認めたが(→),右頸部のリンパ節腫大の残存が認められる(C,▶).追加治療の必要性を判断するために FDG-PET/CT が施行され,残存リンパ節への集積亢進は認めなかったが(E,▶),右軟口蓋の領域に著明な集積があり(D,→),局所の残存再発病巣と考えられた.

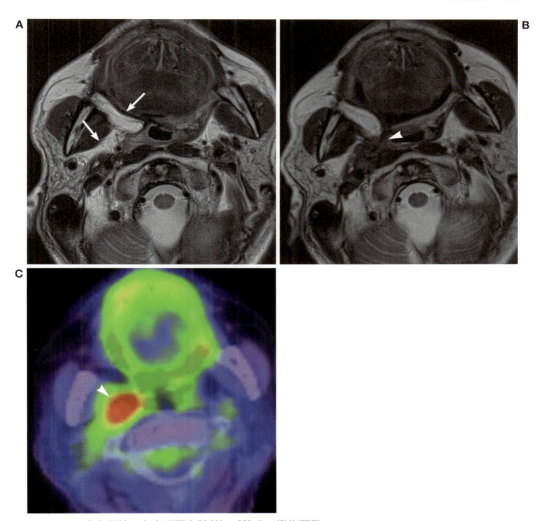

図10-8 60歳台男性　右中咽頭上壁（軟口蓋）癌の術後再発
A，B：MRI, T2強調像，C：FDG-PET/CT　右軟口蓋癌に対する切除再建術後6か月のMRI, T2強調像(A)では，再建皮弁および傍咽頭間隙の脂肪組織が明瞭に認められており(A，→)，再発所見は明らかではない．術後1年のMRI(B)では皮弁の背側から頸動脈間隙領域に中等度信号を示す腫瘤形成が出現しており，再発と考えられる(B，▶)．FDG-PET/CT(C)でも集積が確認された(C，▶)．

4. その他の腫瘍性疾患，腫瘍類似疾患

中咽頭領域には前述の扁平上皮癌の発生頻度が圧倒的に高いが，そのほかにもまれではあるが良性腫瘍や悪性腫瘍，腫瘍類似病変が発生しうる．中咽頭癌に次いで多い悪性腫瘍は悪性リンパ腫であり，画像診断のみからの鑑別は難しい．小唾液腺由来の唾液腺腫瘍も発生しうる．その他，血管腫（静脈奇形），乳頭腫，振子様扁桃，異所性甲状腺などが中咽頭領域の腫瘤性病変の鑑別疾患としてあげられる．

a. 悪性リンパ腫

中咽頭はいわゆる Waldeyer 輪とよばれる扁桃組織とリンパ節で構成される節外リンパ組織が豊富な領域であり，悪性リンパ腫が発生しうることは容易に想像できるが，実際に中咽頭は非 Hodgkin リンパ腫の好発部位である．中咽頭単独病変も多く，全身多発病変の部分症としてもしばしば経験される（図 10-9，図 10-10）[24]．口蓋扁桃（側壁）の発生が多く，組織型はびまん性大細胞性 B 細胞リンパ腫（diffuse large B cell lymphoma：DLBCL）の頻度が高い．中咽頭領域の発生は他領域と比較すると頻度は低いが，メトトレキサート関連リンパ増殖性疾患（MTX-LPD）を経験することが近年増加しており（図 10-11），中咽頭領域でも関節リウマチによる治療歴などの確認は重要である．MTX-LPD では EB ウイルスの関与も注目されている[25]．

画像所見は CT および MRI ともに周囲に圧排性変化を示し，腫瘍内部は均一な濃度あるいは信号を示していることが多く，壊死変性が乏しいのが一般的である．また，付随するリンパ節腫大も中咽頭病変と同様に均一な腫瘤形成を示すことが多い[26]．しかしながら，前項で記載したように HPV 関連癌では境界明瞭な腫瘤形成が特徴との報告があり，悪性リンパ腫との鑑別は困難である．嚢胞性リンパ節転移の有無が鑑別の一助となることがあるが，悪性リンパ腫でも内部の腫瘍壊死／梗塞をきたすことがある．MRI の拡散強調画像での拡散低下が悪性リンパ腫ではより著明であるが，中咽頭癌との鑑別を容易にするとはいえない．

b. 小唾液腺腫瘍

口腔内や中咽頭領域には小唾液腺組織が存在するため唾液腺腫瘍が発生しうる．中咽頭では軟口蓋（上壁）由来の多形腺腫の頻度が高い（図 10-12）．小唾液腺由来の腫瘍は大唾液腺腫瘍と比較すると悪性腫瘍の発生頻度が高いとされており（図 10-13），中咽頭領域では粘表皮癌，腺様嚢胞癌，腺癌の順に多い[27]．また，発生部位は舌根部（前壁）および軟口蓋（上壁）が大部分である．診断時の臨床病期が早期で，根治的手術が可能であれば予後は比較的よい．画像所見は中咽頭発生に特異的な所見はなく，大唾液腺に発生する唾液腺腫瘍のそれぞれの組織型と同様である[26]．

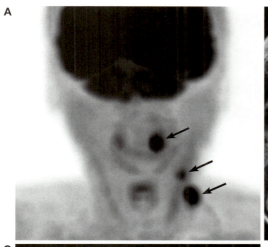
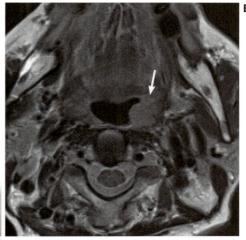
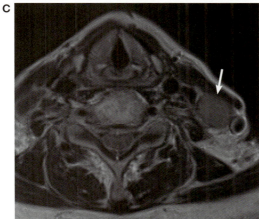

図10-9　70歳台女性　悪性リンパ腫(左口蓋扁桃，左頸部リンパ節)
A：FDG-PET/CT MIP像，B，C：MRI, T2強調像　大腸癌の術前精査中に左頸部リンパ節腫大が指摘され，遠隔転移検索のために施行されたFDG-PET/CT (A)で，左口蓋扁桃と左頸部に多発する集積を認めた(→)．T2強調像(B, C)では，内部均一な信号を示す腫瘤形成が確認できる(BC, →)．組織学的検索で悪性リンパ腫と診断されたが，画像上は中咽頭癌のリンパ節転移との鑑別は困難である．

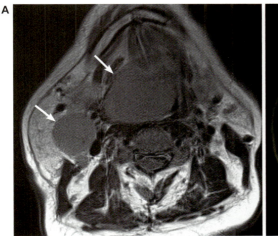
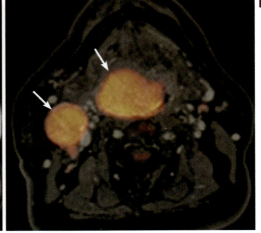

図10-10　70歳台男性　悪性リンパ腫(舌根部，右頸部リンパ節)
A：MRI, T2強調像，B：拡散強調画像(脂肪抑制造影T1強調像との融合画像)　MRI, T2強調像(A)では，均一な中等度信号を示す腫瘤形成を舌根部と右頸部に認める(→)．拡散強調画像(B)では，腫瘤に一致する著明な拡散低下を認める(→)．

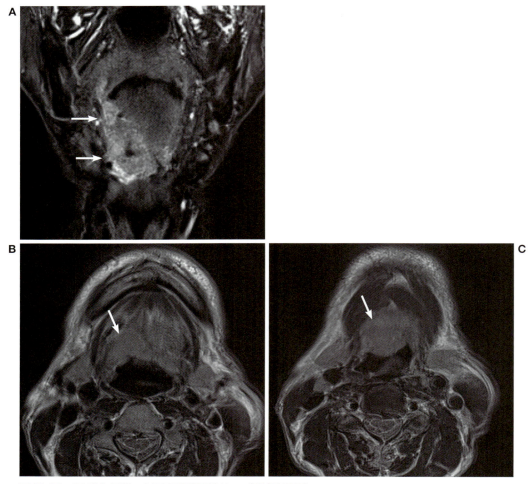

図 10-11　80 歳台男性　MTX 関連悪性リンパ腫（舌根部）
A：MRI, STIR 冠状断像，B，C：T2 強調像　MRI, STIR 像(A)では，右舌根部に高信号を示す腫瘤形成を認める(→)．T2 強調像(B, C)でも，均一な中等度信号を示す腫瘤形成が舌根部に再現される(BC, →)．関節リウマチに対してメトトレキサート(MTX)で治療中であり，組織学的検索でEB ウイルス陽性の悪性リンパ腫と診断された．MTX 中止により腫瘤の消退を認めた．

C. その他の腫瘍・腫瘍類似疾患

　中咽頭において血管腫は経験される．従来の病理組織学的な海綿状血管腫が単独病変として認められることもあるが，軟部組織の分類で静脈奇形とされている多発病変の部分症として認識されることもある[28]．T2 強調像での著明な高信号が特徴的であり，大きな病変では静脈石による低信号結節が認められる（図 10-14）．境界明瞭な腫瘤形成を示すこともあるが，分葉状に間隙に沿った進展を認めることもしばしばである．

　そのほかに発生する腫瘍性病変としては，扁桃組織がポリープ状に腫大した振子様扁桃（図 10-15），乳頭腫，線維腫，神経鞘腫などがある．

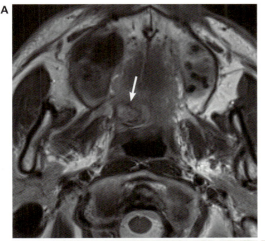
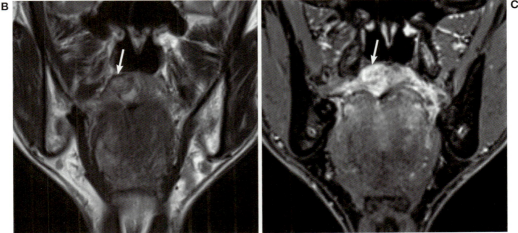

図10-12　50歳台男性　右中咽頭上壁(軟口蓋)多形腺腫
A：MRI, T2強調像，B：T2強調冠状断像，C：脂肪抑制造影T1強調像　MRI, T2強調像(A, B)で，右軟口蓋に高信号と中等度信号が混在した腫瘤形成が認められる(AB, →)．造影T1強調像(C)では，ほぼ均一に増強効果を認める(C, →)．

d. 異所性甲状腺

　中咽頭の舌根部腫瘤を指摘されて診断されることがあるため本項で述べる．異所性甲状腺は舌盲孔から舌骨周囲，前頸部の喉頭軟骨前方の甲状舌管の経路のどの部位からも発生しうる．腫瘤として認識される頻度は舌根部異所性甲状腺が多いが，日常臨床においては甲状舌管の経路に沿った甲状腺組織の遺残はしばしば経験される．単純CTでの高吸収が特徴的であるが(図10-16A)，造影CTのみの場合は増強効果を示す充実性腫瘍と誤認する可能性がある[26]．また，MRIでは正常甲状腺組織と同等の信号であることを認識できれば診断は可能と思われるが，舌根部に範囲を絞って撮像されることが多いと思われるため，舌根部腫瘤をみたときには正常甲状腺の確認が必要である(図10-16B)．

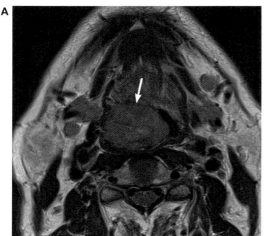

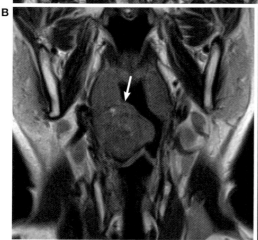
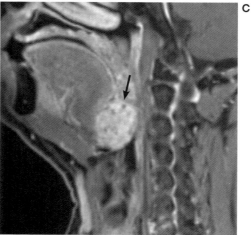

図10-13 60歳台男性　右中咽頭前壁(舌根部)明細胞癌(小唾液腺由来)
A：MRI, T2強調像，B：T2強調冠状断像，C：脂肪抑制造影T1強調矢状断像　MRI, T2強調像(A, B)で，右舌根部に境界明瞭な腫瘤形成を認める(AB, →)．造影T1強調像(C)では，ほぼ均一な増強効果を示している(C, →)．非特異的な所見であり，扁平上皮癌や悪性リンパ腫なども鑑別に考慮されると思われるが，病理組織所見で明細胞癌と診断された．舌根部の小唾液腺由来と考えられる．

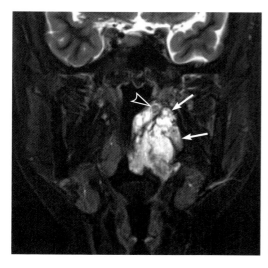

図10-14 30歳台女性　左中咽頭血管腫
MRI, STIR冠状断像　左口蓋扁桃部に分葉状の形態をした著明な高信号を示す腫瘤形成を認める(→)．内部には静脈石と思われる低信号が認められる(▶)．

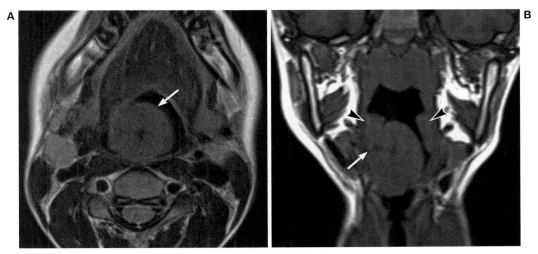

図 10-15　9 歳男児　扁桃過形成（振子様扁桃）
A：MRI, T2 強調像，B：T1 強調冠状断像　MRI，T2 強調像（A）では，辺縁境界明瞭な類円形腫瘤を認め（A，→），中心部に低信号を認める．T1 強調像（B）では，右口蓋扁桃下極から索状の低信号を介して連続しており（B，→），両側の固有の口蓋扁桃組織（B，►）と同等の信号を示している．切除にてポリープ状の扁桃過形成が確認された．

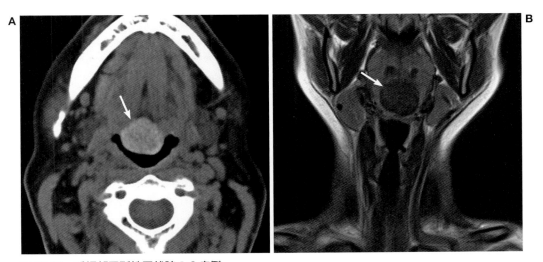

図 10-16　舌根部異所性甲状腺の 2 症例
A：単純 CT　40 歳台女性，B：MRI，T2 強調像　15 歳女性　40 歳台女性の単純 CT（A）では，舌根部に高吸収の類円形腫瘤を認める（A，→）．15 歳女性の MRI，T2 強調像（B）では，舌根部に低信号の類円形腫瘤を認める（B，→）．前頸部には正常甲状腺が認められない．いずれも以前から舌根部に腫瘤を自覚していたので，異所性甲状腺と診断された．

5. 炎症性疾患

日常臨床において，頭頸部の炎症性疾患の多くは臨床症状や検査所見から診断が容易であり，中咽頭領域も例外ではない．中咽頭領域の炎症性疾患における画像診断の主たる目的は，病変の進展範囲の評価であり，ドレナージなどの侵襲的な処置が必要な膿瘍形成の有無の把握，および病変へのアプローチ方法の検討に造影CTは有用である．特に扁桃周囲膿瘍や咽後膿瘍などは緊急性の高い疾患であり，重症化する前に迅速な診断および治療・介入が求められる．頭頸部の炎症性疾患はときに腫瘍性病変との鑑別が問題になることがあるが，組織学的検索のための生検が容易なことが多く，その場合の画像診断の目的は生検部位の決定，予期せぬ病変の検出による総合的な確定診断の可否，および治療方針の決定である．日常臨床においては，しばしば臨床検査所見などを優先してしまうことで思わぬ失敗をすることもまれではなく，画像所見に忠実な鑑別疾患をあげることが重要である．

a. 扁桃周囲膿瘍

歯原性感染を除くと日常臨床において最も頻度の高い深頸部膿瘍である．上咽頭収縮筋と口蓋扁桃被膜との間の疎性結合組織が存在する扁桃周囲腔に形成される膿瘍で，急性扁桃炎に続発することが多い．適切な処置が行われずに傍咽頭間隙，咽頭後間隙，縦隔などへの炎症の波及や喉頭浮腫，内頸静脈血栓症などの合併症を伴い重篤化すると致死的となり得る疾患である[29]．20〜30歳台の成人に多く，小児や高齢者には少ないとされているが，高齢者では重症化することが多く入院期間が長くなる傾向にある．他の深頸部膿瘍と比較すると糖尿病などの易感染性疾患が背景にあることは少ない．扁桃周囲腔に限局する場合には穿刺ドレナージにより予後良好であるが（図 10-17A），傍咽頭間隙や咽頭後間隙などに進展すると気道狭窄をきたす危険性があり（図 10-18），原則入院管理が必要な緊急性の高い疾患である[30]．通常は，発熱および炎症反応高値を伴う咽頭痛，摂食障害や開口障害などの典型的な臨床症状を認めることが多く，造影CTで辺縁の増強効果を伴う液体貯留を指摘することで診断は容易である．片側性で上極に限局する病変は診断も容易でコントロールもよいが，両側性や下極型はまれではあるが重篤化することが多い[31]．造影CTで病変の進展範囲を正確に把握してドレナージのアプローチ方法などを検討する必要がある．歯科治療による金属アーチファクトの影響を受けやすい部位であり，撮像時にはポジショニングの工夫が必要な場合がある．

b. 咽後膿瘍

小児では扁桃周囲膿瘍よりも咽後膿瘍の頻度が高いとされているが，近年は成人例を経験することも少なくない．咽後膿瘍は咽頭後リンパ節に生じる化膿性リンパ節炎の被膜が破綻することに続発して起きる咽頭後間隙の膿瘍である（図 10-19）．咽頭後間隙の膿瘍は尾側に

5. 炎症性疾患　533

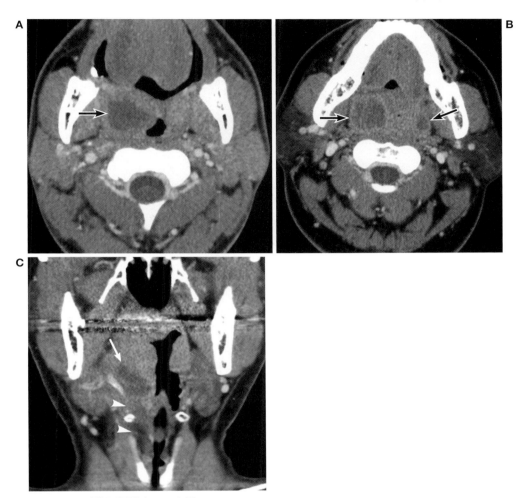

図10-17　扁桃周囲膿瘍の3症例
A：造影CT　10歳台男性，B：造影CT　20歳台男性，C：造影CT冠状断像　50歳台男性
発熱および咽頭痛にて来院した10歳台男性の造影CT（A）では，右口蓋扁桃に一致する低吸収域があり（A，→），辺縁に淡い増強効果を認める．扁桃周囲膿瘍の所見である．咽頭痛で来院した20歳台男性の造影CT（B）では，両側性に膿瘍を認める（B，→）．また，50歳台男性の造影CT（C）では，右口蓋扁桃下極に一致した膿瘍を認め（C，→），下咽頭および喉頭への炎症の波及がある（C，▶）．

進展しやすく，危険間隙に病変が及ぶと容易に縦隔に進展し降下性縦隔炎を呈する．咽後膿瘍は発症時から臨床症状に重篤感があり，腫瘍性病変など他の疾患との鑑別が問題となることは少ないが，小児では川崎病の初発所見として咽頭後間隙の液体貯留を認めることがあり，それとの鑑別は不必要な侵襲手技などを避けるためにも重要である[32]．咽後膿瘍では通常，辺縁に増強効果を伴うことが多く，川崎病の液体貯留は増強効果を認めない（図10-20）．また，石灰沈着性頸長筋腱炎や縦隔疾患によるさまざまな原因による咽頭後間隙浮腫なども鑑別する必要がある[33]．

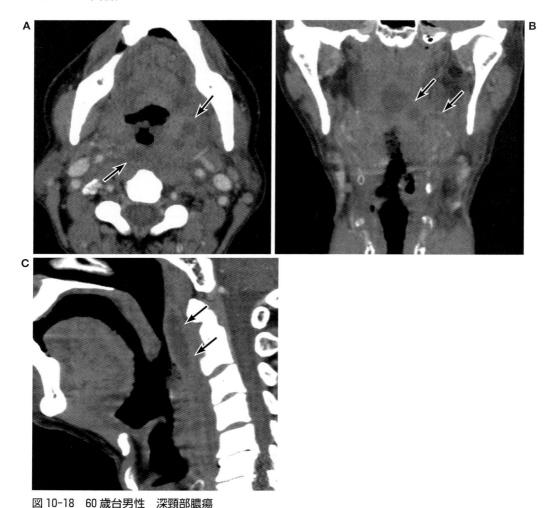

図 10-18 60 歳台男性 深頸部膿瘍
A：造影 CT，B：造影 CT 冠状断像，C：造影 CT 矢状断像　咽頭痛で来院し，扁桃周囲膿瘍が疑われて造影 CT が施行された．左口蓋扁桃から咽頭後間隙への膿瘍の波及が認められ(A，→)，尾側に進展している(BC，→)．本症例では認めなかったが，降下性縦隔炎の可能性も考慮して撮像範囲を胸部まで撮像する必要がある．

5. 炎症性疾患　535

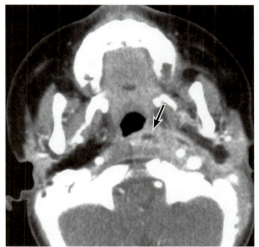

図10-19　6歳女児　咽後膿瘍
造影CT　発熱，咽頭痛で来院し，造影CTで左咽頭後間隙に被膜様の増強効果を伴う液体貯留を認める(→)．

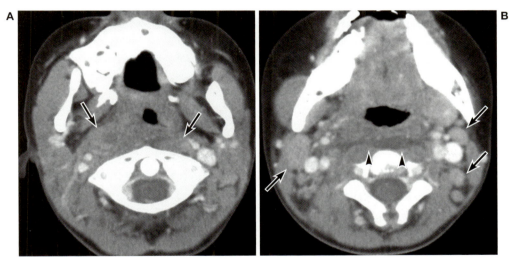

図10-20　6歳女児　川崎病による外側咽頭後リンパ節腫大および咽頭後間隙の浮腫
A，B：造影CT　発熱，頸部リンパ節腫脹で来院し，咽頭後部の腫脹が認められたため，咽後膿瘍が疑われた．造影CT(A，B)では，咽頭後リンパ節を含む頸部リンパ節腫大(AB，→)と，咽頭後間隙の液体貯留を認めた(B，▶)．膿瘍を示唆する被膜様の増強効果ははっきりしない．

C. 椎前/椎周囲間隙病変

　椎前間隙や椎体および椎周囲間隙病変からの波及が中咽頭病変と鑑別を要することがある．
　石灰沈着性頸長筋腱炎は，頸長筋腱へのハイドロキシアパタイト沈着に伴う炎症である[34]．ハイドロキシアパタイト沈着の原因は不明であり，繰り返す外傷や腱の変性などが関連していると推測されている．通常，肩関節や股関節などの大関節に多いが，本疾患は頸長筋腱の環椎付着部への沈着である．好発年齢は30〜60歳台で，特に誘因なく発症する．症

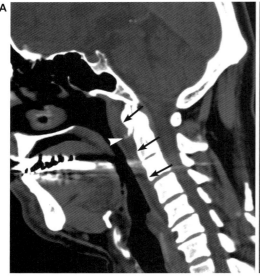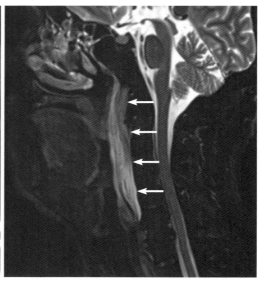

図 10-21　50 歳台男性　石灰沈着性頸長筋腱炎
A：単純 CT 矢状断像，B：MRI, STIR 矢状断像　頸部痛で撮像された単純 CT (A) で咽頭後/椎前間隙の腫脹および液体貯留を認め (A，→)，脊椎病変の精査のために MRI が施行された．咽頭後/椎前間隙の液体貯留は増悪していたが (B，→)，椎体および椎間板などの異常は認められない．後方視的に環軸椎腹側の頸長筋付着部に単純 CT で石灰化が確認され (A，▶)，石灰沈着性頸長筋腱炎と診断された．

状は急性の頸部痛，咽頭痛，嚥下時痛，微熱，頸部可動域制限である．臨床的に髄膜炎，咽後膿瘍，感染性脊椎炎などの感染症と間違われることがある．治療は局所安静と非ステロイド系鎮痛薬投与による対症療法で，約 1〜2 週間で改善する．

　単純 X 線写真で椎前部の軟部腫脹や環軸椎腹側の石灰化を認める．CT では単純 X 線写真で指摘困難な淡い石灰化でも明瞭に描出され，石灰化の分布が頸長筋腱に沿っていることや，椎前間隙の浮腫や液体貯留も確認できる．本疾患は臨床的に感染性脊椎炎との鑑別を要するため，MRI で発見されることも少なくない．MRI では石灰化を指摘することは困難であるが，T2 強調像や STIR 像で椎前間隙の浮腫や液体貯留が明瞭に描出されるため，液体貯留辺縁部の増強効果や拡散低下を認めない場合には本疾患を疑い単純 X 線写真や CT で石灰化を確認することが重要である (図 10-21)[34]．病変が進行すると椎前間隙から咽頭後間隙に浮腫や液体貯留が波及する．

　初期の感染性脊椎炎は頸部痛や咽頭痛を主訴に発見されることがあり，MRI で椎間板のT2 強調像での高信号，周囲軟部組織の浮腫/液体貯留が認められる (図 10-22)[33]．CT での初期病変の検出は難しいが，椎体および椎間板周囲の脂肪組織の軽微な変化や液体貯留に注意する．

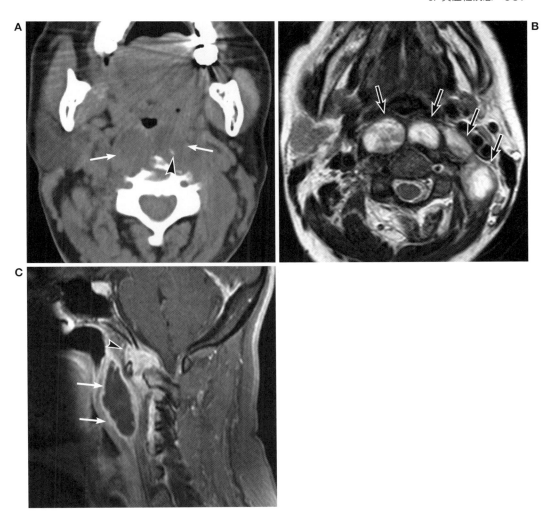

図10-22 40歳台男性 結核性脊椎炎からの椎前/椎体周囲間隙膿瘍
A：単純CT，B：MRI, T2強調像，C：脂肪抑制造影T1強調矢状断像　単純CT（A）およびMRI, T2強調像（B）では，椎体周囲に被包化された液体貯留を認める（AB, →）．造影MRI（C）では，辺縁部に著明な増強効果があり，環軸椎関節周囲にも滑膜増生による増強効果がある（C, ▶）．単純CT（A）では内部に石灰化があり（A, ▶），病理組織所見から結核性脊椎炎による膿瘍と診断された．

6. その他の中咽頭領域で認識される疾患

a. 茎状突起過長症

茎状突起の先天的な過長，あるいは茎状突起と舌骨小角との間に存在する茎状舌骨靱帯の骨化によって舌咽神経，内外頸動脈およびその周囲組織が圧迫されることによって起きうる嚥下時疼痛，周囲の放散痛，咽頭異物感および圧迫感，などのさまざまな症状を呈する病態である．1937年にEagleによって報告されたため，Eagle症候群ともよばれる．口蓋扁桃近傍に認められる骨組織を認識することで診断するが，CTでの冠状断再構成や3次元再構成画像が病変指摘に有用である(図10-23)[35]．茎状突起から舌骨小角まで分節状に骨化している場合もある．ほかの目的で施行されたCTで偶発的に認められることもあり，臨床症状とも合わせて他の器質的な疾患を除外したうえで確定診断となる．また，頸部を傾けたままCTを撮像して頸動脈の圧迫を証明して診断するという報告もある[36]．症状が強い場合には手術も検討される．

b. 咽喉頭異常感症

頭頸部の身体的診察で異常を認めない咽喉頭異常感症によりCTあるいはMRIが施行されることは，近年の日常臨床においてまれではない．深部の腫瘍性病変や炎症性疾患などの検出が主たる目的であるが，既述の茎状突起過長症のように結果的に治療介入が必要のない所見が認められることがある．内頸動脈の咽頭後間隙への蛇行による走行異常(図10-24)や椎体の骨棘形成による咽頭後壁からの圧迫などがあり(図10-25)，症状の原因となっている可能性がある．無用な生検などを回避するためにも適宜，報告書に記載する必要がある．

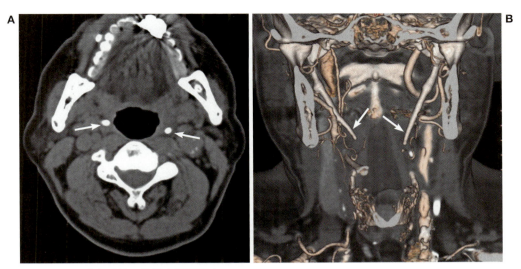

図10-23　70歳台男性　茎状突起過長症
A：単純CT，B：造影CT 3D再構成画像　単純CT（A）では，両側口蓋扁桃部に石灰化構造を認める（→）．内頸動脈閉塞の精査で施行された造影CT（B）では，両側茎状突起が口蓋扁桃まで伸びていることが確認できる（→）．

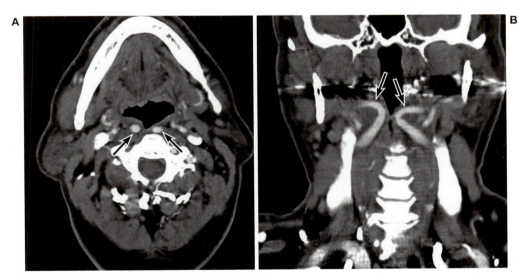

図10-24　70歳台男性　両側内頸動脈の延長蛇行
A：造影CT，B：造影CT冠状断像　咽頭違和感の精査で咽頭後部の拍動性腫瘤が指摘された．造影CT（A，B）では，両側内頸動脈が蛇行して咽頭後間隙を走行しているのが明瞭に描出されている（AB，→）．

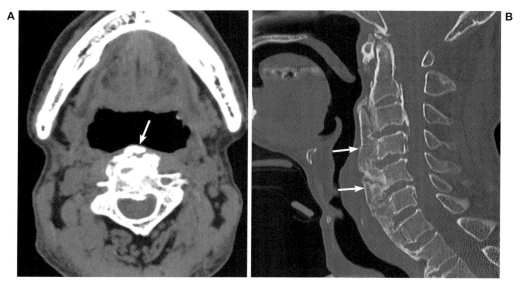

図10-25　60歳台男性　びまん性特発性骨増殖症(DISH)
A：単純CT，B：CT矢状断像(骨条件)　嚥下時違和感の精査で咽頭後部に腫脹が指摘され撮像した単純CT(A，B)では，著明な多椎体にまたがる骨棘形成を認める(AB，→)．diffuse idiopathic skeletal hyperostosis(Forrestier病)の診断となった．

文献

1) Smoker WRK, Som PM：Anatomy, and imaging of the oral cavity and parynx. In：Som PM, Curtin HD(eds)：Head and neck imaging, 5th ed. St Louis：Elsevier Mosby, 2011：1617-1642.
2) 米津康一，中村 卓：10. 中咽頭．尾尻博也・編：頭頸部画像診断に必要不可欠な臨床・画像解剖．学研メディカル秀潤社，2015：S114-S157.
3) Lenz M, Greess H, Baum U, et al：Oropharynx, oral cavity, floor of the mouth：CT and MRI. Eur J Radiol 2000；33：203-215.
4) Landry D, Glastonbury CM：Squamous cell carcinoma of the upper aerodigestive tract：a review. Radiol Clin North Am 2015；53：81-97.
5) Ohgiya Y, Suyama J, Seino N, et al：MRI of the neck at 3 Tesla using the periodically rotated overlapping parallel lines with enhanced reconstruction(PROPELLER)(BLADE) sequence compared with T2-weighted fast spin-echo sequence. J Magn Reson Imaging 2010；32：1061-1067.
6) Gaddikeri S, Mossa-Basha M, Andre JB, et al：Optimal Fat Suppression in Head and Neck MRI：Comparison of Multipoint Dixon with 2 Different Fat-Suppression Techniques, Spectral Presaturation and Inversion Recovery, and STIR. AJNR Am J Neuroradiol 2018；39：362-368.
7) Westra WH：The changing face of head and neck cancer in the 21st century：the impact of HPV on the epidemiology and pathology of oral cancer. Head Neck Pathol 2009；3：78-81.
8) Marur S, D'Souza G, Westra WH, Forastiere AA：HPV-associated head and neck cancer：a virus-related cancer epidemic. Lancet Oncol 2010；11：781-789.
9) Hama T, Tokumaru Y, Fujii M, et al：Prevalence of human papillomavirus in oropharyngeal cancer：a multicenter study in Japan. Oncology 2014；87：173-182.
10) Gillison ML, Chaturvedi AK, Anderson WF, Fakhry C：Epidemiology of Human Papillomavirus-Positive Head and Neck Squamous Cell Carcinoma. J Clin Oncol 2015；33：3235-3242.
11) Corey AS, Hudgins PA：Radiographic imaging of human papillomavirus related carcinomas of

the oropharynx. Head Neck Pathol 2012 ; 6 Suppl 1 : S25-S40.

12) Fujita A, Buch K, Truong MT, et al : Imaging characteristics of metastatic nodes and outcomes by HPV status in head and neck cancers. Laryngoscope 2016 ; 126 : 392-398.

13) D'Souza G, Kreimer AR, Viscidi R, et al : Case-control study of human papillomavirus and oropharyngeal cancer. N Engl J Med 2007 ; 356 : 1944-1956.

14) Ang KK Harris J, Wheeler R, et al : Human papillomavirus and survival of patients with oropharyngeal cancer. N Engl J Med 2010 ; 363 : 24-35.

15) Maruyama H, Yasui T, Ishikawa-Fujiwara T, et al : Human papillomavirus and p53 mutations in head and neck squamous cell carcinoma among Japanese population. Cancer Sci 2014 ; 105 : 409-417.

16) Cantrell SC, Peck BW, Li G, et al : Differences in imaging characteristics of HPV-positive and HPV-Negative oropharyngeal cancers : a blinded matched-pair analysis. AJNR Am J Neuroradiol 2013 ; 34 : 2005-2009.

17) Schouten CS, de Graaf P, Bloemena E, et al : Quantitative diffusion-weighted MRI parameters and human papillomavirus status in oropharyngeal squamous cell carcinoma. AJNR Am J Neuroradiol 2015 ; 36 : 763-767.

18) Schouten CS, Hakim S, Boellaard R, et al : Interaction of quantitative (18) F-FDG-PET-CT imaging parameters and human papillomavirus status in oropharyngeal squamous cell carcinoma. Head Neck 2016 ; 38 : 529-535.

19) Tahari AK, Alluri KC, Quon H, et al : FDG PET/CT imaging of oropharyngeal squamous cell carcinoma : characteristics of human papillomavirus-positive and-negative tumors. Clin Nucl Med 2014 ; 39 : 225-231.

20) Spector ME, Chinn SB, Bellile E, et al : Matted nodes as a predictor of distant metastasis in advanced-stage III/IV oropharyngeal squamous cell carcinoma. Head Neck 2016 ; 38 : 184-190.

21) Goldenberg D, Begum S, Westra WH, et al : Cystic lymph node metastasis in patients with head and neck cancer : An HPV-associated phenomenon. Head Neck. 2008 ; 30 : 898-903.

22) Morani AC, Eisbruch A, Carey TE, et al : Intranodal cystic changes : a potential radiologic signature/biomarker to assess the human papillomavirus status of cases with oropharyngeal malignancies. J Comput Assist Tomogr 2013 ; 37 : 343-345.

23) Garcia MR, Passos UL, Ezzedine TA, et al : Postsurgical imaging of the oral cavity and oropharynx : what radiologists need to know. RadioGraphics 2015 ; 35 : 804-818.

24) Aiken AH, Glastonbury C : Imaging Hodgkin and non-Hodgkin lymphoma in the head and neck. Radiol Clin North Am 2008 ; 46 : 363-378, ix-x.

25) Miyazaki T, Fujimaki K, Shirasugi Y, et al : Remission of lymphoma after withdrawal of methotrexate in rheumatoid arthritis : relationship with type of latent Epstein-Barr virus infection. Am J Hematol 2007 ; 82 : 1106-1109.

26) Meesa IR, Srinivasan A : Imaging of the oral cavity. Radiol Clin North Am 2015 ; 53 : 99-114.

27) Goel AN, Badran KW, Braun APG, et al : Minor Salivary Gland Carcinoma of the Oropharynx : A Population-Based Analysis of 1426 Patients. Otolaryngol Head Neck Surg 2018 ; 158 : 287-294.

28) 難治性血管腫・血管奇形・リンパ管腫・リンパ管腫症および関連疾患についての調査研究班：血管腫・血管奇形・リンパ管奇形診療ガイドライン 2017, 第2版.

29) 海邊昭子, 穴澤卯太郎, 結束 寿ほか：扁桃周囲膿瘍115症例の臨床的検討. 日耳鼻 2015；118：1220-1225.

30) 渡辺哲生：解剖から見た扁桃周囲膿瘍・深頸部膿瘍. 口咽科 2016；29：9-17.

31) Kawabata M, Umakoshi M, Makise T, et al : Clinical classification of peritonsillar abscess based on CT and indications for immediate abscess tonsillectomy. Auris Nasus Larynnx 2016 ; 43 : 182-186.

32) Nomura O, Hashimoto N, Ishiguro A, et al : Comparison of patients with Kawasaki disease with retropharyngeal edema and patients with retropharyngeal abscess. Eur J Pediatr 2014 ; 173 : 381-386.

33) Tomita H, Yamashiro T, Ikeda H, et al : Fluid collection in the retropharyngeal space : A wide spectrum of various emergency diseases. Eur J Radiol 2016 ; 85 : 1247-1256.

34) Paik NC, Lim CS, Jang HS : Tendinitis of longus colli : computed tomography, magnetic reso-

nance imaging, and clinical spectra of 9 cases. J Comput Assist Tomogr 2012 ; 36 : 755-761.
35) Murtagh RD, Caracciolo JT, Fernandez G : CT findings associated with Eagle syndrome. AJNR Am J Neuroradiol 2001 ; 22 : 1401-1402.
36) Demirtaş H, Kayan M, Koyuncuoğlu HR, et al : Eagle syndrome causing vascular compression with cervical rotation : case report. Pol J Radiol 2016 ; 81 : 277-280.

XI

下咽頭

1. 下咽頭の解剖
2. 検査法・撮像プロトコール・画像解剖
3. 下咽頭癌
4. 癌腫以外の腫瘍性病変・腫瘍類似性病変
5. 炎症性疾患
6. 下咽頭頸部食道異物
7. 下咽頭・頸部食道憩室

CT and MRI of the Head and Neck

はじめに

　下咽頭は嚥下など生命を維持するうえで重要な機能を有する臓器であり，さらに喉頭に隣接することから，社会生活を送るうえで重要な発声の機能にも関連する．根治性と予想される機能予後の双方を考慮しながら治療戦略が決定されるため，下咽頭（特に腫瘍）の画像診断では，深部構造への病変の拡がりや病期に関して，臨床医が適切な治療方針を決定できるよう詳細な画像情報を提供することが求められる．CT と MRI が中心であるが，そのモダリティや撮像法の選択は診断に影響するため重要となる．また臨床医による咽頭喉頭内視鏡所見を含めた臨床情報が画像診断の際に必要で，画像診断医，臨床医，診療放射線技師との連携が重要な領域といえる．本章では，下咽頭に由来する代表的な疾患を解説し，特に下咽頭癌の病期診断に必要な画像解剖と症例画像について重点的に呈示する．

1. 下咽頭の解剖

a. 正常解剖

1）下咽頭全体像

　下咽頭は咽頭のうち，舌骨上縁（または喉頭蓋谷底部）から輪状軟骨下縁の高さまでの範囲をいう（図 11-1）．管腔臓器であるものの，下咽頭の腹側には，甲状軟骨，輪状軟骨，披裂軟骨などの複数の軟骨に囲まれている喉頭（laryngeal box）が位置していることから，立体的に複雑な構造を呈している．中咽頭との境界である舌骨相当部で最も広く（径約 5 cm），輪状軟骨レベルでは狭くなり，頸部食道入口部で最も狭い（径約 1.5 cm）．内側は披裂喉頭蓋ヒダに，外側は甲状軟骨にそれぞれ境界され，喉頭との間に梨状陥凹と輪状後部を形成する．

2）喉頭との関係

　嚥下や発声などの機能を含め，下咽頭の臨床解剖を理解するうえで，喉頭との位置関係が非常に重要となる．下咽頭の前上方には喉頭口を開口する．喉頭を構成している喉頭軟骨は，大きく甲状軟骨，披裂軟骨（左右），輪状軟骨からなる．甲状軟骨が最大で，喉頭の前壁から外側壁をつくる．輪状軟骨は喉頭軟骨で唯一輪状であり，喉頭骨格の基本となる．披裂軟骨は一対の三角錐状形態の軟骨で，発声に重要な役割を果たす．舌骨と甲状軟骨の間を甲状舌骨膜が，甲状軟骨と輪状軟骨との間に輪状甲状膜が張る．梨状陥凹外側壁は甲状軟骨側板の後方部分 1/3～1/2 の内側と接している（図 11-2）．また咽頭収縮筋は甲状軟骨後端外側に付着する．披裂軟骨は披裂部粘膜に囲まれ，梨状陥凹内側壁（喉頭側）と披裂軟骨が近接する．梨状陥凹前内側には，披裂軟骨と甲状軟骨とで形成される披裂甲状間隙（thyroaryte-

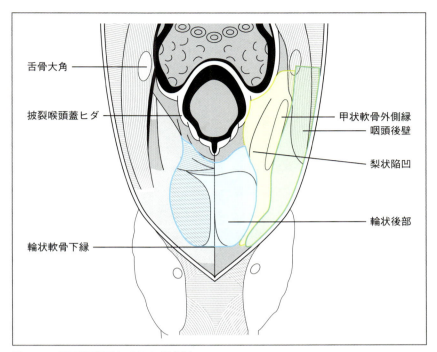

図11-1 下咽頭後面からみた亜部位
梨状陥凹(黄色の囲み)は咽頭喉頭蓋ヒダから食道上縁までで,外側は甲状軟骨の外側線,内側は披裂喉頭蓋ヒダの下咽頭面と披裂軟骨および輪状軟骨板の側縁を境界とする.梨状陥凹の最下端は梨状陥凹尖部とよばれ,おもに声門から輪状軟骨下縁の高さでの下咽頭両側端に相当する.輪状後部(青色の囲み)は披裂軟骨と披裂間部の高さから輪状軟骨下縁までの範囲をいい,両側梨状陥凹と連結して下咽頭の前壁を構成する.咽頭後壁(緑色の囲み)は下咽頭の後壁を構成し,舌骨上縁の高さから輪状軟骨下縁までであり,甲状軟骨外側線にて両側の梨状陥凹と境界する.

noid gap)を介して傍声帯間隙(paraglottic space)と交通する(図11-2).傍声帯間隙は,前側方を甲状軟骨,下内方を弾性円錐,内側を喉頭粘膜および喉頭室,後方を梨状陥凹粘膜が境界し,内・外甲状披裂筋を含む.声帯レベルでは同間隙は著しく狭小化している.

3) 亜部位

臨床的に梨状陥凹(梨状窩),後壁および輪状後部の3亜部位に分けられる(図11-1,図11-2)[1,2].それぞれの定義は下記の通りである.

① 梨状陥凹(梨状窩)

咽頭喉頭蓋ヒダから食道上縁までで,外側は甲状軟骨の外側線,内側は披裂喉頭蓋ヒダの下咽頭面と披裂軟骨および輪状軟骨板の側縁を境界とし,甲状軟骨側の梨状陥凹外側壁と,披裂喉頭蓋ヒダ喉頭側の梨状陥凹内側壁(喉頭側)に分けられる.喉頭とは披裂喉頭蓋ヒダの稜線を境界とするが,披裂部は後面を含めて喉頭に区分される.梨状陥凹の最下端は梨状陥凹尖部(もしくは尖端)とよばれる.梨状陥凹尖部の位置(高さ)の記載はさまざまで,臨床的には声帯の高さに存在するという認識が多いが,最近の全身麻酔下内視鏡補助治療による詳

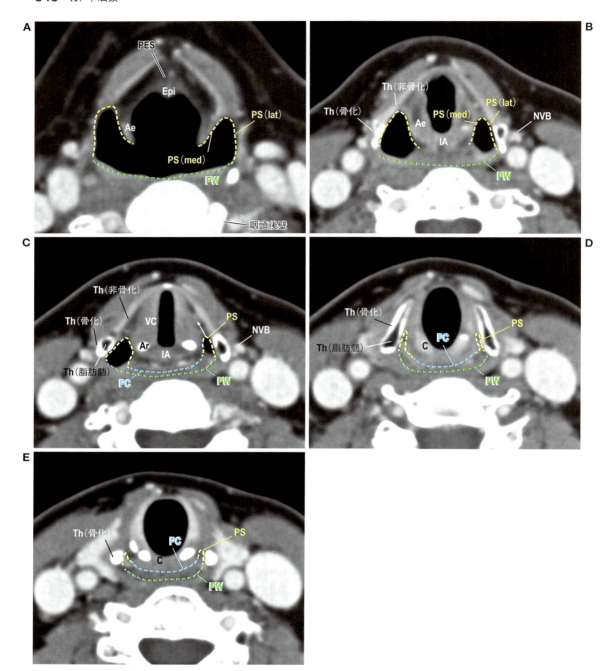

図 11-2 下咽頭正常画像解剖（60 歳台女性）
造影 CT（A：甲状舌骨膜レベル，B：仮声帯レベル，C：声帯レベル，D：輪状甲状膜レベル，E：声門下レベル）　下咽頭は両側梨状陥凹（PS：黄色点線），輪状後部（PC：青色点線），後壁（PW：緑色点線）の 3 亜部位に分けられる．甲状軟骨は非骨化軟骨，骨化軟骨，脂肪髄からなり，年齢の上昇に応じ骨化・脂肪髄の比率が高くなる（必ずしも左右対称ではない）．梨状陥凹は，甲状軟骨と披裂軟骨との間隙（甲状披裂間隙：thyroarytenoid gap）を介して傍声帯間隙と連続する（C，→）．Epi：喉頭蓋，PES：前喉頭蓋間隙，Ae：披裂喉頭蓋ヒダ，IA：披裂間部（喉頭），Th：甲状軟骨，C：輪状軟骨，Ar：披裂軟骨，NVB：上喉頭神経血管束

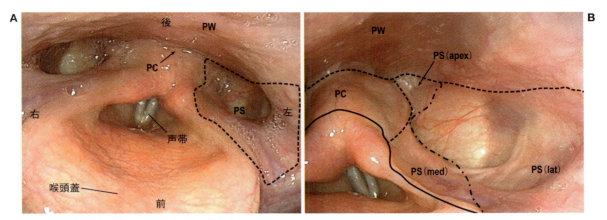

図 11-3　喉頭鏡写真による下咽頭正常解剖
PW：咽頭後壁，PC：輪状後部，PS：梨状陥凹，PS(lat)：梨状陥凹外側壁，PS(med)：梨状陥凹内側壁，PS(apex)：梨状陥凹尖部

細な観察では，梨状陥凹は輪状軟骨下縁の高さまで存在する（図11-1）．したがって，画像診断において梨状陥凹尖部は，おもに声門から輪状軟骨下縁の高さでの下咽頭両側端に相当する．

② 輪状後部
披裂軟骨と披裂間部の高さから輪状軟骨下縁までの範囲をいい，両側梨状陥凹と連結して下咽頭の前壁を構成する．

③ 咽頭後壁
下咽頭の後壁を構成し，舌骨上縁（喉頭蓋谷の底部）の高さから輪状軟骨下縁までであり，甲状軟骨外側線にて両側の梨状陥凹と境界する．

4) 粘膜

重層扁平上皮からなる．最近では狭帯域光観察（narrow band imaging：NBI）など内視鏡機器の発達とともに早期表在癌が発見されることも多い[3]．よって，下咽頭領域の画像診断には，喉頭鏡や内視鏡による喉頭・咽頭粘膜所見との対比が重要であり，内視鏡上の粘膜解剖の理解が必要となる．喉頭鏡写真による下咽頭正常解剖（図 11-3）と上部内視鏡写真による下咽頭正常解剖（図 11-4）は上下左右が逆の写真となることに注意を要する．

造影CTや造影MRIでは，正常の下咽頭粘膜は増強効果が欠損していることが多い（図11-2）．よって，早期病変の拡がりを判断する際には，造影CTや造影MRI（特に脂肪抑制造影T1強調像）において，増強効果を示す不整な壁肥厚にて指摘される（図11-5）．ただし，粘膜面の炎症等でも同様の所見を呈するため非特異的な所見であり，病変の進展範囲同定には常に内視鏡所見との対比を行うよう心がける．

5) 筋構造

甲状軟骨板および下角に起始部を有する甲状咽頭筋と，輪状軟骨後1/3に起始部を有する輪状咽頭筋からなる．前者は咽頭縫線に停止するが，後者は明らかな縫線を認めず左右の筋

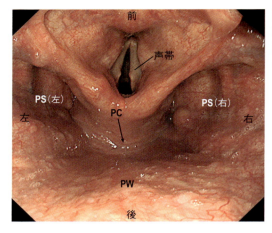

図11-4　上部消化管内視鏡写真による下咽頭正常解剖
PS：梨状陥凹, PW：咽頭後壁, PC：輪状後部
(喉頭鏡の写真と比べ上下左右が逆になる)

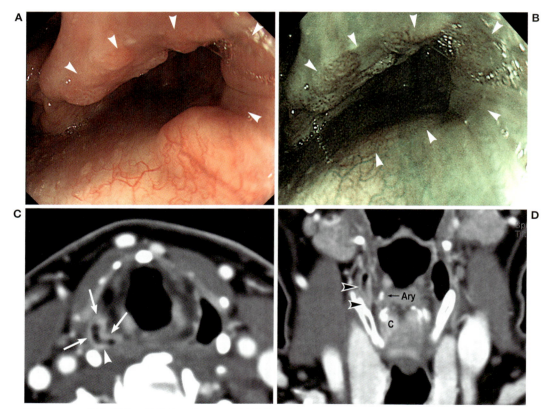

図11-5　80歳台男性　梨状陥凹癌 T2：内視鏡的切除例
A：上部消化管内視鏡(白色光), B：上部消化管内視鏡(NBI 観察), C：造影 CT, D：造影 CT 冠状断像　上部消化管内視鏡(A, B)において, 右梨状陥凹から後壁にかけて表面不整な壁肥厚を認める(▶). NBI(B)では血管異形を示す. 造影 CT(C)では, 右梨状陥凹全域(→)から後壁(▶)にかけて増強効果を呈する壁肥厚として認められる. 冠状断像(D)では披裂軟骨(Ary)の高さまで壁肥厚が認識できる. 本症例は経口的鏡視下切除術が行われ, 5年以上再発・転移はみられていない. C：輪状軟骨

線維は正中で混在している．梨状陥凹瘻（梨状窩瘻）は輪状甲状筋後方で輪状咽頭筋を下端近くで貫き，また，食道憩室は輪状咽頭筋上部の斜走部と下部の輪走部との間の Killian 三角に認められることが知られている．甲状咽頭筋は食塊の駆動筋として働くのに対して，輪状咽頭筋は食道入口部括約筋（cricopharyngeal pinch cock）として機能するため，嚥下障害に対する嚥下機能改善手術の 1 つとして輪状咽頭筋切断術が行われている．

6）神経支配

下咽頭は上下喉頭神経の支配を受ける．上喉頭神経は舌骨の高さで内外枝に分かれ，内枝は上喉頭動静脈とともに甲状舌骨膜を貫き梨状陥凹粘膜下に至り，喉頭および下咽頭の粘膜下に広く分布し知覚をつかさどる[4]．反回神経は輪状軟骨下縁で下喉頭神経となり，輪状甲状関節の後方から喉頭内に入る．その後，後輪状披裂筋外側縁に沿って上行し，披裂軟骨筋突起に至る．知覚枝は下咽頭輪状後部粘膜下を上行し，前述の上喉頭神経の内枝と後輪状披裂筋レベルで Galen 吻合を，横披裂筋レベルで arytenoid plexus を形成する．咽頭収縮筋は迷走・舌咽神経の咽頭枝からなる咽頭神経叢により支配される．

7）血管支配

下咽頭は，おもに上甲状腺動脈の枝である上喉頭動脈と下甲状腺動脈の枝である下喉頭動脈により栄養される．下咽頭の咽頭静脈叢から流出する静脈としては，上甲状腺静脈を経て内頸静脈に流入する上喉頭静脈と，下甲状腺静脈を経て腕頭静脈に流入する下喉頭静脈がある．悪性腫瘍では，上喉頭動脈などの神経血管束に沿った進展が重要となる．

8）リンパ支配

下咽頭粘膜下の結合組織には上皮直下の浅層毛細リンパ管網と，より太い深層リンパ管網が存在する．前者は弁構造を有さない微細ネットワークで，ありとあらゆる方向にリンパ流が認められるのに対し，後者は口径が大きくかつ弁構造を有し，リンパ流は方向特異性を持ち，おもに上方へ流れる．Rouvière の記載によると，下咽頭からのリンパ流出路としては，下記の 4 経路がある（Box 11-1）[5]．

① 上喉頭神経内枝に沿って甲状舌骨膜を貫き内深頸リンパ節に至るもの
② 輪状甲状関節後方から反回神経に沿って咽頭収縮筋を貫き気管傍リンパ節に至るもの
③ 口蓋扁桃下極より咽後リンパ節に至るもの
④ 甲状腺を経由して気管周囲リンパ節に至るもの

よって，下咽頭のリンパ流は，隣接する傍咽頭から気管傍領域，中～下静脈鎖など，頸部のほぼすべてのリンパ節群に流出しうるため，下咽頭癌によるリンパ節転移の危険度は高い．また，両側リンパ流の頻度が高い．したがって，下咽頭癌治療においては，症例に応じて広い範囲での頸部郭清術や放射線照射を考慮しなくてはならないとされている．

Box 11-1　下咽頭のリンパ流出路と関連するリンパ節

1. 上喉頭神経内枝に沿って甲状舌骨膜を貫き内深頸リンパ節に至るもの：
    関連するリンパ節→レベルⅡ，レベルⅢ，レベルⅣ
2. 輪状甲状関節後方から反回神経に沿って咽頭収縮筋を貫き気管傍リンパ節に至るもの：
    関連するリンパ節→レベルⅣ，レベルⅥ，レベルⅦ
3. 口蓋扁桃下極より咽後リンパ節に至るもの：
    関連するリンパ節→咽頭後リンパ節
4. 甲状腺を経由して気管周囲リンパ節に至るもの：
    関連するリンパ節→レベルⅣ，レベルⅥ，レベルⅦ

2. 検査法・撮像プロトコール・画像解剖

a. CT

　頭頸部領域の中では呼吸や嚥下による動きのアーチファクトの影響を受けやすく，造影CTが第一選択となることが多い．多列検出器CT（multidetector-row CT：MDCT）を用いて，頭頸部全体（頭蓋底から上縦隔まで）を収集スライス厚0.5 mmで撮影した後，咽頭や喉頭領域に合わせた再構成画像を作成するのが一般的である．造影CTは造影剤投与後60〜70秒にスキャンを行う[6]．撮影時は被験者に安静呼吸を指示する．これは，呼吸停止による撮像では声帯が内転位（声門が閉鎖）し，声門領域の評価が困難になるためである．また深呼吸での撮影も声帯の動きによる画像劣化の原因となるため，声帯の動きをリラックスさせるよう被験者に声かけすることが重要である．撮影時の声かけは撮影機器によるが「楽にしてください」などを選択する．下咽頭腫瘍評価を目的とする場合には，可能な限り声帯に平行・垂直となるよう0.75〜2 mmスライス厚での横断像・冠状断像を作成する．再構成作成画面の矢状断像において声帯を同定し，その傾きに合わせて横断像を作成すると確実である．難しい場合には，舌骨や喉頭室，あるいはC4-5かC5-6椎間腔の傾きを目安とするとよい．すべての所属リンパ節を評価する目的では，頭頸部全範囲に対して少なくとも3 mmスライス厚以下の横断像を再構成する．横断像・冠状断像と合わせ，輪状後部，後壁の病変には矢状断も作成する．dual energy CTが利用できる場合には，iodine-overlay image（iodine mapを仮想単純画像に重ねた画像）を作成し，非骨化軟骨と腫瘍浸潤の評価に用いる[7]．iodine-overlay image作成時は，ノイズを低減するために，低い管電圧を（80 kVではなく）100 kVに設定し，逐次近似画像再構成の強度を仮想120 kV画像と比較して強めに設定するとよい（**表11-1**）．仮想単色X線画像でも同様に軟骨浸潤の評価が可能である[8]．

2. 検査法・撮像プロトコール・画像解剖　**551**

表11-1　下咽頭悪性腫瘍 DECT 撮影プロトコール（2 管球搭載型 128 列 CT 装置）

撮像法	断面	スライス厚	FOV	WW/WL
軟部組織条件*	横断	1 mm	160	350/50
	冠状断			350/50
骨条件*	横断			3000/650
	冠状断			3000/650
iodine-overlay image*	横断			250/130
軟部組織条件**	横断	3 mm	240	350/50

管電圧を 100 kV と Sn140-kV に設定/200 mAs/0.33-sec rotation time, pitch 0.6.
造影剤を 2.5～3 mL/秒で注入し，投与開始から 60～70 秒後に撮像
＊舌骨より 2 cm 上から輪状軟骨下縁より 2 cm 尾側まで再構成，輪状後部や後壁の病変は必要に応じて矢状
　断像を追加
＊＊頭蓋底～上縦隔レベルまで再構成

b. MRI

　MRI は，CT と比較して組織コントラストに優れ，口腔内金属による画像の劣化も問題となることは少ないが，下咽頭病変の評価には動きのアーチファクトが常に問題となる．病変の質的診断や椎前筋など周囲軟部組織への浸潤評価には MRI を用いて相補的な評価を行う．撮像方法はその施設での使用装置，他の検査法との役割分担，放射線診断医の考えによって多様であるが，腫瘍進展範囲の評価を目的とする場合は，少なくとも 3 mm 厚以下の高画質・高分解能画像を必要とする．3 テスラ MRI は，高磁場強度，高 SNR であり，近年の撮像装置・RF 装置新技術，受診コイルの発達や，各種撮像法の開発により，咽頭・喉頭領域でも広く活用されている．また，アプリケーションの進歩により，3D 撮像法にて volume data の取得が容易となり，3 次元データ収集後に薄いスライスの任意断面を作成することが可能となったため，解剖学的に煩雑で繊細な評価を要する咽頭癌や喉頭癌には積極的に使用する（表11-2）．MRI を撮像する場合も横断像は声帯と平行に撮像・再構成することが重要である．3D 撮像法では声帯と平行となるよう再構成を作成する．造影後は脂肪抑制を併用することが多いが，含気などによる磁化率差に起因するアーチファクトに注意が必要である．また，拡散強調画像（diffusion-weighted imaging：DWI）および DWI から計算される見かけの拡散係数（apparent diffusion coefficient：ADC）が癌の治療効果判定や効果予測，再発病変の評価に用いられる[9]．

表 11-2　下咽頭 MRI 撮像プロトコール(3.0T 装置, 頭頸部コイル)

撮像法	断面	シーケンス	TR/TE (msec)	スライス厚	flip angle	FOV
T2 強調像	横断	TSE	4500/90	3 mm	90	210
拡散強調画像 ADC map	横断	EPI, (b=0, 800 or 1000)	10000/70	3 mm	90	210
STIR	冠状断		4000/60	3 mm	90	230
T1 強調像	横断	TSE	620/13	3 mm	90	210
	冠状断		400/10	3 mm	90	230
造影 T1 強調像	横断	FFE(脂肪抑制併用)	140/3.5	3 mm	70	210
3D-T2 強調像	横断	VISTA	1100/197	1 mm	90	200
3D-T1 強調像	横断(3 方向再構成)	mDIXON	5/0	1 mm	15	200

＊横断像は声帯に平行, 冠状断は声帯に垂直となるよう撮像
＊3D-T1 強調像は造影前(脂肪抑制なし)と造影後

c. FDG-PET

　悪性腫瘍において, リンパ節や遠隔の転移診断, 治療効果判定, 経過観察における再発診断に有用である. 下咽頭癌の再発診断・効果判定での際には, 撮影前の発声による声帯・輪状披裂関節付近への生理的集積, 片側反回神経麻痺の対側声帯への集積亢進に注意する必要がある.

d. その他のモダリティ

　咽頭病変や嚥下機能の評価などに下咽頭造影が行われる. また, 骨転移に対して骨シンチグラフィが, リンパ節転移に対して頸部超音波が必要に応じて選択される.

3. 下咽頭癌

a. 一般的事項

1）疫　学

　下咽頭癌に生じる悪性腫瘍の95％以上は扁平上皮癌であり[10]，タバコやアルコールと密接に関連している．本邦の頭頸部がん登録による統計（2011年～2014年）によると，本邦の頭頸部癌において下咽頭癌は約20％を占め，口腔癌（30％）に次いで多く，喉頭癌（19.9％）とほぼ同等の比率である[10]．以前は喉頭癌のほうが発生率は高かったが，近年の喫煙率低下に従い喉頭癌が減少し，対して飲酒率は減少していないことから相対的に下咽頭癌が増加傾向にある．好発年齢は60～80歳台，男女比は11：1で，本邦では圧倒的に男性に多い[10]．以前はPlummer-Vinson症候群（鉄欠乏性貧血を伴う嚥下障害）に伴い輪状後部癌のみ女性に多いとされていたが，近年では食文化の改善で激減し，輪状後部癌に限定しても男女比は6：1で男性が多い[10]．

2）治　療

　下咽頭癌の治療は（化学）放射線療法と外科的治療に大別される[11, 12]．早期例に対しては喉頭温存を目指し，（化学）放射線療法あるいは喉頭温存手術が症例に応じて選択される．近年の内視鏡診断技術の発達に伴い，異形成などの前癌病変や，表在癌，早期癌が発見されるようになり，それに伴って，治療戦略も変化しつつある．かつては再建を伴う手術や化学放射線療法が基本的な治療法であったが，外切開による喉頭温存手術（下咽頭部分切除術）（図11-6）や経口的切除術，咽頭癌の表在癌に対し内視鏡的咽喉頭手術（endoscopic laryngo-pharyngeal surgery：ELPS）（図11-5, p.548），transoral laser microsurgery（TLM），transoral video laryngoscopic surgery（TOVS），transoral robotic surgery（TORS）など，機能温存を目指した治療が積極的に行われている[13~15]．また，早期病変に対する放射線治療は年齢や全身状態にほとんど制約を受けないため広く行われ，潜在性頸部リンパ節転移に対する予防的頸部照射を行うことにより，良好な局所制御・喉頭温存率と生存率が報告されている（図11-7）[16~18]．ただし，放射線療法は根治が得られれば喉頭温存が可能であるが，同一部位への照射は原則として一度しか行えず，残存・再発時の救済手術は合併症発症率も高くなるため慎重に適応を決定する必要がある．進行例に対しては下咽頭喉頭頸部食道摘出術などの手術治療が主体となる[11, 12]．1980年頃まで局所進行下咽頭癌に対する最適な治療は喉頭全摘を伴う下咽頭喉頭頸部食道摘出術とみなされていたが，多剤併用療法が頭頸部癌に対して高い奏効率を示してきたことから，化学療法を組み合わせて喉頭温存を目指した治療戦略が試みられている[19~21]．喉頭機能温存治療が選択されたものの腫瘍の残存や再発がみられた症例には，re-stagingが行われた後に下咽頭喉頭頸部食道摘出術などの救済的治療が行われる[22]．下咽頭癌の治療方針決定にはさまざまな情報をふまえた総合的な判断が必要となり，最終的には頭頸部外科医，放射線治療医，腫瘍内科医を含めた多職種カンファレンスで

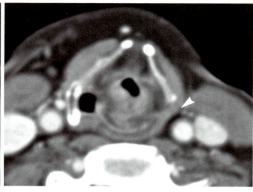

図11-6 60歳台男性 左梨状陥凹癌 T2
造影CT(A：術前，B：術後4年後) 造影CT(A)で，左梨状陥凹から後壁にかけて表面不整な壁肥厚が認められる(→)．隣接する甲状軟骨側板後端に明らかなびらんや融解像は認めず(A，▶)，T2と判断される．本症例は下咽頭部分切除・左頸部郭清術が行われ，術後4年後の造影CT(B)では，左甲状軟骨後端部が切除されているが(▶)，再発や転移はみられておらず，喉頭や嚥下機能は温存されている．

決定する必要がある．

b. 下咽頭癌における臨床病期分類

　下咽頭癌の病期分類はAJCC(American Joint Committee on Cancer)によるものが用いられ[2]，UICC(International Union Against Cancer)と本邦の『頭頸部癌取扱い規約』は基本的にAJCCに準じている(表11-3，表11-4)[1]．2017年に改訂され2018年1月から施行されているAJCC第8版では，下咽頭癌のN分類の一部が変更されている(表11-3)(Box 11-2)[2,23]．さらに2018年2月に修正版(AJCC 3rd printing)が改定され[24]，T分類の一部にも修正が加わった．T分類では，やや曖昧な表現であった食道進展の定義が明確化され，食道粘膜への進展がT3に，食道筋層への進展がT4aに分類される[24]．また，転移リンパ節の節外進展・節外浸潤を予後不良の強力な因子として捉え，臨床的，病理学的なN分類もこれを加味したものに変更された[1,2,23]．なお，「被膜外浸潤(extra capsular spread：ECS)」という用語そのものも「節外進展(extranodal extension：ENE)」という表現に統一され変更になった[2]．病理学的なENEは従来どおり病理医による判定に変わりはないが，臨床的ENEの判断は，理学的所見と画像所見からなされ，周囲組織への固着・結合を伴う軟部組織浸潤や神経症状，皮膚浸潤など，理学的にほぼ節外浸潤が確定的な場合にcN3bと分類される[2,23]．したがって，単に節外進展の有無のみならず，節外進展による周囲軟部組織への浸潤に関して詳細に評価する必要がある(Box 11-2)．以前のTNM分類は治療方針を決定するためのツールとして用いられることを目的としていたが，最近のTNM分類はこれまでに蓄積された治療成績を元に予後予測に重点を置いたものに変更されている．したがって，治療法が多種多様になった現在，単なるTNM決定だけで治療方針が決定されているわけではないことに留意する必要がある．

3. 下咽頭癌　555

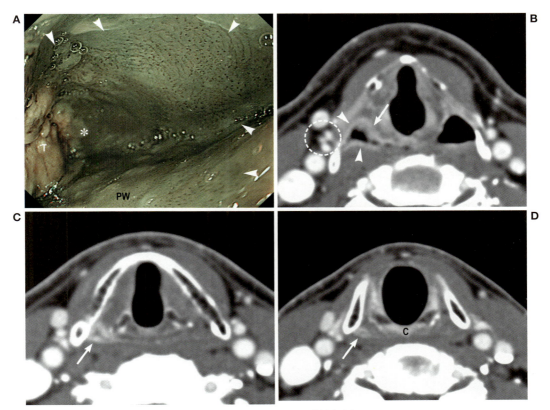

図 11-7　60 歳台男性　右梨状陥凹癌 T2：化学放射線療法施行例
A：上部消化管内視鏡（NBI 像），B〜D：造影 CT（B：声門上レベル，C：声帯レベル，D：声門下レベル）　上部消化管内視鏡の NBI 像（A）において，右梨状陥凹内側壁に腫瘍（T）を認める．さらに，右梨状陥凹外側壁から後壁，梨状陥凹尖部（＊）まで brownish area の拡がりを認める（A，▶）．声門上レベルの造影 CT（B）では，右梨状陥凹喉頭側（内側壁）に最も厚みを有する腫瘍（→）を認め，外側壁から後壁に連続している（B，▶）．右上喉頭神経血管束周囲の脂肪濃度は保たれており（点線の円），喉頭外進展は明らかではない．さらに尾側のスライスの造影 CT（C，D）では，声帯の高さ（C，→）を越えて，輪状軟骨（C）が確認できる声門下喉頭のレベルまで壁肥厚が確認され（D，→），梨状陥凹尖部進展を反映する．本症例は化学放射線療法が選択された．PW：咽頭後壁

Box 11-2　AJCC 第 8 版の変更点と画像診断の役割

- 原発不明頸部リンパ節の病期分類が新設されたことにより，従来の T0（原発腫瘍を認めない）は除外された．
- 食道進展が粘膜（T3）と筋層（T4a）に分類→画像にて頸部食道壁の肥厚を指摘する．
- 臨床的節外進展・進展（N3b）が新設→画像にて周囲軟部組織浸潤（筋・脈管），神経浸潤，皮膚浸潤を評価する．

XI. 下咽頭

表 11-3　下咽頭癌の TNM 分類　（AJCC/UICC 第 8 版）

Tx	原発腫瘍の評価が不可能
Tis	上皮内癌
T1	下咽頭の 1 亜部位に限局，および/または最大径≦2 cm
T2	最大径≦4 cm，または下咽頭の 2 亜部位以上や隣接部位に浸潤
T3	最大径＞4 cm，または片側喉頭の固定，食道粘膜に進展
T4a	甲状軟骨，輪状軟骨，舌骨，甲状腺，食道筋層，喉頭外進展（頸部正中軟部組織）
T4b	椎前筋膜，縦隔構造，頸動脈浸潤（全周性）
NX	領域リンパ節の評価が不可能
N0	領域リンパ節転移なし
N1	同側の単発性リンパ節転移で最大径が 3 cm 以下かつ臨床的節外浸潤なし
N2	N2a　同側の単発性リンパ節転移で最大径が 3 cm をこえるが 6 cm 以下かつ臨床的節外浸潤なし
	N2b　患側の多発性リンパ節転移で最大径が 6 cm 以下かつ臨床的節外浸潤なし
	N2c　両側または対側のリンパ節転移で最大径が 6 cm 以下かつ臨床的節外浸潤なし
N3a	最大径が 6 cm をこえるリンパ節転移で臨床的節外浸潤なし
N3b	臨床的節外浸潤あり
M0	遠隔転移なし
M1	遠隔転移あり

下咽頭癌の臨床的節外浸潤は，周囲組織への固着・結合を伴う軟部組織浸潤や神経症状，皮膚浸潤など，理学的にほぼ節外浸潤が確定的な場合に分類する.

（文献 2，文献 24 より改変）

表 11-4　下咽頭癌の病期分類　（AJCC/UICC 第 8 版）

0 期	T1s	N0	M0
Ⅰ 期	T1	N0	M0
Ⅱ 期	T2	N0	M0
Ⅲ 期	T3	N0	M0
	T1–3	N1	M0
ⅣA 期	T1–3	N2	M0
	T4a	N0,N1,N2	M0
ⅣB 期	T4b	N に関係なく	M0
	T に関係なく	N3	M0
ⅣC 期	T に関係なく	N に関係なく	M1

（文献 24 より改変）

C. 亜部位と進展様式

　下咽頭癌に，梨状陥凹（梨状窩），（下）咽頭後壁，輪状後部の3亜部位に分けられており，それぞれの腫瘍進展様式や治療戦略（特に喉頭機能温存治療が可能か否かの判断）の理解が必要である．以下にそれぞれの代表的な進展様式を解説する．

1）梨状陥凹癌（梨状窩癌）

　梨状陥凹癌は下咽頭癌の70〜75％を占める[10]．60％以上は初診時にT3もしくはT4の局所進行病変として発見され，すでにリンパ節転移を伴っていることが多いとされる．しかし，最近では狭帯域光観察（narrow band imaging：NBI）など内視鏡機器の発達とともに早期表在癌として発見されることが増え，T1もしくはT2病変の比率が増加している[10]．梨状陥凹癌の進展としては，粘膜や粘膜下を中心とした比較的表在性の進展と，腫瘍を形成しながら深部方向へ浸潤する場合がある．表在性の進展は，内視鏡所見と画像所見と対比させた総合的な判断を必要とする．画像診断の役割は，内視鏡では評価が難しい深部方向への浸潤の有無と，梨状陥凹尖部や輪状後部などの尾側方向への進展を見いだすことである（図11-5，図11-6，図11-7）．筋層や深部組織に達する浸潤は内視鏡的切除術の適応から外れ，梨状陥凹尖部や輪状後部へ病変が及ぶ場合には原則として喉頭を温存する部分切除術の適応が限定される（図11-8）．また，梨状陥凹尖部への進展は（図11-7，図11-8），腫瘍高容積とともに根治的放射線治療において有意な予後不良因子と報告されている[25]．したがって，それらを画像によってどの高さまで病変が及んでいるのかを正確に同定し伝えることが重要となる．

　深部進展は，側方，前方，後方，頭側，尾側のそれぞれにつき，頻度の高い進展様式（進展経路）の理解が読影の一助となる（Box 11-3，p.563）[26]．前方〜内側進展では，披裂甲状間隙（thyroarytenoid gap）を介した傍声帯間隙進展が喉頭方向への進展経路として重要である（いったん傍声帯間隙に進展すると径声門癌に類似する腫瘍進展を呈する）．さらに披裂部から輪状披裂関節を侵すと声帯可動制限の原因となり，臨床的に声帯固定を示す場合にはT3に区分される（図11-9）．側方進展では，甲状軟骨側板への浸潤（図11-10，図11-11）と甲状舌骨膜（膜様部）を介した喉頭外軟部組織進展の診断（図11-12）（どちらも局所病期T4a因子，後述する）が重要である．また，梨状陥凹外側壁から後壁の病変が咽頭収縮筋の深さに進展した場合，咽頭収縮筋の付着に従って甲状軟骨後端を包み込むような進展（wrap around spread）が高頻度に認められ，この進展も喉頭外軟部組織進展の経路（T4a）であり（図11-13），頸動脈浸潤（T4b）のリスクとなる．またこの収縮筋付着部は下咽頭癌による甲状軟骨浸潤の好発部位でもある．尾側進展は，輪状後部への進展，輪状軟骨浸潤，頸部食道（粘膜・筋層）進展，輪状甲状膜の輪状甲状関節を介した喉頭外軟部組織進展（図11-14，p.564），甲状腺浸潤などが重要である〔1）の喉頭軟骨浸潤（p.560），2）の喉頭外軟部組織進展の項（p.569）も参照〕．

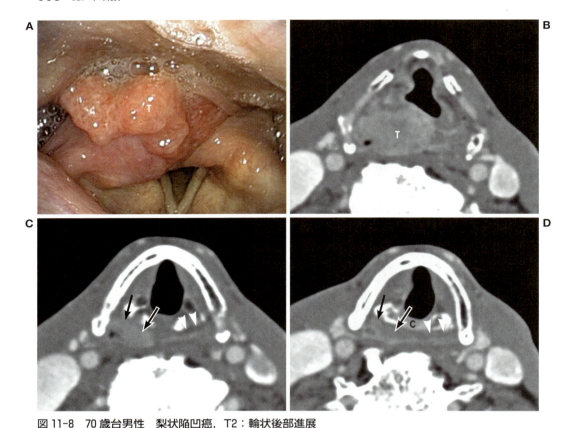

図11-8 70歳台男性 梨状陥凹癌，T2：輪状後部進展
A：鼻咽頭ファイバースコープ，B〜D：造影CT（B：声門上レベル，C：声門レベル，D：輪状軟骨上部レベル） 鼻咽頭ファイバー（A）において，右披裂喉頭蓋ヒダ咽頭面から外方発育後方主体とする腫瘤（T）を認める．造影CT（B）では，右梨状陥凹内側壁を中心とする辺縁不整な腫瘤（T）を認める．梨状陥凹外側壁〜後壁への明らかな進展はみられず，傍声帯間隙進展や甲状軟骨浸潤の所見もなく，T2病変と判断される．声帯レベル（C）および輪状軟骨レベル（D）の造影CTでは，輪状後部の脂肪層が右側で部分的な消失が認められ（CD，→），輪状後部への進展と考えられる．輪状後部左側にて正常の粘膜下脂肪層を▶で示す．

2）咽頭後壁癌

咽頭後壁癌は下咽頭癌の12〜16％を占める[10]．多くは中咽頭後壁もしくは頸部食道後壁と連続して認められることがあり，治療上は"咽頭後壁癌"として1つの病態で扱う場合も多い．手術可能な場合，外科的切除の術式と切除範囲が術後の咀嚼と嚥下の両方の機能に大きく関わることから，原発巣の進展範囲を正確に評価することが（治療方針決定の）前提となるため，画像診断の役割は大きい（Box 11-4）．咽頭後壁癌の治療方針を決定するうえで重要な画像診断の役割の1つとして，後方（深さ方向）への腫瘍進展の評価があげられ，咽頭後間隙進展，椎前筋膜浸潤，椎前筋浸潤を評価する〔図11-15（p.565），図11-16（p.566）〕〔(3)椎前筋膜浸潤の項（p.569）も参照〕．

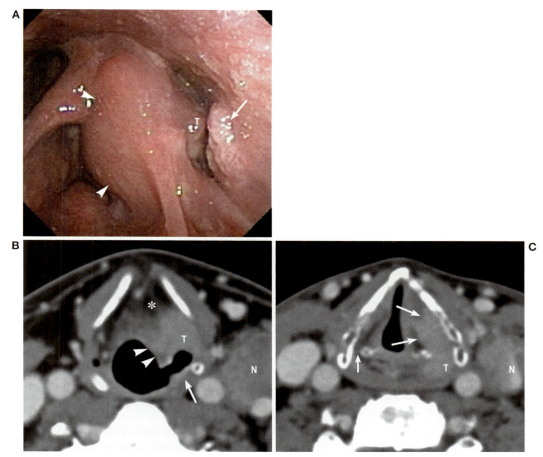

図 11-9　50 歳台男性　梨状陥凹癌，T3：傍声帯間隙進展
A：鼻咽頭ファイバースコープ，B, C：造影 CT（B：声門上レベル，C：声門レベル）　鼻咽頭ファイバー（A）において，左梨状陥凹喉頭側（内側壁）を中心に表面不整な腫瘤（T）を認め，外側壁に進展がみられる（→）．粘膜下主体で左披裂から披裂喉頭蓋ヒダにかけて腫瘤を形成するが，声門上喉頭の粘膜面には明らかな異常所見は認められない（▶）．造影 CT（B）では，左梨状陥凹内側壁から喉頭蓋間隙前（＊）に進展する腫瘍（T）を認める．披裂喉頭蓋ヒダ喉頭面の粘膜は整であり，下咽頭梨状陥凹からの病変と判断される．梨状陥凹外側壁から後壁への進展が認められる（→）．声門レベル（C）では，腫瘍（T）が甲状披裂間隙（小矢印）を介して傍声帯間隙への進展を示す（大矢印）．臨床的に左声帯可動性不良で，T3 と判断された．左レベルⅢに節外進展を伴うリンパ節転移を認める（N）．化学放射線療法が行われた．

3) 輪状後部癌

　輪状後部癌は下咽頭癌の 7〜10％を占める[10]．輪状後部を原発とする下咽頭癌は比較的まれであり，梨状陥凹癌や頸部食道癌，喉頭癌などからの進展が多い．早期より披裂部，披裂軟骨，輪状軟骨，後輪状披裂筋へと浸潤する（Box 11-5，p.566）．内視鏡での腫瘍進展範囲の把握が難しく，軟骨浸潤の有無（図 11-17，p.567），壁外進展や食道筋層以深への進展（図 11-18，p.567）などを正確に評価する必要がある．

560　XI．下咽頭

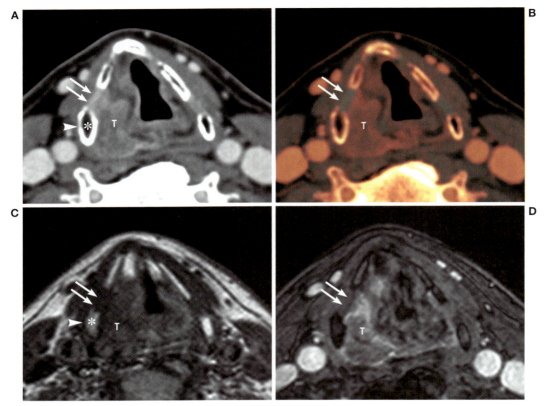

図11-10　60歳台男性　右梨状陥凹癌　T3：甲状軟骨浸潤陰性例
A：造影 CT（DECT，仮想 120 kV 像），B：造影 CT（DECT，iodine-overlay image），C：MRI，T1 強調像，D：脂肪抑制造影 T1 強調像　造影 CT（A）において，右梨状陥凹に腫瘍（T）を認める．前方にて右傍声帯間隙に進展する．仮想 120 kV 像（通常の造影 CT 軟部条件）では甲状軟骨右側板の非骨化軟骨部（A，→）と腫瘍（T）の吸収値が類似するが，iodine-overlay image では非骨化軟骨（B，→）と腫瘍（T）が明瞭に区別される．MRI では，正常の非骨化軟骨部分は，T1 強調像において低信号（C，→），造影 T1 強調像では増強効果を示さず（D，→），腫瘍（T）と区別され，甲状軟骨陰性と判断される．骨化軟骨は，脂肪髄部分（*）と骨化成分（C，▶）に分けられ，CT ではそれぞれ高吸収と低吸収，T1 強調像においてそれぞれ高信号と無信号にて描出される．

d. 治療方針決定において重要な画像診断

1）喉頭軟骨浸潤

　一般的に，喉頭軟骨浸潤を伴う下咽頭癌は，原則として喉頭の機能温存を目指した治療法（喉頭温存部分切除術や化学放射線療法など）の適応から外れ，下咽頭喉頭頸部食道摘出術が行われる[11,12,27,28]．近年では，明らかな喉頭軟骨浸潤を示さないもしくは軽微な軟骨浸潤にとどまる T4a の梨状陥凹癌に対して，初期治療として化学放射線療法や下咽頭部分切除などの喉頭温存を目指した集学的治療が検討される[13,19〜21]．したがって，軟骨浸潤の有無だけではなく，どの軟骨にどの程度（深さ・範囲）の浸潤が存在するのかを可能な限り正確に評価することが望まれる．また，不必要な過大評価は避けるべきであり，適切な画像診断に基

3. 下咽頭癌　561

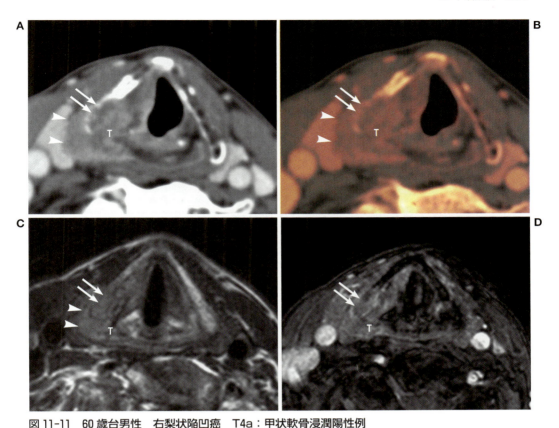

図11-11　60歳台男性　右梨状陥凹癌　T4a：甲状軟骨浸潤陽性例
A：造影CT（DECT，仮想120 kV像），B：造影CT（DECT，iodine-overlay image），C：MRI，T2強調像，D：脂肪抑制造影T1強調像　造影CT（A）で，右梨状陥凹に腫瘍（T）を認める．仮想120kV像（通常の造影CT軟部条件）では，甲状軟骨右側板の骨化軟骨に融解像を認め腫瘍（T）と同等の増強効果を呈する（A，→）．iodine-overlay image（B）では，骨化軟骨の融解像に一致して，腫瘍（T）と同等の増強効果が認められ（B，→），甲状軟骨浸潤の所見と考えられる．MRIでは，甲状軟骨右側板がT2強調像（C）にて腫瘍と同等の中等度高信号（C，→），造影T1強調像（D）において腫瘍（T）と同等の増強効果を示す（D，→）．また，外側では咽頭収縮筋の走行に従い甲状軟骨後端を包み込むように進展を認め，喉頭外進展の所見である（A〜C，▶）．

づいた"軟骨浸潤の否定"が，喉頭機能温存において重要となる．

　喉頭軟骨浸潤の画像診断は1990年頃の研究にさかのぼる．1990年代のシングルスライスCTを用いた研究では，CTは軟骨浸潤に対して特異度は高い（96〜97％）ものの感度が低く（50〜62％），検査としては不十分とされていた[29,30]．1997年にBeckerらが，CT所見を細かく分類して病理組織所見と対比させ，びらん，融解像，軟骨を介した喉頭外進展の形態的変化を用いて，感度71％，特異度83％と比較的バランスのとれた診断基準を確立し，現在もCTにおける甲状軟骨浸潤評価ではこの基準が基本となっている[31]．その後，2000年代後半以降は，マルチスライスCTにより薄い再構成画像で評価するようになり，感度は上昇したものの（85％），逆に特異度が下がった（75％）[32,33]．これは，非骨化軟骨とヨード造影剤注入後の腫瘍のCT値が類似すること，加齢による軟骨の骨化により多彩なCT値を示すこ

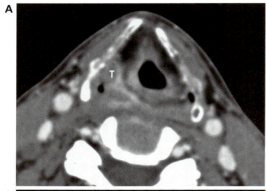
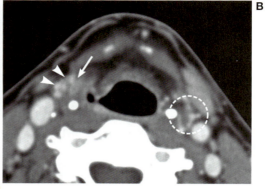
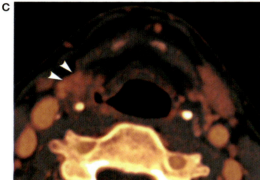

図11-12　60歳台男性　右梨状陥凹癌　T4a：上喉頭神経血管束に沿った喉頭外進展
A, B：造影CT（A：甲状軟骨レベル，B：Aより頭側の甲状舌骨膜レベル），C：造影CT（DECT, iodine-overlay image）　甲状軟骨レベルの造影CT（A）において，右梨状陥凹喉頭側（内側壁）から外側壁に進展する腫瘍（T）を認める．明らかな軟骨浸潤の所見は認めないが，その頭側の甲状舌骨膜のレベル（B）では，甲状舌骨膜より外側の右上喉頭神経血管束（►）周囲の脂肪濃度（健側を点線の円で示す）が患側で上昇し（→），DECTによるiodine-overlay image（C）で増強効果を認め（►），喉頭外軟部組織進展（T4a病変）と考えられた．初期治療として化学放射線療法が選択された．

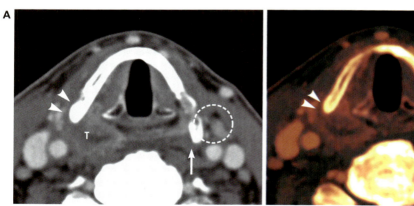
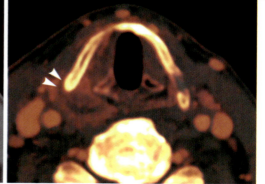

図11-13　60歳台男性　右梨状陥凹癌　T4a：咽頭収縮筋に沿った喉頭外進展（wrap around spread）
A：造影CT（DECT, 仮想120 kV像），B：造影CT（DECT, iodine-overlay image）　造影CT（A）で，右梨状陥凹から後壁に進展する浸潤性腫瘍（T）を認める．甲状軟骨に明らかな浸潤の所見は認めないが，咽頭収縮筋（対側の→）の付着に従い，甲状軟骨後端外側を取り囲む進展を認め（►），喉頭外軟部組織の脂肪濃度上昇が認められる（対側の点線の円）．DECTによるiodine-overlay image（B）で増強効果を認め，喉頭外進展にてT4a病変と判断される．

Box 11-3　梨状陥凹癌の代表的な進展様式

前方・内側進展	甲状披裂間隙(thyroarytenoid gap)を介した喉頭・傍声帯間隙進展(声帯固定があれば T3)
	披裂部・輪状披裂関節周囲(声帯固定があれば T3)
側方進展	甲状軟骨側板への浸潤(T4a)
	上喉頭神経血管束に沿った甲状舌骨膜を介した喉頭外軟部組織進展(T4a)
	wrap around spread(下咽頭収縮筋の甲状軟骨付着に従った喉頭外軟部組織進展，T4a)
頭側進展	中咽頭進展
後方進展	咽頭後壁への進展(T2 以上)
	咽頭後間隙への進展
	椎前筋膜・椎前筋浸潤(T4b)
尾側進展	梨状陥凹尖部・輪状後部への進展
	輪状軟骨浸潤(T4a)
	頸部食道粘膜(T3)，頸部食道筋層(T4a)進展
	輪状甲状膜や輪状甲状関節を介した喉頭外軟部組織進展(T4a)
	甲状腺浸潤(T4a)

とが原因で，薄いスライスでの評価でも正常非骨化軟骨がびらんや融解像にみえてしまうと考えられている．したがって，腫瘍と非骨化軟骨が接している場合には，常に甲状軟骨の骨化の状況を考慮しながら慎重に形態変化を評価することが重要となる[34]．dual-energy CT (DECT)が利用可能な場合には，できるかぎり軟骨浸潤の評価に dual-energy imaging の応用を考慮する[7, 8, 35]．dual-energy imaging では，ヨード造影剤(造影される腫瘍)，軟部組織，非骨化軟骨を識別し，腫瘍浸潤部分と非浸潤部分が区別できる iodine-overlay image が作成可能である．通常の CT で非骨化軟骨と腫瘍が接していて判断に迷う場合でも，iodine-overlay image で非骨化軟骨の造影増強を欠く場合を軟骨浸潤陰性(図 11-10，図 11-17)，軟骨部分の増強効果を示す場合を軟骨浸潤陽性(図 11-11)，と判断可能となる．通常の CT 単独の評価に比べ，iodine-overlay image を評価に加えることで，感度(86%)を落とすことなく特異度が有意に上昇(70% → 96%)する[7]とされる．また，DECT は MRI に比べ嚥下運動によるモーションアーチファクトの影響が少なく，仮想 120kV 画像(weighted-average image)により骨皮質の微細な形態変化(びらんなど)を併せて評価できるため，喉頭軟骨内の二次性炎症性変化による偽陽性が造影 MRI による評価に比べ減少し，特異度が有意に向上する[36]と報告されている．

XI. 下咽頭

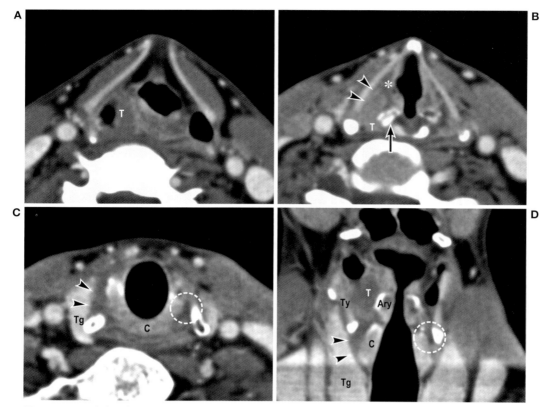

図11-14 60歳台男性 梨状陥凹癌 T4a：甲状披裂間隙を介した傍声帯間隙進展と，輪状甲状関節を介した喉頭外進展
造影CT（A：声門上レベル，B：声門レベル：C 声門下レベル，D：冠状断像） 声門上レベルの造影CT（A）では，右梨状陥凹喉頭側（内側壁）中心に腫瘍（T）を認める．声門レベル（B）では腫瘍（T）が前方の右甲状披裂間隙を介して傍声帯間隙（*）に進展が認められる（▶）．右披裂軟骨は対側に比べ硬化を示し，輪状披裂関節付近への腫瘍進展による影響が示唆される．声門下レベルの横断像（C）と冠状断像（D）では，輪状甲状関節周囲の脂肪濃度上昇（Cの点線の円）が認められ（▶），甲状腺（Tg）右葉内側と接する．輪状甲状関節付近を介した喉頭外進展により T4a 病変と判断される．
Tg：甲状腺，C：輪状軟骨，Ty：甲状軟骨，Ary：披裂軟骨

　MRIは喉頭軟骨浸潤の診断において，高い感度（甲状軟骨96％）と高い陰性的中率（96％）を示す有用なモダリティであり[30,37,38)]，造影 CT にて判断に迷う場合やDECT 施行が困難な場合に積極的に活用すべきである（図11-10，図11-11）．正常の喉頭軟骨は，骨化軟骨，非骨化軟骨，脂肪髄を含むことから，それぞれが多彩な信号強度を呈する．特に骨化軟骨と脂肪髄では，腫瘍が存在することによる二次性の炎症性変化によって偽陽性所見を呈することが多く，感度は高いものの特異度は低いと報告されている（甲状軟骨65％程度）[30,38)]．T1強調像とT2強調像を用いて，腫瘍と同じ信号強度を示す場合にのみ浸潤とすることで（図11-11），特異度は75％まで上昇するとされるが[38)]，やはりDECTのほうが特異度が高い（96％）ため，MRIを用いて喉頭軟骨浸潤を評価する際には，炎症性細胞浸潤があたかも腫瘍浸潤のように描出される可能性を考慮して，慎重に判断すべきである．造影CT，DECT，MRIの正常軟骨と軟骨浸潤診断基準を表11-5（p.568）で示す（Box 11-6，p.568）．

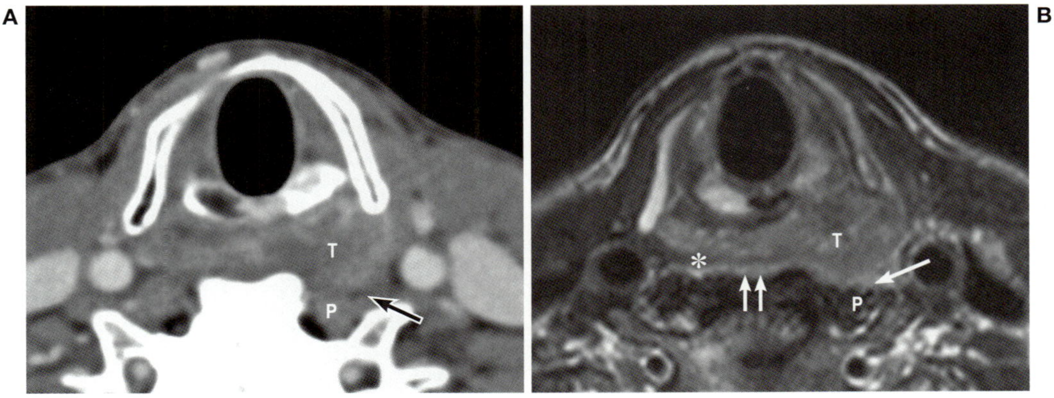

3. 下咽頭癌　565

図 11-15　70 歳台男性　咽頭後壁癌　T4a：椎前筋浸潤陰性例
A：造影 CT，B：MRI，T2 強調像　造影 CT（A）において，下咽頭後壁左側を中心とした辺縁不整な軟部腫瘤（T）を認める．後方で椎前筋（P）と接する（→）．MRI，T2 強調像（B）では，後方で咽頭収縮筋の低信号（B，＊）および咽頭後間隙の脂肪層（小矢印）が途絶し，腫瘍（T）が椎前筋膜と接するが，椎前筋（P）前面との境界は整である（大矢印）．

Box 11-4　咽頭後壁癌の代表的な進展様式

側方進展	梨状陥凹外側壁への進展
	甲状軟骨側板への浸潤（T4a）
	wrap around spread（下咽頭収縮筋の甲状軟骨付着に従った喉頭外軟部組織進展，T4a）
頭側進展	中咽頭後壁進展
後方進展	咽頭後間隙への進展
	椎前筋膜・椎前筋浸潤（T4b）
尾側進展	梨状陥凹尖部・輪状後部への進展
	輪状軟骨浸潤（T4a）
	頸部食道粘膜（T3），頸部食道筋層（T4a）進展
	喉頭外軟部組織進展（T4a）
	甲状腺浸潤（T4a）

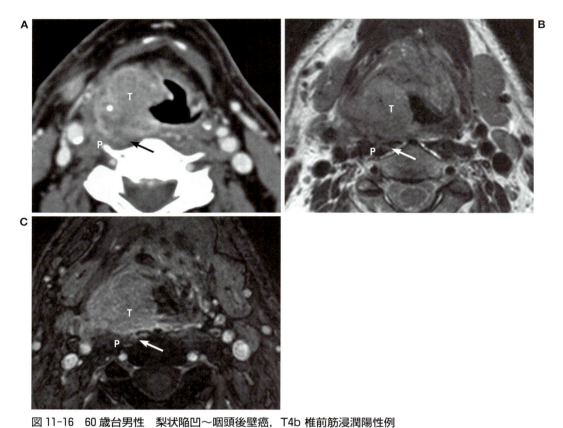

図11-16 60歳台男性 梨状陥凹～咽頭後壁癌，T4b 椎前筋浸潤陽性例
A：造影 CT，B：MRI，T2 強調像，C：脂肪抑制併用 T1 強調像　造影 CT (A) では，右梨状陥凹外側壁から後壁にかけた浸潤性腫瘍(T)を認める．椎前筋(P)前面まで進展を示す(→)．T2 強調像(B)および造影 T1 強調像(C)では，腫瘍(T)と接する椎前筋(P)前面との境界が一部不整で，椎前筋の信号変化が疑われる(→)．椎前筋浸潤による T4b と判断された．

Box 11-5　輪状後部癌の代表的な進展様式

前方・内側進展	披裂部・輪状披裂関節周囲(声帯固定があれば T3)
	後輪状披裂筋浸潤，輪状軟骨浸潤(T4a)
側方進展	甲状軟骨側板への浸潤(T4a)
頭側進展	梨状陥凹・中咽頭進展
後方進展	咽頭後壁への進展(T2 以上)
尾側進展	頸部食道粘膜(T3)，頸部食道筋層(T4a)進展
	輪状甲状関節付近を介した喉頭外軟部組織進展(T4a)
	甲状腺浸潤(T4a)

3. 下咽頭癌　567

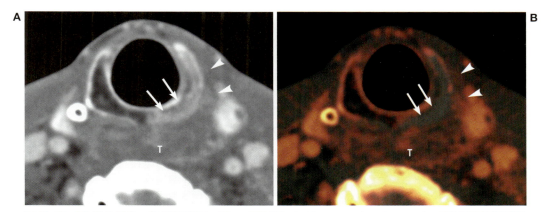

図11-17　50歳台男性　輪状後部癌　T4a：DECT, iodine-overlay imageにて輪状軟骨浸潤陰性と判断できる症例
A：造影CT（DECT, 仮想120 kV像），B：造影CT（DECT, iodine-overlay image）　造影CT（A）では，輪状後部に腫瘍（T）を認める．左側方にて輪状甲状膜・輪状甲状関節を介し輪状軟骨左側板に沿った喉頭外進展が認められる（A, ▶）．仮想120 kV像（通常の造影CT軟部条件）（A）では，接している輪状軟骨左側板が腫瘍と同等の吸収値を示しており，軟骨浸潤の否定は難しい（A, →）．iodine-overlay image（B）では，仮想120 kVにて浸潤が疑われた部分の増強効果は指摘されず，腫瘍（T）と明瞭に区別され，軟骨浸潤陰性と判断できる（B, →）．左側方の輪状甲状膜を介した進展部分は腫瘍と同等の増強効果が確認可能であり（B, ▶），喉頭外進展によりT4aと判断された．

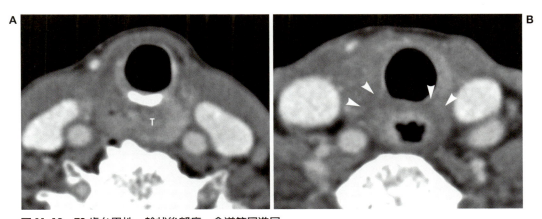

図11-18　70歳台男性　輪状後部癌，食道筋層進展
造影CT（A：輪状後部レベル，B：頸部食道レベル）　輪状後部レベルの造影CT（A）において，下咽頭輪状後部から後壁を中心とした腫瘍（T）を認める．頸部食道レベル（B）では，食道壁の肥厚と壁外脂肪組織の濃度上昇が認められ，食道筋層を越える進展が疑われる（▶）．

表 11-5　正常軟骨と軟骨浸潤の CT/DECT/MRI 所見

		骨化軟骨（皮質骨）	骨化軟骨（脂肪髄）	非骨化軟骨
正常軟骨				
CT（DECT）	軟部条件・骨条件* DECT（iodine overlay image）	高吸収 評価不能	低吸収 ヨード増強なし （低吸収）	腫瘍と等吸収 ヨード増強なし （低吸収）
MRI	T1 強調像 T2 強調像 造影 T1 強調像	無信号 無信号 増強効果なし	高信号 高信号 増強効果なし	低信号 低信号 増強効果なし
軟骨浸潤陽性				
CT（DECT）	軟部条件・骨条件* DECT（iodine overlay image）	びらん，融解像，軟骨貫通を伴う喉頭外進展 CT 軟部・骨条件のびらん・融解像部位に一致してヨード増強効果あり		
MRI	T1 強調像 T2 強調像 造影 T1 強調像	腫瘍と同等の信号強度（低信号） 腫瘍と同等の信号強度（中等度高信号） 腫瘍と同等の増強効果		

＊dual-energy CT（DECT）では weighted averaged image（仮想 120 kV 画像）

Box 11-6　下咽頭癌の dual-energy CT を用いた喉頭軟骨浸潤評価：要点

撮影法（表 11-1 を参照）
- dual-energy CT（DECT）にて，dual-energy モード（100 kV・140 kV など）で撮像
- 通常の 120 kV 画像（weighted averaged image）と iodine-overlay image を再構成（もしくは仮想単色 X 線画像でも代用できる）

診断法（表 11-5 を参照）
1. まずは軟部条件・骨条件にて軟骨の形態を評価する．その際には，軟骨浸潤評価に重要な CT 所見：①びらん，②融解像，③軟骨貫通を伴う喉頭外進展の診断基準を用いる．非対称性骨硬化所見は特異度が低く，甲状軟骨に対しては積極的に軟骨浸潤の所見とはしない．
2. DECT の iodine overlay image にて①〜③の形態異常を示す部分のヨード造影増強の有無を評価し，増強効果ありの場合は浸潤陽性，増強効果なしの場合は浸潤陰性と判断する．

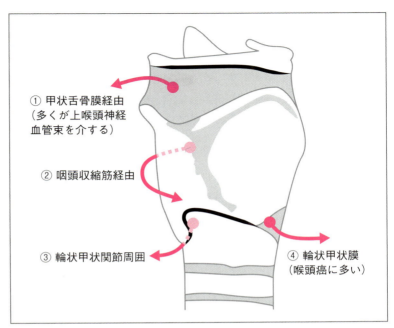

図 11-19　下咽頭癌における頻度の高い喉頭外軟部組織進展の経路
①甲状舌骨膜を貫通する上喉頭神経血管束の走行に沿った進展経路，②咽頭収縮筋に沿って甲状軟骨側板後縁を回り込む進展経路(wrap around spread)，③輪状甲状関節周囲，④輪状甲状膜の経路による喉頭外進展が多い．

2) 喉頭外軟部組織進展

　下咽頭癌の病期診断において，喉頭外軟部組織進展も重要なT4a因子の一つである[33,34]．喉頭軟骨の破壊を伴って喉頭外軟部組織に浸潤する場合には明らかなT4aと判断されるが，喉頭軟骨浸潤を伴わずに喉頭外進展を示す割合(T4a)も40〜50％以上を占め[7,39]，T4aにもかかわらず軟骨浸潤を伴わないことから，腫瘍容積や進展範囲によっては機能温存治療の適応となりうる．CTやMRIにて喉頭外進展の有無を確実に判定するには，喉頭外進展が生じやすい経路を理解しておくと診断の一助となる(図11-19)．下咽頭癌では，甲状舌骨膜を貫通する上喉頭神経血管束の走行に沿った進展経路(図11-12)，咽頭収縮筋に沿って甲状軟骨側板後縁を回り込む進展経路(wrap around spread)(図11-11，図11-13)，輪状甲状関節周囲(図11-14，図11-17)，輪状甲状膜の経路による喉頭外進展が多い[34]．

3) 椎前筋膜浸潤　prevertebral fascia invasion

　下咽頭癌において，椎前筋膜，椎前間隙，頸椎などへの直接浸潤を示す場合は根治的な切除が難しいとされ，T4b因子の1つに定義される．その評価に重要な画像所見は，CTおよびMRIで咽頭後間隙の脂肪層を同定することであり，それらが保たれる場合の椎前筋浸潤に対する陰性的中率は各々82％と97.5％と報告され，おおむね椎前筋浸潤は陰性とな

る[40,41]．咽頭収縮筋および咽頭後間隙脂肪層の途絶や不明瞭化がみられる場合，椎前筋前面との輪郭が保たれているか否かを観察することが必須となる（図 11-15，図 11-16）．一般的に濃度分解能の高い造影 MRI がより優れている[40〜42]．椎前筋浸潤を疑う所見として，椎前筋前縁と腫瘍との輪郭の不整，椎前筋の腫瘍と同等の信号強度への置換，椎前筋の非対称性陥凹などがあげられるが（図 11-16），これらの画像所見の特異性は高くない．現時点においても，椎前筋浸潤の有無の確定は画像所見のみでは困難とされており，最終的には術中所見による判断が必要とされる[43]．

e. 転 移

1）リンパ節転移（N 因子）

下咽頭癌は，他の頭頸部癌に比べ，原発巣が小さい場合であってもリンパ節転移をきたす頻度が高いとされている．1972 年に報告された 2044 例のリンパ節転移分布の調査では，初診時の 75％が頸部リンパ節転移陽性であり，15％が両側性と報告されている[44]．本邦の全国頭頸部がん登録による統計（2011 年〜2014 年）によると，診断技術が発達した現在では少し頻度は下がるものの，初診時の 60％が頸部リンパ節転移陽性で，15％が両側性とされる[10]．これは，本章の解剖の項（p.544）で述べたように，下咽頭のリンパ流が，隣接する傍咽頭から気管傍領域，中〜下静脈鎖など，頸部のほぼすべてのリンパ節群に流出しうるためである[5]．したがって，下咽頭癌治療において頸部リンパ節転移病変の制御は重要であり，症例に応じて広い範囲での頸部郭清術や放射線照射を考慮しなくてはならない．また，外側咽頭後リンパ節（いわゆる Rouvière リンパ節）への転移の頻度も 15％と高いとされ，積極的に治療範囲に含めるべきとされている[45]．また，前述したように，現在の下咽頭癌におけるN 分類では，転移リンパ節の節外進展・節外浸潤が予後不良の強力な因子であることを背景として，臨床的節外進展（extranodal extension：ENE）の評価を必要とする[2,23]．その際には，節外進展の有無だけではなく，隣接する重要な構造物（頸動脈，頸静脈，筋，深頸筋膜，神経）への浸潤に関して詳細に評価する必要がある．

2）遠隔転移（M 因子）

下咽頭癌は，口腔癌・中咽頭癌・喉頭癌と比べ遠隔転移の頻度が高い（17％程度）とされ，治療前評価や治療後経過観察において遠隔検索の必要性が高い[46]．再発例では，原発巣の進行度，治療法にかかわらず，遠隔転移による再発機転が局所再発やリンパ節転移よりも多いとされる[47]．肺転移が最も頻度が高く，次いで縦隔リンパ節，肝，骨が続く[48]．なお，縦隔リンパ節の中でもレベルⅦ（胸骨柄上縁から無名静脈までの高さで両側総頸動脈内側縁の間に位置する上縦隔リンパ節）は所属リンパ節として扱われ，それ以外は遠隔転移とする．

f. 下咽頭治療後の画像診断

1）癌治療後変化

① 術後変化

下咽頭癌に対する術式は，外切開による喉頭温存手術（下咽頭部分切除術）や経口的切除

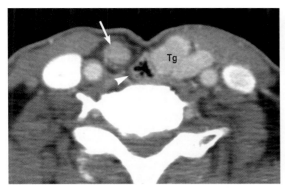 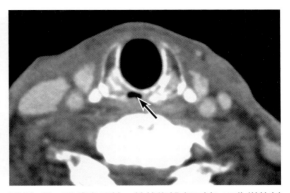

図 11-20　60歳台男性　下咽頭喉頭頸部食道摘出 (TPLE 後)
造影 CT　術後の造影 CT で，遊離空腸により再建された neopharynx (▶)，腸間膜内の反応性腫大を示すリンパ節 (→)，残存甲状腺 (Tg) が認められる．

図 11-21　80歳台男性　輪状後部癌に対して化学放射線治療後，3年で発生した軟骨壊死
造影 CT　輪状軟骨の骨破壊と air (→) を認め，放射線壊死と考えられる．

術，内視鏡的咽喉頭手術，下咽頭喉頭頸部食道摘出などさまざまで，局所に術後の変化や解剖学的変形が生じる．下咽頭部分切除術は，片側の甲状軟骨下部など軟骨の一部が切除され (図 11-6)，必要に応じて再建皮弁組織が充填される．下咽頭喉頭頸部食道摘出術後には，遊離空腸を用いた再建 (neopharynx) が行われる (図 11-20)．経過観察中，再建遊離空腸の腸間膜内にリンパ節腫大を認めることがあり，多くは環境の変化による腸間膜リンパ節の反応性腫大であるが，経時的増大や局所欠損像を伴う場合には転移と判断する．また，残存甲状腺を病変と間違わないよう注意する必要がある (図 11-20)．手術症例の経過観察では再建皮弁組織周囲，neopharynx の吻合部や壁，切除辺縁，気切孔周囲などが再発の好発部位である．

② 放射線治療

下咽頭癌において，放射線治療が行われた場合，照射範囲を中心に，腫瘍のみならず周辺の正常組織にも影響を及ぼす．急性期には，皮膚や軟部組織の対称性肥厚，浮腫，脂肪組織の索状変化，造影増強効果が高頻度に認められる．慢性期には二次性変化が落ち着く場合が多いが，時に線維化などにより軟部組織の変化が長期にわたり残存する．放射線治療による画像解剖の変化と生体反応が画像にどのように反映されるかについて理解したうえで治療後経過観察や治療効果判定を行うことが重要となる[49,50]．画像上の変化は，原則として左右対称性で，軟部組織の肥厚，浮腫，脂肪組織の濃度上昇・索状・網目状変化，唾液腺の造影増強効果，唾液腺の腫大 (急性期)・萎縮 (慢性期) が認められる[50]．喉頭癌や下咽頭癌の放射線治療後では，内皮細胞傷害と線維化による血行・リンパ流の障害が原因で，約 1% の頻度で喉頭軟骨壊死を生じ，再発・軟骨壊死ともに治療後 1 年以内に生じることが多い．放射線性軟骨壊死の CT 所見は，周囲の軟部組織腫脹，甲状軟骨の分節化・虚脱，披裂軟骨の脱落，異常ガス像などがあげられる (図 11-21)[51,52]．

XI. 下咽頭

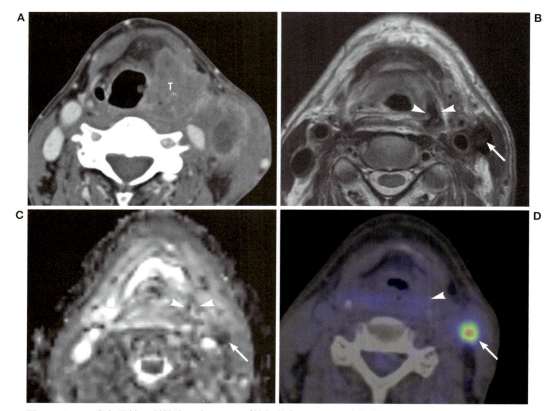

図 11-22　60 歳台男性　梨状陥凹癌，リンパ節転移(T4aN3bM0)化学放射線療法後
A：治療前造影 CT，B,C：治療終了後 3 か月の時点の MRI (B：T2 強調像，C：ADC map)，D：MRI 後に施行された FDG-PET　治療前の造影 CT (A)では，左梨状陥凹を中心に原発巣(T)，左レベルⅢを中心に節外進展(頸動脈浸潤あり)を伴うリンパ節転移を認める．化学放射線療法(導入化学療法)完了後 3 か月の時点の MRI では，T2 強調像(B)で原発巣は縮小するが，T2 強調像で低信号を呈する組織が残存している(B, ▶)．一方で，左頸部リンパ節転移も縮小を認めるものの，低信号の内部に中等度信号を認める領域が含まれる(B, →)．ADC map (C)では，原発巣は高信号を示すが(▶)，リンパ節転移病変は低信号(ADC 値 1.1×10^{-3} mm^2/sec)を呈する(→)．FDG-PET (D)では，原発腫瘍への FDG 集積亢進は認めないが(▶)，リンパ節病変への強い集積が確認された．原発巣は線維化，頸部リンパ節病変は腫瘍残存と診断された．

2）治療後経過観察・効果判定

　局所進行下咽頭癌では，腫瘍やリンパ節転移病変の容積が大きく，深部軟部組織に浸潤することが多いことから，良好な治療効果が得られたとしても腫瘍が完全に消失することはまれであり，軟部組織としてある程度の大きさを保持したまま制御されることが多い(図 11-22)．また，放射線治療後の変化により，再発腫瘍と炎症性浮腫・軟部組織壊死・肉芽・線維化などとの鑑別が常に問題となる．したがって，CT，MRI，FDG-PET などを用い，大きさや内部性状だけでなく，イメージングバイオマーカーを活用し，定性的および定量的評価を統合した複合画像診断が重要となってくる(Box 11-7)．治療による生体反応は経時的に変化するため，早期に明らかに増大する場合を除き，治療による反応が継続するとされる

3. 下咽頭癌　573

Box 11-7　　下咽頭癌の化学放射線療法後効果判定のポイント

- CT では，横断最大径の 20％以下の低い縮小率や不均一な増強効果を伴う腫瘤病変の残存にて評価する．
- MRI では，T2 強調像，造影 T1 強調像，拡散強調画像（b image），ADC map（視覚的評価・定量的評価の両方）のすべてを用いて評価する（表 11-6）．
- MRI または CT において，腫瘍の遺残や再発が疑われる場合には，積極的に FDG-PET を活用する．

表 11-6　下咽頭癌治療後 MRI の診断基準

T2 強調像	造影 T1 強調像	拡散強調画像	ADC map	診断
低信号	無信号〜低信号	無信号	無信号 （ADC mean$<1.2\times10^{-3}$）	線維化
高信号	増強	高信号	高信号 （ADC mean$>1.2\times10^{-3}$）	炎症性浮腫
中等度信号	増強	高信号	高信号 （ADC mean$>1.2\times10^{-3}$）	
中等度信号	増強	高信号	低信号 （ADC mean$<1.2\times10^{-3}$）	腫瘍残存/再発

- MRI の形態と DWI の所見が一致している場合に適応
- 一致しない場合，1）線維化を示す所見は形態所見が優先，2）再発を強く示唆する形態所見は DWI より優先，3）形態学的に腫瘍様所見がない場合は DWI より形態学的所見を優先

4〜6 週までの評価は避けるべきである．通常，造影 CT より造影 MRI や FDG-PET のほうが二次性変化を鋭敏に捉えるため，造影 CT では 4〜6 週，造影 MRI では 6〜8 週，FDG-PET は 10〜12 週まで待機し，基線検査（ベースラインスタディ）を施行することが望ましいとされる[53]．その後の経過観察では，ベースラインスタディとの比較とともに経時的経過を含めた判断を必要とする．

　CT で，最も腫瘍残存を示す特異度の高い所見として，新たな低吸収域の出現（99％）と，横断最大径の 20％以下の低い縮小率（96％）があるとされている[54]．内部に不均一性がなく，造影 CT において筋肉よりやや低吸収値を示す所見は瘢痕化が示唆される．MRI は CT と比較して組織コントラストに優れ，治療効果判定，再発診断に有用である（表 11-6）．T1 および T2 強調像で低信号，造影 T1 強調像で増強効果の乏しい組織像，拡散強調画像（DWI）および ADC map において拡散制限を示さない場合には，腫瘍活性の低下した瘢

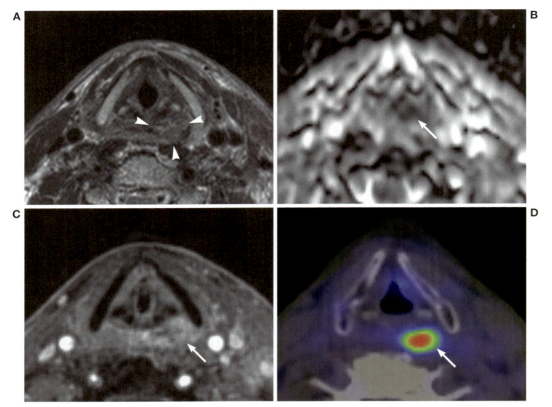

図11-23 40歳台男性　輪状後部癌に対して化学放射線療法後，原発巣再発
A～C：治療完了後6か月の造影MRI（A：T2強調像，B：ADC map，C：脂肪抑制造影T1強調像），D：FDG-PET　造影MRI, T2強調像(A)で，左輪状後部から後壁にかけて軟部腫瘤の残存が疑われる(►)．ADC map(B)では低信号を呈する(→)．脂肪抑制造影T1強調像(C)では増強効果を示すが，周囲粘膜も治療後の炎症性変化を反映してびまん性に増強効果を示し，境界が不明瞭化している(→)．FDG-PET(D)では輪状後部の腫瘤に一致して強い集積を認める(→)．局所再発の診断で救済手術が行われた．

痕組織と考えられる(図11-22)．また，一般に細胞密度が高い腫瘍ではADC値は低く，放射線治療後の浮腫や炎症性変化では，ADC値が低下しない傾向があることを利用し，経過観察中の再発診断において，再発腫瘍や化学放射線療法後の残存腫瘍と治療後変化の鑑別にADC値を用いると診断能が上昇する[9,55,56]と報告されている．その際には，ADC値のみで判断するのではなく，必ずT2強調像，造影T1強調像，拡散強調画像(b image)，ADC map(視覚的評価・定量的評価の両方)のすべてを用いて評価することが重要である(表11-6，図11-22，図11-23)[9]．FDG-PETは，造影CTや造影MRIにて腫瘍残存・再発が疑われる場合に積極的に活用する[53,57]．治療後効果判定におけるFDG-PETの診断能は放射線治療終了後12週以降の評価が最も高い診断能を示すとされ，特に特異度および陰性的中率が高く，適切な時期に撮像されたFDG-PETにおいて異常集積を示さない場合には，おおむね腫瘍制御されていると判断してもよいと思われる(図11-22)[58]．ただし，陽性的中率が52～58％程度であり，FDG-PETで集積を示したとしても，必ずしも腫瘍残存や再発を反映しているとは限らず，最終的にはCTやMRIと併せた評価が必要と考えられる[53]．

4. 癌腫以外の腫瘍性病変・腫瘍類似性病変

　扁平上皮癌以外の悪性腫瘍はかなりまれであるものの，腺扁平上皮癌，小唾液腺悪性腫瘍（腺様嚢胞癌，粘表皮癌など），肉腫などが生じうる．下咽頭に発生する肉腫としては，脂肪肉腫(図11-24)，軟骨肉腫，滑膜肉腫(図11-25)，血管肉腫，横紋筋肉腫，Ewing肉腫，未分化多型肉腫(悪性線維性組織球症：MFH)，悪性末梢性神経鞘腫瘍などがあげられる．病理組織型によりその特徴，治療方針が異なるため，生検による病理組織診断が重要となる．通常の扁平上皮癌とは異なる形態を画像上示した場合には，それらの可能性を指摘する必要がある．下咽頭領域の肉腫では頸部リンパ節転移の頻度は少ないとされており，初診時の時点で転移が認められている割合は10％以下である．AJCC第8版から頭頸部領域の肉腫に対して新たな病期分類が新設され，脂肪肉腫，線維肉腫，軟部巨細胞腫，平滑筋肉腫，悪性glomus腫瘍，横紋筋肉腫(胎児型・胞巣型以外)，血管内皮腫，血管肉腫，骨肉腫，悪性末梢神経鞘腫瘍などが対象となる(表11-7)．通常の頭頸部癌に近いT分類が採用されており，隣接臓器への浸潤が存在すればT4に分類される．下咽頭肉腫では，頸動脈，椎前筋，中心区画臓器(甲状腺などを含む)への浸潤が重要となる．治療の主体は十分な安全域をとった広範囲切除が基本となる．

　良性腫瘍に関しては，乳頭腫，血管腫，脂肪腫，神経鞘腫，平滑筋腫，横紋筋腫などが生じうる．いずれも原則として生検による組織学的診断が必要となる．

表11-7　軟部肉腫(頭頸部領域)のT分類　(AJCC/UICC第8版)

Tx	評価不能	Tis	上皮内癌
T1	2cm以下の腫瘍		
T2	2cmをこえるが4cm以下の腫瘍		
T3	4cmをこえる腫瘍		
T4	隣接臓器への浸潤		
T4a	眼窩内・頭蓋底/硬膜・顔面骨・翼突筋・中心区画臓器への浸潤		
T4b	脳実質・頸動脈・椎前筋への浸潤，神経周囲進展による中枢神経症状		

対象となる肉腫：脂肪肉腫，線維肉腫，軟部巨細胞腫，平滑筋肉腫，悪性glomus腫瘍，横紋筋肉腫(胎児型・胞巣型以外)，血管内皮腫，血管肉腫，骨肉腫，悪性末梢神経鞘腫瘍など

(文献2をもとに作成)

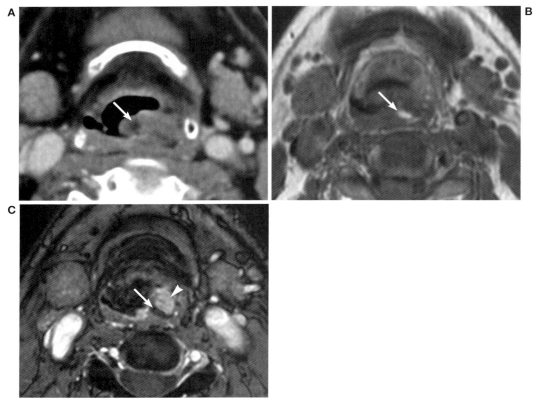

図 11-24 50歳台男性　下咽頭脂肪肉腫
A：造影 CT，B：MRI，T1 強調像，C：脂肪抑制併用造影 T1 強調像　造影 CT (A) で，下咽頭後壁左側に腫瘤を認め，部分的に脂肪の含有を示唆する低吸収を含む(→)．MRI，T1 強調像(B)では，腫瘍内部の一部に高信号を呈する成分を含む(→)．脂肪抑制後造影 T1 強調像(C)では，T1 強調像で高信号を呈した成分は低信号に(C，→)，充実成分は増強効果が認められる(C，▶)．

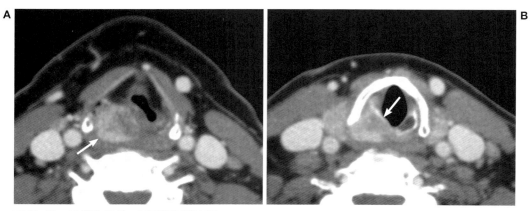

図 11-25 60歳台男性　下咽頭滑膜肉腫
造影 CT (A：声門上レベル，B：声門下レベル)　声門上レベルの造影 CT (A) で，右梨状陥凹内側壁に比較的境界明瞭な腫瘤を認める．下咽頭粘膜面は整で粘膜下主体の病変と考えられた(A，→)．声門下レベル(B)では，輪状後部に進展し，輪状軟骨融解像を伴う(→)．

5. 炎症性疾患

a. 先天性梨状陥凹瘻

　下咽頭梨状陥凹瘻（梨状窩瘻）は，下咽頭に生じる先天性の内瘻である．若年者の反復する頸部膿瘍や急性化膿性甲状腺炎の原因の1つとしてあげられ，第3または第4鰓嚢由来と推定されている[59,60]．成人にも生じ（図11-26），90％以上が左側発生とされている．瘻管は下咽頭梨状陥凹尖端から始まり，輪状咽頭筋または輪状甲状筋を貫いて前下方に向かい，甲状腺近傍または甲状腺内に終わる．

　CTにおいて瘻管の経路に一致した膿瘍形成として描出され，約半数の症例で瘻管の全体または一部に空気を含む[61]．確定診断には下咽頭造影検査もしくは下咽頭造影検査後のCTにより瘻孔の確認が有用とされ，初回検査で描出されない場合には，急性期の炎症が消退後に再検する．

b. 咽頭後間隙の炎症性浮腫，咽後膿瘍

　下咽頭に生じる炎症では，下咽頭粘膜炎，喉頭外軟部組織や咽頭後間隙の炎症性浮腫，咽後膿瘍などがあげられる[62~64]．喉頭外軟部組織（図11-27）や咽頭後間隙（図11-28，図11-29）の炎症性浮腫は，通常は下咽頭粘膜炎から波及して生じることが多い．咽後膿瘍は，小児の場合，急性咽頭炎の炎症病巣が咽頭後リンパ節に波及・破綻し，咽頭後間隙，危険間隙，椎周囲間隙などに膿が貯留する．成人の場合は，異物などの穿通によって二次性に発生

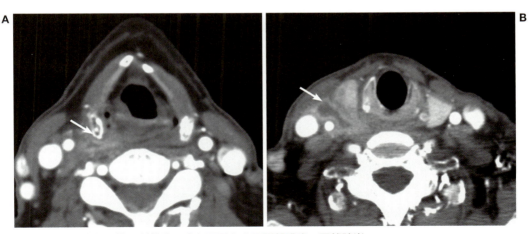

図11-26　70歳台男性　梨状陥凹瘻を原因とする頸部膿瘍，甲状腺炎
造影CT（A：声門上レベル，B：声門下レベル）　右梨状陥凹背側の咽頭後間隙から甲状腺右葉背側にかけて辺縁が造影される液貯留が認められる（→）．甲状腺右葉実質は全体的に腫大を認めているが，明らかな腫瘍性病変は認めない．

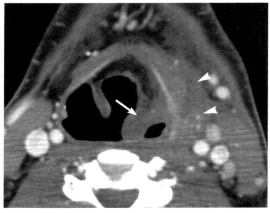

図 11-27 40 歳台男性 下咽頭粘膜炎から波及した喉頭外軟部組織の炎症性浮腫
造影 CT 左梨状陥凹の浮腫状肥厚(→)と左側の舌骨下筋群，甲状舌骨膜付近を中心とした軟部組織肥厚像が認められる(▶)．

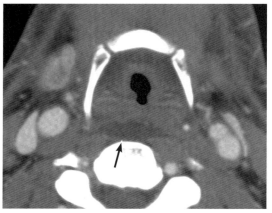

図 11-28 40 歳台男性 咽頭後間隙の炎症性浮腫
造影 CT 咽頭後間隙に，脂肪混濁と肥厚が認められる(→)．

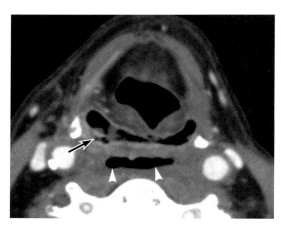

図 11-29 70 歳台男性 咽頭後壁穿通による咽後膿瘍(特発性)
造影 CT 咽頭後間隙に air と軟部組織肥厚が認められ(▶)，下咽頭後壁に穿通孔が確認できる(→)．

することが多い[64](図 11-29)．咽頭後間隙の炎症性浮腫と咽後膿瘍との画像上の鑑別は，前者が咽頭後間隙の腫大と脂肪混濁を示すのに対し(図 11-28)，後者は膿瘍を示す液体濃度や air とこれを囲む被膜の増強効果として認められる(図 11-29)[62,63]．咽後膿瘍が咽頭後間隙に隣接する他の深部組織間隙へ膿瘍進展したとき，各組織間隙ごとに排膿ドレナージを施行することが必要となり，膿瘍進展範囲を正確に評価することは重要である．

6. 下咽頭頸部食道異物

　下咽頭異物は日常診療や救急診療において，しばしば遭遇する疾患である．咽頭痛や嚥下痛を訴えることが多いが，これらを訴えられない小児や認知症・精神疾患の患者では，流涎，嚥下障害，嘔吐，食欲低下などをきたす．下咽頭異物は高齢者に多く，魚骨（図11-30A），PTP（press-through-package）（図11-30B），義歯や食物塊が多い．PTPは1960年代から導入され，広く普及している薬剤の包装形態であり，プラスチックのケースに薬剤を容れ，アルミフィルムなどで封入している．誤飲されたPTPのうち95%が生理的狭窄を有する下咽頭下部から頸部食道にみられ，下部消化管に達するのはまれとされる．時に異物が下咽頭腔外へ進展する場合があり，魚骨のほかに，歯ブラシ，箸（図11-30C），金属などが報告されている．咽頭腔外への進展方向は椎前筋などの後方が多く，側方，前方の順にみられる．

　異物の検出にはCT検査が有用とされ[65,66]，1mm程度の薄いスライスにて横断像だけでなく矢状断像・冠状断像を作成して評価する．深部まで刺入した異物例においては造影CTを行い，血管との位置関係，膿瘍の形成などを評価する[67]．魚骨はCTでの検出率は高いとされている（図11-30A）[68]．PTPはポリ塩化ビニル製の場合には線状高濃度として描出されるが，ポリプロピレン製は等吸収であり描出されないことがある（図11-30B）．未開封の場合は内部の空気濃度（ケース内部の空気），高濃度（薬剤）からなる，3層のtarget状の構造が特徴的である．

7. 下咽頭・頸部食道憩室

　Zenker憩室は，輪状咽頭筋（下咽頭収縮筋最下部に含まれ横走する筋）と下咽頭収縮筋斜走部との間に形成される解剖学的脆弱部であるKillian三角部から圧出性機転により生じる憩室である（図11-31）．頸部食道入口部にCTで偶然描出されることが多く，時に嚥下障害や誤嚥性肺炎の原因となる．本邦では比較的まれではあるが，欧米の中高齢の男性に多いとされ，長期間の残渣が原因で憩室粘膜からの癌化も報告されている[69]．憩室切除術や内視鏡による非切除術が行われている[70]．

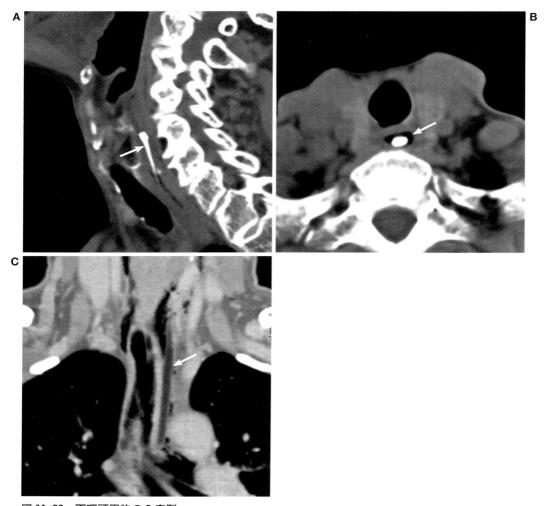

図 11-30 下咽頭異物の 3 症例
A：80 歳台女性　魚骨（鯛）　単純 CT 矢状断像　下咽頭の魚骨が明瞭に描出されている（→）．
B：60 歳台女性　PTP　単純 CT　内部の空気濃度（ケース内部の空気），高濃度（薬剤）からなる，3 層の target 状の構造が確認できる（→）．ポリプロピレン製と思われるケースは描出されていない．
C：40 歳台女性　割り箸　造影 CT 冠状断像　下咽頭梨状陥凹から頸部食道に割り箸を認め（→），縦隔気腫を伴っている．
（茨城県立中央病院放射線診断科 酒井正史先生のご厚意による）

7. 下咽頭・頸部食道憩室 581

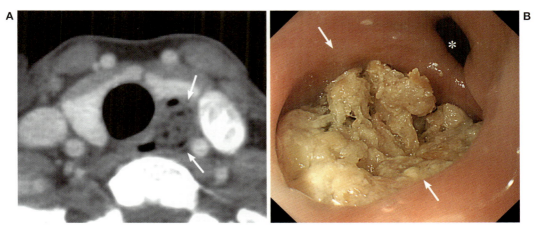

図11-31　60歳台男性　下咽頭・頸部食道憩室
A：造影CT，B：上部消化管内視鏡　造影CT（A）では，頸部食道入口部左側に空洞性病変を認め（→），内部に食物残渣が認められる．上部消化管内視鏡（B）では，頸部食道入口部（＊）から左側に突出する憩室と食物残渣が確認された（→）．

文　献

1) 日本頭頸部癌学会・編：頭頸部癌取扱い規約，第6版．金原出版，2018．
2) Amin MB, Edge S, Green F, et al：AJCC Cancer Staging Manual, 8th ed. NewYork：Springer, 2017.
3) Muto M, Minashi K, Yano T, et al：Early detection of superficial squamous cell carcinoma in the head and neck region and esophagus by narrow band imaging：a multicenter randomized controlled trial. J Clin Oncol 2010；28：1566-1572.
4) Sanders I, Mu L：Anatomy of the human internal superior laryngeal nerve. Anat Rec 1998；252：646-656.
5) Rouvière H, Tobias MJ：Anatomy of the human lymphatic system. Ann Arbor, Michigan：Edwards Brothers, Inc, 1938：10.
6) 日本医学放射線学会・編：画像診断ガイドライン2016年版．金原出版，2016：108-156.
7) Kuno H, Onaya H, Iwata R, et al：Evaluation of cartilage invasion by laryngeal and hypopharyngeal squamous cell carcinoma with dual-energy CT. Radiology 2012；265：488-496.
8) Forghani R, Levental M, Gupta R, et al：Different spectral hounsfield unit curve and high-energy virtual monochromatic image characteristics of squamous cell carcinoma compared with non-ossified thyroid cartilage. AJNR Am J Neuroradiol 2015；36：1194-1200.
9) Ailianou A, Mundada P, De Perrot T, et al：MRI with DWI for the Detection of Posttreatment Head and Neck Squamous Cell Carcinoma：Why Morphologic MRI Criteria Matter. AJNR Am J Neuroradiol 2018；39：748-755.
10) Japan Society for Head and Neck Cancer, Cancer Registry Committee：Report of head and neck cancer registry of Japan clinical statistics of registered patients, 2014　40：52-71, 2016.
11) NCCN Guidelines Head and Neck Cancers Version 2, 2018 ＜https://www.nccn.org/professionals/physician_gls/pdf/head-and-neck.pdf＞
12) 日本頭頸部癌学会・編：頭頸部癌診療ガイドライン2018年版．金原出版，2017：49-54.
13) 林　隆一，海老原　敏：下咽頭癌に対する喉頭温存手術．JOHNS 2003；19：1089-1092.

582 Ⅺ. 下咽頭

14) Laccourreye O, Mérite-Drancy A, Brasnu D, et al：Supracricoid hemilaryngopharyngectomy in selected pyriform sinus carcinoma staged as T2. Laryngoscope 1993；103：1373-1379.

15) Muto M, Nakane M, Katada C, et al：Squamous cell carcinoma in situ at oropharyngeal and hypopharyngeal mucosal sites. Cancer 2004；101：1375-1381.

16) Amdur RJ, Mendenhall WM, Stringer SP, et al：Organ preservation with radiotherapy for T1-T2 carcinoma of the pyriform sinus. Head Neck 2001；23：353-362.

17) Rabbani A, Amdur RJ, Mancuso AA, et al：Definitive radiotherapy for T1-T2 squamous cell carcinoma of pyriform sinus. Int J Radiat Oncol Biol Phys 2008；72：351-355.

18) Yoshimura R, Kagami Y, Ito Y, et al：Outcomes in patients with early-stage hypopharyngeal cancer treated with radiotherapy. Int J Radiat Oncol Biol Phys 2010；77：1017-1023.

19) Lefebvre JL, Chevalier D, Luboinski B, et al：Larynx preservation in pyriform sinus cancer： preliminary results of a European Organization for Research and Treatment of Cancer phase III trial. EORTC Head and Neck Cancer Cooperative Group. J Natl Cancer Inst 1996；88：890-899.

20) Bonner JA, Harari PM, Giralt J, et al：Radiotherapy plus cetuximab for squamous-cell carcinoma of the head and neck. N Engl J Med 2006；354：567-578.

21) Urba SG, Moon J, Giri PG, et al：Organ preservation for advanced resectable cancer of the base of tongue and hypopharynx：a Southwest Oncology Group Trial. J Clin Oncol 2005；23：88-95.

22) Ho AS, Kraus DH, Ganly I, et al：Decision making in the management of recurrent head and neck cancer. Head Neck 2014；36：144-151.

23) Glastonbury CM, Mukherji SK, O'Sullivan B, et al：Setting the Stage for 2018：How the Changes in the American Joint Committee on Cancer/Union for International Cancer Control Cancer Staging Manual Eighth Edition Impact Radiologists. AJNR Am J Neuroradiol 2017；38：2231-2237.

24) AJCC 8th Edition Updates and Corrections ≪https://cancerstaging.org/references-tools/deskreferences/Pages/8EUpdates.aspx≫

25) Pameijer FA, Mancuso AA, Mendenhall WM, et al：Evaluation of pretreatment computed tomography as a predictor of local control in T1/T2 pyriform sinus carcinoma treated with definitive radiotherapy. Head Neck 1998；20：159-168.

26) 尾尻博也：下咽頭．頭頸部の臨床画像診断学，第3版．南江堂，2016：381-421.

27) American Society of Clinical O, Pfister DG, Laurie SA, et al：American Society of Clinical Oncology clinical practice guideline for the use of larynx-preservation strategies in the treatment of laryngeal cancer. J Clin Oncol 2006；24：3693-3704.

28) Forastiere AA, Ismaila N, Lewin JS, et al：Use of Larynx-Preservation Strategies in the Treatment of Laryngeal Cancer：American Society of Clinical Oncology Clinical Practice Guideline Update. J Clin Oncol 2018；36：1143-1169.

29) Sulfaro S, Barzan L, Querin F, et al：T staging of the laryngohypopharyngeal carcinoma. A 7-year multidisciplinary experience. Arch Otolaryngol Head Neck Surg 1989；115：613-620.

30) Becker M, Zbaren P, Laeng H, et al：Neoplastic invasion of the laryngeal cartilage：comparison of MR imaging and CT with histopathologic correlation. Radiology 1995；194：661-669.

31) Becker M, Zbaren P, Delavelle J, et al：Neoplastic invasion of the laryngeal cartilage：reassessment of criteria for diagnosis at CT. Radiology 1997；203：521-532.

32) Li B, Bobinski M, Gandour-Edwards R, et al：Overstaging of cartilage invasion by multidetector CT scan for laryngeal cancer and its potential effect on the use of organ preservation with chemoradiation. Br J Radiol 2011；84：64-69.

33) Beitler JJ, Muller S, Grist WJ, et al：Prognostic accuracy of computed tomography findings for patients with laryngeal cancer undergoing laryngectomy. J Clin Oncol 2010；28：2318-2322.

34) Kuno H, Onaya H, Fujii S, et al：Primary staging of laryngeal and hypopharyngeal cancer：CT, MR imaging and dual-energy CT. Eur J Radiol 2014；83：e23-e35.

35) Lam S, Gupta R, Kelly H, et al：Multiparametric Evaluation of Head and Neck Squamous Cell Carcinoma Using a Single-Source Dual-Energy CT with Fast kVp Switching：State of the Art. Cancers（Basel）2015；7：2201-2216.

36) Kuno H, Sakamaki K, Fujii S, et al：Comparison of MR Imaging and Dual-Energy CT for the Evaluation of Cartilage Invasion by Laryngeal and Hypopharyngeal Squamous Cell Carcinoma. AJNR Am J Neuroradiol 2018；39：524-531.

37) Zbaren P, Becker M, Lang H：Pretherapeutic staging of laryngeal carcinoma. Clinical findings, computed tomography, and magnetic resonance imaging compared with histopathology. Cancer 1996；77：1263-1273.

38) Becker M, Zbaren P, Casselman JW, et al：Neoplastic invasion of laryngeal cartilage：reassessment of criteria for diagnosis at MR imaging. Radiology 2008；249：551-559.

39) Beitler JJ, Muller S, Grist WJ, et al：Prognostic Accuracy of Computed Tomography Findings for Patients With Laryngeal Cancer Undergoing Laryngectomy. J Clin Oncol 2010；28：2318-2322.

40) Hsu WC, Loevner LA, Karpati R, et al：Accuracy of magnetic resonance imaging in predicting absence of fixation of head and neck cancer to the prevertebral space. Head Neck 2005；27：95-100.

41) Imre A, Pinar E, Erdogan N, et al：Prevertebral space invasion in head and neck cancer：negative predictive value of imaging techniques. Ann Otol Rhinol Laryngol 2015；124：378-383.

42) Righi PD, Kelley DJ, Ernst R, et al：Evaluation of prevertebral muscle invasion by squamous cell carcinoma - Can computed tomography replace open neck exploration? Arch. Otolaryngol. Head Neck Surg 1996；122：660-663.

43) Loevner LA, Ott IL, Yousem DM, et al：Neoplastic fixation to the prevertebral compartment by squamous cell carcinoma of the head and neck. AJR Am J Roentgenol 1998；170：1389-1394.

44) Lindberg R：Distribution of cervical lymph node metastases from squamous cell carcinoma of the upper respiratory and digestive tracts. Cancer 1972；29：1446-1449.

45) Amatsu M, Mohri M, Kinishi M：Significance of retropharyngeal node dissection at radical surgery for carcinoma of the hypopharynx and cervical esophagus. Laryngoscope 2001；111：1099-1103.

46) Garavello W, Ciardo A, Spreafico R, et al：Risk factors for distant metastases in head and neck squamous cell carcinoma. Arch Otolaryngol Head Neck Surg 2006；132：762-766.

47) Lefebvre JL, Andry G, Chevalier D, et al：Laryngeal preservation with induction chemotherapy for hypopharyngeal squamous cell carcinoma：10-year results of EORTC trial 24891. Ann Oncol 2012；23：2708-2714.

48) Argiris A, Karamouzis MV, Raben D, et al：Head and neck cancer. Lancet 2008；371：1695-1709.

49) Saito N, Nadgir RN, Nakahira M, et al：Posttreatment CT and MR Imaging in Head and Neck Cancer：What the Radiologist Needs to Know. RadioGraphics 2012；32：1261-1282.

50) Mukherji SK, Mancuso AA, Kotzur IM, et al：Radiologic appearance of the irradiated larynx. Part I. Expected changes. Radiology 1994；193：141-148.

51) Becker M, Schroth G, Zbaren P, et al：Long-term changes induced by high-dose irradiation of the head and neck region：imaging findings. RadioGraphics 1997；17：5-26.

52) Hermans R, Pameijer FA, Mancuso AA, et al：CT findings in chondroradionecrosis of the larynx. AJNR Am J Neuroradiol 1998；19：711-718.

53) Gupta T, Master Z, Kannan S, et al：Diagnostic performance of post-treatment FDG PET or FDG PET/CT imaging in head and neck cancer：a systematic review and meta-analysis. Eur J Nuc. Med Mol Imaging 2011；38：2083-2095.

54) Hamilton JD, Ahmed S, Sandulache VC, et al：Improving imaging diagnosis of persistent nodal metastases after definitive therapy for oropharyngeal carcinoma：specific signs for CT and best performance of combined criteria. AJNR Am J Neuroradiol 2013；34：1637-1642.

55) Abdel Razek AA, Kandeel AY, Soliman N, et al：Role of diffusion-weighted echo-planar MR imaging in differentiation of residual or recurrent head and neck tumors and posttreatment changes. AJNR Am J Neuroradiol 2007；28：1146-1152.

56) Vandecaveye V, Dirix P, De Keyzer F, et al：Diffusion-weighted magnetic resonance imaging early after chemoradiotherapy to monitor treatment response in head-and-neck squamous cell carcinoma. Int J Radiat Oncol Biol Phys 2012；82：1098-1107.

57) Sheikhbahaei S, Taghipour M, Ahmad R, et al：Diagnostic accuracy of follow-up FDG PET or PET/CT in patients with head and neck cancer after definitive treatment：a systematic review and meta-analysis. AJR Am J Roentgenol 2015；205：629-639.

58) McDermott M, Hughes M, Rath T, et al：Negative predictive value of surveillance PET/CT in

head and neck squamous cell cancer. AJNR Am J Neuroradiol 2013；34：1632-1636.

59）Tucker HM, Skolnick ML：Fourth branchial cleft（pharyngeal pouch）remnant. Trans Am Acad Ophthalmol Otolaryngol 1973；77：ORL368-371.

60）Thomas B, Shroff M, Forte V, et al：Revisiting imaging features and the embryologic basis of third and fourth branchial anomalies. AJNR Am J Neuroradiol 2010；31：755-760.

61）Park SW, Han MH, Sung MH, et al：Neck infection associated with pyriform sinus fistula：imaging findings. AJNR Am J Neuroradiol 2000；21：817-822.

62）Hoang JK, Branstetter BF 4th, Eastwood JD, et al：Multiplanar CT and MRI of collections in the retropharyngeal space：is it an abscess? AJR Am J Roentgenol 2011；196：W426-W432.

63）Tomita H, Yamashiro T, Ikeda H, et al：Fluid collection in the retropharyngeal space：A wide spectrum of various emergency diseases. Eur J Radiol 2016；85：1247-1256.

64）Maroldi R, Farina D, Ravanelli M, et al：Emergency imaging assessment of deep neck space infections. Semin Ultrasound CT MR 2012；33：432-442.

65）赤松康次，白井孝之，豊永高史：異物摘出術ガイドライン．日本消化器内視鏡学会・監修：消化器内視鏡ガイドライン，第3版．医学書院，2006：206-214.

66）Eisen GM, Baron TH, Dominitz JA, et al：Guideline for the management of ingested foreign bodies. Gastrointest Endosc 2002；55：802-806.

67）Braverman I, Gomori JM, Polv O, et al：The role of CT imaging in the evaluation of cervical esophageal foreign bodies. J Otolaryngol 1993；22：311-314.

68）Eliashar R, Dano I, Dangoor E, et al：Computed tomography diagnosis of esophageal bone impaction：a prospective study. Ann Otol Rhinol Laryngol 1999；108：708-710.

69）Ferreira LE, Simmons DT, Baron TH：Zenker's diverticula：pathophysiology, clinical presentation, and flexible endoscopic management. Dis Esophagus 2008；21：1-8.

70）Venkatesan NN, Evangelista LM, Kuhn MA, et al：Normal fluoroscopic appearance status post-successful endoscopic Zenker diverticulotomy. Laryngoscope 2017；127：1762-1766.

XII

喉　頭

1. 喉頭の解剖
2. 検査法
3. 喉頭癌
4. その他の疾患

CT and MRI of the Head and Neck

はじめに

　喉頭(larynx)は気道の安全装置として発生した器官で，消化管を分離して気道を確保し，誤嚥防止や発声を役割とする．内視鏡による視診が可能で生検も行いやすい喉頭疾患に対するCTやMRIの役割は，内視鏡で観察困難な部位や深部の評価，生検の可否判断などにある．また，喉頭癌に対する喉頭機能温存治療の進歩により，治療効果判定も画像診断の重要な役割となっている．本章では，喉頭の解剖と代表的疾患である喉頭扁平上皮癌の画像診断を中心に解説する．

1. 喉頭の解剖

　喉頭は前頸部の正中線上にあり，成人では第4～第6頸椎の高さにある．脊椎に対する喉頭の位置は年齢により差があり，新生児は成人より2～3椎体上に，高齢者は1～2椎体下にある．喉頭の頭側は中咽頭と，尾側は気管と連続し，背側に下咽頭が隣接する．喉頭は内腔を覆う粘膜と粘膜下間隙，軟骨とこれらをつなぐ関節や靱帯，膜，筋肉で形成される．

a. 喉頭粘膜

　喉頭内腔を覆う粘膜面の構造の理解は，内視鏡写真と画像との対比を行ううえで重要である（図12-1）．

　喉頭蓋を覆う粘膜は，前上面である舌面と下後面である喉頭面の2面をもち，舌骨により舌骨上・下に分かれる．喉頭蓋の舌面正中に正中舌喉頭蓋ヒダ，左右に外側咽頭喉頭蓋ヒダがあり，これらの間に中咽頭の喉頭蓋谷がある（図12-2A）．喉頭蓋の左右下方に披裂との間をつなぐ披裂喉頭蓋ヒダがあり，背側の下咽頭梨状陥凹（窩）と区分される（図12-2B，C，図12-3A）．輪状軟骨板部後面は下咽頭輪状後部と壁を共有している（図12-2E）．

　喉頭内腔の側面には，仮声帯と声帯が平行したヒダとしてあり，ヒダの中に室靱帯と声帯靱帯を含む．仮声帯と声帯の間に喉頭室という凹みがある．声帯と平行な横断像で，仮声帯レベルは披裂軟骨上部が描出される高さで（図12-2D，図12-3B），声帯レベルは披裂軟骨声帯突起・輪状披裂関節の高さで（図12-2E，図12-3C），声門下レベルは輪状軟骨内側面である（図12-2F）．喉頭室は仮声帯と声帯の間を上外側に向かい，仮声帯レベルの傍声帯間隙内の腹側に類円形あるいは線状の空気（図12-17），または線状の軟部組織として認められることがある．冠状断像で，仮声帯と声帯，喉頭室が内腔の側壁に観察される（図12-4B）．左右声帯は前方部分の前連合で合流し，後方部分は披裂間部（後連合）といい輪状軟骨前面の粘膜面となる．前連合は前方で甲状軟骨内側面に接しており（図12-2E，図12-3C），その厚み

1. 喉頭の解剖　587

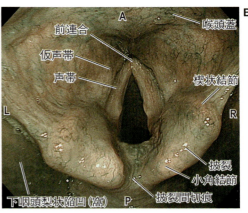

図 12-1　喉頭粘膜の内視鏡写真
A：喉頭鏡，B：上部内視鏡（NBI）　喉頭粘膜面の構造は臨床上重要な指標であり，画像所見との対比においても大切である．CT や MRI の画像と比較する際に背腹や左右が異なることに注意する．

正常解剖の図中に示されている解剖名（和英対照）：図 12-1〜図 12-5 に対応（五十音順）

咽頭	pharynx	上甲状腺動脈	superior thyroid artery
下咽頭	hypopharynx	声帯	vocal cord
下喉頭動脈	inferior laryngeal artery	声帯靱帯	vocal ligament
仮声帯	false cord	声門	glottis
外頸動脈	external carotid artery	舌喉頭蓋ヒダ	glossoepiglottic fold
角状軟骨	corniculate cartilage	舌骨	hyoid bone
顎下腺	submandibular gland	舌骨喉頭蓋靱帯	glossoepiglottic ligament
気管軟骨	tracheal cartilage	舌骨体部	body of hyoid bone
胸骨甲状筋	sternothyroid muscle	舌骨大角	greater cornu of hyoid bone
楔状結節	cuneiform tubercle	前連合	anterior commissure
楔状軟骨	cuneiform cartilage	弾性円錐	conus elasticus
後連合（披裂間部）	posterior commissure	内頸静脈	internal jugular vein
喉頭蓋	epiglottis	内頸動脈	internal carotid artery
喉頭蓋前蜂隙	preepiglottic space	反回神経	recurrent laryngeal nerve
喉頭蓋谷	vallecula	披裂	arytenoid
喉頭蓋軟骨	epiglottic cartilage	披裂間切痕	interarytenoid notch
喉頭室	laryngeal ventricle	披裂喉頭蓋筋	aryepiglottic muscle
甲状喉頭蓋筋	thyroepiglottic muscle	披裂喉頭蓋ヒダ	aryepiglottic fold
甲状喉頭蓋靱帯	thyroepiglottic ligament	方形膜	quadrangular membrane
甲状舌骨膜	thyrohyoid membrane	傍声帯間隙	paraglottic space
甲状腺	thyroid gland	梨状陥凹（窩）	pyriform sinus
甲状軟骨	thyroid cartilage	輪状甲状筋	cricothyroid muscle
甲状披裂筋	thyroarytenoid muscle	輪状甲状靱帯	cricothyroid ligament
後輪状披裂筋	posterior cricoarytenoid muscle	輪状甲状膜	cricothyroid membrane
斜披裂筋	oblique arytenoid muscle	輪状軟骨	cricoid cartilage
小角結節	corniculate tubercle	輪状披裂筋	cricoarytenoid muscle
上喉頭神経	superior laryngeal nerve	輪状披裂靱帯	cricoarytenoid ligament
上喉頭動脈	superior laryngeal artery		

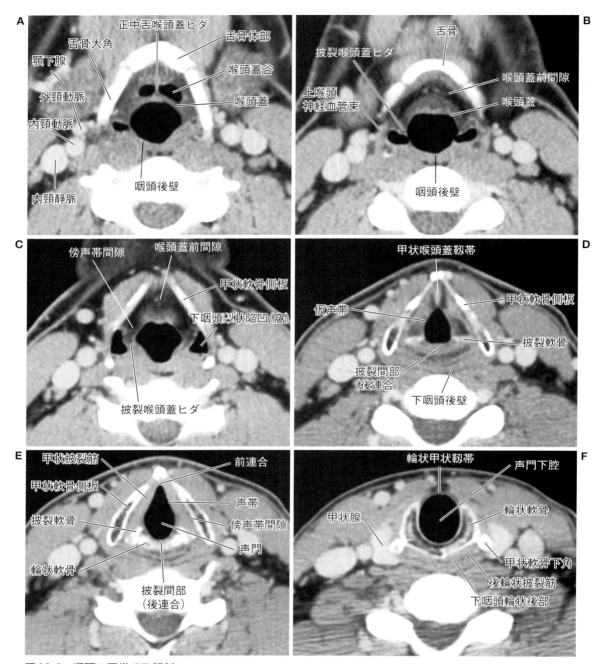

図 12-2 喉頭の正常 CT 解剖
造影 CT 横断像（軟部組織条件）　A：舌骨レベル，B：声門上部：喉頭蓋前間隙レベル，C：声門上部：披裂喉頭蓋ヒダレベル，D：声門上部：仮声帯レベル，E：声門部：声帯レベル，F：声門下部：輪状軟骨レベル

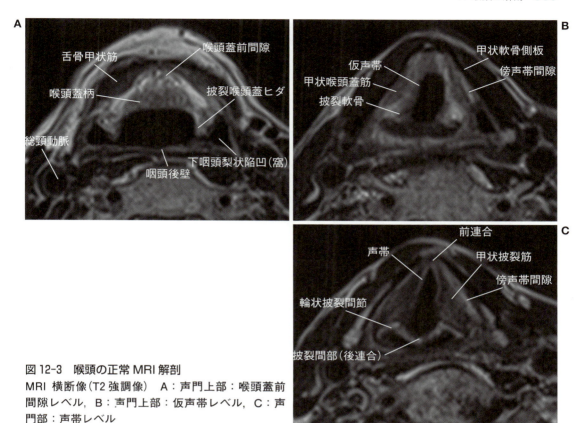

図 12-3　喉頭の正常 MRI 解剖
MRI 横断像（T2 強調像）　A：声門上部：喉頭蓋前間隙レベル，B：声門上部：仮声帯レベル，C：声門部：声帯レベル

は1mm 程度が正常である[1]．披裂軟骨内側面は，声帯レベルで声門の空気と接しており（図 12-2E，図 12-3C），同部に軟部組織がある場合は異常である．輪状軟骨内側面は喉頭粘膜を境として空気と接しているのが正常であり（図 12-2F），軟部組織がある場合は放射線治療後を除くと異常である．

b. 粘膜下間隙

1）喉頭蓋前間隙

　喉頭蓋前間隙は，喉頭蓋前方の脂肪組織からなる領域である．舌骨下喉頭蓋レベルの横断像で，舌骨・甲状軟骨と喉頭蓋との間に逆 U 字状の脂肪領域として認められる（図 12-2B，12-3A）．外側下方で傍声帯間隙の脂肪組織に移行するが，境界に筋膜はない（図 12-2C）．前方を舌骨・甲状舌骨膜・甲状軟骨，上方を舌骨喉頭蓋靱帯，後下方を喉頭蓋・方形膜・甲状喉頭蓋靱帯に囲まれ，矢状断像（図 12-4A）で観察しやすい．甲状喉頭蓋靱帯の甲状軟骨付着部は軟骨膜が欠損しており，直接軟骨に付着する（図 12-2D）．甲状喉頭蓋靱帯は前連合や声帯靱帯などとともに Broyle 靱帯（Box 12-1）を構成し，甲状軟骨浸潤や喉頭外浸潤の経路となる．

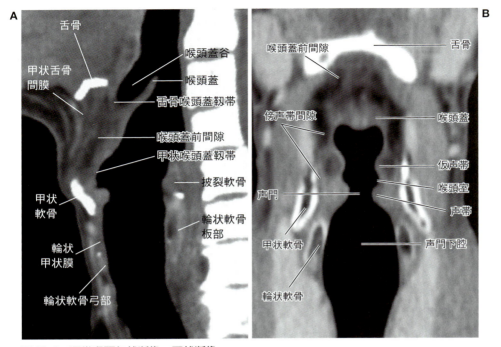

図 12-4　正常喉頭矢状断像・冠状断像
A，B：造影 CT（A：正中矢状断像，B：冠状断像）

Box 12-1　Broyle 靱帯

喉頭癌の深部浸潤・喉頭外進展の経路となり，以下の構造で構成される．
・前連合
・声帯靱帯
・甲状喉頭蓋靱帯
・正中輪状甲状靱帯

2）傍声帯間隙

　傍声帯間隙は，仮声帯と声帯を裏打ちしている声門上部から声門部にまたがる脂肪組織からなる領域である（図12-4B）．内側を喉頭粘膜・弾性円錐・方形膜，外側を甲状軟骨・輪状甲状膜・輪状軟骨，後方を下咽頭梨状陥凹に囲まれ，内・外甲状披裂筋や脂肪組織を含む．声門上部レベルの横断像では，おもに脂肪で満たされている（図12-2C）．声帯レベルの横断像では内・外甲状披裂筋による軟部組織が主体となり，その外側で甲状軟骨側板内側面との間に薄い線状の脂肪組織を認める（図12-2E，図12-3C）．同間隙の下方は輪状甲状膜を介して，前頸部の喉頭外軟部組織に接している．

C. 喉頭骨格

　喉頭は気道として働き，気管と同様に軟骨で囲まれ開いた状態にある．気管と異なり，喉頭には甲状軟骨や輪状軟骨，披裂軟骨，角状軟骨，楔状軟骨，喉頭蓋軟骨といった形の異なる複数の軟骨がある（図12-2，図12-5）．喉頭軟骨の枠組みは内外二重になっているが，その基本は気管軟骨の上端に乗る輪状軟骨である．外枠は輪状軟骨と甲状軟骨，舌骨の組み合わせで，間に輪状甲状膜と甲状舌骨膜が介在する．内枠は輪状軟骨と披裂軟骨，喉頭蓋軟骨で，弾性円錐と方形膜が介在する．角状軟骨と楔状軟骨が臨床上問題となることは少ない．

　甲状軟骨は第4鰓弓，披裂軟骨と輪状軟骨は第6鰓弓から生じる．喉頭蓋軟骨は鰓弓とは無関係である．喉頭蓋軟骨と披裂軟骨声帯突起は弾性線維軟骨，他は硝子軟骨である．軟骨は骨化の程度によりさまざまな画像所見を呈する．

1）輪状軟骨

　喉頭骨格の基本となる軟骨である．左右一対の軟骨化中心をもち，癒合の結果，喉頭軟骨で唯一輪状となる．下縁はほぼ平らで，下口の形は円形に近い．高さは前方の弓部が約5〜7 mm，後方の板部が約2〜3 cmと異なる（図12-4A，図12-5A，B）．板部の幅は中央やや下が約27 mmと最も広いのに対して上端は約20 mmで，この差が喉頭骨格の外枠と内枠の形成につながる．背側は下咽頭の輪状後部で，これと壁を共有する（図12-2E，F）．

2）甲状軟骨，甲状舌骨膜，輪状甲状膜

　甲状軟骨は喉頭軟骨のなかで最大で，喉頭の前壁から外側壁を作る（図12-2C〜E，図12-5）．甲状軟骨は思春期以降に性別による発育差を生じ，女性では男性よりも小さく，前後径で3/4，最大幅で7/8とされる．左右側板は男性90°，女性120°程度の角度で前面正中で癒合し，上縁にV字型の甲状切痕，その直下に喉頭隆起を形成する．甲状軟骨の後縁には上下に突起があり，上角（大角），下角（小角）という．上角は甲状軟骨側板とともに甲状舌骨膜により舌骨体部・大角の後面から吊るされ，甲状舌骨膜上端は舌骨後面から上縁に達する（図12-5D，F）．甲状舌骨膜の外側上部に，上喉頭神経血管束を通す孔がある（図12-2B，図12-5F）．下角はその内側に輪状軟骨と結合する関節面をもつ．甲状軟骨下方で輪状軟骨との間に輪状甲状膜が張る（図12-5B，F）．その正中部はやや厚く正中輪状甲状靱帯ともいわれ（図12-2F），細い血管や神経が貫通する孔を伴う．甲状軟骨は頸部の筋の付着部でもあり，舌骨下筋群の深層は甲状軟骨により上下に分かれ甲状舌骨筋と胸骨甲状筋となる．また，下咽頭収縮筋も側板外側後方の斜線という隆起に付着する．

3）披裂軟骨，喉頭蓋，方形膜（四角膜），弾性円錐

　披裂軟骨は輪状軟骨の板部の上外側角に乗る一対の三角錐状の軟骨であり，軟骨上部は声門上部に位置する（図12-2D，図12-5A，B）．頭側の尖部には角状軟骨と披裂喉頭蓋ヒダ，前方の声帯突起には声帯靱帯・甲状披裂筋，外側の筋突起には外側・後輪状披裂筋が付着する（図12-2E，図12-5E）．このため，披裂軟骨および輪状披裂関節は声帯の可動性（発声）に最も重要である．

　喉頭蓋は喉頭の独立性の確保とともに，喉頭筋の働きや発声に貢献している．喉頭蓋軟骨

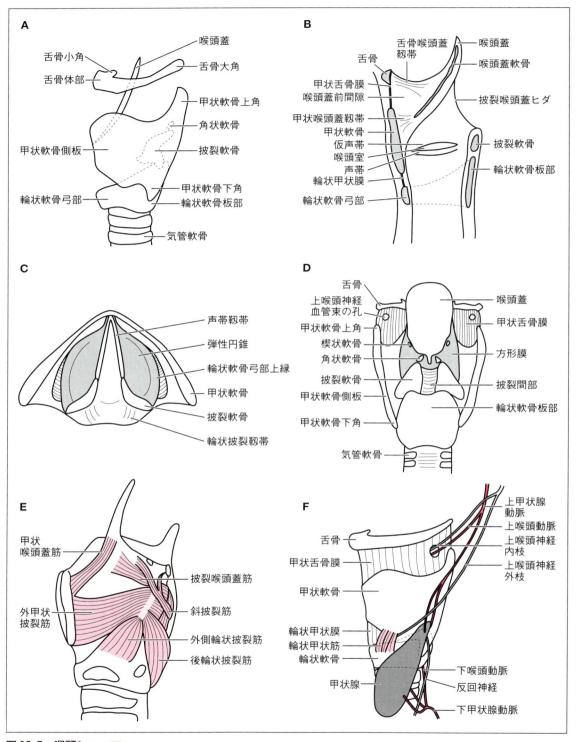

図12-5　喉頭シェーマ
A：喉頭軟骨，B：喉頭正中矢状断面，C：弾性円錐（上方から），D：方形膜（後面），E：喉頭筋（側面），F：神経・血管

には無数の孔があいているため，病変進展の障壁としての意義は乏しい．喉頭蓋は，上1/3は舌骨上，下2/3は舌骨下にある楕円形の板状の軟骨である（図 12-4A，図 12-5B）．下部は柄とよばれ，細くなり甲状喉頭蓋靱帯により甲状切痕下部の甲状軟骨内面正中に付着し，付着部では甲状軟骨膜は欠損している．舌骨との間に舌骨喉頭蓋靱帯，甲状軟骨との間に甲状喉頭蓋靱帯があり，これらの間に喉頭蓋前間隙をもつ．

　方形膜は喉頭蓋軟骨の外側縁と披裂軟骨・角状軟骨の間に張るほぼ四角形の膜で（図 12-5D），披裂喉頭蓋ヒダを作り，外側の下咽頭梨状陥凹と喉頭とを隔てる壁となる（図 12-2C）．下縁は室靱帯となり仮声帯粘膜下にあり，前端は声帯靱帯の3〜4 mm 上方で甲状軟骨に付き，後端は披裂軟骨の小丘付近の高さで前外側に付着する．

　弾性円錐は声帯ヒダ以下の粘膜下にある弾性線維膜で，立体的には声門下腔の形にほぼ一致する（図 12-5C）．輪状軟骨弓部の上縁から起こり上内側に伸び，上端は声帯靱帯を形成する．前正中部では正中輪状甲状靱帯の下層にある．前端は甲状軟骨に付き，後端は左右の披裂軟骨声帯突起に付着する．この外側には外側輪状披裂筋，甲状披裂筋がある．

d. 喉頭筋

　発声装置として声門の開閉を調節するために，喉頭筋は多彩に分化している．喉頭筋の作用の効果を高めるために，喉頭軟骨に付着し軟骨を動かす．

　喉頭筋は内外2群に大別される．外喉頭筋は喉頭を全体として動かす筋で，喉頭外から喉頭あるいは舌骨に付く．上方に牽引する舌骨上筋群や茎状咽頭筋，下方に牽引する舌骨下筋群がある．内喉頭筋は喉頭内を動かす筋肉で，喉頭軟骨に付着する（図 12-5E）．内喉頭筋のうち，輪状甲状筋は下咽頭収縮筋から分離して発生した第4鰓弓の筋で，上喉頭神経の支配を受ける．その他の内喉頭筋は第6鰓弓由来で下喉頭神経に支配される．

1）輪状甲状筋

　喉頭の前側にある唯一の筋肉で，輪状軟骨弓の外面から上外側に向かい，甲状軟骨下縁および下角に付着する（図 12-5F）．前部を直部，後部を斜部という．

2）その他の内喉頭筋（輪状披裂筋，甲状披裂筋，披裂筋）

　外側・後輪状披裂筋は，喉頭の最も重要な関節である輪状披裂関節に働く筋で，声帯を開閉する．後輪状披裂筋は機能的に最も重要で，輪状軟骨内側面下方より起こり披裂軟骨突起に付着する（図 12-2F，図 12-5E）．内・外甲状披裂筋は弾性円錐の外表面を走行する．声帯靱帯の緊張に関与し，輪状甲状筋に拮抗する．内甲状披裂筋は声帯筋ともいわれ，弾性円錐への付着が強い．横断像で，声帯レベルを示す軟部組織としてみられる（図 12-2E，図 12-3C）．甲状軟骨の左右側板の前接合部内側面下方から起こり，内甲状披裂筋は声帯突起に，外甲状披裂筋は披裂軟骨前外側面に付着する．最上部が喉頭蓋へ放散すると，甲状喉頭蓋筋といわれる（図 12-3B，図 12-5E）．横・斜披裂筋は左右の披裂軟骨後面の間に張り，声帯の開閉に関与する．斜披裂筋の一部が方形膜に放散して披裂喉頭蓋ヒダに入り込むことがあり，これを披裂喉頭蓋筋という（図 12-5E）．

e. 神経支配

上喉頭神経は，迷走神経の枝で下神経節から起こり，頸動脈間隙内で知覚枝である内喉頭神経と運動枝である外喉頭神経に分岐する．内喉頭神経は上喉頭動脈とともに甲状舌骨膜を後側面から貫通して喉頭内に入る（図 12-2B，図 12-5D, F）．外喉頭神経は胸骨甲状筋後方を下行し，下咽頭収縮筋を貫通して輪状甲状筋を支配する．

反回神経は迷走神経の枝で，右は鎖骨下動脈を，左は大動脈弓を腹側から背側に反回して気管食道溝を上行し，下咽頭収縮筋の下縁を通過し下喉頭神経となり輪状甲状筋以外の内喉頭筋を支配する．右鎖骨下動脈に起始異常があると，反回できず直接喉頭に分布する（非反回下喉頭神経）．

f. 血管支配

喉頭の動脈支配は声帯の上部，下部で分かれ，上部は外頸動脈の分枝である上甲状腺動脈から分かれた上喉頭動脈，下部は鎖骨下動脈の分枝である甲状頸動脈から分かれた下甲状腺動脈の枝である下喉頭動脈に栄養される（図 12-5F）．

静脈還流は上喉頭静脈から上甲状腺静脈・内頸静脈に注ぐものと，下喉頭静脈から下甲状腺静脈あるいは気管前面の甲状腺静脈叢に合流後に腕頭静脈に注ぐものに分かれる．

g. リンパ流

声門上部はリンパ流が発達しており，上喉頭動静脈に沿って上内深頸リンパ節に注ぐ．声門部はリンパ流に乏しい．声門下部のリンパ流は，前面は喉頭前リンパ節および輪状甲状膜前面にある輪状甲状リンパ節（Delphian node）から気管前リンパ節，鎖骨上リンパ節へ，両側面および後面は輪状気管膜を貫通し，気管傍リンパ節から上縦隔リンパ節へ，と複雑な経路をとる．喉頭蓋前間隙や傍声帯間隙のリンパ網は豊富で，同部への腫瘍進展は高頻度におもに上内深頸リンパ節転移を認める．

2. 検査法

　CTやMRIによる喉頭の評価は，声帯に平行な角度の横断像が基本である．声帯の角度は喉頭室やC4/5あるいはC5/6の椎間板腔を指標に設定する[2]．冠状断像は経声門病変や喉頭室，傍声骨間隙の評価，矢状断像は喉頭蓋前間隙や中咽頭(喉頭蓋谷，舌根)，下咽頭への進展の評価に有用である．撮像条件については**表12-1**，**表12-2**を参照いただきたい．

a. CT

　喉頭疾患の評価は時間分解能の優れるCTが基本で，制限がないかぎり造影剤を使用する．仰臥位，頸部伸展位とし，安静呼吸下で撮像する．喉頭の評価では，喉頭蓋先端あるいは舌骨の上方から輪状軟骨の下方までを撮像範囲とするが，リンパ節の評価が必要な場合は，外耳孔から大動脈弓部までを撮像範囲とする．さらに，縦隔気管孔を必要とする病変では撮像範囲を気管分岐部まで広げておくと治療計画が立てやすい．多列検出器型CT (multi-detector row-CT：MDCT)であればスライス厚(collimation)は1.25 mm以下が望ましく，得られた3次元データから再構成画像を作成することが可能である．高エネルギーと低エネルギーで同時に撮像するdual-energy CTは物質弁別ができ，喉頭領域では腫瘍と非骨化軟骨，ヨード造影剤を識別することにより，喉頭癌の軟骨浸潤の評価が可能である[3]．

b. MRI

　MRIは検査時間が長く，嚥下や呼吸，咳，閉所恐怖などによる体動や拍動が画質に大きく影響する．診断に耐えうる画像が得られない症例が約16%に達するとされており，MRIでは検査の説明と協力要請が重要である．喉頭疾患におけるMRIは，利点である組織分解能を活かせる項目に利用するべきである．撮像体位はCTと同様に仰臥位，頸部伸展位であるが，過度な頸部伸展位は唾液の垂れ込みによる嚥下や咳を誘発するため注意が必要である．撮像には表面コイルあるいは頸部コイルを用い，T1強調像，T2強調像を基本とする．造影剤使用は，その診断能がT2強調像と同等であることから必要ないとする意見があるが，実際には疾患に対する施設の判断による．

c. その他のモダリティ

　FDG-PETとPET/CTは，リンパ節転移や遠隔転移の診断，重複癌の検索に有用である[4]．NCCNガイドラインは，喉頭癌stage III・IVではPET/CTの所見により治療方針が変更となる症例があるため施行を推奨している．超音波検査は表在性腫瘍や声帯麻痺，リンパ節の評価に有用であり，ガイド下に簡便に生検が施行できる利点がある．

表 12-1　喉頭癌 CT 撮像プロトコール(MDCT)

撮像法	撮像範囲	スライス厚	FOV	WW/WL	その他
軟部条件(喉頭)横断像	喉頭蓋上〜輪状軟骨下	1〜2 mm	120〜140 mm	350/50	症例により矢状断や冠状断の再構成像追加
軟部条件(頸部)横断像	外耳孔〜上縦隔	2〜3 mm	220 mm	350/50	症例により矢状断や冠状断の再構成像追加
骨条件横断像	喉頭蓋上〜輪状軟骨下	1〜2 mm	120〜140 mm	4000/500	症例により矢状断や冠状断の再構成像追加

頸部伸展位，安静呼吸下で撮像
造影剤を 2 mL/秒で注入し，投与開始から 70 秒後に撮像開始

表 12-2　喉頭癌 MRI 撮像プロトコール(頸部用コイル)

撮像法	シーケンス	TR/TE	スライス厚	FOV	その他
T2 強調横断像	FSE	4000/120	3〜4 mm	220 mm	
T2 強調冠状断像	FSE	4000/120	3〜4 mm	220 mm	症例により矢状断
T1 強調横断像	SE	350/12	3〜4 mm	220 mm	
造影 T1 強調横断像	SE	350/12	3〜4 mm	220 mm	
造影 T1 強調冠状断像	SE	350/12	3〜4 mm	220 mm	症例により矢状断

頸部伸展位，一定した安静呼吸下で撮像，嚥下を我慢
造影は可能なかぎり脂肪抑制を併用

3. 喉頭癌

a. 一般的事項

喉頭腫瘍のほとんどが悪性腫瘍で，喉頭腫瘍全体の90％を扁平上皮癌が占める[5]．喉頭粘膜下腫瘍で最も多いのは喉頭癌で，他の悪性腫瘍として軟骨肉腫，唾液腺型癌もある[6]．

喉頭の扁平上皮癌は，50～60歳台の男性に多い．臨床症状は嗄声，嚥下障害，咽頭痛，耳痛（関連痛）などが代表的である．病因として喫煙（患者の95％），アルコール多飲があり，両者を嗜好する人としない人とでは罹患率に約100倍の差がある．ニッケルや亜硫酸ガス，アスベストといった環境因子も病因となる．遠隔転移は肺に最も多く，肝臓，骨などにも生じる．声門上癌の15％，声門癌の3％は2年以内に遠隔転移に発展する．

喉頭癌を取り扱う場合に，AJCC（American Joint Committee on Cancer）やUICC（Union International Cancer Committee），日本頭頸部癌学会は，喉頭を声門上部，声門部，声門下部の3つに亜分類している．声門上部の亜部位に舌骨上喉頭蓋（先端，舌面，喉頭面），披裂喉頭蓋ヒダ（喉頭面），披裂，舌骨下喉頭蓋，仮声帯があり，声門部の亜部位に声帯，前連合，披裂間部（後連合）がある．AJCCは，両側の喉頭室外側縁を結んだ水平線より頭側を声門上部，この水平線から声帯下面までを声門，さらにその尾側で輪状軟骨下縁までを声門下部としている．披裂軟骨上部が声門上部に含まれることは臨床上重要である．

1）声門上癌 supraglottic cancer

喉頭癌の約30％を占める．初期では無症状や咽喉頭異常感，嚥下時痛が多く，病変が進行するまで嗄声は明らかではない．頸部リンパ節腫大による頸部腫瘤が初発症状の場合もあり，リンパ節転移の頻度は30～40％と高い．予後は声門癌より悪く，5年生存率は50～80％である．

① 発生部位と進展様式（Meyer-Breitingらによる進展様式分類）[7]

ⅰ）喉頭蓋：腹側型

舌骨上喉頭蓋病変は，粘膜下に内向性発育がおもなもの（図12-6A）と，外向性発育がおもなもの（図12-7）に分けられ，前者は喉頭蓋前間隙や喉頭蓋谷，披裂喉頭蓋ヒダ，咽頭側壁に浸潤する．

舌骨下喉頭蓋病変は，喉頭蓋軟骨の孔あるいは喉頭蓋の辺縁に沿って喉頭蓋前間隙に，方形膜を伝って仮声帯に進展する（図12-6B，図12-8）．喉頭蓋柄に癌が及ぶと，前連合や甲状軟骨への経声門進展の頻度が高くなる．

ⅱ）仮声帯，喉頭室，披裂喉頭蓋ヒダ：外側型

仮声帯と喉頭室の癌の多くは浸潤性で，早期から粘膜下の傍声帯間隙に進展しやすい（図12-9）．前方の病変では舌骨下喉頭蓋を経て喉頭蓋前間隙への進展もある．喉頭室底部の病変は，ほぼ全体が粘膜下病変として出現する場合があるため，粘膜下のみの病変をみた場合は喉頭室底部由来を強く疑う（図12-10）．

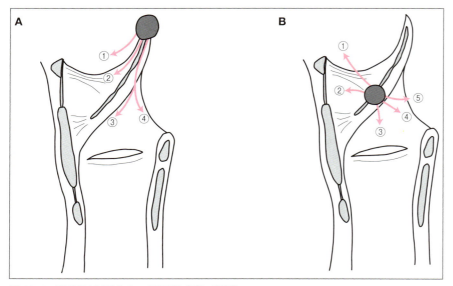

図 12-6　腹側型声門上癌の進展様式（矢状断）
A：舌骨上喉頭蓋由来　①喉頭蓋谷，②喉頭蓋前間隙，③咽頭側壁，④披裂喉頭蓋ヒダ　B：舌骨下喉頭蓋由来　①喉頭蓋谷，②喉頭蓋前間隙，③仮声帯，④披裂，⑤披裂喉頭蓋ヒダ

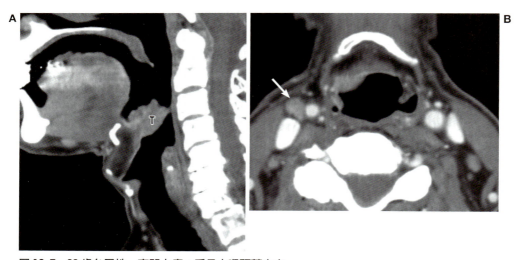

図 12-7　80 歳台男性　声門上癌：舌骨上喉頭蓋由来
A：造影 CT 矢状断像，B：造影 CT 横断像　舌骨上喉頭蓋の喉頭面と舌面の両面に隆起性腫瘤（T）がある．右レベル III リンパ節（→）が腫大している．

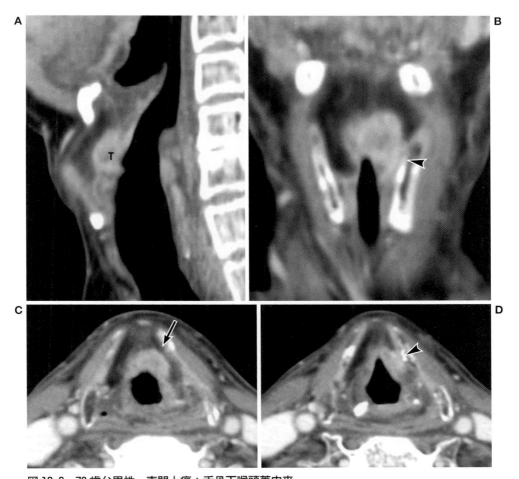

図 12-8　70 歳台男性　声門上癌：舌骨下喉頭蓋由来
A：造影 CT 矢状断像，B：MPR 冠状断像，C，D：横断像　舌骨下喉頭蓋に腫瘍（T）があり，左前方で喉頭蓋前間隙に浸潤がある（C，→）．外側で方形膜に沿って仮声帯から傍声帯間隙に浸潤がある（BD，▶）．

　披裂喉頭蓋ヒダの癌は，初期は外向性発育を示すものが多いが，進行すると内向性に発育し輪状披裂関節部や傍声帯間隙，下咽頭梨状陥凹に及ぶ．進行例では，下咽頭梨状陥凹内側壁由来の下咽頭癌との区別が困難な場合がある．

iii）喉頭蓋と披裂喉頭蓋ヒダの接合部：腹外側型

　喉頭蓋軟骨を介さずに，披裂喉頭蓋ヒダから外側を回り込むようにして喉頭蓋前間隙に進展し，喉頭蓋谷や咽頭喉頭蓋ヒダに及ぶ傾向がある（図 12-11）．甲状軟骨上縁の甲状舌骨膜付着部に好発する軟骨浸潤が高頻度に起こる（図 12-12）．

iv）披裂部：後壁型

　披裂部に発生する癌は比較的まれである．披裂軟骨や輪状披裂関節，粘膜下に下咽頭輪状後部・梨状陥凹に及ぶことがある（図 12-13）．

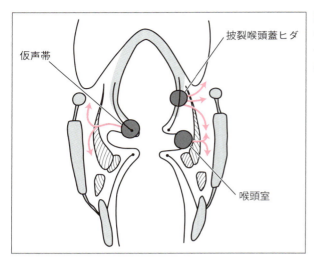

図 12-9　外側型声門上癌の進展様式（冠状断）
仮声帯・喉頭室の癌は粘膜下に傍声帯間隙に進展しやすい．披裂喉頭蓋ヒダの癌は，傍声帯間隙や輪状披裂関節，下咽頭梨状陥凹に及ぶ．

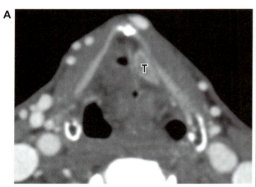
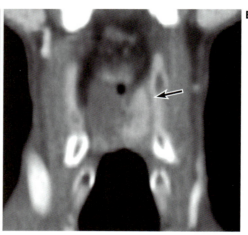

図 12-10　60 歳台男性　声門上癌：喉頭室由来
A：造影 CT，B：冠状断像　横断像(A)で左喉頭室に腫瘤(T)があり，冠状断像(B)で声帯まで浸潤することがわかる．健側の傍声帯間隙脂肪と比べ患側で脂肪が薄くなっており，傍声帯間隙浸潤がある(B，→)．この症例は喉頭鏡では声帯上面に粘膜下病変が観察されたのみであった．

② リンパ節転移

　声門上癌の頸部リンパ節転移は，診断時に約半数に認められ，レベル II・III に多い．レベル III のうち，頸動静脈の腹側で甲状舌骨膜の外側に接して，上喉頭神経血管束に沿った部位にみられるもの（図 12-13）は，比較的早期のリンパ節転移の場合がある．約 10% でレベル VI リンパ節（気管傍）に転移を認める．約 16% で両側性の頸部リンパ節転移を認める．患側頸部リンパ節が病理学的に転移陽性の場合，その約 4 割で対側頸部リンパ節に後発転移を生じる．

3. 喉頭癌　601

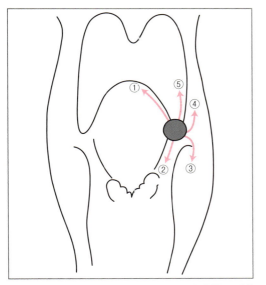

図12-11　腹外側型声門上癌の進展様式（後面像）
①喉頭蓋，②披裂喉頭蓋ヒダ，③下咽頭梨状陥凹，④喉頭蓋前間隙，⑤喉頭蓋谷

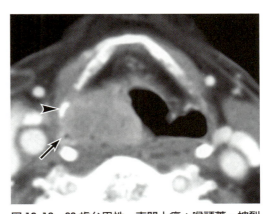

図12-12　60歳台男性　声門上癌：喉頭蓋・披裂喉頭蓋ヒダ接合部由来
造影CT　右披裂喉頭蓋ヒダから舌骨下喉頭蓋・喉頭蓋前間隙，下咽頭梨状陥凹（→），甲状軟骨上縁（▶）に浸潤がある．

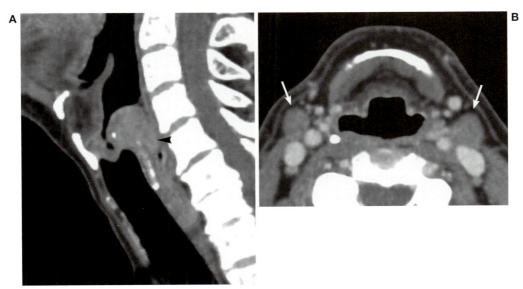

図12-13　60歳台男性　声門上癌：披裂部　両側レベルIIIリンパ節転移
A：造影CT矢状断像，B：横断像　披裂部の病変は背側で下咽頭輪状後部（▶）に進展している．腫大リンパ節（→）が甲状舌骨膜の外側で上喉頭神経血管束に沿ってみられる．

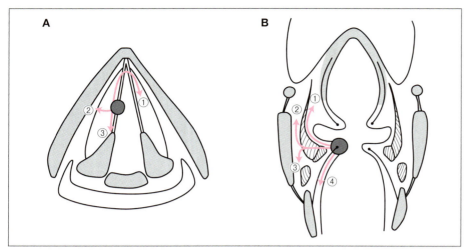

図 12-14 声門癌の進展様式
A：水平進展 ①前連合から対側声帯，②傍声帯間隙，③披裂軟骨　B：垂直進展 ①声門上，②, ③傍声帯間隙での頭尾進展，④声門下

2) 声門癌　glottic cancer

　喉頭癌の約65％を占める．初期から嗄声を生じるため早期発見されやすい．声門癌は，声帯前半部の自由縁・上面から発生し，片側声帯に限局しているのが典型例である(図12-15)．しかしながら，前連合に発生して早期からBroyle靱帯を経由して喉頭蓋柄・喉頭蓋前間隙への声門上進展を示す浸潤性の高い病変もある．予後は声門上癌に比べ良好である．

① 進展様式
　前後方向の水平進展と頭尾方向の垂直進展とに分けられる．

ⅰ) 水平進展
　声帯病変は進行すると，前連合から対側声帯に進展する(図12-14A)．前連合進展は甲状軟骨や声門上下，喉頭外進展に発展する(図12-16)．声帯後方に発生した癌は，披裂軟骨声帯突起内側面から輪状披裂関節，披裂間部に進展する(図12-17)．声帯病変は進行すると横方向に，声帯靱帯から甲状披裂筋，傍声帯間隙へと進むが，傍声帯間隙に進展した後は甲状軟骨側板に浸潤するよりもその内側面に沿った垂直進展の傾向を示し，後に甲状軟骨浸潤を起こす場合が多い．

ⅱ) 垂直進展
　垂直進展は比較的進行してから起こる(図12-14B)．最も多い垂直進展は声門下進展(図12-16)で，声帯靱帯から尾側に張る弾性円錐に沿って粘膜下に進む．輪状軟骨の形態から，前方では約10 mm，後方では約5 mmで輪状軟骨上縁に達する．前方での声門下進展は輪状甲状膜に沿って進む．この間膜は腫瘍進展の障壁となるが，甲状軟骨下縁付近の正中部の神経血管束が貫通する孔，あるいは間膜外側部の薄い部分から喉頭前の喉頭外軟部組織に浸潤することがある．

② リンパ節転移
　声帯のリンパ網は発達が悪い．声門癌のリンパ節転移の頻度は，T1-2病期では2％以

3. 喉頭癌　603

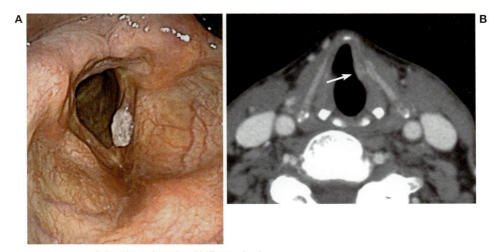

図 12-15　60 歳台男性　声門癌：粘膜面の広がり
A：喉頭鏡写真，B：造影 CT　喉頭鏡でみられる左声帯腹側部自由縁の腫瘤に相当して，造影 CT で増強効果を示す腫瘍がある（→）．前連合部は甲状軟骨が声門の空気と接しており，腫瘍の前連合進展はない．

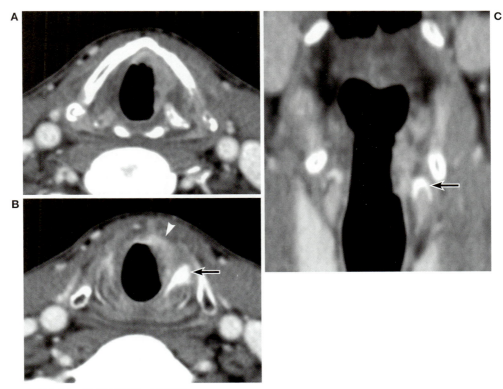

図 12-16　60 歳台男性　声門癌
A，B：造影 CT，C：冠状断像　左声帯全域に腫瘍があり前連合に浸潤している．輪状軟骨硬化（BC，→）や声門下進展が確認される．輪甲状膜は左側で肥厚し，舌骨下筋群との間の脂肪組織が減少している（B，▶）．左披裂軟骨硬化は病理学的には浸潤なしであった．

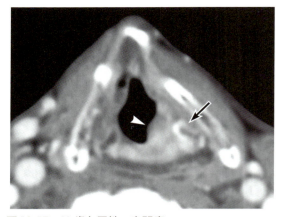
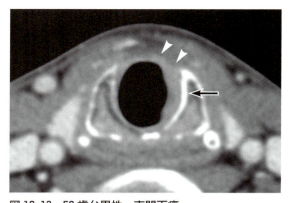

図 12-17　60 歳台男性　声門癌
造影 CT　右の健側では披裂軟骨内側(▶)は声門の空気に接しているが，左は軟部組織があり，披裂軟骨の外側偏位と硬化性変化があり(→)，輪状披裂関節部の浸潤と判断される．

図 12-18　50 歳台男性　声門下癌
造影 CT　左輪状軟骨に沿った軟部組織がある．輪状軟骨弓部の硬化性変化(→)，輪状甲状膜左側の肥厚(▶)がある．

下，全体で約 10％ と低い．前連合から声門下部への進展によりレベル Ⅲ・Ⅳ リンパ節に，輪状甲状膜から喉頭前の頸部軟部組織への進展により Delphian node（輪状甲状リンパ節）やレベル Ⅵ リンパ節（気管傍）に，声門上部への進展（経声門癌）によりレベル Ⅱ・Ⅲ リンパ節への転移を生じる．Delphian node は治療後再発例でも問題となる．経声門癌でのリンパ節転移頻度は腫瘍径と相関し，4 cm 未満で 34％，4 cm 以上で 55％ の転移率である．

3）声門下癌　subglottic cancer

　声門下部に原発する癌はまれであり，声門下部を侵す癌のほとんどは声門下進展による二次的浸潤である（図 12-18）．症状は嗄声で，進行すると気道閉塞による呼吸困難を生じる．両側性・全周性が多く，早期発見はまれである．声門下部に原発する癌では輪状軟骨や輪状甲状膜，頸部軟部組織，下咽頭・頸部食道・甲状腺などの周囲臓器に早期から進展する傾向がある．

① リンパ節転移
　声門下癌の約 10％ に頸部リンパ節転移があり，レベル Ⅵ リンパ節（気管傍）への転移が重要である．

b. 治療前の画像診断

　喉頭の扁平上皮癌の多くは，内視鏡検査による存在診断および生検による組織診断が可能であり，声門癌 T1 病変では内視鏡検査のみでもよい．進行声門癌や声門上癌，声門下癌については内視鏡検査のみでは過少評価となりやすく，CT や MRI を併用することで診断精度が向上する[8]．したがって，治療前の画像診断の目的は，内視鏡で観察しにくい領域や粘膜下の深部浸潤の評価，頸部リンパ節の評価，遠隔転移や同時性重複癌の検索にある．喉頭

癌における深部浸潤の程度は，頸部リンパ節転移や予後に影響し，腫瘍容積は腫瘍内酸素濃度と治療法の選択に関連する[9~11]．治療前画像でのチェックポイントは，深部浸潤や腫瘍容積，機能温存治療の可否に関わる点にある(Box 12-2)．

病期診断には TNM 分類(表 12-3)が用いられ，理学的検査とともに内視鏡検査や画像診断を合わせて評価することが勧められている[12]．内視鏡所見を CT や MRI の画像と対比する際に，喉頭鏡では背腹が逆，消化器内視鏡では左右が逆である点を注意する(図 12-1)．喉頭癌の T 病期分類は以前から平面的な広がりと粘膜下浸潤の深さ，声帯運動の変化を考慮した分類となっており，『TNM 分類 第 8 版』，『頭頸部癌取扱い規約 第 6 版』でも大きな変更点はない[12, 13]．声門上癌の T1 と T2 は粘膜面の広がりの程度の差である．声門癌と声門下癌では T2 に声帯運動制限という深部浸潤を反映する要素が入るが，基本的には声門上癌と同様である．T3 と T4 は深部浸潤の差で，喉頭内にとどまるか喉頭外に進展するかにより決まり，判断する特徴的解剖構造として粘膜下間隙(喉頭蓋前間隙や傍声帯間隙)，軟骨，喉頭外軟部組織がある．

1) 粘膜面の広がり

粘膜面の病変は，CT あるいは MRI で検出できる場合と検出できない場合があるので，検出なしが病変なしを意味するものではない．画像で検出できる病変では，前連合や対側声帯，声門上下，粘膜下への進展を評価する．声帯病変の前連合進展は対側声帯への進展につながる．前連合は前方で甲状軟骨内側面に接しており，厚みは 1 mm 程度が正常で，1.6 mm を超えると異常とされる[1]．前連合進展の CT による正診率は 75%である．前連合進展の陰性所見は，前連合部で甲状軟骨が声門の空気に接することである(図 12-15B)．披裂軟骨内側面は声帯レベルで声門の空気と接しており，同部に軟部組織がある場合は異常である(図 12-16A，図 12-17)．輪状披裂関節部の軟部組織腫脹や披裂軟骨偏位，輪状軟骨・披裂軟骨の硬化性変化は輪状披裂関節浸潤を示唆する(図 12-17)．

2) 粘膜下間隙浸潤：喉頭蓋前間隙，傍声帯間隙

喉頭蓋前間隙進展は声門上癌において T3，傍声帯間隙進展は声門上癌・声門癌において T3 である．粘膜下構造である喉頭蓋前間隙・傍声帯間隙は，声門上・下や喉頭外への進展の危険性に加え，放射線治療の有効性や機能温存術での切除範囲を考慮するうえでも重要である．粘膜下進展診断の感度は，CT・MRI ともに 100%，特異度は CT 93%，MRI 84~90%と高い[14, 15]．ただし，傍声帯間隙浸潤の評価で，MRI は炎症による過大評価を指摘する報告がある[16, 17]．また，早期声門癌の検討で，CT と比較し MRI の感度は高く，過大評価となる傾向がある[18]．

喉頭蓋前間隙進展を示す所見は，腫瘍組織による喉頭蓋前間隙の脂肪の置換であり，横断像に加え矢状断像が評価に適する(図 12-8A, C，図 12-12)．同間隙の 25%を超える進展は予後不良を示す．喉頭蓋前間隙は乏血性のため，同間隙への進展で壊死をきたすことがあり放射線治療の反応を悪くさせる．同間隙はリンパ網の発達が著しく，進展により約 90%で両側性リンパ節転移をきたす．同間隙の上縁である舌骨喉頭蓋靱帯は薄く，癌進展の障壁とはならないため，隣接する中咽頭構造である喉頭蓋谷や舌根への進展に発展する．舌根に浸潤すると，声門上喉頭切除や輪状軟骨上喉頭部分切除の適応外となる．

606　XII. 喉頭

表 12-3　喉頭癌の TNM 分類　（UICC 第 8 版，2017）

T−原発腫瘍	TX	原発腫瘍の評価が不可能
	T0	原発腫瘍を認めない
	Tis	上皮内癌
声門上部	T1	声帯運動が正常で，声門上部の 1 亜部位に限局する腫瘍
	T2	喉頭の固定がなく，声門上部に隣接する 2 亜部位以上，または声門もしくは声門上部の外側域（例えば舌根粘膜，喉頭蓋谷，梨状陥凹の内壁など）の粘膜に浸潤する腫瘍
	T3	声帯の固定があり喉頭に限局する腫瘍，および/または次のいずれかに浸潤する腫瘍：輪状後部，喉頭蓋前間隙，傍声帯間隙，および/または甲状軟骨の内側皮質
	T4a	甲状軟骨を貫通し浸潤する腫瘍，および/または喉頭外組織，例えば気管，舌深層の筋肉/外舌筋（オトガイ舌筋，舌骨舌筋，口蓋舌筋，茎突舌筋を含む頸部軟部組織，前頸筋群，甲状腺，もしくは食道に浸潤する腫瘍
	T4b	椎前間隙に浸潤する腫瘍，頸動脈を全周性に取り囲む腫瘍，または縦隔に浸潤する腫瘍
声門	T1	声帯運動が正常で，声帯に限局する腫瘍（前または後連合に達してもよい）
		T1a　一側声帯に限局する腫瘍
		T1b　両側声帯に浸潤する腫瘍
	T2	声門上部および/または声門下部に進展する腫瘍，および/または声帯運動の制限を伴う腫瘍
	T3	声帯の固定があり喉頭に限局する腫瘍，および/または傍声帯間隙および/または甲状軟骨の内側皮質に浸潤する腫瘍
	T4a	甲状軟骨の外側皮質を破って浸潤する腫瘍，および/または喉頭外組織，例えば気管，舌深層の筋肉/外舌筋（オトガイ舌筋，舌骨舌筋，口蓋舌筋，茎突舌筋を含む頸部軟部組織，前頸筋群，甲状腺，食道に浸潤する腫瘍
	T4b	椎前間隙に浸潤する腫瘍，頸動脈を全周性に取り囲む腫瘍，または縦隔に浸潤する腫瘍
声門下部	T1	声門下部に限局する腫瘍
	T2	声帯に進展し，その運動が正常か制限されている腫瘍
	T3	声帯の固定があり，喉頭に限局する腫瘍
	T4a	輪状軟骨もしくは甲状軟骨に浸潤する腫瘍，および/または喉頭外組織，例えば気管，舌深層の筋肉/外舌筋（オトガイ舌筋，舌骨舌筋，口蓋舌筋，茎突舌筋を含む頸部軟部組織，前頸筋群，甲状腺，食道に浸潤する腫瘍
	T4b	椎前間隙に浸潤する腫瘍，頸動脈を全周性に取り囲む腫瘍，または縦隔に浸潤する腫瘍

（次頁に続く）

　傍声帯間隙進展を示す所見は，甲状軟骨側板内側に沿う脂肪組織の消失や甲状披裂筋の不明瞭化で，脂肪組織の左右差は声門癌の初期深部進展を示す．横断像に加え，冠状断像が評価に有効な場合がある（図 12-8B，D，図 12-10B，図 12-16）．脂肪組織は声門上部で厚く声

表 12-3　喉頭癌の TNM 分類　（UICC 第 8 版，2017）(続き)

N−領域リンパ節	N1	同側の単発性リンパ節転移で最大径が 3 cm 以下かつ節外進展なし
	N2	以下に記す転移：
		N2a　同側の単発性リンパ節転移で最大径が 3 cm をこえるが 6 cm 以下かつ節外進展なし
		N2b　同側の多発性リンパ節転移で最大径が 6 cm 以下かつ節外進展なし
		N2c　両側または対側のリンパ節転移で最大径が 6 cm 以下かつ節外進展なし
	N3a	最大径が 6 cm をこえるリンパ節転移で節外進展なし
	N3b	単発性または多発性リンパ節転移で臨床的節外進展*あり
		注：*皮膚浸潤か，下層の筋肉もしくは隣接構造に強い固着や結合を示す軟部組織の浸潤がある場合，または神経浸潤の臨床的症状がある場合は，臨床的節外進展として分類する． 正中リンパ節は同側リンパ節である．
M−遠隔転移	M0	遠隔転移なし
	M1	遠隔転移あり

（文献 12 より許可を得て転載）

Box 12-2　喉頭癌の画像診断チェックポイント

- 前迢合
- 声門下，経声門
- 粘膜下間隙（喉頭蓋前間隙，傍声帯間隙）
- 軟骨
- 喉頭外組織（上喉頭神経血管束，甲状舌骨膜，輪状甲状膜，前頸筋）
- 中咽頭（喉頭蓋谷，舌根）
- 下咽頭（輪状後部，梨状陥凹）
- 腫瘍径・容積

門部で薄いため，声門上部での診断は比較的容易である．同間隙の下方は輪状甲状膜を介して喉頭外軟部組織と接しており，喉頭外進展の経路として重要である（図 12-16B）．前上方で喉頭蓋前間隙に連続し，後方で甲状披裂軟骨間を介して下咽頭梨状陥凹に接しており，これらへの進展の要素がある．弾性円錐は浸潤の障壁となるため，声門下進展は防御される傾向にある．声門癌，声門上癌の傍声帯間隙進展は放射線治療後の再発率を高める[19]．声門上癌の傍声帯間隙進展例では，声門上喉頭部分切除術や輪状軟骨上喉頭部分切除，および輪状軟骨舌骨喉頭蓋固定術が適応外となる．

3）軟骨浸潤

　　軟骨浸潤は，声門上部に限局する癌では比較的まれで，声門癌で問題となる．声門上癌と声門癌では甲状軟骨浸潤のみが T 病期に関与し，内側皮質浸潤は T3，貫通する・外側皮質

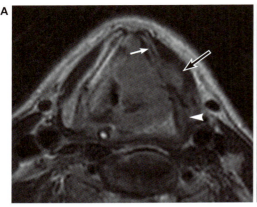 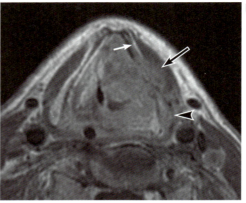

図 12-19　70 歳台男性　甲状軟骨浸潤
A：MRI, T2 強調像，B：造影 T1 強調像　甲状軟骨側板を破って外側に腫瘍組織がある（大矢印）．甲状軟骨側板後方の骨髄腔（▶）は腫瘍と同等の信号・増強効果を示し浸潤と考えられる．一方，前方の骨髄腔（小矢印）は腫瘍と比較し高信号で非浸潤と考えられる．

Box 12-3　軟骨浸潤の画像診断

- 軟骨を貫通・外側皮質骨を破り軟骨を挟む両側の軟部組織
- 骨化軟骨脂肪髄や非骨化軟骨を置換する軟部組織
- 軟骨破壊・皮質骨侵食
- 軟骨硬化

を破壊する浸潤は T4a である．一方，声門下癌では甲状軟骨に加えて輪状軟骨も関与し，これらに浸潤する腫瘍が T4a である．軟骨浸潤は，非骨化軟骨よりも骨化した軟骨に多い．軟骨膜の欠損あるいは薄い部分に起こりやすく，好発部位は前連合や甲状軟骨側板後縁，甲状軟骨側板前方 1/4，輪状披裂関節部，輪状甲状膜付着部である．

軟骨浸潤の診断能について 1990 年代の CT と MRI を比較した論文で，感度は CT 66〜67％，MRI 89〜94％，特異度は CT 87〜94％，MRI 74〜84％と報告がある[20,21]．軟骨浸潤の画像診断を困難とする原因に，加齢とともに進行する軟骨骨化がある．骨化は筋付着部から始まり，甲状軟骨側板では下から上に，後ろから前に広がり，輪状軟骨では板部上縁から始まるが，非対称性であり異なる組織が不均一に混在し，さまざまな画像コントラストをとることとなる．

軟骨浸潤を示す画像所見は，軟骨を挟んだ両側の腫瘍像や，軟骨を置換する腫瘍像，軟骨破壊や皮質骨侵食，軟骨硬化である（Box 12-3）．軟骨を挟んだ両側の腫瘍像は軟骨を貫通する全層性の軟骨浸潤と考えられ，最も確実な軟骨浸潤の所見である（図 12-19）．腫瘍は骨化軟骨の脂肪髄と比較して，T1 強調像で低信号，T2 強調像で低信号で，造影 T1 強調像で増強効果を示す（図 12-19）．造影後に脂肪抑制を併用すると，信号が抑制された正常脂肪髄と増強効果を示す腫瘍とのコントラストが明瞭となる．これらの所見がない場合，90％以上の確率で軟骨浸潤を否定できる[22]．しかしながら，併存する炎症や浮腫なども同様の所見を呈し区別が難しく，この所見の特異度は低い．ただし，軟骨の異常信号が T2 強調像および

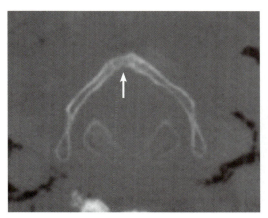

図 12-20　70歳台男性　甲状軟骨侵食
CT（骨条件）　甲状軟骨正中部の内側皮質骨は不整に菲薄化している（→）．

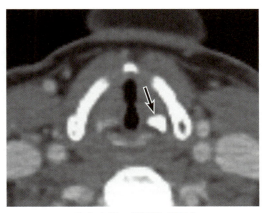

図 12-21　60歳台女性　披裂軟骨硬化
造影 CT　正常例における披裂軟骨の硬化（→）は，約16%にみられる．左側，60～70歳台の女性に多い．

造影 T1 強調像で腫瘍より高信号を示す場合（図 12-19）は炎症，等信号を示す場合は腫瘍浸潤とする診断基準で，感度の低下なく特異度を84%と10%改善できるとの報告がある[23]．一方，CTでの軟骨浸潤の診断において，dual-energy CTによるヨード分布領域の抽出画像を利用すると，感度の低下なく特異度を改善できるとの報告がある[3]．この詳細は「XI章 下咽頭」の項（p.543）を参照いただきたい．皮質骨の侵食や破壊の評価は，皮質骨が低信号を呈する MRI では困難で，CTでの診断が優れる（図 12-20）．CTにおける皮質骨侵食の診断は特異度93%と高いが，軟骨浸潤の診断基準としてCTによる皮質骨侵食を加えても，感度の改善はあるものの特異度は低下している[24]．CTでみられる軟骨硬化は，臨床上で浸潤の判断に最も苦慮する所見である（図 12-16～図 12-18）．腫瘍に接する軟骨硬化の原因として，顕微鏡的浸潤あるいは二次的変化のいずれもあり得る．明らかな軟骨破壊がない軟骨硬化が軟骨浸潤である可能性は50%とされる[25]．硬化性変化を診断基準とした場合の特異度は，甲状軟骨が最も低く40%，輪状軟骨と披裂軟骨は70%台である[24]．なお，披裂軟骨硬化は正常例の約16%に認められ，左側，60～70歳台，女性に81%と優位に多い（図 12-21）．

軟骨浸潤は一般的に喉頭機能温存手術の適応外と考えられるが，喉頭蓋軟骨浸潤や一側の披裂軟骨声帯突起のみの浸潤では，声門上喉頭部分切除術が可能で，輪状披裂関節を侵さない一側の披裂軟骨のみの浸潤では，垂直喉頭部分切除術が可能である．放射線治療に関しては，軟骨浸潤があると原発巣再発の危険性が高く，照射前の軟骨浸潤が著明であるほど治療後の軟骨壊死の危険性が高くなるため，根治的放射線治療の適応外とされる[20]．ただし，限局的な軟骨浸潤は放射線治療で治癒する，CTにおける軟骨異常所見は放射線治療成績に影響しない，機能温存術の適応を除外するものではないとする報告もある[26,27]．

4）喉頭外軟部組織浸潤

喉頭外進展は声門上癌・声門癌・声門下癌のいずれも T4a である．喉頭外軟部組織浸潤の経路として，喉頭骨格や甲状舌骨膜・輪状甲状膜を直接浸潤する場合（図 12-16C，図 12-

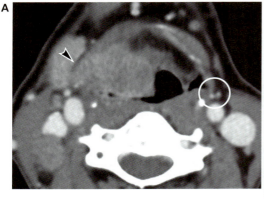
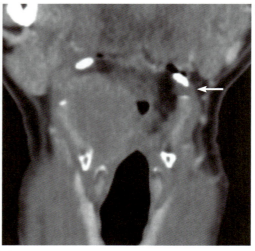

図 12-22　60 歳台男性　喉頭外浸潤：甲状舌骨膜浸潤
A：造影 CT，B：冠状断像　健側の甲状舌骨膜の外側で上喉頭血管(円内)が描出されている部分に相当して，患側では声門上癌が喉頭外軟部組織に浸潤している(▶)．冠状断像(B)でみると健側の舌骨と甲状軟骨の間隔(→)と比べ患側では広がっている．

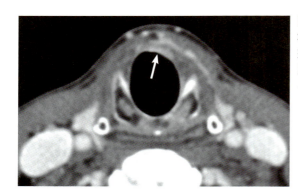

図 12-23　60 歳台男性　喉頭外浸潤：輪状甲状膜浸潤
造影 CT　輪状軟骨レベルで輪状甲状膜の肥厚と舌骨下筋群との間の脂肪組織の消失がある(→)．

18，図 12-19)と，甲状舌骨膜・輪状甲状膜にある神経血管束を通す孔を介する場合(図 12-22，図 12-23)がある．甲状舌骨膜では，外側部に上喉頭神経血管束を通す孔がある(図 12-5D)．輪状甲状膜では，正中上部に細い神経血管束を通す孔があり，外側部で間膜は薄い．

　喉頭外軟部組織浸潤の画像所見は，喉頭骨格・間膜の外側にある脂肪組織の消失，軟部組織による置換である．舌骨下筋群の表層筋膜を越えていなければ，喉頭全摘術は可能である．

C. 喉頭癌の喉頭機能温存治療

　早期癌症例(I・II 期)に対しては，喉頭温存を図る目的で放射線治療あるいは喉頭機能温存手術のいずれかが推奨され，両者の治療成績は同等とする報告が多い．進行癌症例(III・IV 期)に対しては，喉頭機能温存治療か喉頭全摘出術かを選択することになるが，根治性や治療後の機能障害，患者の状態や意思などさまざまな要素が関与する．また，化学放射線療

法などによる喉頭温存治療は再発時に救済手術が行えることが前提となる．各治療法の詳細は成書を参照してほしい．

1）放射線治療，化学放射線療法

　放射線単独治療は，本邦では stage I・II 期を適応とする場合が多い．根治的放射線治療による局所制御率は，声門癌 T1 で 80〜95％，T2 で 70〜80％，声門上癌 T1 で 70〜80％，T2 で 60〜70％程度である．声門上癌の腫瘍容積と根治的放射線治療における原発巣治癒率の関係について，6 mL 未満で 89％，6 mL 以上で 52％とする報告がある[10]．声門癌 T3 病変の腫瘍容積・軟骨硬化と根治的放射線治療における原発巣治癒率の関係について，3.5 mL 未満・軟骨硬化なしあるいは 1 つで治癒率 90％と良好であるが，3.5 mL 以上や軟骨硬化 2 つ以上となると 50％未満に低下するという報告がある[28]．

　喉頭癌 stage III・IV 期の進行症例には，化学療法の併用が一般的で，標準治療は CDDP 併用同時化学放射線療法（CCRT）である[29]．局所制御率 78％，2 年後の喉頭温存率 88％と良好な報告がある（観察期間中央値 3.8 年）．ただし，放射線単独治療と比べ急性期有害事象が多く，喉頭浮腫の遷延や下咽頭・頸部食道の狭窄による嚥下障害や誤嚥性肺炎などの晩期障害が問題点としてあり，grade 3 以上の喉頭機能不全が 28％との報告もある[30]．なお，放射線治療や化学放射線療法では，治療の反応をみるために，治療開始後 4〜6 週間で検査を行い，反応によって治療法の変更を検討することがある．

2）喉頭機能温存手術

　喉頭機能温存手術には内視鏡切除術，経口的切除術，喉頭部分切除術，喉頭亜全摘出術がある．軟骨をこえて頸部軟部組織に浸潤する T4a 症例に対する標準治療は喉頭全摘出術となる．部分切除術の可否を決める第一は機能温存の要となる輪状軟骨浸潤の有無である．

① 内視鏡切除術，経口的切除術

　内視鏡切除術は一般的に上皮下までの表在性病変を適応とする．経口的切除術のおもな術式に transoral videolaryngoscopic surgery（TOVS）や transoral robotic surgery（TORS），transoral laser microsurgery（TLM）がある．TOVS や TORS は声門上癌の T1-2，TLM は声門癌 T1-2 を適応とする．声帯突起より後方や声門下に進展する病変は TLM では切除が不十分となる場合がある．甲状軟骨や喉頭外への浸潤があると適応外となる．

② 垂直喉頭部分切除術

　おもな術式として，声帯切除術と垂直喉頭半切除術（前方切除，前側方切除，拡大前側方切除）があり，前側方切除術が行われることが多い．

ⅰ）垂直喉頭半切除術

　一側の声帯での発声と嚥下機能を保つことを目的とする．原則的には患側の声帯，喉頭室，仮声帯，甲状軟骨側板の大部分，傍声帯間隙を切除する（図 12-24）．対側声帯の前 1/3 までの両側声門癌，患側披裂軟骨声帯突起浸潤は切除可能である．その適応は，声門癌，輪状軟骨に達していない声門・声門下癌，喉頭室前方に発生した T1-2 声門上癌，声門癌放射線治療後再発例である．適応外は，対側声帯の前 1/3 を越える浸潤，輪状披裂関節浸潤，輪状軟骨浸潤，高度の甲状軟骨浸潤，披裂間部浸潤，両側披裂軟骨浸潤，仮声帯より上部の進展，声帯完全固定である．

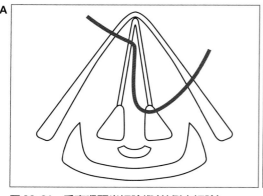 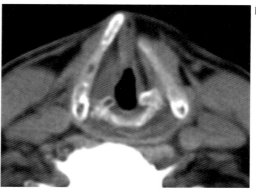

図12-24 垂直喉頭半切除術（前側方切除）
A：切除ライン，B：術後単純CT　この術式の目的は，一側声帯での発声と嚥下機能を保つことにある．患側声帯は頸皮と皮下脂肪により再建される．

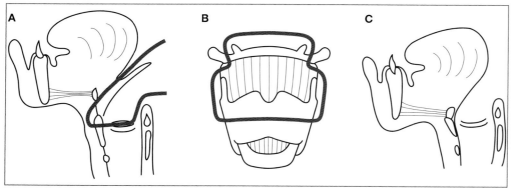

図12-25 声門上喉頭部分切除術
A，B：切除ライン，C：切除後シェーマ　声門上癌に対する術式で，喉頭室より上方の声門上構造を切除し，両側声帯の温存により音声を保つ．

③ 水平喉頭部分切除術

喉頭蓋切除，声門上喉頭部分切除，輪状軟骨上喉頭部分切除および輪状軟骨舌骨喉頭蓋固定術，輪状軟骨上喉頭部分切除および輪状軟骨舌骨固定術がある．披裂喉頭蓋ヒダの半分を越える切除は誤嚥の危険性が高まるため，術前の嚥下機能により適応外となる場合がある．

i ）喉頭蓋切除術

喉頭蓋の切除を行う．適応は舌骨上喉頭蓋に限局する腫瘍のみである．

ii ）声門上喉頭部分切除術

両側声帯を温存して音声を保ち，嚥下を制御することを目的とする．喉頭室より上方の声門上構造を切除する（図12-25）．健側の上喉頭神経血管束は可能であれば温存する．拡大手術として舌骨や舌根，一方の披裂軟骨，下咽頭梨状陥凹上部の切除が行われる場合がある．適応は声門上癌で，喉頭室より上部に限局するT1-2，軽度の喉頭蓋前間隙進展を伴うT3である．腫瘍辺縁と前連合の間に最低5mmの距離を必要とする．適応外は，声帯固定・可動制限，両側披裂軟骨浸潤，甲状軟骨浸潤，喉頭室にまたがる経声門進展，輪状軟骨に達す

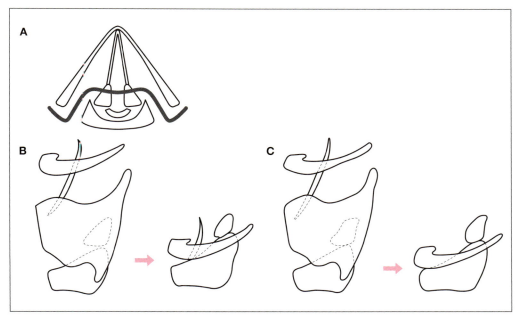

図 12-26 輪状軟骨上喉頭部分切除術
A：切除ライン，B：輪状軟骨舌骨喉頭蓋固定術前・後シェーマ，C：輪状軟骨舌骨固定術前・後シェーマ　Bは声門癌，Cは声門上癌に対して行われる水平喉頭部分切除法である．

る声門下進展，高度の舌根浸潤，下咽頭進展（輪状後部・梨状陥凹尖）である．

iii）輪状軟骨上喉頭部分切除および輪状軟骨舌骨喉頭蓋固定術

両側の仮声帯，喉頭室，声帯，傍声帯間隙，甲状軟骨を切除する（図 12-26A, B）．適応は声門癌で，声帯固定のない T2-3，前連合進展のある T1，後方浸潤のない T1b である．適応外は，前連合・喉頭室・喉頭蓋前間隙に浸潤する経声門癌，輪状披裂関節・披裂間部の進展による声帯固定，輪状軟骨に達する声門下進展，明らかな甲状軟骨浸潤である．

iv）輪状軟骨上喉頭部分切除および輪状軟骨舌骨固定術

上記術式に加え，喉頭蓋と喉頭蓋前間隙を切除する（図 12-26A, C）．適応は声門上癌で，喉頭室・舌骨上喉頭蓋・仮声帯後方進展を伴う T1-2，前連合の声門進展を伴う T2，軽度の喉頭蓋前間隙進展を伴う T3，声門部進展が声帯に限局した T3，限局した甲状軟骨浸潤である．適応外は，輪状軟骨に達する声門下進展，輪状披裂関節や披裂間部・披裂軟骨への進展，喉頭蓋谷・舌根・輪状軟骨後部への進展，広範な喉頭蓋前間隙進展である．

d. 治療後の画像診断

治療後の画像診断の目的は，放射線治療・化学放射線療法（CRT）の効果判定や術後トラブルの評価，治療後の局所再発や頸部転移，遠隔転移の評価，二次癌の発見にある．

治療後の再発を疑う臨床所見として，音声の変化や疼痛，呼吸困難，腫瘤の触知などがあり，内視鏡所見として声帯麻痺や腫瘤の確認などがある．再発を疑うこれらの所見がない場合に，CT や MRI で再発・転移を指摘できることは少ないという報告があるが，放射線治

療後や化学放射線療法後は浮腫や腫脹が強く，臨床的評価が困難な場合が多いため，画像による評価が勧められる[31]．経過観察の画像検査の読影に際しては，必ず基準検査と比較する．2回以上続けて原発巣の所見に変化がなければ，約90％の確率で原発制御と判断できる．腫瘍の再発や残存が少しでも疑われる場合は，生検あるいは追加検査を行う．救済手術が困難な頭頸部扁平上皮癌のなかで，喉頭癌は喉頭全摘出術による救済が期待できるため，局所再発を早期に診断することは重要である．

1）検査法

① CT・MRI

NCCN ガイドラインは，残存や増大を疑う場合に RT/CRT 後 4〜8 週で，それ以外では 8〜12 週での施行を推奨している．経過観察の頻度やモダリティについては統一した見解はないが，臨床的な再発徴候や喫煙歴の有無，他検査で発見しにくい状況か，などで適応を判断することを勧めている．進行頭頸部癌では，治療後 3〜6 か月の基準検査が再発病変の早期検出に役立つと報告されており[32]，治療後 3 年までは 3〜6 か月ごと，5〜6 年までは 6〜12 か月ごとに行うのが一般的である．

② FDG-PET

NCCN ガイドラインは，残存・増大を疑う場合に RT/CRT 後 4〜8 週で，それ以外では 12 週以降での施行を推奨している．治療後早期では浮腫や炎症による偽陽性が多いが，FDG-PET は陰性的中率が高いので，陰性の場合は病変がないことを示唆する[33〜36]．再発や遠隔転移，重複癌の検出は，FDG-PET が CT・MRI より優れているという報告が多い[37, 38]．ただし，喉頭癌の小さな再発病変では，集積が不明瞭なことがあり注意が必要である．

2）治療後変化

① 放射線治療，化学放射線療法

放射線治療後の変化は，原則として左右対称であることが重要である(Box 12-4)[39]．浮腫は咽頭・喉頭構造や咽頭後間隙に生じ，水に近い濃度・信号を示す腫脹としてみられる．組織の肥厚は，喉頭や下咽頭の構造，皮下組織，皮膚に及び，CT・MRI では喉頭・下咽頭の粘膜・粘膜下組織の肥厚やびまん性増強効果を示す(図 12-27)．リンパ浮腫やリンパ管周囲の線維化は治療後 6 か月以内に強く，脂肪組織は CT で吸収値上昇，MRI で信号低下を呈し，脂肪内に索状・網目状構造を認める．ほかに，気道や下咽頭，頸部食道の狭窄が起こる場合もある．化学療法を併用した場合も同様の所見を呈する．放射線性唾液腺炎は，急性期では腺の腫大，慢性期では腺の萎縮，全体を通して腺の増強効果が認められる．

放射線治療や化学放射線療法により，病変部は硝子化・線維化をきたし，縮小あるいは消失する．治療後に残存腫瘍を認めず，予期される治療後変化のみである場合，治癒の可能性はきわめて高い．放射線治療により原発巣の治癒が得られた症例では，治療前後の CT の比較で最低でも 50％以上の腫瘍容積の減少があり，その 95％で治療後 CT 上，腫瘍が完全に消失したとする報告がある[40]．一方，腫瘍容積減少が 50％以下の場合は，非治癒の可能性が高いとしている．また，治療後に明らかな腫瘤が検出される症例の 31％，経過観察中に増大を示す病変は非治癒であるとされる[40, 41]．ただし，容積減少した腫瘍が，硝子化・線維化を反映して CT で低吸収値(図 12-28)，MRI の T2 強調像で著明低信号，造影後に造影欠

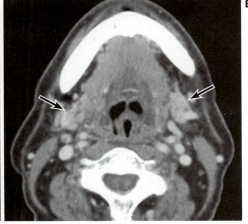

図12-27　50歳台男性　放射線治療後変化
造影CT（A：声門上レベル，B：顎下腺レベル）　咽喉頭構造や咽頭後間隙に浮腫，軟部組織の腫脹がある．顎下腺は萎縮し増強効果がある（→）．

Box 12-4　放射線治療後の変化：左右対称性

- 浮腫
- 軟部組織の肥厚
- 粘膜面の増強効果
- 脂肪組織の索状・網目状変化
- 唾液腺の腫大（急性期）/萎縮（慢性期）と増強効果

如（硝子化巣）あるいは強い増強効果（線維化巣）の所見を呈する場合は，治癒の可能性が高い[42]．リンパ節については，硝子化・線維化の所見を示す場合や，1.5 cm以上の腫大や内部不均一なリンパ節がない場合は，転移所見なしと判断する[42,43]．

② 手術

部分切除後の変化として，正常解剖の歪み，余分な粘膜，歪んだ気道，喉頭周囲の脂肪組織の消失，術後肉芽腫，軟骨硬化などがみられる．術後症例の経過観察では，再建部位や切除断端，気管孔周囲，頸部リンパ節の変化などに留意すべきである[44,45]．

③ 軟骨壊死

再発との鑑別が常に問題となる．再発・軟骨壊死ともに治療後1年以内に生じることが多く，症状はともに疼痛や腫脹で区別は難しい．放射線治療後の局所再発率は，T1-2期で10〜20％，T3-4期で40〜50％であるのに対し，軟骨壊死はまれで約1％である．軟骨壊死の原因は，内皮細胞障害と線維化による血行・リンパ流の障害とされる．治療前の軟骨浸潤が高度なほど，照射野が広いほど，壊死の危険性は高まる．治療は喉頭全摘術の適応となるが，高圧酸素療法や抗菌薬による治療の報告もある．CT所見は，周囲軟部組織腫脹，軟骨の分節化や虚脱，脱落，異常ガス像など（図12-29）であるが，非特異的な場合も多い（Box

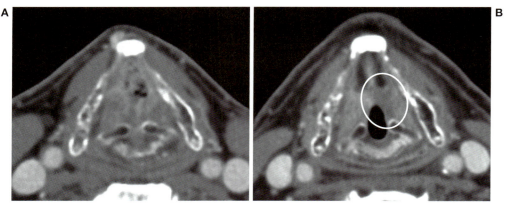

図12-28　50歳台男性　声門上癌：化学放射線療法(CRT)による変化
造影CT(A：治療前　B：CRT後)　左喉頭室から声帯の病変はCRTにより縮小し，硝子化を示唆する低吸収値を呈している(円内)．

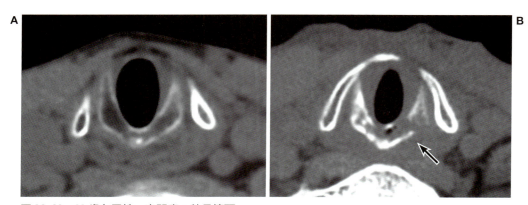

図12-29　60歳台男性　声門癌：軟骨壊死
単純CT(A：治療前，B：治療後)　声門癌化学放射線療法後に輪状軟骨に分節化と硬化，軟骨内ガス像を認める(→)．

Box 12-5	軟骨壊死のCT所見

- 軟骨周囲の軟部組織の腫脹
- 軟骨の分節化(fragmentation)
- 軟骨の虚脱(collapse)
- 披裂軟骨の前方脱臼
- 異常ガス像

12-5)[46]．
　軟骨硬化に関しては，放射線治療前後で変わらず継続する場合の臨床的意義は乏しいが，治療後の硬化の消失は予後良好を示唆する．軟骨硬化の進行や出現は予後不良を示唆し，原発巣非治癒の半数で軟骨硬化の進行がみられる[40]．

4. その他の疾患

　扁平上皮癌以外の病変における画像診断の目的は，病変の有無や局在，鑑別診断，深部浸潤の評価などにある．腫瘍性病変は粘膜下に多く，生検の可否，最適部位の決定にも画像は情報を提供できる．腫瘍性病変ではCT・MRIが用いられるが，炎症や感染，外傷ではCTが行われる．クループ（喉頭気管気管支炎）や喉頭蓋炎（声門上炎 epiglottitis）は通常，臨床所見と単純X線撮影で診断され，CT・MRIが用いられることはほとんどない．

a. 喉頭瘤，貯留囊胞　laryngocele, retention cyst

　喉頭瘤は喉頭室の機械的・器質的な閉塞により喉頭室底部（小囊）が拡張したものである（図 12-30）．機械的原因としてガラス職人や吹奏楽器奏者，慢性的な咳嗽があり，器質的原因として腫瘍や炎症，外傷などがある．喉頭粘膜下腫瘍として，喉頭癌に次いで多い．空気が含まれる場合を喉頭瘤，粘液が含まれる場合を喉頭粘液瘤，膿瘍を含む場合を喉頭粘液膿瘤という．約6%に癌の合併があり，喉頭癌の約18%に合併があるため，内視鏡での精査が必要となる．喉頭室の上外側に類円形から紡錘状の形態で，内部は含まれるものにより異なる吸収値・信号強度を示す．径の増大により喉頭外に突出し，顎下間隙に達することがある[47]．

　貯留囊胞は粘膜下に生じる囊胞性腫瘍で，小唾液腺の分布する部位で声門上部に多くみられる．CTあるいはMRIで壁の薄い囊胞として描出される．

b. 腫瘍性疾患

1）静脈奇形　venous malformation（血管腫 hemangioma）

　小児では，6〜8週の女児の声門下部に生じる[48]．1歳半くらいまでは増大し，その後退縮する．症状は繰り返す呼吸困難や喘鳴で，啼泣や炎症により症状が増悪する．成人では男性の声門上部にみられる（図 12-31）．境界明瞭な腫瘍である．海綿状型では，MRIのT2強調像で強い高信号で，特徴的な静脈石はCTで確認される．CT・MRIともに強く造影される．

2）軟骨肉腫　chondrosarcoma

　喉頭軟骨のまれな腫瘍で，50〜70歳台の男性に多く，50〜70%は輪状軟骨板部，20〜35%は甲状軟骨に発生する．分葉状の粘膜下腫瘍で，局所浸潤性である．腫瘍内の高い水分量を反映してMRIのT2強調像で強い高信号を示す．腫瘍内に点状・ポップコーン状の石灰化をCTで認める[49]．MRIの無信号域は石灰化に相当する．造影後辺縁あるいは中心部の増強効果がある．軟骨肉腫は喉頭内に限局することもあるが，隣接する喉頭外の軟部組織へしばしば進展する．治療後再発の傾向があるので，画像診断による術後経過観察は大切である．

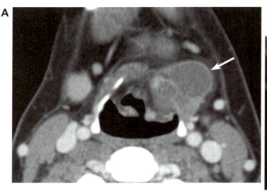
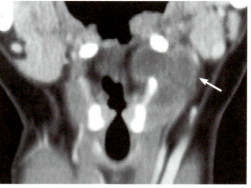

図 12-30　40 歳台女性（吹奏楽器奏者）　喉頭瘤
A：造影 CT，B：冠状断像　左喉頭室底部の拡張があり，甲状舌骨膜部から喉頭外に突出している．内部に液体を含む喉頭粘液瘤がある（→）．

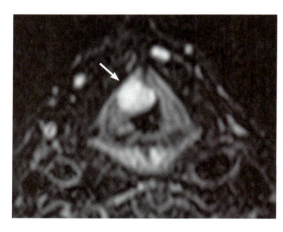

図 12-31　50 歳台男性　血管腫
MRI，脂肪抑制 T2 強調像　内視鏡で右喉頭室の粘膜下腫瘤として発見された．T2 強調像で高信号を示し（→），単純 CT（非提示）で静脈石と思われる石灰化がみられた．

3）悪性リンパ腫　malignant lymphoma

喉頭原発悪性リンパ腫はまれである．びまん性腫大あるいは限局性腫瘤の形態をとる場合がある．CT・MRI で非特異的所見を示す．比較的均一な増強効果を示す．MRI の拡散強調画像では，他部位の悪性リンパ腫と同様に著明な高信号を示し，見かけの拡散係数（apparent diffusion coefficient：ADC）値は低い．

4）形質細胞腫　plasmacytoma

50～70 歳台の男性に多い．髄外性形質細胞腫は頭頸部での発生が多く，喉頭では喉頭蓋や声帯，仮声帯にみられる．有茎性で易出血性の粘膜下腫瘤像を示す．境界明瞭で均一な非特異的な画像所見を示す．髄外性形質細胞腫の 20％以上でアミロイド沈着があり，MRI の T2 強調像で著明な低信号を示す．

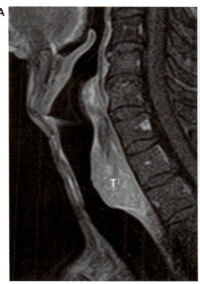
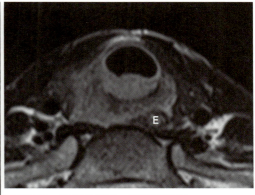

図12-32 40歳台男性 腺様嚢胞癌
A：MRI，造影T1強調矢状断像，B：T2強調像
輪状軟骨板部下縁と気管との境界部に腫瘍がある(T)．右側優位に気管食道溝への進展がある(E：食道)．

5) 小唾液腺腫瘍　minor salivary gland tumor

　小唾液腺は声門上部と声門下部に多く分布する．さまざまな組織型の腫瘍が発生するが，腺様嚢胞癌と粘表皮癌が代表的である[50]．腺様嚢胞癌は声門下部で気管との境界部に多い粘膜下腫瘍で(図12-32)，局所浸潤性で，反回神経に沿う神経周囲進展(perineural spread)もある．粘表皮癌は60歳台の男性の喉頭蓋に多く発生する．いずれも画像所見は非特異的である．

6) 脂肪腫　lipoma

　非常にまれであるが，画像所見は特徴的である．CT・MRIでいずれも皮下脂肪組織と同様の吸収値・信号強度を示し，増強効果はない．

7) 転移性腫瘍

　喉頭への転移はまれである．軟部組織への転移と骨化した軟骨の骨髄腔への転移に大別され，前者は悪性黒色腫や腎細胞癌による喉頭室，披裂喉頭蓋ヒダへの転移，後者は肺癌や乳癌による甲状軟骨転移が多い[50]．悪性黒色腫はメラニンによる信号強度(T1強調像で高信号，T2強調像で低信号)，腎細胞癌は強い増強効果が特徴的である．

C. 炎症性・感染性疾患

1) 肉芽腫性疾患

　結核や梅毒，サルコイドーシス，多発血管炎性肉芽腫症(granulomatosis with polyangiitis：GPA)などに侵されることがある．画像所見は，喉頭軟部組織の両側性・びまん性腫大，粘膜面の潰瘍性変化，びまん性の増強効果などがあげられる[51]．

2) 再発性多軟骨炎　relapsing polychondritis

　喉頭と気管，耳介，鼻の軟骨を侵す原因不明の炎症性疾患である．軟骨の腫大と石灰化・骨化があり，周囲軟部組織の浮腫と線維化がみられる[52]．気管軟骨浸潤により気道狭窄となり呼吸困難を起こす．

d. 喉頭の変形

1) 甲状軟骨側板の非対称性

　甲状軟骨側板の非対称は，喉頭の左右差を生じる原因の1つで，ほかに頸部の外傷や手術，頸椎の回旋，喉頭癌や下咽頭癌などによっても左右差を生じる．甲状軟骨側板の非対称性(図12-33)は，一側の甲状軟骨側板が長くなることにより，中高年の男性の特に左側に多いが，その原因は不明である．結果として甲状軟骨が傾斜し，喉頭は体軸に対して右側に回旋し，2次的に声門の傾斜，同仮声帯や梨状陥凹の圧排が生じると考えられており，回転角は加齢とともに大きくなる傾向がある[53, 54]．画像検査で偶発的に発見されることがあり，症状がない場合の臨床的意義はない．

2) 外　傷

　喉頭外傷は急性期と慢性期に大別される．急性期損傷として医原性外傷や鈍的外傷，穿通性外傷がある．気管内挿管での軟骨損傷は，輪状披裂関節で披裂軟骨の脱臼が最も多く，軟骨は前方に偏位し声帯は傍正中位となり，迷走神経損傷による声帯麻痺と同様の所見をとる．鈍的外傷はスポーツや事故により起こり，頸部前方からの打撲では頸椎との間で喉頭軟骨が圧潰する場合がある．輪状軟骨の骨折は板部の垂直骨折，弓部の両側性骨折と複数箇所の骨折が典型的である[55]．前外側からの打撲では，甲状軟骨側板の縦骨折を引き起こす．この際に対側甲状軟骨側板下に入り込むことがあり，慢性期に喉頭の変形をきたすため臨床上，前頸部腫瘤と間違われる場合がある．甲状軟骨では横骨折もあり，骨折線がCT横断面と平行となるため見落とされる恐れがある．

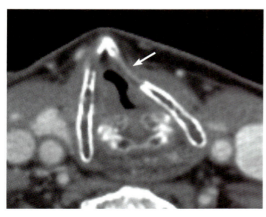

図12-33　70歳台男性　甲状軟骨の変形
造影CT　左甲状軟骨側板が長くなり傾斜し(→)，喉頭は右側に回旋している．

文　献

1) Kallmes DF, Phillips CD：The normal anterior commissure of the glottis. AJR Am J Roentgenol 1997；168：1317-1319.

2) Curtin HD：Anatomy, imaging and pathology of the larynx, Section II：Imaging. In：Som PM, Curtin HD(eds)：Head and neck imaging, 5th ed. St Louis：Mosby, 2011：1917-1930.

3) Kuno H, Onaya H, Iwata R, et al：Evaluation of cartilage invasion by laryngeal and hypopharyngeal squamous cell carcinoma with dual-energy CT. Radiology 2012；265：488-496.

4) Xu GZ, Zhu XD, Li MY：Accuracy of whole-body PET and PET-CT in initial M staging of head and neck cancer：a meta-analysis. Head Neck 2011；33：87-94.

5) Becker M：Larynx and hypopharynx. Radiol Clin North Am 1998；36：891-920.

6) Saleh EM, Mancuso AA, Stringer SP：CT of submucosal and occult laryngeal masses. J Comput Assist Tomogr 1992；16：87-93.

7) Meyer-Breiting E, Burkhardt A：Tumors of the larynx：histopathology and clinical inferences. Berlin：Springer-Verlag, 1988.

8) Ferri T, De Thomasis G, Quaranta N, et al：The value of CT scans in improving laryngoscopy in patients with laryngeal cancer. Eur Arch Otorhinolaryngol 1999；256：395-399.

9) Yilmaz T, Hosal S, Gedikoglu G, et al：Prognostic significance of depth of invasion in cancer of the larynx. Laryngoscope 1998；108：764-768.

10) Mancuso AA, Mukherji SK, Schmalfuss I, et al：Preradiotherapy computed tomography as a predictor of local control in supraglottic carcinoma. J Clin Oncol 1999；17：631-637.

11) Hermans R, Meijerink M, van den Bogaert W, et al：Tumor perfusion rate determined noninvasively by dynamic computed tomography predicts outcome in head-and-neck cancer after radiotherapy. Int J Radiat Oncol Biol Phys 2003；57：1351-1356.

12) Brierley JD, Gospodorowics MK, Wittekind C (eds)：UICC TNM classification of malignant tumours, 8th ed. New York：Wiley-Liss, 2017.

13) 日本頭頸部癌学会・編：頭頸部癌取扱い規約, 第6版. 金原出版, 2018.

14) Loevner LA, Yousem DM, Montone KT, et al：Can radiologists accurately predict preepiglottic space invasion with MR imaging? AJR Am J Roentgenol 1997；169：1681-1688.

15) Zbären P, Becker M, Läng H：Staging of laryngeal cancer：endoscopy, computed tomography and magnetic resonance imaging versus histopathology. Eur Arch Otolaryngol 1997；254 (Suppl 1)：S117-122.

16) Banko B, Dukic V, Milovanovic J, et al：Diagnostic significance of magnetic resonance imaging in preoperative evaluation of patients with laryngeal tumors. Eur Arch Otorhinolaryngol 2011；268：1617-1623.

17) Banko B, Djukic V, Milovanovic J, et al：MRI in evaluation of neoplastic invasion into preepiglottic space. Auris Nasus Larynx 2014；41：471-474.

18) Allegra E, Ferrise P, Trapasso S, et al：Early glottic cancer：role of MRI in the preoperative staging. Biomed Res Int 2014；2014：890385

19) Murakami R, Furusawa M, Baba Y, et al：Dynamic helical CT of T1 and T2 glottic carcinomas：predictive value for local control with radiation therapy. AJNR Am J Neuroradiol 2000；21：1320-1326.

20) Becker M, Zbären P, Laeng H, et al：Neoplastic invasion of the laryngeal cartilage：comparison of MR imaging and CT with histopathologic correlation. Radiology 1995；194：661-669.

21) Zbären P, Becker M, Läng H.：Pretherapeutic staging of laryngeal carcinoma. Clinical findings, computed tomography, and magnetic resonance imaging compared with histopathology. Cancer 1996；77：1263-1273.

22) Castelijns JA, Becker M, Hermans R：Impact of cartilage invasion on treatment and prognosis of laryngeal cancer. Eur Radiol 1996；6：156-169.

23) Becker M, Zbären P, Casselman JW, et al：Neoplastic invasion of laryngeal cartilage：reassessment of criteria for diagnosis at MR imaging. Radiology 2008；249：551-559.

24) Becker M, Zbären P, Delavelle J, et al：Neoplastic incasion of the laryngeal cartilage：reassessment of criteria for diagnosis at CT. Radiology 1997；203：521-532.

25) Munoz A, Ramos A, Ferrando J, et al：Laryngeal carcinoma：sclerotic appearance of the cricoid and arytenoids cartilage：CT-pathologic correlation. Radiology 1993；189：433-437.

26) Curtin HD：Importance of imaging demonstration of neoplastic invasion of laryngeal cartilage. Radiology 1995；194：643-644.

27) Thoeny HC, Delaere PR, Hermans R：Correlation of local outcome after partial laryngectomy with cartilage abnormalities on CT. AJNR Am J Neuroradiol 2005；26：674-678.

28) Pameijer FA, Mancuso AA, Mendenfall WM, et al：Can pretreatment computed tomography predict local control in T3 squamous cell carcinoma of the glottic larynx treated with definitive radiotherapy? Int J Radiat Oncol Biol Phys 1997；37：1011-1021.

29) Forastiere AA, Goepfert H, Maor M, et al：Concurrent chemotherapy and radiotherapy for organ preservation in advanced laryngeal cancer. N Eng J Med 2003；349：2091-2098.

30) Machtay M, Moughan J, Trotti A, et al：Factors associated with severe late toxicity after concurrent chemoradiation for locally advanced head and neck cancer：an RTOG analysis. J Clin Oncol 2008；26：3582-3589.

31) Maroldi R, Battaglia G, Nicolai P, et al：CT appearance of the larynx after conservative and radical surgery for carcinomas. Eur Radiol 1997；7：418-431.

32) Hermans R, Pameijer FA, Mancuso AA, et al：Laryngeal or hypopharyngeal squamous cell carcinoma：can follow-up CT after definitive radiation therapy be used to detect local failure earlier than clincal examination alone? Radiology 2000；214：683-687.

33) McDermott M, Hughes M, Rath T, et al：Negative predictive value of surveillance PET/CT in head and neck squamous cell cancer. AJNR Am J Neuroradiol 2013；34：1632-1636.

34) Gupta T, Master Z, Kannan S, et al：Diagnositic performance of post-treatment FDG PET or FDG PET/CT imaging in head and neck cancer：a systematic review and meta-analysis. Eur J Nucl Med Mol Imaging 2011；38：2083-2095.

35) Mehanna H, Wong WL, MaConkey CC, et al：PET-CT surveillance versus neck dissection in advanced head and neck cancer. N Engl J Med 2016；374：1444-1454.

36) Ong SC, Schoder H, Lee NY, et al：Clinical utility of ^{18}F-FDG PET/CT in assessing the neck after concurrent chemoradiotherapy for Locoregional advanced head and neck cancer. J Nucl Med 2008；49：532-540.

37) Fletcher JW, Djulbegovic B, Soares HP, et al：Recommendations on the use of ^{18}F-FDG PET in oncology. J Nucl Med 2008；49：480-508.

38) Manikantan K, Dwivedi RC, Sayed SI, et al：Current concepts of surveillance and its significance in head and neck cancer. Ann R Coll Sueg Engl 2011；93：576-582.

39) Mukherji SK, Mancuso AA, Kotzur IM, et al：Radiologic appearance of the irradiated larynx. Part I. Expected changes. Radiology 1994；193：141-148.

40) Mukherji SK, Mancuso AA, Kotzur IM, et al：Radiologic appearance of the irradiated larynx. Part II. Primary site response. Radiology 1994；193：149-154.

41) Ljumanovic R, Langendijk JA, Hoekstra OS, et al：Pre- and post-radiotherapy MRI results as a predictive model for response in laryngeal carcinoma. Eur Radiol 2008；18：2231-2240.

42) 田中宏子，川端一嘉，三谷浩樹ほか：化学放射線同時併用療法後のCT・MRIによるリンパ節評価．頭頸部癌 2013；39：66-71.

43) Liauw SL, Mancuso AA, Amdur RJ, et al：Postradiotherapy neck dissection for lymph node-positive head and neck cancer：the use of computed tomography to manage the neck. J Clin Oncol 2006；24：1421-1427.

44) Mei J, Huang Z, Wu K, et al：Risk factors of stomal recurrence after laryngectomy：A systematic review and meta-analysis. Ann Otol Rhinol Laryngol 2017；126：654-668.

45) Zbären P, Greiner R, Kengelbacher M：Stoma recurrence after laryngectomy：an analysis of risk factors. Otolaryngol Head Neck Surg 1996；114：569-575.

46) Hermans R, Pameijer FA, Mancuso AA, et al. CT findings in chondroradionecrosis of the larynx. AJNR Am J Neuroradiol 1998；19：711-718.

47) Glazer HS, Mauro MA, Aronberg DJ, et al：Computed tomography of laryngoceles. AJR Am J Roentgenol 1983；140：549-552.

48) Parkes WJ, Propst EJ：Advances in the diagnosis, management, and treatment of neonates with laryngeal disorders. Semin Fetal Neonatal Med 2016；21：270-276.

49) Wippold FJ, Smirniotopoulos JG, Moran CJ, et al：Chondrosarcoma of the larynx：CT feature. AJNR Am J Neuroradiol 1993；14：453-459.

50） Becker M, Noulin G, Kurt AM, et al：Non-squamous cell neplasms of the larynx：Radiologic-pathologic correlation. RadioGraphics 1998；18：1189-1209.

51） Moon WK, Han MH, Shang KH, et al：Laryngeal tuberculosis：CT findings. AJR Am J Roentgenol 1996；166：445-449.

52） Casselnman JW, Lemahieu SF, Peene P, et al：Polychondritis affecting the laryngeal cartilages：CT findings. AJR Am J Roentgenol 1988；150：355-356.

53） 飯田　順，堤康一朗，岩武博也ほか：一側性仮声帯肥大と甲状軟骨の形態について．耳鼻臨床 1991；48：28-33.

54） Mrinaka S, Miyamoto S, Hidaka A：Helical CT scanning of laryngeal deviation. Auris Nasus Larynx 2001；28：151-159.

55） Meglin AJ, Biedlingmaier JF, Mirvis SE：Three-dimensional computed tomography in the evaluation of laryngeal injury. Laryngoscope 1991；101：202-207.

XIII 頸部リンパ節

1. 頸部リンパ節の解剖と機能
2. 頸部リンパ系の解剖
3. 検査法・撮像プロトコール
4. 頸部リンパ節疾患のCT・MRI所見

CT and MRI of the Head and Neck

はじめに

　頸部リンパ節腫脹は日常診療において遭遇する機会が多く，非特異的炎症から全身疾患に伴うリンパ節腫大まで原因は多岐にわたる．多くは上気道感染などに伴う一過性の反応性腫大であり，CT・MRI まで撮像される症例は多くはない．しかし，治療に反応しない，腫大が持続・増大傾向であるなどの場合にはリンパ腫や転移なども考慮し，CT・MRI が撮像される．本章ではリンパ節の解剖と機能，頸部リンパ系の解剖，CT・MRI 検査法，リンパ節疾患の CT・MRI 所見を解説する．

1. 頸部リンパ節の解剖と機能

a. リンパ系

　リンパ系はリンパ液・リンパ管・リンパ組織からなり，リンパの循環系を成す．リンパ液はリンパ管へ流出した組織液である．組織液は毛細血管網から組織間隙へ漏出し，白血球や蛋白質・脂質・異物を含み，細胞に栄養を与え，老廃物を排泄・交換する役割がある．毛細リンパ管へ流れ込んだ組織液は，集合リンパ管から，最終的に胸管や右リンパ本幹を介して静脈へ還流する．リンパ組織はリンパ球が集合した組織で，リンパ節や扁桃，脾臓などがある．リンパ節は集合リンパ管を通るリンパの流れを止めて，リンパを濾過する役割をもつ．

b. リンパ節の発生，構造，機能

　リンパ節は魚類・両生類・爬虫類にはなく，鳥類になってリンパ組織の集合としてみられ，哺乳類で器官となる[1]．リンパ節は細網組織にある静脈からリンパ球の漏出によって形成され，やがて被膜により囲まれたリンパ節の実質とリンパ流路が明確となる[2]．

　リンパ節の構造を図 13-1 に示す．リンパ節は楕円体〜ソラマメ状の形態を呈し，陥凹部をリンパ節門という．線維性結合組織の被膜で覆われ，被膜から出た小柱がリンパ節内を区画している．リンパ組織は被膜に近い皮質と門に近い深部にある髄質に分けられる．皮質はさらに浅層・深層に分類され，皮質浅層には B リンパ球が密集して形成されるリンパ小節（リンパ濾胞）がある．リンパ小節の中央部は活性化された B リンパ球からなる胚中心がみられる．胚中心がないリンパ小節を一次リンパ小節，あるものを二次リンパ小節という．皮質深層はおもに T リンパ球からなる．皮質深層には毛細血管後細静脈があり，血中の小リンパ球は内皮を貫いて，リンパ組織に遊出する．髄質は髄索と髄洞からなり，形質細胞が多く，抗体をリンパ洞へ分泌する場所となっている．

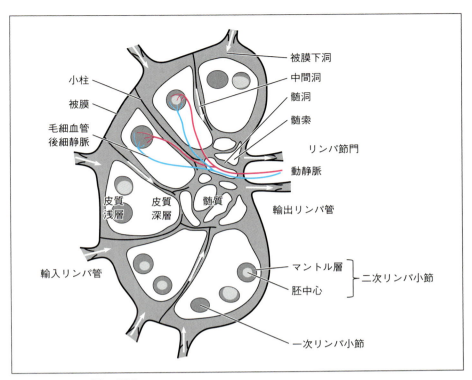

図13-1 リンパ節の構造
矢印はリンパ液の流れを示す.

　リンパ液はリンパ節の凸面にある輸入リンパ管から流入し，被膜下洞・中間洞・髄洞を流れ，凹面のリンパ節門にある輸出リンパ管から流出する．リンパ節転移は初期には被膜下洞に形成されることが多い．動脈はリンパ節門から入り，分岐して髄索・小柱を走り，皮質に至り，特にリンパ小節で発達した網細血管網を形成する．皮質からの毛細血管は傍皮質で細静脈となり，静脈となってリンパ節門から出る．CT・MRIでリンパ節門の脂肪組織内にこれらの脈管が描出されることがある．

　リンパ節の機能はリンパの濾過と免疫応答の場である．Bリンパ球は皮質浅層のリンパ小節で抗原により活性化・増殖し，抗体を産生する．一部は記憶B細胞となり，再び抗原刺激を受けるとリンパ小節は腫大し，リンパ節は腫脹する．Tリンパ球は傍皮質を占め，抗原刺激に対して増殖し，活性化する．

628　XIII. 頸部リンパ節

2. 頸部リンパ系の解剖

　頭頸部リンパ系の解剖は Henri Rouvière の解剖書が基礎となっているものの，解剖名称が複数存在する．一方で，臨床的にはレベルシステムや『頭頸部癌取扱い規約』の分類が使用されている．このように複数の臨床分類や解剖名が存在し，初学者が理解するのに少なからず混乱を生じている．本節ではまず，簡便で臨床的に有用性の高いレベルシステムについて解説する．続いて，リンパ節同士のつながり(リンパ鎖，リンパ路)やリンパの流れ，レベルシステムでは反映されないリンパ節も含め，Rouvière による解剖に基づいて，頭頸部リンパ系の解剖を画像とともに詳細に解説する．最後に『頭頸部癌取扱い規約』による分類について，簡潔に記載する．

a. レベルシステム

1）概　要

　レベルシステムは 1972 年 Lindberg らが 2044 例の頭頸部扁平上皮癌の原発巣と転移の方向の検討から頭頸部のリンパ節を 9 領域に分類したことに始まる[3]．その後，選択的頸部郭清などさまざまなリンパ節郭清術を記述する方法として，議論が重ねられてきた．しかし，CT・MRI での術前評価が広まり，化学放射線療法の選択肢も広がると，画像上でレベルを分類することの有用性が高まった．1999 年に頭頸部放射線診断医であった Peter Som らはそれまでのレベルシステムに基づいて，画像上でレベル分類を行った[4]．2002 年の American Head and Neck Society/American Academy of Otolaryngology による分類では，Peter Som も作成に携わり，画像をベースとしたレベルシステムが普及した[5]．近年では放射線治療の視点から，このレベルシステムに反映されないリンパ節も加えてレベル I〜X まで分類したレベルシステムも提唱されている[6]．本章では画像に基づいたレベルシステムを解説する．

2）画像に基づくレベルシステム

　画像に基づくレベルシステムでは特定しやすい画像上の解剖学的ラインを境界として，頸部リンパ節をレベル I〜VII に分類している．そのため，解剖学的ラインを把握すれば，おのずとレベルが決定する．おもに用いられるラインを Box 13-1 と図 13-2 に示し，それぞれのレベルの定義は表 13-1 に示す．鎖骨上窩リンパ節・咽頭後リンパ節の定義は別に記載されており，耳下腺リンパ節や顔面リンパ節，浅頸リンパ節などレベルシステムに反映されないリンパ節は固有の名称を使用する．

3）レベルシステムの評価法，注意点

　評価法としては，通常は横断(軸位断)での観察となるため，まずみているスライスの高さ(上下の境界：舌骨下縁・輪状軟骨下縁より上か，下か)を確認する．次にその高さで，横断

2. 頸部リンパ系の解剖

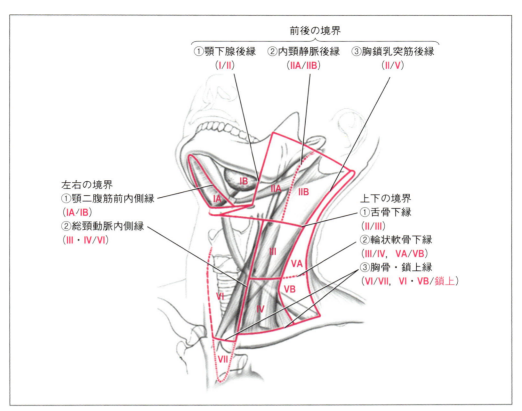

図13-2　レベルシステムで用いられるおもなライン（文献7より改変）

Box 13-1　レベルシステムで用いられるおもなライン

上下	①舌骨下縁（II/III） ②輪状軟骨下縁（III/IV, VA/VB） ③胸骨・鎖骨上縁（VI/VII, VI・VB/鎖上）
前後	①顎下腺後縁（I/II） ②内頸静脈後縁（IIA/IIB） ③胸鎖乳突筋後縁（II・III/V）
左右	①顎二腹筋前腹内側縁（IA/IB） ②総頸動脈内側縁（III・IV/VI）

630 XⅢ. 頸部リンパ節

表13-1　レベルシステムの定義

レベル	定義	細分類	定義	相当するリンパ節
I	舌骨体下縁より上方で顎舌骨筋より下部にあり，かつ顎下腺後縁より前方にあるリンパ節である．次の2群に分ける．	IA	両側の顎二腹筋前腹内側縁より内側にあるリンパ節	オトガイ下リンパ節
		IB	両側の顎二腹筋前腹内側縁より外側にあるリンパ節	顎下リンパ節
II	頭蓋底の頸静脈窩から舌骨体下縁の高さで，顎下腺後縁より後方，胸鎖乳突筋後縁より前方に位置するリンパ節である．ただし，内頸動脈の内側で頭蓋底より2cm以内にあるリンパ節は咽頭後リンパ節とする．次の2群に分ける．	IIA	内頸静脈の前方・内側・外側，または内頸静脈と接して後方にあるリンパ節	上内深頸リンパ節
		IIB	内頸静脈と脂肪を介して後方にあるリンパ節	副神経リンパ節（最上部）
III	舌骨体下縁から輪状軟骨下縁の高さで，胸鎖乳突筋後縁より前方に位置し，両側総頸動脈・内頸動脈内側縁より外側にあるリンパ節			中内深頸リンパ節
IV	輪状軟骨下縁から胸骨上縁の高さで胸鎖乳突筋後縁と前斜角筋後外側縁を結ぶ線より前方，総頸動脈内側縁より外側に位置するリンパ節である．			下内深頸リンパ節 前斜角筋リンパ節
V	頭蓋底から鎖骨の高さで，頭蓋底〜輪状軟骨の高さでは胸鎖乳突筋後縁より後方，輪状軟骨下縁より下方では胸鎖乳突筋後縁と前斜角筋後外側縁を結ぶ線より後方にあり，僧帽筋前縁より前方に位置するリンパ節である．次の2群に分ける．	VA	頭蓋底から輪状軟骨下縁にあるリンパ節	副神経リンパ節（上部）
		VB	輪状軟骨下縁から鎖骨の高さにあるリンパ節	副神経リンパ節（下部）
VI	舌骨体下縁から胸骨柄上縁の高さで両側総頸・内頸動脈内側縁の間にあるリンパ節			臓側リンパ節

（次頁に続く）

表 13-1　レベルシステムの定義（続き）

レベル	定義	細分類	定義	相当するリンパ節
VII	胸骨柄上縁から無名静脈の高さで，両側総頸動脈内側縁の間に位置するリンパ節			上縦隔リンパ節
鎖骨上窩リンパ節	鎖骨の高さ，または鎖骨より下方で総頸動脈より外側，肋骨より上内側に存在するリンパ節			
咽頭後リンパ節	内頸動脈より内側で頭蓋底から2 cm 以内の高さに存在するリンパ節			

面の解剖学的ライン（前後・左右の境界）を画像上で想定し，レベルを決定する．この際，ラインは左右別々に引く．慣れないうちはビューアー上で実際にラインを引いてみるとよい（図 13-3）．リンパ節が多領域にまたがる場合には，体積の多いほうのレベルに分類する．

　注意点として，体軸に対する横断面の角度により，解剖学的ラインとリンパ節の位置関係が変わってしまうことがあげられる．そのため，撮像は自然体位で，肩をできるだけ下げ，硬口蓋をテーブルトップと垂直になるようにし，ガントリーは眼窩下縁と外耳道を結ぶ面とするとしている[7]．近年では任意断面での再構成ができる CT 装置が普及しており，眼窩下縁と外耳道を結ぶラインで再構成するとより正確に評価できると思われる．

b. Rouvière に基づく頸部リンパ節の解剖

1）概要（図 13-4）

　頭頸部には 150〜300 個のリンパ節が存在する．Rouvière は頭頸部リンパ節を 10 群に分類し，リンパの経路となるリンパ鎖（路）を解説している[8]．舌骨上には顎下リンパ節，オトガイ下リンパ節，舌リンパ節，咽頭後リンパ節，耳下腺リンパ節，顔面リンパ節，後頭リンパ節，乳突リンパ節がある．これらから出たリンパはおもに深側頸リンパ鎖（内頸静脈リンパ鎖，副神経リンパ鎖，頸横リンパ鎖）を介して静脈へ還流し，一部は浅層の浅側頸リンパ鎖を流れる．また，舌骨下の前頸部では浅層を流れる前頸静脈リンパ鎖と深部の咽頭喉頭・気管近傍にある臓側リンパ節，反回神経リンパ鎖，喉頭気管前リンパ鎖がある．ここでは1)側頸リンパ節，2)舌骨上頸部のリンパ節・前方，3)後方，4)前頸リンパ節に分けて詳細に解説する．

2）側頸リンパ節　lateral nodes of the neck

　側頸リンパ節は胸鎖乳突筋より浅層を走行する浅側頸リンパ節と，深部にある深側頸リンパ節に大別される．

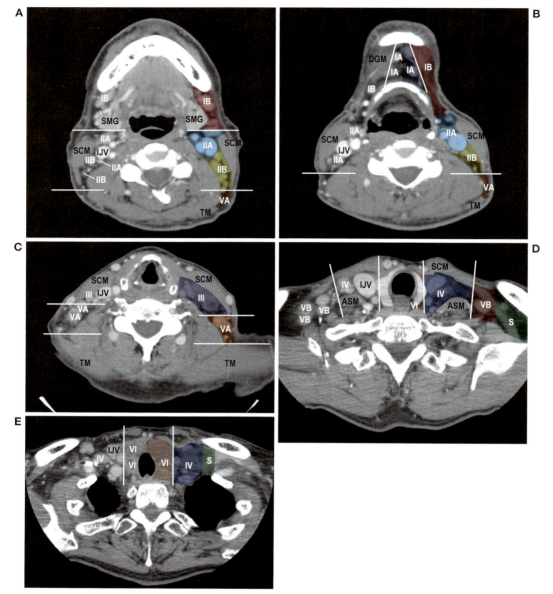

図 13-3 レベルシステム

A：50 歳台男性　リンパ腫　造影 CT　舌骨体部下縁より上方の高さの横断像　内頸静脈（IJV）後方で内頸静脈と接するものは IIA，脂肪を介して離れているものは IIB である．胸鎖乳突筋の後方部分は薄くなっており，この後端がレベル VA との境界となる．

B：A と同一症例　造影 CT　舌骨体部下縁より上方の高さの横断像　顎二腹筋前腹（DGM）内側縁より内側のリンパ節はレベル IA である．

C：60 歳台男性　上咽頭癌　造影 CT　舌骨体部下縁〜輪状軟骨下縁の高さの横断像　胸鎖乳突筋（SCM）後縁より前方がレベル III，後方が VA である．VA は僧帽筋（TM）より前方に位置する．

D：C と同一症例　造影 CT　輪状軟骨下縁より下の高さの横断像　胸鎖乳突筋後縁と前斜角筋（ASM）の後外側縁を結ぶ線より前方が IV，後方が VB である．鎖骨の高さになると鎖骨上窩リンパ節（S）となる．

E：70 歳台男性　リンパ腫　造影 CT　輪状軟骨下縁より下の高さの横断像　総頸動脈内側縁より内側がレベル VI，外側がレベル IV である．

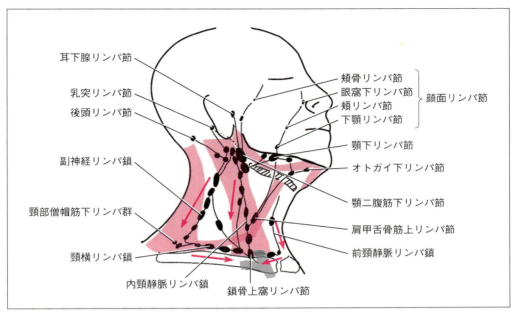

図 13-4　頸部リンパ節の概要(文献 8 をもとに作成)

① **浅側頸リンパ節** superficial lateral nodes of the neck, **外頸静脈リンパ鎖** external jugular chain(図 13-5, 図 13-17, 図 13-23)

　胸鎖乳突筋表面で外頸静脈に沿うリンパ節である．通常リンパ節は 1〜2 個で，耳下腺近くか，胸鎖乳突筋の中腹にみられることが多い．筋膜下耳下腺リンパ節からのリンパ流の一部は外頸静脈に沿って下行し，浅側頸リンパ節を介在する．胸鎖乳突筋背側で内頸静脈リンパ鎖や頸横リンパ鎖に入る．

② **深側頸リンパ節** deep lateral nodes of the neck(図 13-4)

　深側頸部には 3 つの大きなリンパ路(内頸静脈リンパ路，副神経リンパ路，頸横リンパ路)があり，頭頸部領域の大部分のリンパは最終的にこれらのリンパ路に合流し，胸管や大静脈(鎖骨下静脈，内頸静脈，静脈角など)に注ぐ．側頸部で 3 つのリンパ路は三角を形成し，内側では内頸静脈リンパ路を下行し，後方外側では副神経リンパ路から頸横リンパ路を介してリンパが流れる．三角の角の位置ではそれぞれのリンパ鎖のリンパ節が混合する．三角の中を内側下方もしくは外側下方に斜走する連絡があり，小さな介在リンパ節が存在することがある．これらのリンパ鎖は胸鎖乳突筋・僧帽筋深部と鎖骨上領域の脂肪層(fatty-cellular lymphoid plane of the neck)にあり，リンパ組織を含む脂肪結合組織を一塊として切除するという頸部郭清術の基礎となっている．

　A) **内深頸リンパ鎖** internal jugular chain　レベル II〜IV に相当(図 13-4, 図 13-6)

　　内頸静脈に沿って，上下に連なり，外側群と前方群に分類される．

　　a) **外側群** lateral nodes　レベル IIA, III, IV に相当

　　　顎二腹筋後腹から内頸静脈と肩甲舌骨筋が交差する高さの間で，内頸静脈外側に沿ってリンパ節鎖を形成する．通常，このレベルかやや上方で，リンパ鎖は内頸静脈の後

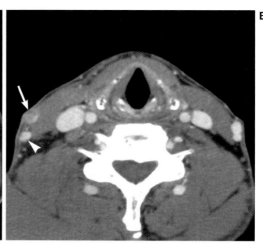

図 13-5　浅側頸リンパ節
A：40歳台男性　甲状腺癌　造影CT，B：60歳台女性　リンパ腫　造影CT　右外頸静脈(▶)の近傍に浅側頸リンパ節(→)を認める．

方へ入り込む．下方は静脈角の上方の内頸静脈後方で終わることが多く，横隔神経の内側，前斜角筋の内側傾斜部に位置する．

内頸静脈リンパ路(internal jugular lymphatic path)：外側鎖は上下に互いに連結しており，下部では1つの太いリンパ管となり，頸リンパ本幹となる．頸リンパ本幹は左右で終わり方が異なる．

- 右：右リンパ本幹もしくは右静脈角，鎖骨下静脈の内頸静脈よりの上壁，内頸静脈の外側壁(鎖骨下静脈合流部より数mm上方)に入る．
- 左：胸管もしくは右同様に静脈角や近傍の内頸静脈・鎖骨下静脈に入る．

※内頸静脈の外側に胸鎖乳突筋が位置するため，画像上は真横ではなく，やや後方寄りに存在する．

※Rouvièreのリンパ解剖でメルクマールとなる内頸静脈と肩甲舌骨筋が交差する高さはほぼ輪状軟骨下縁，甲状舌顔面静脈幹合流部の高さはほぼ舌骨の高さに相当する[9]．これはレベルシステムのラインとほぼ一致する．甲状舌顔面静脈幹は上甲状腺静脈が単独で内頸静脈に合流するなど，変異が多い．

b) 前方群　anterior nodes

内頸静脈の前方に位置するリンパ節であり，上・中・下群に分類される．

i) 上群　superior group：レベルⅡAに相当

顎二腹筋後腹下面から甲状舌顔面静脈幹合流部の高さにある．顎二腹筋下のリンパ節は最上部の最も大きなリンパ節で，顎二腹筋下リンパ節やKüttnerの頸部主要リンパ節ともよばれ，常に存在する．

※顎二腹筋下リンパ節は頭部，上頸部のリンパの集積地である．

※接合部リンパ節(junctional lymph node，図 13-7)：顎二腹筋や耳下腺下部の深部，頸動脈鞘の外側にあるリンパ節である．副神経リンパ鎖・内頸静脈リンパ鎖の接合部に位置するため，接合部リンパ節とよばれる．触診で触知することができな

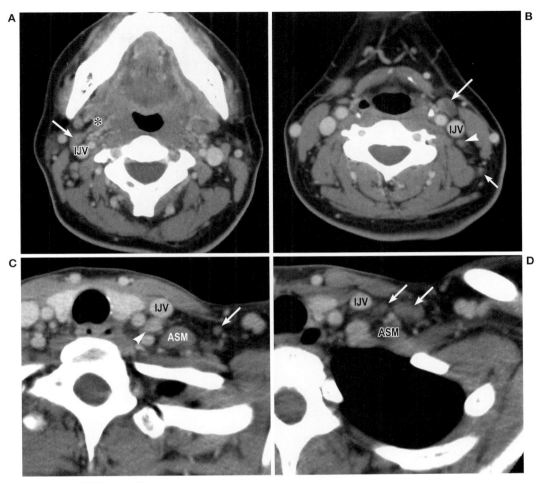

図 13-6 深側頸リンパ節
40 歳台女性　甲状腺癌　造影 CT
A：顎二腹筋後腹(＊)直下の内頸静脈(IJV)前方にリンパ節を認め(→)，顎二腹筋下リンパ節である．
B：甲状舌骨顔面静脈管合流より下方の高さ．内深頸リンパ節(前方群：大矢印，外側群：▶)，副神経リンパ節(小矢印)．
C：輪状軟骨下縁より尾側の高さ．内頸静脈(IJV)後方で，前斜角筋(ASM)内側にリンパ節(▶)を認め，内深頸リンパ節外側群下端のリンパ節に相当する．頸横動静脈に沿った小さな頸横リンパ節(→)．
D：頸横リンパ鎖内側端に鎖骨上リンパ節(→)を認める．静脈角の外側上方，前斜角筋(ASM)前方に位置する．前斜角筋リンパ節ともよばれる．

い．また，郭清範囲に含まれないため，術前の指摘が重要である[9,10]．

ⅱ) **中群　middle group**：レベル Ⅲ に相当

　甲状舌顔面静脈幹合流部から肩甲舌骨筋と内頸静脈が交差する高さにあるリンパ節である．肩甲舌骨筋直上にあるリンパ節は肩甲舌骨筋上リンパ節(supra-omohyoid node, 図 13-8)とよばれる．

※肩甲舌骨筋上リンパ節は比較的独立して存在し，頸動脈三角において浅側から集ま

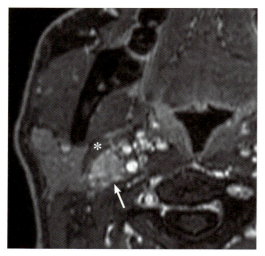 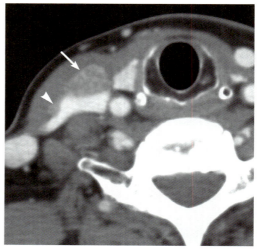

図 13-7　接合部リンパ節
70 歳台男性　軟口蓋癌　MRI, 脂肪抑制造影 T1 強調像　顎二腹筋後腹(＊)深部で，内頸動脈外側に位置する接合部リンパ節に転移を認める(→)．

図 13-8　肩甲舌骨筋上リンパ節
50 歳台女性　耳下腺癌　造影 CT　輪状軟骨の高さで，内頸静脈前面にリンパ節腫大を認め(→)，肩甲舌骨筋上リンパ節と考えられる．この外側にも小さなリンパ節を認める(▶)．

るリンパの集約点である[11]．また，顎下リンパ節との直接の交通をもつことがあり，上内深頸リンパ節を介さずに中内深頸リンパ節に転移しうる．画像上は内頸静脈と舌骨下筋群・胸鎖乳突筋の間に位置し，周囲の脂肪組織が少ない場合，見落としやすい．

iii）**下群**　interior group：レベルⅣに相当
肩甲舌骨筋と内頸静脈の交差点から内頸静脈終末部までの高さにあるリンパ節で，存在はまれである．

● **内深頸リンパ節前方群の輸出リンパ管**：内深頸リンパ節前方群からのリンパは上内側から下外側方向に走行し，内頸静脈リンパ鎖に入る．上群は互いに連絡があるが，中群の肩甲舌骨筋上リンパ節との交通はあまりない．

B）**副神経リンパ鎖　spinal accessory chain**　レベルⅡB，Ⅴに相当(図 13-4，図 13-6)
　胸鎖乳突筋上部から僧帽筋深部までの副神経に沿って存在する．上部では内頸静脈リンパ節と混在しており，後頭リンパ節からのリンパ流が合流する．副神経リンパ鎖は下外側へ走行し，内頸静脈とは離れていく．下方は僧帽筋に達し，頸横リンパ鎖と合流する．胎児や乳児ではしばしば僧帽筋下まで副神経に沿ってリンパ節が発達する(頸部僧帽筋下リンパ群：cervical subtrapezius lymphoid aggregation)．

　副神経リンパ路(spinal accessory lymphatic path)：副神経リンパ路は上方から下方に流れ，下部で頸横リンパ路に連続している．さまざまな高さで，斜め下前方・内側にリンパ管を出しており，頸横リンパ路に向かうリンパを迂回させる．これらの吻合リンパ管に沿ってもいくつかのリンパ節がある．

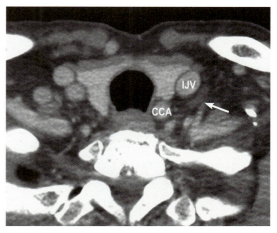

図13-9 胸管
70歳台男性 舌癌 造影CT 内頸静脈(IJV)後方を回り込む，増強効果に乏しい管状構造(→)を認める．他スライス(非提示)では，後方は総頸動脈(CCA)後方を回り込んで気管食道溝方向へ伸び，前方は静脈角に連続しており，胸管と考えられる．

C）頸横リンパ鎖　transverse cervical chain（図13-4, 図13-6）

頸横動静脈に沿って存在する．最も内側のリンパ節はTroisierリンパ節（鎖骨上窩リンパ節）として知られている．頸横リンパ節は互いにリンパ管により連結しており，頸横リンパ路(transverse cervical lymphatic path)を形成している．頸横リンパ路は頸リンパ本幹に合流するか，左では胸管，右では右リンパ本幹に合流する．または直接，鎖骨下静脈もしくは内頸静脈に入る．

　※Troisierリンパ節はVirchowリンパ節と同義であり，胸管の最終介在リンパ節である[11]．Troisier徴候とはTroisierリンパ節が腫大する徴候で，腹部悪性腫瘍の転移を示唆する．

●深側頸リンパ節の輸入リンパ管：
　・内頸静脈リンパ鎖：①耳下腺・顎下・オトガイ下・咽頭後・喉頭前リンパ節，気管前・反回神経リンパ節の一部　②鼻腔，咽頭，外耳道，中耳，舌，口蓋，扁桃，顎下腺，舌下腺，甲状腺
　・副神経リンパ鎖：①後頭・乳突部・肩甲上リンパ節　②頭頂部，後頭部の頭皮，③項部，頸部の外側部，肩
　・頸横リンパ鎖：①副神経リンパ鎖，鎖骨下リンパ節の一部　②前外側頸部の皮膚，乳腺領域などの前胸壁，時に上肢．
※胸管（図13-9）：胸管は腹部・下肢のリンパを集め，第2腰椎の高さの乳糜槽から始まり，後縦隔を上行し，一般的には左静脈角に入る．CTでは気管食道溝から総頸動脈と鎖骨下動脈の間を走行し，静脈角に連なる管として55％で同定される[12]．鎖骨上窩では胸管は管状や裾広がり，紡錘状の形態を呈する．

3）舌骨上頭頸部のリンパ節・前方

①顎下リンパ節　submaxillary nodes　レベルIBに相当（図13-10）

顎下間隙にあるリンパ節であり，3～6個程度のリンパ節からなる．以下のa～e) 5つのグループに分類される．a)～d)は深頸筋膜浅葉内で顎下腺被膜外に存在し，e)は被膜内に存在する．

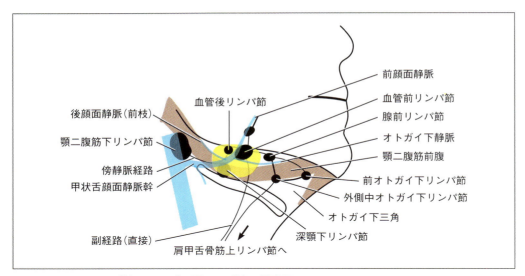

図 13-10 顎下リンパ節,オトガイ下リンパ節の模式図(文献 8 をもとに作成)

a) **腺前リンパ節　preglandular group**(図 13-11A)
顎下腺前面・下顎骨下縁・顎二腹筋前腹外側縁・顎舌骨筋で囲まれる三角形の間隙に位置するリンパ節である．オトガイ下静脈に近接し，1〜2個存在する．

b) **血管前リンパ節　prevascular group**(図 13-11BC)
前顔面静脈の前方，顔面動脈に接して存在する．通常，1個で顎下リンパ節の中で一番大きい．

c) **血管後リンパ節　retrovascular group**(図 13-11AC)
前顔面静脈の後方に位置する．下顎骨下縁との距離はさまざまである．前・後顔面静脈の合流部によく存在する．

※前顔面静脈の前後にリンパ節が位置するため，顎下腺病変では病変と顎下腺の間に静脈が位置することはなく，リンパ節病変では顔面静脈は病変と顎下腺の間付近に位置する[13]．

※後顔面静脈は下顎後静脈と同義で，前枝と後枝に分かれる．前枝は前顔面静脈と合流して，総顔面静脈となる．後枝は外頸静脈となる．前顔面静脈は単に顔面静脈ともよばれる．

d) **腺後リンパ節　retroglandular group**
存在はまれである．通常，1個のリンパ節からなる．顎下腺や血管後リンパ節より後方に位置する．多くは下顎角の内側で少し下方に位置する．

e) **被膜内リンパ節　intracapsular group**
顎下腺実質内や被膜内にあるとされるリンパ節

※深顎下リンパ節(deep submandibular nodes)．顎下腺深部にあるリンパ節である．
※顎下腺後縁より後方のリンパ節はレベルシステムでレベルIIAに分類される．
●**顎下リンパ節の輸入リンパ管**：オトガイ外側部，下口唇の大部分，上口唇，頬，鼻，鼻腔前方の粘膜，歯肉や歯の大部分，眼瞼内側，口蓋，舌，顎下腺，口腔底，舌下腺

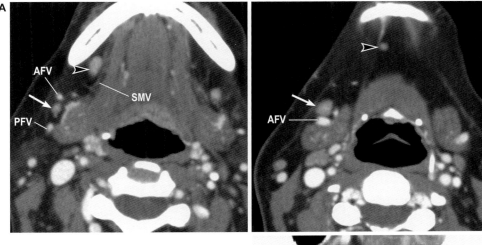
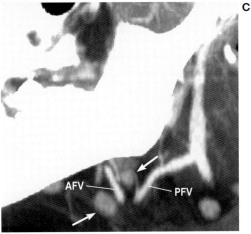

図13-11 顎下リンパ節，オトガイ下リンパ節
40歳台女性　舌癌　造影CT
A：オトガイ下静脈(SMV)近傍に腺前リンパ節を認める(▶)．前顔面静脈(AFV)後方に血管後リンパ節を認める(→)．後顔面静脈前枝(PFV)
B：前顔面静脈(AFV)前方に血管前リンパ節を認める(→)．オトガイ下リンパ節(▶)
C：前顔面静脈(AFV)の前後に血管前・後リンパ節を認める(→)．後顔面静脈前枝(PFV)

から集まる．オトガイ下リンパ節から腺前リンパ節への経路もある．顔面のリンパ管は時に顔面リンパ節を介在する．

● **顎下リンパ節の輸出リンパ管**：顎下リンパ節は最終的に内頸静脈リンパ鎖に合流する．主経路・副経路がある．

主経路：

ⅰ) **傍静脈経路**(図13-10)：血管前・後リンパ節は前顔面静脈の前後に沿って下降し，下方でしばしば合流し，1本となる．内頸静脈前方のリンパ鎖に合流することが多く，外側のリンパ鎖に入ることは少ない．

ⅱ) **傍動脈経路**：血管前・後リンパ節から顎動脈に沿って顎下腺の深部辺縁もしくは上縁を走行する．顎二腹筋後腹・茎突舌筋の内側を交差し，顎二腹筋下リンパ節に流入する．腺後リンパ節が介在リンパ節となりうる．

副経路：

ⅰ) **直接経路**(図13-10)：腺前，血管前・後リンパ節から深頸筋膜浅葉直下を下外側へ走行し，肩甲舌骨筋上リンパ節に入る．もしくは，わずかに上方で内頸静脈リンパ鎖の前方もしくは外側のリンパ節に入る．同側のオトガイ下リンパ節も同様のリ

ンパ路を流れる.

ⅱ）**オトガイ下副経路**：腺前リンパ節，血管前リンパ節から前下方に向かい，顎二腹筋前腹と交差し，外側オトガイ下リンパ節に合流する．その後，同側あるいは対側，両側の内頸静脈鎖に入る.

② **オトガイ下リンパ節　submental nodes　レベルⅠA に相当（図 13-10）**

　前方を下顎骨，後方を舌骨，外側を顎二腹筋前腹に囲まれたオトガイ下三角にあるリンパ節である．深頸筋膜浅葉下に位置し，時に皮下に存在する．オトガイ下三角前方と顎二腹筋前腹内側に沿うものが多い[14]．前・中・後オトガイ下リンパ節に分類される.

　　a）**前オトガイ下リンパ節　anterior group（図 13-11B）**

　　　オトガイ下三角の前方にあるリンパ節で，半数程度でみられる.

　　b）**中オトガイ下リンパ節　middle group**

　　　外側，内側に分けられる.

　　　ⅰ）**外側　lateral nodes**：ほぼ全例にみられる．顎二腹筋前腹上のリンパ節であり，舌骨とオトガイの中間に位置する.

　　　ⅱ）**内側　medial nodes**：顎二腹筋前腹の間に存在する.

　　c）**後オトガイ下リンパ節　posterior group**：舌骨近傍に位置し，正常ではあまりみられないリンパ節である.

　　●**オトガイ下リンパ節の輸入リンパ管**：オトガイ，下口唇の中央，頬からのリンパ流を受ける．切歯付近の歯肉や口腔底前方，舌尖部からのリンパ流も時に受ける.

　　●**オトガイ下リンパ節の輸出リンパ管**：顎下リンパ節や内頸静脈リンパ鎖へ流れる.

　前オトガイリンパ節：

　・外側へ走行して腺前リンパ節に入る

　・後方へ走行し，中/後オトガイ下リンパ節に流れる.

　中・後オトガイリンパ節：

　・一部のリンパ流は後下方へ走行し，舌骨を越えて，中内深頸レベルの内頸静脈前方のリンパ節，または肩甲舌骨筋下の内頸静脈鎖内側のリンパ節へ至る.

　・中・後リンパ節から上外側へ走行して顎下リンパ節（腺前リンパ節・血管前リンパ節）や顎二腹筋直下のリンパ節に入る.

　正中で交差し，対側のリンパ路へ入るルートもある.

　※以上のリンパ経路から顎下リンパ節・オトガイ下リンパ節から中内深頸リンパ節に直接転移をしうる．また，オトガイ下リンパ節から対側への転移もしうる.

③ **舌リンパ節　lingual/sublingual nodes（図 13-12）**

　舌骨上の舌深部に位置する小さな介在リンパ節であり，存在は一定しない．外側・内側に分類される.

　　a）**外側舌リンパ節　lateral nodes（図 13-13）**

　　　舌動静脈に沿って存在し，オトガイ舌筋や舌骨舌筋の外側面にある．舌のリンパを集める.

　　b）**内側舌リンパ節　median nodes**

　　　両側オトガイ舌筋間の舌正中に位置するリンパ節である．舌背領域のリンパ流が舌基部へ向かう位置にある介在リンパ節である.

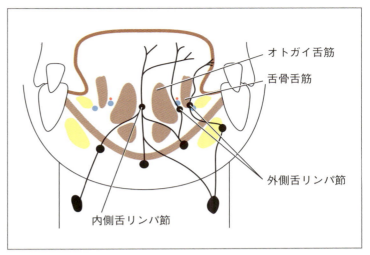

図 13-12 舌リンパ節の模式図
(文献 10 をもとに作成)

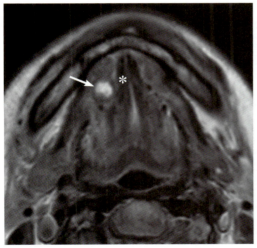

図 13-13 外側舌リンパ節
80 歳台女性　舌癌　MRI, T2 強調像　右オトガイ舌筋(＊)外側縁に沿って壊死を伴う結節を認め(→)，外側舌リンパ節転移である．

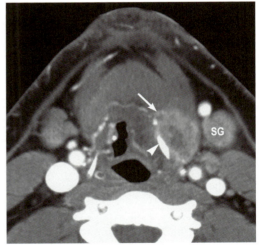

図 13-14 舌骨傍リンパ節
50 歳台男性　舌癌　造影 CT　顎下腺(SG)内側，舌骨大角(▶)近傍にリンパ節(→)を認める．舌骨傍リンパ節に相当する．

※外側舌リンパ節をさらに前・後で分類する報告もある[15]．前方は舌下間隙に，後方は舌骨舌筋に接して，顎下間隙に存在する．

※舌骨傍リンパ節(図 13-14)：舌動脈の走行に沿う舌骨大角近傍のリンパ節で，舌骨傍領域のリンパ節として報告されている[15]．傍咽頭間隙の下端に存在し，画像では外側舌リンパ節の後方寄りのリンパ節との区別が難しい．舌リンパ節転移と同様に口腔癌の術式選択に重要である．

※舌骨舌筋に沿う外側舌リンパ節転移と舌癌が舌骨舌筋下部に達したもの，または再発したものとの鑑別はしばしば難しい．

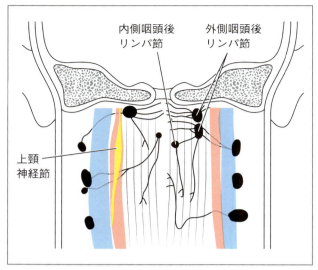

図 13-15　咽頭後リンパ節の模式図
(文献 16 より改変)

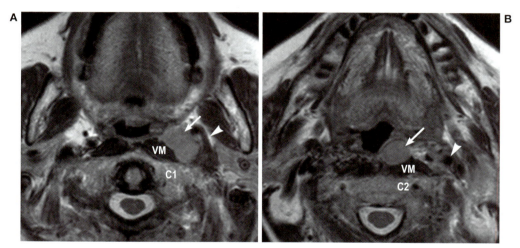

図 13-16　咽頭後リンパ節
70 歳台男性　下咽頭癌　MRI, T2 強調像
A：環椎(C1)の高さで，椎前筋(VM)外側前方にリンパ節転移(→)を認める．蛇行する内頸動脈(▶)の内側に位置する．
B：内側咽頭後リンパ節．咽頭後壁と椎前筋(VM)との間にリンパ節転移(→)を認める．内頸動脈(▶)とは離れており，外側咽頭後リンパ節より内側に位置する．

④ 咽頭後リンパ節　retropharyngeal nodes(図 13-15)
　咽頭後間隙にあるリンパ節で内側，外側に分類される．
　　a) 外側咽頭後リンパ節　lateral retropharyngeal nodes(図 13-16A)
　　　椎前筋外側前方，内頸動脈内側に位置するリンパ節である．C1 の高さに多くみられ，上頸神経節上端の高さで内頸動脈管入口部の下内側に位置する．小児では常に存在し，年齢とともに萎縮する．完全に欠損することはまれである．

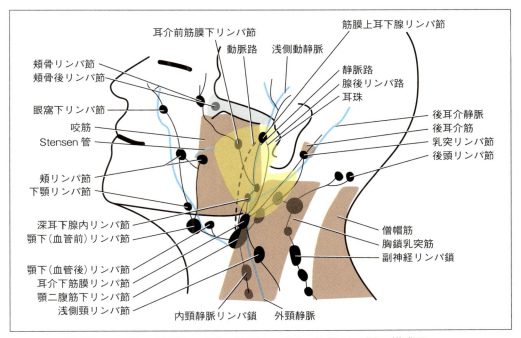

図 13-17　耳下腺リンパ節，顔面リンパ節，後頭リンパ節，乳突リンパ節の模式図
（文献 8 をもとに作成）

- **外側咽頭後リンパ節の輸入リンパ管**：鼻副鼻腔，硬口蓋，軟口蓋，中耳，上・中咽頭
- **外側咽頭後リンパ節の輸出リンパ管**：1，2 本の輸出管が外側下方へ走行，頸動脈鞘背側で上頸神経節，迷走神経，内頸静脈後方を走行し，内頸静脈上縁から総頸動脈分岐の間の高さにある内頸静脈外側のリンパ節に入る．

b）**内側咽頭後リンパ節　medial retropharyngeal nodes**（図 13-16B）

外側咽頭後リンパ節より内側に位置する．咽頭壁から外側咽頭後リンパ節へのリンパを介在する．咽頭や甲状腺からのリンパ流を直接受け，内頸静脈リンパ鎖に輸出する場合もある．頭蓋底～舌骨大角のレベルの咽頭後壁いずれの部位にも存在しうる．軸椎体・突起癒合部の高さ，頭蓋底よりやや下方の高さ，舌骨大角後端のやや上内側にあることが多い．

※咽頭後リンパ節は臓側リンパ節の一員と考えることもできるが，内臓の後方にある点で異なる[17]．下咽頭後部のリンパ流は後壁を貫いて上行し，咽頭後リンパ節に入るため，下咽頭後壁癌ではしばしば咽頭後リンパ節に転移する．甲状腺癌や頸部食道癌も経過中に咽頭後リンパ節に転移しうる．

※外側咽頭後リンパ節は Rouvière リンパ節ともよばれるが，米国では使用されなくなりつつある．頭蓋底リンパ節（skull base lymph node）とよばれる場合もある．一般的にマージンを含めて郭清することは困難である．

4）舌骨上頭頸部のリンパ節・後方

① 耳下腺リンパ節　parotid nodes（図 13-17）

耳下部にあるリンパ節である．筋膜上・筋膜下腺外・深耳下腺内リンパ節に分けられる．

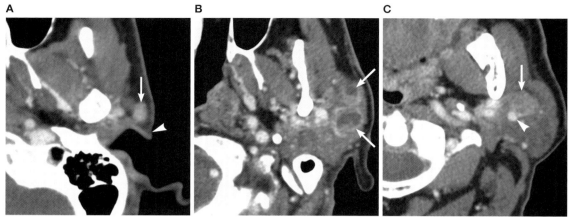

図13-18 耳下腺リンパ節
70歳台男性　眼瞼癌　造影CT
A：耳珠(▶)前方の耳下腺外にリンパ節を認め(→)，筋膜上リンパ節である．
B：左耳下腺筋膜直下の筋膜下リンパ節もしくは深耳下腺リンパ節に転移を認める(→)．
C：耳下腺内の後顔面静脈(▶)に沿って深耳下腺リンパ節を認める(→)．

a）筋膜上/浅耳介前耳下腺リンパ節　suprafascial/superficial preauricular parotid nodes（図13-18A）

1/3の症例でみられる．耳周囲，耳珠の近傍にある1, 2個のリンパ節で，浅側頭動静脈付近に位置する．

b）筋膜下腺外リンパ節　subfascial extraglandular nodes（図13-18B）

耳下腺被膜の直下に位置するリンパ節である．耳介前，耳介下に分類される．

  ⅰ）**耳介前筋膜下リンパ節　subfascial periauricular nodes**：耳下腺を覆う筋膜と耳下腺外表の間に位置する．耳珠の近傍や耳珠前方のやや離れた位置にも存在する．耳下腺が発生し周囲に拡大する際に周囲のリンパ節を取り込むことにより，時に耳下腺内に位置する．

  ⅱ）**耳介下筋膜下リンパ節　subfascial infra-auricular nodes**：外頸静脈が耳下腺から出る位置にしばしば存在する．深頸筋膜浅葉に覆われ，耳下腺下極と胸鎖乳突筋の前縁の間に位置する．

c）深耳下腺内リンパ節　deep intraglandular nodes（図13-18C）

4〜10個のリンパ節が通常みられる．おもに耳下腺の下半分に存在し，外頸静脈や後顔面静脈の周囲に集簇している．

● **耳下腺リンパ節の輸入リンパ管**：

・筋膜上耳下腺リンパ節，耳介前筋膜下リンパ節：前頭部のほとんどと鼻根部や上眼瞼，下眼瞼外側部，耳介，外耳道の一部のリンパ，時に鼻，上口唇，頰部のリンパを受ける．耳管のリンパの一部は鼓膜や外耳道のリンパ系を介する．

・耳介下筋膜下リンパ節：①頰の後方部分，耳下腺，外耳，鼻，上口唇，頰粘膜，時に臼歯部歯肉．②乳突リンパ節・他の耳下腺リンパ節

・深耳下腺内リンパ節：①耳下腺，前頭部・側頭部皮膚，眼瞼外側部，涙腺，外耳道，

図 13-19　下顎リンパ節
40歳台女性　頬粘膜癌　造影CT　下顎骨前面に接して下顎リンパ節を認める（→）．前顔面静脈（▶）から離れて前方に位置する．手術にてリンパ節転移と診断された．

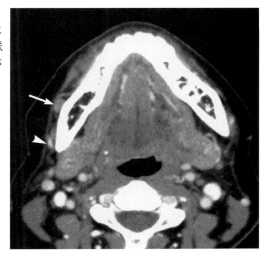

鼓膜，耳管，②筋膜上耳下腺リンパ節，耳介前筋膜下リンパ節
● **耳下腺リンパ節の輸出リンパ管**（図 13-17）：3つに分類される．
- 後/腺後リンパ路（posterior/retroglandular path）：耳介前リンパ節は耳下腺後方を下降して内頸静脈リンパ鎖へ直接もしくは耳介下筋膜下リンパ節を介して注ぐ．
- 静脈路（venous path）：筋膜上耳下腺リンパ節や耳介前筋膜下リンパ節から外頸静脈周辺の深耳下腺内リンパ節へ注ぐ．その後，内頸静脈鎖に直接もしくは耳介下筋膜下リンパ節を介して注ぐ．
- 動脈路（arterial path）：耳介前リンパ節，特に耳珠前方のリンパ節は浅側頭動脈に沿うか，耳下腺腺内を走行し，頸動脈に沿って下降し，顎二腹筋・茎突舌筋の内側を走行して，顎二腹筋直下のリンパ節へ注ぐ．

② **顔面リンパ節　facial nodes**（図 13-17）
　顔面の皮下組織に存在するリンパ節であり，顔面動脈・前顔面静脈に沿って存在する．リンパ節は小さく，介在リンパ節に属する．しばしば欠如する．下顎・頬・眼窩下・頬骨リンパ節に分類される．

　a）**下顎リンパ節　inferior maxillary group**（図 13-19）
　　下顎骨外側下縁近傍や下縁の外斜面上に位置するリンパ節であり，咬筋の前方，三角筋もしくは頬筋下顎骨付着部上で，通常は前顔面静脈の前方に位置するリンパ節である．深頸筋膜浅葉より深部にある顎下リンパ節と異なり，皮下組織に存在する．

　b）**頬リンパ節　buccinator group**（図 13-20C）
　　頬筋外側の頬脂肪体に位置するリンパ節である．口角と耳介基部を結ぶ線上か，より上方に位置する．前・後の頬リンパ節に分類される．

　　ⅰ）**前頬リンパ節　anterior/commissural subgroup**：口角から2〜3cm後方の顔面動脈・前顔面静脈間に位置する．
　　ⅱ）**後頬リンパ節　posterior subgroup**：前顔面静脈の後方に位置し，Stensen管が頬筋に入る下方にある．新生児で発達している．

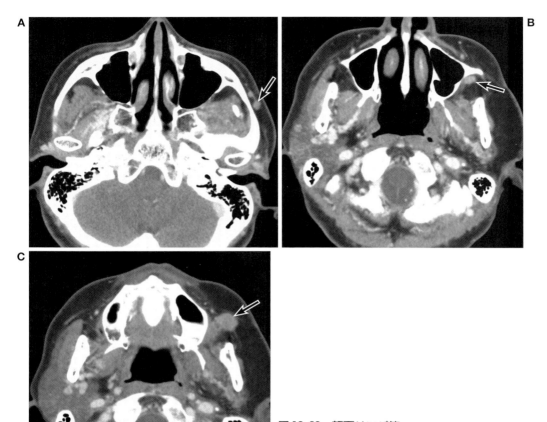

図13-20 顔面リンパ節
50歳台女性　耳下腺癌術後　造影 CT　A：左頬骨リンパ節(→)，B：頬骨後リンパ節(→)，C：頬リンパ節に腫大を認める(→).

c) 眼窩下リンパ節　infra-orbital nodes/nasolabial nodes

まれなリンパ節である．顔面動脈もしくは前顔面静脈に沿って，鼻唇溝，もしくは鼻唇溝近傍の犬歯窩にある．内眼角〜鼻孔のどの高さにも存在しうる．

d) 頬骨リンパ節　malar group(図13-20A)

まれなリンパ節である．頬骨領域の小さなリンパ節である．眼瞼のリンパ流を受ける．

※頬骨後リンパ節(retrozygomatic nodes，図13-20B)：頬骨弓の深部，上顎洞後方の側頭窩下にある[18]．

● 顔面リンパ節の輸入リンパ管：
- 下顎リンパ節は眼窩下リンパ節や頬リンパ節，下口唇，頬からのリンパ流を受ける．
- 頬リンパ節は眼瞼や鼻，上口唇，頬，側頭部からのリンパ流を受ける．
- 眼窩下リンパ節は眼瞼内側や内眼角・鼻・鼻唇溝付近の皮膚からのリンパ流を受ける．
- 頬骨リンパ節は眼瞼外側から耳下腺リンパ節の間を介在する．

● 顔面リンパ節の輸出リンパ管：直接もしくは顔面リンパ節を介して顎下リンパ節(血管前・後リンパ節，腺前リンパ節)へ流れる．

③ 後頭リンパ節　occipital nodes(図13-17)

2. 頸部リンパ系の解剖　647

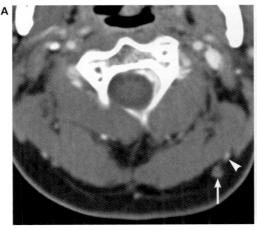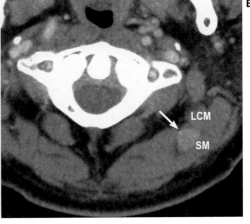

図 13-21　後頭リンパ節
A：30 歳台男性　喉頭癌　造影 CT　頭皮深層，後頭静脈(▶)に沿ってリンパ節を認める(→)．筋膜上後頭リンパ節である．
B：60 歳台男性　上咽頭癌　造影 CT　頭板状筋(SM)の深部で，頭最長筋(LCM)の内側にリンパ節腫大を認める(→)．筋下後頭リンパ節である．

後頭部にあるリンパ節である．欠損することは少ない．筋膜上・筋膜下・筋下リンパ節に分けられる．

　a) 筋膜上/浅後頭リンパ節　suprafascial/superficial occipital nodes（図 13-21A）
　　後頭動脈の第 3 部(後頭動脈遠位で後頭部皮下を走行する部位)や大後頭神経近傍の頭皮の深層にある．

　b) 筋膜下後頭リンパ節　subfascial occipital nodes
　　後頭骨上項線の付近にあるまれなリンパ節であり，頭板状筋上で深頸筋膜浅葉の下にある．

　c) 筋下/頭板状筋下後頭リンパ節　submuscular/subsplenius occipital nodes（図 13-21B）
　　常にみられるリンパ節であり，頭板状筋の深部に後頭動脈に沿ってある．1〜3 個のリンパ節からなり，多くは 1 個である．上頭斜筋の下方で頭最長筋の内側にある．

　● 後頭リンパ節の輸入リンパ管：後頭部頭皮，項部上部の皮膚．筋膜下・筋下後頭リンパ節に関しては後頭部深部からのリンパも受けうる．
　● 後頭リンパ節の輸出リンパ管：副神経リンパ節，副神経リンパ鎖

④ 乳突リンパ節　mastoid nodes（図 13-17，図 13-22）
　耳介付着部後方の乳突部にあるリンパ節で，通常 1, 2 個ある．小児で多くみられ，成人では萎縮する．後耳介筋の下方にあり，胸鎖乳突筋の付着部前縁の密な線維組織に覆われた上にある．近傍を後耳介動脈が走行する．

　● 乳突リンパ節の輸入リンパ管[11]：側頭部下部，耳介後面の皮膚・筋膜，骨膜のリンパ流を受ける．
　● 乳突リンパ節の輸出リンパ管[11]：
　　胸鎖乳突筋を貫通して，内頸静脈リンパ節鎖，顎二腹筋下リンパ節へ．

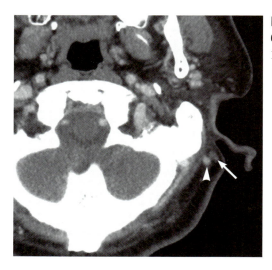

図 13-22　乳突リンパ節
60 歳台男性　中咽頭癌　造影 CT　耳介付着部後方，後耳介静脈(▶)近傍に乳突リンパ節を認める(→)．

胸鎖乳突筋上を走行し，耳下腺リンパ節や浅側頸リンパ節へ．

5）前頸リンパ節　anterior cervical nodes

舌骨下頸部で両側頸動脈の間に位置するリンパ節．前頸静脈リンパ鎖，臓側リンパ節の2群に分けられる．

① **前頸静脈リンパ鎖　anterior jugular chain**（図 13-23）　深頸筋膜浅葉（胸鎖乳突筋を包む）と深頸筋膜中葉（舌骨下筋群を包む）の間に位置するリンパ節．

　a）**前頸静脈リンパ節　anterior jugular nodes**（図 13-24A）
　　　舌骨下の表層，喉頭，甲状腺からのリンパ路の経路上に位置する小さなリンパ節である．前頸静脈にある程度沿っているため，前頸静脈路（anterior jugular path）とよばれる．垂直部と横断部に分けられる．垂直部は胸骨舌骨筋内側縁付近にある．横断部では胸鎖乳突筋付着部背側にリンパ節がみられる．（前頸静脈は左右2本あり，下方で両側の前頸静脈を連結する前頸静脈弓を形成する）

　b）**胸骨上リンパ節　suprasternal nodes**（図 13-24B）
　　　胸骨上隙（深頸筋膜浅・中葉は甲状腺レベルで接しているが，胸骨上方で離れて脂肪を含む間隙ができる）にあるリンパ節である．

● 前頸静脈リンパ節の輸入リンパ管：前頸部の皮膚や筋肉の一部を受ける．
● 前頸静脈リンパ節の輸出リンパ管：内頸静脈リンパ鎖や頸横リンパ鎖に入る．
※胸骨上リンパ節は甲状腺癌が転移しうるリンパ節である．リンパ節転移を伴う甲状腺乳頭癌のうち 22.6 %（26/115）で転移を認めたとの報告がある[19]．

② **臓側リンパ節　juxta-viceral/anterior deep cervical nodes**　レベル VI に相当（図 13-23）

喉頭・甲状腺・気管の前方や気管側方の反回神経に沿うリンパ節．喉頭前・甲状腺前・気管前・気管傍リンパ節に分類される．

　a）**喉頭前リンパ節　prelaryngeal group**
　　　以下の3つの群に分類される．

2. 頸部リンパ系の解剖　649

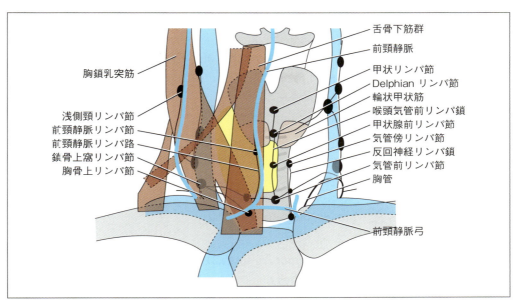

図 13-23　前頸リンパ節の模式図

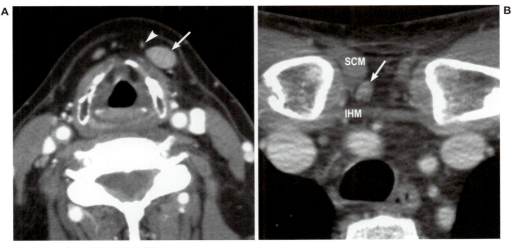

図 13-24　前頸静脈リンパ鎖
A：80歳台女性，舌癌　造影 CT　舌骨下筋群前方にリンパ節腫大を認める（→）．前頸静脈（▶）の近傍に位置し，前頸静脈リンパ節である．
B：30歳台男性　舌癌　造影 CT　胸骨上方で舌骨下筋群（IHM）と胸鎖乳突筋（SCM）との間にリンパ節を認め，胸骨上リンパ節（→）である．

ⅰ）甲状間リンパ節　interthyroid aggregation
　　甲状舌骨膜上，甲状舌骨筋外側辺縁または顎二腹筋の舌骨付着部直下に位置する．喉頭蓋，披裂喉頭蓋襞，梨状陥凹のリンパ流を受ける．

ⅱ）甲状リンパ節　thyroid aggregation（図 13-25A）
　　両側甲状舌骨筋の間の甲状軟骨前方にあるまれなリンパ節

650　XⅢ. 頸部リンパ節

iii）輪状甲状軟骨間リンパ節，輪状軟骨リンパ節　intercricothyroid/cricoid aggre-
gation（図 13-25B）

　　輪状甲状膜前面，左右輪状甲状筋のＶ字の間に位置する．やや外側（輪状甲状筋
上）や，輪状軟骨より下方にある場合もある．甲状腺の上方へのリンパ流を介在
し，声門下喉頭のリンパ流を受ける．

※左右輪状甲状筋間で甲状腺峡部上方にあるリンパ節は Delphian リンパ節とよばれる
（Delphi とはデルポイの神託を指し，このリンパ節転移が予後不良であることから名
付けられた）．甲状腺癌で Delphian リンパ節まで郭清した報告では 12〜25％で転移
を認めた[20]．また，喉頭癌，下咽頭癌では Delphian リンパ節への転移は予後不良因
子，再発リスク因子である[21]．

b）甲状腺前リンパ節　pretyhroid group（図 13-25C）

　　甲状腺の前方，特に峡部の前方に位置する．

c）気管前リンパ節　pretrachial group（図 13-25D）

　　甲状腺〜無名静脈の高さで気管の前もしくはやや外側に位置するリンパ節．反回神経
リンパ鎖の前方に位置している．リンパ節は横方向の連絡があり，気管傍リンパ節に
流れる．

　　　喉頭気管前リンパ鎖（prelaryngeotrachieal chain of nodes）：喉頭・気管前方に位
置するリンパ鎖である．常に気管前リンパ節を含み，半数で喉頭前リンパ節を含む．

d）気管傍リンパ節，反回神経リンパ鎖　laterotrachial group, recurrent chains（図 13-
25EF）

　　反回神経に沿ったリンパ節．気管外側に位置する．頸部のリンパは下方へ流れ，縦隔
のリンパは上行する．左のリンパ鎖は反回神経の前にあり，右のリンパ鎖は後方にあ
る．甲状腺の高さでは甲状腺の後方に位置する．

※食道が気管後方，左側よりを走行するため，右側では空間ができ，リンパ節が発達す
る[22]．

●臓側リンパ節の輸入リンパ管：

・甲状間リンパ節：声門上喉頭，梨状陥凹（梨状窩）

・他の喉頭前リンパ節：声門下喉頭，甲状腺峡部，甲状腺外葉

・気管前リンパ節：甲状腺，喉頭前リンパ節，甲状腺前リンパ節

・気管傍リンパ節：甲状腺外葉，声門下喉頭の後部，気管，食道，気管前リンパ節

●臓側リンパ節の輸出リンパ管：

・喉頭前リンパ節，甲状腺前リンパ節：内頸静脈リンパ鎖や気管前リンパ節へ流れる．

・気管前リンパ節：反回神経リンパ鎖や内頸静脈リンパ節，無名静脈近傍の前縦隔リン
パ節に流れる．

・反回神経リンパ鎖の流出路は左右で異なる．

　・左：内頸静脈リンパ鎖，胸管，左前縦隔リンパ節，頸リンパ本幹にはいるほか，静
脈角へ直接入る．

　・右：頸リンパ本幹を介して右静脈角に達するか，下部の内頸静脈リンパ鎖もしくは
気管外側の胸郭内上部のリンパ鎖へ向かう．

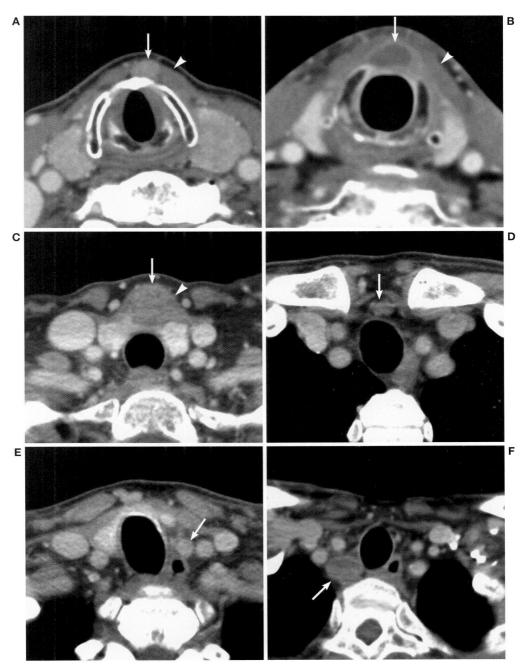

図 13-25 臓側リンパ節
A：80歳台女性　上歯肉癌　造影CT　甲状軟骨と舌骨下筋群(▶)の間にリンパ節を認め(→)，甲状リンパ節である．
B：60歳台男性　下咽頭癌　造影CT　輪状甲状間膜前方正中，舌骨下筋群(▶)より深部にリンパ節転移を認め(→)，輪状甲状軟骨間リンパ節(Delphineリンパ節)である．
C：70歳台女性　中咽頭癌　造影CT　甲状腺と舌骨下筋群(▶)の間に結節を認め(→)，甲状腺前リンパ節である．
D, E：60歳台男性　甲状腺癌　造影CT　気管前リンパ節(D, →)，左気管傍リンパ節(E, →)．
F：60歳台男性　下咽頭癌　造影CT　右気管傍リンパ節(→)．

C. 『頭頸部癌取扱い規約 第6版』によるリンパ節の分類[23]

『頭頸部癌取扱い規約』は日本癌治療学会のリンパ節規約に基づいて作成されている.

1）頸部リンパ節　cervical nodes

(1) **オトガイ下リンパ節　submental nodes**：広頸筋と顎舌骨筋の間で，下顎骨・舌骨・顎二腹筋前腹に囲まれた部位のリンパ節をいう．これを正中で左右に分ける.

(2) **顎下リンパ節　submandibular nodes**：広頸筋と顎舌骨筋の間で，下顎骨と顎二腹筋の前腹と後腹に囲まれた部位のリンパ節をいう.
・腺前リンパ節（preglandular nodes）
・血管前リンパ節（prevascular nodes）
・血管後リンパ節（retrovascular nodes）
・腺後リンパ節（retroglandular nodes）
に細分することもできる.

(3) **前頸部リンパ節　anterior cervical nodes**：頸動脈鞘と第1頸椎上縁と胸骨・鎖骨上縁に囲まれ，頸筋膜の浅葉および椎前葉の間にあるリンパ節をいう．以下のsub-group に分けられる.
❶**前頸静脈リンパ節　anterior superficial cervical nodes**：前頸静脈に沿ったもので，めったに腫脹しない.
❷**その他のリンパ節　intravisceral chain**：
・喉頭前リンパ節（prelaryngeal nodes）
・甲状腺前リンパ節（prethyroid nodes）
・気管前リンパ節（pretracheal nodes）
・気管傍リンパ節（paratracheal nodes）
・咽頭周囲リンパ節（para- and retropharyngeal nodes）

(4) **側頸リンパ節　lateral cervical nodes**
❶**浅頸リンパ節　superficial cervical nodes**：外頸静脈に沿っているリンパ節で，通常上方にしか認められない.
❷**深頸リンパ節　lateral deep cervical nodes**：
・副神経リンパ節（spinal accessory nodes）：副神経に沿ったリンパ節で，僧帽筋の前縁より前にある．上方では内深頸リンパ節と区別できない．この区別ができないものは内深頸リンパ節とする.
・鎖骨上窩リンパ節（supraclavicular nodes）：頸横動静脈に沿ってそれより浅層にあるリンパ節で，別名 scalene nodes ともよばれる．外方は副神経リンパ節，内方は内深頸リンパ節と区別しがたい．この区別しがたいリンパ節については，それぞれ副神経リンパ節と内深頸リンパ節に分類するものとする.
・内深頸リンパ節（internal jugular chain）：現在，日本解剖学会では内深頸リンパ節群を前方群と側方群に分けている．前方群とは内頸静脈の前にあるリンパ節で側方群とは内頸静脈の外側にあるものをいい，上中下には分けていない．ここでは従来

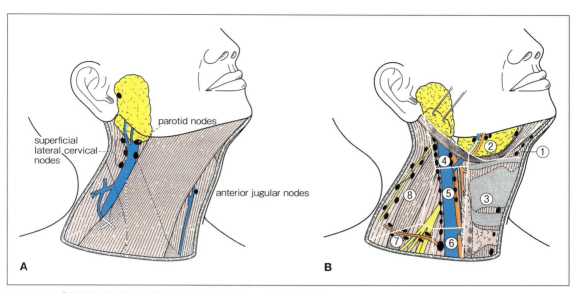

図 13-26 『頭頸部癌取扱い規約』による頸部リンパ節の模式図
A：浅頸リンパ節群，B：A以外のリンパ節区分　①オトガイ下リンパ節，②顎下リンパ節，③前頸部リンパ節（前頸静脈・喉頭前・甲状腺前・気管前・気管傍），④上内深頸リンパ節，⑤中内深頸リンパ節，⑥下内深頸リンパ節，⑦鎖骨上窩リンパ節，⑧副神経リンパ節（文献23より許可を得て転載）

より使われている上中下に分けるものを採用した.
　上内深頸リンパ節(superior internal jugular nodes)：顎二腹筋後腹の高さにあるリンパ節.
　中内深頸リンパ節(mid internal jugular nodes)：肩甲舌骨筋上腹の高さにあるリンパ節.
　下内深頸リンパ節(inferior internal jugular nodes)：肩甲舌骨筋下腹の高さにあるリンパ節（静脈角リンパ節はこれに含まれる）.

2）その他のリンパ節

耳下腺リンパ節　parotid nodes：
- 耳介前リンパ節(preauricular parotid nodes)：耳下腺浅葉の上に存在し，耳介の前にあるリンパ節.
- 耳介下リンパ節(infra-auricular parotid nodes)：胸鎖乳突筋前縁と咬筋と頸筋膜に囲まれて耳下腺の下極にあるリンパ節．耳下腺より離れたものは浅頸リンパ節に分類される．
- 耳下腺内リンパ節(intraglandular parotid nodes)：腺内のリンパ節．
※正中リンパ節は同側リンパ節である．

3. 検査法・撮像プロトコール

　頸部リンパ節病変に対する画像検査として，超音波検査・CT・MRIがある．超音波検査は簡便で，被曝など侵襲性も少なく，穿刺吸引細胞診も施行可能であり，優れた検査である．しかし，咽頭後リンパ節など深部の観察は困難であり，病変の分布の把握や客観性といった点ではCT，MRIが優る．CTは被曝があるものの，短時間で施行でき，全身撮像可能であるため，リンパ腫や遠隔転移の検索などに適している．MRIは組織コントラストに優れ，内部の性状の評価が可能であり，義歯のアーチファクトもCTより少ないことが多い．広範囲の撮像には時間がかかるため，局所の評価に適している．

a. CT

　CTは短時間で広範囲の撮像が可能であり，リンパ節病変の分布が観察しやすい．しかし，補綴物の金属アーチファクトにより，上内深頸リンパ節や咽頭後リンパ節が観察できない場合がある．近年では逐次近似法やdual-energy CTを用いた金属アーチファクト低減処理も普及してきており，併用すると有効である[24,25]．下頸部では骨によるビームハードニングアーチファクトが発生しやすい．

　頸部を撮像する際は，骨のアーチファクトを避けるため，両腕を下げ，肩をできるかぎり降ろす．CTのスライス厚は3mm以下を基本とする．頸部リンパ節をすべて含めるため，頭蓋底〜大動脈弓を撮像範囲とする[26]．造影剤は壊死などのリンパ節内部の性状を評価するため，特に炎症や腫瘍性病変では可能なかぎり投与が望ましい．単純CTは甲状腺癌転移などにみられる石灰化などの検出に優れるほか，甲状腺に生理的なヨードがあるため，甲状腺腫瘍も造影CTより検出しやすい場合がある．リンパ腫や原発不明癌などで，遠隔病変検索のために胸腹部を撮像する際は，頭頸部撮像後に両腕を挙上する．

b. MRI

　MRIは組織コントラストに優れており，質的診断に寄与する．眼窩〜上縦隔を撮像範囲とするが，CTなどで病変の分布が判明している際は，局所に絞ってもよい．CTと同様に造影剤の投与が望ましい．撮像条件はスライス厚3mm以下，スライスギャップ1mm，FOVは160〜180mm，シーケンスはT1強調像，T2強調像，造影T1強調像を基本とする（表13-2）[26]．義歯のアーチファクトもCTと比較すると受けにくいが，インプラントなどでは広い範囲で画像が欠損し，評価困難なことがある．転移性リンパ節腫大とリンパ腫の鑑別やリンパ節転移の再発診断にADC mapが有用な場合がある．造影後は脂肪抑制を併用する．磁化率アーチファクトの影響が強い場合，脂肪抑制なしのT1強調像を撮像してもよい．

表 13-2　頸部リンパ節 MRI 撮像プロトコール

撮像法	T1 強調像	T2 強調像	STIR 像	拡散強調画像 ADC map	脂肪抑制造影 T1 強調像
断　面	軸位断（横断）	軸位断	冠状断	軸位断	軸位断 冠状断

4. 頸部リンパ節疾患の CT・MRI 所見

a. 総　論

　頸部リンパ節腫脹の原因は多岐にわたる（表 13-3）．問診や身体所見・血液検査・超音波検査などで鑑別が絞られる場合が多いが，鑑別が困難な症例や病変の分布・進展範囲の評価，合併症の評価などに CT・MRI が撮像される．

　臨床的には年齢・性別，問診（病歴，飼育歴，内服歴など），発症様式（急性，亜急性，慢性），両側性・片側性か，圧痛・自発痛の有無，硬さ，辺縁の性状，可動性などから鑑別が絞られる（Box 13-2）．急性発症であれば，感染が疑われ，上気道炎症状などを伴う．犬・猫との接触歴があれば，猫ひっかき病も考慮される．感染性では自発痛・圧痛を伴うことが多い．無痛性の場合には白血病やリンパ腫が考慮される．両側性であればウイルス感染症や自己免疫疾患などの全身性の病態が疑われる．亜急性〜慢性もしくは経過で増大するものは転移性リンパ節やリンパ腫，結核などが疑われ，圧痛は通常認めない．転移性リンパ節は辺縁不整で硬く，リンパ腫は辺縁平滑で硬い．内服歴は薬剤性リンパ節腫大（抗けいれん薬）や医原性リンパ腫（メトトレキサート）の診断に重要である．菊池病や全身性エリテマトーデス（SLE）は若年成人の女性に多く，木村病は若年成人の男性に多い点も鑑別点となる．

　血液検査では異型リンパ球・白血病細胞の有無，汎血球減少（自己免疫疾患，白血病など），白血球減少（菊池病），好酸球増多（木村病），CRP 高値（感染症），肝酵素上昇（EBV 感染），抗核抗体（自己免疫疾患）などが役立つ．胸部単純 X 線写真では肺門縦隔リンパ節腫大（サルコイドーシス）や肺癌，結核などが所見を呈し，CT では全身の病変の検出やリンパ節病変の有無が判定できる．

　ある程度鑑別が絞られれば，穿刺吸引細胞診・生検，各種抗体検査，クオンティフェロン検査などにて確定診断に至る．

XIII. 頸部リンパ節

表13-3 頸部リンパ節腫大をきたす疾患

腫瘍性		リンパ節転移，リンパ腫，白血病，医原性リンパ腫，Castleman病，Rosai-Dorfman病，IgG4関連疾患，Langerhans細胞組織球症，IMT，IPMなど
自己免疫疾患		菊池病，SLEなどの膠原病，サルコイドーシス，川崎病，木村病
感染性	細菌	化膿性，結核，非結核性抗酸菌症，猫ひっかき病，放線菌症，梅毒など
	ウイルス	EBV，アデノウイルス，CMV，風疹，麻疹，水痘，HIVなど
	真菌	クリプトコッカス，コクシジオイデス，ヒストプラズマなど
	寄生虫原虫	トキソプラズマ，リーシュマニア，フィラリアなど
代謝性		Gaucher病，Addison病，Niemann-Pick病，アミロイドーシスなど
薬剤性		薬剤性過敏性症候群，フェニトインなど
その他		皮膚病性リンパ節症，inclusion cyst，異物，胚中心進展性異形成，ワクチン接種，リンパ節内異所性甲状腺・唾液腺組織など

IgG4：immunoglobulin G4, IPM：intranodal palisaded myofibroblastoma, IMT：inflammaory myofibroblastic tumor, SLE：systemic lupus erythematosus, EBV：Epstein-Barr virus, CMV：cytomegalovirus, HIV：human immunodeficiency virus

Box 13-2　リンパ節転移の分布と疾患

両側びまん性	ウイルス・真菌感染，自己免疫疾患，白血病，リンパ腫，組織球症，サルコイドーシス
片側性・領域性	化膿性リンパ節炎，猫ひっかき病，結核，菊池病，転移，リンパ腫，異物
軟部病変を伴う	Rosai-Dorfman病，木村病，菊池病，アミロイドーシス
単　発	単中心性Castleman病，intranodal palisaded myofibroblastoma，inflammatory myofibroblastic tumor

（文献27をもとに作成）

b. リンパ節転移

頭頸部癌からのリンパ節転移と非頭頸部癌からのリンパ節転移に分けて解説する.

1) 頭頸部癌からのリンパ節転移

リンパ節転移を画像で評価する状況は4つある. ①原発巣が見つかった際のリンパ節転移の有無と広がりの評価, ②原発不明癌の原発巣検索, ③リンパ節病変(組織診なし)の質的評価, ④治療後の再発の有無, である. ①では個々のリンパ節に対して, 転移かどうかを判定する. そのためには, リンパ節転移の画像所見とリンパ流, 原発巣がどの程度転移しやすいかということを知る必要がある. ②では原発巣と転移しやすいリンパ節の部位, ③では転移の所見以外に, 他のリンパ節転移と類似する病変の鑑別方法, ④では治療後のリンパ節転移の変化や再発の画像診断の知識が必要である. これらを解説する.

① リンパ節転移の評価

CT・MRIによるリンパ節転移の診断には限界があるものの, 術前評価として有用である. 特に治療範囲に通常入らないリンパ節転移の有無(対側リンパ節転移やレベルVI, レベルシステムに分類されないリンパ節など)を指摘することは重要である. また, 節外進展の有無の評価やHPV陽性リンパ節転移も予後予測や治療方針の決定に重要な要素である.

a) リンパ節転移の画像所見

ⅰ) 大きさ

これまでに大きさに関するさまざまな診断基準が提唱されているが, 十分な診断能は得られていない. 従来はレベルⅠ, Ⅱに関しては15 mm, それ以外は10 mmという診断基準が用いられていた. その後の検討で, 横断の短径による計測のほうが転移を予測でき, レベルⅡでは11 mm以上, それ以外では10 mm以上と報告された(感度42%, 特異度99%)(図13-27A)[28]. 近年のメタアナリシスによる報告では横断での短径がCTでは12 mm, MRIでは10 mm以上が最もよい基準としている[29]. いずれにしても, 感度が低いため, 基準値以下のリンパ節転移は壊死などの他の所見で検出する必要がある. 咽頭後リンパ節に関しては短径5 mm以上, 長径8 mm以上が異常とされる.

ⅱ) 内部構造の異常(内部壊死, 局所欠損)

内部構造の異常は特異度(89〜100%)が高く, 信頼性の高い所見である[28, 30]. しかし, 大きさ同様に感度(32%)は低い. 腫瘍浸潤により, 腫瘍の形成・ケラチンの集積・壊死が混在し, リンパ節内部が不均一となる. この領域はCTでは水濃度に近い低吸収域として認められ, 造影されない(図13-27B). MRIではT2強調像や脂肪抑制T2強調像で高信号を呈し, 凝固壊死や角化・線維組織などにより低信号を示すこともある. 一般的に"壊死"とよばれているが, 組織学的には上記のような壊死以外の変化を含んでおり, 局所欠損(focal defect)がより正確である. 3 mm以下の壊死の同定は困難とされる[30].

※リンパ節の反応性腫大:上顎洞癌や鼻副鼻腔癌のリンパ節転移の頻度は高くはないが, しばしば上顎洞炎や歯周炎によりレベルIB, ⅡAに腫大がみられる. いわゆる反応性腫大で, 画像上は境界明瞭, 辺縁平滑で, 造影増強効果も均一である. 正常な

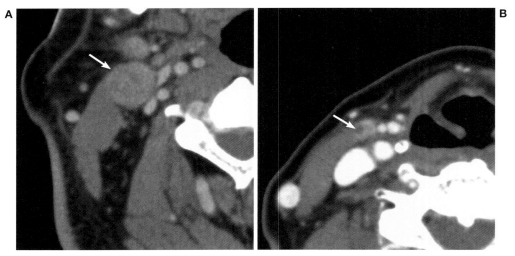

図 13-27 扁平上皮癌のリンパ節転移
A：50歳台男性　下歯肉癌　造影CT　境界明瞭・辺縁平滑で内部構造も均一であるが，最大短径17mmで，円形に腫大しており，転移と考えられる（→）．病理でも転移が確認された．
B：60歳台男性　舌癌　造影CT　右レベルIIIに造影不良域を伴うリンパ節転移を認める（→）．

リンパ節の形態は楕円形やそら豆状であり，リンパ節門の脂肪が保たれる．慢性的な炎症が続くと，脂肪が増大し，囊胞様にみえることがある（fatty hilar metaplasia，図 13-28）[28]．通常は脂肪濃度で鑑別は容易であるが，partial volume effectや浮腫により，壊死との鑑別が難しくなる．

iii）形　状

転移性のリンパ節腫大は正常リンパ節よりも円形・球状の形態となる．転移かどうか判定に迷う場合に参考になるが，診断能はあまり変わらない[28,31]．

iv）辺縁の性状

辺縁が不整，または不明瞭なリンパ節腫大は転移を疑う所見である．MRIで辺縁が鋸歯状または不明瞭なリンパ節を転移とした場合，2人で観察した場合の感度はそれぞれ，40％，78％，特異度87％，97％であった[32]．節外進展に関しては別項で触れる．

v）集簇性

サイズによる基準にやや満たないリンパ節に，原発巣の輸出リンパ路上に3つ以上のリンパ節が集簇した所見を転移とすると，感度がやや上昇する[28]．

vi）節外進展　extranodal extension（ENE）

節外進展とは，リンパ節内の転移巣がリンパ節被膜を越えて浸潤したものである．HPV陰性頭頸部扁平上皮癌のENE陽性例では5年生存率が低く，局所再発・遠隔転移のリスクが高い[33]．AJCC第8版ではENEを伴うリンパ節転移はN3bとしてN分類に組み込まれた（表 13-7, p.665参照）．clinical ENE（cN3b）とpathological ENE（pN3b）があり，cN3bは理学所見で確実なENEがあるものとされる．画像でのENEの診断には限界があり，不十分であるため，周囲組織への固着・癒着や神経症状，皮

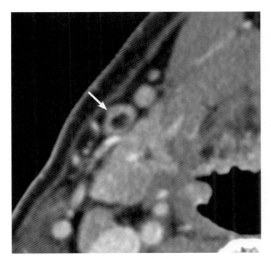

図 13-28　60 歳台女性　喉頭癌　fatty hilar metaplasia
造影 CT　右顎下リンパ節（→）は脂肪濃度の低吸収域を含み，リンパ節門が拡大したものと考えられる．

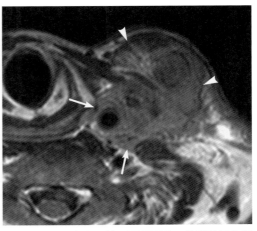

図 13-29　60 歳台男性　下咽頭癌　節外進展を伴うリンパ節転移
MRI, T2 強調像　左レベル III にリンパ節転移を認める．周囲臓器に浸潤を示し，節外進展を伴うリンパ節転移と考えられる．内側で総頸動脈を亜全周性に取り囲んでおり（→），浸潤が疑われる．胸鎖乳突筋への浸潤を認める（▶）．椎前筋への浸潤は明らかでない．

膚浸潤など理学的に ENE がほぼ確定的なものを cENE とすると規定している．ENE が確定的でない場合には，より低いステージに分類する．

　リンパ節転移は 3 cm を超えると 75% 以上で ENE を認め，10 mm 以下であっても最大 25% で ENE を認める．CT での ENE の所見として辺縁不整，周囲脂肪組織や筋肉への浸潤があげられる．MRI では不明瞭な境界や脂肪抑制 T2 強調像でリンパ節周囲に高信号が広がる flare sign がある．これらの所見による診断能は報告により異なるが，感度 50〜70%，特異度 90% であり，感度は低く，特異度が高い[33]．炎症の併発や生検後などでは偽陽性が発生する．

　cENE は AJCC 第 8 版では，理学的に確実な ENE があるものと規定されているため，画像では筋や内頸静脈など周囲臓器への浸潤が明らかな場合のみ診断可能と考えられる．周囲臓器への浸潤はないものの，辺縁不整で cENE が疑われる場合には，臨床側にフィードバックして，理学的に cENE の有無を改めて評価してもらうことが画像診断の役割となる．また，内頸静脈や皮膚・下顎骨などへの浸潤は合併切除が必須となり，内頸・総頸動脈や深頸筋膜深葉・腕神経叢浸潤は一般的には切除不能となるため，浸潤の範囲の評価も必要である（図 13-29）．頸動脈を 270 度以上で取り囲むものは，頸動脈から剥離できない可能性が高いと報告されている[34]．ENE 陽性例に対する術後療法（シスプラチン同時併用放射線療法）は生存率の改善効果がある[35]．

vii）FDG-PET

　FDG-PET のリンパ節転移に対する感度は 79%，特異度 86% であり，臨床的に N0 を疑われた症例での感度は 50%，特異度は 87% であった[36]．『画像診断ガイドライン 2016 年版』では FDG-PET は頭頸部扁平上皮癌の N，M 因子の診断に有用で，特に

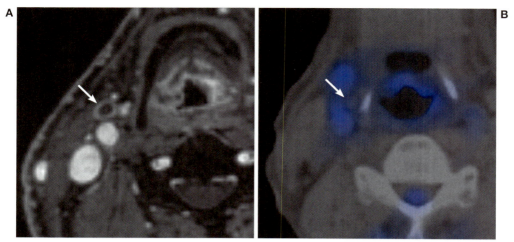

図13-30　70歳台男性　声門上癌　PETで偽陰性を示すリンパ節転移
A：MRI，脂肪抑制造影T1強調像，B：FDG-PET　CRT後のMRI(A)で右レベルIIAにリング状に造影されるリンパ節を認める(→)が，FDG-PET(B)では集積は弱い(→)．救済手術にて腫瘍細胞の残存が確認された．

III期，IV期が疑われる場合において推奨するとしている[26]．壊死がリンパ節の大部分を占めると偽陰性となる点に注意する(図13-30)．

b) リンパ節転移の分布

原発巣とリンパ節転移の頻度(表13-4)，原発巣と輸出リンパ節(表13-5)，各リンパ節の輸入領域・輸出リンパ節(表13-6)を表に示す．原発巣が深部へ浸潤し，粘膜下などに存在する毛細リンパ管に達すると，リンパ行性に転移を生じてくる．下咽頭などでは毛細リンパ管が発達しており，早期から転移をきたす．対照的に，鼻副鼻腔癌や上顎洞癌では転移の頻度は低い．また，早期から見つかりやすい声門癌や口唇癌も転移の頻度は低い．

原発からリンパ節は連続性に腫大することが多いが，オトガイ下リンパ節から中内深頸リンパ節などの側副路が存在するため，必ずしも連続的に転移が出現するわけではない(skip metastasis)．また，リンパ節転移によりリンパ路が閉塞した場合も，リンパの流れが変わる．原発巣が正中付近に及ぶと対側への転移が出現しうるため，注意する必要がある．

c) 特徴のあるリンパ節転移

腫瘍によっては，嚢胞性転移や石灰化を伴う転移など特徴のあるリンパ節転移をきたすものがあり，解説する．

i) HPV陽性扁平上皮癌

HPV陽性扁平上皮癌は放射線療法に対する感受性が高く，HPV陰性のものと比較して予後がよい．また，HPV陽性扁平上皮癌のENEは予後不良因子ではなく，N分類も別項として扱われる(表13-7)．HPV陽性・陰性のリンパ節転移を比較した2つの報告では，壊死の頻度は両者で有意差はないものの，嚢胞形成の頻度は有意にHPV陽性群で高い(陽性群：35.8％，15.9％，陰性群10.0％，0.0％)(図13-31)[37,38]．

表 13-4　原発巣とリンパ節転移の頻度（頭頸部悪性腫瘍全国登録 2011〜2014 年をもとに作成）

	転移なし	同側・単発	同側・多発	両側 or 対側・多発	6 cm 以上
口唇	94%	2%	2%	2%	0%
頰粘膜	66%	12%	19%	3%	<1%
臼後部	59%	16%	22%	2%	1%
下歯肉	61%	14%	21%	4%	<1%
上歯肉	70%	14%	12%	4%	<1%
硬口蓋	79%	8%	6%	7%	0%
口腔底	62%	11%	15%	11%	1%
舌	72%	9%	13%	6%	<1%
声門	93%	3%	3%	1%	<1%
声門上	49%	14%	18%	16%	3%
声門下	82%	5%	5%	8%	0%
輪状後部	41%	14%	17%	26%	2%
梨状窩	37%	14%	32%	12%	5%
後壁	48%	11%	18%	21%	2%
中咽頭	35%	15%	32%	15%	3%
鼻副鼻腔	88%	5%	2%	4%	1%
上顎洞	75%	8%	12%	5%	<1%
耳下腺	68%	7%	23%	1%	1%
顎下腺	58%	9%	30%	2%	1%
舌下腺	74%	8%	18%	0%	0%

	リンパ節転移なし	片側（両側咽頭後含む）	両側	6 cm 以上	鎖骨上窩リンパ節
上咽頭	19%	35%	38%	2%	6%

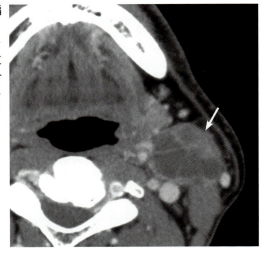

図 13-31　50 歳台男性　頸部腫瘤　HPV 陽性扁平上皮癌のリンパ節転移

造影 CT　左レベル IIA に囊胞を複数伴う腫瘤を認める（→）．リンパ節生検で p16 陽性扁平上皮癌のリンパ節転移と診断されたが，口蓋扁桃も含め生検・画像によって原発巣は同定できなかった．AJCC 第 8 版では T0N1 の中咽頭癌に分類される．

662 XⅢ. 頸部リンパ節

表 13-5　原発巣と輸出リンパ節

	原発巣	リンパ節
頭皮	前頭部	耳介前，耳下腺
	側頭部・頭頂部	耳下腺，耳介後
	後頭部	後頭，Ⅲ，Ⅳ
耳介，外耳道	前部	耳介前，耳下腺
	後部	耳介後，Ⅱ，Ⅲ
	下部	浅頸，Ⅱ，Ⅲ
顔面	眼瞼，結膜	IB，耳下腺
	頬後部	耳下腺
	頬前部，鼻外側，上口唇，下口唇外側	IB
	側頭部深部，側頭下窩	深顔面リンパ節，Ⅱ，Ⅲ
	頬，口唇	IB
	口唇正中，オトガイ	IA
鼻腔	鼻前方	IB
	鼻後方 2/3，副鼻腔	咽頭後，Ⅱ，Ⅲ，IB
口腔	下歯肉	IB
	上歯肉，硬口蓋	Ⅱ，Ⅲ
	軟口蓋	咽頭後，耳下腺，Ⅱ，Ⅲ
	口腔底前部	IA，Ⅱ，Ⅲ
	口腔底（その他）	Ⅱ，Ⅲ，IB
咽頭	上咽頭，中咽頭	咽頭後，Ⅱ，Ⅲ，Ⅴ
	下咽頭	Ⅱ，Ⅲ，Ⅴ，咽頭後
	輪状後部	Ⅱ，Ⅳ，Ⅵ
口蓋扁桃	口蓋扁桃	Ⅱ，Ⅲ，Ⅳ，Ⅴ
舌	舌尖	IA
	前方 2/3 の舌縁	IB，Ⅱ，Ⅲ
	後方 1/3	IB，Ⅱ，Ⅲ（肩甲舌骨筋直上リンパ節），Ⅳ，Ⅴ
喉頭	声門上	Ⅱ，Ⅲ
	声門	
	声門下	Ⅵ，Ⅳ，Ⅲ
食道	頸部食道	Ⅵ，Ⅶ，Ⅳ，Ⅲ

（次頁に続く）

表 13-5　原発巣と輸出リンパ節(続き)

	原発巣	リンパ節
甲状腺，副甲状腺	甲状腺，副甲状腺	VI, III, IV, I, V, VII
唾液腺	耳下腺	II, III, V, 浅頸
	顎下腺	IB
	舌下腺	IA, IB
眼窩	眼	耳介前，耳下腺，II

(文献 7 より改変)

表 13-6　リンパ節の輸入領域，輸出リンパ節

リンパ節	輸入	輸出
後頭リンパ節	後頭部頭皮	II
乳突部リンパ節	側頭頭頂部の後部，耳介の上部，外耳道後部	II
耳介前リンパ節	耳介の外側，前頭側頭部皮膚	II
耳下腺リンパ節	鼻根部，眼瞼，前頭側頭領域，外耳道，鼓室，口蓋後部	II, III
耳下腺下リンパ節	鼻腔後部，上咽頭	II, III
顔面リンパ節	眼瞼，結膜，鼻・頬部の粘膜，皮膚	IB
深顔面リンパ節	側頭窩，側頭下窩	II, III
咽頭後リンパ節	鼻腔，上咽頭，耳管，中咽頭，口蓋，下咽頭	II, III
顎下リンパ節	内側眼瞼交連，頬，鼻側部，上口唇，下口唇外側部，舌の前外側部	II, III
オトガイ下リンパ節	下口唇正中，口腔底正中，舌尖	IB, II, III
浅頸リンパ節	胸鎖乳突筋より浅部，耳介下部，耳下腺	II, III
前頸リンパ節	浅部，喉頭前，気管前，甲状腺，気管上部	IV
副神経リンパ節	咽頭，扁桃，舌根	IV, 鎖骨上リンパ節

(文献 7 より改変)

したがって，囊胞を伴うリンパ節転移は HPV 陽性扁平上皮癌からの転移を疑う所見である．単発・囊胞性の HPV 陽性リンパ節転移は囊胞内の細胞数が少ないため，穿刺吸引細胞診でも悪性腫瘍と診断できず，側頸囊胞と誤診される可能性がある．画像で囊胞壁の肥厚や充実成分がみられた場合には積極的に HPV 陽性のリンパ節転移を疑う必要がある．

ii）甲状腺癌リンパ節転移

甲状腺癌(原発巣・リンパ節転移)の評価はおもに超音波検査によるが，CT を加えることでリンパ節転移の診断能が上昇する[39]．甲状腺乳頭癌はリンパ節転移をきたしやすく，囊胞変性や石灰化を伴うことが多い(図 13-32)．囊胞は出血や高蛋白成分が含まれる場合，CT で高吸収，T1 強調像で高信号となる．囊胞は乳頭癌の 75％でみ

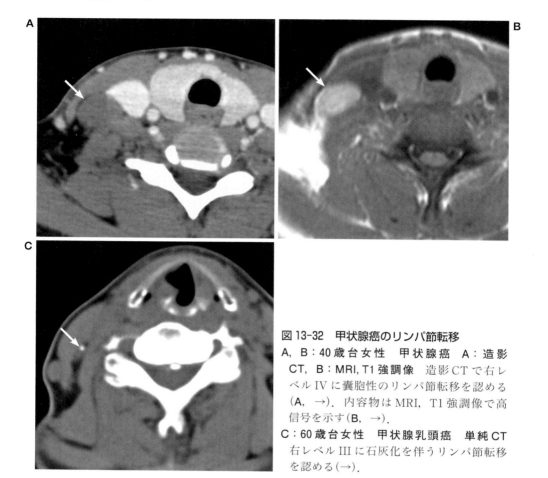

図 13-32 甲状腺癌のリンパ節転移
A, B：40歳台女性　甲状腺癌　A：造影CT, B：MRI, T1強調像　造影CTで右レベルIVに囊胞性のリンパ節転移を認める (A, →). 内容物はMRI, T1強調像で高信号を示す (B, →).
C：60歳台女性　甲状腺乳頭癌　単純CT　右レベルIIIに石灰化を伴うリンパ節転移を認める (→).

られ, 25〜40％では完全な囊胞性病変としてみられる[40]. また, 原発が微小で指摘されていない場合, 囊胞性腫瘤として発見される. 穿刺吸引細胞診も偽陰性となりやすいが, 穿刺液のサイログロブリンの測定により, 診断できることがある. HPV陽性リンパ節転移も囊胞性転移をきたし, 鑑別疾患にあがるが, 甲状腺癌の転移は下頸部に多く, 石灰化を伴う点が鑑別点となる.

iii) その他

悪性黒色腫の転移はメラニンを反映したT1強調像高信号がみられる場合があり, 脂肪抑制T1強調像が検出しやすい (図13-33A). 嗅神経芽腫のリンパ節転移は充実性で, 原発巣と同程度に中等度〜強く造影される (図13-33B)[41]. 悪性黒色腫でのT1強調像での高信号や嗅神経芽細胞腫の多血性のリンパ節転移は, 小さくとも転移を疑うことができる所見である.

d) 頭頸部癌のN分類[42]

頭頸部癌に関するN分類のまとめを表13-7に示す.

表13-7　N分類　（AJCC 第8版）

		口唇・口腔，鼻副鼻腔，p16 陰性または不明の中咽頭癌，喉頭，下咽頭癌	p16 陽性中咽頭癌	上咽頭癌	甲状腺癌
N1	N1a	同側単発，最大径≦3 cm，cENE なし	一側，最大径≦6 cm	輪状軟骨下縁より上方の一側頸部リンパ節転移，および/または同側・対側の咽頭後リンパ節転移 最大径≦6 cm	レベルⅥまたは上縦隔リンパ節転移
	N1b				レベルⅠ～Ⅴ，または咽頭後リンパ節
N2	N2a	同側単発，3 cm＜最大径≦6 cm，cENE なし	対側または両側 最大径≦6 cm	輪状軟骨の尾側縁より上方の両側リンパ節転移 最大径≦6 cm	
	N2b	同側多発，最大径≦6 cm，cENE なし			
	N2c	両側または対側，最大径≦6 cm，cENE なし			
N3	N3a	最大径＞6 cm，cENE なし	最大径＞6 cm	最大径＞6 cm および/または輪状軟骨の尾側縁より下方への転移	
	N3b	cENE あり			

・悪性黒色腫は N0，N1 のみで，領域リンパ節に転移があれば N1 である.
・嗅神経芽腫の modified Kadish 分類ではリンパ節転移があるものは group D に分類される. Dulguerov の病期分類では N0，N1 のみで，領域リンパ節に転移があれば N1 である.
（文献42 より改変）

② 原発不明癌

　原発不明癌とは，頸部リンパ節から癌が組織学的・細胞学的に検出されているものの，原発巣検索によって治療開始までに原発巣が特定されないものをさす. このうち AJCC 第8版では，p16 免疫染色陽性の原発不明癌は T0 の中咽頭癌，EBV が検出されたものは T0 の上咽頭癌と分類されるようになり，p16・EBV 陰性のものが原発不明癌とされる（図13-31）. 原発不明癌は頭頸部腫瘍の 1～4% を占め，組織型は扁平上皮癌が多く（75～90%），未分化癌，腺癌，悪性黒色腫などがある[43]. 頸部転移リンパ節に対して原発巣として高頻度の部位を表13-8 に示す. 当初，原発不明癌とされており，後に原発巣が見つかることは口蓋扁桃や舌根が多い[44]. これはファイバーで観察が難しい点と，扁桃陰窩内の微小腫瘍の同定が難しいこと，FDG-PET でも生理的集積と重なるためである. 治療は通常，頸部郭清術が

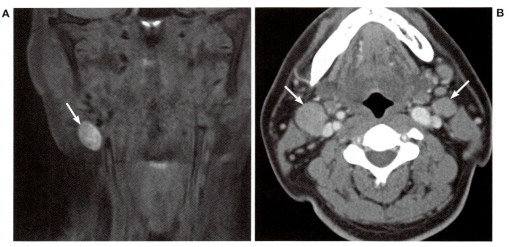

図13-33　悪性黒色腫，嗅神経芽細胞腫のリンパ節転移
A：70歳台女性　鼻腔悪性黒色腫　MRI, 脂肪抑制T1強調像　右レベルIIAにリンパ節腫大（→）を認め，メラニンを反映した高信号を示している．転移と考えられる．
B：40歳台男性　嗅神経芽細胞腫　造影CT　両側レベルIIAに内部均一なリンパ節腫大（→）を認め，筋と同程度かやや強い増強効果を示す．

表13-8　頸部転移リンパ節に対して原発巣として高頻度の部位

転移部位	原発巣
レベルIA	舌尖，口腔前部，顔面皮膚，鼻副鼻腔前部
レベルIB	舌，口腔底，頬粘膜，歯肉，顎下腺，頬部
レベルIIA	咽頭，口腔，耳下腺，声門上喉頭
レベルIII	咽頭，声門上喉頭，舌，舌根
レベルIV	喉頭，甲状腺，頸部食道
レベルV	咽頭，頭皮，甲状腺
レベルVI	喉頭，甲状腺
咽頭後リンパ節	咽頭，鼻副鼻腔後方
耳下腺リンパ節	耳下腺，頭皮，顔面
鎖骨上窩リンパ節	腹部，骨盤，肺，乳房，食道

(尾尻博也：頭頸部の臨床画像診断学，第3版．南江堂，2016：470．より許可を得て改変・転載)

行われる．
　CT・MRIでの原発不明癌の原発巣の検出率は9〜23％である．リンパ節転移に囊胞が形成されている場合，HPV陽性扁平上皮癌が疑われる．HPV陽性扁平上皮癌は扁桃陰窩深部から発生し，臨床的に検出できない場合がある．PET/CTは検出率44％，感度97％，特異度68％と有用な検査であるが，偽陽性が多いことに注意する必要がある[45]．

③　リンパ節転移と鑑別を要する疾患・偽病変
　リンパ節転移と鑑別を要する疾患，偽病変をBox 13-3にまとめる．リンパ腫は典型的に

4. 頸部リンパ節疾患のCT・MRI所見　667

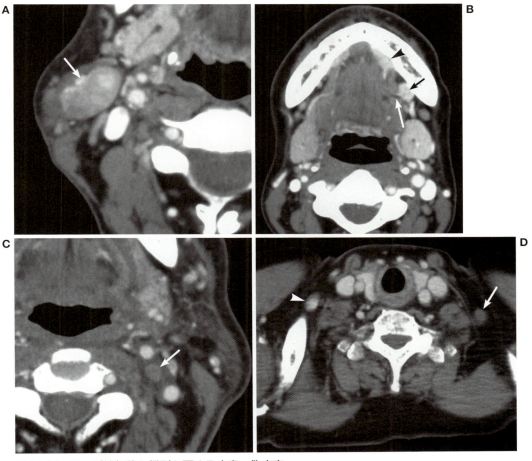

図13-34　リンパ節転移と鑑別を要する疾患, 偽病変
A：70歳台男性　舌癌（右舌縁）　造影CT　右レベルIIAに腫瘤を認める. 耳下腺下極付近に位置し, 下顎後静脈（→）と接している. 切除され, ワルチン腫瘍と診断された.
B：40歳台女性　舌癌　造影CT　左レベルIBに結節（小矢印）を認め, 内側でくちばし状に顎舌骨筋方向へのわずかな突出を認める（大矢印）. 増強効果や内部構造は舌下腺（▶）と同様である. 顎舌骨筋の生理的欠損部から舌下腺が脱出したものと考えらえる.
C：50歳台男性　中咽頭癌CRT後　造影CT　左内・外頸動脈の間に結節を認め（→）, 上頸神経節である.
D：60歳台女性　横行結腸癌　造影CT　左レベルVBに結節を認める（→）. 右側では外頸静脈（▶）が走行している. 他スライスでは上下に脈管状に連続しており, 外頸静脈血栓と考えられる.

Box 13-3　リンパ節転移との鑑別疾患・偽病変

① 上内深頸リンパ節, 顎下リンパ節：耳下腺腫瘍（ワルチン腫瘍：図13-34A）, 顎下腺腫瘍, 第2鰓弓嚢胞, 舌下腺の顎舌骨筋を介したヘルニア（図13-34B）
② 咽頭後リンパ節：上頸神経節（図13-34C）, Rosenmüller窩の貯留嚢胞
③ 下頸部：前斜角筋, 食道憩室
④ 全領域：リンパ腫, 神経鞘腫, 反応性腫大, fatty hilar metaplasia（図13-28）, 静脈血栓（図13-34D）

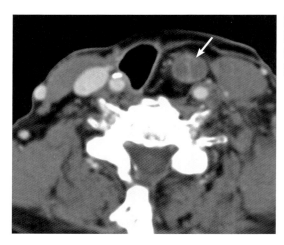

図13-35 70歳台男性 下咽頭癌術後，再建腸管内のリンパ節転移
造影CT 再建腸管内に壊死を伴うリンパ節腫大を認め(→)，転移である．

は内部が均一であり，転移よりもADCが低い．反応性腫大はリンパ節門が保たれ，内部構造が均一であり，ADCは転移性リンパ節よりも高い．膿瘍は拡散強調画像で高信号を示すが，リンパ節壊死は脳脊髄より低信号となる[46]．

④ リンパ節転移治療後の画像診断

a) 頸部郭清後

　　リンパ節の郭清方法にはレベルI～Vと内頸静脈・顎下腺・副神経を切除する根治的頸部郭清術や，内頸静脈・顎下腺・副神経のいずれか1つ以上を温存した根治的頸部郭清術変法，さらにレベルI～IIIやII～IVなど一部の領域のみ郭清する選択的頸部郭清術がある．術後は切除された臓器と周囲の脂肪組織が消失するとともに，頸動脈鞘周囲に線維化や瘢痕を反映した軟部濃度を認める[47]．このため，リンパ節再発の指摘が難しくなるが，経過中に増大・新出する病変や頸動脈鞘周囲の腫瘤形成，T2WIでの中等度高信号，ADC低下は再発を疑う所見である．転移・再発が疑われる際にはPET/CTも有用である．副神経を切除もしくは損傷した場合，僧帽筋は萎縮し，二次性の癒着性関節包炎を認める．

　　郭清術後はリンパ路が切除されるため，通常と異なるリンパの流れとなる．例えば，オトガイ下リンパ節などを介し，対側への転移が出現したりする．放射線化学療法後もリンパ管は細くなり，本数も減少する．再建腸管内のリンパ節の多くは反応性腫大であるが[48]，まれに転移がみられる(図13-35)．

b) 化学放射線療法後

　　臓器・機能温存を目的として化学放射線療法が第一選択として施行される症例が増加している．治療後の残存・再発例に対しては，救済手術が必要となるため，治療後は早期に再発・残存を検出することが重要である．リンパ節転移はリンパ節の一部に転移する場合と，全体が置換されて腫大する場合がある．前者の場合は術後，腫瘍が消失すれば正常リンパ節と同様の所見となり，後者は壊死組織や瘢痕組織に置換される[49]．変性した組織は徐々に吸収されるが，瘢痕組織として残存する場合も多い．CT・MRIでは瘢痕・再発ともに造影されるものの，瘢痕組織はT2強調像や拡散強調画像で低信号を

4. 頸部リンパ節疾患のCT・MRI所見　669

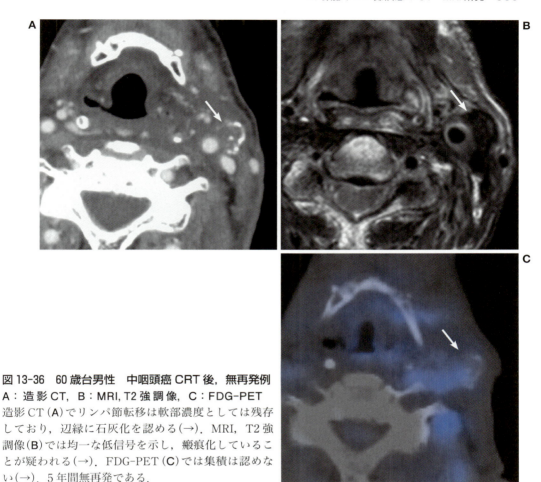

図13-36　60歳台男性　中咽頭癌CRT後，無再発例
A：造影CT，B：MRI, T2強調像，C：FDG-PET
造影CT（A）でリンパ節転移は軟部濃度としては残存しており，辺縁に石灰化を認める（→）．MRI, T2強調像（B）では均一な低信号を示し，瘢痕化していることが疑われる（→）．FDG-PET（C）では集積は認めない（→）．5年間無再発である．

示す（図13-36）．一方で，再発腫瘍はT2強調像で中等度信号，拡散強調画像で高信号，ADCの低下を示す（図13-37）．治療前のADCは治療反応と関連し，低いほうが反応しやすい．また，治療中にADCが上昇したものは完全奏功率が高い[50]．FDG-PETは陰性的中率が高く，腫瘍残存がないことを示す指標となる．穿刺吸引細胞診は診断能が高く，再発の確定診断をするのに有用である．近年ではtexture解析やintra-voxel incoherent motion MRIによる予後予測や治療効果予測が報告されている[51,52]．

2）非頭頸部癌からのリンパ節転移

非頭頸部癌（食道癌を除く）からのリンパ節転移は鎖骨上窩リンパ節を含む下頸部（78％）に多く，上・中内深頸リンパ節（37.2％）や後頭リンパ節（20.9％）にも転移する[53]．原発としては肺癌，乳癌が多く，経過観察中に頸部腫瘤として発見される．食道癌は発癌因子（喫煙・飲酒）が頭頸部癌と共通しており，合併も多い．食道癌と下咽頭癌・喉頭癌の合併症例では，リンパ節転移がどちらに由来するかの判定が難しい場合があるが，原発巣の進行度や転移の分布から推察する．臨床的には，どちらの転移か不明な場合でも，リンパ節転移の範囲を正確に評価することが重要である．

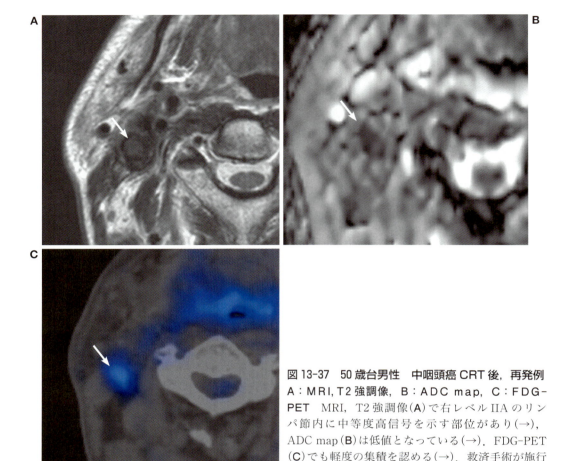

図 13-37 50 歳台男性　中咽頭癌 CRT 後，再発例
A：MRI, T2 強調像，B：ADC map, C：FDG-PET　MRI, T2 強調像 (A) で右レベル IIA のリンパ節内に中等度高信号を示す部位があり (→)，ADC map (B) は低値となっている (→)．FDG-PET (C) でも軽度の集積を認める (→)．救済手術が施行され，腫瘍の残存を認めた．

C. 悪性リンパ腫

　リンパ腫はリンパ組織やその他の組織に異常なリンパ球が増殖し，腫瘤を形成する病態である．悪性リンパ腫は Hodgkin リンパ腫 (5〜10%，Hodgkin lymphoma：HL) と非 Hodgkin リンパ腫 (90〜95%，non Hodgkin lymphoma：NHL) に大別される．

　HL は若年者と中高年者に好発し，二峰性をなす．リンパ節病変 (頸部 24%，縦隔 65%) が多く，節外病変は少ない[54]．リンパ節病変は連続性に病変を形成する．病理組織学的に Reed-Sternberg 細胞が特徴である．一方，NHL は 50〜60 歳台に多く，節外病変 (Waldeyer 輪など) も多く，さまざまな病型分類があり，非連続性に進展する．悪性リンパ腫の確定診断は生検による．

　CT・MRI では単発・多発で片側，あるいは両側性のリンパ節の腫大を認める．HL，NHL ともに深頸リンパ節が侵される頻度が高く，NHL では節外病変も多く，浅頸リンパ節などのリンパ節にも病変を形成しやすい[55]．典型的には境界明瞭な分葉状もしくは円形・卵円形を呈し，内部は均一である (図 13-38)．単純 CT では筋肉と等吸収，MRI では T1 強調

4. 頸部リンパ節疾患のCT・MRI所見　**671**

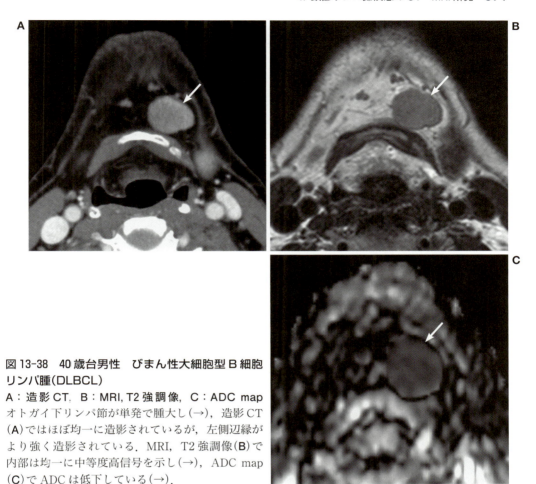

図13-38　40歳台男性　びまん性大細胞型B細胞リンパ腫(DLBCL)
A：造影CT，B：MRI, T2強調像，C：ADC map
オトガイ下リンパ節が単発で腫大し(→)，造影CT(A)ではほぼ均一に造影されているが，左側辺縁がより強く造影されている．MRI, T2強調像(B)で内部は均一に中等度高信号を示し(→)，ADC map(C)でADCは低下している(→)．

像で筋より軽度高信号，T2強調像で均一な中等度高信号を示し，造影増強効果の程度はさまざまである．NHLでは辺縁により強い増強効果を認めることがあり(図13-38A)[56]，集簇すると腫瘤の中にこの増強効果が隔壁様に描出される[54]．Burkittリンパ腫・HL，高悪性度のリンパ腫では壊死をきたし，増強効果不良域を伴うことがある(図13-39，図13-40A)[54]．侵襲性の高いものでは，辺縁不整で周囲組織に浸潤を示す．筋間など既存構造に入り込むような形態を示したり，内部に既存の血管が走行する所見がみられることがある(図13-40BC)．石灰化はまれであるが，加療後に石灰化をきたす場合がある．ADCは扁平上皮癌のリンパ節転移より低値を示す[57]．

d. メトトレキサート関連リンパ腫

　関節リウマチで使用されるメトトレキサートは医原性リンパ腫の1つであるメトトレキサート関連リンパ腫(methotrexate-associated lymphoproliferative disorders：MTX-LPD)の原因となる．MTXによる免疫能の低下，EBVの再活性化，関節リウマチの慢性炎症により発症すると考えられており，組織型はびまん性大細胞型B細胞リンパ腫(diffuse large

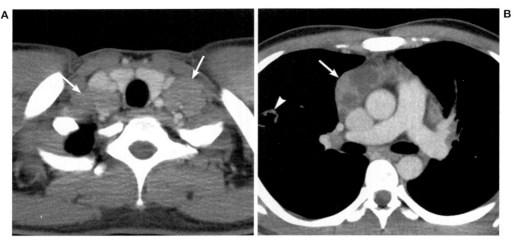

図 13-39　20 歳台男性　壊死を伴う Hodgkin リンパ腫
造影 CT
A：両側下内深頸領域〜縦隔に連続するリンパ節腫大を認める（→）．
B：縦隔では壊死を伴っている（→）．肺病変あり（▶）．

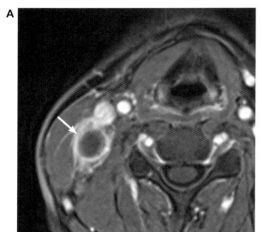

図 13-40　リンパ腫の 3 症例
A：40 歳台男性　びまん性大細胞型 B 細胞リンパ腫（DLBCL）　MRI，脂肪抑制造影 T1 強調像　右レベル III にリンパ節腫大を認め，増強効果不良域を伴う（→）．
B：50 歳台女性　DLBCL　MRI，T2 強調像　右鎖骨上に巨大な腫瘤を認める．内部は均一に中等度高信号で，後方で筋の間にはまり込むような進展を認める（→）．
C：60 歳台男性　Burkitt リンパ腫　造影 CT　左頸部に腫瘤を認め，大きさの割に壊死はなく，内部に正常構造の血管が走行している（→）．

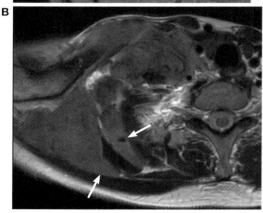

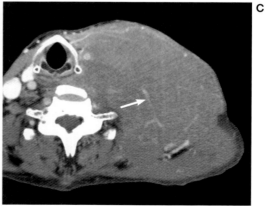

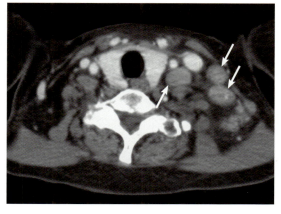

図13-41　60歳台女性　メトトレキサート関連リンパ腫（MTX-LPD）
造影CT　左頸部に多発するリンパ節腫大（→）を認める．内部は均一に造影されている．

B-cell lymphoma：DLBCL）やHLが多い．EBV陽性が40％を占め，HLでは70〜80％がEBV陽性である[58]．関節リウマチのみでもリンパ腫のリスクは2〜4倍であり，MTXにより発症までの期間は短くなる[59]．節外病変も約半数でみられ，頭頸部ではWaldyer輪，口腔，鼻腔，唾液腺などに発生する[60]．診断は病歴から疑われることが多く，画像ではリンパ節腫大や上記部位に腫瘤を形成する（図13-41）．MRIでは内部均一なT1強調像で筋と等信号，T2強調像で中等度高信号，拡散低下を示し，各組織型のリンパ腫と類似した画像所見を呈する．薬物療法中止により縮小し，特にEBV陽性の症例で寛解率が高い．しかし，再燃する例も多く，必ずしも予後のよい疾患ではない．

e. Castleman病 Castleman disease（CD）

Castleman（キャッスルマン）病は共通の組織学的特徴を有するリンパ増殖性疾患の一群である．病変の分布により，単中心性CDと多中心性CDに分類され，後者はHHV-8の感染の有無により，HHV-8陽性多中心性CDとHHV-8陰性または特発性多中心性CDに分類される．単中心性・多中心性CDは臨床像が異なる．

単中心性CDは頸部や縦隔のリンパ節に好発し，単発もしくは限局したリンパ節腫大としてみられる．若年成人に多く，症状を呈さず，腫大リンパ節としてみられ，完全切除により根治することが多い．多中心性CDはさまざまな年齢で発症し，リンパ節腫大と病変から産生されるIL-6による発熱や体重減少，易疲労感など全身症状を呈する．HIV感染に対する抗ウイルス療法の発達につれ，HIV感染者のHHV-8陽性多中心性CDが増加している．

病理組織学的には濾胞間組織の形質細胞増殖を示す形質細胞型と，硝子様物質で覆われた毛細血管の増生と硝子化したリンパ濾胞の過形成を特徴とするヒアリン血管型に大別され，これらが混在することもある．単中心性CDの多くがヒアリン血管型の組織像を呈し，多中心性CDでは形質型が多い．HHV-8陽性多中心性CDではLANA-1が陽性となる．形質細胞型CDはリンパ腫やPOEMS症候群，腫瘍随伴性天疱瘡などと関連がある[61]．

CDは頸部に65％が発生し，顎下部や耳下部，鎖骨上窩，頰部に多い[62]．組織学的にはヒアリン血管型75％，形質細胞型11％，混合型8％である．単中心性CDでは典型的には単発もしくは領域性のリンパ節腫大で，均一に強く造影される（図13-42）[61]．CTでは筋と等

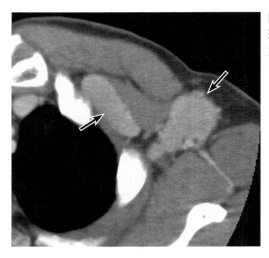

図 13-42　60 歳台男性　単中心性 Castleman 病
造影 CT　左腋窩リンパ節が腫大しており(→)，筋より強く，均一に造影されている．病変は腋窩に限局していた．

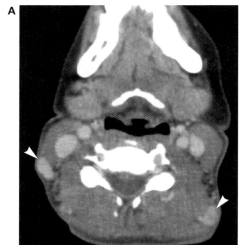
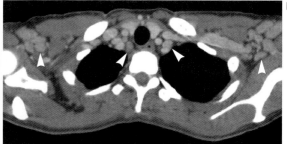

図 13-43　40 歳台女性　多中心性 Castleman 病
造影 CT　両側頸部，腋窩に多発するリンパ節腫大を認める(▶)．

〜低吸収であり，壊死や囊胞変性の頻度は低い．10％程度で分枝状または粗大な石灰化を伴うとされるが，頭頸部では少ない．dynamic study では早期に中等度の増強効果を示し，静脈相で中等度〜高度の増強効果を認め，栄養血管や流出静脈が観察されることがある[63]．線維瘢痕の成分は増強効果が弱い．MRI では均一に T1 強調像で筋と等信号，T2 強調像で筋よりも高信号を示し，flow void がみられることがある．形質細胞型 CD では増強効果は硝子型よりも弱く，石灰化はまれである(図 13-43)．頸部や胸腹部のリンパ節にも病変を形成し，肝脾腫や肺病変，胸腹水，心囊水など全身の病変を形成する．HHV-8 陽性 CD は陰性のものと比較し，より病勢が強い傾向にある．単中心性 CD の鑑別疾患として，傍神経節腫や神経鞘腫，神経線維腫，リンパ節転移，リンパ腫がある．

f. Rosai-Dorfman病

　Rosai-Dorfman（ロザイ・ドルフマン）病はsinus histiocytosis with massive lymphadenopathyともよばれる，まれな組織球症である．若年成人に多く，小児〜高齢者まで幅広い年齢層で報告がみられる．男女比は1.4：1〜3：1と男性にわずかに多い．頭頸部リンパ節が侵されることが多く，無痛性の両側頸部リンパ節腫脹を呈する．節外病変は40％でみられ，肺，皮膚，鼻腔，眼窩，髄膜，骨などさまざまな部位に病変を形成する．血液検査では白血球増多，赤沈亢進，高γグロブリン血症などが認められる．病因は不明であるが，発熱や咽頭症状が先行する例が多くみられ，EBVやHHV-6などの感染を契機にした反応性多クローン性の増殖が提唱されている．病理組織学的には正常リンパ球を貪食した組織球の浸潤を認める（emperipolesis）．免疫染色では組織球のマーカーであるCD68が陽性となる．

　画像所見は両側頸部，深頸リンパ節腫大の頻度が高く，副鼻腔・唾液腺・涙腺・咀嚼筋間隙・硬膜・皮下組織などさまざまな部位に腫瘤を形成する（図13-44）．MRIではT1強調像で骨格筋と等信号，T2強調像で低〜高信号を示し，均一な増強効果を伴う[64, 65]．小児・若年成人で両側性・無痛性の著明な両側頸部リンパ節腫大を呈している場合は当疾患を疑う必要がある．

g. 化膿性リンパ節炎

　口腔・咽頭感染症や外傷，破疹が門戸となり，リンパ節に炎症と膿瘍を形成する．小児に多い．原因菌は黄色ブドウ球菌やA群溶血レンサ球菌が多く，急性・片側性のリンパ節炎をきたす．これに対し，ウイルス性は両側性が多く，圧痛や自発痛が細菌性よりも弱い．開口障害や斜頸，嚥下障害などは深部膿瘍を疑う症状であり，画像による評価が必要である．

　CT・MRIでは腫大したリンパ節に不均一な増強効果や，膿瘍を示す低吸収域とこれを取

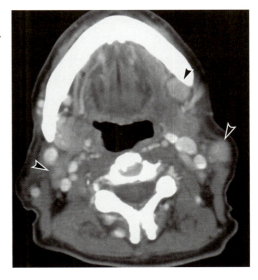

図13-44　70歳台男性　Rosai-Dorfman病
造影CT　両側頸部にリンパ節腫大を認める（▶）．

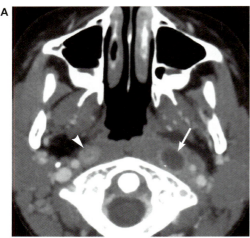
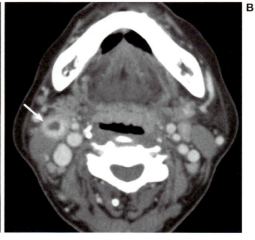

図 13-45　化膿性リンパ節炎の 2 症例
A：7 歳男児　化膿性リンパ節炎　造影 CT　左外側咽頭後リンパ節(→)は低吸収で，辺縁に増強効果を認める．右外側咽頭後リンパ節(▶)も腫大している．
B：60 歳台女性　化膿性リンパ節炎　造影 CT　右上内深頸リンパ節腫大を認め(→)，内部に増強効果不良領域を伴う．

り囲む被膜の増強効果を認める(図 13-45)．咽頭後リンパ節の化膿性リンパ節炎が破綻すると咽後膿瘍となる．また，リンパ節炎から頸静脈血栓性静脈炎，菌血症となり，肺・関節などの遠隔臓器に感染巣を形成する(Lemierre 症候群)．

h. 結核性リンパ節炎

　結核菌の頸部リンパ節への感染により発症する．瘰癧(るいれき)ともよばれる．肺外の結核では最も多く，活動性の肺病変を伴わないことも多い．末梢の限局性に発生する結核は通常，初期結核時に感染したものが再活性化することによる．慢性的なリンパ節腫脹としてみられ，全身症状も微熱が出る程度である．診断は生検からの結核菌の証明によるが，クオンティフェロン検査も有用である．

　病変の分布は片側性が多く，両側性は 1/4 程度である．後頸・前頸三角に多く，顎下，鎖骨上窩リンパ節にも発生する[66]．病初期は内部均一なリンパ節腫大を呈し，乾酪壊死を伴ってくると増強効果不良域が出現する(図 13-46，Box 13-4)[67]．MRI では T1 強調像で低信号，T2 強調像で高信号を示す．壊死が拡大すると辺縁のみ造影され，転移との鑑別が難しくなる．また治癒後に石灰化を伴う．リンパ腫や菊池病との比較では結核性リンパ節炎のほうが壊死が大きく，内部に壊死を複数伴う[68,69]．

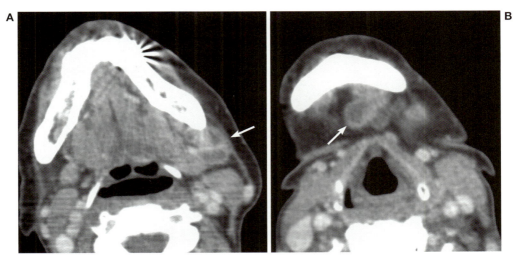

図 13-46　60 歳台女性　結核性リンパ節炎
造影 CT　左顎下リンパ節，オトガイ下リンパ節(→)にリンパ節腫大を認める．いずれも増強効果の乏しい壊死領域が多くを占め，顎下リンパ節の病変は壊死が複数ある．

Box 13-4　壊死を伴うリンパ節

リンパ節転移，化膿性リンパ節炎，結核，リンパ腫，菊池病

i. 猫ひっかき病　cat-scratch disease（CSD）

　猫ひっかき病（CSD）はグラム陰性桿菌である *Bartonella henselae* による感染症である．典型的には皮膚病変と領域内のリンパ節炎をきたし，自然治癒する疾患である．5～14％で脳症や心内膜炎，肉芽腫性肝炎，視神経炎をきたし，非典型 CSD とよばれる．小児～若年成人に好発するが，60 歳以上の高齢でも発症する．小児では典型的な症状が多く，高齢になると全身倦怠感や食欲低下などを伴い，不明熱としてみられる．イヌやネコ蚤の直接咬傷，ネコの唾液からの感染も原因となるため，既往歴のみでの除外は難しい．典型的には感染後 12 日程度で上肢の皮疹が出現し，5～50 日後に腋窩，頸部の有痛性リンパ節腫脹を認める．3 か月程度で自然縮小することが多い[70]．

　診断は若年，ネコとの接触歴，皮疹・リンパ節腫脹といった臨床経過から疑われ，血清学的に *B. henselae* 抗体の検出と生検によってなされる．画像上は大きさ 1～5 cm のリンパ節腫大としてみられ，単発のリンパ節腫大は 44～85％ である[71,72]．初期には壊死はなく，中期～後期では壊死が出現する（図 13-47）[73]．CT では辺縁不明瞭で，周囲に浮腫や炎症変化を伴うリンパ節腫大として認め，壊死を伴う場合は増強効果不良域を含む．MRI では周囲に T1 強調像で低信号，T2 強調像で高信号を示す浮腫を伴い，造影後はリンパ節辺縁が造影される[70]．鑑別として結核性リンパ節炎，化膿性リンパ節炎やリンパ節転移がある．

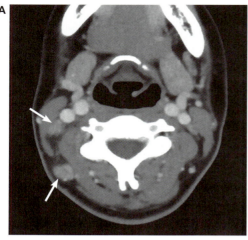
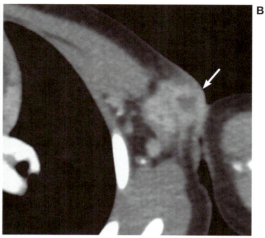

図 13-47 猫ひっかき病の 2 症例
A：30 歳台女性　造影 CT　右上内深頸リンパ節，副神経リンパ節にリンパ節腫大(→)を認める．壊死はない．
B：4 歳男児　造影 CT　左腋窩にリンパ節腫大を認め(→)，内部に壊死を伴う．辺縁不整で，周囲脂肪組織混濁や皮膚肥厚を伴う．

j. トキソプラズマ症

　ネコを最終宿主とする *Toxoplasma gondii* による感染症である．感染経路はおもに経口感染であり，ネコの糞中に含まれるオーシストの摂取や豚・子羊の生肉の摂取などによる．
　多くは無症状で経過し，後遺症を残さない．症状を呈する場合，急性感染症状で発症する急性トキソプラズマ症と，潜伏感染の後に免疫低下に伴って発症する日和見感染型がある．急性トキソプラズマ感染症ではリンパ節腫大，網膜炎の頻度が高く，リンパ節病変は頸部リンパ節，次いで腋窩リンパ節が多い．免疫不全状態では全身性に播種し，髄膜炎，脳膿瘍，心筋炎などを発症する．診断は急性トキソプラズマ症では抗トキソプラズマ IgG 抗体，IgM 抗体の測定が有用である．リンパ節内に虫体がみられる頻度は少ない．
　画像上は内部均一な非特異的リンパ節腫大として認められ，症状が乏しい場合にはリンパ腫などとの鑑別が必要である[74]．PET の集積はリンパ腫よりも弱い[75]．鑑別としてサルコイドーシス，梅毒，EBV 感染症，猫引っかき病，Hodgkin リンパ腫，慢性肉芽腫症，リーシュマニアリンパ節炎がある．

k. ウイルス感染症

　EBV やサイトメガロウイルス，アデノウイルス，風疹，水痘感染などさまざまなウイルスが頸部リンパ節炎の原因となる．多くの場合，臨床症状(上気道症状や急性の両側頸部リンパ節腫大)などからウイルス性リンパ節炎が疑われ，自然に軽快することが多い．伝染性単核球症では副神経リンパ節も腫大する(**図 13-48**)．また，扁桃の腫大や肝脾腫を認める[76]．

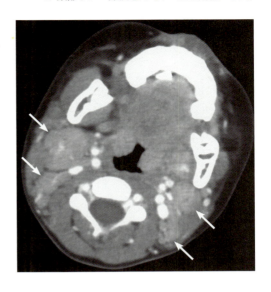

図 13-48　4 歳男児　伝染性単核球症
造影 CT　両側頸部にリンパ節腫大を認める（→）．肝脾腫を伴っていた（非提示）．

l. 木村病

　頭頸部，特に耳下腺や耳介周囲に好発する好酸球浸潤を伴った炎症性肉芽腫性疾患である．アジアの若年男性に多い．血液検査では末梢血好酸球や IgE の上昇を特徴とする．病理組織学的には結合組織中の好酸球浸潤を伴うリンパ濾胞構造の拡大が特徴である．組織球様ないし上皮様血管が認められない点で，欧米に多い好酸球性血管リンパ球増殖症と鑑別される[77]．皮下軟部腫瘤，所属リンパ節の無痛性腫大として発見されることが多い．画像上は軟部腫瘤と領域リンパ節の腫大としてみられ，片側性・両側性ともにありうる（図 13-49）．リンパ節腫大は円形〜卵円形で，壊死はなく，均一であることが多い[78]．頭頸部だけではなく，肺門縦隔リンパ節や腋窩・鼠径リンパ節など全身のリンパ節も腫大することがある．

m. 菊池病

　菊池-藤本病や組織球性壊死性リンパ節炎ともよばれ，頸部リンパ節腫大と発熱を特徴とする疾患である．病因は明らかとなっていないが，感染を契機とした T 細胞と組織球の免疫反応によるものが考えられている．男女比は 1：4〜1：1.6 で，40 歳以下に多い．
　最も多い症状は発熱と頸部リンパ節腫大である．そのほか，紅斑や関節炎，倦怠感，肝脾腫を呈する．リンパ節腫大は限局性・片側性が多いものの，両側性の場合もある．レベル II，V，III，IV に多く，耳下腺内リンパ節や鎖骨上窩リンパ節などにもみられるが，咽頭後リンパ節にはまれである[79]．また，縦隔・腹部など他領域のリンパ節腫大を認めることがある．触診上は硬く，辺縁平滑で，可動性を有する．大きさは 1〜2 cm が多く，より大きな場合もある．血液検査では 43％の症例で白血球減少を認め，血小板減少や汎血球減少を伴うこともあり，診断の一助となる．通常は 1〜4 か月程度で自然軽快するが，重症の場合にはステロイドや免疫グロブリンを投与する．治療後も再燃したり，SLE に進展する症例もあるため，経過観察が必要である．

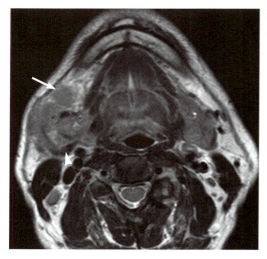

図13-49 50歳台男性 木村病
MRI, T2強調像 顎下リンパ節腫大(→)と顎下腺腫大(►)を認める.

CTでは均一な増強効果やリンパ節周囲の脂肪濃度上昇が8割程度でみられる(図13-50A). 増強効果は血管よりは弱く, 筋肉よりは強い. リンパ節内の壊死は16%でみられ, 局所的な壊死が9%, 大きな壊死が7%でみられる[79]. MRIでは壊死部はT2強調像で非壊死部より低信号を呈し, 病理組織での凝固壊死に相当する(図13-50B)[80,81]. 時に随伴する皮膚病変が画像上も指摘できることがある. 鑑別として, リンパ腫, 結核, 川崎病, 性病性リンパ肉芽腫症がある.

n. 川崎病(小児急性熱性皮膚粘膜リンパ節症候群)

全身の中型血管の炎症を主体とする原因不明の疾患であり, 発熱, 両側眼球結膜充血, 口腔粘膜炎, 発疹, 非化膿性頸部リンパ節炎を主症状とする. 4歳以下の乳幼児に多くみられ, 男児にやや多い. 頸部リンパ節腫大は7割の症例でみられ, 乳児では少なく, 年長児に多い[82]. 頸部リンパ節腫脹は川崎病の重症度と関連しており, リンパ節腫脹が著しいほど, 重症である. 冠動脈瘤や心膜炎などの心血管合併症は予後を既定する因子となるため重要である.

画像検査として最初に超音波検査が行われることが多い. リンパ節腫大は15mm以上のことが多く, 集簇して腫大する[83]. 壊死はまれである. CTでは片側性のリンパ節腫大としてみられ, レベルⅡ, Ⅲ, Ⅴに多い. 周囲脂肪組織混濁を伴い, 咽頭後間隙や口蓋扁桃周囲の浮腫, 口蓋扁桃腫大を認める[84]. 咽頭後間隙の液体貯留は咽頭後膿瘍と鑑別が必要な場合がある. 咽頭後間隙の液体貯留は膿瘍よりも辺縁の増強効果が弱い[85].

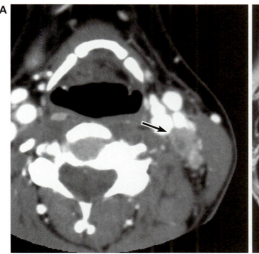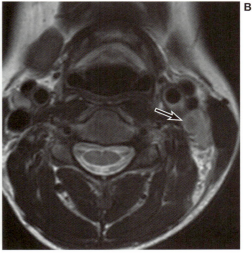

図 13-50　30 歳台女性　菊池病
A：造影 CT，B：MRI, T2 強調像　造影 CT（A）で，左深頸リンパ節に壊死を伴うリンパ節腫大（→）を認める．MRI（B）では，壊死の部位は低信号を示す（→）．

図 13-51　30 歳台女性　サルコイドーシス
造影 CT　右下内深頸リンパ節腫大（→）を認める．

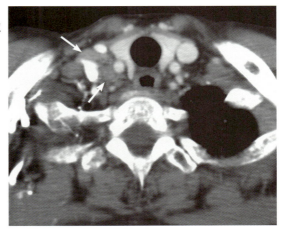

o. サルコイドーシス

　多臓器に肉芽腫を形成する原因不明の疾患であり，組織学的に非乾酪性類上皮細胞肉芽腫に特徴付けられる．好発部位は肺門・縦隔リンパ節であるが，10％の症例で頸部リンパ節にもみられる．頸部リンパ節腫脹を主訴とする例や頸部リンパ節病変のみの場合，診断は難しくなる．頸部リンパ節に病変が限局している場合でも 3/4 の症例では，後に肺など他臓器に病変が出現する[86]．

　画像所見は非特異的なリンパ節腫大であり，辺縁平滑・境界明瞭で内部均一な多発リンパ節腫大としてみられ，類円形を呈する（図 13-51）．鎖骨上窩リンパ節の頻度が高く，前頸三角よりも後頸三角に多い[87]．

p. アミロイドーシス

　アミロイドーシスは線維構造をもつアミロイドがさまざまな臓器に沈着し，機能障害をきたす病態である．全身性アミロイドーシスと限局性アミロイドーシスに分類される．また，原因不明の原発性アミロイドーシスと，多発性骨髄腫や関節リウマチなどの疾患を背景とした二次性アミロイドーシスにも分類される．組織病理学的にはリンパ節病変は2割の症例でみられ，縦隔が最も多く，腹部や骨盤，頸部のリンパ節にも病変を形成する[27]．単発・多発ともにあり，分布も1つのリンパ節に限局したものから両側頸部までさまざまである．リンパ節は石灰化を伴うことが多い(Box 13-5)．

Box 13-5　石灰化をきたすリンパ節病変

　結核，甲状腺癌転移，転移(扁平上皮癌，腺癌)，サルコイドーシス，リンパ腫，アミロイドーシス，治療後のリンパ腫・転移・リンパ節炎，リンパ節内異所性甲状腺

(文献88をもとに作成)

文　献

1) 伊藤　隆，阿部和厚：組織学．第 19 版．南山堂，2005：211-219.
2) 加藤征治，須網博夫：リンパ流とリンパ節．加藤征治・編：新しいリンパ学—微小循環・免疫・腫瘍とリンパ系．金芳堂，2015：137-143.
3) Lindberg R：Distribution of cervical lymph node metastases from squamous cell carcinoma of the upper respiratory and digestive tracts. Cancer 1972；29：1446-1449.
4) Som PM, Curtin HD, Mancuso AA：An imaging-based classification for the cervical nodes designed as an adjunct to recent clinically based nodal classifications. Arch Otolaryngol Head Neck Surg 1999；125：388-396.
5) Robbins KT, Clayman G, Levine PA, et al：Neck dissection classification update：revisions proposed by the American Head and Neck Society and the American Academy of Otolaryngology-Head and Neck Surgery. Arch Otolaryngol Head Neck Surg 2002；128：751-758.
6) Grégoire V, Ang K, Budach W, et al：Delineation of the neck node levels for head and neck tumors：A 2013 update. DAHANCA, EORTC, HKNPCSG, NCIC CTG, NCRI, RTOG, TROG consensus guidelines. Radiother Oncol 2014；110：172-181.
7) Som PM, Brandwein-Gensler MS：Lymph Nodes of the Neck. In：Som PM, Curtin HD (eds)：Head Neck Imaging, 5th ed. Philadelphia：Mosby Elsevier, 2011：2287-2383.
8) Rouvière H：Lymphatic System of the Head and Neck. Ann Arbor：Edwards Bros, 1938：5-28.
9) 尾尻博也：頸部リンパ節．頭頸部の臨床画像診断学．第 3 版．南江堂，2016：443-520.
10) Million RR, Cassisi NJ, Mancuao AA, et al：Management of the neck for Squamous cell carcinoma. In：Rodney RM, Nicholas JC (eds)：Head Neck Cancer—A multidiscip approach, 2nd ed. Philadelphia：Lippincott Williams & Wilkins, 1993：75-142.
11) 村上　弦：舌，耳下腺のリンパ節．佐藤達夫・編：リンパ系局所解剖カラーアトラス：癌手術の解剖学的基盤．南江堂，1997：197-206.
12) Liu M-E, Branstetter BF 4th, Whetstone J, et al：Normal CT appearance of the distal thoracic duct. AJR Am J Roentgenol 2006；187：1615-1620.
13) Weissman JL, Carrau RL：Anterior facial vein and submandibular gland together：predicting the histology of submandibular masses with CT or MR imaging. Radiology 1998；208：441-446.
14) 上條雍彦：頭頸部のリンパ系．脈管学．第 3 版．アナトーム社，1997：1-32.
15) 鈴木玫美，江口紘太郎，井田翔太ほか：舌癌における外側舌リンパ節転移の検討と舌リンパ節の臨床的分類．頭頸部外科 2016；26：71-78.
16) Poirier P, Cuneo B：Les lymphatiques. Trait d'anatomie Hum. Paris：Masson, 1902：1264-1277.
17) 佐藤達夫：頭頸部外科に必要な局所解剖(17)咽頭(4)リンパ系．耳喉頭頸 1994；66：837-840.
18) Tart RP, Mukherji SK, Avino AJ, et al：Facial lymph nodes：normal and abnormal CT appearance. Radiology 1993；188：695-700.
19) Sun G, Wang Y, Zhu Y, et al：Lymph node metastasis between sternocleidomastoid and sternohyoid muscle in clinically node-positive papillary thyroid carcinoma. Head Neck 2013；35：1168-1170.
20) Dy BM, Shaha AR, Tuttle RM：The Delphian Node Revisited：An Uncommon Site of Recurrence. J Endocr Soc；2017；1：1527-1530.
21) Iyer NG, Shaha AR, Rinaldo A, et al：Delphian node metastasis in head and neck cancers—Oracle or Myth? J Surg Oncol 2010；102：354-358.
22) 村上　弦：甲状腺，上縦隔のリンパ節．佐藤達夫・編：リンパ系局所解剖カラーアトラス．南江堂，1997：181-195.
23) 日本頭頸部癌学会：頭頸部癌取扱い規約，第 6 版．金原出版，2018.
24) Diehn FE, Michalak GJ, DeLone DR, et al：CT Dental Artifact：Comparison of an Iterative Metal Artifact Reduction Technique with Weighted Filtered Back-Projection. Acta Radiol open 2017；6：2058460117743279.
25) Grosse Hokamp N, Laukamp KR, Lennartz S, et al：Artifact reduction from dental implants using virtual monoenergetic reconstructions from novel spectral detector CT. Eur J Radiol 2018；104：136-142.
26) 尾尻博也：頭頸部．日本医学放射線学会・編：画像診断ガイドライン 2016 年版，第 2 版．金原出版，2016：108-157.
27) Agarwal M, Nabavizadeh SA, Mohan S：Chapter 6. Non-Squamous Cell Causes of Cervical

Lymphadenopathy. Semin Ultrasound CT MR 2017；38：516-530.

28) van den Brekel MW, Stel H V, Castelijns JA, et al：Cervical lymph node metastasis：assessment of radiologic criteria. Radiology 1990；177：379-384.

29) Sun J, Li B, Li CJ, et al：Computed tomography versus magnetic resonance imaging for diagnosing cervical lymph node metastasis of head and neck cancer：a systematic review and meta-analysis. Onco Targets Ther 2015；8：1291-1313.

30) King AD, Tse GMK, Ahuja AT, et al：Necrosis in metastatic neck nodes：diagnostic accuracy of CT, MR imaging, and US. Radiology 2004；230：720-726.

31) Som PM：Detection of metastasis in cervical lymph nodes：CT and MR criteria and differential diagnosis. AJR Am J Roentgenol 1992；158：961-969.

32) de Bondt RBJ, Nelemans PJ, Bakers F, et al：Morphological MRI criteria improve the detection of lymph node metastases in head and neck squamous cell carcinoma：multivariate logistic regression analysis of MRI features of cervical lymph nodes. Eur Radiol 2009；19：626-633.

33) Kelly HR, Curtin HD：Chapter 2. Squamous Cell Carcinoma of the Head and Neck-Imaging Evaluation of Regional Lymph Nodes and Implications for Management. Semin Ultrasound CT MR 2017；38：466-478.

34) Yousem DM, Hatabu H, Hurst RW, et al：Carotid artery invasion by head and neck masses：prediction with MR imaging. Radiology 1995；195：715-720.

35) 木部優一，全田貞幹：頭頸部癌に対する薬物療法-最新情報 術後（化学）放射線治療．耳鼻・頭頸外科 2018；90：220-227.

36) Kyzas PA, Evangelou E, Denaxa-Kyza D, et al：[18]F-fluorodeoxyglucose positron emission tomography to evaluate cervical node metastases in patients with head and neck squamous cell carcinoma：a meta-analysis. J Natl Cancer Inst 2008；100：712-720.

37) Cantrell SC, Peck BW, Li G, et al：Differences in imaging characteristics of HPV-positive and HPV-negative oropharyngeal cancers：A blinded matched-pair analysis. AJNR Am J Neuroradiol 2013；34：2005-2009.

38) Fujita A, Buch K, Truong MT, et al：Imaging characteristics of metastatic nodes and outcomes by HPV status in head and neck cancers. Laryngoscope 2016；126：392-398.

39) Suh CH, Baek JH, Choi YJ, et al：Performance of CT in the Preoperative Diagnosis of Cervical Lymph Node Metastasis in Patients with Papillary Thyroid Cancer：A Systematic Review and Meta-Analysis. AJNR Am J Neuroradiol 2017；38：154-161.

40) 尾尻博也：甲状腺乳頭癌リンパ節転移の画像診断．耳鼻咽喉科展望 2015；58：271-274.

41) Howell MC, Branstetter IV BF, Snyderman CH：Patterns of regional spread for esthesioneuroblastoma. AJNR Am J Neuroradiol 2011；32：929-933.

42) Amin MB, Edge SB, Greene FL, et al：AJCC Cancer Staging Manual, 8th ed. Springer International Publishing, 2017.

43) Arosio AD, Pignataro L, Gaini RM, et al：Neck lymph node metastases from unknown primary. Cancer Treat Rev 2017；53：1-9.

44) Cianchetti M, Mancuso AA, Amdur RJ, et al：Diagnostic evaluation of squamous cell carcinoma metastatic to cervical lymph nodes from an unknown head and neck primary site. Laryngoscope 2009；119：2348-2354.

45) Zhu L, Wang N：[18]F-fluorodeoxyglucose positron emission tomography-computed tomography as a diagnostic tool in patients with cervical nodal metastases of unknown primary site：A meta-analysis. Surg Oncol 2013；22：190-194.

46) Koç O, Paksoy Y, Erayman I, et al：Role of diffusion weighted MR in the discrimination diagnosis of the cystic and/or necrotic head and neck lesions. Eur J Radiol 2007；62：205-213.

47) 斉藤尚子，酒井 修：がん治療後変化の画像診断 頭頸部癌の正常治療後変化と局所再発．臨床画像 2011；27：1436-1445.

48) Makimoto Y, Yamamoto S, Takano H, et al：Lymphadenopathy in the mesenteric pedicle of the free jejunal flap：reactive lymphadenopathy, not metastatic. J Comput Assist Tomogr 2006；30：65-67.

49) 西村剛志：頭頸部扁平上皮癌に対する化学療法併用 放射線治療後の頸部転移リンパ節の評価．日耳鼻会報 2014；117：899-906.

50) Kim S, Loevner L, Quon H, et al：Diffusion-weighted magnetic resonance imaging for predict-

ing and detecting early response to chemoradiation therapy of squamous cell carcinomas of the head and neck. Clin Cancer Res 2009；15：986-994.

51）Zhang H, Graham CM, Elci O, et al：Locally advanced squamous cell carcinoma of the head and neck：CT texture and histogram analysis allow independent prediction of overall survival in patients treated with induction chemotherapy. Radiology 2013；269：801-809.

52）Hauser T, Essig M, Jensen A, et al：Prediction of treatment response in head and neck carcinomas using IVIM-DWI：Evaluation of lymph node metastasis. Eur J Radiol 2014；83：783-787.

53）別府 武：非頭頸部癌からの頸部リンパ節転移．ENTONI 2014；167：2014.

54）Weber AL, Rahemtullah A, Ferry JA：Hodgkin and non-Hodgkin lymphoma of the head and neck：Clinical, pathologic, and imaging evaluation. Neuroimaging Clin N Am 2003；13：371-392.

55）Lee YY, Van Tassel P, Nauert C, et al：Lymphomas of the head and neck：CT findings at initial presentation. AJR Am J Roentgenol 1987；149：575-581.

56）Harnsberger HR, Bragg DG, Osborn AG, et al：Non-Hodgkin's lymphoma of the head and neck：CT evaluation of nodal and extranodal sites. AJR Am J Roentgenol 1987；149：785-791.

57）Sumi M, Sakihama N, Sumi T, et al：Discrimination of metastatic cervical lymph nodes with diffusion-weighted MR imaging in patients with head and neck cancer. AJNR Am J Neuroradiol 2003；24：1627-1634.

58）角 卓郎：メトトレキサート（MTX）関連リンパ増殖性疾患．日耳鼻会報 2013；116：734-735.

59）Hoshida Y, Xu JX, Fujita S, et al：Lymphoproliferative disorders in rheumatoid arthritis：clinicopathological analysis of 76 cases in relation to methotrexate medication. J Rheumatol 2007；34：322-331.

60）犬塚絵理，荒木幸仁，宮川義弘ほか：頭頸部原発メトトレキサート関連リンパ増殖性疾患の4例．口腔・咽頭科 2017；30：51-59.

61）Bonekamp D, Horton KM, Hruban RH, et al：Castleman Disease：The Great Mimic. Radiographics 2011；31：1793-1807.

62）岡田恵理子，神野良一，岡田裕之ほか：頸部に発生した Castleman 病の1例．日本口腔外科学会雑誌 2002；48：459-462.

63）Jiang XH, Song HM, Liu QY, et al：Castleman disease of the neck：CT and MR imaging findings. Eur J Radiol 2014；83：2041-2050.

64）La Barge DV, Salzman KL, Harnsberger HR, et al：Sinus histiocytosis with massive lymphadenopathy（Rosai-Dorfman disease）：Imaging manifestations in the head and neck. AJR Am J Roentgenol 2008；191：299-306.

65）Raslan OA, Schellingerhout D, Fuller GN, et al：Rosai-Dorfman disease in neuroradiology：imaging findings in a series of 10 patients. AJR Am J Roentgenol 2011；196：W187-193.

66）Denis Spelman：Tuberculous lymphadenitis. Up To Date 2017.

67）Burrll J, Williams CJ, Bain G, et al：Tuberculosis：A Radiologic Review. RadioGraphics 2007；27：1255-1273.

68）Chen J, Yang ZG, Shao H, et al：Differentiation of tuberculosis from lymphomas in neck lymph nodes with multidetector-row computed tomography. Int J Tuberc Lung Dis 2012；16：1686-1691.

69）Lee S, Yoo JH, Lee SW：Kikuchi disease：differentiation from tuberculous lymphadenitis based on patterns of nodal necrosis on CT. AJNR Am J Neuroradiol 2012；33：135-140.

70）Wang CW, Chang WC, Chao TK, et al：Computed tomography and magnetic resonance imaging of cat-scratch disease：a report of two cases. Clin Imaging 2009；33：318-321.

71）Hopkins KL, Simoneaux SF, Patrick LE, et al：Imaging manifestations of cat-scratch disease. AJR Am J Roentgenol 1996；166：435-438.

72）Dong PR, Seeger LL, Yao L, et al：Uncomplicated cat-scratch disease：findings at CT, MR imaging, and radiography. Radiology 1995；195：837-839.

73）Chen Y, Fu YB, Xu XF, et al：Lymphadenitis associated with cat-scratch disease simulating a neoplasm：Imaging findings with histopathological associations. Oncol Lett 2018；15：195-204.

74）Fishman EK, Zinreich ES, Jacobs CG, et al：CT of the axilla：normal anatomy and pathology. RadioGraphics 1986；6：475-502.

75）Joshi P, Lele V, Mahajan P：Lymphadenopathy resulting from acute toxoplasmosis mimicking relapse of non-Hodgkin's lymphoma on fluorodeoxyglucose positron emission tomography/computed tomography. J Cancer Res Ther. India；2012；8：126-128.

76）Kutuya N, Kurosaki Y, Suzuki K, et al：Pharyngitis of infectious mononucleosis：computed tomography findings. Radiat Med 2008；26：248-251.

77）白崎英明：木村氏病の病因と治療法について．耳鼻咽喉科免疫アレルギー 2016；34：199-201.

78）Zhang R, Ban XH, Mo YX, et al：Kimura's disease：The CT and MRI characteristics in fifteen cases. Eur J Radiol 2011；80：489-497.

79）Kwon SY, Kim TK, Kim YS, et al：CT findings in Kikuchi disease：analysis of 96 cases. AJNR Am J Neuroradiol 2004；25：1099-1102.

80）Na DG, Chung TS, Byun HS, et al：Kikuchi disease：CT and MR findings. AJNR Am J Neuroradiol 1997；18：1729-1732.

81）Kato H, Kanematsu M, Kato Z, et al：MR imaging findings of cervical lymphadenopathy in patients with Kikuchi disease. Eur J Radiol 2011；80：e576-581.

82）野村裕一：頸部リンパ節腫脹で発症する例を鑑別する（特集 症例から学ぶ川崎病の診断・治療・管理のエッセンス―急性期の診断のエッセンス）．小児科診療 2015；78：315-318.

83）Tashiro N, Matsubara T, Uchida M, et al：Ultrasonographic evaluation of cervical lymph nodes in Kawasaki disease. Pediatrics 2002；109：E77-7.

84）Kato H, Kanematsu M, Kato Z, et al：Computed tomographic findings of Kawasaki disease with cervical lymphadenopathy. J Comput Assist Tomogr 2012；36：138-142.

85）Nozaki T, Morita Y, Hasegawa D, et al：Cervical ultrasound and computed tomography of Kawasaki disease：Comparison with lymphadenitis. Pediatr Int 2016；58：1146-1152.

86）Rizzato G, Montemurro L：The clinical spectrum of the sarcoid peripheral lymph node. Sarcoidosis Vasc Diffus lung Dis 2000；17：71-80.

87）Koyama T, Ueda H, Togashi K, et al：Radiologic manifestations of sarcoidosis in various organs. RadioGraphics 2004；24：87-104.

88）Eisenkraft BL, Som PM：The spectrum of benign and malignant etiologies of cervical node calcification. AJR Am J Roentgenol 1999；172：1433-1437.

XIV

頸部囊胞性・囊胞様病変

1. 先天性病変
2. 感染性・炎症性病変
3. 腫瘍性病変
4. その他の病変

CT and MRI
of the Head and Neck

はじめに

　頸部腫瘤の画像診断のおもな役割は病変の局在と広がりの診断である．鑑別診断を組み立てていくうえで，病変が囊胞性(cystic)か充実性(solid)かの区別はきわめて重要だが，その区別が困難なことも少なくない．また，囊胞性病変が触診や病歴から臨床的に疑われ，画像診断が行われることもあれば，他の病変の検索のために施行されたCTあるいはMRIで偶然認められることもある．そのため，頸部囊胞性病変の診断には先天性囊胞性疾患の発生機序，好発部位に精通していることはもちろん，囊胞様(cyst-like)の画像所見を示す，腫瘍およびリンパ節病変について十分に理解している必要がある．

　頸部囊胞性病変の検査にはおもに，超音波検査，CT，MRIがある．超音波検査は非侵襲的で安価であり，病変内の性状の評価が簡便なため，最初に行われることが多い．カラードプラ法により，病変内の血流評価も可能である．病変が深部に及んでいる場合や非常に大きな場合にはCTやMRIが第一の検査法になる．CTは短時間で簡便に施行でき，脂肪および石灰化の描出に優れる．また，造影剤の使用により周囲の血管との関係が評価でき，病変の充実部の有無，活動性や血流の豊富さの診断が容易に可能となる．しかし，検査による被曝の問題があり，幼児・若年者ではその適応を十分に検討する必要がある．MRIはその高い組織コントラスト分解能により，病変の性状や周囲の正常組織との関係性の評価が容易である．また，血液成分の描出に優れ，造影MRIではわずかな増強効果も検出できる．MRIは被曝の心配はないが，高価なこと，検査時間が長いこと，呼吸・嚥下，被験者の動きにより画質が劣化すること，小児では鎮静が必要となることが多いことなどの問題点があり，CTとMRIのどちらを優先するかは，患者の年齢(表14-1)，病変の位置，疑われる疾患などにより，個々の症例および診断目的で異なる．

　頸部囊胞性病変の原因は多岐にわたる．小児では多くが先天性だが，成人では腫瘍性や炎症性であることが多い．したがって，成人では常に悪性腫瘍とそのリンパ節転移を念頭に入れ，画像診断を行わなければならない．囊胞性病変の多くは類似した画像所見を示し，非特異的な所見であることが多いが，病変の局在や付随する画像所見から鑑別診断を絞ることが可能である．

　この章では，頭頸部囊胞性・囊胞様病変を先天性，感染性・炎症性，腫瘍性などに分け，その病態，画像所見について述べる．

表14-1　先天性囊胞性腫瘤：年齢による分類

	好発年齢	疾患
小児	<2歳	リンパ管奇形 類表皮囊胞
小児〜若成人	<20歳 10〜30歳	甲状舌管囊胞 胸腺囊胞 第2, 3鰓裂囊胞 類皮囊胞
中年		第1鰓裂囊胞 顔裂性囊胞 副甲状腺囊胞
全年齢		第4鰓裂囊胞 Tornwaldt囊胞

1. 先天性病変

a. 甲状舌管囊胞　thyroglossal duct cyst

　甲状舌管囊胞は正中頸囊胞ともよばれ，先天性頭頸部腫瘤の70%を占める．良性腫瘤のなかでは良性リンパ節腫大に次いで多い[1,2]．約半数が20歳以下で診断され，男女差はない[2]．

　甲状腺原基は，胎生3週に原始咽頭囊底部の内胚葉性肥厚部から発生し，2葉に分かれた憩室となって頸部正中線上を下降していく．発生部位は舌盲孔(foramen cecum)とよばれ，成人の舌の前2/3と後1/3を分ける分界溝に位置する．甲状腺原基はまず，舌，口腔底の筋肉間を下降し，次に方向を前側へ向け，舌骨，喉頭軟骨の前面を下降し，胎生第7週に下位頸部，気管前方の最終的位置に到達する．この甲状腺の下降経路が甲状舌管(thyroglossal duct)で，胎生第8〜10週で消失するが，一部が遺残し，感染や炎症などが合併すると甲状舌管囊胞となる[1,2]．

　甲状舌管囊胞は甲状舌管のどこにでも生じ，小児や若成人の無痛性の前頸部腫瘤として認められることが多いが(図14-1)，舌骨上部に発生した場合には口腔底や舌根部腫瘤として認められる(図14-2)．舌を出すことにより腫瘤が動くことが特徴で，これは舌盲孔から甲状舌管が連続していることによる．舌骨発生と関係し，舌骨レベルが約15%，舌骨下または舌骨下筋群(strap muscles)内が約65%，舌骨上レベルが約20%と，舌骨を通過する部位

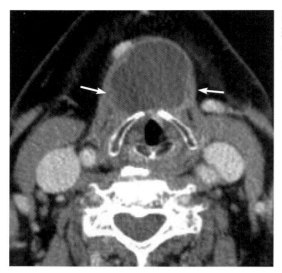

図14-1　70歳台女性　甲状舌管嚢胞（舌骨下部）
造影CT　舌骨下部正中に境界明瞭な嚢胞性腫瘤を認める．舌骨下筋群内に位置している（→）．内部は均一で壁肥厚や充実性部分は認めない．

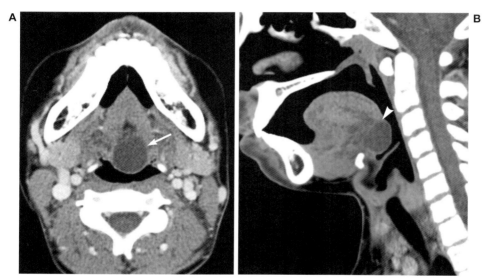

図14-2　10歳台前半男児　甲状舌管嚢胞（舌根部）
A：造影CT，B：造影CT矢状断像　舌根部正中に境界明瞭な嚢胞性腫瘤を認める（→）．内部は均一で壁肥厚や充実性部分はみられない．腫瘤の長軸は舌盲孔（▶）から舌骨へ向かっている．

に認めることが多い．大部分（約3/4）が正中に位置するが，約1/4は傍正中に認められる（図14-3）[2]．舌骨下レベルの甲状舌管嚢胞では，舌骨下正中の甲状切痕部位で喉頭蓋前間隙へ突出する特徴的な形態を示す（図14-4）．しかし，甲状舌骨間膜は破らない．

甲状舌管嚢胞は，CT，MRIで通常，平滑な，壁の薄い，境界明瞭な嚢胞性腫瘤として認められる．内部は均一で水と同様の吸収値および信号を示し，通常1.5〜3 cm大である．炎症・感染を合併した場合は，壁の肥厚および造影後の増強効果を認め，内部はCTで軽度高吸収，MRIでは蛋白濃度，出血成分を反映しさまざまな信号強度を示す．

1. 先天性病変

図 14-3 70歳台男性　甲状舌管嚢胞（甲状軟骨レベル骨部）
造影 CT　舌骨に接し甲状軟骨前面の正中から左傍正中にかけて嚢胞性腫瘤を認める（→）．腫瘤は舌骨下筋群内に位置している．

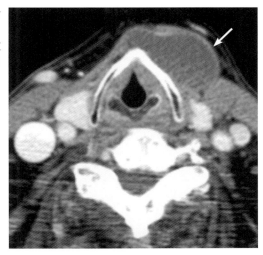

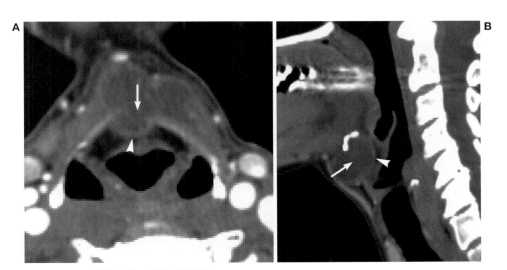

図 14-4 50歳台女性　甲状舌管嚢胞
A：造影 CT，B：造影 CT 矢状断像　舌骨直下に嚢胞性腫瘤を認め，嚢胞は舌骨下筋群内にある．この腫瘤は舌骨下正中の甲状切痕部（→）で後方に入り込むように喉頭蓋前間隙へ突出している（▶）．

　甲状舌管嚢胞はドレナージや嚢胞切除のみでは再発率が高く，根治には Sistrunk 手術という，嚢胞摘出および舌骨正中部と甲状舌管全長の合併切除が行われる[2]．
　異所性甲状腺は甲状舌管のどこにでも生じうるが，舌根部が大部分である（図 14-5）．異所性甲状腺を伴う甲状舌管嚢胞の約 1％に甲状腺癌が発生するとされ，このうち 80％が乳頭癌である[1, 2]．術前に悪性腫瘍の合併を疑うのは困難な場合が多い．

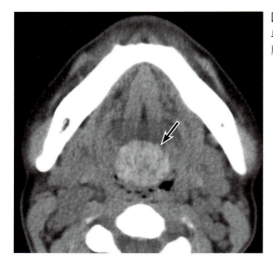

図14-5 40歳台女性　異所性甲状腺
単純CT　舌根部正中に単純CTで高吸収を示す腫瘤を認める(→).

b. 鰓裂嚢胞　branchial cleft cyst

　頭頸部を形成する原基である鰓器官(branchial apparatus)の発生は，胎生第2週で始まり，分化して胎生第6～7週で完成する．鰓器官は，外胚葉由来で，将来，体表面へと分化する5対の鰓裂(branchial cleft)とそれに対応する内胚葉由来の鰓嚢(branchial pouchまたは，咽頭嚢 pharyngeal pouch)，およびそれらにより分けられる中胚葉由来の6つの鰓弓(branchial arch)から構成されるが，第5鰓弓は消失する[1,2]．

　第1鰓裂は耳介，外耳道となり，第2～4鰓裂は第2鰓弓に覆いつくされて1つの頸洞(His洞，cervical sinus of His)という大きな閉鎖腔を形成後に消失する．鰓裂に対応した咽頭側の陥入した鰓嚢は，第1鰓嚢から耳管，中耳腔，第2鰓嚢から口蓋扁桃，第3鰓嚢から下副甲状腺，胸腺，第4鰓嚢から上副甲状腺，第6鰓嚢から最終鰓体，カルシトニンC細胞が発生する(図14-6)[1～3]．

　鰓裂嚢胞は胎生期の鰓裂が遺残することにより発生するといわれている．鰓裂発生異常は嚢胞のほかに，体表と交通をもつ洞(sinus)や，咽頭腔と連続する瘻孔(fistula)として見つかることがあるが，大部分が嚢胞(75%)で，瘻孔(25%)や洞(1%)形成は比較的少ない[1,2]．また，嚢胞は若年成人に多いのに対し，瘻孔は乳児や幼児期に診断されることが多い．両側性の鰓裂嚢胞も約2～3%と報告されており，ほとんどが家族性である[2]．第2鰓器官由来の発生異常が鰓器官の発生異常の約95%を占め最も多く，次いで第1，第4，第3鰓器官由来である．

1) 第1鰓裂嚢胞　1st branchial cleft cyst

　第1鰓裂嚢胞は第1鰓嚢，鰓弓の遺残で，外耳道から耳下腺を通り，下顎角にいたる間の嚢胞や瘻孔として認められる．全鰓裂嚢胞のなかで2番目に多いが，約5%とまれである．小児から成人までみられるが，中年女性に最も多い．外耳道や顎下部近傍の繰り返す膿瘍や炎症として認められ，外耳道と瘻孔形成がある場合には，しばしば耳漏を伴う．また，第1

1. 先天性病変   693

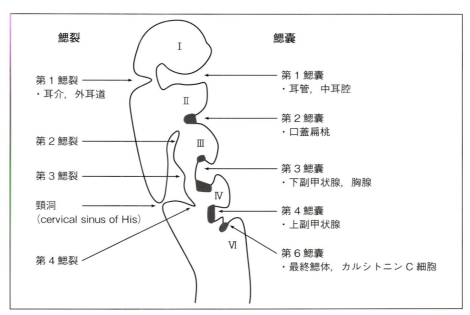

図 14-6　鰓弓発生　胎生 6 週とその分化
Ⅰ：第 1 鰓弓，Ⅱ：第 2 鰓弓，Ⅲ：第 3 鰓弓，Ⅳ：第 4 鰓弓，Ⅵ：第 6 鰓弓．
（文献 3 より改変）

鰓裂嚢胞は耳下腺腫瘍と臨床的，画像的にも類似し，区別が困難なことも多い．治療は遺残嚢胞や瘻孔を完全に切除することである．

　Work は発生学的に第 1 鰓裂異常を 2 型に分類している[1,2]．type Ⅰは外胚葉由来の外耳道の重複奇形で，耳介内側で外耳道と平行に走行し，耳介後部に瘻孔を形成することがある．病変は扁平上皮に覆われるが，皮膚付属器は有しない．type Ⅱは，内胚葉と中胚葉由来で，外耳道と耳介軟骨を含むことがある．組織学的に，扁平上皮と皮膚付属器（毛根，汗腺，皮脂腺）を有し，type Ⅰとの鑑別になる．耳下腺と関係するものは多くが type Ⅱで，中胚葉成分を有することが耳下腺腫瘍との違いである．

　CT，MRI で，耳下腺の表面または深部の嚢胞性腫瘤として認められる（図 14-7）．炎症合併により壁の肥厚，増強効果を認める．非特異的な画像所見を示すため，耳下腺内や近傍の嚢胞性腫瘤では第 1 鰓裂嚢胞を鑑別にあげることが重要である．

2) 第 2 鰓裂嚢胞　2nd branchial cleft cyst

　第 2 鰓器官由来の発生異常は，鰓器官の発生異常の約 95％を占め，その 75％は嚢胞として現れる．Bailey は発生部位により第 2 鰓裂嚢胞を 4 型に分類している[1,2]．type Ⅰは最も表層に位置し，胸鎖乳突筋の前面で広頸筋直下に存在する．type Ⅱは胸鎖乳突筋前縁に沿って頸動脈間隙の側方，顎下腺の後方に位置し，最も頻度が高い型である（図 14-8，図 14-9）．type Ⅲは内頸動脈と外頸動脈間に位置し，type Ⅳは咽頭粘膜間隙に認められる[1,2]．

　若年者で，顎下部に繰り返す炎症を診た場合には，第 2 鰓裂嚢胞が強く疑われる．口蓋扁

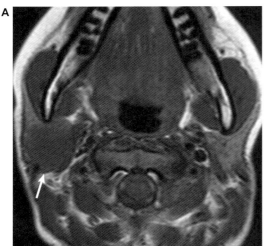
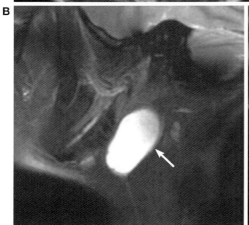
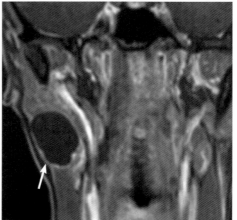

図14-7　10歳台前半女児　第1鰓裂嚢胞(type II)
A：MRI, T1強調像，B：脂肪抑制T2強調矢状断像，C：脂肪抑制造影T1強調冠状断像　右耳下腺下極にT1強調像(A)で低信号，T2強調像(B)で高信号を示し，増強効果のない境界明瞭な腫瘤を認める(→).

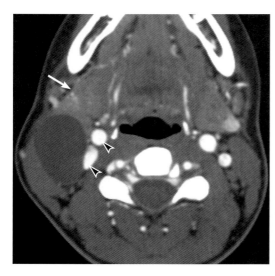

図14-8　30歳台女性　第2鰓裂嚢胞(嚢胞形成，type II)
造影CT　右胸鎖乳突筋の前内側で頸動静脈(▶)の外側，顎下腺(→)の後方に位置する単房性の嚢胞性腫瘤を認める．腫瘤内は均一で増強効果を示す充実性部分はない．

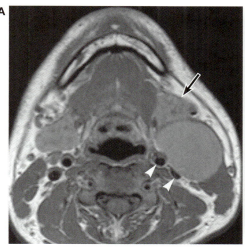

図14-9　30歳台男性　第2鰓裂囊胞（囊胞形成, type II）
A：MRI, T1強調像, B：脂肪抑制T2強調冠状断像　左胸鎖乳突筋前縁で頸動静脈（▶）の外側, 顎下腺（→）の後方に位置する囊胞性腫瘤を認める. 腫瘤内は均一でT1強調像（A）にて淡い低信号, T2強調像（B）にて高信号を示す.

桃から鎖骨上レベルまでの無痛性, 可動性の側頸部囊胞性腫瘤として認められ, 感染・炎症の合併により, 増大や疼痛を認めることがある. 瘻孔や洞形成はまれだが, 口蓋扁桃の咽頭窩に瘻孔, 鎖骨直上レベルの前頸部に小孔を認めることがある（図14-10, 図14-11）. 治療は炎症を高頻度に合併するため, 外科的切除が推奨されている[2].

画像上, 典型的には境界明瞭な壁の薄い単房性囊胞性腫瘤として認められる. 通常, 内部は均一で, CTで低吸収, T1強調像で低信号, T2強調像で高信号を示すが, 内部の蛋白濃度の上昇とともにT1強調像での信号がやや高くなる. 炎症を合併した場合, 壁の肥厚や造影後の増強効果を認める. 周囲の脂肪の濃度上昇は, 感染・炎症を示唆する. 第2鰓裂囊胞の大部分はtype IIで, 胸鎖乳突筋前内側縁で, 頸動静脈の前外側, 顎下腺の後方に位置する. 時に, 腫瘤の内側に内頸, 外頸動脈間に伸びる"beak sign"がみられることがあり, これは第2鰓裂囊胞type IIIであることを示唆する[2].

3）第3鰓裂囊胞　3rd branchial cleft cyst, 第4鰓裂囊胞　4th branchial cleft cyst

第3, 第4鰓器官由来の発生異常はまれで, 全鰓器官異常の約3％を占める. 第3, 第4鰓器官由来の発生異常の大部分が梨状窩瘻（梨状陥凹瘻）としてみられ, ほとんどが左側に発生する[1,2]. 典型的には, 繰り返す急性化膿性甲状腺炎, 甲状腺部の発赤・発熱, あるいは甲状腺左葉上極に一致する有痛性の腫脹として認められる. 新生児期から壮年期まで幅広い年代で診断されるが, 初発は10歳以下に多い[2].

第3鰓裂囊胞はまれだが, 後頸間隙に発生する囊胞性腫瘤のなかでリンパ管奇形に次いで多いとされる. 発生学上, 囊胞は総頸または内頸動脈後方, 胸鎖乳突筋内側後方で, 後頸間隙内の舌咽神経と舌下神経の間に認められる. 瘻孔の場合には, 内側へ向かい甲状舌骨間膜を貫通して梨状窩（梨状陥凹）（上喉頭神経喉頭内枝の上前方）に至る[1,2].

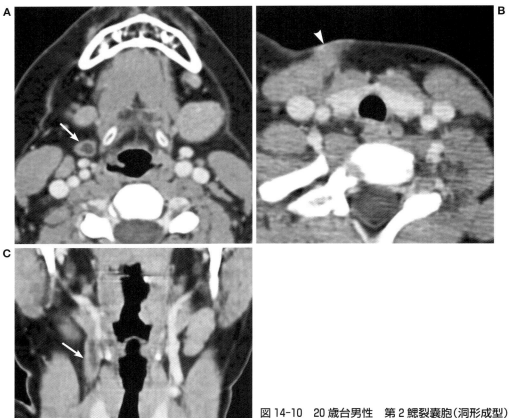

図14-10　20歳台男性　第2鰓裂囊胞（洞形成型）
A：造影CT（顎下腺レベル），B：造影CT（下位頸部レベル），C：造影CT冠状断像　右顎下腺後方から頸動静脈前方を走行する管状構造を認め（→），鎖骨上レベルの前胸部右側に開口している（▶）．

　第4鰓裂異常の大部分は瘻孔としてみられ，囊胞形成はまれである．瘻孔開口部は梨状窩（梨状陥凹）尖部（上喉頭神経喉頭内枝の下方）で，瘻孔または洞は甲状舌骨間膜を貫通して，気管食道溝を反回神経の経路に沿って下行し，左では大動脈弓部，右では鎖骨下動脈の下を回り，総頸動脈前方を上行する．その経路の長さのため，瘻孔よりも洞として現れることが多く，完全な瘻孔形成の報告例はない[1,2]．

　CT，MRIでは，梨状窩（梨状陥凹）から甲状腺上極周囲にかけての膿瘍や炎症性変化として描出されることが多い（図14-12）．CTで瘻孔内の空気の存在により梨状窩瘻自体が同定できる場合もあるが，梨状窩瘻の存在確認には下咽頭造影を行う．炎症の強い急性期に施行すると，浮腫や分泌物により瘻孔が描出できないことが多いため，抗菌薬投与，消炎後に検査を行うことが重要である．

　第3鰓裂囊胞の大部分は後頸間隙内の単房性囊胞性腫瘤として描出される．他の鰓裂囊胞と同様，通常，内部は均一で，CTで低吸収，T1強調像で低信号，T2強調像で高信号を示すが，感染・炎症などに伴う蛋白濃度の上昇により，T1強調像での信号の上昇を認める．

図14-11 6歳男児 第2鰓裂嚢胞（type I）
A：造影CT，B：造影CT矢状断像，C：瘻孔造影
右胸鎖乳突筋前面の皮下に境界明瞭な囊胞性腫瘤を認める（AB，→）．右前頸下部皮膚に認めた小孔（C，▶）から造影剤を注入したところ，CTで認めた囊胞内への造影剤貯留を認めた（C，→）．

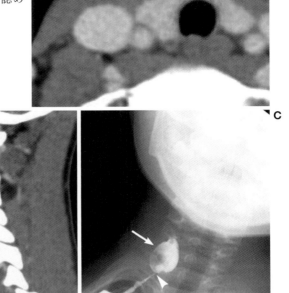

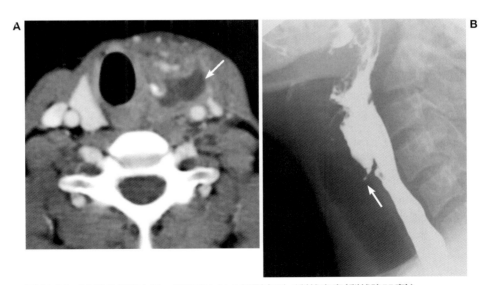

図14-12 10歳台前半女児 第3または4鰓裂奇形〔梨状窩瘻（梨状陥凹瘻）〕
A：造影CT，B：下咽頭造影（側面像） 甲状腺左葉上極からその周囲に，辺縁に増強効果を伴う不整な囊胞性腫瘤を認める．下咽頭造影側面像（B）にて，左梨状窩（梨状陥凹）尖から前方へ向かう造影剤の漏出がみられる（→）．

C. 血管奇形　vascular malformation

血管奇形のなかで血流速度の遅いリンパ管奇形や静脈奇形は T2 強調像で強い高信号を示すため，囊胞様病変として認められることがある．国際血管腫・血管奇形学会（The International Society for the Study of Vascular Anomalies：ISSVA）による分類で，血管奇形は主たる構築血管により毛細血管奇形（capillary malformation：CM），リンパ管奇形（lymphatic malformation：LM），静脈奇形（venous malformation：VM），動静脈奇形（arteriovenous malformation：AVM），動静脈瘻（arteriovenous fistula：AVF），および種々の混合型に分類されている[4]．

1) リンパ管奇形　lymphatic malformation（LM）

以前に「リンパ管腫（lymphangioma）」とよばれていたもので，正確にはリンパ管の先天的な発達異常のためリンパ管奇形という．大きな囊胞性病変からなる macrocystic type と，小さな囊胞性病変からなり多数の隔壁を有する microcystic type と，その両者の混合の mixed cystic type に分類される[4]．

80～90％が 2 歳までに診断され，性差はない．頭頸部領域の発生が多く，小児では後頸間隙が大部分を占め，次いで口腔，成人では舌下，顎下，耳下腺間隙に多く認められる[1,2]．

リンパ管奇形の大部分は無症状で，柔らかく，波動を伴う無痛性囊胞様腫瘤として認められる．大きさはさまざまで，緩徐な増大傾向を示し，出血や炎症・感染を伴うと，急激に増大することがある．

画像上，典型的にはリンパ管奇形は多房性囊胞性腫瘤として認められる（図 14-13，図 14-14）．CT・MRI で囊胞内は均一な，水と等吸収，等信号を示し，壁や隔壁にわずかな増強効果を認める．出血を伴った場合，囊胞内に液面形成（fluid-fluid level）を認める（図 14-15）．炎症・感染を伴う場合には，壁・隔壁の肥厚，造影後の増強効果を認める．また，血管要素を含む場合（静脈リンパ管奇形 venolymphatic malformation）には，病変の一部に増強効果を認める．血管奇形は頸筋膜間隙を越えて進展する特徴があり，CT よりも MRI での評価が容易である（図 14-16，Box 14-1）．

治療は外科的切除だが，他間隙へ進展する例では完全切除が困難なことが多く，硬化療法も行われる．

2) 静脈奇形　venous malformation（VM）

従来，「海綿状血管腫」あるいは「静脈性血管腫」とよばれてきた病変の大部分は静脈奇形である．静脈の先天的な発達異常で，血管平滑筋が単層化し収縮性を失い，異常伸展した静脈腔に血液が貯留したもので，静脈瘤状，結節状，囊胞～海綿状など形態はさまざまである[1,3]．理学的所見として，外観の青味，柔軟な圧縮性，血栓による硬結や静脈石の触知などが特徴的である．

静脈奇形は境界明瞭な，T1 強調像で低信号，T2 強調像で著明な高信号を示す囊胞様腫瘤として認められる．造影検査では緩徐な強い増強効果を示し，これはリンパ管奇形との鑑別ポイントである．また，静脈石（phlebolith）を高頻度に認める（図 14-17，図 14-18）[1]．

1. 先天性病変 **699**

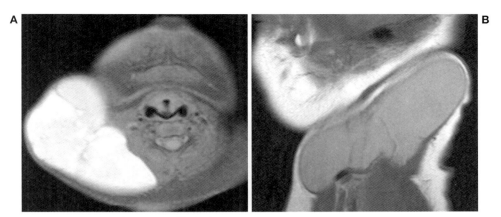

図 14-13　6か月男児　リンパ管奇形
A：MRI, 脂肪抑制 T2 強調像，B：T1 強調矢状断像　右後頸間隙に巨大な囊胞性腫瘤を認める．内部は隔壁様構造がみられ，T2 強調像（A）にて高信号，T1 強調像（B）にて淡い低信号を示している．

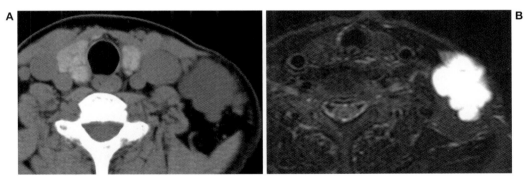

図 14-14　30 歳台男性　リンパ管奇形
A：単純 CT，B：MRI, 脂肪抑制 T2 強調像　左後頸間隙に単純 CT（A）で均一な低吸収，T2 強調像（B）で高信号を示す多房性囊胞性腫瘤を認める．

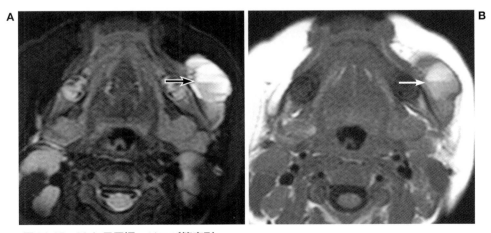

図 14-15　10 か月男児　リンパ管奇形
A：MRI, 脂肪抑制 T2 強調像，B：T1 強調像　左咬筋内に囊胞性腫瘤を認める．腫瘤内には出血を伴う液面形成（fluid-fluid level）がみられる（→）．

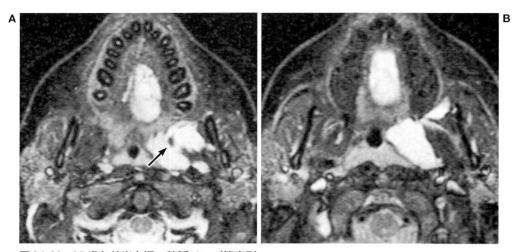

図14-16　10歳台前半女児　静脈リンパ管奇形
A, B：MRI, 脂肪抑制 T2 強調像　左傍咽頭間隙, 咀嚼筋間隙, 頬間隙, 咽頭粘膜間隙に進展する不整形の高信号域を認める．内部に静脈石と思われる点状の低信号域がみられる(A，→)．

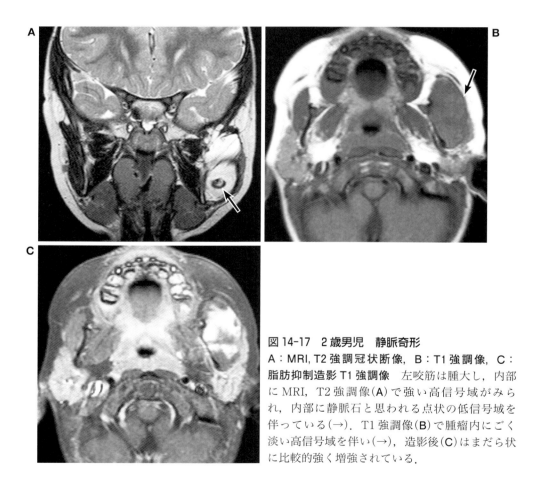

図14-17　2歳男児　静脈奇形
A：MRI, T2 強調冠状断像, B：T1 強調像, C：脂肪抑制造影 T1 強調像　左咬筋は腫大し, 内部にMRI, T2 強調像(A)で強い高信号域がみられ, 内部に静脈石と思われる点状の低信号域を伴っている(→)．T1 強調像(B)で腫瘤内にごく淡い高信号域を伴い(→), 造影後(C)はまだら状に比較的強く増強されている．

1. 先天性病変   701

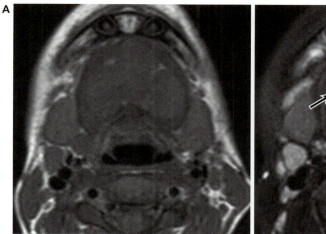
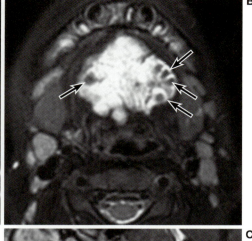
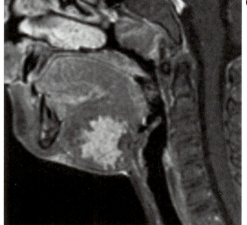

図14-18　8歳男児　静脈奇形
A：MRI, T1強調像，B：T2強調像，C：脂肪抑制造影T1強調矢状断像　口腔底にMRI, T1強調像(A)で低信号，T2強調像(B)で著明な高信号を示す分葉状腫瘤を認める．T2強調像(B)では，腫瘤内部に静脈石と思われる低信号域が複数認められる(B, →)．造影後(C)では腫瘤は強く増強されている．

Box 14-1　多間隙に及ぶ囊胞性・囊胞様腫瘤

- リンパ管奇形(LM)
- 静脈奇形(VM)
- 蔓状神経線維腫
- 潜入性がま腫

d. 類皮囊胞（皮様囊腫）dermoid cyst，類表皮囊胞 epidermoid cyst

　類皮囊胞（皮様囊腫）は囊胞壁が皮脂腺や毛囊などの皮膚付属器を伴う扁平上皮に覆われている囊胞性腫瘤で，類表皮囊胞は扁平上皮のみからなる．奇形腫(teratoma)は3胚葉すべての要素を含む．いずれも扁平上皮を有するために，変性物質であるチーズ様ケラチン様内容物を含む[1,2]．

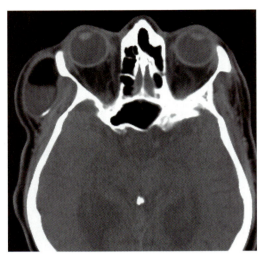

図14-19　60歳台男性　類皮囊胞
単純CT　右眼窩から側頭部の皮下に脂肪を伴う境界明瞭な囊胞性腫瘤を認める．

　類皮囊胞は20～30歳台に見つかることが大部分で，性差はない．全類皮囊胞の約7％が頭頸部に発生し，その80％以上が眼窩部で，口腔底（11.5％）が次ぐ．類表皮囊胞は類皮囊胞よりまれで，3歳以下の小児に多い[1,2]．舌骨上部正中や口腔底の柔らかく可動性のある腫瘤として認められることが多い．甲状舌管囊胞と異なり，舌骨との密接な関係はない．腫瘤の大きさはさまざまで，数mmから12cm大までの報告がある[1,2]．

　画像上，典型的には類皮囊胞と類表皮囊胞ともに境界明瞭な単房性囊胞性腫瘤として認められる．類皮囊胞では内部にしばしば脂肪濃度を認め（図14-19），"sack of marbles（ビー玉袋）"とよばれる小結節状の浮遊物を認めることがある（図14-20）[1,2]．造影後，壁の増強効果を認めることがある．扁平上皮癌への悪性転化が約5％にみられる[2]．脂肪が同定されない場合，類皮囊胞と類表皮囊胞の区別は画像のみでは困難である．

　治療は外科的切除で，腫瘤が顎舌骨筋の上方に位置する（舌下型）場合は経口的切除，顎舌骨筋の下方に位置する（オトガイ下型，顎下型）場合は頸部から切除される．そのため術前の顎舌骨筋との関係の評価は重要である[2]．

e. Tornwaldt囊胞　Tornwaldt's cyst

　Tornwaldt囊胞は咽頭粘膜間隙正中に発生する先天性囊胞で，胎児期の脊索と上咽頭粘膜の交通の遺残である．無症状で偶発発見されることがほとんどで，剖検例の4％，MRIを受けた0.2～6％に認めるとされている[5,6]．

　上咽頭正中上後方で，上咽頭収縮筋の上方，両頸長筋の間に位置する境界明瞭な単房性囊胞性腫瘤として認められ，数mmから数cmまでの報告があるが，通常1cm以下である（図14-21）．上咽頭では貯留囊胞もしばしば認められるが[6]，典型的な位置から区別される．MRIでは囊胞内は蛋白濃度によりさまざまな信号を示す．蛋白濃度の上昇に伴い，T1強調像での信号の上昇，T2強調像での信号の低下を認める（図14-22）．通常，造影後の増強効果はみられないが，炎症・感染を合併した場合には囊胞壁に増強効果を認めることがある．

1. 先天性病変   703

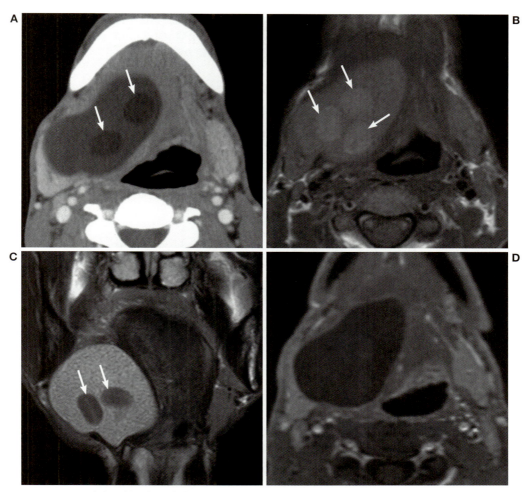

図 14-20　40 歳台男性　類皮囊胞
A：造影 CT，B：MRI, T1 強調像，C：T2 強調冠状断像，D：脂肪抑制造影 T1 強調像　口腔底右側から右顎下部に，境界明瞭な CT（A）で低吸収，T1 強調像（B）で低信号，T2 強調像（C）で高信号を示す囊胞性腫瘤を認める．囊胞内には CT（A）で低吸収，T1 強調像（B）で淡い高信号，T2 強調像（C）で低信号を示す球状の浮遊物がみられる（→）．造影後（D），異常増強効果はみられない．

f.　顔裂性囊胞　fissural cyst

　顔裂性囊胞は，胎生期に顔面や口腔を形成する突起の癒合部に迷入した遺残上皮より生じる先天性上皮性囊胞であると考えられている．発生部位により鼻口蓋管囊胞（nasopalatine cyst），鼻口唇囊胞（nasolabial cyst），鼻歯槽囊胞（nasoalveolar cyst）などに分けられる．以前に顔裂性囊胞の 1 つとされていた切歯縫合近傍に認められる球状上顎囊胞（globulomaxillary cyst）は，現在では歯原性囊胞に分類されている．顔裂性囊胞は緩徐な発育をするために，おのおのの部位の膨隆として気づかれることがあるが，偶然発見されることも多い．

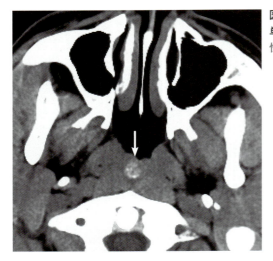

図14-21　70歳台男性　Tornwaldt嚢胞
単純CT　上咽頭後壁正中に高吸収を示す嚢胞性腫瘤を認める(→).

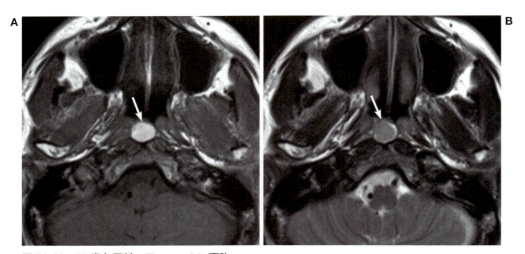

図14-22　70歳台男性　Tornwaldt嚢胞
A：MRI, T1強調像，B：T2強調像　上咽頭後壁正中にT1強調像(A)で高信号，T2強調像(B)で淡い低信号を示す嚢胞性腫瘤を認める(→).

1) 鼻口蓋管嚢胞　nasopalatine cyst

　鼻口蓋管嚢胞は顔裂性嚢胞のなかで最も多く，人口の約1％に認められる[7,8]．口蓋部正中の膨隆として気づかれることもあるが，偶然発見されることが多い．すべての年齢でみられるが，40～60歳台で最も多く，性差はない[7,8]．感染を合併すると疼痛や増大を認めることがあり，その場合には嚢胞摘出術が行われる．

　鼻口蓋管嚢胞は鼻口蓋管から生じ，硬口蓋前方に位置する境界明瞭で辺縁平滑な嚢胞性腫瘤として認められる(図14-23)．切歯管嚢胞ともよばれ，パノラマX線写真上では，両中切歯間に円形またはハート型の嚢胞としてみられる[7,8]．正常の鼻口蓋管の同定の可否や周囲歯の歯根との関係を確認することが，他の顔裂性嚢胞や歯原性嚢胞との鑑別に有用である．鼻口蓋管の正常径はさまざまであるが，正常上限を6mmとする報告が多い[8]．MRIで嚢胞

1. 先天性病変　705

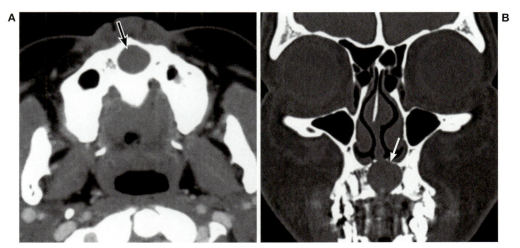

図14-23　30歳台女性　鼻口蓋管嚢胞
A：単純CT，B：CT冠状断像（骨条件）　上顎骨前方正中の鼻口蓋管に嚢胞状の拡張を認める（→）．

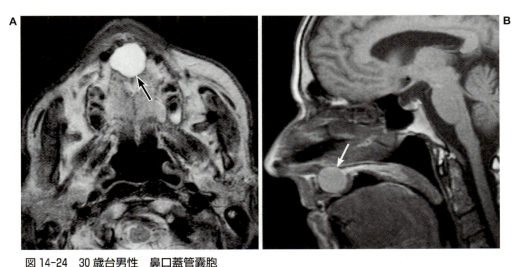

図14-24　30歳台男性　鼻口蓋管嚢胞
A：MRI，T2強調像，B：T1強調矢状断像　上顎骨正中の鼻口蓋管と連続する嚢胞性腫瘤を認める．腫瘤はT2強調像（A）で高信号，T1強調像（B）で淡い信号を示している（→）．

内は通常，やや上昇した蛋白濃度によりT1強調像にて淡い高信号を，T2強調像では高信号を示す（図14-24）．

2）鼻口唇嚢胞，鼻歯槽嚢胞　nasolabial cyst, nasoalveolar cyst（Klestadt's cyst）

　球状突起，外側翼突起，上顎突起の融合部にあたる鼻翼基部の軟部組織内（鼻翼，鼻前庭，歯肉口唇移行部）に生じる．約11％が両側性に認められ，女性に好発する[9]．
　CTで嚢胞内は軽度高吸収を示す（図14-25）．MRIでは，T1強調像で淡い高信号を，T2強調像で高信号を示す．軟部組織由来だが，接する骨に圧排性変化をきたすことがある[7,9]．

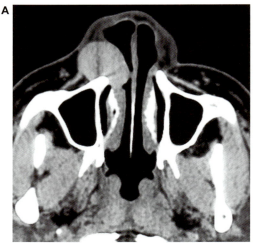
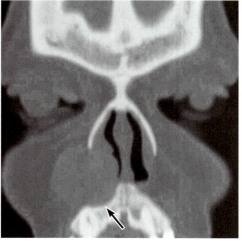

図 14-25　30 歳台女性　鼻口唇囊胞
A：単純 CT, B：CT 冠状断像（骨条件）　右鼻前庭部から上口唇にかけて淡い高吸収を示す囊胞性腫瘤を認める．接する上顎骨に erosion を認める（→）．

g. 副甲状腺囊胞（非機能性）　non-functioning parathyroid cyst

　副甲状腺囊胞は，副甲状腺機能亢進を伴う機能性〔5）副甲状腺由来の腫瘍（p.718）」を参照〕と，伴わない非機能性とに分類される．副甲状腺囊胞の成因には諸説あり，①副甲状腺腺腫や過形成の出血や囊胞変性，②副甲状腺組織からの分泌物が溜まり形成される貯留囊胞，③第 3，4 鰓囊，鰓裂の遺残囊胞，④微小囊胞の癒合による囊胞形成，があげられている[10,11]．機能性副甲状腺囊胞は①で，非機能性副甲状腺囊胞は②〜④と考えられている．非機能性が大部分を占め，40〜50 歳台に好発し，機能性は女性に，非機能性は男性に多いとされる[10]．

　非機能性副甲状腺囊胞の発見動機としては，気管や食道，反回神経の圧排症状があるが，無症状のことも多い．大きさでは非機能性の方がやや大きく，これは機能性では副甲状腺亢進症状で発見されることが多く，非機能性に比べ早期に発見されるためと考えられている．

　画像所見は，単房性の囊胞性腫瘤として認められる（図 14-26）．囊胞内は CT で低吸収，T1 強調像で低信号，T2 強調像で高信号を示すことが多いが，蛋白濃度や粘稠度，出血の存在によりさまざまな信号を呈する[10,12]．画像のみでは副甲状腺由来を診断することが困難で，副甲状腺囊胞の画像診断ではその特徴的な位置から鑑別診断にあげることが重要であると考える．

　確定診断は，囊胞内容液の i-PTH 測定である．機能性，非機能性ともに囊胞内の i-PTH が高値である．手術の適応は，機能性症例，有症状症例，穿刺後の再発症例があげられている[11]．

1. 先天性病変　707

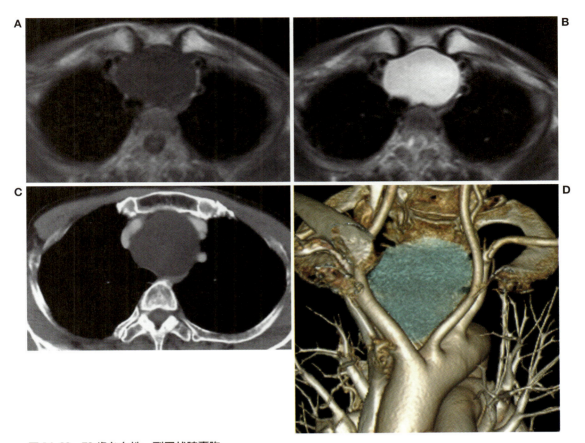

図 14-26　70歳台女性　副甲状腺嚢胞
A：MRI, T1 強調像，B：T2 強調像，C：造影 CT，D：造影 3D-CT（腫瘤を青緑で描出）　前頸部下部から中縦隔上部に連続する単房性嚢胞性腫瘤を認める．腫瘤内部は均一な T1 強調像(A)で低信号，T2 強調像(B)で高信号を示している．造影 CT(C)では，腫瘤内部には増強効果を示す充実性部分はみられない．

h. 胸腺嚢胞　thymic cyst

　胸腺嚢胞はその発生機序について，依然として先天性と続発性とで議論されているが，胸腺の発生段階で認める胸腺咽頭管(thymopharygeal duct)由来とする先天性説が大部分を占めている．胸腺の発生は胎生6週頃に第3鰓嚢が咽頭壁から分離することより始まり，この第3鰓嚢より分離した左右一対の胸腺咽頭管は胎生7, 8週に，尾側方向および前内側方向に伸展する．これが胸腺原基となり，胎生8週末に胸腺原基の下行端は発達し，左右は大動脈弓の高さで癒合する．胸腺原基が癒合し，胸腺が形成された後，頭側にある胸腺咽頭管は消失する[1]．

　頸部胸腺嚢胞は非常にまれな病変で，2/3が10歳までに，残りは10〜20歳台に診断される．やや男性優位とされる[1,2]．大部分が無症状で，ごくまれに嗄声，嚥下障害，喘鳴，呼吸困難をきたすことがある．偶然発見されることがほとんどで，術前に胸腺嚢胞と診断されていることは少ない．頸部胸腺嚢胞は胸腺咽頭管の経路のどこにでも発生し，下顎角から胸

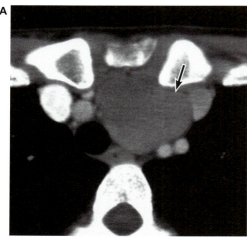 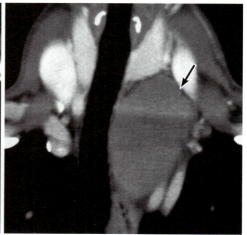

図 14-27　20 歳台女性　胸腺嚢胞
A：造影 CT，B：造影 CT 冠状断像　左前頸下部から前縦隔に連続する単房性嚢胞性腫瘤を認める（→）．腫瘍内部は均一な低吸収を示し，増強効果を示す充実性部分はみられない．

郭入口部までの頸動静脈に沿った部位に認められ，縦隔内に伸展することもある．やや左側優位に認められるとの報告がある[1,2]．

CT では胸腺嚢胞は単房性または多房性の低吸収腫瘤として描出される（図 14-27）．MRI では T1 強調像で低信号，T2 強調像で高信号を示す，非特異的な嚢胞性腫瘤として描出される[2]．

2. 感染性・炎症性病変

a. 貯留嚢胞　retention cyst

　貯留嚢胞は咽頭粘液腺や漿液腺の開口部が閉塞，狭窄または損傷して生じる嚢胞で，咽頭のいずれの部位にも生じうる[13]．大きさは 5 mm 以下が大部分で，多発することもある．無症候性である．
　画像所見は境界明瞭で，辺縁平滑な嚢胞性腫瘤として描出される．嚢胞内は，T1 強調像で淡い高信号を示すことが多いが，蛋白濃度や粘稠度によりさまざまで，T2 強調像，FLAIR 画像で高信号を示す（図 14-28，図 14-29）．造影後の増強効果は通常認められない．粘膜上皮で覆われた粘液性貯留嚢胞（mucous retention cyst）と，粘膜下の上皮に囲まれていない漿液性嚢胞（serous retention cyst）があり，ともに辺縁平滑な腫瘤として認められ，画像上は鑑別できない[13]．

2. 感染性・炎症性病変　709

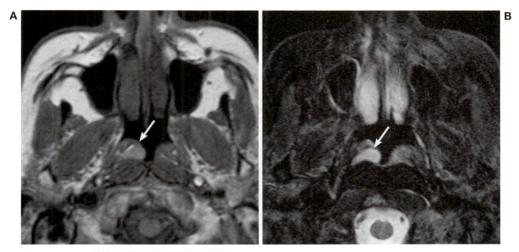

図 14-28　40 歳台男性　上咽頭貯留囊胞
A：MRI, T1 強調像，B：脂肪抑制 T2 強調像　上咽頭右傍正中部の粘膜間隙に T1 強調像（A）で淡い高信号，T2 強調像（B）で高信号を示す囊胞性腫瘤を認める（→）．

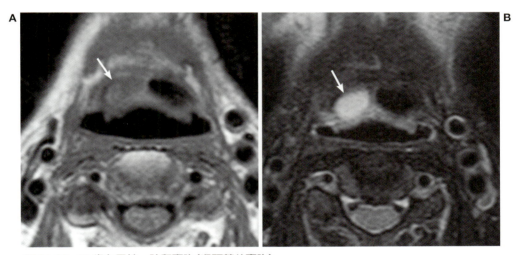

図 14-29　70 歳台男性　貯留囊胞（喉頭蓋谷囊胞）
A：MRI, T1 強調像，B：脂肪抑制 T2 強調像　喉頭蓋谷右側に T1 強調像（A）で低信号，T2 強調像（B）で高信号を示す囊胞性腫瘤を認める（→）．

b. 粘液囊胞　mucocele

　副鼻腔の閉塞で生じる骨の圧排性変化を伴う囊胞は，粘液囊胞とよばれる[13]．骨の変化を認めない場合には上述した貯留囊胞と区別はつかない．発生部位は前頭洞が 60〜65％ と最も多く，次いで篩骨洞が 20〜25％，そして上顎洞と蝶形骨洞でそれぞれ 5〜10％ にみられる[13]．症状は部位によって異なるが，圧排・膨張性変化により，頬部症状（頬部腫脹，頬部

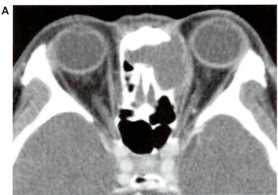
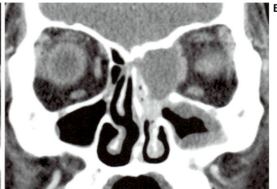
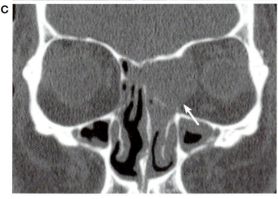

図 14-30　40 歳台男性　粘液嚢胞
A：造影 CT，B：造影 CT 冠状断像，C：CT 冠状断像（骨条件）　左篩骨洞に膨隆性発育を示す嚢胞性腫瘤を認める．腫瘤は骨の erosion を伴い（C，→），左眼窩を内側から圧排しているが，その境界は保たれている．

痛，頬部知覚異常），口腔症状（歯肉部腫脹，疼痛），眼症状（眼球偏位，眼球突出，複視，眼痛，流涙），鼻症状（鼻閉，嗅覚障害）などを認める．治療は一般に経鼻的開放術が行われるが，再発を繰り返す場合には，嚢胞摘出術が施行される．

　CT で嚢胞内は水よりもやや高吸収な均一な濃度を示し，副鼻腔壁の圧排性変化，拡大を認める（図 14-30）．骨が完全に消失しているようにみえることもあるが，通常，骨膜は保たれ，脳や眼窩との境を成している．MRI では初期に T1 強調像で低信号，T2 強調像で高信号を示し，時間が経ち内部の粘稠度の上昇とともに T1 強調像での信号の上昇を認める．粘稠度がきわめて高い場合には T1，T2 強調像ともに低信号となる．造影後，内部に増強効果を認めない．

　最近では遭遇することが少なくなったが，Caldwell-Luc 法などの上顎洞根本手術の 10〜20 年後に発症する術後性嚢胞は，粘液嚢胞と同様の画像所見を示す（図 14-31）[13]．また，外傷後にも同様の所見を見ることがあり[14]，診断には病歴の聴取が重要である．

C. 膿瘍　abscess

　膿瘍は辺縁に増強効果を示す液体貯留として認められ，画像上，嚢胞性病変と類似することがある．初期の膿瘍では辺縁部の増強効果が乏しく，浮腫，蜂窩織炎との区別は困難である．

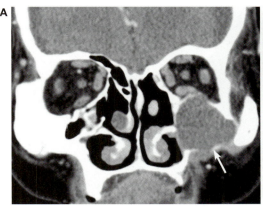
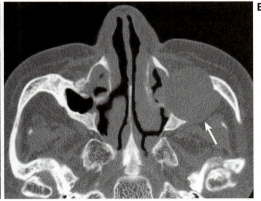

図 14-31　90 歳台女性　術後性嚢胞
A：造影 CT 冠状断像，B：CT（骨条件）　両側上顎洞根本術後．左上顎洞術後部に膨張性発育を示す嚢胞性腫瘤を認める（→）．

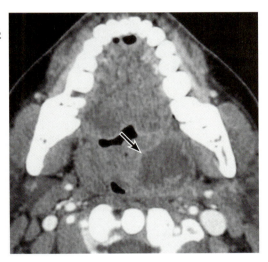

図 14-32　20 歳台男性　扁桃周囲膿瘍
造影 CT　左口蓋扁桃は腫大し，外側部に辺縁の増強効果を示す膿瘍を認める（→）．

1）扁桃周囲膿瘍　peritonsillar abscess

　扁桃周囲膿瘍は，口蓋扁桃を取り囲む被膜と咽頭収縮筋との間の潜在腔に膿瘍を形成したものである．ほとんどが急性扁桃炎からの炎症波及である．原因菌には β 溶連菌，黄色ブドウ球菌，肺炎球菌，インフルエンザ菌などがあげられる．小児から 30 歳台までに認めることが多い．炎症が咽頭収縮筋を越えると，傍咽頭間隙や咽頭後間隙にまで波及する．造影 CT が基本で，口蓋扁桃内または扁桃周囲に辺縁に増強効果を示す液体貯留を認める（図 14-32）．

2）咽後膿瘍　retropharyngeal abscess

　咽頭や鼻腔・副鼻腔の炎症が，咽頭後リンパ節炎，リンパ節内膿瘍を生じ，そのリンパ節被膜が破綻すると，咽頭後間隙に膿瘍が形成される．咽頭後リンパ節は 5 歳以降，自然退縮

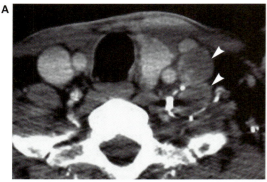
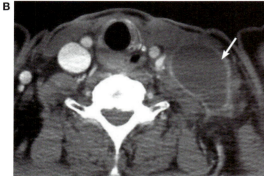
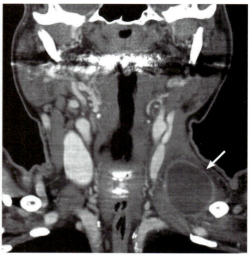

図14-33　60歳台男性　乳び漏
A：造影CT（左頸部郭清術前），B：造影CT（術後），C：造影CT冠状断像（術後）　甲状腺癌，左下内深頸リンパ節転移（A，▶）に対し甲状腺全摘出術と左頸部郭清術を施行した．手術2か月後に左鎖骨上部の腫脹が出現したためCTを撮像した．左鎖骨上窩から下頸部に囊胞性腫瘤を認める（→）．腫瘤内部は均一な低吸収を示し，辺縁に増強効果がみられる．

するため，この経路での膿瘍形成は6歳以下の小児に多くみられる[15]．大部分がこの機序によるが，他の原因として，外傷や異物などによる咽頭からの穿通や，椎間板炎・椎体炎など椎周囲間隙からの炎症波及などがあげられる．咽頭後間隙の炎症は，縦隔進展により縦隔炎を併発することがある．このため画像での炎症の進展範囲の評価はとても重要である．

3）乳び漏　chylorrhea

乳び漏は，左頸部郭清術，特に左下内深頸リンパ節や気管食道溝のリンパ節郭清術の際に約1〜2.5％に生じるまれな合併症である[16]．静脈角での胸管損傷により生じることが多いため，左鎖骨上窩から下頸部に生じる．術直後から数か月経って生じるものもある．

画像所見は，左鎖骨上窩から下頸部に液体貯留や囊胞状腫瘤として認められる（図14-33）．頸部郭清術後の液体貯留や感染，膿瘍と同様の画像所見を呈するため，鑑別は困難だが，特徴的な場所からこの病態を疑う．

確定診断は囊胞穿刺を行う．乳白色の液体で囊胞液内の中性脂肪が血清より高値で，カイロミクロンの存在を認めれば，乳び漏と診断できる．

治療は，圧迫，脂肪制限食や絶食，中心静脈栄養管理など保存的治療がまず行われる．保存的治療で改善がない場合には，外科的に漏出部の結紮を行う[16]．

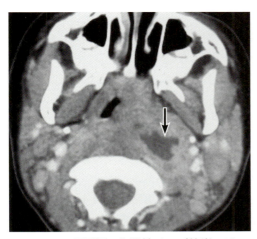 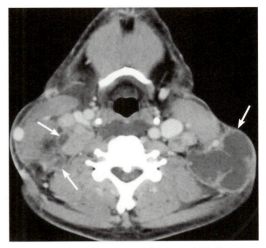

図14-34 5歳男児 化膿性リンパ節炎，リンパ節内膿瘍
造影CT 左外側咽頭後リンパ節は腫大し，辺縁に増強効果を伴う不整形の低吸収域を認める(→)．咽頭粘膜の著明な腫脹と両側多発性頸部リンパ節腫大を伴っている．

図14-35 50歳台男性 結核性リンパ節炎
造影CT 両側内深頸リンパ節および副神経リンパ節の多発性腫大(左＞右)を認める．腫大したリンパ節は増強効果，中心壊死，囊胞性変化(→)といったさまざまな所見を示す．

d. 節内膿瘍を伴う炎症性リンパ節病変

1) 化膿性リンパ節炎　bacterial lymphadenitis

　化膿性リンパ節炎は一般細菌による感染で，特に黄色ブドウ球菌によることが多い[17]．CTでは膿瘍を示すリンパ節内の低吸収域と辺縁の不整な増強効果として認められる(図14-34)．化膿性リンパ節炎では周囲に蜂窩織炎を伴うことが多く，中心壊死を示す他のリンパ節病変との鑑別点となる[17]．

2) 結核　tuberculosis

　頭頸部の結核病変では頸部リンパ節炎が最も頻度が高い[18]．両側性または片側性のことがあり，副神経リンパ節鎖と内深頸リンパ節鎖が侵されやすい．結核性リンパ節病変の画像所見は多彩だが，病期により3つに分類される[18,19]．急性期では微少の壊死を伴う肉芽腫を反映し，均一な増強効果を示す．亜急性期ではCTでの乾酪壊死を反映した中心部低吸収域と周囲の増強効果が特徴的で(図14-35)，一般にこの時期の画像所見を認めることが多い．MRIでは，中心部の乾酪壊死はT1強調像で低信号，T2強調像で著明な高信号を示し，辺縁部はT1・T2強調像ともに比較的低信号としてみられ，増強効果を認める．慢性期または治療後には，液化・線維化を反映し，CTで比較的均一な低吸収域として認められる．CTで石灰化を認めることがあるが，縦隔・肺門部リンパ節と比べ，頸部での石灰化の頻度は高くない．細菌性リンパ節内膿瘍，他の節内壊死をきたす炎症性，転移性リンパ節病変との鑑別点として，結核では中心壊死部が大きく，増強効果を示す辺縁は厚く不整であるのにもかかわらず周囲脂肪組織の炎症が軽微であることがあげられる[19]．

3. 腫瘍性病変

a. 良性腫瘍

1) 表皮嚢胞　epidermal cyst

　表皮嚢胞は類表皮嚢胞(epidermoid cyst)，表皮陥入嚢胞(epidermal inclusion cyst)，脂腺嚢胞(sebaceous cyst)，粉瘤・アテローム(atheroma)，毛根鞘性嚢胞(trichilemmal cyst)などさまざまな名称でよばれる[20,21]．表皮嚢胞は，表皮ないし表皮様の重層扁平上皮からなる真性嚢胞で，先天的な外胚葉の迷入や外傷などにより表皮が皮下に陥入して生じたものと考えられている[20,21]．嚢胞内には角化物とそれが嫌気的代謝で生じた脂肪とを含み，これが一緒となり，チーズまたは粥状となるため，アテロームとよばれる．

　表皮嚢胞はすべての年代で認められるが，30〜40歳台に発見されることが多い[20]．好発部位は頭皮，耳介，顔面，背部，陰嚢で，頭頸部に多い[20,21]．緩徐に発育する無痛性の皮下腫瘤として気づかれ，感染により急激に増大し，疼痛を伴う．

　画像上，嚢胞の表在部分が皮膚線の深部と接する境界明瞭な皮下腫瘤として認められる．嚢胞内は内容物を反映し，CT で低吸収から等吸収(図 14-36)，T1 強調像で低信号から等信号，T2 強調像で高信号，拡散強調画像で拡散低下を伴う高信号を示す(図 14-37)．時に石灰化を伴う．炎症・感染を伴うと嚢胞壁は肥厚し造影増強効果を示し，破裂すると嚢胞内に隔壁様構造が出現する[21]．

2) 脂肪腫　lipoma

　脂肪腫は嚢胞様腫瘤として認められることもあるが，比較的均一な脂肪の存在から容易に

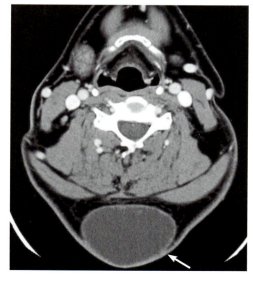

図 14-36　50 歳台男性　表皮嚢胞
造影 CT　後頸部正中皮下脂肪組織内に境界明瞭な嚢胞性腫瘤を認める．腫瘤内部は低吸収を示し，充実性部分はない．嚢胞の表在部分が皮膚線の深部と接している(→)．

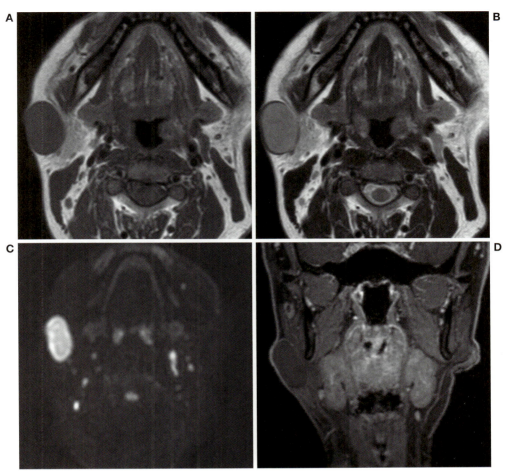

図 14-37　30 歳台男性　表皮嚢胞
A：MRI, T1 強調像，B：T2 強調像，C：拡散強調画像(b=1000)，D：脂肪抑制造影 T1 強調冠状断像　右頬部皮下脂肪織内に境界明瞭な腫瘤を認める．嚢胞の表在部分が皮膚線の深部と接している．腫瘤内部は均一で，T1 強調像(A)で低信号，T2 強調像(B)で淡い高信号，拡散強調画像(C)で著明な高信号を示している．造影後(D)には増強効果を示す充実性部分はみられない．

診断できる．脂肪腫は脂肪が存在するどの部位にでも発生するが，頭頸部は全体の約 15％を占め，項部正中の皮下が最も多く，深部では後頸間隙に多い[20]．40〜50 歳台にみられることが多く，小児では比較的まれである[20]．

脂肪腫は薄い線維性被膜を有し，境界明瞭で，内部はほぼ均一な脂肪の濃度・信号を示す(図 14-38, Box 14-2)．充実性部分，増強効果を認める場合には脂肪肉腫が疑われる．

3) 神経原性腫瘍(神経鞘腫 schwannoma, 神経線維腫 neurofibroma)

神経原性腫瘍は，神経線維に由来するものと神経節に由来するものの 2 種類に大別される．神経線維由来には，神経鞘腫，神経線維腫，悪性末梢神経鞘腫，悪性神経鞘腫がある．神経節由来には，神経節細胞由来の神経節細胞腫，神経節芽細胞腫，神経芽細胞腫と，傍神

XIV. 頸部囊胞性・囊胞様病変

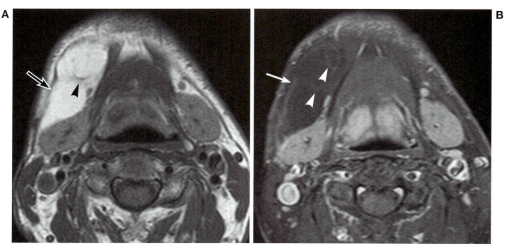

図 14-38　70 歳台男性　脂肪腫
A：MRI，T1 強調像，B：脂肪抑制造影 T1 強調像　右顎下部の広頸筋内側で顎下腺前方に境界明瞭な T1 強調像 (A) にて高信号，脂肪抑制画像 (B) にて信号低下を示す腫瘤を認める (→)．腫瘤内部には薄い隔壁様構造 (▶) がみられるが，充実性部分や増強効果はみられない．

| Box 14-2 | 脂肪を有する囊胞性・囊胞様腫瘤 |

- 脂肪腫
- 脂肪肉腫
- 類皮囊胞 (皮様囊腫)

経節細胞由来の傍神経節細胞腫，褐色細胞腫がある．このうち，神経鞘腫と神経線維腫はT2 強調像で著明な高信号を示すことや，神経鞘腫では内部の囊胞変性のため，囊胞様病変として認められることがある．

　神経鞘腫は被膜を有する境界明瞭な腫瘤で，出血や囊胞変性により，囊胞様腫瘤として認められることがある (図 14-39)．組織学的には紡錘型細胞が柵状配列をとる Antoni A 型と，細胞密度が粗で浮腫・粘液腫様の間質を伴う Antoni B 型の 2 つの型がある．囊胞変性部位や Antoni B 型は，T2 強調像で著明な高信号を示す (図 14-40)．一方，Antoni A 型の部位は T2 強調像にて中等度の信号強度を示す．造影後は充実部の比較的均一な増強効果を認めるが，Antoni B 型で比較的強い増強効果を示す[22]．

　神経線維腫は，境界明瞭な腫瘤で，T1 強調像で低信号，T2 強調像で中心部に低信号域を伴う高信号 (target sign あるいは central core sign) を示すことが多い (図 14-41)．しかし，同様の所見は神経鞘腫で認めることもあり，鑑別の決め手とはならない．造影後はさまざまな程度の増強効果を示す．神経線維腫症 1 型 (neurofibromatosis type 1) では，神経線維腫が多発するものと，びまん性に増殖する蔓状神経線維腫 (plexiform neurofibroma) がある．蔓状神経線維腫では，境界不明瞭で既存の構造を分け入るように進展する特徴がある．

3. 腫瘍性病変 **717**

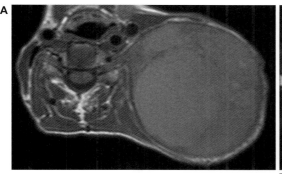
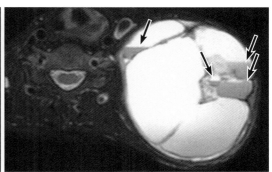
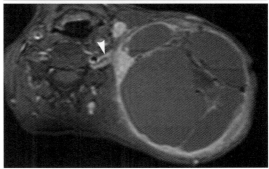

図 14-39　70 歳台男性　出血，囊胞変性を伴う神経鞘腫（左頸髄神経 C5 由来）
A：MRI，T1 強調像，B：脂肪抑制 T2 強調像，C：脂肪抑制造影 T1 強調像　左側頸部に巨大な多房性囊胞性腫瘤を認める．腫瘤は T1 強調像（A）で淡い低信号，T2 強調像（B）で高信号を示し，内部には出血を伴う液面形成（fluid-fluid level）がみられる（→）．腫瘤被膜や隔壁に増強効果がみられる．腫瘤は左神経根（▶）と連続している．

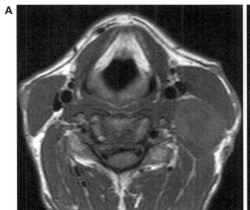
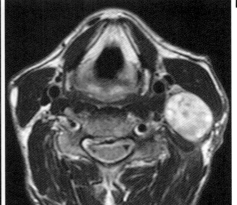
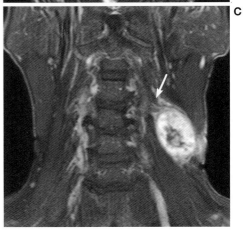

図 14-40　50 歳台男性　神経鞘腫（左頸髄神経 C4 由来）
A：MRI，T1 強調像，B：T2 強調像，C：脂肪抑制造影 T1 強調冠状断像　左側頸部に境界明瞭な T1 強調像（A）で低信号，T2 強調像（B）で比較的強い高信号を示す腫瘤を認める．腫瘤は左神経根（→）と連続した紡錘状を示し，辺縁優位の増強効果を示している．

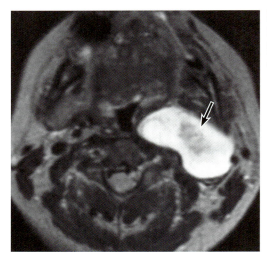

図 14-41　20歳台女性　神経線維腫
MRI, T2強調像　左傍咽頭間隙後茎突区に，T2強調像で高信号を示す腫瘤を認める．中心部には低信号域(target sign)がみられる(→)．

4) 唾液腺由来の腫瘍

① 嚢胞性唾液腺腫瘍　cystic salivary gland tumor

　嚢胞変性をきたした Warthin 腫瘍や T2 強調像で著明な高信号を示す多形腺腫などは，一見すると嚢胞と誤ることがある．また，腺外に突出した腫瘍や小唾液腺由来の腫瘍では，部位によっては，他の嚢胞性腫瘍との鑑別が必要となり，発生部位の同定が重要となる．

　Warthin 腫瘍は，中年以降の男性の耳下腺下極に好発する境界明瞭な腫瘍である．約10～15％は両側性で，多発する．組織学的に大型好酸性細胞と嚢胞変性が特徴で，画像上，嚢胞変性を示すことが多く，出血を伴うこともある(図 14-42)[23,24]．

　多形腺腫は，組織学的に腺管構造を示す上皮系細胞と，粘液様基質を伴った間質(fibromyxoid stroma)から構成される[24]．腫瘍によりこれらの割合がさまざまで，fibromyxoid stroma を多く有する腫瘍は T2 強調像で著明な高信号を示し(図 14-43)，上皮系細胞が多く占める腫瘍では中等度の信号強度を示す．fibromyxoid stroma 部分は強い増強効果を示し，嚢胞との鑑別が容易である．耳下腺深葉由来の場合は，腫瘍は傍咽頭間隙に突出し，その脂肪を内側に偏位することから，耳下腺由来であることが診断される．小唾液腺由来の多形腺腫は，粘膜下腫瘍として認められる．

② 術後再発多形腺腫　recurrent pleomorphic adenoma

　多形腺腫は良性腫瘍だが，再発率は単純核出術で約20～45％，葉切除術で約2～5％，耳下腺摘出術で0.4％と報告されている[25]．再発の原因は，不完全摘出や術中の被膜損傷による腫瘍細胞の散布があげられている[25]．

　多形腺腫再発腫瘍の画像所見は，腫瘍摘出術部に一致した多発性結節性腫瘍であることが特徴である[25]．T1 強調像で低信号，T2 強調像で高信号，造影後に増強効果を示す(図 14-44)．

5) 副甲状腺由来の腫瘍

① 嚢胞変性した副甲状腺腺腫(機能性副甲状腺嚢胞)

　副甲状腺腺腫が大きくなると内部に壊死や梗塞，出血などを伴うことがあり，嚢胞変性を

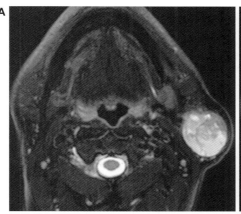
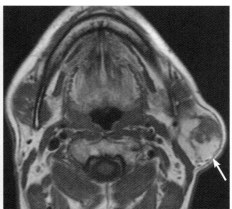
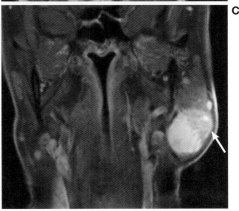

図14-42　60歳台男性　Warthin腫瘍
A：MRI, 脂肪抑制T2強調像, B：T1強調像, C：脂肪抑制造影T1強調冠状断像
左耳下腺下極から下垂する腫瘤を認める．腫瘤は境界明瞭で，T2強調像(A)にて内部不均一な高信号を示し，T1強調像(B)では出血と思われる高信号域を有している(→)．T1強調像で低信号を示す充実性部分には，造影後(C)に増強効果がみられる(→)．

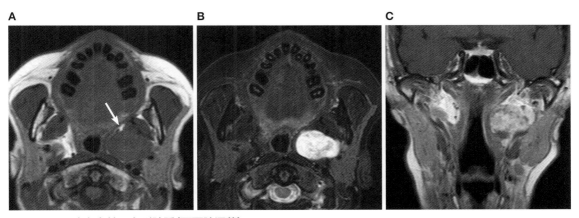

図14-43　40歳台女性　多形腺腫(耳下腺深葉)
A：MRI, T1強調像, B：脂肪抑制T2強調像, C：造影T1強調冠状断像　左傍咽頭間隙前茎突区に境界明瞭な腫瘤を認める．傍咽頭間隙内の脂肪(→)は内側へ圧排されている．腫瘤はT1強調像(A)で低信号，T2強調像(B)で著明な高信号を示し，造影後(C)に増強効果を認める．

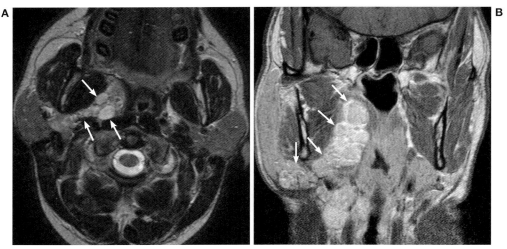

図14-44　40歳台男性　耳下腺多形腺腫術後再発．8年前に経口的腫瘍核出術後
A：MRI, T2強調像，B：造影T1強調冠状断像　右傍咽頭間隙にT2強調像(A)にて高信号を示し，増強効果を認める小結節が多発している(→)．

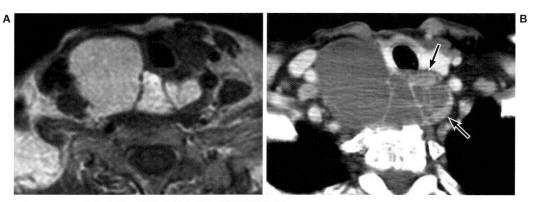

図14-45　70歳台女性　囊胞変性を伴う副甲状腺腺腫
A：MRI, T1強調像，B：造影CT　甲状腺右葉下極の背側から外側，気管後方にかけて多房性囊胞性腫瘤を認める．腫瘤内部はMRI, T1強調像(A)で高信号を示し，出血によると思われる．造影CT(B)で，腫瘤辺縁に増強効果を示す充実性部分が認められる(→)．

きたす．囊胞変性を伴う副甲状腺腺腫は1〜4％に認められる[26]．
　典型的な副甲状腺腺腫は単純CTで甲状腺組織より低吸収，T1強調像で甲状腺と等〜低信号，T2強調像で高信号を示し，比較的均一な増強効果を伴う腫瘤として認められる[11]．囊胞変性した副甲状腺腺腫は，囊胞性腫瘤でわずかな充実性部分を伴う(図14-45)．囊胞内はCTで低吸収，T1強調像で低信号，T2強調像で高信号を示すことが多いが，蛋白濃度や粘稠度，出血の存在によりさまざまな信号を呈する[11]．^{99m}Tc-MIBIシンチグラフィでは，副甲状腺腺腫は早期像で集積し，後期像においてもwashoutがみられずに集積が残存する．囊胞変性を伴う副甲状腺腺腫では，^{99m}Tc-MIBIシンチグラフィにて集積を認めないことがあり，診断時には注意する[10,26]．

b. 悪性腫瘍

1) 転移性リンパ節　metastatic lymph node

　転移性リンパ節の診断ではサイズや形状のほか，壊死や嚢胞変性といった内部性状を評価することも重要である．

　中心壊死を伴う頸部リンパ節転移の原発巣は，頭頸部扁平上皮癌が大部分を占め，そのほかに甲状腺未分化癌など壊死傾向の強い腫瘍がある．転移リンパ節内の癌巣は癌細胞，壊死，角化などからなり，これらは造影CTでリンパ節内の局所的な低吸収域や不均一な増強効果不良域として認められる[17]．MRIでは，リンパ節内の壊死はT2強調像で高信号域，造影T1強調像で増強効果不良域として描出され，辺縁の充実部に不整な増強効果が認められる(図14-46)[17, 19]．リンパ節内壊死などの内部不均一性は最も特異度の高い画像所見で，リンパ節の大きさにかかわらず，リンパ節内壊死を認めた場合は転移と考える．

　嚢胞変性をきたすリンパ節転移には，HPV(human papilloma virus)陽性扁平上皮癌と甲状腺乳頭癌のリンパ節転移がある．これらのリンパ節転移は，良性嚢胞性腫瘤と類似した画像所見を示すため，その読影には十分な注意が必要である．

　HPV陽性扁平上皮癌は従来の飲酒や喫煙が原因とされるものと比較し，若年でハイリスクな性習慣をもつものに多く，放射線治療や化学療法によく反応し，予後がよい．Waldeyer咽頭輪の陰窩深部の基底細胞へのHPV感染によるため，原発巣は小さく，頸部リンパ節転移で発見されることが多い．HPV陽性扁平上皮癌のリンパ節転移は高頻度に嚢胞性変化を伴うと報告されている[27, 28]．嚢胞性リンパ節転移は，CT，MRIともに液体と等吸収，等信号を示すことが特徴で(図14-47)，リンパ節内壊死とは区別される．

　甲状腺乳頭癌はリンパ節転移を伴うことが多く，転移リンパ節は石灰化，壊死，嚢胞変性などさまざまな画像所見を示す．このなかで嚢胞変性を伴うリンパ節転移は約20〜50％に認められ，特に若年者で多く認められる．嚢胞変性を伴うリンパ節転移はCTで低吸収から軽度高吸収を示し，MRIではT1，T2強調像でともに高信号を示す場合や，T1強調像で低信号，T2強調像で高信号を示す場合がある(図14-48)[29, 30]．嚢胞変性は腫瘍の急速な増大に伴う出血や液状壊死によると考えられており，CT，MRIでさまざまな濃度・信号強度を示し，嚢胞内容液中にサイログロブリンが検出される．

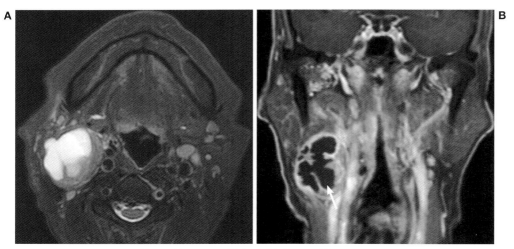

figure 14-46 70歳台男性 壊死を伴うリンパ節転移(右中咽頭癌)
A：MRI，脂肪抑制 T2 強調像，B：脂肪抑制造影 T1 強調冠状断像 右上内深頸リンパ節は腫大し，T2 強調像(A)にて内部に不整形の高信号域を認める．造影後(B)，辺縁優位の増強効果がみられ，中心部の壊死(→)を認める．

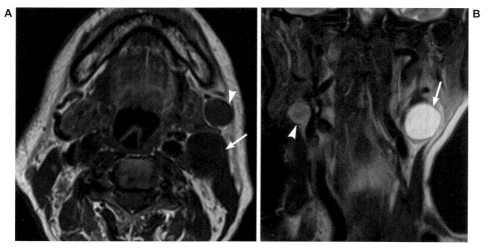

figure 14-47 60歳台男性 嚢胞性リンパ節転移(右中咽頭癌，HPV 陽性)
A：MRI，T1 強調像，B：T2 強調冠状断像 左上内深頸リンパ節は腫大し，内部は均一な T1 強調像(A)で低信号，T2 強調像(B)で高信号を示している(→)．嚢胞性リンパ節転移である．そのほかに左顎下リンパ節や右上内深頸リンパ節転移を認める(►)．

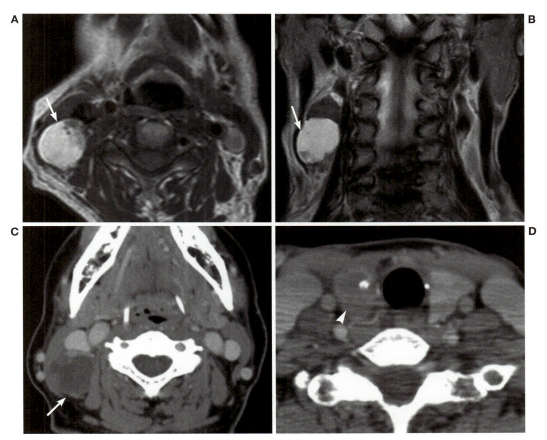

図14-48 70歳台女性 嚢胞変性を伴うリンパ節転移（甲状腺乳頭癌）
A：MRI, T1強調像, B：T2強調冠状断像, C：造影CT（舌骨レベル）, D：造影CT（甲状腺レベル）
右上中内深頸リンパ節はT1・T2強調像（A, B）で高信号を示し, 嚢胞状に腫大している（→）. 造影CT（C）では, そのリンパ節は辺縁にわずかな増強効果を伴う低吸収を示し, 嚢胞状に腫大している（C, →）. 甲状腺右葉に小石灰化を伴った低吸収腫瘤を認め（▶）, 甲状腺乳頭癌であった.

4. その他の病変

a. がま腫　ranula

　がま腫は口腔底に認められる舌下腺由来の粘液貯留嚢胞で, 波動性を有し, 内容液は透明ゼリー状の粘稠な液体であることが多い[23,24]. その形状がガマガエルの喉頭嚢に似ていることから, がま腫と命名された. がま腫の成因は舌下腺管や口腔底にある小唾液腺管の閉塞で, 炎症や外傷により生じる.
　がま腫には単純性（simple ranula）と潜入性（plunging/diving ranula）の2つの型がある.

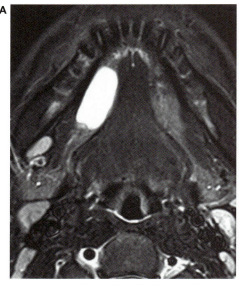
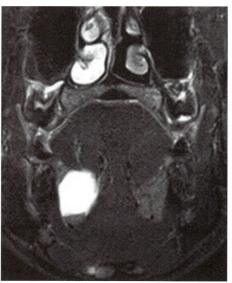

図14-49　20歳台男性　単純性がま腫
A：MRI, 脂肪抑制T2強調像, B：脂肪抑制T2強調冠状断像　右舌下間隙に限局する境界明瞭なT2強調像で高信号を示す囊胞性腫瘤を認める．

単純性がま腫は多くみられる型で，舌下間隙内に限局し，上皮細胞に裏打ちされた真性囊胞である．一方，潜入性がま腫は，単純性がま腫が破綻し，舌下間隙を越え顎下間隙へ進展したものや正中を越え対側へ進展したもので，周囲結合組織あるいは肉芽組織による偽被膜を有し，上皮細胞をもたない仮性囊胞である[23, 24]．

がま腫はCTで均一な水と同等の低吸収，MRIではT1強調像で低信号，T2強調像で高信号を示す．単純性がま腫は舌下間隙内に限局する単房性囊胞性腫瘤として認められる（図14-49）．一方，潜入性がま腫は顎下間隙を中心とした不整形の囊胞性腫瘤として認められ（図14-50），くちばし状に舌下間隙への進展を認めるのが特徴的である[23]．

外科的治療には，開窓術，囊胞摘出術，舌下腺摘出術があり，囊胞の位置や大きさなどにより選択される．一般に，単純性がま腫では経口的開窓術が行われる．潜入性がま腫では従来は経頸的囊胞全摘出術が行われていたが，近年は経口的開窓術と舌下腺摘出術が行われることが多い．さらに，最近では，より侵襲の低いOK-432（ピシバニール）による硬化療法が多く報告されている．

b. Zenker 憩室（咽頭食道憩室）　Zenker's diverticulum

咽頭および頸部食道に発生する憩室にはZenker憩室とKillian-Jamieson憩室があるが，その多くは，Zenker憩室であり，Killian-Jamieson憩室はまれである[31]．

Zenker憩室は頸部に認められる食道憩室で，咽頭食道後壁で，下咽頭括約筋斜走部と輪状咽頭筋横走部との間の解剖学的脆弱部，いわゆるKillian間隙に生じる圧出性憩室であり[32]，Killian-Jamieson憩室は下咽頭収縮筋下縁と食道縦走筋の間（Laminer三角）から突出する．

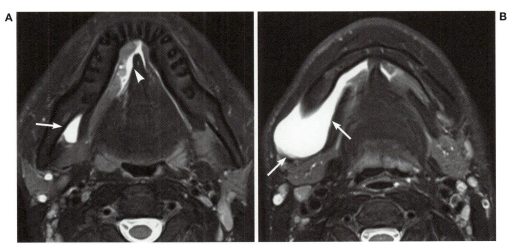

図 14-50　20 歳台男性　潜入性がま腫
A, B：MRI, 脂肪抑制 T2 強調像　右舌下間隙(▶)から顎舌骨筋外側の顎下間隙(→)に，均一な高信号を示す囊胞性腫瘤を認める．

症状は嚥下障害を訴えることが多く，これは食物残渣により憩室内圧が上昇し，下咽頭から頸部食道を側方へ圧排することによると考えられている．

CT では，下咽頭背側または後側方に，空気や食物残渣を伴う囊胞様腫瘤として認められ，左側への突出が多い(図 14-51, Box 14-3)．咽頭食道造影や上部消化管内視鏡で憩室を直接確認することで確定診断される．

C. 喉頭瘤　laryngocele，咽頭瘤　pharyngocele

喉頭瘤は喉頭室憩室(laryngeal ventricular appendix)が囊状に拡張したもので，喉頭内圧の上昇や喉頭室近位部の閉塞または狭窄によると考えられている[2]．喉頭内圧の上昇の要因として，管楽器の演奏，咳嗽，力仕事，出産などが報告されている[2]．喉頭室近位部での閉塞性病変では，炎症や腫瘍があげられ，喉頭瘤を認めた症例の 15% に，閉塞原因として喉頭癌が認められたとの報告もあり[2]，喉頭瘤を認めた際には喉頭室の閉塞性病変の有無を確認することが重要である．

喉頭瘤はその進展範囲から喉頭内(internal laryngocele)と喉頭外(external laryngocele, または混合型 mixed laryngocele)の 2 つに分類される．喉頭内喉頭瘤は喉頭内に限局し，拡張した喉頭室は傍声帯間隙に位置する．喉頭外または混合型喉頭瘤は，傍声帯間隙から甲状舌骨間膜を介して喉頭外の頸部軟部組織に進展したものをさすが[2]，その発生機序から純粋な外側喉頭瘤はあり得ず，混合型でおもな拡張部が外側に位置することによる．

CT では，喉頭瘤内は空気のみ(図 14-52)，液体のみ，あるいは両方を有し air-fluid level 形成を示す場合がある．液体で満たされているものは囊状囊腫(saccular cyst)とよばれることもある．

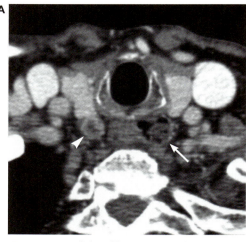
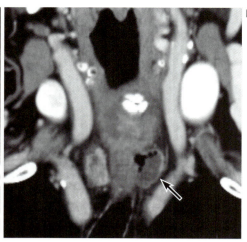

図 14-51　80 歳台男性　Zenker 憩室
A：造影 CT，B：造影 CT 冠状断像　咽頭食道移行部の左外側後方部に突出する囊胞性腫瘤を認める（→）．内部には空気と食物残渣がみられる．甲状腺右葉下極背側には増強効果を示す腫瘍があり（▶），副甲状腺腺腫であった．

Box 14-3　空気を有する囊胞性・囊胞様腫瘤

- Zenker 憩室（咽頭食道憩室）
- 喉頭瘤，咽頭瘤
- 傍気管囊胞
- 第 3，4 鰓裂 "奇形"（梨状窩瘻形成）

---

d. 傍気管囊胞　paratracheal air cyst

　傍気管囊胞は胸郭入口部レベルの気管右側に隣接する空気の溜まりで，偶然に発見されることが多く，CT 施行例の約 3～6％ に認められる[33～35]．ほとんどが無症状だが，血痰や喀血，迷走神経症状，呼吸困難，嚥下障害，発声障害を生じたり，気管支炎の感染源となったりすることもある[33～35]．

　傍気管囊胞の発生機序には先天性と後天性がいわれている．先天性のものは胎生 6 週目における気管軟骨の形成期での気管上皮の欠損あるいは高位肺区域の異常形成の痕跡であると考えられ，まれに先天性囊胞性腺腫様奇形，気管支軟化症，気管食道瘻などの先天奇形を合併することが報告されている[33～35]．一方，後天性のものは慢性閉塞性肺疾患や肺気腫での気道内圧の上昇状態により，気管の脆弱な部位の粘膜が憩室状に突出して形成されると考えられている．ともに右傍気管背側部に位置するが，後天性の方が大きく，さまざまな高さにみられ，広い開口部を有するといわれている．先天性のものはわずかに女性に多く認められるとの報告もある[33～35]．

　CT では，胸郭入口部レベルで気管右背側に空気を有する憩室様囊胞性病変として認めら

4. その他の病変　727

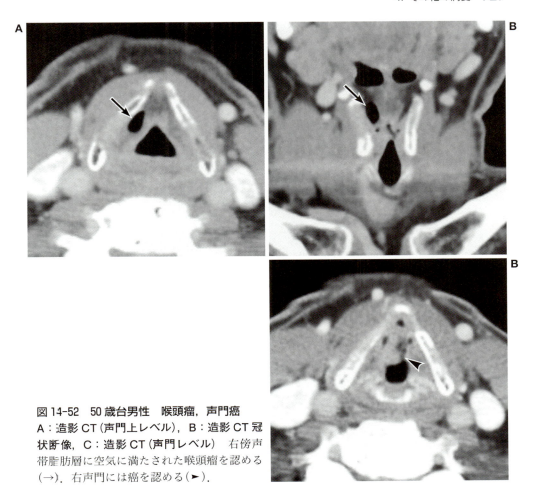

図14-52　50歳台男性　喉頭瘤, 声門癌
A：造影CT（声門上レベル），B：造影CT冠状断像，C：造影CT（声門レベル）　右傍声帯脂肪層に空気に満たされた喉頭瘤を認める（→）．右声門には癌を認める（►）．

れ（図14-53），多房性のこともある．気管との交通が約半数で確認される[25]．縦隔気腫や肺尖部ヘルニアとの鑑別が必要なこともあるが，特徴的な局在により鑑別可能である．

e. 血管性病変

1）内頸静脈血栓症

　内頸静脈血栓症・内頸静脈血栓性静脈炎は1横断像のみの観察ではリング状の増強効果を示し，化膿性リンパ節や中心壊死を伴うリンパ節と類似した画像所見を示す．しかし，その上下のレベルでの横断像の確認および冠状断・矢状断像の観察により容易に区別可能である（図14-54）．

2）内頸静脈の左右非対称

　内頸静脈の左右非対称は高頻度に認められる．左側では血流速度が遅く，CTでの増強効果の遅延，MRIでの信号上昇により，1横断像のみの観察では囊胞性病変と誤ることがある．上下の連続性の確認により容易に診断可能である．

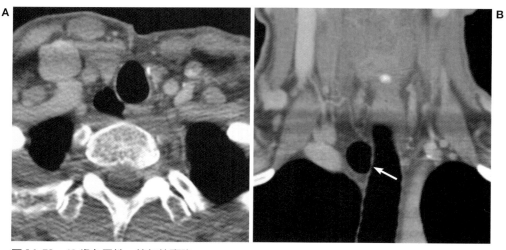

図 14-53　40 歳台男性　傍気管嚢胞
A：造影 CT，B：造影 CT 冠状断像　胸郭入口部の気管右後側に空気に満たされた嚢胞性腫瘤を認める．冠状断像（B）にて気管との小孔による交通がみられる（→）．

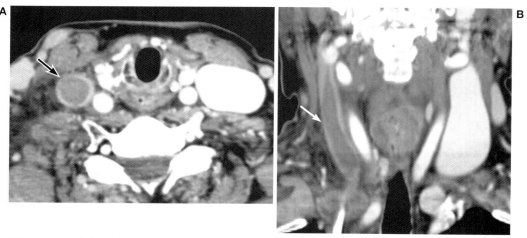

図 14-54　70 歳台男性　内頸静脈血栓症・内頸静脈血栓性静脈炎
A：造影 CT，B：造影 CT 冠状断像　右内頸静脈は拡張し，リング状の高吸収域と内部の造影欠損を認める（→）．内頸静脈周囲に厚い軟部組織を伴っている．

おわりに

　頸部嚢胞性病変とこれに類似する嚢胞様病変について，先天性，感染性・炎症性，腫瘍性，その他に分け，その画像所見と臨床的事項を概説した．非特異的な画像所見を示すことが多いため，病変の局在や付随する画像所見，年齢，臨床症状を合わせて鑑別診断を行っていくことが大切と考える．また，嚢胞性病変の大部分は良性であるが，類似した画像所見を呈する悪性嚢胞様病変もあり，読影には十分な注意が必要である．

文　献

1) Som PM, Smoker WRK, Curtin HD, et al：Congenital lesions of the neck. In：Som PM, Curtin HD(eds)：Head and Neck Imaging, 5th ed. St Louis：Mosby, 2011：2235-2285.

2) Koeller KK, Alamo L, Adair CF, et al：From the archives of the AFIP. Congenital cystic masses of the neck：Radiologic-pathologic correlation. RadioGraphics 1999；19：121-146.

3) 安田峯生(訳)：ラングマン人体発生学 第10版．メディカル・サイエンス・インターナショナル，2010：277-303.

4) ISSVA Classification of Vascular Anomalies © 2018 International Society for the Study of Vascular Anomalies Available at "issva.org/classification"

5) Ikushima I, Korogi Y, Makita O, et al：MR imaging of Tornwaldt's cysts. AJR Am J Roentgenol 1999：172：1663-1665.

6) Sekiya K, Watanabe M, Nadgir RN, et al：Nasopharyngeal cystic lesions：Tornwaldt and mucous retention cysts of the nasopharynx：findings on MR imaging. J Comput Assist Tomogr 2014：38：9-13.

7) Kaneda T, Weber AL, Scrivani SJ, et al：Cysts, tumors, and nontumorous lesions of the jaw. In：Som PM, Curtin HD(eds)：Head and Neck Imaging, 5th ed. St Louis：Mosby, 2011：1469-1546.

8) Francolí JE, Marqués NA, Aytés LB, et al：Nasopalatine duct cyst：Report of 22 cases and review of the literature. Med Oral Patol Oral Cir Bucal 2008；13：E438-443.

9) Curé JK, Osguthorpe JD, Tassel PV：MR of nasolabial cysts. AJNR Am J Neuroradiol 1996；17：585-588.

10) Loevner LA：Anatomy and pathology of the thyroid and parathyroid glands. In：Som PM, Curtin HD(eds)：Head and Neck Imaging, 5th ed. St Louis：Mosby, 2011：2611-2677.

11) 新関浩人, 北上英彦, 山本高正, 村上慶洋：高カルシウム血症を伴う縦隔内副甲状腺嚢胞を胸腔鏡下に切除した1例．日呼外会誌 2010；24：864-867.

12) Johnson NA, Yip L, Tublin ME：Cystic parathyroid adenoma：sonographic features and correlation with ^{99m}Tc-sestamibi SPECT findings. AJR Am J Roentgenol 2010；195：1385-1390.

13) Som PM, Brandwein MS, Wang BY：Inflammatory disease of the sinonasal cavities. In：Som PM, Curtin HD(eds)：Head and Neck Imaging, 5th ed. St Louis：Mosby, 2011：167-251.

14) Kojima Y, Tsuzuki K, Yukitatsu Y, et al：Clinical features of patients treated with endoscopic sinus surgery for posttraumatic paranasal sinus mucocele. ORL J Otorhinolaryngol Relat Spec 2015；77：162-170.

15) Tollard E, Choussy O, Bertrand M, et al：Prevertebral abscess mimicking a retropharyngeal abscess and revealing a double-location spondylodiscitis：case report. J Neuroradiol 2007；34：41-143.

16) de Gier HH, Balm AJ, Bruning PF, et al：Systematic approach to the treatment of chylous leakage after neck dissection. Head Neck 1996；18：347-351.

17) Som PM, Brandwein-Gensler MS：Lymph nodes of the neck. In：Som PM, Curtin HD(eds)：Head and Neck Imaging, 5th ed. St Louis：Mosby, 2011：2287-2383.

18) Moon WK, Han MH, Chang KH, et al：CT and MR imaging of head and neck tuberculosis. RadioGraphics 1997；17：391-402.

19) Sakai O, Curtin HD, Romo LV, et al：Lymph node pathology. Benign proliferative, lymphoma, and metastatic disease. Radiol Clin North Am 2000；38：979-998.

20) Delman BN, Weissman JL, Som PM：Skin and soft-tissue lesions. In：Som PM, Curtin HD(eds)：Head and Neck Imaging, 5th ed. St Louis：Mosby, 2011：2679-2742.

21) 細川崇洋, 佐藤良則, 関 達夫ほか：表皮嚢胞のMRI所見．画像診断 2011；31：475-479.

22) Baba Y, Ohkubo K, Seino N, et al：MR imaging appearances of schwannoma：correlation with pathological findings. Nippon Igaku Hoshasen Gakkai Zasshi 1997；57：499-504.

23) Wong KT, Lee YYP, King AD, et al：Imaging of cystic or cyst-like neck mass. Clin Radiol 2008；63：613-622.

24) Som PM, Brandwein-Gensler MS：Anatomy and pathology of the salivary glands. In：Som PM, Curtin HD(eds)：Head and Neck Imaging, 5th ed. St Louis：Mosby, 2011：2449-2609.

25) Koral K, Sayre J, Bhuta S, et al：Recurrent pleomorphic adenoma of the parotid gland in pediatric and adult patients：Value of multiple lesions as a diagnostic indicator. AJR Am J Roentgenol

2003；180：1171-1174.

26）Reddy SM, Mian A, Nadgir R, et al：Finding a needle in a haystack：review of imaging to identify parathyroid adenoma. Neurographics 2011；01：96-104.

27）Goldenberg D, Begum S, Westra WH, et al：Cystic lymph node metastatsis in patients with head and neck cancer：an HPV associated phenomenon. Head Neck 2008；30：898-903.

28）Morani AC, Eisbruch A, Carey TE, et al：Intranodal cystic changes：a potential radiological signature/biomarker to assess the human papillomavirus status of cases with oropharyngeal malignancies. J Comput Assist Tomogr 2013；37：343-345.

29）Wunderbaldinger P, Harisinghani MG, Hahn PF, et al：Cystic lymph node metastases in papillary thyroid carcinoma. AJR Am J Roentgenol 2002；178：693-697.

30）Takashima S, Sone S, Takayama F, et al：Papillary thyroid carcinoma：MR diagnosis of lymph node metastasis. AJNR Am J Neuroradiol 1998；19：509-513.

31）Rubesin SE, Levine MS：Killian-Jamieson diverticula：radiographic findings in 16 patients. AJR Am J Roentgenol 2001；177：85-89.

32）小熊潤也，小澤壮治，北川雄光ほか：咽頭食道憩室（Zenker 憩室）の手術症例における臨床的特徴ならびに治療法についての検討．日消外会誌 2004；37：619-624.

33）Buterbaugh JE, Erly WK：Paratracheal air cysts：A common finding on routine CT examinations of the cervical spine and neck that may mimic pneumomediastinum in patients with traumatic injuries. AJNR Am J Neuroradiol 2008；29：1218-1221.

34）奥村悠祐，鈴木正行，武村哲浩ほか：MDCT による Paratracheal air cyst（PAC）検出能の向上．日放技誌 2009；56：972-976.

35）Goo JM, Im JG, Ahn JM, et al：Right paratracheal air cysts in the thoracic inlet：clinical and radiologic significance. AJR Am J Roentgenol 1999；173：65-70.

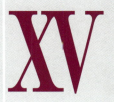

唾液腺

1. 唾液腺の解剖
2. 検査法・撮像プロトコール
3. 唾液腺腫瘍
4. その他の疾患

CT and MRI of the Head and Neck

はじめに

　唾液腺はその大きさから大唾液腺と小唾液腺に分類され，大唾液腺は耳下腺，顎下腺，舌下腺からなる．小唾液腺は鼻腔，咽喉頭，気管などの頭頸部領域のあらゆる粘膜内に存在するが，おもには口蓋などの口腔内に存在する．唾液腺では，その固有の疾患として唾石症があり，成人では最も高頻度の唾液腺疾患である．また腫瘍は，頭頸部腫瘍全体の3%以下を占めるにすぎないが，発生する組織型は多彩である．このため，唾液腺腫瘍の診断においては，コントラスト分解能に優れているMRIの果たす役割が大きい．本章においては，唾液腺疾患の読影に必要な画像解剖と代表的疾患の画像所見について概説する．

1. 唾液腺の解剖

a. 耳下腺

　耳下腺は顔面神経の通過する面によって浅葉と深葉とに分けられる(Box 15-1)．この区分は，臨床的に有用で汎用されているが，実際には解剖学的に耳下腺は2葉に分かれていない．顔面神経は脳幹部から内耳道を通って側頭骨に入り，茎乳突孔から頭蓋底外面に出て耳下腺内に入る．耳下腺内を前方に走り，側頭・顔面枝と顎・顔面枝に二分したのち，さらに通常6枝に分かれて扇形に広がり，側頭部から頸部まで広く顔面に分布する[1]．

　耳下腺手術による合併症である顔面神経麻痺を避けるために，術前に耳下腺腫瘍と顔面神経との位置関係を調べることは重要である．耳下腺深葉あるいは傍咽頭間隙にまで達する場合は手術が難しくなり，顔面神経損傷を起こす危険性が高い[2]．手術時には顔面神経を傷つけないようにポインター(後述)を指標として，顔面神経主幹を同定する[3]．外耳道軟骨前壁の最深部で前下方へ向かう軟骨突起であるポインターは，画像にて通常描出されないため，茎状突起や顎二腹筋後腹が解剖学的指標として重要となる．CTでは茎状突起などの骨組織が明瞭に描出されるので，その後方の茎乳突孔が同定できる(図15-1)．MRIでも茎乳突孔周囲の脂肪組織による場所の同定が有用である(図15-2)．顎二腹筋後腹の乳様突起付着部近傍に顔面神経主幹がみられる．

　耳下腺内の顔面神経は，通常の4mm〜6mm厚のT1およびT2強調像では描出困難である．Dailianaらによれば，ボランティアを対象として1.5テスラMRI装置を使用した1.5mm厚の3Dグラジエントエコー(GRE)で下顎後静脈のレベルで72%，耳下腺管のレベルで66%，顔面神経が描出される[4]．近年，3テスラMRI装置が臨床で使用されるようになり，耳下腺専用コイルを作製し耳下腺内顔面神経の描出が試みられている[5]．もともと顔面神経は耳下腺組織とコントラストがつかないので描出しにくいが，耳下腺腫瘍では耳下腺内

1. 唾液腺の解剖　**733**

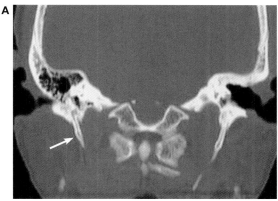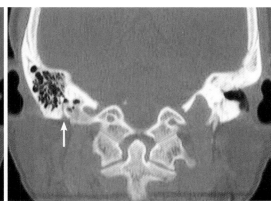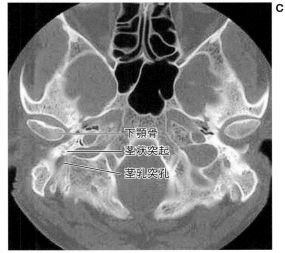

図 15-1　耳下腺の正常 CT 像
A, B：CT 冠状断像，C：横断像　茎状突起（A，→）の後方に茎乳突孔（B，→）が同定できる．

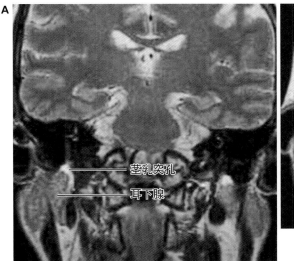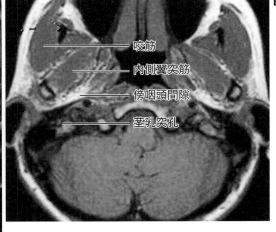

図 15-2　耳下腺の正常 MR 像
A：T2 強調像冠状断像，B：T1 強調像　周囲の脂肪組織により茎乳突孔の同定が容易である．

734 XV. 唾液腺

Box 15-1　耳下腺解剖

- 耳下腺内顔面神経の通過する面により浅葉と深葉に分ける.
- 解剖学的には耳下腺は 2 葉に分けられない.
- 下顎後静脈や補助線を指標にして浅葉と深葉とを区分する.
- 耳下腺管は咬筋表面を走行し口腔に至る.

顔面神経が偏位するのでさらに描出しにくくなる. このように顔面神経が同定されない場合, 画像上に種々の補助線を引いて浅葉と深葉を区分する試みがなされている. 顎二腹筋後腹の外側縁と下顎骨外側縁を結ぶ線(FN line)や, 下顎後静脈の後縁と椎体の最後縁を結んだ線(U line)から顔面神経の通る面を推察する. 耳下腺内顔面神経が描出されなくても, 種々の指標により浅葉・深葉のいずれであるかは 70〜85 % 程度で判別可能と報告されている[6,7]. 顔面神経主幹は側頭骨の茎乳突孔から耳下腺に入り, 耳下腺内顔面神経は下顎後静脈の外側を走行する. このことから, 下顎後静脈を指標として浅葉と深葉とを区分することが多い[6]. 下顎後静脈は単純 CT にても描出可能であり, 非常に簡便な指標として以前から使用されてきた. 他の基準線と比較しても, 浅葉と深葉との判別に遜色はない(図 15-3).

　耳下腺の排泄管は耳下腺管(Stensen 管)であり, 耳下腺では顔面神経叢の外側を走行するが, 耳下腺前縁近くで神経の内側に位置するようになる. 続いて咬筋の外面に沿って走り, 第 2 大臼歯付近の口腔内に開口する. 耳下腺管は T2 強調像で高信号あるいは低信号の線状影として描出される. MR sialography を撮像することで耳下腺管および分枝の構造を把握できる[8].

　Thibault らが T1 強調像で耳下腺内の曲線状の低信号域が顔面神経あるいは耳下腺管のどちらであるか Cadaver(屍体標本)を用いて報告した[9]. この検討では T1 強調像の曲線状の低信号域は耳下腺管であり, 耳下腺内顔面神経は描出されなかったと報告している. 現在でも 4〜6 mm 程度のスライス厚では T1 および T2 強調像で耳下腺管のみ描出されており, 耳下腺内顔面神経は描出されないことが多い. なお, 耳下腺管が耳下腺内顔面神経と誤解されることが多く, 注意が必要である.

b.　顎下腺

　顎下腺は 2 番目に大きな大唾液腺で, 耳下腺の約半分の重量である. 顎二腹筋の前・後腹と下顎体下縁が囲む顎二腹筋三角内に位置しており(Box 15-2), 顎下腺は顎舌骨筋の表層にある浅部と顎舌骨筋後縁を回り込むようにして, その深部に位置する深部の 2 つに区分される. 顎下腺深部は, 後方の傍咽頭間隙の下方部, 舌下間隙の後方部と交通している. 顎下腺腺体は被膜に包まれている. 腺体深部から出る顎下腺管(Wharton 管)は前上方へ向かい, 舌下腺管の内側を走行し, 舌下ヒダの前端で口腔に開口している(図 15-4, 図 15-5). このように, 顎下腺管は, 舌下間隙に位置している.

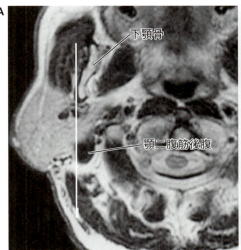
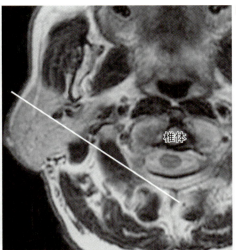
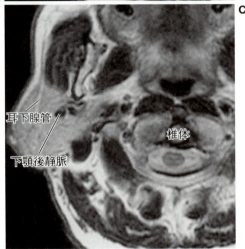

図 15-3　耳下腺の正常 MRI, T2 強調像
A：FN line　顎二腹筋後腹の外側縁と下顎骨外側縁を結ぶ線. B：U line　下顎後静脈の後縁と椎体の最後縁を結んだ線, C：下顎後静脈と耳下腺管.

Box 15-2　顎下腺解剖の特徴

- 顎下腺の大部分は顎二腹筋三角に位置している.
- 顎下腺深部は口腔内に位置し, 傍咽頭間隙下部および舌下間隙後方部と交通している.
- 顎下腺管は舌下間隙に位置し, 舌下ヒダの前端で口腔に開口している.

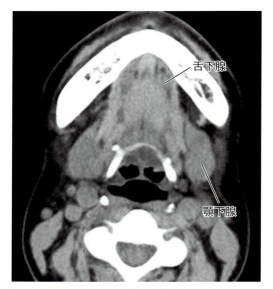

図 15-4　顎下腺・舌下腺の正常 CT 像
単純 CT　顎下腺，舌下腺が同定できる．

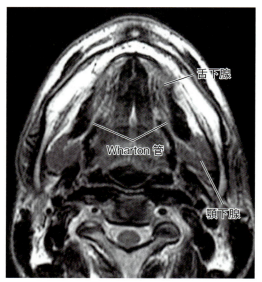

図 15-5　顎下腺・舌下腺の正常 MR 像
T2 強調像　両側の顎下腺管（Wharton 管）が舌下間隙を走行し，舌下腺の内側に至る．

C. 舌下腺

　舌下腺は顎下腺の約半分の大きさで，扁平な楕円形の形状で口腔底に存在する．舌下腺には，耳下腺・顎下腺と異なり被膜は認められない（Box 15-3）．舌下間隙は顎舌骨筋の上方のやや内側で，内舌筋の下方，オトガイ舌骨筋およびオトガイ舌筋の内側，下顎骨の内側に位置する脂肪組織を中心とした腔である．舌下腺と顎下腺浅部は顎舌骨筋により上下に分けられている．舌小帯の両脇に存在する舌下ヒダは舌下腺の外表を覆っているが，舌下腺からの数多くの細い導管は，舌下ヒダ表面へ微小開口（Rivinus 管）している．

Box 15-3　舌下腺解剖の特徴

- 舌下腺は被膜に覆われていない．
- 舌下腺は口腔底に位置し，後方で顎下腺に隣接している．
- 舌下腺では多数の小さく短い導管が直接，舌下ヒダへ開口している．

2. 検査法・撮像プロトコール

　腫瘍性病変の診断では，MRI は CT より勝り，拡散強調画像を含まない単純 MRI のみでも穿刺吸引細胞診（fine needle aspiration cytology：FNAC）と同等の診断能をもつ[10]．拡散強調画像による見かけの拡散係数（apparent diffusion coefficient：ADC）計測は組織型診断の精度向上に寄与するため，ルーチン撮像に含めることが推奨される（表 15-1）．造影剤使用は必須ではないが，ダイナミック造影 MRI の時間信号強度曲線（time-signal intensity curve：TIC）の解析も腫瘍の組織型診断能の向上に寄与し，脂肪抑制造影 T1 強調像は腺様嚢胞癌などでの神経周囲浸潤を良好に描出する（表 15-2）[11, 12]．

　一方，唾石症が疑われる場合は CT のよい適応で，その感度は 100% との報告もある[13]．加えて，治療法選択に必要な情報である唾石のサイズ，個数，位置（腺体内，移行部，腺管内）を知るうえでも，CT は重要な役割を果たす．

　唾液腺管の評価については，heavily T2 強調像による MRI sialography でほとんどの病変の診断が可能であり，侵襲性のある唾液腺造影の適応は減少している（表 15-3）[14]．

表 15-1　唾液腺単純 MRI 撮像プロトコール（1.5T 装置　頭頸部用コイル）

撮像法	シーケンス	TR/TE	スライス厚	その他
T1 強調横断像	SE 法	500/10 ms 前後	3〜5 mm	
T2 強調横断像	FSE 法	5000/80 ms 前後	3〜5 mm	
拡散強調横断像	DWI-EPI 法	7000/70 ms 前後	3〜5 mm	b factors：800〜1000 s/mm^2
T2 強調冠状断像	FSE 法	5000/80 ms 前後	3〜5 mm	
脂肪抑制 T2 強調冠状断像	STIR 法	4000/30 ms 前後	3〜5 mm	TI（inversion time）：150 ms ただし 3T の場合は 250 ms

738 XV. 唾液腺

表 15-2　唾液腺造影 MRI 撮像プロトコール（1.5T 装置　頭頸部用コイル）

撮像法	シーケンス	TR/TE	スライス厚	その他
ダイナミック造影横断像または冠状断像	3D fast SPGR 法	7.5/4.0 ms 前後	3〜5 mm	20 または 30 秒毎に造影剤注入後 300 秒まで撮像
脂肪抑制造影 T1 強調横断像	SE 法	450/10 ms 前後	3〜5 mm	

表 15-3　MR sialography 撮像プロトコール（1.5T 装置　頭頸部用コイル）

撮像法	シーケンス	TR/TE	スライス厚	ボクセルサイズ
3D heavily T2 強調像	3D CISS 法	11/6 ms 前後	0.7 mm 前後	0.7×0.7 mm 前後
single shot heavily T2 強調像	HASTE 法	3000/500 ms 前後	30 mm	0.7×0.7 mm 前後

3. 唾液腺腫瘍

　耳下腺の画像診断は病変が唾液腺内か唾液腺外か，病変が良性か悪性かを判断する必要がある．MRI は軟部組織のコントラストに優れ，腫瘤性病変の位置の評価に有用である．また T2 強調像が高信号ならば良性腫瘍，低信号ならば悪性腫瘍とされるが，多形腺腫の 10〜20％程度，Warthin（ワルチン）腫瘍の 30〜40％程度が等〜低信号であり，腺様嚢胞癌のように高信号の頻度の高い悪性腫瘍もみられ，例外が多く鑑別に苦しむ場合がある．造影検査は病変の範囲を描出するのには有用であるが，良性・悪性の鑑別に有用かどうかは意見が分れる．造影剤注入後に経時的に連続撮像を行うダイナミック撮像にて当初の報告では急増急減型が多形腺腫，漸増型が悪性腫瘍とされていた[15]．しかし最近の報告では漸増型が多形線腫，急増急減型が悪性腫瘍とするものが多い[11, 16]．また私見ではあるが造影にて Warthin 腫瘍が 80〜90％で増強効果が乏しいことは，鑑別に有用な所見と考える．

　唾液腺腫瘍を MRI で読影するときは，まず耳下腺腫瘍では 70％を占める多形腺腫であるかどうかを診断する．T2 強調像で高信号であり，被膜がある八つ頭状（分葉状）の結節がみられれば，多形腺腫と診断できる（Box 15-4，Box 15-5）．次に頻度の高い（15％）Warthin 腫瘍は，中年男性の耳下腺尾部（後下極）にみられ，境界明瞭な増強効果の乏しい腫瘍であ

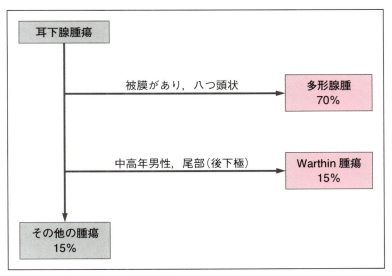

図 15-6　耳下腺腫瘍の質的診断
多形腺腫(70%)は被膜を認め，八つ頭状(分葉状)の腫瘍であり，Warthin 腫瘍(15%)は中高年男性で耳下腺尾部(後下極)にみられる．これで85%の腫瘍が診断され，残りの15%がその他の腫瘍である．

Box 15-4　唾液腺腫瘍の臨床的特徴

- 耳下腺腫瘍の 70％は多形腺腫である．
- 多形腺腫は被膜がある八つ頭状の腫瘍である．
- 耳下腺腫瘍の 15％は Warthin 腫瘍である．
- Warthin 腫瘍は中高年男性の耳下腺尾部にみられる．

Box 15-5　T2 強調像で全体的に顕著な高信号を呈する唾液腺腫瘍

- 多形腺腫(特に粘液腫様間質の豊富な場合)
- Warthin 腫瘍(小嚢胞あるいは肉眼的嚢胞が発達する場合)
- 神経鞘腫
- 腺様嚢胞癌(細胞密度が低い場合)
- 血管腫

る．これでほとんどの耳下腺腫瘍が診断可能である．頻度の高い多形腺腫・Warthin 腫瘍の順に特徴的所見を拾えば，85％の症例が鑑別可能となる(図 15-6)．残りの15％の腫瘍は基底細胞腫，筋上皮腫，神経鞘腫，血管腫などの良性腫瘍，粘表皮癌，腺様嚢胞癌，腺房細胞癌，乳腺相似分泌癌，悪性リンパ腫，多形腺腫由来癌・唾液腺導管癌などの悪性腫瘍が鑑別診断にあがり，おのおのに画像所見が異なる．

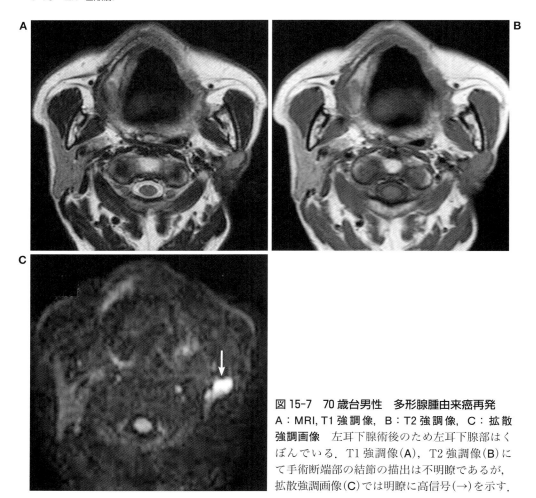

図 15-7　70歳台男性　多形腺腫由来癌再発
A：MRI, T1強調像, B：T2強調像, C：拡散強調画像　左耳下腺術後のため左耳下腺部はくぼんでいる．T1強調像（A），T2強調像（B）にて手術断端部の結節の描出は不明瞭であるが，拡散強調画像（C）では明瞭に高信号（→）を示す．

　唾液腺疾患では以前は磁化率の変化による強いアーチファクトが問題となり拡散強調画像は撮像されなかったが，近年歪みの少ない撮像法が開発され，ルーチン検査として使用されるようになっている．拡散強調画像で高信号を示す拡散が制限される病態としては，当初からいわれていた頭部領域の急性期脳梗塞に加えて，高い細胞密度を示す腫瘍性病変・粘稠な内容物・出血があげられる．耳下腺悪性腫瘍の術後症例では，術後瘢痕と再発腫瘍との鑑別が困難な症例がみられるが，拡散強調画像を追加することで再発腫瘍の有無と範囲を確認できる（図15-7）．

　さらに，画像上の病変部に関心領域をおいて，見かけの拡散係数（ADC）を測定することができる．ADC値は拡散強調画像の視覚評価と比べて定量的に評価が可能である．さらに拡散強調画像ではT2強調像の影響（T2 shine-through）で高信号を示すことがあるが，ADC値はT2強調像の影響を受けない．粘液腫様基質の多い多形腺腫はADC値が高い傾向がある．しかし，粘液腫様基質を伴う間質が腫瘍全体に占める割合は多様性があり，ADC値に影響し他の腫瘍との鑑別を難しくしている（図15-8）[17]．悪性リンパ腫とWarthin腫瘍は鑑別が困難な症例がみられるが，細胞密度の高い悪性リンパ腫のADC値が低いため鑑別できると報告されている[18]．

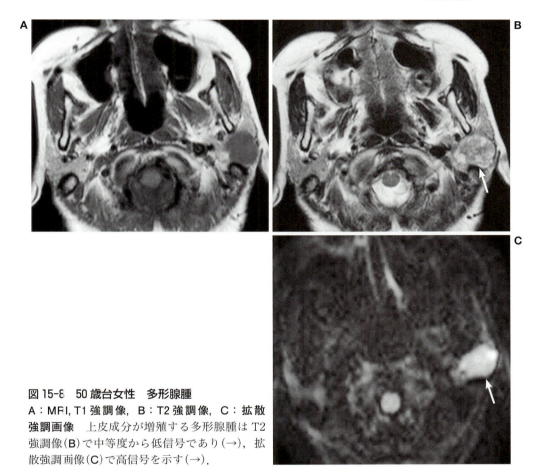

図15-8 50歳台女性　多形腺腫
A：MRI, T1強調像，B：T2強調像，C：拡散強調画像　上皮成分が増殖する多形腺腫はT2強調像（B）で中等度から低信号であり（→），拡散強調画像（C）で高信号を示す（→）．

a. 多形腺腫　pleomorphic adenoma

　多形腺腫は中年女性に多く，最も頻度の高い唾液腺腫瘍である．上皮成分の増殖と粘液腫様基質増生，さらに軟骨様組織の形成など多様な像を呈し混合腫瘍ともいわれる．良性腫瘍であるがWarthin腫瘍，神経鞘腫などの良性腫瘍と異なり，耳下腺腫瘍核出術ではかなりの頻度で再発するので，安全域を含めた切除が原則である．多彩な腫瘍構造のため部位によって増殖のパターンや速さが異なり，瘤状の発育を示す．本来，線維性被膜に包まれた腫瘍であるが，こうした内部からの腫瘍増殖のために，同一腫瘍でも被膜が厚い部位から非薄化し，ほとんど被膜がみられない部位までみられる．また，悪性への移行（15%）がみられる．

　厚い線維性被膜をもち，瘤状の発育を示す病理組織学的構造を反映し，T2強調像において低信号の被膜をもつ分葉状（八つ頭状）の所見がみられる．この所見は他の耳下腺腫瘍にはみられず，鑑別診断に有用である[19]．また，多彩な組織構造を反映してT2強調像にて高信号で内部構造は不均一である（図15-9，図15-10）．高信号の腫瘍では粘液腫様・軟骨腫様間質が大部分を占め，等～低信号の腫瘍では腺管構造を示す細胞成分が密な領域が大部分を占める傾向を示す．また，粘液腫様・軟骨腫様間質に強い線維性結合組織を伴う場合もみられ

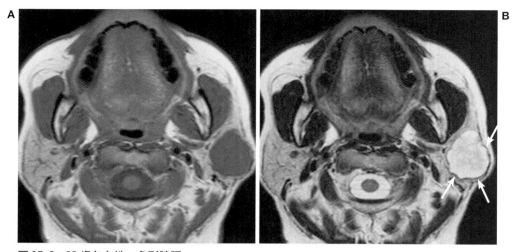

図 15-9　60 歳台女性　多形腺腫
A：MRI, T1 強調像，B：T2 強調像　右耳下腺の結節は八つ頭状（分葉状）であり，T2 強調像にて低信号の被膜がある強い高信号を示す（→）．

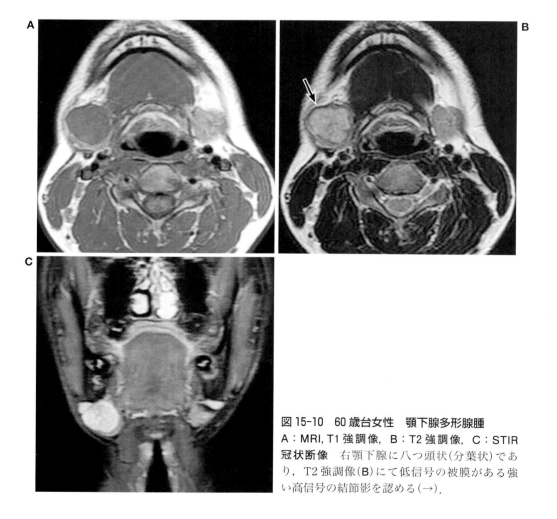

図 15-10　60 歳台女性　顎下腺多形腺腫
A：MRI, T1 強調像，B：T2 強調像，C：STIR 冠状断像　右顎下腺に八つ頭状（分葉状）であり，T2 強調像（B）にて低信号の被膜がある強い高信号の結節影を認める（→）．

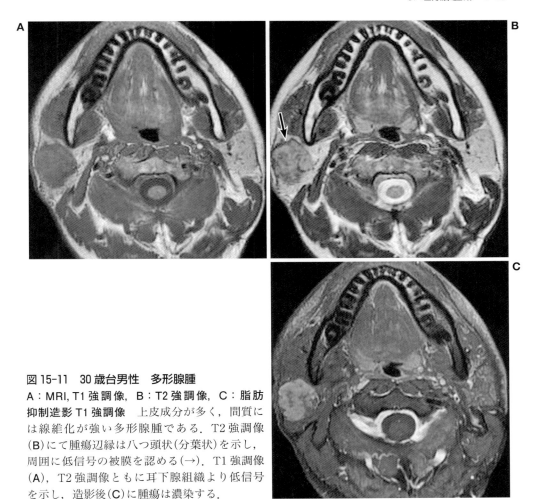

図 15-11　30 歳台男性　多形腺腫
A：MRI, T1 強調像，B：T2 強調像，C：脂肪抑制造影 T1 強調像　上皮成分が多く，間質には線維化が強い多形腺腫である．T2 強調像(B)にて腫瘍辺縁は八つ頭状(分葉状)を示し，周囲に低信号の被膜を認める(→)．T1 強調像(A)，T2 強調像ともに耳下腺組織より低信号を示し，造影後(C)に腫瘍は濃染する．

る(図 15-11)．

　術後 5～20 年の経過で，術後残存耳下腺および皮下瘢痕部に手術操作による細胞播種が原因と思われる多発性再発を認める場合がある．T2 強調像にて高信号の集簇する小結節がみられる[20]．病理学的には初回手術時と変化はないが難治性である．再発症例では初発症例に比べ間質の粘液腫様増生を示す領域が多く，上皮成分が増殖する領域に乏しいことが観察される．自験例では粘液腫様成分が多いことを反映し T2 強調像にて強い高信号を示す症例が初発例よりも多い傾向がみられた(図 15-12)．T2 強調像にて術後瘢痕は線維性瘢痕を反映し低信号の索状影を示す(図 15-13)．一方，再発腫瘍は T2 強調像で強い高信号であり，集簇する小結節を示す所見の有無を確認することが重要である[21]．

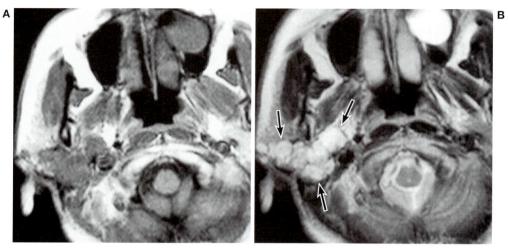

図 15-12　40 歳台女性　再発多形腺腫
A：MRI，T1 強調像，B：T2 強調像　右耳下腺に T2 強調像(B)にて強い高信号を示し(→)，多数の小結節が集族する．

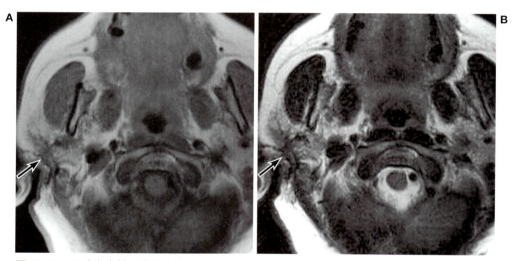

図 15-13　60 歳台女性　術後瘢痕
A：MRI，T1 強調像，B：T2 強調像　右耳下腺に T1 強調像(A)，T2 強調像(B)にて，術後の線維性瘢痕を反映し索状の低信号を示す(→)．

b. 多形腺腫由来癌　carcinoma ex pleomorphic adenoma

　多形腺腫は長い経過の間に 15％の症例で悪性への移行が認められる．この多形腺腫由来癌は画像上鑑別が難しいことが多い．腫瘍が被膜外に浸潤した所見を反映して被膜が破綻していないかどうかを観察する(図 15-14)．ただし，悪性化しても被膜の破綻が不明瞭で，画

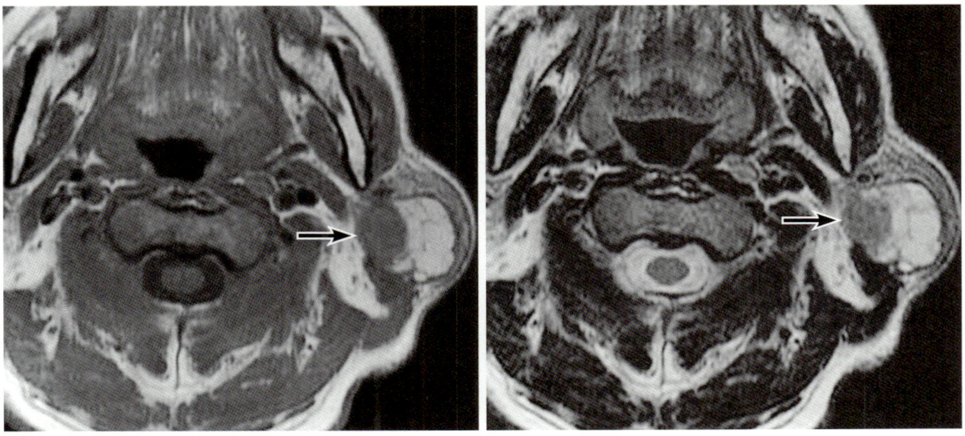

3. 唾液腺腫瘍　**745**

図 15-14　60 歳台女性　多形腺腫由来癌
Ａ：MR，T1 強調像，Ｂ：T2 強調像　左耳下腺に T1 強調像(Ａ)，T2 強調像(Ｂ)にて，高信号の
結節の内側部の一部に低信号の領域を認め，結節の被膜の一部が破綻(→)している．

像上被膜が保たれている場合があり，多形腺腫と紛らわしい症例も存在する[22]．

　癌肉腫として生じたものは悪性混合腫瘍とよばれる．多形腺腫から発生する癌のなかで
は，腺癌と未分化癌が最も頻度が高く，その他粘表皮癌，扁平上皮癌，腺様嚢胞癌などさま
ざまな癌が発生する．

C. Warthin 腫瘍　Warthin tumor

　中高年男性に多く 2 番目に多い良性唾液腺腫瘍である．薄い線維性被膜をもつ楕円形の腫
瘍である．両側性，多発性が 10％程度みられる(**図 15-15**)．[99m]Tc シンチグラフィにて集積
像がみられる(**図 15-16**)．リンパ濾胞を有するリンパ組織を間質として，そのなかに二層性
の上皮性細胞からなる小嚢胞の増殖を示す．時に，この嚢胞が発達して肉眼的嚢胞を形成す
る．実際の腫瘍組織をみると，リンパ濾胞の増殖が著しく小嚢胞が少ない部分や，反対にリ
ンパ濾胞の発育が悪く小嚢胞の増殖が強いもの，肉眼的嚢胞を含むものまでさまざまである．

　耳下腺尾部(後下極)にみられ，境界明瞭な腫瘍である．また，造影後に増強効果の乏しい
ことも特徴である(**図 15-17**)．リンパ間質の発達した部分は T2 強調像で低信号であり，小
嚢胞あるいは肉眼的嚢胞が発達した部分は T2 強調像で高信号である．腫瘍全体がリンパ間
質型組織で占められた症例は，T2 強調像で低信号であり内部構造均一である．腫瘍全体が
嚢胞型を示す症例は，T2 強調像で高信号であり内部構造均一である．こうした組織型が混
合する症例は内部構造が不均一である[23]．T2 強調像にて低信号域を多く含む症例では悪性
腫瘍との鑑別が必要である．

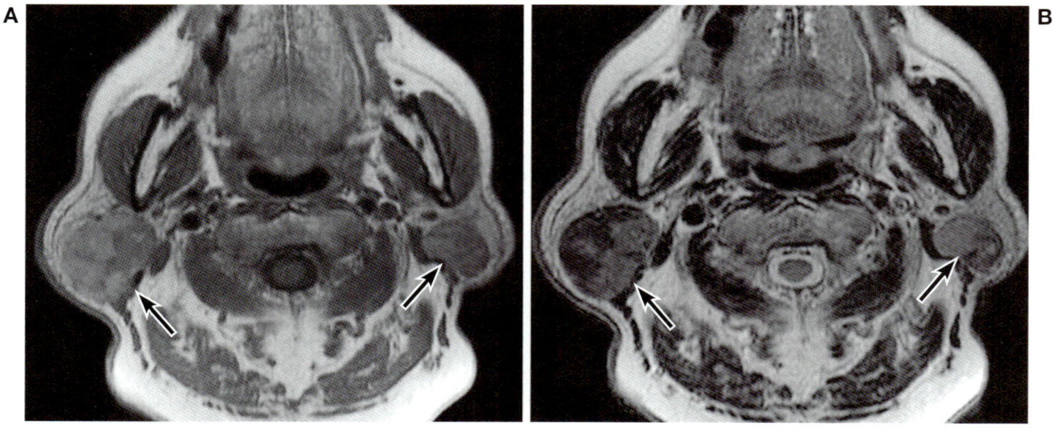

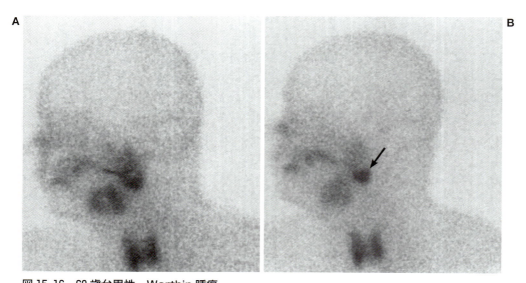

図 15-15　70 歳台男性　Warthin 腫瘍
A：MRI, T1 強調像，B：T2 強調像　両側の耳下腺尾部(下極後方)に境界明瞭な腫瘍を認める(→)．T1 強調像(A)，T2 強調像(B)にて低信号を示す．

図 15-16　60 歳台男性　Warthin 腫瘍
^{99m}Tc シンチグラフィ　A：シナール®(ビタミン C)投与前，B：シナール投与後　シナール経口投与前(A)は耳下腺全体に集積を認めるが，投与後は Warthin 腫瘍への集積が明瞭になる(→)．

d. 神経鞘腫　schwannoma

　耳下腺内発生の神経鞘腫は比較的まれである．顔面神経は側頭骨内外にわたって神経鞘腫が発生し，このうち耳下腺内顔面神経鞘腫は全顔面神経鞘腫の 10% である．また多発例がみられることがある．神経鞘腫は術前に顔面神経麻痺を示すことは 20% 程度であるが，顔面神経損傷をきたせば術後は高率に麻痺を呈するため，術前診断が有用である．多形腺腫と

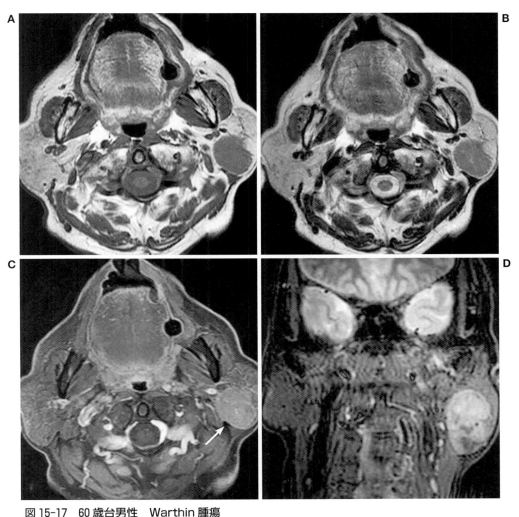

図 15-17　60 歳台男性　Warthin 腫瘍
A：MRI, T1 強調像, B：T2 強調像, C：脂肪抑制造影 T1 強調像, D：STIR 冠状断像　腫瘍は左側の耳下腺尾部(下極後方)にみられる. 造影後(C)にほとんど腫瘍は濃染しない(→).

の鑑別が重要で, 前述のように術後の播種が問題となる多形腺腫は安全域を含めた切除が原則であるが, 顔面神経から発生する神経鞘腫は神経本幹を残す手術が望ましい.

　T2 強調像で高信号, 境界明瞭, 内部不均一であり, 造影後に増強効果が強いことから多形腺腫が鑑別にあがる. ほとんどの症例で多形腺腫と診断され, 術前顔面神経麻痺がある場合では悪性腫瘍と誤診されることが多い. 神経鞘腫に特徴的な所見として, 他の部位に発生した場合と同様に, 射撃の標的のような像("target sign")がみられる. 神経鞘腫を構成する細胞のうち, 密に増殖する Antoni A type の組織は腫瘍内部に多く存在し, 細胞が疎に配列し間質が浮腫状・粘液腫状を示す Antoni B type の組織は腫瘍の表層に分布していることを反映している. また, 腫瘍が茎乳突孔に向かって瘤状に突出する像が認められる(図 15-18). これは神経鞘腫が神経の長軸方向に増殖するので, 神経走行に沿って突出像を示すためである[2c)].

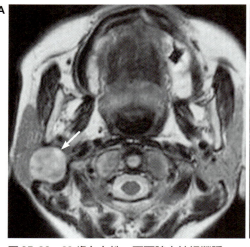 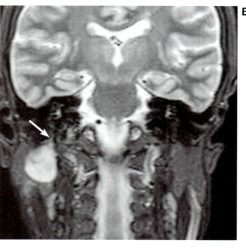

図 15-18　60 歳台女性　耳下腺内神経鞘腫
A：MRI, T2 強調像，B：STIR 冠状断像　T2 強調像（A）で右耳下腺に周囲に高信号，中央部に低信号の結節（→）を認める．STIR 冠状断像（B）では，茎乳突孔に向かって腫瘍の一部が突出する像がみられる（→）．

e. 腺様嚢胞癌　adenoid cystic carcinoma

　発育は緩徐であるが，特に神経など周囲組織への浸潤傾向が著明で，疼痛や顔面神経麻痺をきたしやすく，また局所再発や遠隔転移をきたしやすい．顎下腺では耳下腺より悪性腫瘍発生の頻度が高い．なかでも腺様嚢胞癌は最も頻度が高い．口蓋，頰粘膜から発生することが多い小唾液腺腫瘍では，腺様嚢胞癌をはじめとする悪性腫瘍の頻度は大唾液腺より高い．組織学的には，内部に粘液を有した小嚢胞形成が特徴で，篩管状，管状，索状および充実性の種々の形態を示す．充実性部分が多くなると悪性度が高く，予後も不良となる．
　細胞密度の低い篩管状部分が多い腫瘍では T2 強調像で高信号を示し，細胞密度の高い充実性部分が多い腫瘍では低信号を呈する（図 15-19）[25]．一般に悪性腫瘍では腫瘍細胞と線維性結合組織が混在して増生することを反映し，T2 強調像にて低信号で境界不明瞭となる．神経に沿った浸潤を示す傾向がある（図 15-20）．このような症例では初期には腫瘍浸潤がわかりにくい場合が多い．再発が多いことも特徴であり，経過観察では十分に注意する必要がある．臨床的あるいは画像診断的に耳下腺の悪性腫瘍が疑われた場合には，顔面神経の走行に沿っての神経周囲進展の検索を行う必要がある．腺様嚢胞癌や唾液腺導管癌に神経周囲進展の頻度が高い．

f. 唾液腺導管癌　salivary duct carcinoma

　1991 年 WHO の唾液腺腫瘍組織分類で，腺癌から独立して分類された．腫瘍細胞に囲まれた管腔内部に comedo necrosis とよばれる壊死組織を伴う．非常に予後の悪い腫瘍であり，T2 強調像にて低信号で境界不明瞭である（図 15-21）．一般に唾液腺悪性腫瘍では腫瘍

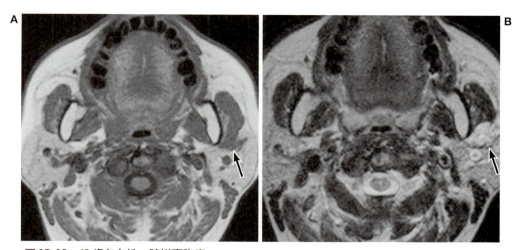

図15-19　40歳台女性　腺様嚢胞癌
A：MRI, T1強調像，B：T2強調像　T1強調像（A）で低信号，T2強調像（B）で高信号を示す境界やや不明瞭な結節がみられる（→）．

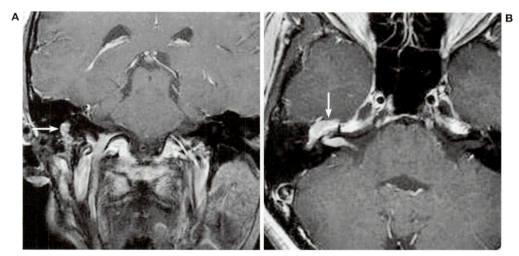

図15-20　60歳台女性　腺様嚢胞癌術後，神経周囲浸潤
A：MRI, 造影T1強調冠状断像，B：造影T1強調像　顔面神経垂直部から内耳道部まで顔面神経に沿った浸潤を示す（→）．

細胞と線維性結合組織が混在して増生することを反映し，T2強調像にて低信号で境界不明瞭となる[26]．

g. 粘表皮癌　mucoepidermoid carcinoma

　粘液産生細胞と類表皮細胞（扁平上皮細胞）および未分化な中間細胞から構成される導管由来の悪性腫瘍である．唾液腺悪性腫瘍のなかで最も頻度が高く，80％が耳下腺に発生する．

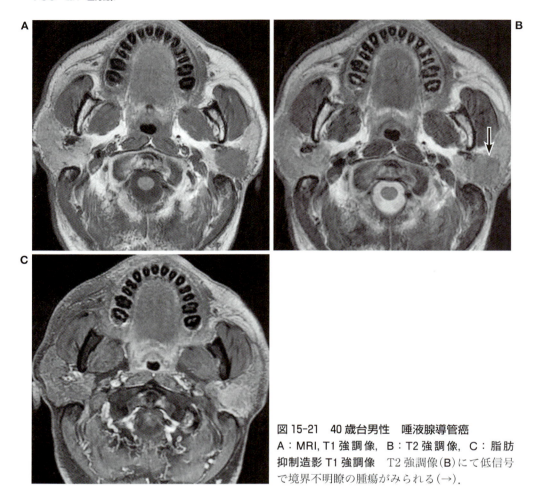

図15-21　40歳台男性　唾液腺導管癌
A：MRI, T1強調像，B：T2強調像，C：脂肪抑制造影T1強調像　T2強調像(B)にて低信号で境界不明瞭の腫瘍がみられる(→)．

好発年齢は30〜60歳であるが，小児においても多く発生する．組織学的に，低悪性度，中悪性度，高悪性度に分類され，後者にいくほど充実性部分が多くなり予後不良である[27]．低悪性度粘表皮癌は，粘液産生細胞に富むため，T2強調像での高信号部分をもつことが多い．また，半数の症例で不明瞭な境界を示すが[28]，これは随伴する炎症性変化による(図15-22)．高悪性度粘表皮癌は，他の高悪性度癌同様，T2強調像で中等度から低信号部分が主体であり，浸潤性発育を反映した不明瞭な境界を示す(図15-23, Box 15-6)．

h. 腺房細胞癌　acinic cell carcinoma

チモーゲン顆粒をもつ漿液性腺房細胞への分化を示す悪性腫瘍であり，耳下腺発生が90％を超え，男女比は女性にやや多い．通常，緩徐発育性の低悪性度癌であり，リンパ節転移の頻度は10％以下である[29,30]．ただし，摘出10年以上経過後の遅発性再発が起こりうる．あらゆる年齢に発生し，小児発生の唾液腺腫瘍では，多形腺腫，粘表皮癌に次ぐ頻度である．組織亜型として，嚢胞成分の多寡により充実型，小嚢胞型，濾胞型，乳頭嚢胞型の4つに分類されていた．ただし，乳腺相似分泌癌の認知後は，充実型と小嚢胞型が大部分を占

3. 唾液腺腫瘍 751

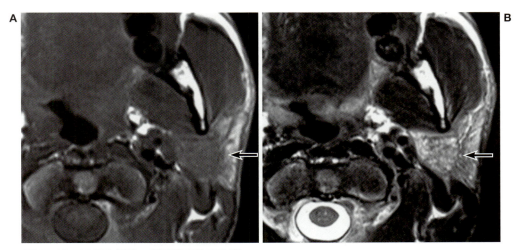

図 15-22 30 歳台男性 低悪性度粘表皮癌
A：MRI, T1 強調像，B：T2 強調像 耳下腺深葉に T1 強調像(A)で筋肉と等信号の腫瘤を認める(→)．低悪性度癌であるが，境界不明瞭である．T2 強調像(B)では皮下脂肪と同程度の高信号部分をもち(→)，粘液成分の反映と推測される．

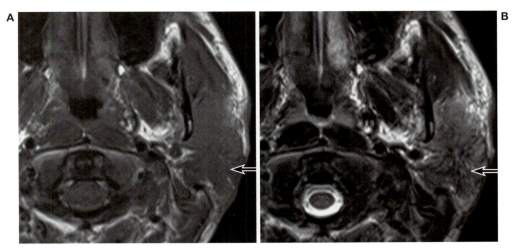

図 15-23 20 歳台男性 高悪性度粘表皮癌
A：MRI, T1 強調像，B：T2 強調像 耳下腺全体を置換するような境界不明瞭な腫瘤を認める(→)．T2 強調像(B)では低信号と中等度信号が混在している(→)．一般的な高悪性度癌の所見を示す．

| Box 15-6 | 粘表皮癌の特徴 |

- 粘表皮癌は低悪性度であっても，半数が境界不明瞭である．これは浸潤性発育の反映ではなく，随伴する炎症性変化の反映である．

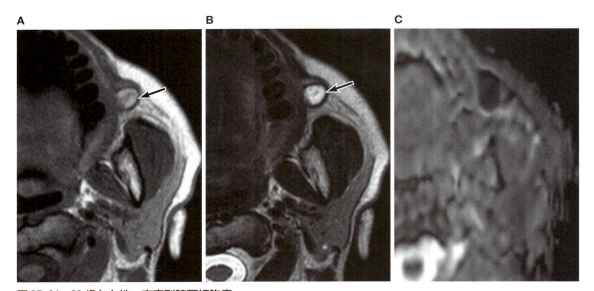

図 15-24　60歳台女性　充実型腺房細胞癌
A：MRI, T1強調像，B：T2強調像，C：ADC map　境界明瞭な左頬部腫瘤は，T1強調像(A)，T2強調像(B)ともに高信号を示し(→)，ADC値は，$0.45×10^{-3}$ mm^2/s と低値を示す．病理像との対比より，T1強調像での高信号は，腫瘍内出血の反映と推測された．

めると報告されている[30]．画像では，境界明瞭な充実性腫瘍として描出されることが多い．時に，単純T1強調像で高信号を示し，これは腫瘍内出血の反映と推測されている(図 15-24)[31]．

i. 分泌癌　secretory carcinoma

2010年にSkalovaらにより乳腺相似分泌癌(mammary analogue secretory carcinoma)として提唱された，分泌性向をもち乳腺分泌癌と同様にRTV6-NTKR3融合遺伝子が発現する腫瘍である[29]．過去にはチモーゲン顆粒に欠く腺房細胞癌と診断されていたことが多い．2017年に発表された頭頸部腫瘍WHO分類の第4版に，secretory carcinomaの名称で新たに記載された．中年期に好発し，男女比は男性にやや多い．耳下腺発生が最多で約70％を占め，次いで頬粘膜と顎下腺に多く発生する．通常，緩徐発育性の低悪性度癌であるが，リンパ節転移の頻度は20～30％である[29,30]．まれであるが，高悪性度分泌癌の報告もある．本腫瘍は，乳頭嚢胞状の発育を示すことが多く，MRIでも乳頭状充実成分をもつ囊胞性腫瘍として描出されることが多い(図 15-25)．腫瘍の境界は通常，明瞭である[31]．

j. 転移性腫瘍　metastases to the parotid nodes

内部にリンパ節を含有する耳下腺へのリンパ行性転移が大半を占める．原発巣としては，頭部顔面の皮膚癌や眼窩悪性腫瘍が多く，組織型は扁平上皮癌が最多である[33]．好発部位は耳下腺リンパ組織が多く存在する耳下腺下極部と浅葉の腹側部である(図 15-26)．80％以上

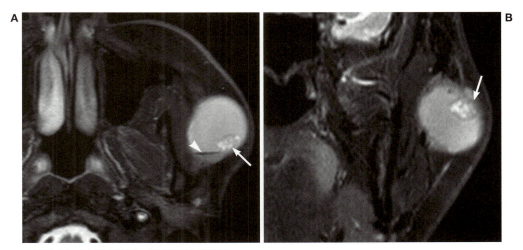

図15-25　20歳台男性　乳腺相似分泌癌
A：MRI, STIR像，B：STIR冠状断像　液面形成（▶）を示す囊胞性腫瘤は，内腔に突出する乳頭状壁在結節をもつ（→）．乳癌相似分泌癌として典型的な画像である．（文献31より許可を得て転載）

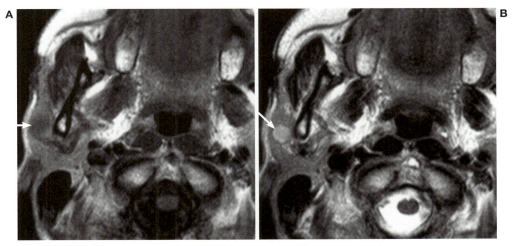

図15-26　80歳台男性　転移性耳下腺腫瘍（原発は顔面皮膚扁平上皮癌）
A：MRI, T1強調像，B：T2強調像　耳下腺浅葉の腹側部に境界不明瞭な腫瘤を認める（→）．リンパ行性転移の好発部位である．

Box 15-7　転移性腫瘍の特徴

- 単発性腫瘍であっても，転移性耳下腺腫瘍の可能性が低くなるわけではない．

が単発性腫瘍として発現するため，耳下腺原発腫瘍との鑑別が困難なこともある（Box 15-7）[34]．血行性転移の頻度は低いが，その際は耳下腺のみならず顎下腺や舌下腺へも転移しうる．原発部位としては，腎癌，乳癌，肺癌などが報告されている．

4. その他の疾患

a. 木村病　Kimura disease

1948年に木村らが最初に報告した皮下軟部組織に腫瘤を形成する疾患で，軟部好酸球性肉芽腫ともよばれる．耳下腺部，顎下腺部，頸部などの頭頸部領域に好発する無痛性の皮下腫瘤で，慢性に経過する良性疾患である．著しい好酸球増多，血清IgE高値が特徴である．病理学的には大小不同のリンパ濾胞様構造の増生があり，濾胞様構造の間には線維化と炎症細胞浸潤よりなる肉芽の形成がみられる．

リンパ濾胞様構造の間にみられる線維化の程度を反映して，T2強調像において高信号を示す症例から低信号を示す症例までみられる（図15-27）[35]．また，腫瘤は境界明瞭な大小の結節を示す症例と境界不明瞭な像を示す症例がみられる．著明な血管増生がみられるため，造影後の増強効果は良好である．画像のみでは唾液腺の悪性腫瘍との鑑別診断が困難と考えられるので，頭頸部の腫瘤性病変の鑑別診断に木村病を考慮すべきである．

b. Sjögren症候群　Sjögren syndrome

1933年にSjögren（シェーグレン）により口腔乾燥症，乾燥性角結膜炎，リウマチ様関節炎の三主徴をもつ疾患として命名された．現在では慢性全身性自己免疫疾患であるという考えが固まりつつある．

唾液腺造影検査では唾液腺腺房細胞の破壊を反映して，びまん性に小斑点陰影が散在し，"apple tree lesion"とよばれる点状・嚢状・破壊（漏洩）陰影がみられる．耳下腺だけでなく顎下腺にもみられることがある．また，慢性炎症による耳下腺組織の脂肪変性を反映してT1，T2強調像において耳下腺組織全体に高信号を示す傾向がある．MR sialographyでは唾液腺造影のapple tree lesionと同様の像が認められる（図15-28）[36]．MALT型リンパ腫（mucosa associated lymphoid tissue type lymphoma）は自己免疫性の機序を伴う慢性炎症巣として発症する．多くは消化管に発症するが唾液腺にも認められ，先行病変としてSjögren症候群が認められる（図15-29）．

c. リンパ上皮性嚢胞　lymphepithelial cyst

耳下腺嚢胞性疾患から，膿瘍，結核性病変，腫瘍の嚢胞変性などを除いた単純嚢胞性疾患には，貯留嚢胞，類皮嚢胞（dermoid cyst），舌下型がま腫などがあげられる．リンパ上皮性嚢胞はまれな耳下腺内に発生する嚢胞である．耳下腺下極浅葉に存在することが多く，漿液性または粘液性，時に泥状内容物であり，内腔壁は単層，重層扁平上皮に覆われ，上皮下にリンパ組織が浸潤し濾胞を形成している．

耳下腺浅葉のある薄い壁をもつ単房性嚢胞である．しかし，画像所見については非特異的

4. その他の疾患   755

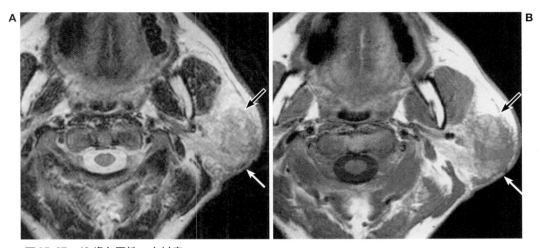

図 15-27　40 歳台男性　木村病
A：MRI, T1 強調像，B：T2 強調像　唾液腺部および皮下軟部組織に広範囲に広がるびまん性の腫瘤性病変を認める（→）.

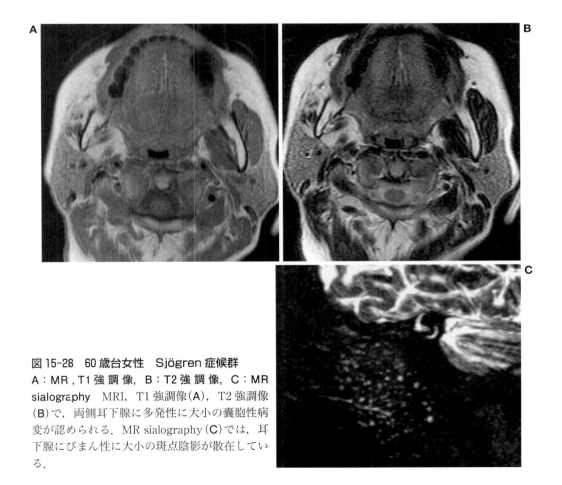

図 15-28　60 歳台女性　Sjögren 症候群
A：MR, T1 強調像，B：T2 強調像，C：MR sialography　MRI, T1 強調像（A），T2 強調像（B）で，両側耳下腺に多発性に大小の囊胞性病変が認められる．MR sialography（C）では，耳下腺にびまん性に大小の斑点陰影が散在している.

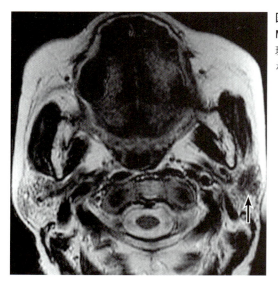

図15-29 60歳台女性　MALTリンパ腫
MRI, T2強調像　両耳下腺にびまん性に小斑点陰影が散在し，左耳下腺に境界不明瞭な低信号域を認める（→）．

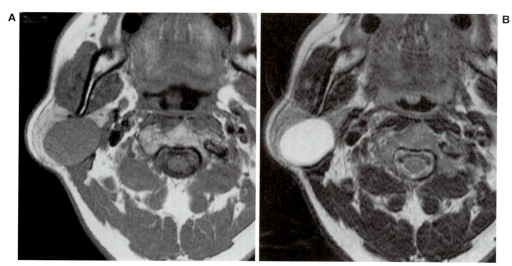

図15-30 50歳台女性　リンパ上皮性嚢胞
A：MRI, T1強調像，B：T2強調像　右耳下腺に薄い壁をもつ単房性の嚢胞性病変を認める．

であり，同じ嚢胞性疾患である貯留嚢胞，類皮嚢胞も内容物が多様であることから，鑑別は困難である（図15-30）．また，Warthin腫瘍や神経鞘腫など嚢胞変性を示す腫瘍も鑑別にあがる[37]．

d. 耳下腺気腫症　pneumoparotid

繰り返す耳下腺腫脹の原因となる比較的まれな疾患である．頬を膨らまして口腔内圧を上昇させることで耳下腺管を介して腺房内に空気が流入し耳下腺腫脹をきたす．口腔内圧が上

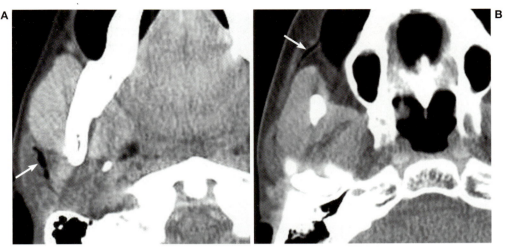

図15-31 10歳台後半男性 耳下腺気腫症
A, B：単純CT 右耳下腺管内の気腫を認める(→).

昇する楽器奏者やガラス職人の症例など種々の原因が認められるが，精神的ストレスに伴い頬を膨らませることを習癖とする患者にも発生することが知られている．耳下腺管内の気腫を画像診断で確認することが確定診断となる(図15-31)[38].

e. 唾石症　sialolithiasis

炎症性疾患のなかでも唾液腺に伴う慢性炎症である．唾石の約90％は顎下腺に認められ，耳下腺では10％程度と少なく，舌下腺ではさらに少ない．片側性に，食事後有痛性に顎下部が腫脹する発作を繰り返す場合が多い．結石の85％はWharton管から顎下腺管移行部に，15％で腺体内にみられる．唾石はたいていの場合は数mm単位と小さく，CTでは薄いスライス厚にしないと描出しにくい(図15-32).

顎下腺の唾石において，唾石の位置が腺体内か腺管内かを区別することが治療法の選択をするのに重要である．これは腺体内唾石では顎下腺摘出術となるが，導管内唾石では口腔からのアプローチで顎下腺を温存する治療法が選択されるからである．

f. がま腫　ranula

単純性がま腫は口腔底に片側性に囊胞性腫瘤としてみられる．外観がカエルの喉頭囊に似るためがま腫とよばれる．単純性がま腫は，舌下間隙に限局する単房性の囊胞性腫瘤として認められる．特徴的所見がみられない単房性囊胞であるので，類表皮囊胞(epidermoid cyst)，リンパ管腫との鑑別は困難である．潜入性がま腫は，舌下腺の導管が閉塞することにより導管から唾液が周囲組織に流出し，後方の顎下間隙に偽囊胞を形成する．組織学的には上皮細胞の欠落した肉芽組織よりなる偽囊胞が観察される．また顎舌骨筋を貫いて顎下部に進展したものがみられる．潜入性がま腫は，顎下間隙を中心とした囊胞性腫瘤として認め

758　XV. 唾液腺

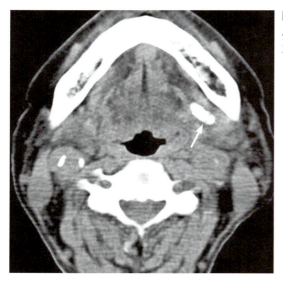

図 15-32　70 歳台男性　唾石症
単純 CT　左顎下腺管（Wharton 管）から左唾液腺管移行部に結石を認める（→）．

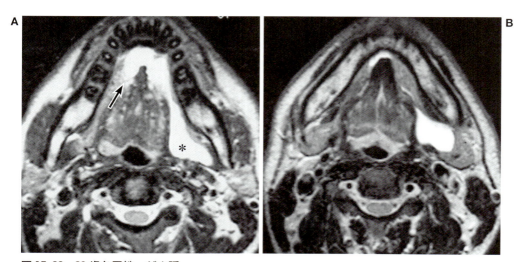

図 15-33　20 歳台男性　がま腫
A, B：MRI, T2 強調像　左顎下間隙（＊）を中心に広がり，さらに舌下間隙に広がる．正中を越えて右側に広がる（→）．上方の傍咽頭間隙にも広がっている．大きく広がっているわりには mass effect が少ない．

られるが，一部くちばし様に舌下間隙への進展（"tail sign"）を認める場合がある（図 15-33）[39]．

g. IgG4 関連疾患　　IgG4 related disease

　2001 年の Hamano らの自己免疫性膵炎での高 IgG4 血症の報告を契機として提唱された疾患である[40]．全身性疾患であるが頭頸部は好発部位の 1 つであり，唾液腺，涙腺，眼窩，甲状腺，副鼻腔，神経周囲浸潤などの病変が報告されている[41]．以前，Mikulicz（ミクリッツ）

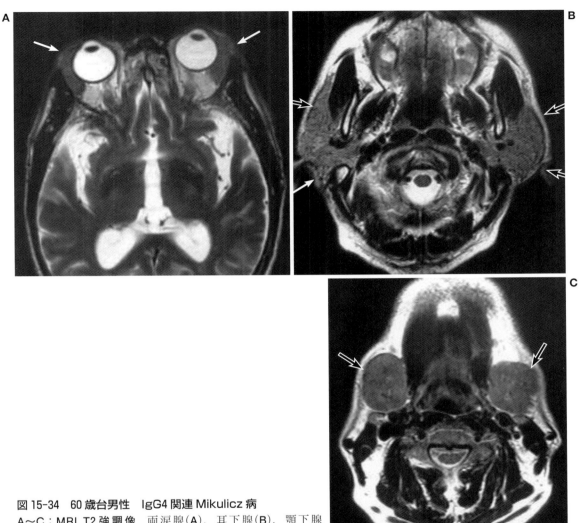

図 15-34　60 歳台男性　IgG4 関連 Mikulicz 病
A〜C：MRI, T2 強調像　両涙腺(A)，耳下腺(B)，顎下腺(C)は腫大し，不均一な低信号を示す(→).

病は症状が似ている Sjögren 症候群との異同について議論されていたが，現在は IgG4 関連疾患と考えられている．IgG4 関連 Mikulicz 病として，日本シェーグレン症候群学会より独自の診断基準が提唱されている．その診断基準は，涙腺・耳下腺・顎下腺に 2 ペア以上の両側対称性の腫脹がみられることが必須である(図 15-34)．さらに 135 mg/dL 以上の高 IgG 血症あるいは涙腺・唾液腺組織中に著明な IgG4 陽性形質細胞浸潤が示される必要がある[42]．

　Küttner(キュットナー)腫瘍(慢性硬化性顎下腺炎)は現在 IgG4 関連疾患と考えられている(Box 15-8)．臨床的に顎下腺腫瘍と間違うほど硬く触知されるので，画像診断が重要となる．MRI では T1 強調像で低信号，T2 強調像で軽度高信号を示す．慢性炎症により腺房の萎縮と脂肪沈着により T1 強調像は軽度高信号を示すことがある(図 15-35)[43]．

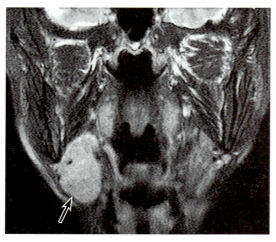

図15-35 50歳台女性 Küttner 腫瘍（慢性硬化性顎下腺炎）
MRI, 脂肪抑制 T2 強調冠状断像　右顎下腺は腫大し高信号を示す（→）．顎下腺内に拡張した導管を認める．

Box 15-8　非腫瘍性唾液腺疾患の特徴

- 木村病では著しい好酸球増多，血清 IgE 高値が特徴である．
- 唾石症では食事後に有痛性に顎下部腫脹をきたす．
- 顎下部の唾石では，腺内か腺外（顎下腺管内）の区別が重要である．
- がま腫は，舌下腺内から顎下間隙・傍咽頭間隙への進展が可能である．
- IgG4 関連疾患に Mikulicz 病と Küttner 腫瘍がみられる．

文　献

1) Bartels S, Talbot JM, DiTomasso J, et al：The relative value of fine-needle aspiration and imaging in the preoperative evaluation of parotid masses. Head Neck 2000；22：781-786.
2) Cross RR, Shapiro MD, Som PM：Parotid gland：MRI of the parapharyngeal space. Radiol Clin North Am 1989；27：364-365.
3) Conley J：Facial nerve grafting in treatment of parotid gland tumors. Arch Surg 1955；70：359-366.
4) Dailiana T, Chakeres D, Schmalbrock P, et al：High-resolution MR of the intraparotid facial nerve and parotid duct. AJNR Am J Neuroradiol 1997；18：165-172.
5) 藤井進也，小谷和彦，野崎 敦ほか：表面コイルを用いた3テスラ MRI による高分解能耳下腺イメージングの初期経験．日本医放会誌65回抄録集 2006；S262-S263.
6) Bryan RN, Miller RH, Ferreyro RI, et al：Computed tomography of the major salivary glands. AJR Am J Roentgenol 1982；139：547-554.
7) de Ru JA, van Bentbem PPG, Hordijk GJ：The location of parotid gland tumors in relation to the facial nerve on magnetic resonance images and computed tomography scans. J oral Maxillofac Surg 2002；60：992-994.
8) Lomas DJ, Carroll NR, Johnson G, et al：MR sialography. Work in progress. Radiology 1996；200：129-133.

9) Thibault F, Halimi P, Bely N, et al：Internal architecture of the parotid gland at MR imaging：facial nerve or ductal system? Radiology 1993；188：701-704.

10) Inohara H, Akahani S, Yamamoto Y, et al：The role of fine-needle aspiration cytology and magnetic resonance imaging in the management of parotid mass lesions. Acta Otolaryngol 2008；128：1152-1158.

11) Yabuuchi H, Matsuo Y, Kamitani T, et al：Parotid gland tumors：can addition of diffusion-weighted MR imaging to dynamic contrast-enhanced MR imaging improve diagnostic accuracy in characterization? Radiology 2008；249：909-916.

12) Abdel Razek AAK, Mukherji SK：State-of-the-art imaging of salivary gland tumors. Neuroimaging Clin N Am 2018；28：303-317.

13) Gardon MA, Foletti JM, Avignon S, et al：CT scan assessment in salivary gland lithiasis diagnosis. J Stomatol Oral Maxillofac Surg 2018；119：110-112.

14) Gadodia A, Seith A, Sharma R, et al：Magnetic resonance sialography using CISS and HASTE sequences in inflammatory salivary gland diseases：comparison with digital sialography. Acta Radiol 2010；51：156-163.

15) Tsushima Y, Matsumoto M, Endo K：Parotid and parapharyngeal tumours：tissue characterization with dynamic magnetic resonance imaging. Br J Radiol 1994；67：342-345.

16) Zheng N, Li R, Liu W, et al：The diagnostic value of combining conventional, diffusion-weighted imaging and dynamic contrast-enhanced MRI for salivary gland tumors. Br J Radiol 2018；91：20170707［Epub ahead of print］

17) Motoori K, Yamamoto S, Ueda T, et al：Inter- and intratumoral variability in magnetic resonance imaging of pleomorphic adenoma：an attempt to interpret the variable magnetic resonance findings. J Comput Assist Tomogr 2004；28：233-246.

18) 田中宏子：唾液腺腫瘍の良悪性鑑別診断における MRI の有用性の検討．画像医学 2007；25：179-193.

19) Ikeda K, Katoh T, Ha-Kawa SK, et al：The usefulness of MR in establishing the diagnosis of parotid pleomorphic adenoma. AJNR Am J Neuroradiol 1996；17：555-559.

20) Kora K, Sayre J, Bhuta S, et al：Recurrent pleomorphic adenoma of the parotid gland in pediatric and adult patients：value of multiple lesions as a diagnostic indicator. AJR Am J Roentgenol 2003；180：1171-1174.

21) 池田耕士，岩井 大，大村直人ほか：再発耳下腺多形腺腫の病理組織像と MRI との対比．日本医放会誌 65 回抄録集 2006；S262.

22) Kashiwagi N, Murakami T, Chikugo T, et al：Carcinoma ex pleomorphic adenoma of the parotid gland. Acta Radiol 2012；53：303-306.

23) 岩井 大，池田耕士，田中敬正ほか：ワルチン腫瘍の MRI．耳喉頭頸 1994；66：180-181.

24) Shimizu K, Iwai H, Ikeda K, et al：Intraparotid facial nerve schwannoma：a report of five cases and an analysis of MR imaging results. AJNR Am J Neuroradiol 2005；26：1328-1330.

25) Sigal R, Monnet O, de Baere T, et al：Adenoid cystic carcinoma of the head and neck：evaluation with MR imaging and clinical-pathologic correlation in 27 patients. Radiology 1992；184：95-101.

26) 朝子幹也，岩井 大，池田耕士ほか：耳下腺悪性腫瘍の MRI-T2 強調画像と病理組織像．口咽科 1996；8：383-389.

27) Granic M, Suton P, Mueller D, et al：Prognostic factors in head and neck mucoepidermoid carcinoma：experience at a single institution based on 64 consecutive patients over a 28-year period. Int J Oral Maxillofac Surg 2018；47：283-288.

28) Kashiwagi N, Dote K, Kawano K, et al：MRI findings of mucoepidermoid carcinoma of the parotid gland：correlation with pathological features. Br J Radiol 2012；85：709-713.

29) Chiosea SI, Griffith C, Assaad A, et al：The profile of acinic cell carcinoma after recognition of mammary analog secretory carcinoma. Am J Surg Pathol 2012；36：343-350.

30) Hsieh MS, Chou YH, Yeh SJ, et al：Papillary-cystic pattern is characteristic in mammary analogue secretory carcinomas but is rarely observed in acinic cell carcinomas of the salivary gland. Virchows Arch 2015；467：145-153.

31) Kashiwagi N, Nakatsuka SI, Murakami T, et al：MR imaging features of mammary analogue secretory carcinoma and acinic cell carcinoma of the salivary gland：a preliminary report. Dento-

maxillofac Radiol 2018；47：20170218.［Epub ahead of print］

32）Skálová A, Gnepp DR, Lewis JS, et al：Newly described entities in salivary gland pathology. Am J Surg Pathol 2017；41：e33-e47.

33）Som PM, Brandwein-Gensler MS：Anatomy and pathology of the salivary gland. In：Som PM, Curtin HD（eds）：Head and Neck Imaging, 5th ed. St Louis：Elsevier, 2011：2577-2578.

34）Kashiwagi N, Murakami T, Toguchi M, et al：Metastases to the parotid nodes：CT and MR imaging findings. Dentomaxillofac Radiol 2016；45：20160201.

35）Takahashi S, Ueda J, Furukawa T, et al：Kimura disease：CT and MR findings. AJNR Am J Neuroradiol 1996；17：382-385.

36）Tonami H, Ogawa Y, Matoba M, et al：MR sialography in patients with Sjögren syndrome. AJNR Am J Neuroradiol 1998；19：1199-1203.

37）Harnsberger HR, Mancuso AA, Muraki AS, et al：Branchial cleft anomalies and their mimics：computed tomographic evaluation. Radiology 1984；152：739-748.

38）Maehara M, Ikeda K, Ohmura N, et al：Multislice computed tomography of pneumoparotid：a case report. Radiat Med 2005；23：147-150.

39）Kurabayashi T, Ida M, Yasumoto M, et al：MRI of ranulas. Neuroradiology 2000；42：917-922.

40）Hamano H, Kawa S, Horiuchi A, et al：High serum IgG4 concentrations in patients with sclerosing pancreatitis. N Engl J Med 2001；344：732-738.

41）Toyoda K, Oba H, Kutomi K, et al：MR imaging of IgG4-related disease in the head and neck and brain. AJNR Am J Neuroradiol 2012；33：2136-2139.

42）高橋裕樹, 山本元久：IgG4 関連疾患. 日本シェーグレン症候群研究会・編, 住田孝之, 江口勝美・監修：シェーグレン症候群の診断と治療マニュアル. 診断と治療社, 2009：172-184.

43）Sumi M, Izumi M, Yonetsu K, et al：The MR imaging assessment of submandibular gland sialoadenitis secondary to sialolithiasis：correlation with CT and histopathologic findings. AJNR Am J Neuroradiol 1999；20：1737-1743.

XVI

甲状腺・副甲状腺

1. 甲状腺・副甲状腺の解剖
2. 検査法・撮像プロトコール
3. 正常画像解剖
4. 甲状腺疾患
5. 副甲状腺疾患
6. 多発性内分泌腫瘍症

CT and MRI
of the Head and Neck

はじめに

　甲状腺または副甲状腺疾患が疑われる場合，最初に行われる画像診断は超音波検査が一般的である．甲状腺の超音波検査では，病変をびまん性または結節性病変に分類し，質的診断をすすめ，必要に応じて穿刺吸引細胞診（fine needle aspiration cytology：FNAC）を行う．一方，CTやMRI検査は，超音波検査では観察が困難な領域の評価や広汎な病変の全体の把握，局所進行癌が疑われる場合の腫瘍浸潤の程度，リンパ節転移や遠隔転移の有無の評価に適用される．この章では，甲状腺・副甲状腺の解剖と検査法，代表的疾患の一般的事項を述べ，それぞれの画像診断について解説する．

1. 甲状腺・副甲状腺の解剖

a. 発　生

1）甲状腺

　甲状腺は，受精後24日目頃，原始咽頭の床にある正中内胚葉性の肥厚により形成がはじまる[1]．間もなく，第1咽頭嚢と第2咽頭嚢の間に甲状腺憩室ができ，その底から上皮の増殖と分化が始まり甲状腺原基を形成する．その後，発生中の甲状腺は，舌骨および喉頭軟骨の前面を通って下降していく（図16-1）．甲状腺と舌根部は，しばらくの間は甲状舌管と称する細い管で繋がっている．胎生第7週目までには，甲状腺は最終的な形態をとり正常の位置に達する．この頃までに，通常，甲状舌管は退行消失し，甲状舌管の近位開口部は，舌の背面の小さな凹み－舌盲孔として残る．甲状舌管の下端部が遺残し分化したものが錐体葉である．

　甲状腺は，ほぼ第3か月末に機能し始め[2]，コロイドを含有する小胞が認められ，その後，甲状腺ホルモンの合成がみられるようになる．甲状腺の傍濾胞細胞は，第4咽頭嚢腹側部から発生した鰓後体（ultimobroncheal body）に由来する（図16-2）．

2）副甲状腺（上皮小体）

　上副甲状腺は第4咽頭嚢の背側部から，下副甲状腺は第3咽頭嚢の背側部から胎生5週の間に各咽頭嚢の上皮が増殖し，発生が始まる．第6週には副甲状腺へと分化が始まり，第7週までに甲状腺の背側部に移動する（図16-2）．下副甲状腺は同じ第3咽頭嚢の腹側部から発生した胸腺に引っぱられながら移動するが，甲状腺の下極背側面でとどまり分離される．

1. 甲状腺・副甲状腺の解剖　765

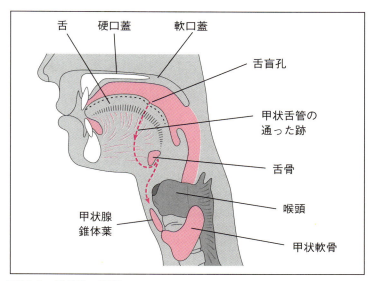

図 16-1　甲状腺の下降
発生中の甲状腺は，胎生第7週目までに，舌骨および喉頭軟骨の前面を通って下降し，正常の位置に達する．甲状舌管の開口部は舌盲孔で，遠位端は錐体葉となる．
（文献1をもとに作成）

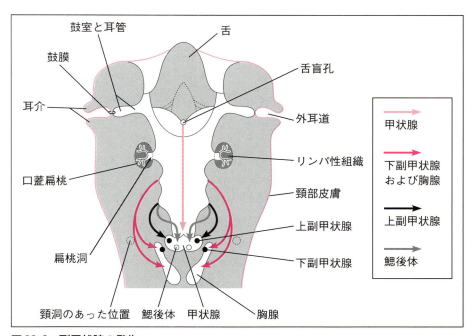

図 16-2　副甲状腺の発生
上副甲状腺は第4咽頭嚢の背側部から，下副甲状腺は第3咽頭嚢の背側部から発生し，第7週までに甲状腺の背側部に移動する．甲状腺の傍濾胞細胞は，第4咽頭嚢腹側部から発生した鰓後体に由来する．
（文献1をもとに作成）

b. 形　態

1）甲状腺

　甲状腺は左右それぞれの側葉が正中で峡部によって連結され，全体として蝶形を呈している（図 16-3）．甲状軟骨の前面を頭側に伸びるように甲状腺実質が存在する場合は，錐体葉とよび，胎生期に甲状舌管が遺残したものである．日本人では錐体葉は2/3以上で認められ，正中ないし，やや左側に多い．錐体葉の上端が舌骨に達するものは約2/3で，1/3は甲状軟骨や甲状舌骨筋に付着する[3]．錐体葉以外の峡部は，第2〜3気管軟骨輪の高さに位置する．左右の側葉は下方を底辺とし先端を上方に向けたピラミッド型で，上方は甲状軟骨の下部を左右で挟むように進展している．下方は膨らみを帯びており，胸骨の1〜2 cm 上で第5〜6気管軟骨に位置する．一般に，甲状軟骨は女性に比べ男性のほうが位置が低く前方に突出しているために，甲状腺も男性は女性に比べ低位となる．

　甲状腺片葉の大きさは，健常成人で長径4〜5 cm，横径1〜2 cm，厚さ1〜2 cm で，峡部の厚さは1〜3 mm である[4]．重量は15〜35 g で個人差が大きく，年齢，性別，人種，地域によって異なる．女性では月経や妊娠中に甲状腺が腫大することが知られている．

　組織学的には，甲状腺は表面を覆う線維被膜が実質内に入り多数の小葉に分けられる．小葉は20〜40個の濾胞からなり，個々の濾胞は単層性の上皮細胞に縁取られ，内部はコロイドに満たされている．濾胞上皮細胞から分泌された甲状腺ホルモン（サイロキシン：T_4，トリヨードサイロニン：T_3）は蛋白質と結合したサイログロブリンの形でコロイドの中に蓄えられる．側葉の上中 1/3 の境界あたりの濾胞の間には傍濾胞細胞（C 細胞）が多く分布し，カルシトニンを分泌する．カルシトニンは副甲状腺ホルモンと拮抗し，血中カルシウム濃度を下げる．

2）副甲状腺

　副甲状腺は，通常，左右2個ずつ合計4腺が甲状腺の上・下背側に存在する．正常は扁平または類円形の形態で，長径約4〜10 mm，横径4〜6 mm，厚さ1〜2 mm，重量は35〜40 mg ほどである[5]．

　通常，上副甲状腺は輪状軟骨下端付近の甲状腺背側，下副甲状腺は甲状腺下極付近の背側もしくは側方に左右対称性に位置するが，異所性や，3個以下または5腺以上の過剰腺など，数の異常は高頻度にみられる．異所性副甲状腺とは，副甲状腺が甲状腺レベルより上方もしくは下方に位置するもので，発生過程でたどった移動の経路や隣接する臓器の中に認められる．上副甲状腺の90％は正常位置にあるが，異所性の上副甲状腺は頸動脈鞘内，甲状腺内，後咽頭・食道，上縦隔後方，大動脈肺動脈窓に位置する[6,7]．下副甲状腺は，約61％が正常の位置にみられ，異所性の頻度が上副甲状腺に比較し高いが，これは下副甲状腺のほうが発生時に長い距離を下降するためと考えられている．異所性下副甲状腺は，甲状胸腺靱帯内，上縦隔のほかに，顎下部や頸動脈鞘内，甲状腺内，甲状腺中 1/3 レベルの背側に位置する．腺内副甲状腺を除いて異所性下副甲状腺は上副甲状腺より前方に存在する[6,7]．

　組織学的には，副甲状腺は，薄い被膜に包まれ，細胞と脂肪が混在している．細胞は主細胞と好酸性細胞からなるが，主細胞が大部分を占めている．副甲状腺ホルモンは主細胞で合成され分泌される．副甲状腺ホルモンは，カルシウムとリンの代謝を調節し，骨からカルシ

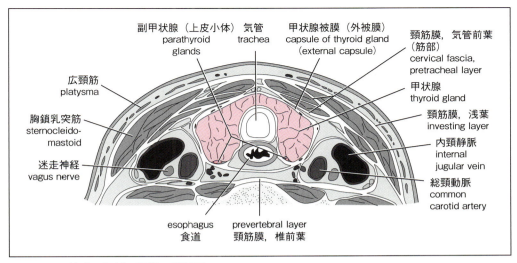

図 16-3　甲状腺の解剖：頸部の横断面
(福島俊彦：甲状腺・副甲状腺(上皮小体)の解剖．日本乳腺甲状腺超音波医学会・甲状腺用語診断基準委員会・編：甲状腺超音波診断ガイドブック，改訂第3版．南江堂，2016：13，図1より許可を得て改変・転載)

ウムを動員して血中カルシウム濃度を上げる．また，腎尿細管からリンの再吸収を促進する．Ca代謝においては，甲状腺から分泌されるカルシトニンと拮抗し，生体の調節を担う．

C. 血管支配(図16-4)

1) 甲状腺

　甲状腺に流入する動脈は左右上下の4本の甲状腺動脈である．まれに最下甲状腺動脈が存在することがある．

　上甲状腺動脈は，外頸動脈からほぼ舌骨の高さで前方に分岐する最初の枝であるが，総頸動脈から分岐することや舌動脈と共通幹を形成して分岐することもある[8]．上甲状腺動脈は，上喉頭動脈を分岐して甲状腺両葉の上極近くで前・後・外側の三枝に分かれ甲状腺に流入する．甲状腺に分布する腺枝のほかに，舌骨下枝，胸鎖乳突筋枝，輪状甲状筋枝を分岐する．

　下甲状腺動脈は，鎖骨下動脈の第2枝である甲状頸動脈より起こり，甲状腺両葉の下極の後下面から，後・下・内側の三枝に分かれて甲状腺に流入する．甲状腺に分布する腺枝のほかに，周囲気管への分枝として下喉頭動脈，咽頭枝，食道枝，気管枝を分岐する．

　最下甲状腺動脈は，腕頭動脈または大動脈弓から分岐し，気管前を上行し峡部または甲状腺下極に流入する．

　上甲状腺静脈は，甲状腺の上極部で2〜3本の静脈が集まって形成され，同名動脈と並走し，内・外頸動脈の分岐部辺りの高さで内頸静脈に流入する．

　中甲状腺静脈は，甲状腺の中央付近から起こり総頸動脈の前を横切って内頸静脈に流入する．

　下甲状腺静脈は，両葉の下極から分枝を合流して流出し，内頸静脈または腕頭静脈に流入している．

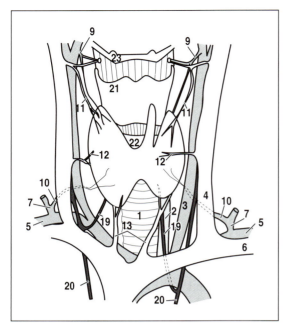

図 16-4　甲状腺の解剖
説明は，本文参照

(田中宏子：甲状腺・副甲状腺．多田信平・監修，尾尻博也，酒井 修・編：頭頸部の CT・MRI，第 2 版．メディカル・サイエンス・インターナショナル，2012：686，図 16-4 より改変)

正常解剖の図中に示された解剖名（和英対照）（図 16-4〜図 16-5 に対応）

1：気管	trachea	13：下甲状腺静脈	inferior thyroid vein
2：食道	esophagus	14：胸骨舌骨筋	sternohyoid muscle
3：総頸動脈	common carotid artery	15：胸骨甲状筋	sternothyroid muscle
4：内頸静脈	internal jugular vein	16：胸鎖乳突筋	sternocleidomastoid muscle
5：鎖骨下動脈	subclavian artery	17：椎前筋	prevertebral muscle
6：鎖骨下静脈	subclavian vein	18：前斜角筋	anterior scalene muscle
7：甲状頸動脈	thyrocervical trunk	19：反回神経	recurrent laryngeal nerve
8：椎骨動脈	vertebral artery	20：迷走神経	vagus nerve
9：上甲状腺動脈	superior thyroid artery	21：甲状軟骨	thyroid cartilage
10：下甲状腺動脈	inferior thyroid artery	22：輪状軟骨	cricoid cartilage
11：上甲状腺静脈	superior thyroid vein	23：舌骨	hyoid bone
12：中甲状腺静脈	middle thyroid vein		

2）副甲状腺

　副甲状腺は下甲状腺動脈から血流を受けることが多いとされているが，下甲状腺動脈は上甲状腺動脈との吻合もあるため，両者の血流支配を受けている[4]．

d. 甲状腺周囲の神経

1）上喉頭神経

　迷走神経の第一枝で，下神経節から分岐し，舌骨大角近くで内枝外枝に分かれる．内枝は甲状腺舌骨筋の後縁手前で甲状舌骨膜を貫き喉頭内に入る．外枝は甲状軟骨の後外側にそって下咽頭収縮筋表面を下行し，胸骨甲状筋の下を通り輪状甲状筋に分布する．

2）反回神経

　下降した迷走神経から右は鎖骨下動脈下面，左は大動脈弓下面を反回し，気管食道溝に沿って上行し，下咽頭収縮筋の下縁深部，輪状甲状間節，甲状軟骨下角背面を通過，下喉頭神経として輪状甲状筋以外の喉頭内因筋を支配する[9]．左反回神経は気管食道溝を上行するが，右側では気管からやや離れて上行する．下甲状腺動脈と交差する点は副甲状腺の位置や手術中のランドマークとなるが[4]，右のほうが外側に寄っている可能性が高い[3]．右側では0.5〜1％に非反回下喉頭神経が認められ，この際は右鎖骨下動脈の起始異常を伴っている．右鎖骨下動脈の起始異常では，右鎖骨下動脈が大動脈弓の第4分枝として大動脈弓部より分岐し，気管と食道の背側，椎体の腹側を走行して鎖骨下にいたる．このため神経は右鎖骨下動脈に反回することができず，直接喉頭に入ることになる．非反回下喉頭神経は通常と走行が異なることから術中に神経切断の危険があるため，術前の画像検査での右鎖骨下動脈起始異常の確認が重要となる．

2. 検査法・撮像プロトコール

　甲状腺・副甲状腺疾患の画像検査は超音波検査が第一選択となることが通常であり，CTやMRI，核医学検査は超音波検査を補助するものである．

a. 超音波検査

　簡便かつ非侵襲的であり，甲状腺疾患の存在診断や質的診断を目的として，第一に選択される画像検査である．経過観察や治療の効果判定などにも，安全かつ経済的に繰り返し検査を行うことができる．また，超音波ガイド下で行う穿刺吸引細胞診（FNAC）は，針先が目的部位に刺入されるのをリアルタイムに目視しながら細胞を選択的に採取することができ，甲状腺の結節性病変の良悪性鑑別には必要不可欠な検査として確立されている．使用する探触子は電子式プローブで10 MHz以上の周波数成分を含み，中心周波数は7 MHz以上である必要がある[10]．仰臥位・頸部伸展位で観察を行い，横断像，縦断像，甲状腺両葉の長軸に平行な断面像である長軸断像などによって画像の表示を行う．ドプラ法は血流信号を捉えるもので，結節性病変やびまん性疾患の診断にBモード法と組み合わせて用いられる．これらの超音波診断法に併せ，最近では，組織弾性評価を行う超音波エラストグラフィも甲状腺疾患の診断に臨床応用されるようになっている[11]．

b. CT

　気管後や咽頭後，縦隔など，超音波検査で確認や走査がしにくい領域の評価や，腫瘍の腺外浸潤や周囲臓器浸潤の評価とリンパ節転移の診断[12]，副甲状腺機能亢進症における局在診断に用いられる[3]．甲状腺癌の外科的治療前においては，反回神経の走行異常の評価のために，右鎖骨下動脈の起始異常の有無を確認することも，CT検査においては重要となる．基本は単純CTであるが，腫瘍の評価には造影が必要である．甲状腺の下極は鎖骨のアーチファクトと重なるので，撮像時に頸部を伸展させて撮像する．通常スライス厚2.5～3 mm厚とし，撮像範囲は頭蓋底から気管分岐部レベルの縦隔までとする．必要に応じて，1～2 mmスライス厚で再構成し，冠状断や矢状断像を追加する．ヨード造影剤使用後は，^{131}Iによる放射性ヨウ素内用療法が4～6週間ほどできないため，検査と治療の計画について検討する必要がある．

c. MRI

　CTと同様に，超音波検査で観察しにくい領域の評価や，腫瘍の腺外浸潤および周囲組織との関係の評価に用いられる場合がある．頸部用コイルを用いて，撮像は横断像のT1・T2強調像を基本として，脂肪抑制T2強調像，脂肪抑制造影T1強調像を追加し，必要に応じて冠状断や矢状断像を撮像する．スライス厚3～4 mm，スライス間隔0.5～1 mmで撮像する．CTと比較し組織コントラスト分解能が高いため，腫瘍の気管や食道などへの浸潤の評価に優れている[13]．しかし，甲状腺，副甲状腺は下頸部に位置しており，嚥下・呼吸・体動によるアーチファクトや，金属，空気によるアーチファクトを生じやすい．

　MRI画像では甲状腺の結節性病変の質的診断は困難であるが，最近では拡散強調画像での見かけの拡散係数（apparent diffusion coefficient：ADC）を用いた甲状腺腫瘍の良悪性診断を検討した研究が複数報告されている[14, 15]．

d. ^{18}F-FDG-PET

　甲状腺腫瘍における^{18}F-FDG-PET検査は，良性でも集積することがあり，悪性でも集積が乏しいこともある．限局性の^{18}F-FDG集積がみられた場合，その25～50％が悪性であり[16]，^{18}F-FDG-PET検査の感度は87.9％，陽性的中率は32.9％[17]と報告されている．^{18}F-FDG集積の程度から良悪性の鑑別を行うことは困難である．術前においては，局所的に進行した甲状腺分化癌，低分化癌，未分化癌，悪性リンパ腫などの悪性度の高い腫瘍において病期診断の目的で実施することが推奨されている（図16-24，p. 790参照）[18, 19]．一方，分化癌の術後再発・転移の検索では，特に血中サイログロブリン（Tg）が高値を示すが，^{131}Iシンチグラフィで集積を認めない症例において，^{18}F-FDG-PET検査が有用である[18, 20]．

　^{18}F-FDG-PETの検査法とプロトコールは，他領域の疾患と共通であるので，参照されたい．

3. 正常画像解剖

a. 甲状腺

　超音波検査横断像で正常甲状腺は峡部を中心とする山形を呈し，内部エコーは前頸筋群や胸鎖乳突筋よりエコーレベルが低く，均質な像として描出される(図16-5A)[21]．気管の前壁は高エコーに描出されるが，気管内腔には多重反射によるアーチファクトを認める．頸部食道は気管背側の左寄りに位置するが，気管の音響陰影によって，その一部しか甲状腺左葉の背側で観察されないこともある．

　単純CTでは，甲状腺はヨード含有によって均一な高吸収域を示す．造影CT(図16-5B)や造影MRIでは多血性を反映して強く造影される．MRIでは，T1強調像で筋肉より低信号，T2強調像で筋肉と脂肪の間の中間信号を示す(図16-5C)．

b. 副甲状腺

　正常の副甲状腺はCT，MRIで描出されることは少ない．超音波検査においても，サイズが小さく脂肪組織に富んでいるため，周囲との音響インピーダンスの差がなく，同定が困難である．

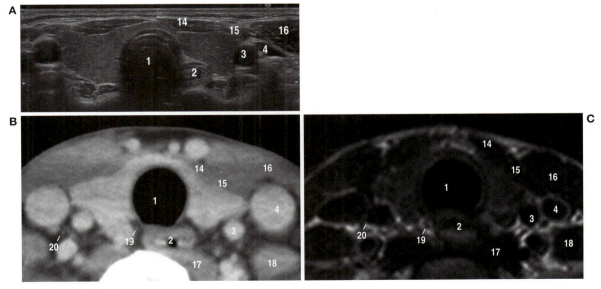

図16-5　正常画像解剖
A：超音波横断像，B：造影CT，C：MRI, T2強調像

4. 甲状腺疾患

a. 先天性疾患

1) 甲状舌管嚢胞　thyroglossal duct cyst

　先天性頸部病変のうち70%と最も高頻度で，若年者に多く，多くが20歳までに発見される．甲状腺原基が舌盲孔から舌，口腔底の筋を貫き，舌骨，喉頭の前方を下行し甲状腺の位置に至るときに，その経路に甲状舌管が残される．通常は胎生8〜10週で退縮するが，約5%で甲状腺組織の要素を認め，この上皮細胞分泌機能の退縮不全により嚢胞を生じたものである[22]．通常は組織学的に甲状腺組織を含まない．約65%が舌骨体部直下レベルに認められる．舌骨上病変は正中に位置するが，舌骨下病変はしばしば傍正中に中心をもつ．正中病変が75%，傍正中病変が25%である[3]．

　通常は超音波検査でも評価可能であるが，舌骨上頸部の病変では描出が難しい場合もある．嚢胞性の無エコー像を呈する場合と，内容液の性状によって充実性エコーの腫瘤のように描出されることがある[23]．CTおよびMRIでは，境界鮮明な薄壁の嚢胞性腫瘤として認められ（図16-6），ときに隔壁をもち多房性を示す．舌骨下傍正中病変では舌骨体部正中に向かう瘻孔様経路が確認されれば診断可能で，MRIのT2強調像がこの描出に最も優れている[22]．T1強調像では内容液の性状により高信号を示す場合がある．60%の症例で感染による所見を認め，壁肥厚や，周囲の組織層の消失，脂肪の混濁などが含まれる．また，内部に充実部分を認める場合は異所性甲状腺組織か腫瘍の合併を疑い，鑑別が必要となる．悪性腫瘍の合併は1%以下とまれで，乳頭癌が最も多い．

2) 異所性甲状腺　ectopic thyroid

　発生学的な過程より，舌の後方部から甲状舌管の経路に沿って縦隔内の心臓部にわたって存在しうるが，舌盲孔領域に発生する場合が圧倒的に多く，舌甲状腺とよばれる．多くは甲状腺機能正常であり，無症状，無治療で経過し，舌後方腫瘤として偶発的に発見される．大きな病変では嚥下障害，発声障害，呼吸苦を訴える．甲状腺組織の形成不全により甲状腺ホルモン分泌不全を伴う場合は，先天性甲状腺機能低下症の一因となる．

　単純CTで，舌根正中を中心とした境界明瞭で類円形の高濃度腫瘤を示し（図16-7），造影剤投与により著明な増強効果を呈する[24]．MRIでは，筋肉に比しT1強調像で等〜やや高信号で，T2強調像で軽度高信号を示す[23]．

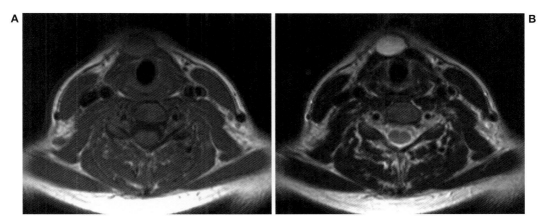

図16-6　14歳女性　甲状舌管嚢胞
A：MRI, T1強調像，B：T2強調像　好発部位である舌骨直下に，T1強調像(A)で筋肉より軽度高信号，T2強調像(B)で高信号を示す囊胞性腫瘤を認める．

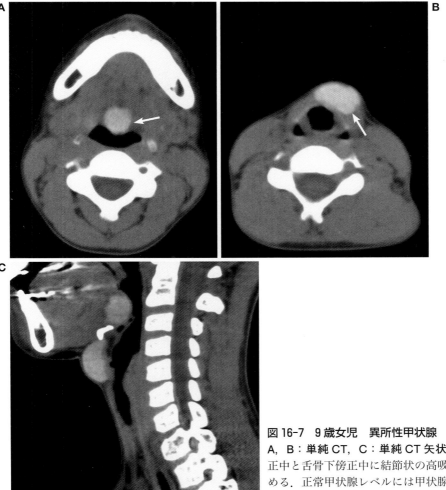

図16-7　9歳女児　異所性甲状腺
A, B：単純CT, C：単純CT矢状断像　舌根部正中と舌骨下傍正中に結節状の高吸収域(→)を認める．正常甲状腺レベルには甲状腺を認めなかった．

b. びまん性疾患

　びまん性病変をきたす甲状腺疾患には，慢性甲状腺炎(橋本病)，Basedow病，亜急性甲状腺炎，アミロイド甲状腺腫などがあげられる．腫瘍性病変でも，悪性リンパ腫やびまん性硬化型乳頭癌ではびまん性変化を示すことがあり，診断の際には留意すべきであるが，これらについては亜型として結節性病変の項で述べる．

1）慢性甲状腺炎（橋本病）　chronic thyroditis

　甲状腺自体が自分の甲状腺を攻撃する自己免疫疾患で，臓器特異的な自己免疫疾患の中で最も頻度の高い疾患である．若い世代〜中高年の女性に好発し，成人女性の約3%に橋本病が存在するとされている．診断においては，びまん性甲状腺腫大を認めるほかに，抗甲状腺自己抗体(抗サイログロブリン抗体：Tg-Ab，抗甲状腺ペルオキシダーゼ抗体：TP-Ab)が陽性であることが重要な位置付けとなっている．病態の進行によって甲状腺ホルモンが低下するため，易疲労感，寒がり，発汗減少，便秘，脱毛などの甲状腺機能低下症状が出現する．時に無痛性甲状腺炎を合併したり，急性増悪を起こしたりして，一過性の甲状腺中毒症をきたすことがある．また，悪性腫瘍(悪性リンパ腫)を合併することがあり注意が必要である．組織学的には，甲状腺内へのリンパ球浸潤により甲状腺濾胞上皮の萎縮や変性，濾胞構造の破壊，リンパ濾胞の形成，間質の線維化が特徴的である．

　典型的な超音波画像は，峡部を含めてびまん性に腫大し，辺縁の鈍化や表面凹凸などが認められる(図16-8)．腺実質エコーは，びまん性に低下し，粗雑で不均質なことが多い．エコーの低下や不均質化は，リンパ球の浸潤や濾胞構造の破壊，間質の線維化によるもので，低エコー域が分葉状や斑状に認められる際には，腫瘍との鑑別が必要となることがある．末期では甲状腺組織が著しく荒廃するため，甲状腺は萎縮する(図16-9)．甲状腺機能が低下した結果，甲状腺刺激ホルモン(TSH)が高値となると，ドプラ検査で甲状腺全体の血流信号が増加する．また，甲状腺周囲のリンパ節腫大がしばしばみられ，超音波検査の際に気づかれることが多い．CTではびまん性の腫大と吸収値の低下がみられるが，非特異的な所見である．^{18}F-FDG-PETではびまん性の集積がみられることがある(図16-10)．

2）Basedow病（Graves病）　Basedow's disease

　甲状腺刺激活性をもつ抗甲状腺ホルモン(TSH)受容体抗体(TR-Ab)によって甲状腺機能が亢進し，びまん性甲状腺腫をきたす自己免疫疾患である．血中甲状腺ホルモン濃度が上昇し，それによる症状をきたす病態を甲状腺中毒症というが，Basedow病はその原因疾患として最も頻度が高い．罹患年齢層は広いが，女性は男性の約4倍多くみられる．遊離T_3，遊離T_4の上昇，TSHの抑制に加えて，TR-Abの検出によって診断されることが多い．症状は，びまん性の甲状腺腫大のほかに，眼球突出や頻脈が有名で，脛骨前粘液水腫などの皮膚症状を伴うこともある．

　Basedow病における超音波検査の目的は，甲状腺腫大の評価・体積測定と，結節性病変の合併の有無を調べることである．放射性ヨウ素内用療法での投与量の決定には超音波による体積測定が有用である．典型的な超音波画像は，びまん性の甲状腺腫大である(図16-11)．内部エコーは不均質で低下している場合が多い．未治療の場合は甲状腺の表面は整で

4. 甲状腺疾患　775

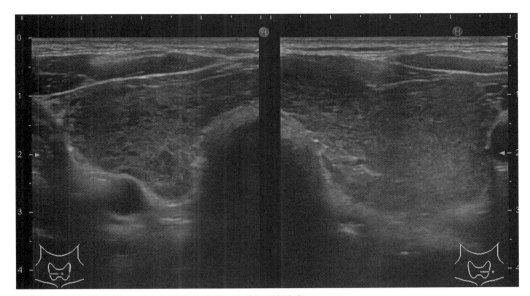

図16-8　60歳台女性　びまん性腫大を伴う慢性甲状腺炎
超音波横断像　甲状腺はびまん性に腫大し，腺実質エコーは粗雑で不均質に低下している．

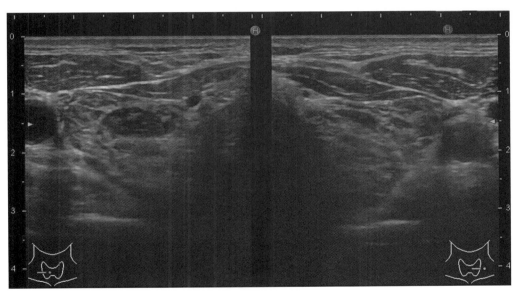

図16-9　70歳台男性　萎縮をきたした末期の慢性甲状腺炎
超音波横断像　甲状腺は高度に萎縮している．

776 XVI. 甲状腺・副甲状腺

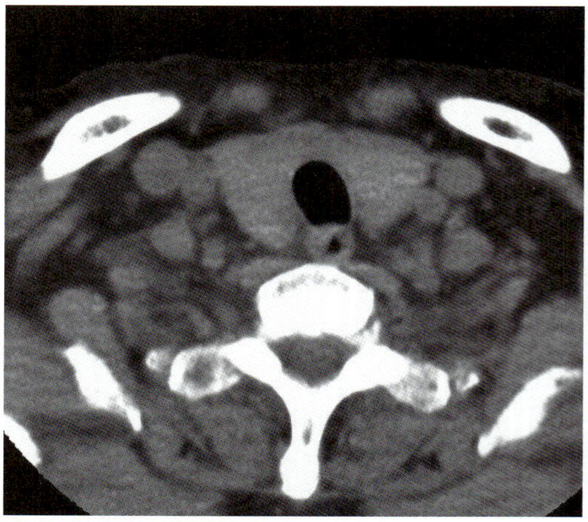

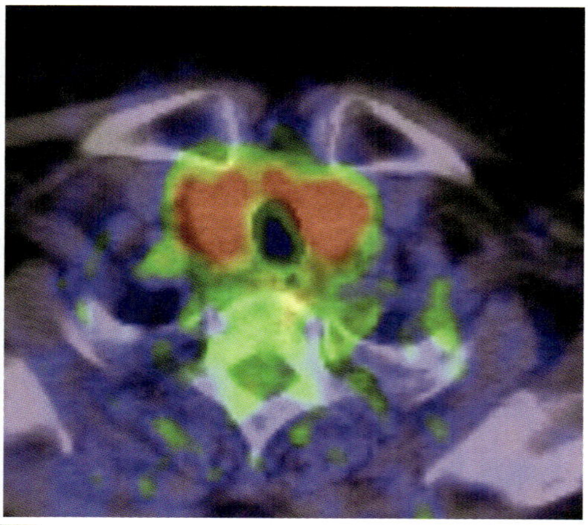

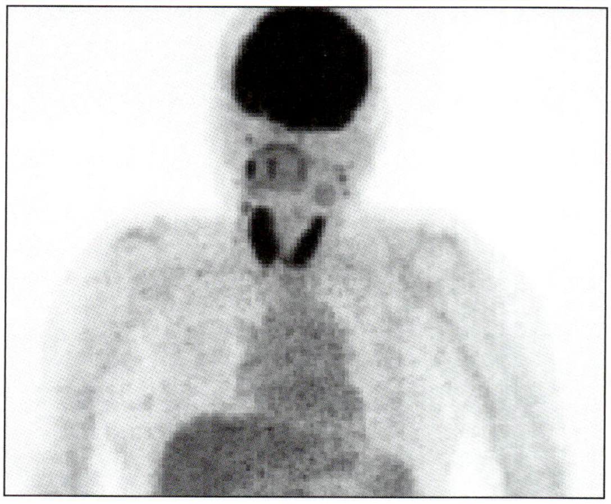

図16-10　80歳台女性　慢性甲状腺炎
A：単純CT，B：^{18}F-FDG-PET/CT融合画像，C：^{18}F-FDG-PET MIP像　CT（A）では，甲状腺はびまん性に腫大し，吸収値の低下を認める．腫大した甲状腺にびまん性に^{18}F-FDGの集積（B，C）を認める．

あることが多く，ドプラ法を用いると著明な血流信号の増加を認める．びまん性の甲状腺腫大をきたすもう1つの疾患は橋本病であるが，Basedow病とは鑑別できない場合がしばしばある．

CTではびまん性の腫大と吸収値の低下を示すが，非特異的であり，橋本病との区別は難しい．

3）亜急性甲状腺炎　subacute thyroiditis

甲状腺に何らかの原因で炎症が起こり，甲状腺組織の破壊によって一過性に甲状腺ホルモンが血中に漏出し，甲状腺中毒症をきたす病態である．原因は不明であるが，上気道感染を先行する場合が多く，ウイルス感染ではないかとされている．発症年齢は30〜60歳の女性に多い．診断は，臨床所見として有痛性の甲状腺腫があり，検査所見として，C反応性蛋白（CRP）陽性，赤沈亢進，甲状腺機能異常として，遊離T_3，遊離T_4の高値，TSHの低値があげられる．主症状は，発熱，前頸部の疼痛とともに，動悸や体重減少，発汗過多などの甲状腺中毒症による症状を示す．初期はこのような中毒症状を示すが，その後，甲状腺ホルモンは低下し，一過性に甲状腺機能低下症をきたした後に正常化する．再発はほとんどないと

4. 甲状腺疾患　777

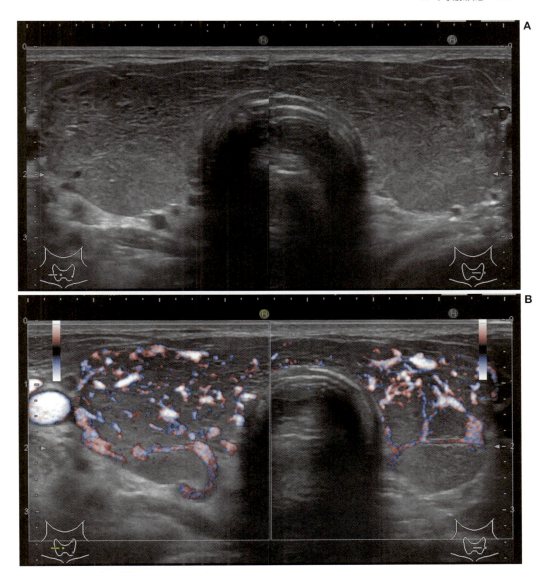

図16-11　50歳台男性　Basedow病
A：超音波横断像，B：超音波横断像ドプラ法　甲状腺はびまん性に腫大し(A)，腺全体に豊富な血流信号(B)を認める．

されている．
　超音波検査では，圧痛，硬結部位に一致して，境界不明瞭な地図状〜まだら状の低エコー域がみられる(図16-12)．経過とともに低エコー域は融合状となるが，甲状腺の長径側に沿って延びる傾向にある[25]．発症時は一側葉に限局した炎症や疼痛が移動する(クリーピング現象)ことがあり，この際は，超音波検査でも対側葉の圧痛部に一致して低エコー域が出現する．ドプラ法で低エコー域の血流はみられないことが多く，Basedow病との鑑別に有用とされている[26]．

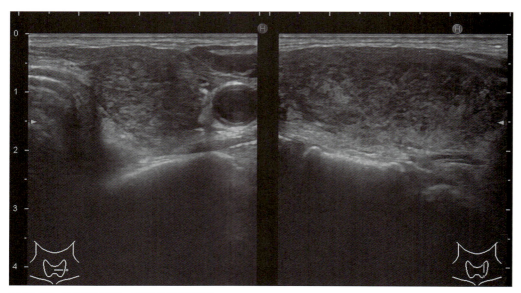

図 16-12　70 歳台男性　亜急性甲状腺炎
超音波画像(左：横断像，右：縦断像)　甲状腺左葉は腫大し，長径方向に伸びる境界不明瞭な低エコー域を認める．

4）無痛性甲状腺炎　painless thyroditis

　自己免疫異常が急に増悪し，甲状腺組織の破壊によって甲状腺ホルモンが漏出し中毒症状をきたす疾患である．背景に慢性甲状腺炎があることが多いが，分娩後やステロイドの内服中止後，またアミオダロンなどの薬剤性の甲状腺中毒症の形で起こることもある．

　超音波検査では軽度のびまん性腫大を呈することが多いが，慢性甲状腺炎を背景にすることが多いため，腺実質エコーレベルの低下や不均質化がみられる．炎症部位に一致して低エコー域を認めるが，ドプラで血流信号は乏しく，Basedow 病との鑑別に有用である[26]．臨床的に痛みがないことや炎症反応を伴わないことが大きな相違点ではあるが，超音波所見のみでは亜急性甲状腺炎との鑑別は難しい．

5）急性化膿性甲状腺炎　acute suppurative thyroditis

　第 3 咽頭嚢あるいは第 4 咽頭嚢の由来による下咽頭梨状窩瘻という先天性奇形が原因で，この瘻孔に感染がおき，甲状腺に炎症の波及を引き起こす．小児〜若年者に多く，左側に生じることがほとんどである．起炎菌は連鎖球菌，ブドウ球菌，大腸菌などが多い．

　超音波検査では甲状腺左葉は腫大し，内部に境界不明瞭な低エコー域が広汎にみられ，周囲組織との境界が不明瞭化する(図 16-13A)．膿瘍を形成すると液貯留や空気などの所見を認める．病変が甲状腺の深部側に位置するため，炎症所見の全体を把握するには CT のほうが観察しやすいことが多い．

　CT や MRI では，甲状腺が不明瞭化し，膿瘍を形成すると，境界不明瞭な腫瘤を認め，液貯留や空気などの所見を認める(図 16-13B)．確定診断には下咽頭食道造影が行われ，瘻孔を確認する．

4. 甲状腺疾患　779

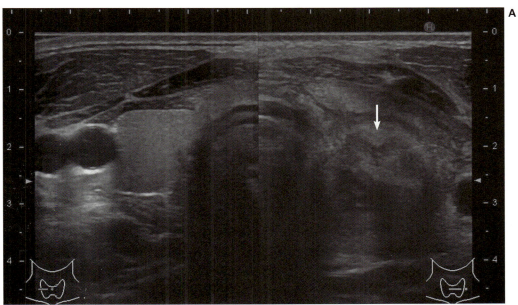

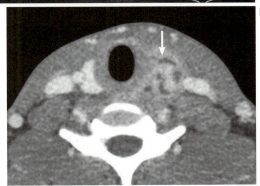

図16-13　10歳台後半男性　急性化膿性甲状腺炎
A：超音波横断像，B：造影CT　超音波検査（A）では，甲状腺左葉は腫大し，深部に境界不明瞭な低エコー域を認める（→）．造影CT（B）では甲状腺左葉は不明瞭化し，内部に液貯留を疑う腫瘤像を認める（→）．

C. 結節性病変

　画像診断の進歩によって，超音波検査やCTなどで偶発的に甲状腺に結節性病変が発見される頻度は高い．日本甲状腺学会では，超音波検査によって結節性病変が発見される頻度は男性16.63％，女性28.14％であり，触診の20倍と集計している[27]．そのほとんどが良性であり，超音波検査による癌の発見率は，男性で0.26％，女性で0.66％と示している．さらには，悪性であっても10mm以下の所謂"微小癌"は増大することはまれで，ほとんどが進行しないことが本邦から報告されている[28]．これらを背景に，甲状腺の結節性病変に対しては，すべてに穿刺吸引細胞診（FNAC）や手術をする必要はなく，経過観察を許容するという指針が世界中で報告されるようになった[29~31]．米国甲状腺学会のガイドラインや，米国放射線医学会が報告しているTI-RADS（Thyroid Imaging Reporting & Data System）では，10mm以下の結節では，たとえ悪性を強く疑う超音波所見でもFNACを勧めないとしている．本邦では，日本乳腺甲状腺超音波医学会が結節性病変の超音波診断についてフロー

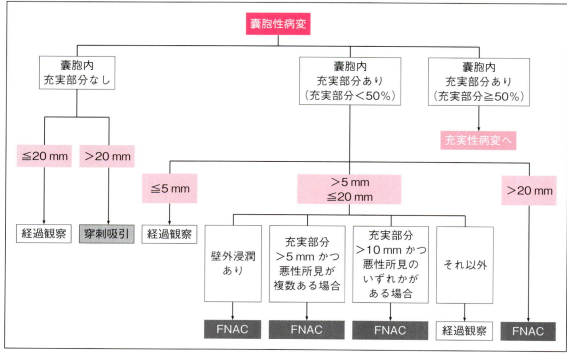

図 16-14　嚢胞性病変の超音波診断フローチャート
FNAC：fine needle aspiration cytology（穿刺吸引細胞診）
（鈴木眞一：結節性病変．日本乳腺甲状腺超音波医学会・甲状腺用語診断基準委員会・編：甲状腺超音波診断ガイドブック，改訂第3版．南江堂，2016：49，図4より許可を得て改変・転載）

チャートを示しているが（図 16-14，図 16-15），5〜10 mm の悪性を強く疑う結節性病変（表 16-1）[32]のなかには被膜外浸潤の可能性が多く含まれることを想定し FNAC を勧めている．20 mm 以上の充実性結節には FNAC が推奨されるが，10〜20 mm の結節では，悪性を疑う所見がみられず腺腫様結節・腺腫様甲状腺腫や濾胞腺腫と考えられるものに対しては FNAC を勧めていない．

甲状腺の結節性病変を示す良性疾患のほとんどは，腺腫様結節・腺腫様甲状腺腫と濾胞腺腫である．悪性腫瘍は乳頭癌が 90% 以上を占めている．診断は超音波検査と FNAC が基本であり，CT や MRI では良悪性を含め質的診断は難しい．これらの検査の目的は，超音波検査では観察や走査が困難な領域の評価，甲状腺癌の腺外浸潤および周囲組織への浸潤の評価，リンパ節転移および遠隔転移の評価である．

以下に代表的な甲状腺結節性病変をあげ，その画像診断について述べる．

1）腺腫様甲状腺腫　adenomatous goiter

甲状腺に結節が多発する過形成性病変である．超音波検査が発達した現在，甲状腺内に小さな腺腫様結節が多発して認められることは日常的にみられるが，超音波検査で見つかったすべての結節を精査すると，不必要な検査がなされ，患者には余計な精神的負担をかけるので注意したい[31]．症状は，小さければ通常は無症状であるが，大きくなれば前頸部腫瘤とし

図 16-15 充実性病変の超音波診断フローチャート

FNAC：fine needle aspiration cytology（穿刺吸引細胞診）

（鈴木眞一：結節性病変．日本乳腺甲状腺超音波医学会・甲状腺用語診断基準委員会・編：甲状腺超音波診断ガイドブック，改訂第3版．南江堂，2016：50，図5より許可を得て改変・転載）

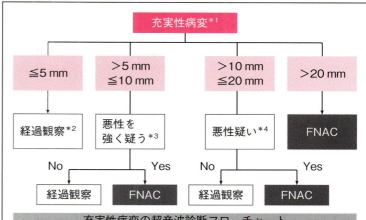

表 16-1 甲状腺結節（腫瘤）超音波診断基準

	＜主＞				＜副＞	
	形状	境界の明瞭性・性状	内部エコー		微細高エコー	境界部低エコー帯
			エコーレベル	均質性		
良性所見	整	明瞭平滑	高〜低	均質	（−）	整
悪性所見	不整	不明瞭粗雑	低	不均質	多発	不整/無し

（日本超音波医学会用語・診断基準委員会：超音波医学 2011；38：667-668．より許可を得て転載）

て認識され，巨大化すると気道を圧迫することもある．また，結節内に出血を起こすことによって急激に増大し痛みを伴うことがある．甲状腺下極に発生したものは，縦隔内の陰圧と重力によって縦隔内に大きくなるものがあり，縦隔内甲状腺腫という．

　超音波検査では円形から楕円形の結節が多発する（図16-16AB）．結節の境界に低エコー帯は認めないことが多い．結節の性状は嚢胞性のものから混合性のエコーのもの，充実成分がかなり占めるようなものなど，多彩である．嚢胞成分の性状も多彩で，無エコーから，コ

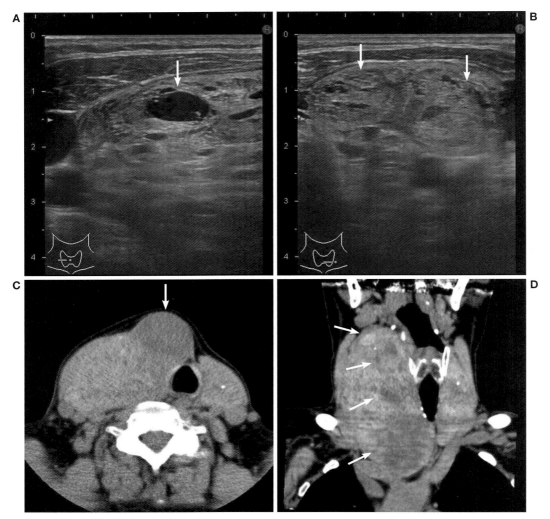

図 16-16　60 歳台男性　腺腫様甲状腺腫，縦隔甲状腺腫
A：超音波右葉横断像，B：超音波左葉横断像，C：単純 CT，D：単純 CT 冠状断像　甲状腺は腫大し，縦隔内に進展している．超音波検査(A, B)では，甲状腺内に嚢胞性または充実性の結節(→)が多発している．甲状腺の腫大が強く，エコーの減衰によって深部側の観察が困難である．CT(C, D)では，腫大した甲状腺全体の把握や気管との関係が観察できる．腺内の吸収値は不均一化し，低吸収もしくは高吸収域の結節(CD，→)が多発している．左葉内には石灰化を認める．

ロイドによると思われるコメット様エコーを認める場合や，出血や濃縮によって充実性成分とまぎらわしい場合もある．

　CT や MRI では，甲状腺両葉に結節が多発して認められることが多い．腺腫様甲状腺腫では，粗大なものから卵殻状などさまざまな形態の石灰化を伴うことがよくあり，CT ではこれらの石灰化が描出される．CT や MRI でも嚢胞成分が認識できる場合もあるが，その吸収値や信号は多彩である(**図 16-16CD**)．超音波検査の探触子を超えるような 5 cm 以上の腫瘤を形成している場合や，下方へ進展し縦隔内におよぶ縦隔甲状腺腫の圧迫症状の有無や増大の経過を観察するには，CT や MRI が有用となる．

4. 甲状腺疾患　783

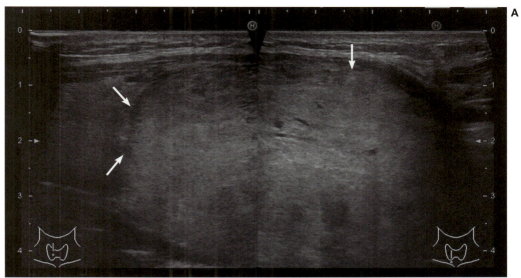

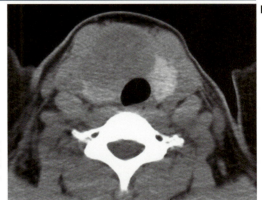

図16-17　30歳台男性　濾胞腺腫
A：超音波縦断像，B：単純CT　甲状腺右葉に楕円形の腫瘤を認める．超音波検査(A)では，充実性の腫瘤像を示し，境界部低エコー帯(→)を認める．CT(B)では，境界明瞭平滑な低吸収域の腫瘤を認める．

2) 濾胞腺腫　follicular adenoma

　被膜に囲まれた腫瘤を形成し，濾胞の増殖よりなる通常単発性の良性腫瘍である．臨床および画像診断上，微小浸潤型の濾胞癌とは鑑別は不可能で(図16-17，図16-22，Box 16-1)，病理診断で判断されるため，両者を合わせて濾胞性腫瘍とよぶ．濾胞腺腫が甲状腺ホルモンを過剰に合成して甲状腺機能亢進症をきたすことがあり，この場合，機能性甲状腺結節とよばれる．

　濾胞腺腫の超音波画像は，単発性で，円形または楕円形の形状整な腫瘤である(図16-17A)．囊胞形成をきたすことがしばしばあり腺腫様結節との鑑別が困難である．充実性成分が全体に占めている場合，腫瘤の辺縁に被膜構造を疑う低エコー帯がみられる場合は濾胞腺腫と診断する傾向にあるが，臨床上は濾胞腺腫と腺腫様結節をほぼ同等に扱っても問題ないことが通常である．ドプラ法では，腫瘤はおもに辺縁に沿った血流信号が認められる．CT，MRIでは境界明瞭平滑な腫瘤像として描出され(図16-17B)，造影後検査では，均一から不均一までさまざまな増強効果を示す[3]．

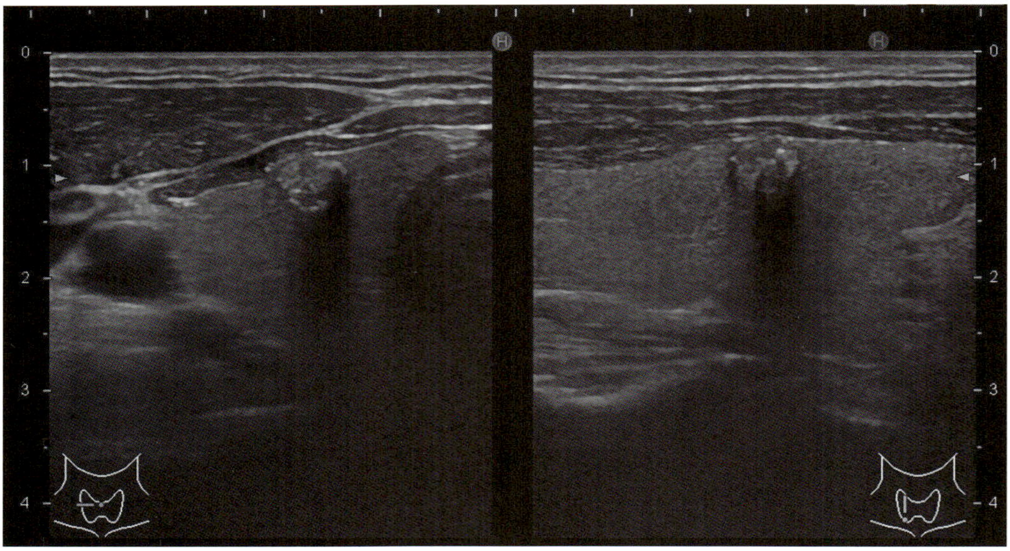

図 16-18　60 歳台男性　微小乳頭癌
超音波画像(左：横断像，右：縦断像)　境界不明瞭粗雑な 10 mmΦ 以下の低エコー腫瘤を認める．
内部に多発微細高エコーを認める．

3）乳頭癌　papillary carcinoma

　核内細胞質封入といった特徴的な形態を呈する上皮細胞が乳頭状に増殖する腫瘍で，甲状腺の悪性腫瘍の 90％以上を占めている．発育が緩慢で予後は良好であり，術後の 10 年生存率は 90％以上である．年齢が予後規定因子となり，高齢者では予後不良なことがある．また，高齢者の乳頭癌は未分化癌に転化することがあるので注意を要する．

　生化学的には，10％以上で甲状腺自己抗体が陽性を示す．血中 Tg が高値となるが，他の甲状腺疾患でも高値となるので特異的な腫瘍マーカーにはなり得ない．また，抗 Tg 抗体(TgAb)が存在する時は低値を示すので注意が必要である．甲状腺全摘出後には，血中 Tg は検出感度以下となり，術後再発のマーカーとして有用である．

　10 mm 以下の乳頭癌を微小癌というが(図 16-18)，大部分の微小癌は 10 年間の観察でほとんど進行しないことが報告されており[28]，微小癌に関してはすぐに手術を行うのではなく，経過観察が選択肢として採択されている[29~31]．

　診断は，細胞診と超音波検査で特徴的な所見を示すので比較的容易に行われる．甲状腺結節超音波診断基準(表 16-1)[32]は乳頭癌を想定したものであり，典型的な乳頭癌は，不整形で，境界が不明瞭粗雑，内部は低エコーで，不均質である(図 16-18，図 16-19A，図 16-20A)．砂粒小体とよばれる微細な多発石灰化沈着は，乳頭癌の特徴であり，これが微細高エコーとして多発してみられることがある．また，音響陰影のため内部エコーが観察できないような粗大な高エコーが病変を占める場合もある．また，時に囊胞変性がみられるが，大きな囊胞を形成する乳頭癌(囊胞形成乳頭癌)もあり，大きな囊胞部分の中に，不整であったり，微細多発高エコーを伴ったりする充実性部分を形成する．乳頭癌の亜型の 1 つとされているびまん型硬化型乳頭癌は，甲状腺内に明らかな結節を形成せずにびまん性甲状腺腫大を示す．内部には微細多発高エコーが片葉全体もしくは甲状腺全体に認められ，内部エコーが

4. 甲状腺疾患　785

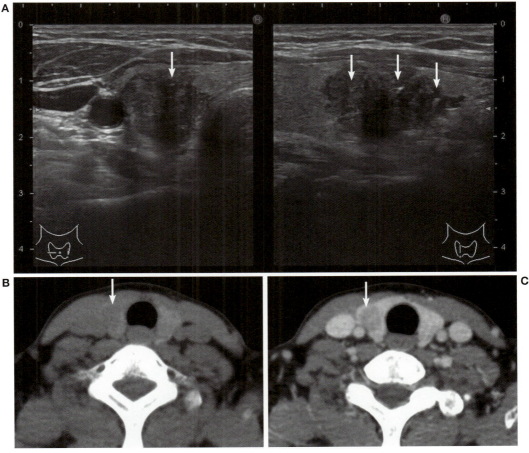

図 16-19　40 歳台女性　乳頭癌
A：超音波画像（左：横断像，右：縦断像），B：単純 CT，C：造影 CT　超音波検査（A）では，甲状腺右葉に境界不明瞭粗雑で不均一な低エコーを示す充実性腫瘤を認める．内部に点状の微細高エコー（→）を認める．単純 CT（B）では，右葉内に低吸収域の腫瘤（→）を認める．造影 CT（C）では内部は造影増強されているが，甲状腺に比べ低吸収域（→）を呈している．CT では内部に石灰化は検出されない．

Box 16-1　超音波検査で良悪性が鑑別困難な所見を呈しうる疾患

- 良性所見を呈しうる悪性疾患
  - 微小浸潤型濾胞癌
  - 10 mm 以下の微小乳頭癌
  - 髄様癌
  - 悪性リンパ腫
- 悪性所見を呈しうる良性疾患
  - 亜急性甲状腺炎
  - 腺腫様甲状腺腫

（日本超音波医学会用語・診断基準委員会：超音波医学 2011；38：667-668. より改変）

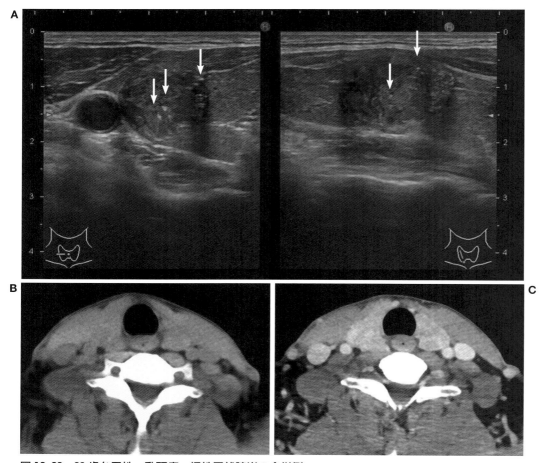

図16-20 60歳台男性　乳頭癌：慢性甲状腺炎の合併例
A：超音波画像(左：横断像，右：縦断像)，B：単純CT，C：造影CT　超音波検査(A)では，甲状腺右葉に境界不明瞭粗雑で不均一な低エコーを示す充実性結節を認める．内部に多発点状の微細高エコーを認める(→)．単純CT(B)では，慢性甲状腺炎によって，甲状腺実質の吸収値がびまん性に低下し，造影増強効果(C)も不均一である．乳頭癌の病変は単純CTでも造影CTでも不明瞭である．内部の石灰化も検出されない．

不均質化する．慢性甲状腺炎の超音波画像と類似することがあり注意を要する．頸部リンパ節転移をほぼ必発に認める．

　単純CTでは低吸収値を呈し，造影CTでは増強効果によって不明瞭化することがある[34]．慢性甲状腺炎などによって背景の甲状腺実質の吸収値が低下していると，単純CTでも造影CTでも病変が不明瞭な場合がある(図16-20BC)．CTでは，超音波検査で描出されるような乳頭癌の微細な多発石灰化の検出能は低いが(図16-19B)，粗大な石灰化に関しては検出能が高い(図16-21B)．甲状腺の結節性病変に石灰化を伴う頻度は，超音波検査では良性腫瘍の8〜39％，悪性腫瘍の26〜79％，CTでは良性腫瘍の26％，悪性腫瘍の57％との報告があり，甲状腺の結節性病変に石灰化を伴った場合は悪性の確率が高い[35]．石灰化のパターンにおいては，CTで単一の結節性病変に多発点状石灰化像を認めた場合に悪性である確率が高い[35]という報告がある．しかし，孤立性の粗大石灰化においても乳頭癌であるリ

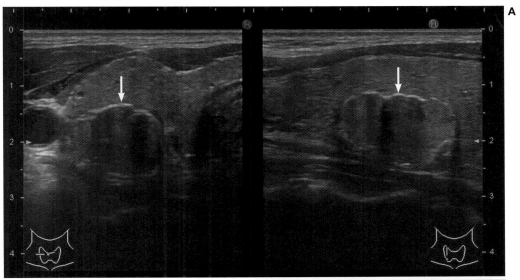

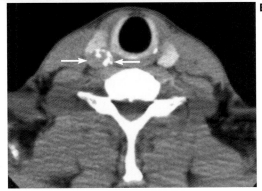

図16-21 50歳台男性 乳頭癌
A：超音波画像(左：横断像，右：縦断像)，B：単純CT 超音波検査(A)では，甲状腺右葉に境界粗雑な低エコー結節(→)を認める．結節の辺縁には音響陰影を伴った粗大な高エコー域を認め，石灰化が疑われる．単純CT(B)では，低吸収域(→)の腫瘤像を呈している．辺縁を主体に，不整な形態の石灰化が多発して認められる．

スクはあり[36]，石灰化のパターンによらず，CTで石灰化を伴う結節性病変を認めた場合は乳頭癌を鑑別に考え，超音波検査などの精査を進めるべきである．MRIでは，T1強調像では軽度高信号，T2強調像では高信号，造影後検査では増強効果を伴う[34]．

乳頭癌はリンパ節転移を伴うことが多い．転移リンパ節は，石灰化や嚢胞変性をきたすことが特徴的である(図16-33，図16-34参照)．転移リンパ節内にみられる微細な多発石灰化像は超音波検査でしか描出できないことが多いが，粗大石灰化はCTでも指摘できる．石灰化した結節や嚢胞性の腫瘤がリンパ節と思われる領域に分布し，多発しているような場合は，甲状腺に悪性を疑う病変が同定できなくとも甲状腺乳頭癌によるリンパ節転移を疑う必要があると考える．

乳頭癌のような発育が緩慢で予後良好な高分化癌においては，通常，^{18}F-FDG-PET/CT検査における病変の集積は高くない．乳頭癌の約20％は，術前 ^{18}F-FDG-PET/CT が陰性で，特に微小癌では43％が陰性であったと報告されている[37〜39]．甲状腺癌の術前リンパ節転移検索においても，^{18}F-FDG-PET/CT について超音波検査やCTを上回る有用性は示されていない[40]．一方，乳頭癌や濾胞癌を含めた分化癌の術後の再発・転移の検索は，血中Tgと ^{131}I による全身シンチグラフィが用いられる．しかし，血中Tgが高値を示すが，^{131}I

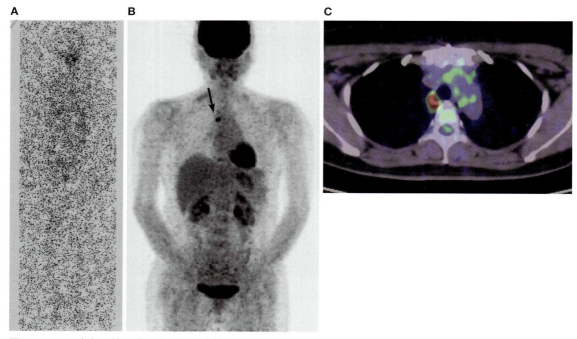

図 16-22　50 歳台男性　乳頭癌甲状腺全摘術後，放射線ヨード内服療法（アブレーション）後，縦隔リンパ節転移
A：^{131}I シンチグラフィ全身像，B：^{18}F-FDG-PET MIP 像，C：^{18}F-FDG-PET/CT 融合画像　乳頭癌甲状腺全摘術後で，^{131}I による放射線ヨード内服療法（アブレーション）が行われた．その後も，血中サイログロブリン高値が持続した．全身 ^{131}I シンチグラフィ全身像（A）では異常集積を認めないが，上縦隔に ^{18}F-FDG の集積（→）（B，C）を認めた．

シンチグラフィで集積を認めない症例があり，このような場合は ^{18}F-FDG-PET 検査が有用である（図 16-22）[18,20]．^{131}I 集積が高い腫瘍への ^{18}FDG 集積は低く，^{131}I 集積の低い腫瘍には ^{18}FDG 集積が高いと理解されており（flip-flpo phenomenon）[41]，^{131}I シンチグラム陰性例に対する転移再発の検索における ^{18}F-FDG-PET の有用性については多くの報告がなされている[42,43]．

4）濾胞癌　follicular carcinoma

甲状腺悪性腫瘍の 5～10％ を占め，乳頭癌と同様に比較的若年の女性に多い．血行性に転移し，予後は乳頭癌よりやや悪い．微小浸潤型と広汎浸潤型（肉眼的あるいは顕微鏡レベルで周囲甲状腺組織の広い範囲に浸潤するもの）に分けられる．微小浸潤型は，画像診断や FNAC では濾胞腺腫との鑑別は不可能で，最終的には切除標本の病理診断によって被膜浸潤，脈管浸潤，あるいは甲状腺外への転移のうちの少なくとも 1 項目を認めることで診断される．広汎浸潤型，特に脈管侵襲を示すものは，遠隔転移の頻度が高く予後不良である．生化学的には血中 Tg が高値となることが知られているが，抗 Tg 抗体（TgAb）が存在する時は低値を示すので注意が必要である．濾胞癌の甲状腺全摘出後には，血中 Tg は検出感度以下となり，術後再発のマーカーとして有用性が認知されている．

超音波画像は，微小浸潤型の濾胞癌では境界明瞭平滑な円形または楕円形の腫瘍として描出され，濾胞腺腫や腺腫様結節との鑑別は難しい（図 16-23，図 16-17，Box 16-1）．広汎浸

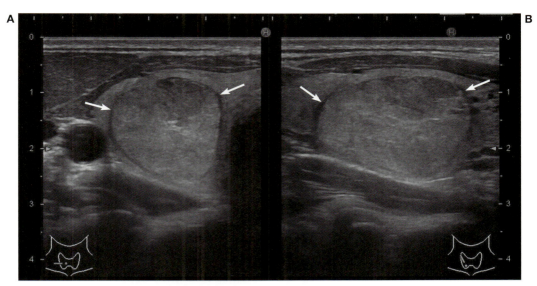

図 16-23　10 歳台後半男性　微小浸潤型濾胞癌
超音波画像（左：横断像，右：縦断像）　甲状腺右葉に楕円形の腫瘤を認める．充実性の腫瘤像を示し，境界部低エコー帯（→）を認める．濾胞腺腫との鑑別は困難である．術後病理診断で被膜浸潤が認められ，微小浸潤型濾胞癌と診断された．

潤型では肉眼的な被膜侵襲を反映して辺縁に凹凸を認め，著しい場合は八つ頭状の形態となる[44]．ドプラ法では腫瘍内に豊富な血流信号を認める．

　CT や MRI でも，微小浸潤型の濾胞癌は濾胞腺腫と同様に比較的境界明瞭な腫瘤として認められることが多く，鑑別は不可能である．肺や骨への血行性転移を示すことが多く，CT や MRI は転移の評価に用いられる．

5) 低分化癌　poorly differentiated carcinoma

　『甲状腺癌取扱い規約 第 7 版』では，"高分化癌（乳頭癌ないし濾胞癌）と未分化癌との中間的な形態像および生物学的態度を示す濾胞上皮由来の悪性腫瘍"と定義されている[45]．組織学的に腫瘍細胞が充実性，索状，島状増殖を示すもので，これらの所見を低分化成分とよび，腫瘍の 50％以上を占める場合に低分化癌と診断される．

　超音波検査では，形状不整な大きな結節で，充実性，内部エコーが不均質であることが多い（図 16-24A）．乳頭癌にしては微細高エコーを伴わず，血流信号が多く，濾胞癌にしては形状不整が強く内部が不均質である[46]．高分化癌より甲状腺外浸潤や転移を示す傾向が強い（図 16-24C）．未分化癌より境界明瞭で楕円形の腫瘤を呈すという報告もある[47]．画像所見に対しては，今後症例を蓄積して検討が必要である．

6) 未分化癌　undifferentiated or anaplastic carcinoma

　甲状腺癌の中でも 1〜2％と頻度は低いが，非常に予後不良な癌とされている．平均生存期間は 4〜12 か月，平均 6 か月といわれ，長期生存例はまれである[48]．予後良好といわれている乳頭癌と濾胞癌の分化癌とは対照的ではあるが，長い経過を示す分化癌が先行し突然未分化癌に変化する場合，いわゆる未分化転化の場合がある．臨床症状としては，急激な甲状

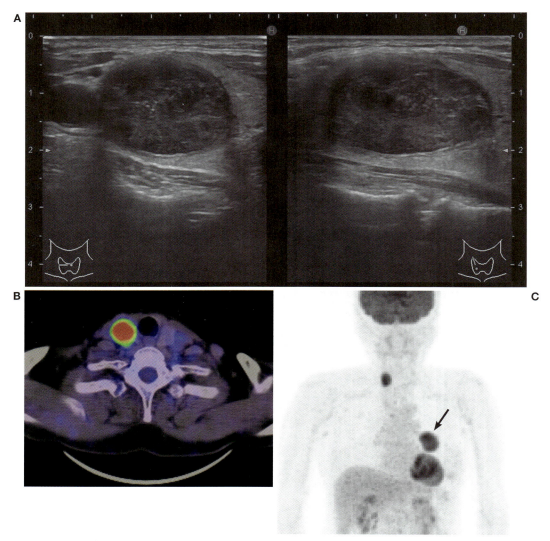

図16-24　60歳台女性　低分化癌
A：超音波画像（左：横断像，右：縦断像），B：^{18}F-FDG-PET/CT融合画像，C：^{18}F-FDG-PET MIP像　超音波検査（A）では，甲状腺右葉に楕円形で内部不均一な低エコー腫瘤を認める．病変に^{18}F-FDGの強い集積を認める（B, C）．左胸部にも高集積を認め（C, →），肋骨転移が発見された．

腺の腫大，頸部痛，嗄声，嚥下困難，発熱，リンパ節腫脹が認められる．甲状腺の腫大は，腺腫様甲状腺腫や慢性甲状腺炎と間違えられる場合もあるが，未分化癌は発見時にすでに甲状腺外に浸潤しているものが大半で，可動性が不良で硬く，リンパ節も触知されることから鑑別可能である．

　特異的な超音波画像は少なく，進行癌としての周囲組織への浸潤像が主体となる．腫瘍が大きいので，甲状腺全体がびまん性に低エコーをきたすことがある（図16-25A）．腫瘤内に先行病変を示唆する粗大石灰化を認めることが多く[44]，悪性リンパ腫との鑑別点の1つである．良性のびまん性疾患と異なる点は周囲の組織との境界が不明瞭で，内部が壊死出血などにより不均一な点である．

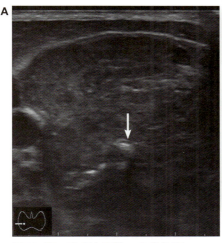
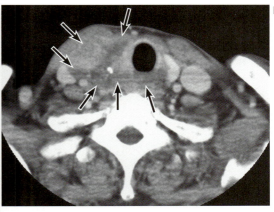

図 16-25　70歳台男性　未分化癌
A：超音波画像(右葉横断像)，B：造影CT　甲状腺の右葉を占める低エコー域を認める(A)．病変は探触子のサイズを超えている．内部に粗大石灰化を疑う音響陰影を伴った高エコーを認める(A，→)．CT(B)では，石灰化を伴う境界不明瞭な低吸収域病変(→)が認められる．

　CTやMRIでは，内部に石灰化や壊死を伴う巨大な不整形の腫瘍である(図16-25B)．周囲の筋肉，血管，気管，食道などへの浸潤所見が強くみられ，リンパ節転移や遠隔転移も高率に認める．^{18}F-FDG-PET/CT検査では，未分化癌や低分化癌など，悪性度の高い甲状腺腫瘍においては，原発巣および転移巣のいずれにおいても強い集積がみられ[20]，病期診断の一環として活用することが勧められている[19,49,50]．

7) 髄様癌　medullary carcinoma

　カルシトニンを産生する甲状腺傍濾胞上皮細胞(C細胞)由来の悪性腫瘍で，甲状腺悪性腫瘍の1〜2％を占める．25〜30％は遺伝性で，それ以外は散発性である．遺伝性髄様癌は，常染色体優性遺伝で，多発性内分泌腺腫症(multiple endocrine neoplasia type：MEN)2A，B型か，あるいは家系内に髄様癌のみが発生する家族性髄様癌(familial medullary thyroid carcinoma：FMTC)である．原因遺伝子は *RET* 遺伝子である．MEN2型は20歳までに発症する傾向がある一方で，FMTCは発症年齢はやや遅く発育も緩慢である．腫瘍マーカーは，CEAとカルシトニンである．分化のよいものは間質にアミロイド沈着があり，石灰化を認める[3]．髄様癌と診断された場合は術式の決定のために遺伝子検査は欠かせず，遺伝性の場合は甲状腺全摘術が行われる[51]．

　超音波画像は充実性の低エコー腫瘤像で，形態は良性の濾胞腺腫様にみえるものから乳頭癌と同様の悪性所見を示すものまで多様である(図16-26A，16-39A，Box 16-1)[44]．内部に，アミロイド沈着もしくは石灰化による高エコー域を80〜90％に伴う[52]．石灰化は粗大なものを随伴することが多く，牡丹雪状と表現される場合がある[53]．C細胞は甲状腺の上極側に多く分布するので，髄様癌は両葉の上極側に頻発する．遺伝性は両葉多発性であることが一般的であるが，腫瘍の分布のみでは遺伝性と散発性を区別することはできない．リンパ節転移にも粗大高エコーを認める場合がある．MEN 2Aでは原発性副甲状腺機能亢進症を

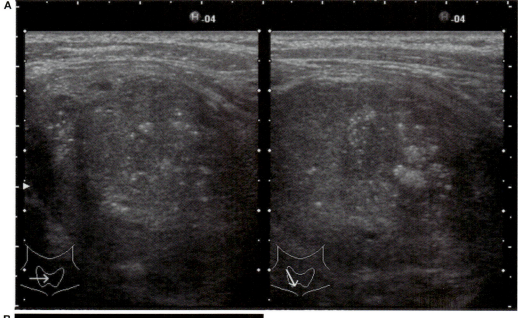

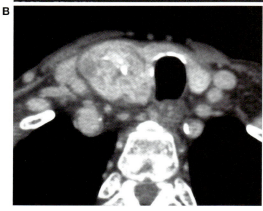

図16-26 80歳台男性 髄様癌
A：超音波画像(左：横断像，右：縦断像)，B：造影CT　超音波検査(A)では，甲状腺右葉に楕円形の低エコー腫瘤を認める．内部にアミロイド沈着もしくは石灰化による多数の点状〜粗大な高エコー域を認める．造影CT(B)では，比較的境界明瞭な腫瘤で内部に粗大な石灰化を認める．

合併する可能性があるので，高カルシウム血症をきたす場合は副甲状腺の腫大の有無を入念に検索する必要がある．

　CTやMRI所見は非特異的で，比較的境界明瞭な腫瘤として描出される(図16-26B)．乳頭癌より大きな粗大石灰化を伴う場合がある．遺伝性と判明した場合は，褐色細胞腫の有無を診断するために，CTやMRI，^{123}I-MIBG検査が行われる．

8) 悪性リンパ腫　malignant lymphoma

　甲状腺悪性リンパ腫は甲状腺悪性腫瘍の1〜5％を占め，高齢女性に多い．大部分に慢性甲状腺炎が先行しており，慢性甲状腺炎の患者では悪性リンパ腫の発生危険度が60倍と報告されている[54]．甲状腺の悪性リンパ腫はB細胞由来が主で，そのほとんどが節外性辺縁帯B細胞リンパ腫(MALTリンパ腫　mucosa associated lymphoid tissue)とびまん性大細胞型B細胞リンパ腫(diffuse large B-cell lymphoma：DLBCL)である．急速に増大する頸部

腫瘍を示すが，圧迫所見や全身症状は乏しい．治療は化学療法と放射線治療が併用される．

超音波検査では，形状が不整で，内部エコーレベルがきわめて低いこと，後方エコーが増強することが特徴である(図16-27A)．結節を形成するタイプと，病変が甲状腺全体に及びびまん性に分布する場合がある．内部エコーは不均一で，まだら状(虫食い様)で，正常組織が切れ込み様に残る所見を呈することがある．石灰化を示唆する高エコーはみられない．

単純CTでは片葉あるいは両葉にわたる低吸収腫瘍として描出され，造影効果が不良で[34]，造影CTでも不均一な低吸収域を示す(図16-27B)[55]．MRIでは，T1強調では甲状腺実質に近い信号，T2強調像では等～高信号を示す(図16-27C)[56]．全身性浸潤の有無については，[18]F-FDG-PET/CT検査が適する．

9) 転移性腫瘍　metastatic carcinoma

甲状腺の転移性腫瘍は剖検例では比較的頻度が高いが，臨床的にはまれである．剖検例では乳癌と肺癌が多いが，臨床例では腎癌が最も多い．転移形態は，血行性，リンパ行性のいずれもあり，原発部位として血行転移は腎臓，乳腺，肺，消化管などが多く，リンパ行性では，乳腺，肺，胃などがみられる．

超音波検査では充実性結節を示すタイプとびまん性に広範に広がるタイプがある．結節型は血行性転移を，びまん型はリンパ行性タイプを反映していると考えられる．結節型では，単発または多発する低エコーの充実性腫瘍で，境界部低エコー帯を伴わないのが特徴である．びまん型は，甲状腺がびまん性に腫大し，微細点状高エコーを伴うことがある．ドプラ法では，腫瘍内部の血流が豊富な場合も少ない場合もあるが，一般に，結節型は血流が豊富で，びまん型は乏しい[57]．腎癌の転移では特に血流信号が豊富である(図16-28)．

CTでは，境界不明瞭な低吸収域がみられるが，さまざまである．

10) その他の腫瘍

① 胸腺分化を示す癌　carcinoma showing thymus-like differentiation(CASTLE)

胸腺上皮腫瘍に類似した腫瘍であり，異所性の胸腺組織，あるいはその遺残組織が甲状腺内かその近傍において癌化したことが想定されている．多くは甲状腺下極に発生し，2/3は左側に発生する．免疫組織学的に胸腺癌と同様に，CD5が陽性を示し，診断の根拠となる．

超音波画像は甲状腺の下極に存在し，単発性，充実性，内部エコーは不均質低エコー，明らかな分葉状の形状，高エコーの欠如，嚢胞部分の欠如である[58]．CTでは，石灰化や嚢胞変性がみられることは少なく，比較的均一な吸収値を示す境界不明瞭な腫瘤を示し，中等度で不均一な造影効果を示すことが多いと報告されている[59]．MRIでは，T1強調像では筋肉と等信号域を示すが，T2強調像においては等信号～高信号を示す[59, 60]．

② 平滑筋肉腫　leiomyosarcoma

甲状腺には間葉系の悪性腫瘍が出現することがあり，『甲状腺癌取扱い規約 第7版』[45]では，平滑筋肉腫，血管肉腫，線維肉腫，骨肉腫が記載されている．平滑筋肉腫は，甲状腺被膜にある脈管の壁から発生することが想定されている．未分化癌などが鑑別疾患にあがるが，きわめてまれで鑑別は困難といえる．

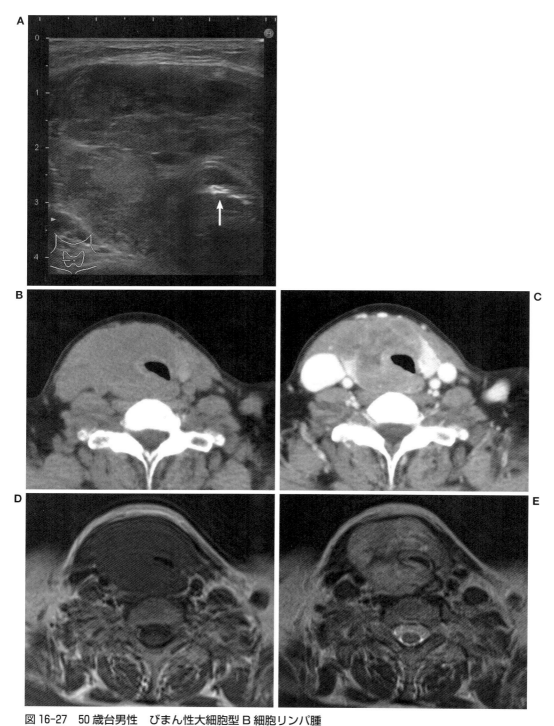

図16-27 50歳台男性　びまん性大細胞型B細胞リンパ腫
A：超音波横断像，B：単純CT，C：造影CT，D：MRI, T1強調像，E：T2強調像　超音波検査(A)では，右葉に低エコーを示す塊状の病変が気管(→)をとり巻くように認められる．単純CT(B)では低吸収域で，造影CT(C)でも不均一な低吸収域を示す．石灰化は認めない．MRI, T1強調像(D)では低信号，T2強調像(E)では高信号を示す．

4. 甲状腺疾患　795

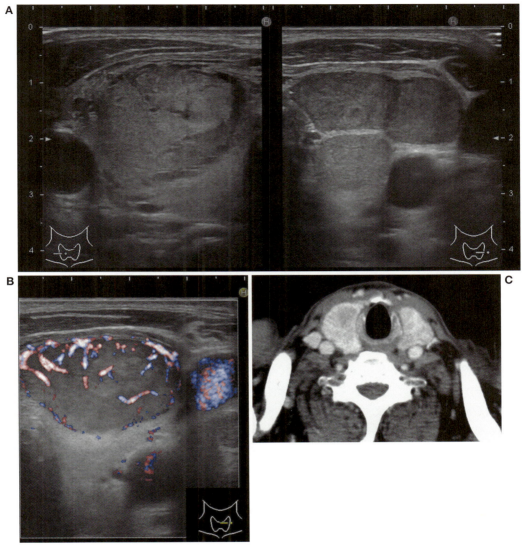

図16-28　70歳台男性　腎細胞癌の転移
A：超音波画像(左：横断像，右：横断像)，B：超音波ドプラ法，C：造影CT　超音波検査(A)では，甲状腺の両葉に，充実性結節が多発している．ドプラ法(B)では，結節の内部に豊富な血流信号を認める．造影CT(C)では，境界不明瞭な低吸収域が多発している．

d. 甲状腺癌の病期分類と画像診断

本邦で甲状腺癌の90%以上を占める乳頭癌では，予後予測のためのリスク評価を行い，それに基づいて術式などの治療法を決定している[61]．リスク分類はいくつか存在するが，『甲状腺腫瘍診療ガイドライン』[51]では，妥当性および利便性に最も優れたリスク分類としてTNM分類を推奨し，その構成因子である腫瘍径，腺外浸潤・リンパ節転移・遠隔転移の有無に基づいた術式決定を推奨している．よって，CTやMRIで治療前にこれらを正確に評価することが治療方針決定や予後予測において重要となる．

1）腺外浸潤

甲状腺癌の被膜を越えた腺外浸潤は，転移や局所再発のリスク因子であり，術式を決めるうえでも重要な因子となる．『甲状腺癌取扱い規約 第7版』[45]では，UICC分類に従いTNM分類（UICC第7版）を付記しているが，腺外浸潤については，Ex0〜Ex2（**表16-2**）に分類している．Ex0は甲状腺被膜を越えないもの，Ex1は甲状腺腫瘍の腺外浸潤が胸骨甲状筋あるいは脂肪組織にとどまるもの，Ex2はそれ以外の組織や臓器に浸潤が及んでいるものと定めている．TNM分類（UICC第8版）（**表16-3**）[62]では，T3をT3aとT3bに細分し，T3bがEx1に，T4がEx2に相当するようになっている．

① Ex1

超音波検査では，甲状腺組織の前方もしくは後方境界線に腫瘍が接し，被膜と思われる線状の高エコー域が断裂し消失すると腺外浸潤の疑いがあるとされ（**図16-29**）[63]，さらには筋肉の層が病変によって断裂すれば筋肉浸潤と判断される．後方や縦隔側への腺外浸潤の評価は超音波検査では困難であり，CT，MRIによる評価が必要となる．CT，MRIでは，腺外の浸潤では腫瘍と隣接する脂肪組織が消失し，腫瘍と胸骨筋との境界が不明瞭で筋肉内に腫瘍が入り込んでいる像を認めた場合，筋肉浸潤と診断される[34]．

② Ex2

Ex2は腺外浸潤が，気管，喉頭，反回神経，食道，頸動脈，皮下組織，皮膚に及んでいるものである．超音波検査では，気管の前壁は高エコーに描出されるが，側壁の輪郭は不明瞭なことが多く，気管内の描出も不可能である．深部の描出はエコーが減衰すると不明瞭であり，また，腫瘍内の石灰化による音響陰影によっても観察が困難になる．一度にスキャン走査できる範囲は狭く，Ex2の腺外浸潤について観察するには，CTやMRIのほうが有用である．

気管浸潤は，内腔に突出する腫瘍を認める場合や軟骨破壊を伴うものは，浸潤が明らかである．また，腫瘍が気管と180°以上接した場合や，腫瘍と接した部位での気管内腔の変形がある場合は気管浸潤と診断される（**図16-30**）[64,65]．MRIでは，正常気管軟骨はT1・T2強調像で低信号，気管粘膜はT1強調像で低信号，T2強調像では高信号で描出される．気管浸潤は，T2強調像で気管軟骨の低信号が断裂し，造影MRIで気管軟骨内に造影増強される腫瘤を認める[64]．

反回神経浸潤の直接所見は，甲状腺背側の気管食道溝への腫瘍の後方浸潤である[65]．また，反回神経麻痺による間接所見として，患側声帯の萎縮，傍正中位偏位，喉頭室の拡大，後輪状披裂軟骨の萎縮，梨状陥凹の拡大があり，CTやMRIで観察することができる（図

4. 甲状腺疾患 **797**

表 16-2　Ex 分類

ExX：甲状腺腫瘍の腺外浸潤が不明

Ex0：甲状腺腫瘍の腺外浸潤なし

Ex1：甲状腺腫瘍の腺外浸潤が胸骨甲状筋あるいは脂肪組織にとどまる.

Ex2：甲状腺腫瘍の腺外浸潤が上記以外の組織あるいは臓器に及んでいる.

（文献 45 より許可を得て転載）

表 16-3　TNM 分類　（UICC 第 8 版）

T－原発腫瘍*

TX	原発腫瘍の評価が不可能
T0	原発腫瘍を認めない
T1	甲状腺に限局し最大径が 2 cm 以下の腫瘍
	T1a　甲状腺に限局し最大径が 1 cm 以下の腫瘍
	T1b　甲状腺に限局し最大径が 1 cm をこえるが 2 cm 以下の腫瘍
T2	甲状腺に限局し最大径が 2 cm をこえるが 4 cm 以下の腫瘍
T3	甲状腺に限局し最大径が 4 cm をこえる腫瘍，または前頸筋群（胸骨舌骨筋，胸骨甲状筋，もしくは肩甲舌骨筋）にのみ浸潤する甲状腺外進展を認める腫瘍
	T3a　甲状腺に限局し，最大径が 4 cm をこえる腫瘍
	T3b　大きさに関係なく，前頸筋群（胸骨舌骨筋，胸骨甲状筋，または肩甲舌骨筋）に浸潤する腫瘍
T4a	甲状腺の被膜をこえて進展し，皮下軟部組織，喉頭，気管，食道，反回神経のいずれかに浸潤する腫瘍
T4b	椎前筋膜，縦隔内の血管に浸潤する腫瘍，または頸動脈を全周性に取り囲む腫瘍

注

*乳頭癌および濾胞癌，低分化癌，Hürthle 細胞癌，未分化癌を含む.

N－領域リンパ節

NX	領域リンパ節の評価が不可能
N0	領域リンパ節転移なし
N1	領域リンパ節転移あり
	N1a　レベルⅥ（気管前および気管傍リンパ節，喉頭前/Delphian リンパ節），または上縦隔リンパ節への転移
	N1b　その他の同側頸部リンパ節，両側もしくは対側の頸部リンパ節（レベルⅠ，Ⅱ，Ⅲ，Ⅳ，Ⅴ）または咽頭後リンパ節への転移

M－遠隔転移

M0	遠隔転移なし
M1	遠隔転移あり

（UICC 日本委員会 TNM 委員会・訳：UICC TNM 悪性腫瘍の分類，第 8 版（日本語版）. 金原出版，2017：50-51. より許可を得て転載）

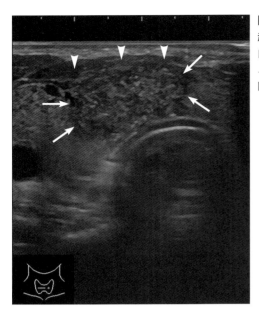

図 16-29　40 歳台女性　乳頭癌の腺外浸潤(Ex1)
超音波横断像　不整形の低エコー像を認める(→)．内部には点状の高エコーが多発している．線状の高エコーを示す甲状腺の前方境界線は，病変によって断裂し，前頸筋との境界が不明瞭化している(▶)．

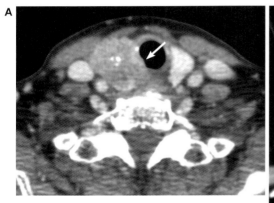
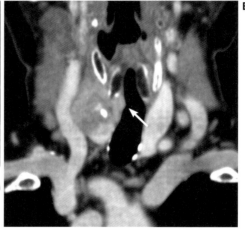

図 16-30　80 歳台女性　乳頭癌の気管浸潤(Ex2)
A：造影 CT，B：造影 CT 冠状断像　甲状腺右葉に不均一な増強効果を伴う腫瘤を認める．内部に粗大石灰化を認める．腫瘍と気管は接触し，気管内腔に変形を認める(→)．

16-31)[66)]．

　食道浸潤の所見は，気管と同様，食道と 180°以上接した場合や，食道壁の構造が不明瞭になった場合に疑われる．MRI で，正常の食道壁は T2 強調像で高信号を呈す内層と低信号を呈す外層に区別されるが，外層への浸潤では腫瘍が入り込み低信号域が破綻する像を認める(図 16-31，図 16-32)[67)]．

　血管浸潤は腫瘍が血管を全周性にとり囲んだ場合や，血管が変形や狭小化をきたした場合に診断される．内頸静脈浸潤は合併切除が可能であるが，頸動脈浸潤ではその程度により合

4. 甲状腺疾患　799

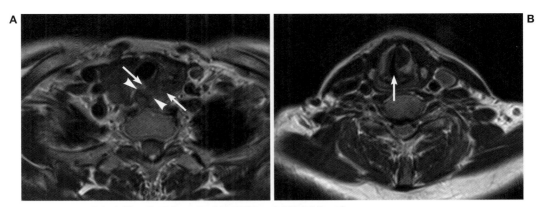

図16-31　70歳台女性　乳頭癌の反回神経浸潤，食道浸潤(Ex2)
MRI, T2強調像(A：甲状腺レベル，B：声帯レベル)　甲状腺レベル(A)では甲状腺左葉に後方浸潤をきたす内部不均一な信号の病変を認め，気管食道溝(A，→)から食道(A，▶)への浸潤を認める．声帯レベル(B)では，左声帯の傍正中位偏位を認め(→)，反回神経浸潤による声帯麻痺の所見と考えられる．

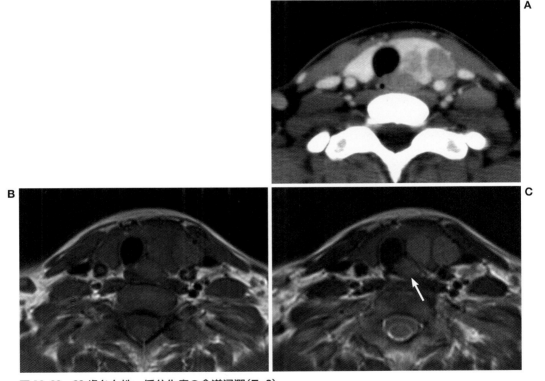

図16-32　20歳台女性　低分化癌の食道浸潤(Ex2)
A：造影CT，B：MRI, T1強調像，C：T2強調像　造影CT(A)では，甲状腺右葉に低吸収域を示す多結節状の腫瘤を認める．MRIでは，T1強調像(B)で甲状腺実質と等信号，T2強調像(C)で高信号を示す．T2強調像では，食道壁の外層を示す低信号域に高信号の病変が入り込む像を認める(C，→)．食道筋層浸潤はあったが，粘膜面への浸潤は認められなかった．

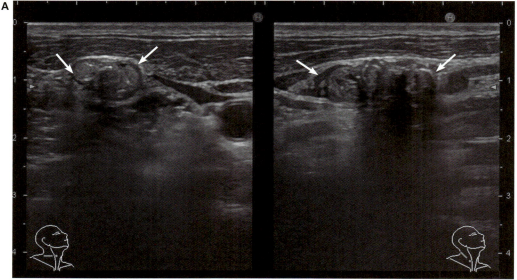

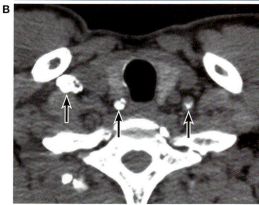

図 16-33　50 歳台男性　乳頭癌のリンパ節転移
A：右頸部超音波画像（左：横断像，右：縦断像），B：単純 CT　超音波検査（A）では，右下内深頸領域に腫大したリンパ節（→）を認める．内部に音響陰影を伴う高エコーが多発しており石灰化を疑う．CT（B）では甲状腺の周囲に石灰化を伴ったリンパ節が多発しており，転移を疑う（→）．（甲状腺内の病変は非表示）

併症の兼ね合いから手術適応外となる場合もある[3]．腫瘍が頸動脈を取り囲む角度が 180°未満であれば剝離可能で，270°を超える場合や動脈に変形がある場合は手術適応外とされるが[68]，乳頭癌においては 270°を超える場合や変形を示す場合でも頸動脈構造の断裂がなければ手術可能な場合がある[69]．

2) リンパ節転移

　乳頭癌はリンパ節転移を伴うことが多い．転移リンパ節は，石灰化や囊胞変性をきたすことが特徴的である．転移リンパ節内にみられる微細な多発石灰化像は，甲状腺内の病変と同様に，超音波検査でしか描出できないことが多いが，粗大石灰化は CT でも指摘できる（図 16-33）．囊胞変性を伴うリンパ節転移は，CT では低吸収から軽度高吸収を示し（図 16-34），MRI では T1，T2 強調像でともに高信号，または T1 強調像で低信号，T2 強調像で高信号を呈する[70,71]．囊胞変性は出血やさまざまな程度の液状壊死によるもので，多彩な吸収値や信号を示す．リンパ節のサイズは，転移の有無の診断に有意な因子とはならな

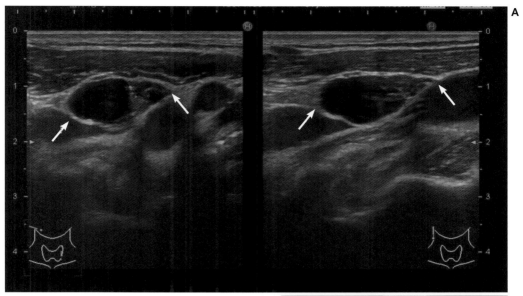

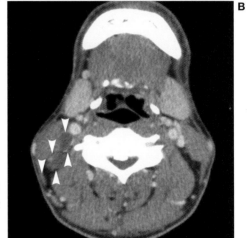

図 16-34 50 歳台男性 乳頭癌のリンパ節転移
A：右頸部超音波画像（左：横断像，右：縦断像），
B：造影 CT 超音波検査（A）では，右上内深頸領域に囊胞変性をきたしたリンパ節腫大を認める（→）．造影 CT（B）では，囊胞変性によって低吸収域を呈するリンパ節が多発して認められる（▶）．

い[72,73]．リンパ節転移の診断には FNAC が行われるが，診断が困難な場合は囊胞成分の Tg を測定すると判明する．囊胞変性を伴うリンパ節転移は，鰓裂囊胞やリンパ管奇形などの良性囊胞性腫瘤と類似した所見を示すので注意を要するが[7]，石灰化や囊胞性の腫瘤がリンパ節と思われる領域に分布していたり，多発していたりするような場合は，甲状腺に病変が同定できなくとも，乳頭癌によるリンパ節転移を疑う必要があると考える．

髄様癌においてもリンパ節転移は比較的高率にみられ，超音波画像で石灰化像と豊富な血流信号を伴うことが多い[74]．

TNM 分類による病期においては組織型によって異なった分類を用いることが推奨されている（Box 16-2）[62]．

802 XVI. 甲状腺・副甲状腺

Box 16-2　甲状腺癌の病期分類

55歳未満の乳頭癌および濾胞癌

I 期	T に関係なく	N に関係なく	M0
II 期	T に関係なく	N に関係なく	M1

55歳以上の乳頭癌および濾胞癌

I 期	T1a，T1b，T2	N0	M0
II 期	T3	N0	M0
	T1，T2，T3	N1	M0
III 期	T4a	N に関係なく	M0
IVA 期	T4b	N に関係なく	M0
IVB 期	T に関係なく	N に関係なく	M1

髄様癌

I 期	T1a，T1b	N0	M0
II 期	T2，T3	N0	M0
III 期	T1，T2，T3	N1a	M0
IVA 期	T1，T2，T3	N1b	M0
	T4a	N に関係なく	M0
IVB 期	T4b	N に関係なく	M0
IVC 期	T に関係なく	N に関係なく	M1

未分化癌

IVA 期	T1，T2，T3a	N0	M0
IVB 期	T1，T2，T3a	N1	M0
IVB 期	T3b，T4a，T4b	N0，N1	M0
IVC 期	T に関係なく	N に関係なく	M1

(UICC 日本委員会 TNM 委員会・訳：UICC TNM 悪性腫瘍の分類，第 8 版(日本語版)．金原出版，2017：52. より許可を得て転載)

5. 副甲状腺疾患

a. 原発性副甲状腺亢進症

　副甲状腺病変が自律的に副甲状腺ホルモン(PTH)を過剰に分泌する疾患である．カルシウムが骨から血中に溶け出し，高カルシウム血症となり，骨病変や尿路結石などを引き起こす．検査によって偶然発見された高カルシウム血症を契機に発見される場合が多いが，反復する尿路結石や骨粗鬆症に対する精査の過程で診断される場合もある．男女比は 1：2～3 で女性に多い．散発性のものと，多発性内分泌腺腫症(multiple endocrine neoplasia：MEN)による遺伝性のものがある．臨床症状は，汎発性線維性骨炎を示す骨病変型，腎結石型，症状のない不顕性型に分けられる．高カルシウム血症によって，のどの乾きや嘔気，食欲低下，便秘，消化器症状，いらいら，易疲労感，筋力低下などさまざまな症状を呈する．血清カルシウム高値，intact PTH 高値によって診断される．原発性副甲状腺機能亢進症の原因となる副甲状腺病変の約 80～85％が単発性の腺腫，12～15％が過形成，2～3％が多発性腺腫，1％が癌である．責任病巣の同定には超音波検査や ^{99m}Tc-MIBI シンチグラフィが用いられる．

　原発性副甲状腺亢進症の大部分を占める腺腫は，超音波検査で甲状腺の背面に接する扁平，楕円形で境界明瞭，内部低エコーの腫瘤として描出される(図 16-35A)．腺腫には被膜があるので，辺縁境界部に縁取るように線状高エコーを認める．副甲状腺の腺腫の診断にはドプラ法が有用で，辺縁から流入する栄養血管の描出や，腫瘤内に豊富な血流信号を認める．大きくなると，内部に囊胞変性や石灰化をきたすことがあり(図 16-36B)，内部エコーが不均一化する．過形成による多発病変も腺腫も同じような超音波所見であるが(図 16-38B)，腺腫よりさらに微小な病変で描出が困難なことがある．過形成では，すべての腺に病変がみられるが，均等に腫大するわけではない．病変が甲状腺背面に描出されない場合は，頸部全体から上縦隔までスキャンして異所性腺腫がないか探索をする．また，正常あるいは腫大したリンパ節や甲状腺結節が副甲状腺病変と紛らわしい場合がある．小リンパ節との鑑別は難しいが，リンパ節では通常高エコーを呈する門構造がみられ，同部から流入する血流を認めることから鑑別する．播種を起こすため，基本的に副甲状腺に対する穿刺は行わない．

　最近のメタアナリシスの報告によると，責任病巣における超音波検査の局在診断の感度と陽性的中率は，76.1％，93.2％である[75]．感度は，腫大腺の大きさや部位，患者の BMI に依存し，多発病変に比べて単発病変で感度が高い[76, 77]．超音波による病変の局在診断を補うものとして併用されるのが，^{99m}Tc-MIBI シンチグラフィであるが，囊胞変性した副甲状腺の病変には集積を示さないことがあり，相補的に用いることが重要である．異所性副甲状腺は超音波検査では診断が困難な場合が多いので ^{99m}Tc-MIBI シンチグラフィと造影 CT や MRI を組み合わせて局在診断を行う．異所性副甲状腺は，食道・気管・咽頭の側面や後面，胸腺内，頸動脈近傍，大動脈弓と肺動脈の間隙(aorticopulmonary window)などに位置する．

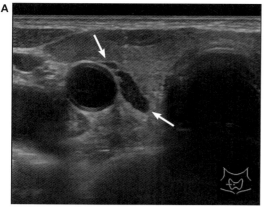
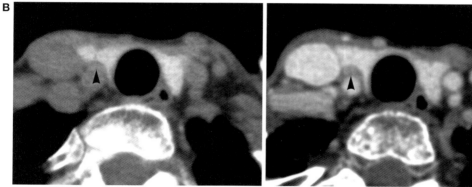

図 16-35 80歳台女性 原発性副甲状腺機能亢進症(腺腫)
A：超音波横断像，B：単純 CT，C：造影 CT　超音波横断像(A)で，甲状腺右葉の下極の背側に極低エコーを示す長円形の腫瘤を認める(→)．甲状腺との境界は線状の高エコーを呈している．単純 CT(B)では甲状腺より低吸収域を示す小結節を認める(▶)．造影 CT(C)では，造影増強されているが甲状腺よりは低吸収を示している(▶)．

　CT では腺腫は甲状腺より低吸収を呈し，造影増強を伴う腫瘤として描出される(図 16-35B)．多血性であることからダイナミック CT を用いた検討がいくつか報告されているが[78〜81]，造影早期相で強い増強効果を示し，遅延相で wash out され，甲状腺組織より低吸収となる．この所見から，リンパ節や Zuckerkandl 結節のような突出した甲状腺組織，甲状腺の結節性病変と鑑別が可能となる[7]．ただし，嚢胞変性をきたした副甲状腺腺腫のダイナミック CT では，通常の腺腫と比較して充実成分の早期造影効果が弱く，遅延相でのwash out も低下していると報告されている[82]．

　MRI では，腺腫は，T1 強調像で甲状腺と等〜低信号，T2 強調像で高信号を示す[83,84]．しかし，細胞密度，嚢胞変性や出血の有無，線維組織濃度によるさまざまな信号を示す[7]．造影 T1 強調像では強い増強効果を認め，ダイナミック CT における造影パターンは CT と同様である[85]．

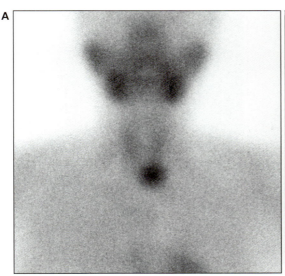 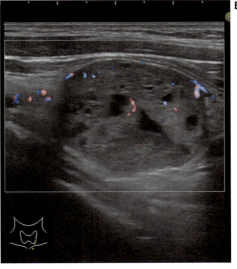

図16-36 70歳台女性 原発性副甲状腺機能亢進症（腺腫）
A：^{99m}Tc-MIBIシンチグラフィ後期相，B：超音波縦断像ドプラ法　^{99m}Tc-MIBIシンチグラフィ（A）で甲状腺左葉の下極レベルに腫瘤状の集積を認める．超音波縦断像ドプラ法（B）では，同部に血流豊富な楕円形の腫瘤を認める．内部に囊胞変性を認める．

b. 続発性副甲状腺機能亢進症

　副甲状腺以外の病変が原因となり，慢性的に血清カルシウム値の低下が続くことによって，これが刺激となり副甲状腺に過形成をもたらすものである．そのほとんどが慢性腎不全によるもので，慢性腎不全の罹患が長くなるほど頻度は高くなり，血液透析患者の約15%にみられる[86]．

　原発性と比較すると，びまん性から多結節性など，副甲状腺の腫大は所見が多彩で，腫大の程度は腺ごとに異なり均等ではない．異所性を含め，過剰腺が存在することもあり，上縦隔を含め十分な検索が必要である．

c. 副甲状腺癌

　副甲状腺機能亢進症の原因の1%以下に認めるまれな疾患である．副甲状腺癌の85%は機能亢進を示し，著明な高カルシウム血症と高PTH血症を示し，骨や腎臓などの臓器障害を伴う頻度が高いことが指摘されている[87]．

　副甲状腺癌は腺腫より大きい傾向にあるため，検出は容易であることが多いが，サイズが小さい場合は，腺腫や過形成と鑑別できるような特異的な所見はない（図16-37）．被膜外へ浸潤し，周囲の気管や食道，反回神経などへの浸潤所見がみられれば，副甲状腺癌と診断できる．

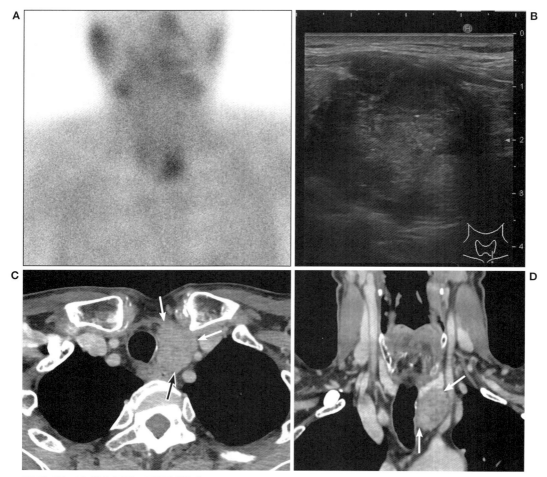

図 16-37　70 歳台男性　副甲状腺癌
A：99mTc-MIBI シンチグラフィ後期相，B：超音波縦断像，C：造影 CT，D：造影 CT 冠状断像
99mTc-MIBI シンチグラフィ（A）で甲状腺左葉の下極レベルに腫瘤状の集積を認める．超音波画像（B）では，内部不均一で辺縁不整な低エコー腫瘤を認める．造影 CT では増強効果の不均一な腫瘤が，甲状腺左葉の下極の尾側に認められる（C, D →）．

6. 多発性内分泌腫瘍症（MEN）

　複数の内分泌臓器および非内分泌臓器に腫瘍や過形成が多発する症候群で，発症病変の組み合わせによりMEN 1型とMEN 2型に分類される．MEN 2型はさらにMEN 2A型，MEN 2B型，家族性甲状腺髄様癌（familial medullary thyroid carcinoma：FMTC）に細分される．MEN 1型は癌抑制遺伝子である*MEN 1*，MEN 2型は癌原遺伝子*RET*の変異をそれぞれ原因とする常染色体優性遺伝子疾患である．

　MEN 1型は，原発性副甲状腺機能亢進症，膵消化管内分泌腫瘍，下垂体腺腫を三大病変とし（図16-38），そのほかにも，副腎皮質腫瘍，胸腺神経内分泌腫瘍，非内分泌腫瘍としては顔面血管線維腫や脂肪腫などが複数の組み合わせで内分泌腫瘍を発生する．原発性副甲状腺機能亢進症は90％以上に発症し，下垂体腫瘍と膵腫瘍は，30〜60％，50〜70％と報告されている[38]．症例の約40〜70％は副甲状腺機能亢進症が初発病変であるとともに，ほぼ全例が40歳までに発症する．MEN 1型の副甲状腺病変は過形成を示し，癌化はまれである．MEN 1で発生する腫瘍の多くは病理学的には良性で，生命予後への影響は小さいが，膵消化管内分泌腫瘍の一部，およびすべての胸腺腫瘍は悪性であり，生命予後を悪化させる．

　MEN 2型の主病変は甲状腺髄様癌と褐色細胞腫であり（図16-39），前者はほぼ100％，後者は約60％に認められる[88]．甲状腺髄様癌と褐色細胞腫のほか，2A型では副甲状腺機能亢進症，2B型では口唇や舌の粘液神経腫，消化管神経節腫を認め，2B型では厚い口唇による特徴的顔貌，マルファン様体型がみられる．一般に，2A型はFMTCより悪性度が高く，2B型の予後はさらに不良である．

　2A型では，甲状腺髄様癌が初発病変で，散発性と比較し若年発症である．癌としては緩徐な経過をとり生命予後は良好である例が多いが，一部は臨床的悪性度の高い経過をたどる．副甲状腺機能亢進症は20〜30％に生じ，髄様癌の診断から長い時間が経過してから発見される．副甲状腺機能亢進症はMEN 1と比較して発症頻度も低く，かつ軽症にとどまることが多い．病理学的には，MEN 1と同様に過形成である．褐色細胞腫は2A型のおよそ50％に生じる．持続型もしくは発作型の高血圧の精査の過程で見つかることが多いが，他の目的での腹部画像検査の際に偶然発見される例が増えている．

　2B型では，悪性度の高い甲状腺髄様癌の早期発症が特徴的である．褐色細胞腫は約70％に発生し，そのうち半数は多発性，両側性である．約40％に腸管の多発神経節腫，約75％にマルファン様体型を示す．

　FMTCでは家系内に甲状腺髄様癌のみが発生する．MEN 2A型や2B型より若干発症年齢は遅い．

　MENに認める副甲状腺腫の超音波画像は，単腺腫大と同様，甲状腺の背側に境界明瞭で円形から楕円形の内部均一なエコーの低い腫瘤を認める（図16-38B）．副甲状腺腫は過形成であり，多腺腫大のことが多い．副甲状腺機能亢進症に甲状腺結節を合併し，髄様癌である場合は，MEN 2Aによる副甲状腺の過形成を疑う．遺伝性の髄様癌は，通常，両側多発性であることが多い（図16-39A）．髄様癌が遺伝性か散発性かは術式を含めて治療方針にかか

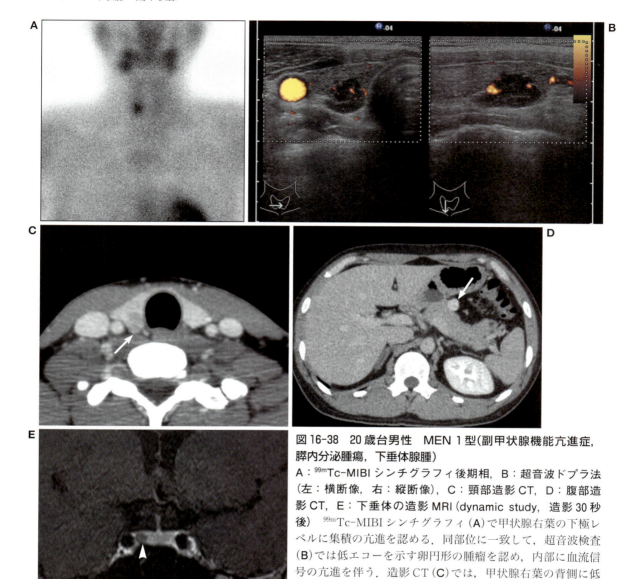

図16-38 20歳台男性 MEN 1型(副甲状腺機能亢進症,膵内分泌腫瘍,下垂体腺腫)
A：^{99m}Tc-MIBIシンチグラフィ後期相,B：超音波ドプラ法(左：横断像,右：縦断像),C：頸部造影CT,D：腹部造影CT,E：下垂体の造影MRI(dynamic study,造影30秒後) ^{99m}Tc-MIBIシンチグラフィ(A)で甲状腺右葉の下極レベルに集積の亢進を認める．同部位に一致して，超音波検査(B)では低エコーを示す卵円形の腫瘤を認め，内部に血流信号の亢進を伴う．造影CT(C)では，甲状腺右葉の背側に低吸収域の小腫瘤(→)を認める．腹部造影CT(D)では，膵体部に強い増強効果を伴う腫瘍を認める(→)．下垂体のダイナミックMRI造影30秒後(E)では，下垂体の右側に低信号を示す微小腺腫(▶)を疑う．

わるので，すべての髄様癌症例に遺伝的検査が推奨される．

　MEN 1型では，下垂体や膵臓，その他の病変に対して，MRIやCT検査を行う．MEN 2A型や2B型の副腎病変に対しては，CT，MRI検査や^{123}I-MIBGシンチグラフィを用いて検索を行う．

6. 多発性内分泌腫瘍症　809

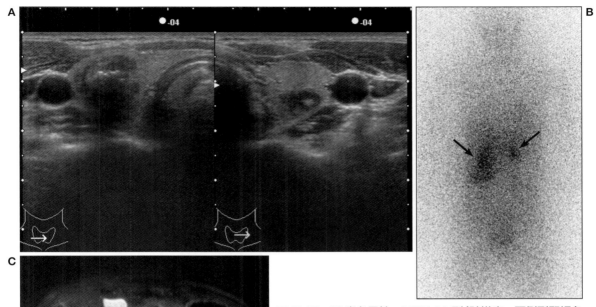

図 16-39　20 歳台男性　MEN 2A 型（髄様癌，両側副腎褐色細胞腫）

A：超音波横断像，B：^{131}I-MIBG シンチグラフィ，C：腹部 MRI，脂肪抑制 T2 強調像　超音波検査（A）では，甲状腺の両葉に内部に石灰化を疑う高エコーを伴った低エコー結節を認める．^{131}I-MIBG シンチグラフィ（B）では両側の腹部に集積の亢進（→）を認める．MRI, 脂肪抑制 T2 強調像（C）では，副腎と思われる位置に高信号を示す腫瘤（→）が左右に認められる．両側副腎の褐色細胞腫が疑われる．

文　献

1) 瀬口春道・監訳：咽頭器官．ムーア人体発生学，原著第 8 版．医歯薬出版，2011：155-189．
2) 安田峯生・訳：頭・頸部．ラングマン人体発生学，第 11 版（原著第 13 版）．メディカル・サイエンス・インターナショナル，2016：287-314．
3) 田中宏子：甲状腺・副甲状腺．多田信平・監修，尾尻博也，酒井 修・編：頭頸部の CT・MRI，第 2 版．メディカル・サイエンス・インターナショナル，2012：681-716．
4) 福島莢彦：甲状腺・副甲状腺（上皮小体）の解剖．日本乳腺甲状腺超音波医学会・甲状腺用語診断基準委員会・編：甲状腺超音波診断ガイドブック，改訂第 3 版．南江堂，2016：13-14．
5) 登 政和：上皮小体の外科解剖．外診 1987；29：147-155．
6) Eslamy HK, Ziessman HA：Parathyroid scintigraphy in patients with primary hyperparathyroidism：^{99m}Tc sestamibi SPECT and SPECT/CT. RadioGraphics 2008；28：1461-1476.
7) 齋藤尚子：副甲状腺疾患の CT, MRI. 画像診断 2013；33：303-313．
8) 寺山 昇，松井 修，眞田順一郎ほか：CT angiography を用いた上甲状腺動脈，上喉頭動脈の検討．第 10 回臨床解剖研究会記録，2006．
9) 尾尻博也：下咽頭・喉頭領域．尾尻博也・編：頭頸部画像診断に必要不可欠な臨床・画像解剖．画像診断 2011；31（臨時増刊号）：s176-s194．
10) 小笠原正文：機器の条件，操作法．日本乳腺甲状腺超音波医学会・甲状腺用語診断基準委員会・編：甲状腺超音波診断ガイドブック，改訂第 3 版．南江堂，2016：1．
11) 鈴木眞一：超音波エラストグラフィ．日本乳腺甲状腺超音波医学会・甲状腺用語診断基準委員会・編：甲状腺超音波診断ガイドブック，改訂第 3 版．南江堂，2016：175-189．
12) 日本医学放射線学会・編：画像診断ガイドライン 2016 年版．金原出版．

13) 齋藤尚子：副甲状腺疾患の CT, MRI. 画像診断 2013；33：280-290.

14) Erdem G, Erdem T, Muammer H, et al：Diffusion-weighted images differentiate benign from malignant thyroid nodules. J Magn Reson Imaging 2010；31：94-100.

15) Nakahira M, Saito N, Murata S, et al：Quantitative diffusion-weighted magnetic resonance imaging as a powerful adjunct to fine needle aspiration cytology for assessment of thyroid nodules. Am J Otolaryngol 2012；33：408-416.

16) Tsubaki F, Kurata S, Tani J, et al：Clinical significance of patterns of increased [18F]-FDG uptake in the thyroid gland：a pictorial review. Jpn J Radiol 2018；36：181-193.

17) 日本核医学会：FDG-PET がん検診ガイドライン 2012 マイナー改訂版.

18) 中駄邦博：診療方針に繋がる画像診断—FDG-PET を中心に—. 最新医学 2015；60：1884-1894.

19) FDG-PET/CT 日本甲状腺学会・編：甲状腺結節取扱い診療ガイドライン 2013. 南江堂，2013：103-111.

20) Marcus C, Whitworth PW, Surasi DS, et al：PET/CT in the management of thyroid cancers. AJR Am J Roentgenol 2014；202：1316-1329.

21) 進藤久和，小林 薫：甲状腺・副甲状腺の超音波画像. 日本乳腺甲状腺超音波医学会・甲状腺用語診断基準委員会・編：甲状腺超音波診断ガイドブック，改訂第 3 版. 南江堂，2016：14-18.

22) 尾尻博也：甲状舌管嚢胞(正中頸嚢胞)の画像所見と臨床. 耳鼻展望 2006；49：381-384.

23) Zander DA, Smoker WR：Imaging of ectopic thyroid tissue and thyroglossal duct cysts. RadioGraphics 2014；34：37-50.

24) 尾尻博也：異所性甲状腺の画像診断. 耳鼻展望 2013；56：133-134.

25) Dighe M, Barr R, Bojunga J, et al：Thyroid Ultrasound：State of the Art Part 1 - Thyroid Ultrasound reporting and Diffuse Thyroid Diseases. Med Ultrason 2017；19：79-93.

26) 宮川めぐみ：破壊性甲状腺炎. 日本乳腺甲状腺超音波医学会・甲状腺用語診断基準委員会・編：甲状腺超音波診断ガイドブック，改訂第 3 版. 南江堂，2016：67-86.

27) 甲状腺結節性病変の疫学，日本甲状腺学会・編：甲状腺結節取扱い診療ガイドライン 2013. 南江堂，2013：8-22.

28) Miyauchi A：Clinical Trials of Active Surveillance of Papillary Microcarcinoma of the Thyroid. World J Surg 2016；40：516-522.

29) Haugen BR, Alexander EK, Bible KC, et al：2015 American Thyroid Association Management Guidelines for Adult Patients with Thyroid Nodules and Differentiated Thyroid Cancer：The American Thyroid Association Guidelines Task Force on Thyroid Nodules and Differentiated Thyroid Cancer. Thyroid 2016；26：1-133.

30) 鈴木眞一：結節性病変. 日本乳腺甲状腺超音波医学会・甲状腺用語診断基準委員会・編：甲状腺超音波診断ガイドブック，改訂第 3 版. 南江堂，2016：48-54.

31) Tessler FN, Middleton WD, Grant EG, et al：ACR Thyroid Imaging, Reporting and Data System (TI-RADS)：White Paper of the ACR TI-RADS Committee. J Am Coll Radiol 2017；14：587-595.

32) 日本超音波医学会用語・診断基準委員会：超音波医学 2011；38：667-668.

33) 福成信博，中野賢英：腺腫様結節・腺腫様甲状腺腫. 日本乳腺甲状腺超音波医学会・甲状腺用語診断基準委員会・編：甲状腺超音波診断ガイドブック，改訂第 3 版. 南江堂，2016：67-86.

34) 齋藤尚子：甲状腺疾患の CT, MRI. 画像診断 2013；33：303-313.

35) Wu CW, Dionigi G, Lee KW, et al：Calcifications in thyroid nodules identified on preoperative computed tomography：patterns and clinical significance. Surgery 2012；151：464-470.

36) Yang TT, Huang Y, Jing XQ, et al：CT-detected solitary thyroid calcification：an important imaging feature for papillary carcinoma. Onco Targets Ther 2016 Oct 13；9：6273-6279. eCollection 2016.

37) Kaida H, Hiromatsu Y, Kurata S, et al：Relationship between clinicopathological factors and fluorine-18-fluorodeoxyglucose uptake in patients with papillary thyroid cancer. Nucl Med Commun 2011；32：690-698.

38) Choi JW, Yoon YH, Yoon YH, et al：Characteristics of primary papillary thyroid carcinoma with false-negative findings on initial (18) F-FDG PET/CT. Ann Surg Oncol 2011；18：1306-1311.

39) Yun M, Noh TW, Cho A, et al：Visually discernible [18F] fluorodeoxyglucose uptake in papillary thyroid microcarcinoma：a potential new risk factor. J Clin Endocrinol Metab 2010；95：3182-3188.

40) Morita S, Mizoguchi K, Suzuki M, et al：The accuracy of（18）［F］-fluoro-2-deoxy-D-glu-cose-positron emission tomography/computed tomography, ultrasonography, and enhanced computed tomography alone in the preoperative diagnosis of cervical lymph node metastasis in patients with papillary thyroid carcinoma. World J Surg 2010；34：2564-2569.

41) Feine U, Lietzenmayer R, Hanke JP, et al：Fluorine-18-FDG and iodine-131-iodide uptake in thyroid cancer. J Nucl Med 1996；37：1468-1472.

42) Dong MJ, Liu ZF, Zhao K, et al：Value of ^{18}F-FDG-PET/PET-CT in differentiated thyroid car-cinoma with radioiodine-negative whole-body scan：a meta-analysis. Nucl Med Commun 2009；30：639-650.

43) Miller ME, Chen Q, Elashoff D, et al：Positron emission tomography and positron emission to-mography-CT evaluation for recurrent papillary thyroid carcinoma：meta-analysis and litera-ture review. Head Neck 2011；33：562-556.

44) 山田恵子：甲状腺疾患の超音波診断. 画像診断 2013；33：266-279.

45) 甲状腺外科学会・編：甲状腺癌取扱い規約, 第7版. 金原出版, 2015.

46) 小林 薫, 藪田智範：低分化癌. 日本乳腺甲状腺超音波医学会・甲状腺用語診断基準委員会・編：甲状腺超音波診断ガイドブック, 改訂第3版. 南江堂, 2016：112-115.

47) Hahn SY, Shin JH：Description and Comparison of the Sonographic Characteristics of Poorly Differentiated Thyroid Carcinoma and Anaplastic Thyroid Carcinoma. J Ultrasound Med 2016；35：1873-1879.

48) 鈴木眞一：甲状腺未分化癌（特集腫瘍外科治療の最前線）. 外科治療 2007；96（増刊）：733-739.

49) Smallridge RC, Ain KB, Asa SL, et al：American Thyroid Association guidelines for manage-ment of patients with anaplastic thyroid cancer. Thyroid 2012；22：1104-1139.

50) FDG-PET/CT 日本甲状腺学会・編：甲状腺結節取扱い診療ガイドライン 2013. 南江堂, 2013：103-111.

51) 日本内分泌外科学会・日本甲状腺外科学会・編：甲状腺腫瘍診療ガイドライン 2010 年版. 金原出版, 2010.

52) Dighe M, Barr R, Bojunga J, et al：Thyroid Ultrasound：State of the Art. Part 2-Focal Thyroid Lesions. Med Ultrason 2017；19：195-210.

53) 内野眞也：髄様癌. 日本乳腺甲状腺超音波医学会・甲状腺用語診断基準委員会・編：甲状腺超音波診断ガイドブック, 改訂第3版. 南江堂, 2016：107-111.

54) Pedersen RK, Pedersen NT：Primary non-Hodgkin's lymphoma of the thyroid gland：a popula-tion based study. Histopathology 1996；28：25-32.

55) Takashima S, Morimoto S, Ikezoe J, et al：Primary thyroid lymphoma：comparison of CT and US assessment. Radiology 1989；171：439-443.

56) Takashima S, Nomura N, Noguchi Y, et al：Primary thyroid lymphoma：evaluation with US, CT, and MRI. J Comput Assist Tomogr 1995；19：282-288.

57) 内野眞也：転移性腫瘍. 日本乳腺甲状腺超音波医学会・甲状腺用語診断基準委員会・編：甲状腺超音波診断ガイドブック, 改訂第3版. 南江堂, 2016：126-129.

58) 福島光浩：胸腺様分化を示す癌（ITET/CASTLE）. 日本乳腺甲状腺超音波医学会・甲状腺用語診断基準委員会・編：甲状腺超音波診断ガイドブック, 改訂第3版. 南江堂, 2016：131-133.

59) Wu B, Sun T, Gu Y, et al：CT and MR imaging of thyroid carcinoma showing thymus-like dif-ferentiation（CASTLE）：a report of ten cases. Br J Radiol 2016；89（1060）：20150726.

60) Yoneda K, Matsui O, Kobayashi T, et al：CT and MRI findings of carcinoma showing thy-mus-like differentiation. Radiat Med 2005；23：451-455.

61) 松津賢一：甲状腺癌の治療 ①乳頭癌. 伊藤公一, 杉野公則・編：甲状腺疾患を極める. 新興医学出版社, 2018：117-122.

62) UICC 日本委員会 TNM 委員会・訳：UICC　TNM 悪性腫瘍の分類 第8版（日本語版）. 金原出版, 2017.

63) Kamaya A, Tahvildari AM, Patel BN, et al：Sonographic Detection of Extracapsular Extension in Papillary Thyroid Cancer. J Ultrasound Med 2015；34：2225-2230.

64) Wang JC, Takashima S, Takayama F, et al：Tracheal invasion by thyroid carcinoma：predic-tion using MR imaging. AJR Am J Roentgenol 2001；177：929-936.

65) Seo YL, Yoon DY, Lim KJ, et al：Locally advanced thyroid cancer：can CT help in prediction of extrathyroidal invasion to adjacent structures? AJR Am J Roentgenol 2010；195：W240-244.

812 XVI. 甲状腺・副甲状腺

66) Romo LV, Curtin HD：Atrophy of the posterior cricoarytenoid muscle as an indicator of recurrent laryngeal nerve palsy. AJNR Am J Neuroradiol 1999；20：467-471.

67) Wang J, Takashima S, Matsushita T, et al：Esophageal invasion by thyroid carcinomas：prediction using magnetic resonance imaging. J Comput Assist Tomogr 2003；27：18-25.

68) Yousem DM, Hatabu H, Hurst RW, et al：Carotid artery invasion by head and neck masses：prediction with MR imaging. Radiology 1995；195：715-720.

69) 田中宏子，河野 敦，川端一嘉ほか：甲状腺乳頭癌により頸動脈浸潤：術前画像診断と手術・病理所見の比較．頭頸部癌 2011；37：88-92.

70) Takashima S, Sone S, Takayama F, et al：Papillary thyroid carcinoma：MR diagnosis of lymph node metastasis. AJNR Am J Neuroradiol 1998；19：509-513.

71) Takashima S, Takayama F, Wang JC, et al：Radiologic assessment of metastases to the thyroid gland. J Comput Assist Tomogr 2000；24：539-545.

72) Hoang JK, Vanka J, Ludwig BJ, et al：Evaluation of cervical lymph nodes in head and neck cancer with CT and MRI：tips, traps, and a systematic approach. AJR Am J Roentgenol 2013；200：W17-W25.

73) Park JS, Son KR, Na DG, et al：Performance of preoperative sonographic staging of papillary thyroid carcinoma based on the sixth edition of the AJCC/UICC TNM classification system. AJR Am J Roentgenol 2009；192：66-72.

74) 山田恵子：甲状腺・副甲状腺．臨床放射線編集委員会・編：癌取扱い規約からみた悪性腫瘍の病期診断と画像診断 2013 年版．臨床放射線 2013；58：1487-1511.

75) Cheung K, Wang TS, Farrokhyar F, et al：A meta-analysis of preoperative localization techniques for patients with primary hyperparathyroidism. Ann Surg Oncol 2012；19：577-578.

76) Berber E, Parikh RT, Ballem N, et al：Factors contributing to negative parathyroid localization：an analysis of 1000 patients. Surgery 2008；144：74-79.

77) Adkisson CD, Koonce SL, Heckman MG, et al：Predictors of accuracy in preoperative parathyroid adenoma localization using ultrasound and Tc-^{99m}-Sestamibi：a 4-quadrant analysis. Am J Otolaryngol 2013；34：508-516.

78) Hunter GJ, Schellingerhout D, Vu TH, et al：Hamberg LM. Accuracy of four-dimensional CT for the localization of abnormal parathyroid glands in patients with primary hyperparathyroidism. Radiology 2012；264：789-795.

79) Hunter GJ, Ginat DT, Kelly HR, et al：Discriminating parathyroid adenoma from local mimics by using inherent tissue attenuation and vascular information obtained with four-dimensional CT：formulation of a multinomial logistic regression model. Radiology 2014；270：168-175.

80) Hoang JK, Sung WK, Bahl M, et al：How to perform parathyroid 4D CT：tips and traps for technique and interpretation. Radiology 2014；270：15-24.

81) Beland MD, Mayo-Smith WW, et al：Dynamic MDCT for localization of occult parathyroid adenomas in 26 patients with primary hyperparathyroidism. AJR Am J Roentgenol 2011；196：61-65.

82) Sillery JC, DeLone DR, Welker KM：Cystic parathyroid adenomas on dynamic CT. AJNR Am J Neuroradiol 2011；32：E107-E109.

83) Grayev AM, Perlman SB, Gentry LR：Presurgical localization of parathyroid adenomas with magnetic resonance imaging at 3.0 T：an adjunct method to supplement traditional imaging. Ann Surg Oncol 2012；19：981-989.

84) Sacconi B, Argirò R, Diacinti D, et al：MR appearance of parathyroid adenomas at 3T in patients with primary hyperparathyroidism：what radiologists need to know for pre-operative localization. Eur Radiol 2016；26：664-673.

85) Nael K, Hur J, Bauer A, et al：Dynamic 4D MRI for Characterization of Parathyroid Adenomas：Multiparametric Analysis. AJNR Am J Neuroradiol 2015；36：2147-2152.

86) 村上 司：副甲状腺腫・過形成・嚢胞，日本乳腺甲状腺超音波医学会・甲状腺用語診断基準委員会・編：甲状腺超音波診断ガイドブック，改訂第 3 版．南江堂，2016：131-133.

87) Schulte KM, Talat N：Diagnosis and management of parathyroid cancer. Nat Rev Endocrinol 2012；8：612-622.

88) 櫻井晃洋：多発性内分泌腫瘍症(MEN)．日内会誌 2014；103：932-939.

XVII

頭頸部における
Interventional Radiology

1. 血管内治療に用いる塞栓物質
2. 血管内治療の実際

はじめに

　頭頸部の interventional radiology（IVR）は，デバイスの発達と IVR-CT や cone-beam CT の導入によりその精度も向上し，適応範囲も多様化してきている．本章ではそのなかでも血管内治療の一部について述べ，血管腫・血管奇形の最近の IVR や血管に富む腫瘍の術前 IVR，そして近年多くの施設で行われている頭頸部動注療法について，その留意すべき血管や動注上の注意点を中心としてまとめた．

1. 血管内治療に用いる塞栓物質

　さまざまな塞栓物質がある（Box 17-1）．血流にのせて末梢側の細い血管を閉塞させる物質や，中枢側の親血管を確実に閉塞させる物質があり，目的に合わせて適切な塞栓物質を選択する．金属コイルは，血管内にコイルを押し出し，引き戻すことができない pushable coil と，血管内にコイルを部分的にリリースした後でも回収可能な detachable coil に大別される．金属コイルはファイバーの有無でも大別され，ファイバー付きのほうが血栓形成能力

Box 17-1　頭頸部の IVR で用いられる塞栓物質[1,2]，硬化剤

1）固形塞栓物質

- ゼラチンスポンジ（吸収性材料）
- PVA 粒子（粒子形状が不整，凝集）
- 球状塞栓物質（エンボスフィア®，ヘパスフィア®など）
- 金属コイル
  pushable coil（さまざまの形状，サイズ，ファイバーの有無など）
  detachable coil（機械式，電気式，水圧式）
- surgical suture（絹糸，ナイロン糸）

2）液体塞栓物質

- NBCA（n-butyl-cyanoacrylate）
- Onyx®

3）硬化剤

- 無水エタノール
- モノエタノールアミンオレイン酸塩（オルダミン®）
- ポリドカノール

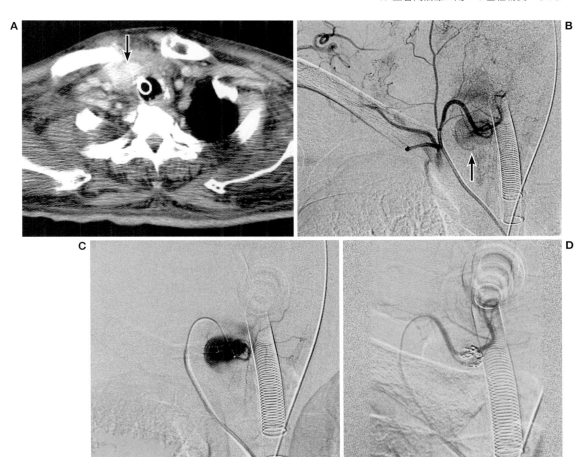

図 17-1　60 歳台男性　気管切開施行後の気管孔からの出血に対する動脈塞栓術
A：造影 CT　気管右側に仮性動脈瘤を疑う造影される領域を認める(→). B：右甲状頸動脈造影　気管右側に円形の濃染域を認める(→). C：下甲状腺動脈選択造影　気管右側の仮性動脈瘤が明瞭に描出された. D：塞栓後の血管造影　マイクロコイルにて塞栓術を施行した. 仮性動脈瘤は消失している. この後, 気管孔からの出血は消失した.

が高い. 最近では, 血液と接触して膨張する性質を有するハイドロゲルをコーティングしたコイルが開発されており, 瘤のパッキングに有用とされている[3]. 緊急の止血目的の IVR では金属コイルは有用である(図 17-1). 球状塞栓物質は頭頸部領域でも多血性頭頸部腫瘍や動静脈奇形などに適応が拡大された. 液状塞栓物質に関しては, 内頸動脈分枝との吻合や脳神経支配動脈の可能性が高い動脈分岐には使用しない.

816　XⅦ. 頭頸部における Interventional Radiology

2. 血管内治療の実際

a. 頭頸部血管腫・血管奇形に対する IVR

　体表・軟部の血管腫・血管奇形は頭頸部，四肢に好発する．多彩な臨床像を呈し，特に頭頸部領域では機能障害や整容上の問題をきたしうる．血管腫・血管奇形は慣用的に「血管腫」と総称され，種々の疾患名があり混同されてきたが，現在では国際血管腫・血管奇形学会(The International Society for the Study of Vascular Anomalies：ISSVA)による分類が用いられている[4]．本邦でも ISSVA 分類に準じて『血管腫・血管奇形・リンパ管奇形診療ガイドライン 2017』[5] が作成された．ISSVA 分類に基づいて正確な診断を行い，治療方針を決定する必要がある(表 17-1，表 17-2)．IVR として硬化療法・塞栓術があり，形態・機能の温存に優れるため重要な治療手段となっている．

1) 血管性腫瘍　vascular tumor

　血管腫は内皮細胞の増殖性(腫瘍性)病変とされる．代表的疾患として乳児血管腫があげられるが，乳児血管腫は生後しばらくして出現し，急激に増大して生後数年で消退する．発生部位との関連から気道閉塞，視野障害や出血などにより緊急的治療が必要な "alarming hemangioma" を除いて，経過観察が原則である(wait and see policy)．一般的に IVR の適応になることは少ない．近年ではプロプラノロールの有効性が報告されている[6]．

2) 血管奇形　vascular malformation

　血管奇形は先天的な血管形成異常とされ，内皮細胞は正常である．病変自体は退縮せずに年齢とともに徐々に増大する．構成成分により毛細血管奇形，静脈奇形，動静脈奇形，リンパ管奇形および複数の成分からなる混合型に分類される．毛細血管奇形の治療は，レーザー治療であり，本稿では割愛する．

① 静脈奇形　venous malformation(VM)

　一般的に「海綿状血管腫」と診断されている病変の多くは静脈奇形である．診断は MRI 脂肪抑制 T2 強調像が有用である．大きな血管腔病変は囊胞様に隔壁を有する高信号として認められるが，一方で小さな血管腔病変は充実性で中間信号として認められる[7]．IVR として経皮的硬化療法が施行され，病変部位や血流速度に応じて種々の硬化剤(ポリドカノール，オルダミン®️，無水エタノール)が使用される(図 17-2)．

② 動静脈奇形　arteriovenous malformation(AVM)

　動静脈奇形は，nidus(ナイダス)と称される異常血管の集合体を介在した動静脈の短絡異常である．病変が局在し外科的切除が可能な場合もあるが，整容上の問題で切除が選択されにくい場合や，病変が広範で切除困難な場合も多い．IVR は疼痛，出血のコントロールや整容的効果を目的に施行される．治療のポイントは nidus の消失であり，不用意な流入動脈の近位塞栓は側副血行路の発達で病態を悪化，複雑化させてしまう．IVR では一般的に流

2. 血管内治療の実際　817

表 17-1　ISSVA 分類

血管性腫瘍（脈管性腫瘍） （vascular tumors）	血管奇形（脈管奇形） （vascular malformations）
• 乳児血管腫（infantile hemangiomas） • 先天性血管腫（congenital hemangio-mas）（RICH，NICH，PICH） • その他の腫瘍（other tumors） 　カポジ肉腫様血管内皮腫（Kaposiform hemangioendothelioma），房状血管腫（tufted angioma）など	低流速脈管奇形（slow-flow vascular malformations） 　• 毛細血管奇形（capillary malformation：CM） 　• 静脈奇形（venous malformation：VM） 　• リンパ管奇形（lymphatic malformation：LM） 高流速脈管奇形（fast-flow vascular malformations） 　• 動静脈瘻（arteriovenous fistula：AVF） 　• 動静脈奇形（arteriovenous malformation：AVM） 混合型血管奇形（complex-combined vascular malformations） 　• CVM，CLM，LVM など

RICH：rapidly involuting congenital hemangioma，NICH：noninvoluting congenital hemangioma，PICH：partially involuting congenital hemangioma，CVM：capillary venous malformation，CLM：capillary lymphatic malformation，LVM：lymphatic-venous malformation
(ISSVA classification for vascular anomalies© 2018 より改変)

表 17-2　血管異常の生物学的，組織学的および臨床に基づく分類

	乳児血管腫	血管奇形
生物学的，組織学的	血管内皮細胞が増殖する 良性腫瘍	先天的奇形 細胞増殖を伴わない血管形成異常
発症年齢	生下時には認めず 乳幼児期に出現	生下時に存在 小児期から青年期にかけて顕在化
経過	急速な進行 90％は自然退縮	身体の成長に比例して増大または緩徐な進行，自然退縮はなし
臨床的事項	表在性結節状 海綿状	low-flow： 　毛細血管奇形（CM） 　静脈奇形（VM） 　リンパ管奇形（LM） high-flow： 　動静脈瘻（AVF） 　動静脈奇形（AVM）

(Ernemann U, Kramer U, Miller S, et al：Current concepts in the classification, diagnosis and treatment of vascular anomalies. Eur Radiol 2010；75：2-11. より改変)

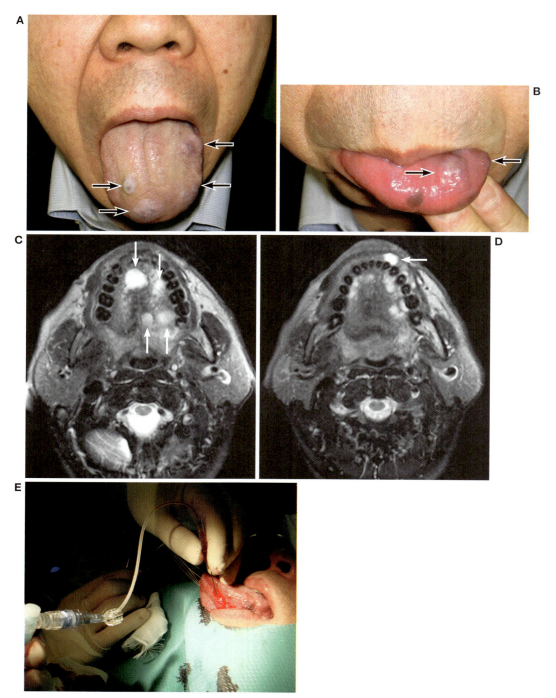

図17-2 40歳台男性 舌と口唇の静脈奇形に対する硬化療法
A：治療前舌写真 舌に暗赤色の膨隆した病変を認める（→）．B：治療前口唇写真 口唇にも同様の病変を認める（→）．C：MRI，脂肪抑制 T2 強調像 舌に多発性に高信号域を認める（→）．D：脂肪抑制 T2 強調像 口唇に高信号域を認める（→）．E：舌と静脈に対する**直接穿刺硬化療法** 22G 針で病変部を穿刺し血液の逆流を認めた．3％ポリドカノール 0.5 mL を二酸化炭素 2 mL と混合してフォームを作成し注入した．

入動脈, 流出静脈の形態に応じて, 経カテーテル的あるいは経皮穿刺により nidus に塞栓物質や硬化剤の注入が行われる(図 17-3). そのほか, 術中出血を軽減する目的の予防的 IVR の意義も大きい.

③ リンパ管奇形 lymphatic malformation(LM)

リンパ管が先天的に拡張しリンパ液を満たした状態である. ピシバニール®による硬化療法が一般的である.

3)治療成績

硬化療法・塞栓術の成績は文献によりさまざまで, 硬化剤の種類によっても治療成績が異なる可能性がある. また, 治療成績は疼痛改善や整容上の改善を評価するため, 客観的, 画一的に評価されにくいこともあげられる. 静脈奇形では硬化療法が治療の第一選択肢となる. 治療効果が高い条件として, 病変が局在し flow が乏しい病変は硬化剤の停滞がよいため硬化療法が有効とされている[7].

4)合併症

合併症としては, 硬化療法に共通する合併症, 硬化剤に特有の合併症と治療部位に付随する合併症があり, 熟知しておく必要がある. 術後の腫脹と疼痛は, 硬化療法の程度にもよるが必発と考えられる. ポリドカノールはモノエタノールアミンオレイン酸塩(オルダミン®)や無水エタノールと比較すると刺激性が少なく, 神経障害や皮膚壊死は生じにくいため, 表在性病変で使用しやすい. ただし, 最も重大な副作用として心筋抑制による心停止の報告があり[8], 大量注入は避けるべきである. 無水エタノールは, 治療効果は高いが皮膚障害, 神経障害のリスクも高い. そのほか, 急性アルコール中毒, 拘縮, ヘモグロビン尿, 多量の血栓流出による肺血栓塞栓症など重篤なものがあげられている[9]. 硬化療法の治療のゴールはあくまでも臨床症状の改善を第一とするべきで, 根治を追求しすぎて重度の合併症をきたさないように注意するのが原則である.

b. 頸動脈仮性動脈瘤に対する IVR

頸動脈の仮性動脈瘤は, 外傷(銃損傷), 炎症性疾患, 手術後, 放射線治療後などに起因するとされ, 頻度は少ないものの疾患の重症性からよく知られている. 出血に対して緊急止血を目的にコイル塞栓が選択される場合があるが, 必然的に親血管は閉塞するため, 十分な側副血行がなければ重度の神経障害をきたしうる. 近年では親血管の温存のためカバードステントを用いた方法が報告されている[10]. ただし, まとまった報告はなく, 長期開存率に関しては不明で今後の課題である(図 17-4).

図 17-3　10 歳台後半男性
頭皮動静脈奇形（AVM）に対する経皮的塞栓術
頭頂部右側に脱毛を伴う 6×4 cm の拍動性皮下腫瘤あり．外科的摘出も検討されたが，手術で脱毛が広範になる可能性があり，IVR が選択された．**A：MRI, T1 強調矢状断像（治療前）**　頭頂部皮下に多数の拡張した flow void を認め（→），AVM が示唆される．**B：右外頸動脈造影**　浅側頭動脈，後頭動脈が拡張し頭頂部皮下に nidus（ナイダス）を認める．**C：左外頸動脈造影**　後頭動脈が優位に拡張し AVM の流入動脈となっている（→）．**D：頭部単純 X 線写真側面像**　頭部をはちまき状に駆血しながら，病変部を 23G 針で直接穿刺造影を施行し，血流の停滞を確認．ヒストアクリル：リピオドール®を 1：1 で混和し，数か所から注入し塞栓した．AVM に注入された塞栓物質が確認できる．**E：MRI, T1 強調矢状断像（治療後）**　AVM 内の血流は消失している．

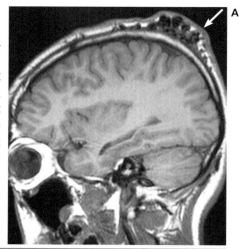
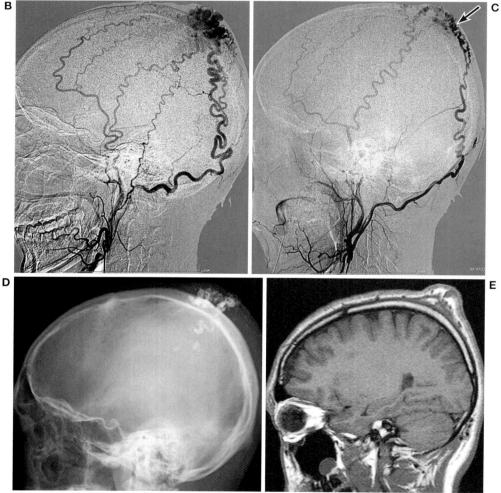

図17-4 80歳台女性 右総頸動脈の仮性動脈瘤の出血に対するカバードステント留置
甲状腺癌で甲状腺全摘出術施行．再発に対して放射線治療施行後．A：造影CT 右総頸動脈を取り巻くように再発腫瘍を認める．また，右総頸動脈の前壁から仮性動脈瘤を認める（→）．
B：腕頭動脈造影 右総頸動脈から仮性動脈瘤を認める（→）．
C：右総頸動脈に10 mmカバードステントを留置 仮性動脈瘤は消失し，止血が得られた．

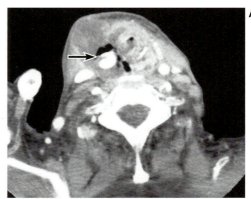
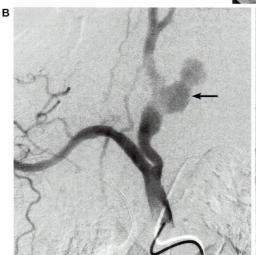
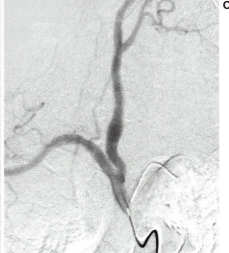

C. 鼻出血の塞栓術

　鼻出血は一般に60％以上にものぼる頻度の高い病態で，10歳以下あるいは35歳以上の2つのピークの頻度をもつ[11]．局所的原因としては，慢性副鼻腔炎や外傷，異物鼻中隔穿孔や血管奇形などで，全身的には血友病，白血病，肝硬変，抗凝固剤服用症例や血小板減少症などである．鼻中隔部ではKiesselbach（キーゼルバッハ）動脈叢で生じる前方出血と鼻腔後上部や中鼻甲介後端から出血する後方出血があり，バルーンやタンポンなどで止血が困難な場合，動脈塞栓術が適応となる．特に後方鼻出血の場合，その責任血管としては蝶口蓋動脈や下行口蓋動脈などの顎動脈の動脈枝である[12]．digital subtraction angiography（DSA）にて浅側頭動脈や中硬膜動脈と眼動脈の吻合や，顎動脈と内頸動脈の吻合あるいは上行咽頭動脈と椎骨動脈との吻合，翼突管動脈から内頸動脈への吻合などが認められる場合は，これらの血管の塞栓は禁忌であり，血流機能解剖の熟知と注意深い観察が必要である．
　マイクロカテーテルを用いてゼラチンスポンジによる塞栓術が一般的であるが，PVA（polyvinyl alcohol）や金属コイルを用いる報告もある[13]．塞栓後の後出血の原因としては同側の顔面動脈からの側副血行路の発達によることが多い．このため，ゼラチンスポンジによ

る顎動脈塞栓後にマイクロコイルで顔面動脈も補足的に塞栓することで側副血行路の発達を抑制するとともに，顔面動脈領域の血行を完全には遮断しないことにより，術後の顔面の痛みや違和感などの有害事象を軽減することが可能である．さらに，従来の重篤な合併症として顔面動脈塞栓術に起こりやすい内頸動脈への塞栓物質の流入による脳虚血・梗塞は，おもに過剰な圧での塞栓物質の注入によると考えられるが，顔面動脈のコイル塞栓では透視下でコイルを認識しやすくこれを回避できる利点がある．この場合に1週間以内に完全止血が得られる成功率は77.3％，長期的止血成功率は95.5％で，有害事象は軽度であるとの報告がある[14]．

d. 若年性血管線維腫の術前塞栓術

本症の術前動脈塞栓術は，鼻内視鏡的手術の際の術中出血量の減少に有用であり，塞栓なしでは3000 mL以上の出血も報告されているが，術前の塞栓により半分以下に減少し，多くは250～600 mLに抑えられる．一側に偏在する腫瘍でも約40％の症例で腫瘍栄養血管は両側性に存在するといわれ，これらを同定し塞栓を施行しない場合，術中出血の危険が増すと考えられている．したがって，腫瘍の存在部位やサイズを考慮し，対側の血管造影により腫瘍栄養血管の注意深い同定と塞栓が重要である（図17-5）[15]．

e. 頭頸部傍神経節腫に対する塞栓術

頭頸部領域に発生する傍神経節腫は比較的まれな良性腫瘍であるが，褐色細胞腫やそのほかの領域に発生する傍神経節腫と同様にきわめて血管に富む．頭頸部では頸動脈小体(頸動脈小体腫瘍)や迷走神経，頸静脈球(頸静脈球型 glomus 腫瘍)，鼓室(鼓室 glomus 腫瘍)に生じることが知られている．これらに対しては摘出術中の出血量を軽減し手術時間を短縮する目的で，腫瘍血管に対し術前塞栓術が必要となる場合がある．

内・外頸動脈分岐部に位置する頸動脈小体に発生する傍神経節腫，いわゆる頸動脈小体腫瘍は95％以上が良性腫瘍だが，解剖学的位置から増大に伴って周囲の血管や神経を圧迫，浸潤しやすく，進行すると下位脳神経症状や失神発作などをきたす．根治治療は外科的摘出術だが，血流が豊富で腫瘍からの出血や下位脳神経障害などの合併症のリスクを伴う．出血量を少なくする目的に，術前の塞栓術が試みられることがあるが，現在その有効性については議論がある[16]．頸動脈小体腫瘍は上行咽頭動脈から分岐する musculospinal artery を主要な栄養血管とするが，増大に伴い上甲状腺動脈や後頭動脈，外頸動脈から直接分岐する細血管が腫瘍に複雑に入り込み，完全な塞栓が困難なことも多い（図17-6）．筆者らは前述の栄養血管の超選択的塞栓術をゼラチンスポンジと金属コイルを用いて行い，特に神経学的合併症もなく術中出血量は50 mL以下に抑えられている[17]．しかし，過去の報告では上行咽頭動脈の musculospinal artery や neuromenigeal trunk など椎骨動脈との吻合により椎骨脳底動脈系の脳塞栓をきたした例もあり，入念な血管同定と hemodynamics の考慮，塞栓物質注入時の逆流を防ぐ注意深い薬剤注入操作などが必須である[18, 19]．また，近年では頸動脈小体腫瘍に対し，直接穿刺による NBCA (n-butyl-2-cyanoacrylate：シアノアクリレート系薬剤)の腫瘍内注入法が安全かつ効果的な塞栓術として報告されているが，なお一般に普及す

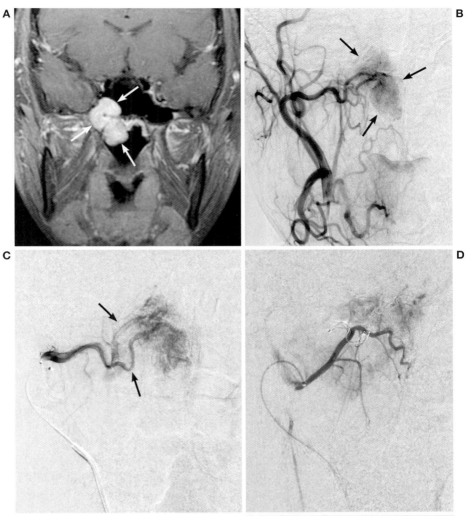
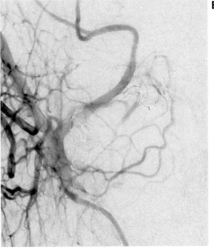

図 17-5 10歳台後半男性　若年性血管線維腫（stage IB)に対する術前動脈塞栓術

A：MRI, 造影 T1 強調冠状断像　右側蝶口蓋孔に接して蝶形骨洞，上咽頭腔に及ぶ増強効果の顕著な雪だるま状の腫瘤を認める(→)．**B：右外頸動脈造影正面像**　顎動脈末梢側に腫瘤に一致する強い腫瘍濃染像がみられる(→)．**C：右側顎動脈選択的血管造影正面像**　蝶口蓋動脈の外側後鼻枝，鼻中隔枝を栄養血管とする腫瘍濃染を認め(→)．1 mm 片ゼラチンスポンジ，白金コイル：IDC 2 mm〜2 cm 3 本，3 mm〜6 cm 3 本で塞栓した．
D：右側翼突筋枝の選択的造影　蝶口蓋動脈塞栓後，翼突筋枝より供給される腫瘍濃染が認められ，cone-beam CT でなお造影されたため，同様にゼラチンスポンジと白金コイルにて塞栓を行った．**E：右側外頸動脈造影正面像**　塞栓後，外頸動脈および内頸動脈から腫瘍濃染が描出されないことを確認．塞栓 2 時間後，内視鏡的副鼻腔手術が施行され，術中出血量は 150 mL であった．

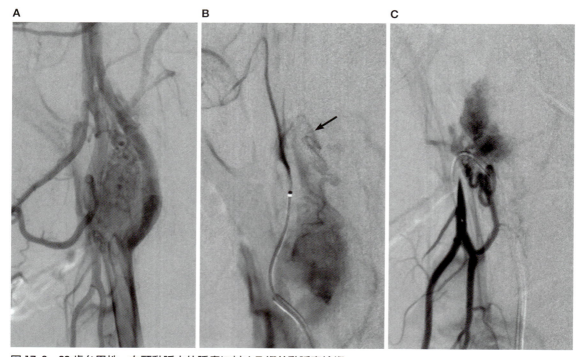

図 17-6　30 歳台男性　右頸動脈小体腫瘍に対する術前動脈塞栓術
A：右総頸動脈造影　頸動脈分岐部に濃染する腫瘍を認める．B：上行咽頭動脈の選択的造影，C：上甲状腺動脈の選択的造影　この症例の栄養血管は，腫瘍の頭側は上行咽頭動脈から分岐する musculospinal branch (→)，尾側は上甲状腺動脈からの分枝であった．それぞれ超選択的にゼラチンスポンジで塞栓された．

るには至っていない[16, 20, 21]．

　一方，鼓室 glomus 腫瘍は，鼓室の迷走神経由来の Arnold 神経や舌咽神経由来の Jacobson 神経から発生し，拍動性耳鳴や伝音難聴，耳痛などの症状をきたす腫瘍で，鼓室から頸静脈球に及んでみられる場合もある(頸静脈鼓室型)．通常は上行咽頭動脈の下鼓室動脈，中硬膜動脈からの上鼓室動脈，顎動脈の第 1 節の小枝である前鼓室動脈などから栄養され，大きくなると内頸動脈からの頸鼓室動脈や後耳介動脈あるいは後頭動脈からの茎乳突孔動脈などが栄養血管として関与するようになる(図 17-7)．術中出血量は術前の腫瘍栄養血管の選択的塞栓術を施行しない場合，平均 500 mL といわれ，塞栓術を施行した場合では出血を顕著に抑えることができると考えられているが，なお術前塞栓の必要性については一定の見解が得られていない．

f. 頭頸部悪性腫瘍に対する動注化学療法

　従来，特に高度進行癌症例では，一般的な全身投与による化学療法は放射線治療を併用した場合でも根治性に乏しく，予後は不良なため緩和療法としての役割が大きかった．現在では動注化学療法が臓器・機能温存性が高く，根治性に優れた治療法として一般的となってきている．したがって，根治的放射線化学療法あるいはネオアジュバント療法，緩和療法(図 17-8)として適応が広がってきている．

図17-7 60歳台女性 左側鼓室glomus腫瘍に対する術前動脈塞栓術

A：**左側側頭骨CT冠状断像** 岬角から鼓膜にかけて外耳道に突出する腫瘤を認める(→)．B：**左側総頸動脈造影側面像** 鼓室に一致した強い腫瘍濃染を認める(→)．C：**中硬膜動脈造影**，D：**後頭動脈造影** 腫瘍の栄養血管は中硬膜動脈後枝の上鼓室動脈(→)と後頭動脈から分岐する上行咽頭動脈の下鼓室動脈(▶)である．E：**左側外頸動脈造影側面像** これらの腫瘍栄養血管を1 mm片ゼラチンスポンジとIDCコイルにて腫瘍濃染が消失するまで塞栓した．

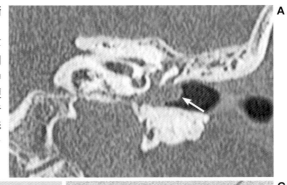
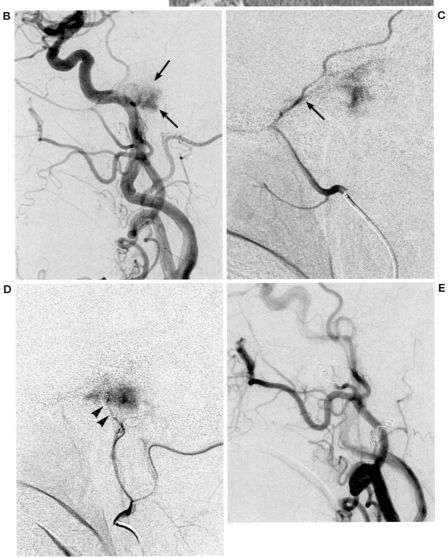

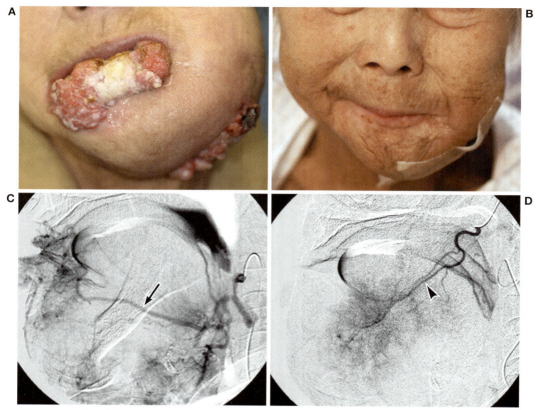

図17-8　80歳台女性　下口唇癌（有棘細胞癌）（T4N2cM1，stage IVC）
A：動注化学療法前，B：動注化学療法2コース終了後　腫瘍は口唇から下顎歯肉・下顎骨に進展し，顎下部皮膚に浸潤している．C：左側顔面動脈造影側面像，D：左側下歯槽動脈選択造影側面像　顔面動脈(→)，下歯槽動脈(▶)へのドセタキセル動注により腫瘍の著明な縮小を認めた(D)．

　Robbinsの提唱する呼称RADPLAT（超選択的動注療法＋照射の同時併用療法）プロトコールの動注理論は，扁平上皮癌に対し濃度に依存した高い抗腫瘍効果を示すシスプラチンを，マイクロカテーテルを用いた超選択的カテーテリゼーションによって腫瘍への薬剤集中性を高めることに優位性があるとされる[22]．それとともに，静脈カテーテルを利用して内頸静脈と鎖骨下静脈あるいは中心静脈においてチオ硫酸ナトリウム（STS）によるシスプラチンの中和をはかることで解毒がなされ，抗腫瘍効果を減じることなく全身への副作用を軽減できる．これにより週1回のシスプラチンの大量投与が可能となり，腫瘍内濃度の高濃度化が得られる．この方法では，シスプラチン耐性腫瘍に対しても，抗腫瘍効果が期待できるとされている．また，放射線治療との同時併用により，今日ではさらに高い臓器温存性と根治性が得られる治療法として本邦でも普及してきている．本邦での報告例でも腎障害の合併症はほとんどみられず，消化器の副作用も軽度で，骨髄抑制はG-CSF（granulocyte-colony stimulating factor：顆粒球コロニー刺激因子）によるコントロールが可能な程度といわれている．また，カルボプラチンやドセタキセルも動注薬剤に用いられ，ドセタキセルはシスプラチン耐性腫瘍に対しても p53 非依存性のアポトーシス誘導と G2/M 期で細胞周期を止めることによる放射線増感作用があり，その抗腫瘍効果が注目されている[23〜25]．

1）治療成績

2000 年の Robbins の報告では 213 例の III 期（28.6％）から IV 期（71.4％）の頭頸部癌に対し，シスプラチン 150 mg/m²，weekly×4 の RADPLAT では完全奏効（CR）率は 80％，局所制御率 74.3％，5 年粗生存率 38.3％，疾患特異性生存率では 53.6％としており，grade 3，4 毒性副作用は 61％でまったくみられていない[26]．本邦ではシスプラチンの投与量は RADPLAT より減じて使用している施設が多いものの，十分高い成績が得られている[27]．また，口腔，中咽頭，下咽頭および喉頭の各扁平上皮癌 T4 進行症例に対する多施設共同臨床試験（phase II）では，RADPLAT 経験施設と非経験施設とでは原発巣の CR 率がそれぞれ 79％，87％（全体で 85％），転移リンパ節では両者合わせて 88％と高い．一方，grade 4，5 の副作用に関しては経験施設ではそれぞれ 14％，0％と，非経験施設の 47％，4％に対して有意に少ない[28]．

Homma らの報告では，RADPLAT に準じた方法で鼻腔・副鼻腔癌 T3-T4 症例で粗生存率が 69.3％，T4b でも 61.1％で，T3-T4a では 71.1％と高い成績が得られている[29]．

Mitsudo らは上顎癌，鼻腔癌を含む 30 例の T3，T4a 進行癌に対し放射線同時併用において，一側あるいは両側浅側頭動脈経由で単一あるいは複数の動注標的血管へのカテーテリゼーションによりドセタキセルとシスプラチンを用いた連日動注を可能としている．grade 3 あるいは grade 4 の粘膜炎および grade 3 嚥下障害を 66.7％に認めたが，局所の CR 率は 100％と高く，残存した転移リンパ節に対しては，治療 4 週後にリンパ節郭清を施行し，高い 5 年生存率（70.2％）と局所制御率（73.0％）が得られている[30]．

2）副作用・合併症

カテーテル操作による脳梗塞は初期には 3％前後といわれるが，一般に頭頸部の動注に慣れている施設では 0.1％前後あるいはそれ以下である．これは，術前の CT や超音波検査あるいは MRI などによる胸部や頸動脈の壁在血栓や狭窄などの厳密なスクリーニング，外頸動脈枝への注意深いカテーテル操作やヘパリン灌流，全身ヘパリン化などによると考えられる．口腔・咽頭粘膜炎は grade 3 以上の粘膜炎が全身化学療法より多いが一過性である．全身的には腎毒性や骨髄抑制があるが，シスプラチンの大量動注ではチオ硫酸ナトリウム（STS）の併用により腎毒性が少ない．塞栓あるいは動注薬剤による神経毒性としては失明，顔面神経麻痺や嚥下障害その他の下位脳神経麻痺があり，危険血管への配慮と十分なインフォームドコンセントおよび術中の入念な対策を施す必要がある．

3）動注手技

Robbins の原法ではシスプラチン投与量は 150 mg/m² であるが，本邦においてはこれを減量して用いている施設も多い[31]．

カテーテルの挿入経路はその目的によって異なる．腫瘍血管への選択的カテーテリゼーションにより腫瘍組織への抗癌剤の灌流濃度を高くする点では同じであるが，投与時間を持続とするかワンショットとするかによる．すなわち，持続動注の場合は浅側頭動脈や後頭動脈から挿入し留置する．また，ワンショットの場合は，通常の Seldinger 法として大腿動脈あるいは上腕動脈からのアプローチとなる．腫瘍が単一栄養血管であれば浅側頭動脈や後頭動脈からのアプローチにより理想的な動注が可能で，多栄養血管の場合は Seldinger 法のほ

828 XVI. 頭頸部における Interventional Radiology

うが容易である．しかし近年では，多栄養血管でも浅側頭動脈と後頭動脈からのアプローチによる複数血管への選択持続動注も行われている[32]．

シース挿入時には全身ヘパリン化(筆者らは体重 50 kg 以上ではヘパリン 5000 単位のワンショット静注と 1000 単位/時間の追加)を行い，カテーテルはコアキシャルシステムによる 5Fr あるいは 4Fr の親カテーテルとマイクロカテーテルを併用して，カテーテル間の隙間に強制灌流を行い，血栓形成を防止する必要がある．

また，実際の動注手技では金属コイルを用いた血流改変を行った非選択的動注(擬似的超選択的動注)と超選択的動注とでは一次効果に有意な差はなく，血流改変を行った非選択的動注はさらに合併症のリスクを軽減させうる合理的手技である可能性も報告されている[33]．

4) 各領域の腫瘍に対する動注化学療法
① 上顎洞

RADPLAT は，2010 年のオランダ発の無作為比較試験では静注の CRT と有意差を示せなかったが，副次解析では腫瘍体積が 30 mL 以上で局在が片側の症例では，有意に高い局所制御率が示された[34,35]．上記の理由に加え，眼球を含めた臓器温存率が高く，stage down による縮小手術あるいは救済手術も施行しやすいなどの理由により，現在では上顎洞癌の動注化学療法は他の頭頸部癌に比べて最もよい適応と考えられている．上顎洞腫瘍へのおもな栄養動脈は顎動脈であるが，シスプラチンの大量動注を行っている施設では，体重 50 kg 以上であれば STS 静注下で同動脈に 100 mL 製剤(シスプラチン 50 mg)を 10 分間で注入し，良好な成績が報告されている[36]．腫瘍の進展方向によっては次のような顎動脈の各枝が栄養血管として灌流する．

1) 鼻腔：蝶口蓋動脈の外側後鼻枝，中隔後鼻枝
2) 前方：眼窩下動脈，顔面動脈
3) 側方：顔面横動脈
4) 洞後方：副硬膜動脈，顎動脈の翼突筋枝など
5) 下方：下行口蓋動脈や顔面動脈からの上行口蓋動脈，中硬膜動脈の口蓋枝(図 17-9)

また，眼窩進展例では眼動脈より前・後篩骨動脈が入り込むが，顎動脈の眼窩枝も栄養血管となりうる．このような場合は，眼動脈からの動注の必要はなく，顎動脈側からの動注でも治療効果が期待できる．顎動脈の眼窩枝と眼動脈枝の吻合により choroidal crescent がみられる場合や，中硬膜動脈・副硬膜動脈あるいは深側頭動脈から眼動脈への吻合[37]がみられる場合は，動注により失明の可能性が高く注意が必要である．そのほか，翼突管動脈や正円孔動脈による内頸動脈との吻合もある．これらの吻合が確認されれば動注は禁忌で，鼻出血や腫瘍血管塞栓術の場合にも同様である．選択する血管によってはキシロカインテストによる神経症状発現の有無を動注前に確認する必要がある．T4 症例では，前述の通り眼動脈からの篩骨動脈も眼窩内進展した腫瘍部分の栄養動脈となっていることも多い．以前は，施設によっては十分なインフォームドコンセントのもとでこの眼動脈にも超選択的動注が行われていたが，Kanoto らは眼窩内進展症例に対して，眼動脈からの動注を行わずとも，顎動脈からの動注で高い局所制御率と眼球温存率を報告しており，現在では眼動脈からの動注の必要性はあまり議論されない[38]．

上顎洞癌に対する RADPLAT の治療成績は良好であるが，現在までのところレトロスペ

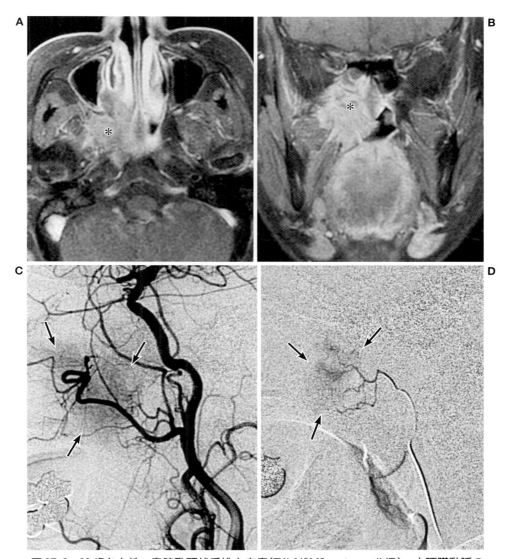

図17-9 60歳台女性 鼻腔乳頭状扁桃上皮癌(T4bN0M0, stage IVB)：中硬膜動脈の口蓋枝

A：MRI, 造影T1強調像, B：造影T1強調冠状断像 右側鼻腔後部から後部篩骨洞，蝶形骨洞にかけて造影される腫瘤(＊)を認め，上咽頭腔および右側咀嚼筋間隙，翼状突起にも進展している．C：右側総頸動脈造影側面像 顎動脈領域に腫瘍濃染を認める(→)．D：中硬膜動脈から分岐する口蓋枝の選択造影 腫瘍の前方部は蝶口蓋動脈から，後方部はこの口蓋枝から血流を受け濃染像を示す(→)．

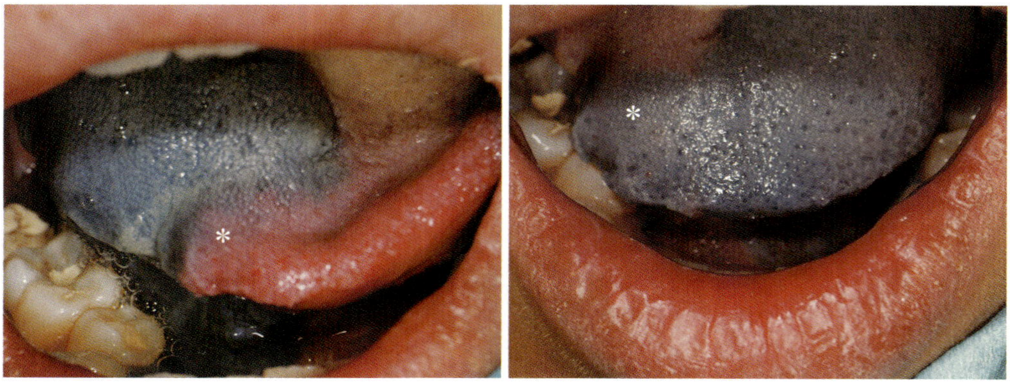

830 XVI. 頭頸部における Interventional Radiology

図 17-10　20 歳台女性　舌癌(T2N0M0, stage II)
A：右側舌動脈インジゴカルミン染色，B：左側インジゴカルミン染色　舌正中部分の血流分布は左舌動脈からの供給が優位である(＊).

クティブな報告にとどまっている．国内の動注療法の標準化と臨床成績を打ち出す目的で，SIRCHS 研究会(Society of Interventional Radiology, CNS, H&N and Spine) と JIVROSG (Japan Interventional Radiology in Oncology Study Group)との協同で上顎洞癌(T3-T4N0 M0)に対する放射線併用シスプラチン動注化学療法の第 II 相臨床試験(JIVROSG-0808)が 2012 年より全国多施設共同研究として進行中である．また，日本臨床腫瘍研究グループ(Japan Clinical Oncology Group：JCOG)からも T4a-T4bN0M0 症例を対象とした臨床試験 (JCOG1212)が 2014 年から進行中である．どちらも動注の際，IVR-CT あるいは cone-beam CT を使用し，FDG-PET も治療効果判定に利用するなど，治療，効果判定の診断精度を上げる工夫がなされたデザインとなっている[39].

② 口　腔

　舌癌は舌辺縁からの発生が多く，偏在しているため腫瘍側の舌動脈が栄養血管であることが多い．舌動脈が単一栄養血管の場合も多いため，浅側頭動脈からの逆行性選択動注の適応になりやすい．通常，舌背動脈が腫瘍栄養血管であり，舌根部では同領域の舌背動脈とともに舌骨上枝も関与しやすい．比較的前方に腫瘍が存在する場合では，対側舌動脈が正中を越えて栄養血管となる場合もあり，剖検でも半数は一側の舌深動脈が正中を越え対側の一部まで灌流するといわれており，注意が必要である(図 17-10)[40].腫瘍により舌深動脈が encasement を受け閉塞・狭窄している場合は，対側舌動脈から供給されることが多く，同側より対側への薬剤動注量を多くする時期もあるが，治療経過により腫瘍が縮小してくれば，同側の舌深動脈が再開通し主たる栄養血管になる[41].口腔底進展例や口腔底腫瘍では，舌動脈枝の舌下動脈の分布が一般的であるが，顔面動脈のオトガイ下動脈や正中下顎枝との発達のバランスによる．これらの腫瘍に対して治療が奏功すると，柔らかい結節が触知される場合でも MRI，T2 強調像では腫瘍の輪郭は不明瞭となり，内部は線維化・瘢痕形成を反映する低信号を示し，効果判定の一助となる(図 17-11).

　下歯肉癌では，頬側歯肉と舌側歯肉部分の血流と下顎骨内部からの血流，さらに臼後部の血流に大別できる．頬側と舌側歯肉はそれぞれ顔面動脈と舌動脈から供給され，顎骨内では

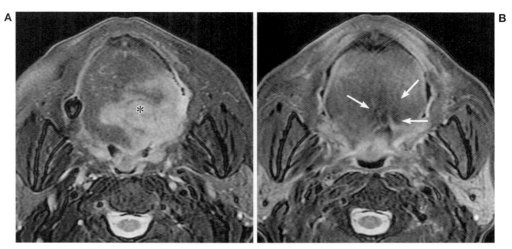

図17-11　60歳台男性　舌癌(T4aN2bM0, stage IVA)
A：治療前のMRI, T2強調像　舌根部を含み舌左側に高信号示す腫瘤(＊)を認め，正中を越えて対側に進展している．チオ硫酸ナトリウム(STS)を併用してシスプラチンを左舌動脈に100 mg，右舌動脈に20 mg動注3コース，60 Gyの放射線治療を併用した．B：動注治療後のT2強調像　腫瘍は消失し，内部に線維化・瘢痕による低信号域を認める(→)．

下歯槽動脈からの歯枝から供給され，DSAでは鮮明な腫瘍濃染として捉えることができる．特に顎骨中心癌の例では主要な栄養血管である．臼後部歯肉や粘膜は下歯槽動脈起始部から前方に走行する臼後枝が分布している．また，下顎正中部での腫瘍では舌側で舌動脈からの舌下動脈や顔面動脈のオトガイ下動脈も栄養血管となりうる[42]．

上顎後方歯肉腫瘍では顎動脈からの後上歯槽動脈，前方歯肉腫瘍では前上歯槽動脈からの供給が主体であるが，腫瘍の進展範囲によっては下行口蓋動脈や顔面動脈の上行口蓋動脈も入る(図17-12)．また，歯肉頬移行部を越えて頬粘膜に腫瘍が進展する場合は顔面動脈や顎動脈の頬動脈からも供給され，頬粘膜癌の腫瘍栄養血管のパターンとなり，上顎洞内に進展する例では上顎洞癌に準じた血管支配を示す．

③ 中咽頭

中咽頭は，硬口蓋，軟口蓋の移行部から舌骨上縁または喉頭蓋谷底部の高さまでの範囲で，前壁・側壁・後壁および上壁の亜部位に分類される．癌の好発部位は側壁が全体の約60％を占め，次いで前壁，上壁で，後壁は5％程度である．これらの亜部位の腫瘍への動注には以下の血管とhemodynamic balanceの考えが必要である[43]．

ⅰ) 前壁型

舌喉頭蓋部領域で，舌根部から喉頭蓋谷が含まれ，舌動脈からの舌背枝や舌骨上枝，特に喉頭蓋谷では，上甲状腺動脈の舌骨下枝，上喉頭動脈[44]が分布する．

ⅱ) 側壁型

口蓋扁桃・扁桃窩，口蓋弓．顔面動脈からの上行口蓋動脈や扁桃枝，上行咽頭動脈が分布する．顔面動脈からの扁桃枝が低形成な場合，舌動脈からの扁桃枝が発達する(図17-13)[45]．上行口蓋動脈の1/4弱は顔面動脈分岐ではなく外頸動脈本幹から分岐する破格を示す[46]．

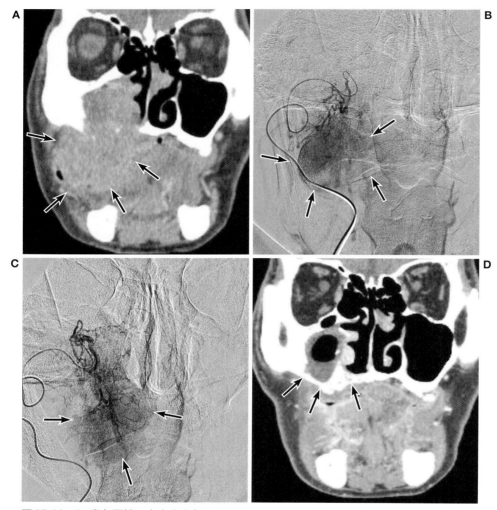

図 17-12　70 歳台男性　上歯肉癌(T4aN0M0, stage IVA)
A：治療前の造影 CT 冠状断像　右側上顎歯肉に骨破壊を伴い上顎洞に進展する腫瘤を認める(→). B：選択的右側後上歯槽動脈造影正面像, C：選択的右側下行口蓋動脈造影正面像　これらの動脈枝を栄養血管として著明な腫瘍濃染を認める(→). ドセタキセルを顎動脈本幹 10 mg, 後上歯槽動脈 15 mg, 下行口蓋動脈 15 mg, 顔面動脈 15 mg それぞれ動注. シスプラチン 60 mg の点滴静注と 5-FU 600 mg の 5 日間連続点滴静注を 2 コースと放射線治療 70 Gy の照射を併用した. D：**動注化学療法後の造影 CT 冠状断像**　腫瘍の著明な縮小と洞底部, 口蓋骨の再生が認められる(→).

iii) 後壁型

　上行咽頭動脈の前枝として咽頭枝がおもな栄養血管である. この咽頭枝は 2～3 本で咽頭上方 2/3 の側壁や後壁に分布し, 反対側の同名枝や上行口蓋動脈, 上甲状腺動脈, 翼突管動脈と吻合. 一方, 上行咽頭動脈後枝の神経髄膜動脈幹は頸静脈孔, 舌下神経管などを通り下位脳神経に分布するほか, 舌下神経枝は舌下神経管に入り, 第 2 頸椎の歯突起先端で対側とアーケードを形成し, 第 3 頸椎レベルの椎骨動脈と吻合(外頸-椎骨動脈間吻合)しており, 危険な吻合として知られている[47].

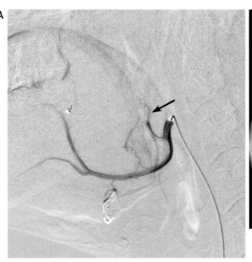
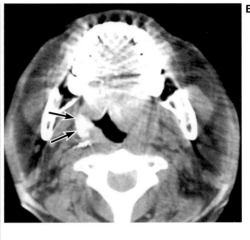

図17-13　30歳台男性　舌癌（T4aN1M0, stage IVA）：舌動脈より分枝する扁桃枝
A：右側舌動脈造影側面像　舌動脈起始部付近より上方に走行する扁桃枝を認める（→）．B：同動脈の cone-beam CT（造影）　扁桃枝により供給される中咽頭側壁の増強効果を示す（→）．

iv) 上壁型

軟口蓋・口蓋垂．顔面動脈の上行口蓋動脈，上行咽頭動脈が主要な栄養血管である．時に顎動脈の下行口蓋動脈も分布する[45]．

④ 下咽頭

下咽頭は前壁を形成する輪状後部，外側の梨状陥凹および咽頭後壁に分類されている．これらの部位では次のように腫瘍の進展方向に特徴があり，原発巣への選択動注の際に腫瘍栄養血管の同定に重要である．

i) 輪状後部

全方向へ進展しやすく初診時にすでに進行例であることが多い．輪状軟骨や輪状披裂筋への浸潤が多く，下方の頸部食道へ進展しやすい．頸部リンパ節転移は40%である．

ii) 梨状陥凹

内側への進展により喉頭外側部を圧排しながら輪状披裂関節に進展し，声帯固定をきたす．さらに声門下まで及ぶ．また，腫瘍増大に伴い対側の梨状陥凹に進展しやすい．外側進展する場合は甲状軟骨の後外側壁の破壊を示すが，輪状軟骨の破壊は少ない．頸部リンパ節転移は75%と高率である．

iii) 咽頭後壁

初診時に大きな腫瘍であるが，椎前筋膜浸潤は後期にみられる．上方進展により口蓋扁桃下部や中咽頭壁に浸潤し，下方進展により輪状後部進展する傾向をもつ．また，頸部リンパ節転移は通常，両側性で40%に認められ，後咽頭リンパ節転移は44%にみられる．

以上の亜部位では潜在的頸部リンパ節転移は50〜80%と高率で，対側への転移も多い．これら原発巣の進展方向やリンパ節転移の特徴を念頭においた栄養血管の同定が重要である．原発巣の主たる栄養血管は上甲状腺動脈であるが，その枝である上喉頭動脈は喉頭のほかに下咽頭へも供給している．そのほか，上甲状腺動脈の近位部の舌骨下枝や舌動脈の舌骨

上枝も関与する．また，腫瘍が正中を越えて増大すれば，対側の同名血管からも分布を示すことが少なくない．しかし，病側からの血管支配のみであることもあるため，過不足のない抗癌剤の動注には IVR-CT や cone-beam CT による灌流領域のチェックが重要な領域である．また，下咽頭腫瘍が食道に進展する場合は，その尾側への進展の程度により，上甲状腺動脈の甲状腺枝から食道・咽頭枝が分布するのみならず，下甲状腺動脈からの下喉頭動脈の同名枝も分布するため，注意深い栄養血管の検索が必要である．

⑤ 喉 頭

近年，腫瘍に対する動注療法による喉頭温存率の高さから，その有用性が評価されている部位である．声門上領域では喉頭蓋，披裂喉頭蓋ヒダ(喉頭面)，披裂，仮声帯が含まれるが，声門領域の腫瘍とともにこれらは上甲状腺動脈から供給される．その主たる動脈枝は上喉頭動脈であるが，特に声門上領域ではさらに舌動脈からの舌骨上枝や上甲状腺動脈からの舌骨下枝による血流もあり，超選択的動注の場合はこれらの同定に注意が必要である．さらに，喉頭腫瘍では上甲状腺動脈の甲状腺枝からの動脈枝も供給しているため，上甲状腺動脈本幹からの動注も考慮しなければならない(図 17-14)．

また，腫瘍が声門下領域にも進展する症例では上喉頭動脈のみならず，下甲状腺動脈の分枝である下喉頭動脈からも供給されるため，鎖骨下動脈での検索が必要となる[45]．

⑥ 頸部リンパ節

頸部転移リンパ節は予後規定因子であり，その診断や治療後の評価が重要である．近年では ^{18}F-FDG-PET/CT の導入により正診率 85.1％と高くなっている[48]．転移リンパ節への動注時は造影 CT や MRI，PET/CT 所見をもとに DSA によるリンパ節濃染の位置の確認に注意が必要である．栄養血管としては，以下のものがあげられる．

ⅰ) オトガイ下リンパ節(IA)・顎下リンパ節(IB)

顔面動脈のオトガイ下動脈，顎下腺枝，時に下歯槽動脈が顎骨を貫いてオトガイ下リンパ節を栄養する(図 17-15)．

ⅱ) 上内深頸リンパ節(IIA，内頸静脈の前方)

外頸動脈の胸鎖乳突筋枝直接枝・上甲状腺動脈の筋枝．

ⅲ) 上内深頸リンパ節(IIB，内頸静脈の外側，後方)，副神経リンパ節

後頭動脈の複数の胸鎖乳突筋枝．一部は上甲状腺動脈あるいは顔面動脈からの枝が入り，後頭動脈からの胸鎖乳突筋枝との吻合．

ⅳ) 中内深頸リンパ節(III)，下内深頸リンパ節(IV)

レベル III は，上甲状腺動脈の筋枝とともに下甲状腺動脈の枝(図 17-16)．レベル IV は，上行頸動脈や頸横動脈から血流を受けやすいが，これらの血管から前脊髄動脈が造影される場合は動注を避けなければならない[45]．

そのほか，後頭動脈からは茎乳突孔動脈も分岐し，動注による顔面神経麻痺の危険があるので，provocation test の必要があるが，偽陰性もありうることに注意が必要である．さらに，後頭動脈の髄膜枝は椎骨動脈と吻合するほか，下行枝も椎骨動脈への側副路を担っている症例では動注禁忌である．

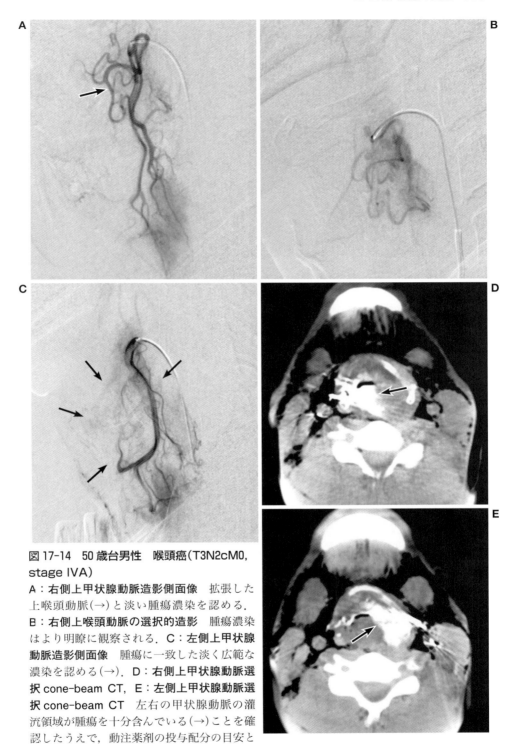

図 17-14 50歳台男性 喉頭癌（T3N2cM0, stage IVA）
A：右側上甲状腺動脈造影側面像 拡張した上喉頭動脈（→）と淡い腫瘍濃染を認める．B：右側上喉頭動脈の選択的造影 腫瘍濃染はより明瞭に観察される．C：左側上甲状腺動脈造影側面像 腫瘍に一致した淡く広範な濃染を認める（→）．D：右側上甲状腺動脈選択 cone-beam CT，E：左側上甲状腺動脈選択 cone-beam CT 左右の甲状腺動脈の灌流領域が腫瘍を十分含んでいる（→）ことを確認したうえで，動注薬剤の投与配分の目安とする．（周囲皮下気腫は気管切開術による）

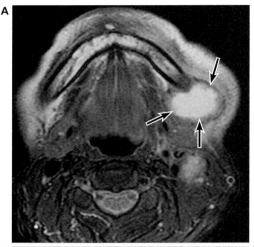
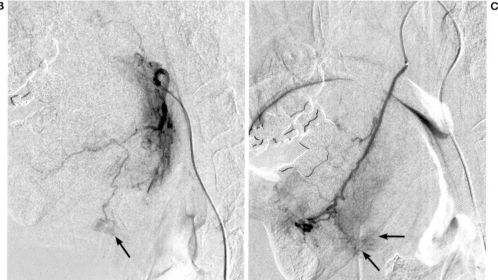

図17-15 70歳台女性 左側下歯肉癌（T2N2bM0, stage IVA）：転移リンパ節IBへの下歯槽動脈から血流
A：MRI, T2強調像 左側IBリンパ節の壊死を伴う腫大を認める（→）．B：左側顔面動脈造影側面像 IBリンパ節の一部の濃染を認める（→）．C：左側下歯槽動脈選択造影側面像 下顎管から顎骨を越えてIBを栄養する動脈枝により濃染を示す（→）．

2. 血管内治療の実際　837

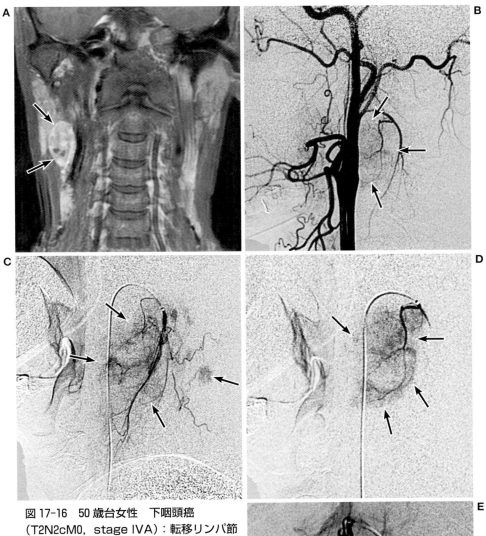

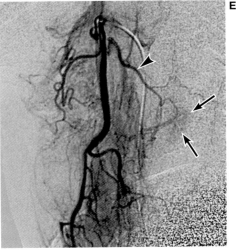

図17-16　50歳台女性　下咽頭癌
(T2N2cM0, stage IVA)：転移リンパ節選択的動注

A：MRI, 造影T1強調冠状断像　右側レベルIIリンパ節への転移を認める(→). B：右側外頸動脈造影側面像　後頭動脈胸鎖乳突筋枝領域に転移リンパ節による濃染を認める(→). C, D：右側後頭動脈胸鎖乳突筋枝(第1枝)の選択的造影　転移リンパ節の濃染を認める(→). E：対側の上甲状腺動脈造影　後下方へ走行する胸鎖乳突筋枝(▶)によりレベルIII転移リンパ節の濃染を認める(→).

文 献

1) 高橋元一郎：頭頸部における Interventional Radiology．多田信平，黒崎喜久・編：頭頸部の CT・MRI．メディカル・サイエンス・インターナショナル，2002：649-670.

2) 中川裕之，和田 敬，穴井 洋ほか：塞栓物質のすべて．4. コイル．IVR 会誌 2010；25：298-309.

3) Gaba RC, Ansari SA, Roy SS, et al：Embolization of intracranial aneurysms with hydrogel-coated coils versus inert platinum coils：effects on packing density, coil length and quantity, procedure performance, cost, length of hospital stay, and durability of therapy. Stroke 2006；37：1443-1450.

4) Enjolras O, Wassef M, Capot R：Color atlas of vascular tumors and vascular malformations. New York：Cambridge University Press, 2007.

5) 難治性血管腫・血管奇形・リンパ管腫・リンパ管腫症および関連疾患についての調査研究班（研究代表者：三村秀文）：血管腫・血管奇形・リンパ管奇形診療ガイドライン 2017（第2版）．≪http://www.marianna-u.ac.jp/va/index.html≫

6) Léauté-Labrèze C, Hoeger P, Mazereeuw-Hautier J, et al：A randomized, controlled trial of oral propranolol in infantile hemangioma. N Engl J Med 2015；372：735-746.

7) Mulligan PR, Prajapati HJ, Martin LG, et al：Vascular anomalies：classification, imaging characteristics and implications for interventional radiology treatment approaches. Br J Radiol 2014；87：20130392.

8) 霜 知浩，日高康治，柳川慎平ほか：ポリドカノールによる血管硬化療法中に2度心停止を起こした小児の1症例．麻酔 2005；54：57-59.

9) 佐々木 了，山本有平，河合桂子ほか：静脈性血管奇形に対する硬化療法（エタノール）．梶原康正・編：血管腫・血管奇形の診断と治療のストラテジー．先端医学社，2004：122-129.

10) Maras D, Lioupis C, Magoufis G, et al：Covered stent-graft treatment of traumatic internal carotid artery pseudoaneurysms：a review. Cardiovasc Intervent Radiol 2006；29：958-968.

11) Schlosser RJ：Clinical practice. Epistaxis. N Engl J Med 2009；360：784-789.

12) Kucik CJ, Clenney T：Management of epistaxis. Am Fam Physician 2005；71：305-312.

13) Dubel GJ, Ahn SH, Soares GM：Transcatheter embolization in the management of epistaxis. Semin Intervent Radiol 2013；30：249-262.

14) Fukutsuji K, Nishiike S, Aihara T, et al：Superselective angiographic embolization for intractable epistaxis. Acta Oto-Laryngologica 2008；128：556-560.

15) Wu, AW, Mowry SE, Vinuela F, et al：Bilateral vascular supply in juvenile nasopharyngeal angiofibromas. Laryngoscope 2011；121：639-643.

16) Abu-Ghanem S, Yehuda M, Carmel NN, et al：Impact of preoperative embolization on the outcomes of carotid body tumor surgery：a meta-analysis and review of the literature. Head Neck 2016；38 Suppl 1：E2386-E2394.

17) Tamura A, Nakasato T, Izumisawa M, et al：Same-day preventive embolization and surgical excision of carotid body tumor. Cardiovasc Intervent Radiol 2018；41：979-982.

18) Persky MS, Setton A, Niimi Y, et al：Combined endovascular and surgical treatment of head and neck paragangliomas—a team approach. Head Neck 2002；24：423-431.

19) Sawlani V, Browing S, Sawhney IM, et al：Posterior circulation stroke following embolization of glomus tympanicum? relevance of anatomy and anastomoses of ascending pharyngeal artery. A case report. Interv Neuroradiol 2009；15：229-236.

20) Derdeyn CP, Neely JG：Direct puncture emobolization for paragangliomas：promising results but preliminary data. AJNR Am J Neuroradiol 2004；25：1453-1454.

21) Abud DG, Mounayer C, Benndorf G, et al：Intratumor injection of cyanoacrylate glue in head and neck paragangliomas. AJNR Am J Neuroradiol 2004；25：1457-1462.

22) Robbins KT, Storniolo AM, Kerber C, et al：Rapid superselective high-dose cisplatin infusion for advanced head and neck malignancies. Head Neck 1992；14：364-371.

23) Koukourakis MI, Bizakis JG, Skoulakis CE, et al：Combined irinotecan, docetaxel and conventionally fractionated radiotherapy in locally advanced head and neck cancer. A phase I dose escalation study. Anticancer Res 1999；19：2305-2309.

24) Imai S, Kajihara Y, Munemori O, et al：Superselective cisplatin（CDDP）-carboplatin（CBDCA）combined infusion for head and neck cancer. Eur J Radiol 1995；21：94-99.

25) Oikawa H, Nakamura R, Nakasato T, et al：Radiotherapy and concomitant intra-arterial

docetaxel combined with systemic 5-fluorouracial and cisplatin for oropharyngeal cancer：a preliminary report—improvement of locoregional control of oropharyngeal cancer. Int J Radiat Oncol Biol Phys 2009；75：338-342.

26）Robbins KT, Kumar P, Wong FS, et al：Targeted chemoradiation for advanced head and neck cancer：analysis of 213 patients. Head Neck 2000；22：687-693.

27）Homma A, Inamura N, Oridate N, et al：Concomitant weekly cisplatin and radiotherapy for head and neck cancer. Jpn J Clin Oncol 2011；41：980-986

28）Robbins KT, Kumar P, Harris J, et al：Supradose intra-arterial cisplatin and concurrent radiation therapy for the treatment of stage IV head and neck squamous cell carcinoma is feasible and efficacious in a multi-institutional setting：results of Radiation Therapy Oncology Group Trial 9615. J Clin Oncol 2005；23：1447-1454.

29）Homma A, Oridate N, Suzuki F, et al：Superselective high-dose cisplatin infusion with concomitant radiotherapy in patients with advanced cancer of the nasal cavity and paranasal sinuses：a single institution experience. Cancer 2009；15；115：4705-4714.

30）Mitsudo K, Shigetomi T, Fujimoto Y, et al：Organ preservation with daily concurrent chemoradiotherapy using superselective intra-arterial infusion via superficial temporal artery for T3 and T4 head and neck cancer. Int J Radiat Oncol Biol Phys 2011；79：1428-1435.

31）Ikushima I, Korogi Y, Ishii A, et al：Superselective intra-arterial infusion chemotherapy for stage III/IV squamous cell carcinoma of the oral cavity：midterm results. Eur J Radiol 2008；66：7-12.

32）Fuwa N, Kodaira T, Furutani K, et al：A new method of selective intra-arterial infusion therapy via the superficial temporal artery for head and neck cancer. Oral Surg Oral Med Oral Pathol Oral Radiol Endod 2008；105：783-789

33）掛端伸也，長畑守雄，対馬史泰ほか：頭頸部癌に対する血流改変を併用した非選択的動注法による化学放射線療法の有用性．頭頸部癌 2001；37：142-148.

34）Rasch CR, Hauptmann M, Schornagel J, et al：Intra-arterial versus intravenous chemoradiation for advanced head and neck cancer：results of a randomized phase 3 trial. Cancer 2010；116：2159-2165.

35）Rasch CR, Hauptmann M, Balm AJ：Intra-arterial chemotherapy for head and neck cancer：is there a verdict? Cancer 2011；117：874.

36）鹿戸将史，小田敦子，細矢貴亮：頭頸部癌の動注化学療法—上顎洞癌の超選択的シスプラチン大量動注療法．IVR 会誌 2009；24：32-36.

37）Adachi B：A. Ophthalmica. In：Das Arteriensystem der Japaner. Bd.2. Kyoto：Maruzen, 1928：103-106.

38）Kaneto M, Oda A, Hosoya T, et al：Impact of superselective transarterial infusion therapy of high-dose cisplatin on maxillary cancer with orbital invasion. AJNR Am J Neuroradiol 2010；31：1390-1394.

39）Homma A, Nakamura K, Matsuura K, et al：Dose-finding and efficacy confirmation trial of superselective intra-arterial infusion of cisplatin and concomitant radiotherapy for patients with locally advanced maxillary sinus cancer (JCOG1212, RADPLAT-MSC). Jpn J Clin Oncol 2015；45：119-122.

40）上条雍彦：舌動脈．脈管学(基礎編)．口腔解剖学．アナトーム社，1982：445-452.

41）Kamitani T, Kawanami S, Asayama Y, et al：Feeding arteries of primary tongue cancers on intra-arterial infusion chemotherapy. Cardiovasc Intervent Radiol 2016；39：227-232.

42）中里龍彦，武田泰典，福田喜安：口腔・中咽頭．臨床放射線 2006；51：471-483.

43）田中法瑞，安陪等思，内山雄介ほか：頭頸部癌の動注化学療法—喉頭癌，咽頭癌に対する動注化学放射線療法．IVR 会誌 2009；24：16-24.

44）松本 恒：動注療法に必要な血管解剖．臨床画像 2006；22：846-857.

45）中里龍彦：頭頸部癌の動注化学療法—頭頸部の領域別血管解剖．IVR 会誌 2009；24：5-10.

46）Adachi B：A. Carotis externa. In：Das Arteriensystem der Japaner. Bd.2. Kyoto：Maruzen, 1928：58-96.

47）Lasjaunias P, Berenstein A, Ter Brugge KG：The branches of the ascending pharyngeal system. In：Ire Brugge：Surgical neuroangiography, 2nd ed., Vol 1, Berlin, Heidelberg, New York：Springer-Verlag, 2001, 203-211.

48) Jeong HS, Baek CH, Son YI, et al：Use of integrated ^{18}F-FDG PET/CT to improve the accuracy of initial cervical nodal evaluation in patients with head and neck squamous cell carcinoma. Head Neck 2007；29：203-210.

和文索引

・複数箇所に載っている用語は，必要に応じて主要説明頁をボールド体で示した.
・症例写真の載っている頁は，イタリック体で示した.

あ

亜急性甲状腺炎　*778*
悪性エナメル上皮腫　*349*
悪性外耳道炎　130, *131*
悪性黒色腫　*43*, 281, *283*, 496, 664, 666
悪性混合腫瘍　745
悪性末梢神経鞘腫瘍　286, 287, 384
悪性リンパ腫
　──（咽頭粘膜間隙）　378
　──（眼窩）　84, *86-88*
　──（頸部リンパ節）　670
　──（口腔）　472, 507
　──（甲状腺）　774, 792
　──（喉頭）　618
　──（上咽頭）　454, *456*, 457, 460
　──（中咽頭）　526, *527*
　──（鼻副鼻腔）　278, *279*
アーチファクト　*40*, 393
アデノイド　427, 430
アデノイド増殖症　*459*
アデノイド肥大　378, *379*
アテローム　714
アブミ骨　108
アブミ骨奇形　*119*
アブミ骨筋　107
アブミ骨動脈　120
アミロイドーシス　**506**, 682
アレルギー性鼻副鼻腔炎　238, **240**, *241*

い

医原性リンパ腫　655
遺残真珠腫　*144, 145*
異所性甲状腺　529, 691, *692*, 772, *773*
異所性副甲状腺　766, 803
一次硝子体過形成遺残　*52, 53*
遺伝性多発性外骨腫症　287
咽喉頭異常感症　538

う

ウイルス感染症　678
う蝕　331

え

液面形成　235, 236, 258, 373, 405, 501, 698, 699, 717
壊死性外耳道炎　130
壊死性唾液腺化生　488, 504
エナメル上皮腫　337, 338, 340, **344**, *345*
エナメル上皮線維歯牙腫　356
エナメル上皮線維腫　337, 338
エブネル腺　476
エプーリス　481, 504
炎症性歯原性嚢胞　338
炎症性浮腫　*578*
炎症性傍側性嚢胞　338

お

黄色骨髄　328, 329
黄色爪症候群　249
横舌筋　466
横紋筋肉腫　*80*, 284, *285, 384*, 415

咽後膿瘍　411, 460, **532**, *535*, **577**, *578*, 711
咽頭後間隙　22, **408**, 446, 512
咽頭後間隙腫瘤　411
咽頭後壁　547
咽頭後壁癌　558, *565*
咽頭後リンパ節　447, *642*
咽頭後リンパ節炎　*461*
咽頭後リンパ節転移　432
咽頭周囲リンパ節　652
咽頭食道憩室　724
咽頭頭底筋膜　426, 429, 439
咽頭粘膜間隙　**372**, 512
咽頭嚢　692
咽頭瘤　725

か

外眼筋　37
外頸静脈リンパ鎖　633
外喉頭神経　594
外骨腫　144, 268
外耳　100
外耳奇形　117
外耳孔　331
外耳道外骨腫　*146*
外耳道真珠腫　144, *146*
外耳道扁平上皮癌　*147*
外斜線　331
外傷後骨膜下血腫　*94*
外傷性骨嚢胞　337
外傷性脈絡膜剥離　*48*
外舌筋　466
開窓療法　344
外側咽頭後リンパ節　642
外側咽頭後リンパ節腫大　*535*
外側咽頭後リンパ節転移　370, 412, 483
外側型声門上癌　600
外側舌リンパ節　467, 640, *641*
外側半規管瘻孔　*141, 183*
外側翼突筋　380
外転神経　434
下位脳神経　430
海綿骨　328
海綿状血管奇形　75, *76*
海綿状血管腫　75, 385, 395, 501, 698, 816
海綿静脈洞　444
海綿静脈洞血栓症　18, 59
外リンパ管　173

オトガイ下間隙　478, 503
オトガイ下リンパ節　392, 638, *639*, 640, 652, 653, 834
オトガイ棘　331
オトガイ孔　331, 493
オトガイ三角　395
オトガイ神経　493
オトガイ舌筋　466, 502, 504

外リンパ瘻　*154*, 175, *176*
下咽頭異物　579, *580*
下咽頭滑膜肉腫　*576*
下咽頭癌　**553**, 569, 659, *837*
　——（TNM 分類）　556
下咽頭頸部食道異物　579
下咽頭・頸部食道憩室　579,
　581
下咽頭喉頭頸部食道摘出術
　560
下咽頭脂肪肉腫　*576*
下咽頭梨状陥凹瘻（梨状窩瘻）
　577, *778*
下顎角部　344
下顎窩骨折　312
下顎管　331
下顎孔　331, 481
下顎後静脈　734
下顎骨　328
下顎骨関節突起欠損　312
下顎骨関節突起骨折　312
下顎骨関節突起発育不全　312
下顎骨関節突起肥大　312
下顎骨骨髄炎　*351*, 386
下顎骨骨髄の加齢変化　*329*
下顎骨転移　384, *385*
下顎枝　344, 491
下顎枝内進展　480
下顎歯肉悪性リンパ腫　*498*
下顎小舌　331
下顎神経（V₃）　381, 446, 481
下顎頭　304, 331
下顎頭骨折　*313*
下顎頭の悪性腫瘍　*313*
化学放射線療法（CRT）　434,
　610, 616
下顎隆起　352
下顎リンパ節　488, *645*
下顎リンパ節転移　480
下眼窩裂　13, 484
蝸牛型耳硬化症　*157, 182*
蝸牛神経低形成　*176*
蝸牛水管　173, *174*
蝸牛内神経鞘腫　*186*
蝸牛瘻孔　*142, 184*
顎下間隙　**390**, 393, 478, 503
顎下腺　391, **734**, 736
顎下腺管　734
顎下腺癌　*395*
顎下腺多形腺腫　*742*

角化嚢胞性歯原性腫瘍　*346*
角化物　346
角化扁平上皮癌　433, *444*
顎下リンパ節　637, 638, *639*,
　652, 653, 834
顎下リンパ節腫大　*395*
顎関節　304, 328
　——（CT 正常像）　*307*
　——（MRI 正常像）　*309*
　——（関節リウマチ）　*315*
　——（矢状断面）　*305*
顎関節円板障害　318
顎関節強直症　312, ***314***
顎関節症　312, **318**
顎関節専用コイル　309
顎関節造影　306
顎関節脱臼　312
顎関節痛障害　318
顎骨　328, 332
　——（CT）　330
　——（MRI）　332
顎骨骨髄炎　349
顎骨内癌　481
拡散強調画像　114, 431, 450,
　740
顎舌骨筋　390, 505
顎舌骨筋神経　504, 505
顎二腹筋下リンパ節　634
顎二腹筋前腹　505
下行口蓋動脈　828
下甲状腺静脈　767
下甲状腺動脈　767, 834
下口唇癌　*826*
下喉頭神経　594
下喉頭動脈　834
下鼓室　105
下歯槽神経　382, 481
下歯槽神経血管束　481
下歯槽動脈　382, 831
下歯肉癌　**480**, *483, 484*, 830
下歯肉扁平上皮癌　482
下縦舌筋　466
下垂体腺腫　15, *808*
仮声帯　586
仮性動脈瘤　819
家族性巨大型セメント質腫
　339
家族性甲状腺髄様癌　807
家族性髄様癌　791
褐色細胞腫　807, 822

滑膜性軟骨腫症　*316*
下内深頸リンパ節　653, 834
化膿性咽頭後リンパ節炎　460
化膿性肉芽腫　264, *265*
化膿性リンパ節炎　411, **675**,
　676, 713
カバードステント留置　*821*
下鼻甲介　331
がま腫　401, 500, **723**, 757, *758*
顆粒球肉腫　86, 87
顆粒細胞腫　476
川崎病　412, 533, 680
眼窩　**32**, 331
眼窩炎症性偽腫瘍　65
眼窩下管　331
眼窩下神経　488
眼窩下神経突出　221, *222*
眼窩下動脈　828
眼窩下蜂巣　225, *227*
眼窩下リンパ節　646
眼窩感染症　62
眼窩骨折　92
眼窩骨膜下血腫　94
眼窩骨膜下膿瘍　*60, 237*
眼窩周囲蜂窩織炎　57, *58*
眼窩上蜂巣　223, *225*
眼窩静脈瘤　**90**, *91*
眼窩先端部　34
眼窩内異物　94, *95*
眼窩内気腫　54
眼窩膿瘍　59
眼窩吹き抜け骨折　*93*
眼窩蜂窩織炎　58, *59, 60, 63*,
　64
含気空洞　331
眼球　35
眼球異物　53
眼球外傷　*55*
眼球金属異物　*54*
眼球後部強膜炎　*50*
眼球突出　61
眼球破裂　***54***, *55*
眼球癆　*51*
眼瞼眼窩中隔　58
含歯性嚢胞　337, 338, **343**, *344*
関節液　323, 325
関節円板　304, **318**, *320-322*
関節窩　331
関節結節　304, 331
関節包　304

関節隆起骨折　312
感染性顎関節炎　312
乾燥性角結膜炎　754
眼動脈　37, 828
眼内炎　51
顔面横動脈　828
顔面神経　**108**, 109
顔面神経陥凹　105, 106
顔面神経頬筋枝　489
顔面神経血管腫　148, 190
顔面神経鞘腫　147, *148, 149,* *190, 191*
顔面神経麻痺　*121,* 141, *143,* 157, *158, 159,* 194
顔面神経裂開　*109*
顔面中央部外側部骨折　295
顔面中央部中心部骨折　289
顔面動脈　828
顔面皮膚扁平上皮癌　*753*
顔面リンパ節　643, 645, *646*
顔面裂　257
間葉性軟骨肉腫　339
顔裂性嚢胞　258, 259, 342, 703, 704

き

気管前リンパ節　650-652
気管傍リンパ節　650-652
菊池病　679, *681*
菊池-藤本病　679
奇形腫　77, 78, 701
危険間隙　**408,** 409, 410
器質化血腫　265, *266*
基底細胞母斑症候群　*347*
キヌタ・アブミ関節　107
キヌタ・アブミ関節離断　*154*
キヌタ骨　108
キヌタ骨長脚欠損　*119*
キヌタ・ツチ関節　105
機能性副甲状腺嚢胞　706, 718
基板　*211*
偽病変　667
気泡　235, 236
木村病　*754, 755,* 679, 680
逆行性選択動注　830
嗅溝　9
臼後三角　**468,** 480, 489, 491
臼後三角癌　490, **491,** *492*
臼後腺　492

臼歯腺　468, 492
球状上顎嚢胞　259, 703
嗅神経芽細胞腫　281, *282,* 666
急性化膿性甲状腺炎　695, 778, *779*
急性骨髄炎　*350*
急性骨髄性白血病　86
急性浸潤性真菌性鼻副鼻腔炎　243
急性中耳炎　123, *124*
急性鼻副鼻腔炎　**235,** *236, 237*
急性扁桃炎　380
胸管　*637*
頬間隙　380, 480, 491
頬間隙唾液腺導管癌　*498*
頬間隙多形腺腫　*500*
頬筋　480, 489, 491, 493
頬骨弓　331
頬骨弓骨折　295
頬骨弓上咀嚼筋間隙　386
頬骨後リンパ節　646
頬骨上顎骨複合骨折　*296, 297*
頬骨単独骨折　*296*
頬骨突起　328
頬骨リンパ節　646
頬脂肪体　489
頬神経　489
頬腺　491
胸腺咽頭管　707
胸腺嚢胞　707, *708*
頬粘膜　468
頬粘膜癌　**488,** *490-492*
強膜炎　49
強膜石灰化　*39*
強膜内陥術　55
頬リンパ節　483, 488, 493, 645
棘孔　11, 28
旭日状所見　358
魚骨　579, 412
巨細胞腫　414
巨細胞性肉芽腫　337
巨舌症　506
巨大篩骨胞　226, *227*
筋円錐内　57
菌球(寄生型)真菌性鼻副鼻腔炎　244
金属アーチファクト　41, 306, 332, 471
金属コイル　814, 815, 821, 822
緊張部型真珠腫　*132, 143*

筋突起　331
筋突起内進展　480
筋肥大　312
筋皮弁　494
筋膜下後頭リンパ節　647
筋膜下腺外リンパ節　644
筋膜上リンパ節　644, 647

く

クリーピング現象　777
クループ　617

け

頸横リンパ鎖　637
頸横リンパ路　637
鶏冠含気　224, *227*
経口的切除術　611
形質細胞腫　280, 618
茎状突起　331
茎状突起過長症　**538,** *539*
頸静脈球　21, 177
頸静脈球型 glomus 腫瘍　822
頸静脈球憩室　177, 178
頸静脈球離開　*178*
頸静脈球裂開　121, *123,* 178
頸静脈憩室　121
頸静脈孔　22, 28, 430
頸椎転移性腫瘍　*415*
頸動脈仮性動脈瘤　819
頸動脈管　28
頸動脈間隙　**402,** 503
頸動脈間隙腫瘍　405
頸動脈間隙膿瘍　*409*
頸動脈鞘　402
頸動脈小体腫瘍　822, *824*
茎突下顎トンネル　366, 367, *369*
茎突舌筋　466, 467
茎乳突孔　28, 732, 747
頸部間隙　363, 364
頸部胸腺嚢胞　707
頸部結核性リンパ節炎　*407*
頸部僧帽筋下リンパ群　636
頸部組織間隙　26
頸部膿瘍　*577*
頸部リンパ節　**631,** 652
頸部リンパ節腫大　656
血液リンパ性腫瘍　339

結核　713
結核性脊椎炎　417
結核性リンパ節炎　**676**, *677*, *713*
血管圧迫性神経症　*74*
血管奇形　385, 386, **698**, 816
　　——に対するIVR　816
血管後リンパ節　638, 639, 652
血管腫　264, 385, 386, 501, 617, *618*, 816
　　——（顎骨中心性）　356
　　——に対するIVR　816
血管性腫瘍　816
血管前リンパ節　638, 652
血腫　417
血栓性静脈炎　406, *407*
血中サイログロブリン（Tg）　770, 784, 787
血瘤腫　265, *266*
ケルビズム　339, 356
幻影細胞性歯原性癌　338
肩甲舌骨筋上リンパ節　635, *636*
原始性歯原性腫瘍　338
原始性嚢胞　337, 344
原発性骨内癌　338
原発性線毛運動不全症　249
原発性副甲状腺機能亢進症　791, 803, *804*, *805*, 807
原発不明癌　436, 665
減量手術　354

こ

高悪性度粘表皮癌　*751*
高圧酸素療法　615
高位頸静脈球　121, *177*, 178
後オトガイ下リンパ節　640
口蓋弓　512
口蓋垂　514
口蓋舌筋　466, 467
口蓋腺　467, 488
口蓋突起　328
口蓋扁桃　512, *527*
口蓋帆挙筋　110, 429
口蓋帆張筋　110
口蓋隆起　352
口蓋裂　*259*
岬角　105
硬化剤　814

硬化性骨髄炎　352, **355**
硬化性歯原性癌　338
後頬リンパ節　645
咬筋　480
口腔　466
口腔乾燥症　754
口腔再建術　494
口腔前庭　466
口腔底　**390**, 466, 502
口腔底がま腫　*501*
口腔底癌　**476**, *480*, *481*
口腔底唾石　*504*
口腔底膿瘍　503
口腔底蜂窩織炎　398, 504
口腔底リンパ管腫　*502*
後頸間隙　417
後頸三角　363
硬口蓋　331, **467**
硬口蓋壊死性唾液腺化生　*504*
硬口蓋癌　485, **486**, *489*
硬口蓋多形腺腫　*499*
硬口蓋粘表皮癌　*497*
好酸球性中耳炎　125
好酸球性肉芽腫　79, 356
好酸球性鼻副鼻腔炎　238, **241**, *242*, 247
後篩骨洞　212
甲状間リンパ節　648
甲状喉頭蓋靱帯　589
後上歯槽動脈　831
甲状舌管　689
甲状舌管嚢胞　399, *400*, **689**, *690*, *691*, 772, *773*
甲状舌骨膜　591
甲状舌骨膜浸潤　*610*
甲状腺炎　*577*
甲状腺癌　420, 664, 802
甲状腺癌リンパ節転移　663
甲状腺機能亢進症　*66*
甲状腺眼症　63, **64**, *65*, *66*
甲状腺髄様癌　807
甲状腺前リンパ節　650, 651, 652
甲状腺中毒症　774
甲状腺乳頭癌　721, *723*
甲状腺ホルモン　766
鉤状突起　*211*
鉤状突起含気　220, *221*
鉤状突起偏位　*220*
甲状軟骨　544, 591

甲状軟骨浸潤　*608*
甲状軟骨側板の非対称　620
甲状披裂間隙　546
甲状披裂筋　593
甲状リンパ節　649, 651
口唇　**466**, 493
口唇癌　490, **493**
口唇腺　493
後天性真珠腫　133
喉頭蓋　586, 591
喉頭蓋炎　617
喉頭蓋窩　21
喉頭蓋谷　514
喉頭蓋谷嚢胞　*709*
喉頭外傷　620
喉頭外進展　562, 564, 607, 609
喉頭蓋前間隙　589, 605
喉頭癌　**597**, 607, 659, *835*
　　——（TNM分類）　606
喉頭気管気管支炎　617
喉頭気管前リンパ鎖　650
喉頭機能温存手術　609-611
喉頭筋　593
後頭骨　2, 11, 21
喉頭骨格　591
喉頭室　586
喉頭室憩室　725
喉頭前リンパ節　648, 652
喉頭軟骨　591
喉頭軟骨浸潤　560
喉頭粘膜　586
　　——（内視鏡写真）　*587*
喉頭の変形　620
喉頭瘤　**617**, *618*, **725**, *727*
後頭リンパ節　643, 646, *647*
口内法　330
後鼻孔閉鎖　*258*
口鼻膜　257
高分化癌　787
硬膜外膿瘍　*416*
口輪筋　489, 493
後輪状披裂筋　593
鼓室　105
鼓室glomus腫瘍　*150*, 822, 824
鼓室硬化症　125, *127*, *128*, *137*
鼓室洞　105, 106
鼓室内軟部組織　107
鼓室壁　105
骨炎　356

和文索引 **845**

骨芽細胞腫　339, 352
骨化性血管腫　148
骨化性迷路炎　141, *142*, 179, *181*
骨形成線維腫　268, *269*, 337, 339, 352, **356**, *357*
骨形成不全症　155, 180
骨腫　144, 268, *269*, 339, 352
骨髄炎　486
　　──(慢性期)　356
骨髄信号異常　324
骨性脊索腫　15
骨粗鬆症　*329*
骨島　268
骨軟骨腫　***317***, 339, 352
骨肉腫　286, *288*, 339, 352, 356, **358**
骨嚢胞　339
骨破壊様式　480
骨膜下膿瘍　59
骨膜性骨肉腫　339
骨膜反応像　358
骨梁　328, 331
鼓膜張筋　107
鼓膜被蓋　100, 106
固有口腔　466
孤立性線維性腫瘍　82, *85*, 283
コレステリン肉芽腫　*129*, *130*, *137*
コレステリン嚢胞　129
根管　331
根尖吸収　345
根治的放射線治療　434, 609, 611

さ

最下甲状腺動脈　767
鰓器官　692
鰓後体　764
鰓嚢　692
再発口腔癌　494
再発真珠腫　*115*
再発性多発軟骨炎　*49*, 620
再発多形腺腫　*744*
鰓裂　692
鰓裂嚢胞　399, **692**
　　──, 第 1　**692**, *693*, *694*
　　──, 第 2　399, *400*, 693, *694-697*

──, 第 3　**695**, 696
──, 第 4　695
鰓裂奇形　697
鎖骨上窩リンパ節　637, 652, 653
サルコイドーシス　49, 63, **68**, *71*, *681*
三叉神経　429, 430, 434, 484
三半規管　172
残留嚢胞　337, **340**, *342*

し

耳窩　170
耳介下リンパ節　644, 653
耳介前リンパ節　644, 653
四角膜　591
歯牙腫　337, 338, ***352***, *353*, 356
耳下腺　732
耳下腺管　732, 734
耳下腺間隙　380, **388**
耳下腺気腫症　**756**, *757*
耳下腺脂肪腫　*370*
耳下腺腫瘍　*739*
耳下腺腫瘤核出術　741
耳下腺多形腺腫　*369*
　　──術後再発　*720*
耳下腺内顔面神経　732
耳下腺内神経鞘腫　*748*
耳下腺内リンパ節　653
耳下腺乳頭　468
耳下腺リンパ節　483, 643, *644*, 653
歯科用ロールワッテ　471
磁化率アーチファクト　233
耳管　110, 426
時間信号強度曲線　737
弛緩部型真珠腫　*132*, *135*, *137*
耳管隆起　426
歯原性角化嚢胞　337, 338, 344, **345**, *346*
歯原性癌腫　338, 340, **347**
歯原性腫瘍　339, 344
歯原性石灰化上皮腫　337, 356
歯原性石灰化嚢胞　337, 356
歯原性線維腫　337, 338, 356
歯原性肉腫　338
歯原性粘液腫　337, 338
歯原性粘液線維腫　338
耳硬化症　155, 180

篩骨　2, 11
篩骨小孔　9, 28
篩骨洞　210
篩骨洞粘液瘤　*74*
篩骨洞変異　225
自己免疫疾患　312
歯根嚢胞　337, 338, **340**, *341*, *342*, *359*
歯根膜　331
歯根膜腔　331
獅子様顔貌　256
耳小骨　105
耳小骨奇形　*118*, *120*
耳小骨脱臼　*152*
耳小骨離断　*112*, 153, *194*
視神経　37
視神経炎　**72**, *74*
視神経管　11, 28
視神経膠腫　81, *84*
視神経周囲炎　**72**, *75*
視神経鞘　37
視神経鞘髄膜腫　82, *85*
視神経脊髄炎　72
視神経突出　*228*
歯髄腔　331
シスプラチン　826
歯性感染　503
歯性上顎洞炎　248, *249*
耳性髄膜炎　*125*
脂腺嚢胞　714
歯槽孔　484
歯槽硬線　331
歯槽骨頂　481
歯槽頂部　480, 483
歯槽突起　328
歯肉　467
歯肉癌　*348*, *836*
歯肉嚢胞　339
歯嚢　340
耳板　170
耳胞　170
脂肪腫　619, 714, 715, *716*
脂肪髄　329
脂肪肉腫　575
脂肪変性　397
若年性血管線維腫　262, *263*, ***822***, *823*
斜台　22
縦隔内甲状腺腫　781
充実型腺房細胞癌　*752*

周辺性巨細胞肉芽腫　339
術後再発多形腺腫　718
術後性上顎囊胞　253, *255*
術後性囊胞　710, *711*
術後瘢痕　*744*
術後変化　55
術前動脈塞栓術　*823, 824*
シュナイダー粘膜　261
上咽頭悪性リンパ腫　*378, 455*
上咽頭癌　372, 375, 377, 383,
　412, **432**, 435, 436, 438, 440,
　441, 443-445, 447-449, 457,
　460
　　──治療後　*451, 452*
上咽頭貯留囊胞　*709*
上喉頭動脈　831
上咽頭粘膜面　427
漿液性囊胞　708
上顎結節　331, 483, 484
上顎骨　328
上顎歯肉癌　*832*
上顎神経(V₂)　430, 446, 484
　　──突出　230, *231*
上顎洞　207, 331
上顎洞癌　*271, 828*, 488
上顎洞性後鼻孔ポリープ　*252*
上顎洞低形成　220, *221*
上顎洞副口　220, *222*
上顎洞変異　220
上眼窩裂　11, 28
上眼静脈　38
上強膜炎　49
上行咽頭動脈　822, 824, 832,
　833
上行口蓋動脈　828, 832, 833
上甲状腺静脈　767
上甲状腺動脈　767, 832, 833
上口唇癌　*493*
上喉頭神経　594, 768
上鼓室　105
小耳症　117
硝子体　35
硝子体出血　*54*
硝子体膿瘍　51
上歯肉癌　**483**, 485, *486-488*
　　──局所再発　*494*
上歯肉・硬口蓋扁平上皮癌
　485
上歯肉腺様囊胞癌　*497*
上縦舌筋　466

小唾液腺　457, 467, 468, 493,
　496, 732
小唾液腺腫瘍　526, 619
上内深頸リンパ節　653, 834
小児急性熱性皮膚粘膜リンパ節
　症候群　680
小脳橋角部　185, 193
小脳橋角部髄膜腫　8, *166, 189*
小脳膿瘍　*140*
上半規管裂隙症候群　173, *174*
紙様板欠損　33, 228, *229*
静脈(血管)奇形　89, 385, *387*,
　395, 617, 698, *700, 701*, 816
　　──に対する硬化療法　*818*
静脈血栓症　23, *61*
静脈石　501, 698
静脈リンパ管奇形　89, *90*, 698,
　700
食道筋層進展　567
食道入口部括約筋　549
尻尾徴候　401
深顎下リンパ節　638
真菌性鼻副鼻腔炎　**243**, *244-*
　247
神経外胚葉性腫瘍　281
深頸筋膜　362, 380
神経原性腫瘍　75, 715
神経周囲進展　17, 35, 377, 430,
　441, 446, 748
神経鞘腫　715, 716, *717*
　　──(眼窩)　75, *77*
　　──(頸動脈間隙)　405
　　──(口腔)　498
　　──(耳下腺)　746
　　──(椎周囲間隙)　415
　　──(鼻副鼻腔)　266, *267*
　　──(傍咽頭間隙)　370, *373*
神経線維腫　715, 716, *718*
　　──(眼窩)　75
　　──(頸動脈間隙)　405
　　──(椎周囲間隙)　415
　　──(鼻副鼻腔)　266
　　──(傍咽頭間隙)　370, *371*
神経線維腫症 1 型　81, *371*,
　716
神経線維腫症 2 型　*188*
神経内分泌癌　277
神経内分泌腫瘍　277, *278*
深頸部膿瘍　532, *534*
深頸リンパ節　652

信号雑音比　309
人工内耳　175
深耳下腺リンパ節　644
真珠腫　*114*, **131**, *138, 140-142*,
　181, 183
滲出性中耳炎　125, *164*
浸潤性下垂体腺腫　*16*
深側頭リンパ節　633, *635*

す

髄外性形質細胞腫　280
水晶体　35
水晶体脱臼　*56*
錐体骨骨髄炎　23
錐体骨稜　21
錐体尖部真珠腫　*133*
錐体隆起　105, 106
垂直喉頭半切除術　611, 612
垂直喉頭部分切除術　609, 611
垂直舌筋　466
膵内分泌腫瘍　*808*
水平喉頭部分切除術　612
髄膜炎　179
髄膜腫　20, 22, *23*, 185, 188,
　268
髄膜播種　191
髄様癌　791, *792, 809*
頭蓋底骨髄炎　453, *454*
頭蓋底浸潤　429, 439
頭蓋底リンパ節　643
頭蓋内異物　*10*
すりガラス状　183, 256, 257,
　354, 357

せ

正円孔　11, 12, 28, 441, 484
正円窓　107
静止性骨空洞　337
声帯　586
正中下顎囊胞　259
正中頸囊胞　689
正中口蓋囊胞　259
正中口蓋縫合　331
正中舌(舌下)リンパ節　467
声門下癌　604
声門下進展　602
声門癌　**602**, *603, 604*, 727
　　──(軟骨壊死)　*616*

和文索引　**847**

声門上炎　617
声門上癌　**597**, *598-601, 616*, 660
声門上喉頭部分切除術　609, 612
脊索腫　415
赤色骨髄　328
舌　466
舌アミロイドーシス　*506*
舌咽神経　430
舌下　390
石灰化頸長筋腱炎　414
節外性辺縁帯 B 細胞リンパ腫 792
石灰沈着性頸長筋腱炎　533, 535, *536*
舌下間隙　390, 391, 393, 467, 474, 478, 479
舌下間隙神経鞘腫　*500*
舌下間隙膿瘍　*503*
舌下間隙類皮嚢胞　*394*
舌下間隙類表皮嚢胞　*399*
舌下神経　391, 434, 474, 478, 504
舌下神経管　22, 28, 430
舌下神経障害　504
舌下神経鞘腫　*404*
舌下腺　391, 479, 736
舌下腺腺様嚢胞癌　*497*
舌下リンパ節　474, 476
舌癌　*348*, **473**, *476, 477-479, 830, 831, 833*
　　——局所再発　*494, 496*
舌口腔底血管腫　*502*
接合部リンパ節　*634, 636*
舌骨　331
舌骨下筋群　689
舌骨下頸部　420
舌骨喉頭蓋靱帯　589
舌骨上頸部　366
舌骨上枝　834
舌骨舌筋　466, 467
舌骨傍リンパ節　*641*
舌根　514, *527*
舌根部異所性甲状腺　*531*
切歯管嚢胞　704
舌神経血管束　474, 478
舌神経痛　505
舌神経麻痺　505
舌中隔　467, 474

舌動脈　392, 830
舌背動脈　830
舌扁桃溝　512
舌紡錘細胞癌　*497*
舌盲孔　689
舌リンパ節　474, 476, 640, 641
セメント芽細胞腫　338, 356
セメント質形成線維腫　268, 338
セメント質骨性異形成症　268, 337, 339, 352, **355**, 356
ゼラチンスポンジ　821, 822
線維性異形成症　181, 339, **352**, *354*, 356
線維性筋拘縮　312
線維性骨異形成　15, *17, 183*, 256, *257*
前オトガイ下リンパ節　640
腺癌　270, *275*
全眼球炎　51
前頬リンパ節　645
浅頸筋膜　362
前頸静脈リンパ鎖　648, *649*
前頸静脈リンパ節　648, 652
前頸部リンパ節　652, 653
浅頸リンパ節　652
前頸リンパ節　648, 649
腺後リンパ節　638, 652
穿刺吸引細胞診　764, 769
前篩骨孔　*230*
前篩骨動脈　228, *230*
前斜角筋リンパ節　635
腺腫様結節　788
腺腫様甲状腺腫　780, *782*
腺腫様歯原性腫瘍　338, 356
腺腫様腫瘍　150
前上歯槽動脈　831
腺性歯原性嚢胞　339
前舌腺　476
腺前リンパ節　638, 639, 652
浅側頸リンパ節　633, 634
前庭神経鞘腫　*185*
前庭水管拡張症　171
前庭窓前小裂　107, *109*
先天性右顔面神経麻痺　*121*
先天性甲状腺機能低下症　772
先天性後鼻孔閉鎖症　257
先天性紙様板欠損　*36*
先天性真珠腫　*132*, 133, *140*
先天性二重下顎頭　312

先天性嚢胞性腫瘤　689
先天性梨状陥凹瘻　577
前頭蓋窩　9
前頭陥凹変異　223
前頭骨　2, 11
前頭洞　209
前頭洞炎　*60*
前頭洞変異　224
前頭洞無形成　224, *226*
前頭突起　328
前頭蜂巣　223, *224, 229*
潜入性がま腫　*401*, 723, 724, *725, 757*
前鼻棘　331
腺房細胞癌　750
腺様嚢胞癌
　　——（眼窩）　80, *83*
　　——（口腔）　476, 479, 488, 496, 504
　　——（喉頭）　*619*
　　——（上咽頭）　457, *458*
　　——（唾液腺）　**748**, *749*,
　　——（頭蓋底）　*19*
　　——（鼻副鼻腔）　274, *276*

そ

総頸・内頸動脈解離　406
総頸・内頸動脈閉塞　408
総頸・内頸動脈瘤　408
象牙質　331
象牙質形成性幻影細胞腫　338
臓側間隙　420
臓側リンパ節　648, *651*
総鼻道　206
側頸リンパ節　631, 652
塞栓物質　814
側頭骨　2, 11, 21
側頭骨骨折　151, *152, 192, 194*
続発性副甲状腺機能亢進症 805
側方性歯周嚢胞　337, 339
組織球性壊死性リンパ節炎 679
咀嚼筋　382
咀嚼筋間隙　439, **380**
咀嚼筋間隙膿瘍　386, *387*
咀嚼筋腱・腱膜過形成症　312
咀嚼筋痛障害　318

た

退形成性髄膜腫 *20*
大孔 *28*
大口蓋孔 486
大口蓋神経血管束 467
大唾液腺 732
唾液腺腫瘍 **738**, 739
唾液腺造影 *738*, 754
唾液腺導管癌 491, **748**, *750*
多間隙膿瘍 *409*
多形腺腫
　——（眼窩） *80*
　——（口腔） 498
　——（唾液腺） 718, *719*, 738,
　　741, *742*, *743*
　——（鼻副鼻腔） 267
　——（傍咽頭間隙） *372*, *373*
多形腺腫由来癌 **744**, *745*
多形腺腫由来癌再発 *740*
唾石 503
唾石症 *397*, **757**, *758*
多中心性 Castleman 病 *674*
脱神経性萎縮 24
脱神経性舌筋萎縮 **504**, *505*
多発血管炎性肉芽腫症 63, **71**,
　72, *255*, *256*, 619
多発性硬化症 72
多発性骨髄腫 415
多発性内分泌腫瘍症 *791*, *803*,
　807
たまねぎの皮状骨膜反応 349
単純性がま腫 *723*, *724*, 757
単純性骨嚢胞 339
弾性円錐 591, *593*
単中心性 Castleman 病 *674*

ち

チオ硫酸ナトリウム 826
中咽頭癌 *24*, 378, *379*, **517**,
　722
中咽頭血管腫 *530*
中咽頭後壁 514
中咽頭上壁（軟口蓋）癌 *525*
中咽頭上壁（軟口蓋）多形腺腫
　529
中咽頭前壁（舌根部）癌 *522*
中咽頭前壁（舌根部）明細胞癌
　530

中咽頭側壁 491
中咽頭側壁（口蓋扁桃）癌 *520*,
　521, *523*, *524*
中オトガイ下リンパ節 640
中甲状腺静脈 767
中硬膜動脈 828
中鼓室 105
中耳炎 122, 179
中耳奇形 118
中耳腫瘍 147
中耳真珠腫 *139*
中心性巨細胞肉芽腫 339
中頭蓋窩 11
中頭蓋窩転移性骨腫瘍 *384*
中内深頸リンパ節 653, 834
中鼻甲介含気 218, *219*
中鼻甲介逆曲 *219*
中鼻甲介変異 218
聴覚伝導路 180
腸管型腺癌 270
蝶形骨 2, 11
蝶形骨小翼（前床突起）含気
　231, *232*
蝶形骨大翼含気 231, *232*
蝶形骨洞 212, *213*
蝶形骨洞変異 230
蝶形骨洞無形成 230, *231*
蝶形骨翼状突起 331
蝶口蓋孔 *214*
蝶口蓋動脈 821, 828
蝶篩陥凹 *213*
聴神経腫瘍 *161*, **184**, *185*, *187*
聴神経鞘腫 8
蝶ネクタイ状 307, 318, 322
直接穿刺硬化療法 818
貯留嚢胞 249, *250*, 503, **617**,
　708, *709*
陳旧性眼窩吹き抜け骨折 *36*

つ

椎周囲間隙 410, **413**, 414
椎前筋膜浸潤 569
椎前/椎体周囲間隙膿瘍 *537*
椎前部 413
椎体椎間板炎 414, 415, *416*
ツチ・キヌタ関節脱臼 *154*
ツチ骨 108
蔓状神経線維腫 716

て

低悪性中心性骨肉腫 339
低悪性度粘表皮癌 *751*
低分化癌 789, *790*, *799*
デスモイド型線維腫症 282,
　284
デスモイド腫瘍 282
デノスマブ 349
転移性エナメル上皮腫 338
転移性眼窩骨腫瘍 *83*
転移性骨腫瘍 *23*, 81
転移性耳下腺腫瘍 *753*
転移性腫瘍
　——（眼窩） *44*, *45*, *76*, *78*
　——（喉頭） 619,
　——（側頭骨） 181
　——（唾液腺） 752
　——（脈絡膜） 42
転移性リンパ節 721
電撃型アスペルギルス症 243
伝染性単核球症 *679*

と

動眼神経 434
頭頸部傍神経節腫 822
洞口鼻道系 *208*, 226
動静脈奇形（AVM） 386, 501,
　698, 816
　——に対する経皮的塞栓術
　820
動静脈瘻 386, 698
動注化学療法 **824**, **828**
　——（咽頭） 834
　——（下咽頭） 833
　——（頸部リンパ節） 834
　——（口腔） 830
　——（上顎洞） 828
　——（中咽頭） 831
動脈性血管奇形 386
動脈塞栓術 *815*
動脈瘤様骨嚢腫 414
動脈瘤様骨嚢胞 339
トキソプラズマ症 *678*
突発性下顎頭吸収 312
突発性眼窩炎症 49, *67*-*70*, *72*
突発性眼窩炎症症候群 65
ドルーゼ *47*

な

内頸静脈血栓症　727, *728*
内頸静脈血栓性静脈炎　*728*
内頸静脈リンパ路　634
内頸動脈異所性走行　120, 177, 178
内頸動脈海綿静脈洞瘻　18, **90**, *91, 92*
内頸動脈突出　*231*
内頸動脈部分欠損　120
内頸動脈閉塞　*409*
内頸動脈瘤　*408*
内喉頭筋　593
内喉頭神経　594
内骨腫　268
内耳　160
内耳炎　179
内視鏡切除術　611
内視鏡的咽喉頭手術　553
内耳先天奇形　171
内耳道　174
内耳道狭窄　*175*
内斜線　331
内深頸リンパ鎖　633
内深頸リンパ節　652
内舌筋　466, 473, 474
内側咽頭後リンパ節　643
内側舌リンパ節　640
内側翼突筋　480, 491
ナイダス　816
内反性乳頭腫　*262, 263*
内リンパ管・嚢拡張症　171, *172*
内リンパ水腫　*197*
内リンパ嚢腫瘍　191
軟口蓋　488
軟口蓋下面　514
軟骨壊死　615, 616, 571
軟骨芽細胞型骨肉腫　339
軟骨芽細胞腫　339
軟骨腫　339, 356
軟骨浸潤　568, 607, 608
軟骨性脊索腫　15, *16*
軟骨肉腫　*15*, 287, 339, 356, 575, 617
軟骨粘液様線維腫　339

に

肉芽腫性疾患　619
二重下顎頭　*311*
乳腺相似分泌癌　750, 752, *753*
乳頭癌　784, *785-787, 798, 799*
　——リンパ節転移　*800, 801*
乳頭腫　261, 498
乳頭状突起形成　344
乳突洞炎　23, 123
乳突リンパ節　643, 647, *648*
乳び漏　712

ね

猫ひっかき病　**677**, *678*
粘液貯留嚢胞　401, 708
粘液嚢胞　709, *710*
粘液腫　**62**, *63*, 252, *253*
粘表皮癌　476, 479, 488, 493, 496, 619, **749**
粘膜下間隙　589

の

脳回様所見　262
膿原性肉芽腫　501
嚢状嚢腫　725
嚢胞性線維症　249
嚢胞性唾液腺腫瘍　718
嚢胞性リンパ管腫　*397*
嚢胞性リンパ節転移　521, 721, *722*
嚢胞摘出　344

は

ハイドロコイル　815
橋本病　774
ハスナー弁　215
バックリング　55
白血病　86, *88*, 496
鼻茸　250, *251*
パノラマ X 線検査　306, **330**
破裂孔　11, 28, 429, 441-443
反回神経　594, 769
反回神経リンパ鎖　650
半月裂孔　*208*
伴性混合性進行性難聴　174
パンヌス　315

ひ

非 Hodgkin リンパ腫（NHL）　278, 454, 670
鼻咽頭部　402
皮下気腫　504
非角化扁平上皮癌　433
鼻眼窩篩骨骨折　292, *293*
非感染性顎関節炎　312
非機能性副甲状腺嚢胞　706
鼻腔　204, *206*, 331
鼻腔悪性黒色腫　666
鼻腔外側壁　206, 207
鼻腔癌　*274*
鼻腔乳頭状扁桃上皮癌　*829*
鼻口蓋　483, 484, 486
鼻口蓋管嚢胞　259, *260*, 337, 339, **342**, *343*, 703, 704, *705*
鼻口唇嚢胞　703, 705, *706*
非骨化性迷路炎　179
鼻骨骨折　289, 291
鼻歯槽嚢胞　259, *260*, 703, 705
鼻出血　821
非腫瘍性唾液腺疾患　760
微小癌　779, 784
微小浸潤型濾胞癌　*789*
微小乳頭癌　*784*
鼻唇嚢胞　259, *260*
ビスホスホネート製剤　349
ビスホスホネート関連製剤顎骨壊死　*351*
鼻中隔　206, *218*, 331
鼻中隔含気　217, *219*
鼻中隔骨棘　217, *219*
鼻中隔骨折　*291*
鼻中隔変異　217
鼻中隔弯曲　217, *218*
非腸管型腺癌　270
鼻堤蜂巣　*223*
ヒトパピローマウイルス　433, 517
鼻脳型ムーコル症　243
非反回下喉頭神経　594, 769
皮膚カフェオレ斑　256
鼻副鼻腔癌　269
鼻副鼻腔未分化癌　276
被膜内リンパ節　638
びまん性硬化型乳頭癌　774, 784

びまん性大細胞型B細胞リン
　パ腫（DLBCL）　*87, 278, 671,*
　672, 792, 794
びまん性特発性骨増殖症　417,
　418, 540
ビームハードニングアーチファ
　クト　654
表在性筋腱膜系　468
皮様嚢腫　502, 701
表皮陥入嚢胞　714
表皮嚢胞　*714, 715*
鼻涙管　215, *216,* 331
披裂筋　593
披裂甲状間隙　544, 557
披裂喉頭蓋ヒダ　586
披裂軟骨　544, 591
　――脱臼　620
披裂軟骨硬化　*609*
フォークト・小柳・原田病
　49, *50*

ふ

吹き抜け骨折　92
副咽頭間隙　366, 368
腹外側型声門上癌　601
副甲状腺癌　805, *806*
副甲状腺機能亢進症　*808*
副甲状腺腺腫　718, *720,* 726
副甲状腺ホルモン　766, 803
副硬膜動脈　828
副耳下腺　*388*
副神経　430
副甲状腺リンパ鎖　636
副甲状腺リンパ節　653, 834
副甲状腺リンパ路　636
腹側型声門上癌　598
副鼻腔悪性リンパ腫　*18*
副鼻腔炎　*60, 61*
副鼻腔気管支症候群　248, *250*
ブドウ状歯原性嚢胞　339
ぶどう膜　35
ぶどう膜悪性黒色腫　**42,** *43,*
　44
ぶどう膜炎　**49,** 68
部分容積効果　306
フランクフルト平面　471
振子様扁桃　528, *531*
プロプラノロール　816
分化型非角化扁平上皮癌　*441*

分化癌　787
分泌癌　752
分離腫　77, 151
粉瘤　714

へ

平滑筋腫　264
平滑筋肉腫　793
閉塞性角化症　144
ヘルペス涙腺炎　*64*
変形性関節症（顎関節）　318,
　323, 325
扁桃窩　512
扁桃過形成　*531*
扁桃周囲炎　380
扁桃周囲膿瘍　*372,* 380, **532,**
　533, **711**
扁平歯原性腫瘍　338
扁平上皮癌
　――（口腔）　473
　――（後頸間隙）　417
　――（上咽頭）　436
　――（鼻副鼻腔）　270
　――の画像所見　495

ほ

傍咽頭間隙　**366,** 368, *369,* 380,
　426, 439, 503, 512
傍咽頭間隙後茎突区　363
蜂窩織炎　57, 386, 398, 408,
　479
傍気管嚢胞　**726,** *728*
方形膜　591, 593
傍骨性骨肉腫　339
放射線壊死　571
放射線性骨壊死　356
放射線性唾液腺炎　614
放射線治療　610
放射線治療後変化　614, *615*
放射線脳壊死　*453*
傍神経節腫　148, 151, 370, 405,
　822
傍声帯間隙　545, 590, 605
傍声帯間隙進展　559, 564, 605,
　606
傍脊椎部　413
放線菌　491
蜂巣状　344

傍濾胞細胞　766

ま

マイラゲル　55
窓型耳硬化症　*155, 156, 182*
慢性化膿性鼻副鼻腔炎　238
慢性硬化性顎下腺炎　760
慢性硬化性骨髄炎　*354*
慢性甲状腺炎　774, *775, 776,*
　786, 792
慢性浸潤性真菌性鼻副鼻腔炎
　243
慢性中耳炎　125, *127,* 139
慢性鼻副鼻腔炎　**238,** *240*
慢性リンパ性白血病　86

み

見かけの拡散係数　365, 431,
　472, 737, 740
未分化型非角化扁平上皮癌
　435, 436, 443, 448
未分化癌　10, 276, *277,* 789,
　791
未分化多形肉腫　285, *286*
未分化転化　789
脈絡膜血管腫　46
脈絡膜骨腫　*47*
脈絡膜剥離　47
脈瘤性骨嚢胞　337

む

無色素性黒色腫　281
ムチン産生性腺癌　43
無痛性甲状腺炎　778

め

明細胞性歯原性癌　338
迷走神経　430
迷走神経鞘腫　*403*
迷路炎　141
迷路気腫　*194*
迷路出血　194
迷路瘻孔　141
メトトレキサート関連リンパ腫
　671, *673*

メトトレキサート関連リンパ増
　殖性疾患　526
メラニン(黒色)性神経外胚葉性
　腫瘍　338

も

毛根鞘性嚢胞　714
毛細血管奇形　698
毛細血管性血管腫　89
網膜　35
網膜芽細胞腫　**44**, *45, 46*, 52
網膜下出血　48
網膜剥離　43, **47**, *48*
網膜剥離術後　*56*
毛様細胞性星細胞腫　81

や

薬剤関連顎骨壊死　349
薬剤性リンパ節腫大　655
八つ頭状　741-743

ゆ

有茎(筋)皮弁　494
有棘細胞癌　*826*
遊離(筋)皮弁　494
輸出リンパ節　662, 663

よ

翼口蓋窩　13, *14*, 18, 214, *215*,
　331, 439
翼口蓋神経　484, 488
翼突管動脈　832
翼状突起　488
翼突下顎間隙　480, 489, 491,
　503
翼突下顎縫線　489, 491
翼突管　11, 12, 28, 484
翼突管神経突出　230, *231*

ら

卵円孔　11, 12, 28, 381, *383*,
　441, 442, 481

卵円窓　107

り

リウマチ性関節症　*315*
梨状陥凹(梨状窩)　545
梨状陥凹(梨状窩)癌　*548, 554*,
　555, 557, *558-562*, 563, *564*,
　572
梨状陥凹(梨状窩)瘻　577, 695,
　696
流注膿瘍　503
良性間葉性歯原性腫瘍　338
良性骨芽細胞腫　414
良性上皮間葉混合性歯原性腫瘍
　338
良性上皮性歯原性腫瘍　338
良性セメント芽細胞腫　337
良性対称性脂肪腫症　506
両側視神経炎　*73*
両側総頸動脈解離　*408*
両側転移性眼内炎　*51*
両側副腎褐色細胞腫　*809*
輪状甲状筋　593
輪状甲状軟骨間リンパ節　649
輪状甲状膜　544, 591
輪状甲状リンパ節　594, 604
輪状後部　547
輪状後部癌　559, 566, *567, 574*
輪状後部進展　558
輪状軟骨　544, 591
輪状軟骨上喉頭部分切除術
　613
輪状軟骨舌骨喉頭蓋固定術
　613
輪状軟骨舌骨固定術　613
輪状軟骨リンパ節　649
輪状披裂関節浸潤　605
輪状披裂筋　593
リンパ液　626
リンパ管　626
リンパ管奇形　89, 698, *699*,
　819
リンパ管腫　89, 395, 501, 698
リンパ系　626
リンパ腫　356
リンパ上皮癌　433

リンパ上皮性嚢胞　**754**, *756*
リンパ節　626
リンパ節腫大　*371*, 406
リンパ節転移　*406*, 412, *419*,
　656, **657**, *658-661, 664, 666*,
　668, 722, 723, 800
リンパ節内膿瘍　*713*
リンパ組織　626
リンパ濾胞　626

る

類基底扁平上皮癌　433
類腱線維腫　339
類骨骨腫　339
類上皮腫　131
涙腺　38
涙腺炎　63
涙腺腫瘍　80
涙腺腺癌　*82*
涙腺多形腺腫　*81*
涙道　38
涙嚢炎　64
類皮嚢胞　701, *702, 703*
　——(眼窩)　77
　——(口腔)　502
　——(舌下間隙)　399
類表皮嚢胞　701, 702, 714
　——(眼窩)　77, *79*
　——(口腔)　502
　——(小脳橋角部)　185, 188,
　190
　——(舌下間隙)　399, 401
瘰癧　676

れ・ろ

レベルシステム　**628**, *632*

濾胞癌　788
濾胞性腫瘍　783
濾胞腺腫　*783*, 788
ローリーポップ様　84

欧文索引

ギリシャ文字・数字

α_1-アンチトリプシン欠損症 249
3D FLAIR 像 168
^{18}F-FDG-PET/CT 834
^{99m}Tc シンチグラフィ 745, 803

A

aberrant internal carotid artery 120, 177, 178
accessory maxillary ostium 220
accuracy 308
acinic cell carcinoma 750
acoustic neuroma 184
acute invasive fungal rhinosinusitis 243
acute myelogenous leukemia (AML) 86
acute otitis media 123
acute rhinosinusitis 235
acute rhinosinusitis map 450
adenocarcinoma 270
adenoid 427
adenoid cystic carcinoma (ACC) 80, 274, 457, 748
adenomatous goiter 780
adenomatous tumor 150
agger nasi cell 223
air bubble 235, 236
air-fluid level 235, 236, 258
alarming hemangioma 816
allergic fungal rhinosinusitis (AFRS) 241, 245
allergic rhinosinusitis 240
ameloblastoma 344
American Joint Committee on Cancer (AJCC) 436
amyloidoma 506
amyloidosis 506

ankylosis of temporomandibular joint 312, **314**
anterior cervical nodes 648, 652
anterior clinoid process pneumatization 231
anterior ethmoidal artery 228
anterior jugular chain 648
anterior jugular nodes 648
Antoni A 型 716, 747
Antoni B 型 716, 747
antrochoanal polyp 252
apparent diffusion coefficient (ADC) 431, 472, 737
apple tree lesion 754
area detector CT (ADCT) 431
Arnold 管 11
Arnold 神経 149, 824
arterial spin labeling (ASL) 115
arteriovenous fistula (AVF) 698
arteriovenous malformation (AVM) 501, 698
arthralgia of the temporomandibular joint 318
articular capsule 304
articular disc 304
articular tubercle 304
arytenoid plexus 549
atheroma 714
auto-atticotomy 134
automastoidectomy 134, 136

B

bacterial lymphadenitis 713
basaloid squamous cell carcinoma 433
Basedow 病 774, *777*
Behçet 病 49
Bell 麻痺 158, 194
Bezold 膿瘍 *124*

bisphosphonate-related osteonecrosis of the jaw (BRONJ) 349, *351*
──診断基準 349
BLADE 法 40
blood boil 265
bone island 268
bone subtraction iodine image 431
branchial apparatus 692
branchial cleft cyst 399, **692**
branchial pouch 692
Branchio-Oto-Renal (BOR) 症候群 117
Broyle 靱帯 589, 590, 602
Bruch 膜 36, 42
buccal mucosa cancer 488
bucconasal membrane 257
Burkitt リンパ腫 *672*

C

Caldwell-Luc 法 710
capillary hemangioma 89
capillary malformation (CM) 698
carcinoma ex pleomorphic adenoma 744
carcinoma showing thymus-like differentiation (CASTLE) 793
caroticotympanic artery 120
carotid cavernous fistula 90
carotid space (CS) 402
Castleman 病 673
cat-scratch disease (CSD) 677
cavernous malformation 75
cavernous sinus thrombosis 59
cementifying fibroma 268
cemento-osseous dysplasia 268, **355**
central core sign 716

cervical subtrapezius lymphoid aggregation 636
cervico-occular-acoustic dysplasia 117
Chandler 分類 236
charge-coupled device(CCD) 330
CHARGE 症候群 117, 257
chemodectoma 149
cholesteatoma 131
cholesterol cyst 129
cholesterol granuloma 129
chondrosarcoma 287, 617
choristoma 77, 151
choroidal hemangioma 46
choroidal metastasis 42
choroidal osteoma 47
chronic invasive fungal rhinosinusitis 243
chronic lymphatic leukemia (CLL) 86
chronic otitis media 125
chronic rhinosinusitis 238
——with nasal polyp (CRSwNP) 238, 239
——without nasal polyp (CRSnNP) 239
chronic thyroditis 774
chylorrhea 712
closed lock 321, 322
coalescent otomastoiditis 123, 124
Coats 病 52, 53
cochlear cleft 107, 156, 160
Collet-Sicard 症候群 23
columnar pattern 262
comedo necrosis 748
concha bullosa 218
cone-beam CT(CBCT) 113, 330
congenital choanal atresia 257
constructive interference in the steady state(CISS) 164
convoluted cerebriform pattern 262
craniofacial disjunction fracture 294
craniofacial dysostosis 117

cricopharyngeal pinch cock 549
crista galli pneumatization 224
Crouzon 病 117, 257
cystic area 499
cystic fibrosis 249
cystic salivary gland tumor 718
C 細胞 766

D

dacryocystitis 64
danger space(DS) 409
deep intraglandular nodes 644
deep neck infection 503
deep sinus tympani 106
deep submandibular nodes 638
dehiscent jugular bulb 121
Delphian node 594, 604
denervation tongue muscle atrophy 504
dental follicle 340
dental sinusitis 248
dentigerous cyst 343
depth of invasion(DOI) 474
dermoid cyst 77, 282, 399, 502, 701
detachable coil 814
diffuse idiopathic skeletal hyperostosis(DISH) 417, 418, 540
diffuse large B cell lymphoma (DLBCL) 87, 278, 279, 455, 671, 672, 792
diffusion-weighted imaging (DWI) 114, 431
digital subtraction angiography(DSA) 821
dish face 294
diverticulum 177, 178
diving ranula 500, 723
DIXON 法 40
donkey face 294
drusen 47
dual-energy CT 568, 595, 609
dural tail sign 8, 20, 188

E

Eagle 症候群 538
Ebner 腺 476
EB ウイルス 433, 526
ectopic thyroid 772
endolymphatic sac tumor 116, 191
endophthalmitis 51
endoscopic laryngo-pharyngeal surgery(ELPS) 553
enlarged endolymphatic duct and sac syndrome 171
enostosis 268
eosinophilic mucin rhinosinusitis(EMRS) 241
eosinophilic otitis media 125
eosinophilic rhinosinusitis 241
epidermal cyst 714
epidermal inclusion cyst 714
epidermoid cyst 77, 188, 399, 502, 701, 714
epiglottitis 617
episcleritis 49
epitympanum, attic 105
epulis 481, 486, 504
ethmoid sinus 210
eustachian tube 110, 426
Ewing 肉腫 356
exostosis 144, 268
external jugular chain 633
extra capsular spread(ECS) 554
extramedullary plasmacytoma 280
extranodal extension(ENE) 554, 658

F

facial buttress system 289
facial cleft 257
facial nerve hemangioma 148
facial nerve palsy 157
facial nerve schwannoma 147
facial nodes 645
familial medullary thyroid carcinoma(FMTC) 791, 807

fast imaging with steady-state precession　164
fat-fluid level　499, 501, 503
fatty hilar metaplasia　658, 659
fibromyxoid stroma　718
fibrosarcoma　285
fibrous dysplasia　181, 256, 352
fine needle aspiration cytology（FNAC）764
fissula ante fenestram　107
fissural cyst　258, 703
FLAIR 法　160
floating face　294, 295
floating maxilla　294
floating palate　293, 294
fluid attenuated inversion recovery 法　160, 168
fluid-fluid level　373, 405, 698, 699, 717
FN line　734, 735
follicular adenoma　783
follicular carcinoma　788
foramen cecum　689
Forrestier 病　540
fracture of condyle　313
frontal beak　209, 223
frontal bullar cell　223, *225*
frontal sinus　209
　　　——agenesis　224
　　　——aplasia　224
frontal sinus drainage pathway（FSDP）209, 252
frontoethmoidal cell　223
fungal ball（mycetoma）fungal rhinosinusitis　244
fungal rhinosinusitis　243

G

Galen 吻合　549
Gasserian 神経節　381
Gasser 神経節　11
giant ethmoid bulla　226
globulomaxillary cyst　703
glomus jugulare　149
glomus jugulotympanicum　149
glomus tympanicum　149

glomus 腫瘍　148, 151
glottic cancer　602
Goldenhar 症候群　117
Gradenigo 症候群　123
granulocytic sarcoma　86
granulomatosis with polyangiitis（GPA）**71**, 255, 619
Graves 病　774
greater sphenoid wing pneumatization　231

H

Haller cell　225
Hand-Schuller-Christian 病　79
hard palate cancer　486
Heerfordt 症候群　50, 68
hemangioma　75, 264, 501, 617
high jugular bulb　121
His 洞　692
Hodgkin リンパ腫　278, 454, 670, *672*
Holman-Miller sign　263
human papilloma virus（HPV）433, 517, 721
　　　——関連癌　517, 518
　　　——非関連癌　517, 518
　　　——陽性扁平上皮癌　660, 661
Hunt 症候群　194
hyoid artery　120
hypotympanum　105

I

ice cream cone　106, 107
idiopathic orbital inflammation　49
　　　——syndrome　65
IgG4 関連 Mikulicz 病　*759*
IgG4 関連疾患　63, 65, *69, 70,* **506, 758**
imaging plate（IP）330
immotile cilia 症候群　249
impure blow-out fracture　92
induction chemotherapy　434
inferior orbital rim　296
inferior tympanic artery　120

inferior tympanic canaliculus　120
infraorbital ethmoid cell　225
infra-orbital nodes　646
interfrontal sinus septal cell　224, *226*
internal jugular chain　633, 652
internal jugular lymphatic path　634
International Union Against Cancer（UICC）436
interscalar septum　170
intestinal type adenocarcinoma（ITAC）270
intracapsular group　638
iodine-overlay image　550, 563
ISSVA 分類　816, *817*

J

Jacobson 神経　149, 824
JESREC Study　241, 242
joint effusion　323, 325
jugular diverticulum　121
junctional lymph node　634
juvenile angiofibroma　262

K

Kartagener 症候群　249
keratinizing squamous cell carcinoma　433
keratosis obturans　144
Keros 分類　227, 229
Kiesselbach 動脈叢　821
Kiesselbach 部位　205, 206
Killian-Jamieson 憩室　724
Killian 三角　549, 579
Klestadt's cyst　705
Klippel-Feil 症候群　117
Koerner 隔壁　110
Küttner 腫瘍　759, *760*

L

labyrinthine fistula　141
labyrinthitis　141
lacrimal adenitis　63
lacrimal gland tumor　80

欧文索引　**855**

lamina papyracea dehiscence 228
Langerhans 細胞組織球症　*79*, 337, 356
large vestibular aqueduct syndrome　171
laryngeal ventricular appendix 725
laryngocele　617, 725
larynx　586
lateral deep cervical nodes 652
lateral nodes　640
——(neck)　631
lateral retropharyngeal nodes 642
Le Fort 骨折　293
——I 型　293, *294*
——II 型　*294*
——III 型　93, 294, *295*
leave me alone lesion　110
leiomyoma　264
leiomyosarcoma　793
Lemierre 症候群　676
Letterer-Siwe 病　79
leukemia　86
levator velipalatini muscle 110
Li-Fraumeni 症候群　286
lip cancer　493
lipoma　619, 714
lobulation　498
lower gingival cancer　480
Ludwig アンギーナ　*398*, 504
lymph gusher　173
lymphangioma　89, 501, 698
lymphatic malformation(LM) 89, 698
lymphepithelial cyst　754
lymphoepithelioma　433

M

Maffucci 症候群　287
Malassez 上皮遺残　340
malignant external otitis　130
malignant lymphoma　84, 278, 454, 618, 792
malignant melanoma　281

malignant peripheral nerve sheath tumor(MPNST) 286, 384
MALT 型リンパ腫　754, *756*, 792
mammary analogue secretory carcinoma　752
mandibular head　304
Marfan 症候群　406
masticator space(MS)　72, 380
masticatory muscle tendon-aponeurosis hyperplasia 312
mastoid nodes　647
mastoiditis　123
maxillary sinus　207
——hypoplasia　220
Mazabraud 症候群　256
McCune-Albright 症候群 256, 352
Meckel 腔　11, 383
medial retropharyngeal nodes 643
median nodes　640
medicine-related osteonecrosis of the jaw(MRONJ)　349
medullary carcinoma　791
Ménière 病　*169*, **196**, *197*
meningioma　188, 268
mesotympanum　105
metastases to the parotid nodes 752
metastatic bone tumor　81
metastatic lymph node　721
Mikulicz 病　63, 65, 758
minor salivary gland tumor 619
Moebius 症候群　117, 120
Mondini 奇形　*171*
Morgagni 洞　374, 377, 429, 439
most common temporomandibular disorders　312
MR cisternography　164
MR hydrography　113
MR sialography　389, 734, 737, *738*, 754, 755
——disorder　506
MTX 関連悪性リンパ腫　*528*

MTX 関連リンパ増殖性疾患 **506**, *508*, 526, 671, *673*
mucocele　**62**, 252, 709
mucoepidermoid carcinoma 749
mucosa associated lymphoid tissue　793
——type lymphoma　754
mucous retention cyst　708
multidetector-row CT (MDCT)　306, 330
multiple endocrine neoplasia (MEN)　803
——1 型　807
——2 型　807
——2A 型　791, 792
multiple sclerosis(MS)　72
musculospinal artery　822
myalgia of the masticatory muscle　318

N

nasal cavity　204
nasal fracture　289
nasal septal deviation　217
nasal septal pneumatization 217
nasal septal spur　217
nasoalveolar cyst　703, 705
nasolabial cyst　703, 705
nasolabial nodes　646
nasolacrimal duct　215
nasomaxillary buttress　292
naso-orbitoethmoid(NOE) fracture　292
nasopalatine cyst　703, 704
nasopalatine duct cyst　342
necrotic area　499
necrotizing external otitis 130
necrotizing sialometaplasia 488, 504
neopharynx　571
neuroendocrine carcinoma (NEC)　277
neuroendocrine tumor(NET) 277
neurofibroma　75, 266, 715
neurogenic tumor　75

neuromenigeal trunk 822
neuromyelitis optica(NMO) 72
nidus 816
non-functioning parathyroid cyst 706
non-intestinal type adenocarcinoma(NITAC) 270
nonkeratinizing squamous carcinoma 433
Norrie 病 52

O

obliterative fenestral otosclerosis 156
occipital nodes 646
ocular foreign body 53
ocular rupture 54
oculo-auriculo-vertebral dysplasia 117
odontogenic carcinoma 347
odontogenic keratocyst 345
odontoma 352
olfactory neuroblastoma 281
Ollier 病 287
Onodi 蜂巣 226, *228*, 231
optic nerve glioma 81
optic nerve sheath meningioma 82
optic neuritis 72
optic perineuritis 72
oral floor cancer 476
orbital(postseptal)cellulitis 58
orbital abscess 59
orbital foreign body 94
orbital fracture 92
orbital inflammatory pseudotumor 65
orbital septum 58
orbital varix 90
organized hematoma 265
ossifying fibroma 268, **356**
ossifying hemangioma 148
osteochondroma 317
osteogenesis imperfecta 155, 180
osteoma 144, 268
osteomyelitis 349

osteosarcoma 286, *358*
ostiomeatal unit(OMU) 208
otic pit 170
otic placode 170
otic vesicle 170
otocyst 170
otosclerosis 155, 180
otospongiosis 155, 156

P

Paget 病 180, 352, 356
pan face 294
panophthalmitis 51
papillary carcinoma 784
papilloma 261
paradoxical middle turbinate 219
paraganglioma 148
paraglottic space 545
parallel line 106, 107
parapharyngeal space(PPS) 366, 426, 512
paratracheal air cyst 726
paravertebral space(PVS) 413
parotid nodes 643, 653
parotid space(PS) 388
pars flaccida 100
pars tensa 100
partial absence of internal carotid artery 120
partial volume effect 306
Pendred 症候群 171
perineural spread 17, 35, 430, 446
periodically rotated overlapping parallel lines with enhanced reconstruction (PROPELLER) 40, 115
periorbital(preseptal) cellulitis 57
peripheral and septal pattern 288
peritonsillar abscess 711
persistent hyperplastic primary vitreous(PHPV) 52
petromastoid canal 153
pharyngeal mucosal space (PMS) 372, 512

pharyngeal pouch 692
pharyngobasilar fascia 426, 429
pharyngocele 725
phlebolith 698
phthisis bulbi 51
pilocytic astrocytoma 81
plasmacytoma 618
pleomorphic adenoma 80, 267, **741**
plexiform neurofibroma 716
Plummer-Vinson 症候群 553
plunging ranula 500, 723
pneumoparotid 756
polyvinyl alcohol(PVA) 821
poorly differentiated carcinoma 789
posterior cervical space(PCS) 417
postoperative change 55
postoperative maxillary cyst 253
Pott's puffy tumor 253, *254, 255*
preglandular group 638
press-through-package(PTP) 579
prevascular group 638
prevertebral fascia invasion 569
promontory 105
protrusion of infraorbital nerve 221
Prussak 腔 105, 106
pseudocystic lesion 84
pterygopalatine fossa 214
puffed-cheek 法 471
pure blow-out fracture 92
pushable coil 814
pyogenic granuloma 264, 501

R

radicular cyst 340
RADPLAT 826, 827
Ramsay Hunt 症候群 158, *159*
ranula 401, 500, **723, 757**
read-out segmented EPI (RESOLVE) 115
recurrent oral cancer 494

recurrent pleomorphic adenoma 718
relapsing polychondritis 620
residual cyst 340
retention cyst 249, **617**, 708
retinoblastoma 44
retroglandular group 638
retromolar cancer 491
retropharyngeal abscess 711
retropharyngeal nodes 642
retropharyngeal space (RPS) 408, 512
retrotympanic mass 177
retrotympanic vascular mass 120, 121, 129
retrovascular group 638
retrozygomatic nodes 646
RET 遺伝子 791, 807
rhabdomyosarcoma 80, 284
rheumatoid arthritis (RA) 315
ring and arc pattern 287
Rivinus 管 736
Rosai-Dorfman 病 675
Rosenmüller 窩 374, 376, 426
rotational displacement 319
Rouvière リンパ節 409, 447, 643
——転移 370
RTV6-NTKR3 融合遺伝子 752

S

S/N 比 309
saccular cyst 725
sack of marbles 702
salivary duct carcinoma 491, 748
salt-and-pepper 様 406
SAPHO 症候群 *354*, 355
sarcoidosis 68
scalene nodes 652
Schneiderian mucosa 261
schwannoma 75, 266, 715, **746**
scleritis 49
sclerosing osteomyelitis 355
scutum 100, 106, 134
sebaceous cyst 714
secretory carcinoma 752

sensitivity 308
serous otitis media 125
serous retention cyst 708
sialolithiasis 757
sideways displacement 319
simple ranula 723
singular canal 153
sinobronchial syndrome 248
sinonasal polyp 250
sinonasal undifferentiated carcinoma (SNUC) 276
sinus histiocytosis with massive lymphadenopathy 675
Sistrunk 手術 691
Sjögren 症候群 **754**, *755*
skip lesion 474
skip metastasis 660
skull base lymph node 643
solitary fibrous tumor (SFT) 82, 283
SPACE 法 165
specificity 308
sphenoethmoidal cell 226
sphenoid sinus 212
sphenopalatine foramen 214
spicula 286
spinal accessory chain 636
spinal accessory lymphatic path 636
spontaneous mastoidectomy 141
squamous cell carcinoma 270, **473**
stapedial artery 120
steady-state free precession (SSFP) 8
Stensen 管 389, 468, 489, 491, 734
strap muscles 689
stuck disk 319, *320*
Sturge-Weber 症候群 46
subacute thyroiditis 776
subarcuate canal 153
subfascial extraglandular nodes 644
subfascial infra-auricular nodes 644
subfascial occipital nodes 647
subfascial periauricular nodes 644

subglottic cancer 604
sublingual space (SLS) 390
submandibular space (SMS) 390
submaxillary nodes 637
submental nodes 640, 652
subperiosteal abscess 59
subperiosteal hematoma 94
sunburst appearance 286
sun-ray appearance 358
superficial lateral nodes of the neck 633
superficial musculoaponeurosis system (SMAS) 468
superior canal dehiscence syndrome 173
suprabullar cell 223, *225*
supraglottic cancer 597
supra-omohyoid node 635
supraorbital cell 223
supraorbital ethmoidal cell 223
suprasternal nodes 648
surfer's ear 144
synovial chondromatosis 316
S 状静脈洞血栓症 *152*

T

T2 shine-through 740
——effect 136
tail sign 499, 500, 758
target sign 498, 499, 716, 718, 747
temporomandibular joint disc derangement 318
temporomandibular joint (TMJ) 304
Tenon 腔 36
Tenon 嚢 35, 49
tensor velipalatini muscle 110
tensor-vascular styloid fascia (TVSF) 366, 402
teratoma 77, 701
thymic cyst 707
thymopharygeal duct 707
thyroarytenoid gap 544, 546, 557
thyroglossal duct 689
——cyst **689**, 772

Thyroid Imaging Reporting & Data System(TI-RADS) 779
thyroid orbitopathy 64
time-signal intensity curve (TIC) 737
TNM 分類 475, 797
Tolosa-Hunt 症候群 65, 67, *70*
tongue cancer 473
Tornwaldt 囊胞 460, *461*, 702, *704*
tram-track sign 82, 85
trans oral video laryngoscopic surgery(TOVS) 553, 611
transoral laser microsurgery (TLM) 553, 611
transoral robotic surgery (TORS) 553, 611
transoral videolaryngoscopic surgery(TOVS) 611
trans-spatial 499, 501
transverse cervical chain 637
transverse cervical lymphatic path 637
Treacher-Collins 症候群 117, 257
trichilemmal cyst 714
Troisier 徴候 637
Troisier リンパ節 637
True FISP 系 164
tuberculosis 713
Tullio 現象 173

tympanosclerosis 125

U

U line 734, 735
UICC 分類 475, 796
ultimobroncheal body 764
undifferentiated carcinoma 276
undifferentiated pleomorphic sarcoma 285
upper gingival cancer 483
uveal malignant melanoma 42
uveitis 49

V

van der Hoeve-de Kleyn 症候群 155
vascular malformation 698
venolymphatic malformation 89, 698
venous malformation(VM) 89, 617, 698
Vesalius 孔 11
Virchow リンパ節 637
virtual endoscopy 112
visceral space(VS) 420
vitreous abscess 51
Vogt-Koyanagi Harada 病 49
von Hipple-Lindau 病 191

W

Waldeyer 輪 514
Warburg 症候群 52
Warthin 腫瘍 718, *719*, 738, **745**, *746*, *747*
Wegener 肉芽腫症 63, 71
Wharton 管 467, 479, 734, 736
white epidermoid 136
Wildervanck 症候群 117
Woodruff 静脈叢 207
wrap around spread 557, 562, 565, 569

X・Y

X-linked mixed progressive hearing loss 174

Yin yang sign 284
Young 症候群 249

Z

Zenker 憩室 579, **724**, *726*
Zinn 腱輪 37
zygomatic arch fracture 295
zygomaticomaxillary buttress 296
zygomaticomaxillary complex (ZMC) 93, 296
──fracture 296

頭頸部の CT・MRI　第 3 版

定価：本体 15,000 円＋税

2002 年 3 月 29 日発行　第 1 版第 1 刷
2012 年 3 月 5 日発行　第 2 版第 1 刷
2019 年 4 月 10 日発行　第 3 版第 1 刷 Ⓒ

編集者　尾尻 博也・酒井　修

発行者　株式会社 メディカル・サイエンス・インターナショナル

代表取締役　金子　浩平
東京都文京区本郷 1-28-36
郵便番号 113-0033　電話(03)5804-6050

印刷／横山印刷／表紙装丁：トライアンス

ISBN 978-4-8157-0157-4　C3047

本書の複製権・翻訳権・上映権・譲渡権・貸与権・公衆送信権(送信可能化権を含む)は(株)メディカル・サイエンス・インターナショナルが保有します．本書を無断で複製する行為(複写，スキャン，デジタルデータ化など)は，「私的使用のための複製」など著作権法上の限られた例外を除き禁じられています．大学，病院，診療所，企業などにおいて，業務上使用する目的(診療，研究活動を含む)で上記の行為を行うことは，その使用範囲が内部的であっても，私的使用には該当せず，違法です．また私的使用に該当する場合であっても，代行業者等の第三者に依頼して上記の行為を行うことは違法となります．

JCOPY　〈出版者著作権管理機構 委託出版物〉
本書の無断複製は著作権法上での例外を除き禁じられています．
複製される場合は，そのつど事前に，出版者著作権管理機構
(電話 03-5244-5088，FAX 03-5244-5089，info@jcopy.or.jp)の
許諾を得てください．